Sensing of Deadly Toxic Chemical Warfare Agents, Nerve Agent Simulants, and their Toxicological Aspects

化学毒剂和模拟剂的感知及其毒理学研究

〔德〕桑吉塔·达斯（Sangita Das）
〔德〕萨布·托马斯（Sabu Thomas） 编
〔德〕帕尔塔·普拉特姆·达斯（Partha Pratim Das）
杨　柳　张根伟　秦墨林　译

ELSEVIER
哈尔滨工程大学出版社
Harbin Engineering University Press

内容简介

本书介绍了化学毒剂和模拟剂的感知及其毒理学方面的内容。首先,详细介绍了用于化学毒剂感知的多样性导向策略合成方法、结构-活性研究和分子剪裁的不同分子系统;其次,描述了设计、合成和表征不同原理的传感器性能,涉及各种传感敏感材料,包括二元有机凝胶、超分子水凝胶、光子晶体、硅基光学材料、杂化有机凝胶、石墨烯膜和异质结、不同类型的聚合物体系、智能气凝胶、功能化介孔材料等;最后综述了传感敏感材料在化学毒剂的传感和神经性毒剂中毒后医学治疗中的潜在应用。

本书不仅可作为相关领域的研究生教材,还可作为从事国防科研和教学人员的参考书。

图书在版编目(CIP)数据

化学毒剂和模拟剂的感知及其毒理学研究 / (德) 桑吉塔·达斯 (Sangita Das), (德) 萨布·托马斯 (Sabu Thomas), (德) 帕尔塔·普拉特姆·达斯 (Partha Pratim Das) 编 ; 杨柳, 张根伟, 秦墨林译. 哈尔滨 : 哈尔滨工程大学出版社, 2025. 3. -- ISBN 978-7-5661-4710-3

Ⅰ. R827. 12

中国国家版本馆 CIP 数据核字第 2025180HT9 号

化学毒剂和模拟剂的感知及其毒理学研究

HUAXUE DUJI HE MONIJI DE GANZHI JI QI DULIXUE YANJIU

◎**选题策划** 石 岭 ◎**责任编辑** 章 蕾 田雨虹 ◎**封面设计** 李海波

出版发行 哈尔滨工程大学出版社
社　　址 哈尔滨市南岗区南通大街 145 号
邮政编码 150001
发行电话 0451-82519328
传　　真 0451-82519699
经　　销 新华书店
印　　刷 哈尔滨午阳印刷有限公司
开　　本 787 mm×1 092 mm　1/16
印　　张 45
字　　数 1 251 千字
版　　次 2025 年 3 月第 1 版
印　　次 2025 年 3 月第 1 次印刷
书　　号 ISBN 978-7-5661-4710-3
定　　价 178. 00 元

http://www. hrbeupress. com
E-mail:heupress@ hrbeu. edu. cn

黑版贸登字 08-2024-040 号

Sensing of Deadly Toxic Chemical Warfare Agents, Nerve Agent Simulants, and their Toxicological Aspects, 1st edition
Sangita Das, Sabu Thomas, Partha Pratim Das
ISBN:9780323905534

Authorized Chinese translation published by Harbin Engineering University Press

《化学毒剂和模拟剂的感知及其毒理学研究》(第 1 版)(杨柳、张根伟、秦墨林 译)
ISBN 978-7-5661-4710-3

注　意

本书所涉及的领域知识和实践标准在不断变化。新的研究和经验拓展我们的理解,因此须对研究方法、专业实践或医疗方法做出调整。从业者与研究人员必须始终依靠自身经验和知识来评估及使用本书中提到的所有信息、方法、化合物或本书中描述的实验。在使用这些信息或方法时,人们应注意自身和他人的安全,包括注意负有专业责任的当事人的安全。在法律允许的最大范围内,爱思唯尔、原文作者、原文编辑及原文内容提供者均不对因产品责任、疏忽或其他人身或财产伤害及/或损失承担责任,亦不对由于使用或操作本书中提到的方法、产品、说明或思想而导致的人身或财产伤害及/或损失承担责任。

译 者 前 言

化学毒剂具有高毒性和致命性，对公众健康和国土安全构成严重威胁。尽管化学武器的储存和发展受到《关于禁止发展、生产、储存和使用化学武器及销毁此种武器的公约》的限制，但是因其具有高度危险性、潜在化学物质的严重威胁及国际恐怖分子的袭击等，使得化学毒剂的检测成为安全和化学等领域持续关注的科学问题之一。及时、准确的化学毒剂检测，可守护公众健康，避免人员伤亡，防止生态破坏，减轻化学毒剂泄漏造成的严重污染后果。化学毒剂的各种传感器具有体积小、成本低等特点，一直是研究发展的热点。相关技术的发展将能推动检测技术创新，促进化学安全、分析化学、材料和信息科学等领域的进展，完善防护与应对体系，为化学毒剂的有效防护及治疗提供方法和技术参考。

本书译者长期从事化学毒剂等毒害物质传感与检测相关领域的研究工作，对该领域有较全面的了解，较好地把握了原著的内容，故翻译、出版了本书。

本书共分为 6 个部分共 29 章。第 1 部分为化学毒剂的传感技术；第 2 部分为用于传感有毒有机磷和化学毒剂的纳米材料；第 3 部分为二氯苯酚的化学传感器；第 4 部分为化学毒剂对环境的影响及修复；第 5 部分为神经性毒剂的治疗方法；第 6 部分为有机磷毒剂模拟剂的传感技术。

由于译者水平有限，书中难免有错误，恳请广大读者批评指正。

译　者

2025 年 1 月

目　录

第2部分　用于传感有毒有机磷和化学毒剂的纳米材料

第3部分 二氯苯酚的化学传感器

第4部分 化学毒剂对环境的影响及修复

引言：
化学毒剂、神经性毒剂模拟剂等传感装置的技术现状、新挑战和机会

Sangita Das[①②], Partha Pratim Das[③], Sabu Thomas[④]

本书详细讨论了金属－有机骨架(metal-organic framework, MOF)复合材料(Bobbitt et al., 2017; Liu et al., 2017; Patočka & Fusek, 2004; Szinicz, 2005)、等离子体纳米传感器(Abou-Donia et al., 2016; Akgönüllü et al., 2020)、光子晶体(Aki et al., 2018; Cai et al., 2015; Witkiewicz et al., 2018)、金纳米颗粒(AuNPs)(Davidson et al., 2020; Diauudin et al., 2019)、复合水凝胶(Aas, 2003; Altay, 2013; Aroniadou-Anderjaska et al., 2020)、智能水凝胶(Bartelt-Hunt et al., 2008; Basu & Bhattacharyya, 2012)、石墨烯纳米复合物(Asif et al., 2018a, 2018b; Banerjee et al., 2020; Carlsson, 2005; Choudhury et al., 2018)、碳纳米管修饰玻碳电极(Abdalla et al., 2015; Abu-Alsoud & Bottaro, 2021; Agüí et al., 2008; Alam et al., 2018; Ando & Iijima, 1993; Ao et al., 2021)等传感器用于对不同化学毒剂、神经性毒剂模拟剂等的检测，以及在高选择性和灵敏度的传感中的应用。在本书中，慢性神经性毒剂的毒理学和药物治疗的进展(Candel et al., 2011; Mishra et al., 2012)也将被详细讨论。

用于合成和制备传感系统与复合材料的几乎所有表征技术都在本书中进行了讨论，因此，它将是老师、学生和科学家们的一流参考资料。在上述领域工作的研究人员和学者可以将本书作为一个主要的参考来源。

本章介绍了各章节的主要内容，描述了具有优异性能的新型化学毒剂传感器件的设计、合成和特征的不同领域。它包括多种分子，即二元有机凝胶、超分子水凝胶、光子晶体、硅基光学材料、杂化有机凝胶、石墨烯膜和异质结、不同类型的聚合物基体系、智能气凝胶、功能化介孔材料等，以及它们在化学毒剂传感和神经性毒剂中毒药物治疗中的潜在应用。

第1部分：化学毒剂的传感技术

第1章是一个有趣的章节，旨在让读者知道化学毒剂是用于战争的致命合成化学品。它们可以追溯到第一次世界大战，对生态系统的影响至今仍然存在。虽然它们已经存在了很长一段时间，但直到最近30年，对它们的毒理学，特别是对人类的毒理学的研究才得以更

---

① 英国，达拉谟，达拉谟大学化学系。

② 德国，生物传感器组，韩国科学技术研究院(KIST)的海外分支机构 KIST Europe。

③ 韩国，首尔，首尔国立大学复合材料新国家研究中心。

④ 印度，喀拉拉邦，圣雄甘地大学，国际和大学间纳米科学与技术中心。

进一步。它们的形态涵盖了气态、液态和固态,因此呈现出不同的毒理学特征。本章将化学毒剂分为神经性毒剂、窒息性毒剂、全身中毒性毒剂和糜烂性毒剂。

第 2 章是基于武器化技术的精彩讲解。这项技术很先进,很智能,对第一响应人员的化学威胁也显著增加——不仅对军队,而且对平民也是如此。核、生物、化学(nuclear, biological, and chemical, NBC)防护纺织品作为士兵的第二层皮肤,是士兵防护系统的重要组成部分。本章阐述了现有的和文献中综述的化学毒剂的分类与效能,对利用 MOF 的智能 NBC 自我解毒过滤器相关的开发、创新和新趋势,以及对这一重要领域的机遇和挑战进行了概述。此外,本章还关注了 MOF 在合成方面的最新研究进展,以及将 MOF 浸渍在纤维/织物品上作为自保护织物的各种技术。

第 3 章讨论了化学毒剂不仅对人类,而且对动物与植物致病和/或死亡的事实;爆炸化合物、重金属离子、放射性和有机磷化合物被用于化学毒剂;化学毒剂构成的威胁以及识别它们的过程的局限性支持了持续设计传感系统的必要性。此外,在检测目标物时,简洁性是非常重要的,因此在国土安全和国防应用中,迫切需要开发具有智能功能的新型传感方法来检测化学毒剂。

第 4 章讨论了快速或实时分析检测方法的发展。有必要发展分析方法,使监测神经性毒剂从定性检测到定量检测。目前,氯磷酸二乙酯(DCP)已被用于作为沙林(GB)分析的模拟剂,用于测定基于显色荧光探针、表面声波和分子印迹聚合物(molecularly imprinted polymer, MIP),并在蒸气和液体基质中进行电化学定量。然而,大多数传感方法没有进行氯磷酸二乙酯的定量检测。

第 5 章是对 AuNPs 作为化学毒剂的比色和荧光检测工具的介绍。本章对神经性毒剂以及其他化学毒剂(如糜烂性毒剂、细胞毒蛋白和与肺部有关的)的传感技术进行了选择性概述。传感技术来源于表面等离子体共振机制以及适当功能化 AuNPs 的物理、化学特性。

第 6 章简要论述了化学毒剂对人类、环境和国防安全的危害。首先介绍了二维光子晶体的典型结构、光学性质和制备方法。二维光子晶体可以以多种形式存在,并具有独特的光学性质,如光子定位、结构颜色和德拜反射环等,使其在传感领域具有优势。

第 2 部分:用于传感有毒有机磷和化学毒剂的纳米材料

第 7 章介绍了对周围环境中致命毒素的相关研究。人们对快速识别有害毒素的化学和生物传感装置的兴趣日益浓厚,对先进纳米材料也越来越关注,特别是碳基纳米颗粒在环境修复中的应用,以获得更优越的灵敏度和选择性,以及快速响应时间。本章概述了制备碳点的不同合成方法及其特殊特性,这些特点使其在可持续环境修复中的应用非常广泛。

第 8 章介绍了农药和杀虫剂是主要用于农业目的的两类重要的化合物。有机磷(OP)化合物是制造农药和杀虫剂的主要化学物质之一,通常对生物体具有毒性。神经性毒剂是有机磷物质的一个分支,已被开发并用于战争和恐怖主义威胁,因此在多个国家被禁止使用。

第 9 章讨论了以有机磷为基础的神经性毒剂是对人类进行大规模毁灭性的最可怕的武

器。这些毒剂都很容易获得,与其他类型毒剂相比,它们是对环境和人类生命的最大威胁。水凝胶和纳米聚合物的复合材料使传感器具有高灵敏度和高有效性,并增加了其表面积。本章讨论了用于识别以有机磷为基础的神经性毒剂的不同类型的智能水凝胶纳米结构传感器和传感技术的详细信息。

第 10 章旨在深入介绍神经系统中的化学信使在细胞间的突触通信、心血管调节和生命物种的大脑回路的许多功能中的重要作用。本章总结了化学信使作为神经递质的重要作用、它们在神经系统中的作用,以及与它们在人体中的异常浓度相关的问题。

第 11 章揭示了农业和户外活动中过度使用农药所取得的进展情况,这些活动因水和食品污染而对公众健康造成了严重问题。最近的报告记录了基于适配体检测农药和微生物毒素等有毒化合物领域取得的重大进展。本章讨论了基于荧光法、比色法、化学发光法、SERS 法、电化学法等各种检测技术的自适应传感器在农药检测领域的最新发展,以及针对各种微生物毒素(如细菌毒素、真菌毒素和藻类毒素)开发的适配体传感器。

第 3 部分:二氯苯酚的化学传感器

第 12 章介绍了 MOF 在电化学传感中大量应用的新兴材料。由于世界的快速发展、生活方式的转变和现代经济的发展,环境污染已成为世界公认的危害。因此,提出高一致性的新型检测方法来准确监测多种污染物是至关重要的。

第 13 章简要介绍了广泛存在于人类生活和自然界中的酚类化合物。这些化合物难以降解,因此在土壤、空气和水等环境基质中持久存在。由于苯酚及其衍生物具有潜在的环境危害作用和有害健康问题,因此需要对这些化合物进行灵敏和快速的原位检测,这对健康和环境问题具有重要意义。色谱法和光谱法是一种复杂、昂贵、耗时的分析方法,可用于各种样品中苯酚及其衍生物的检测和定量。

第 14 章描述了人口密度和技术的发展导致了氯酚(CP)的增加的现状。目前氯酚已被确定为新兴污染物。氯酚可以通过几种途径进入环境,如工业废物、杀虫剂、杀虫剂和复杂氯代烃的降解。氯化石蜡对环境源具有潜在危害,使动物和人类长期暴露其中。

第 4 部分:化学毒剂对环境的影响及修复

第 15 章讨论了化学毒剂是极其危险的化学品,其能以气溶胶或液体、气体和药剂的形式分散。这些化学毒剂对人体要么是致命的,要么具有副作用。本章讨论了几种化学毒剂的特点、症状、副作用,以及用于治疗化学毒剂接触用的医疗用途的有机化合物。

第 16 章深刻分析了战争和军事活动对土壤特性的影响,包括战争、恐怖袭击和军事活动中的物理、化学和生物干扰物。潜在有毒元素、含能化合物或有机污染物对土壤生态系统的影响最为显著。本章综述了化学毒剂影响的现有研究成果,重点介绍了化学毒剂及其分解产物的检测、在土壤剖面中的分布、生物积累、生态毒理学,以及通过物理、化学和生物方法对化学毒剂影响的修复。

第 17 章阐述了有关向海洋倾倒化学毒剂的公约和条约已得到遵守,建议引导政府间合作以控制倾倒。本章建议长期开展对有机废物和降解产物的基因与细胞毒性研究，以提供关于倾倒化学废物对人类和海洋生物的长期影响的可靠数据。

第 18 章的重点是介绍反恐战争中的化学武器，它可能是人类制造的大规模杀伤性武器中最残忍的武器。化学毒剂是一种剧毒的合成化合物，可以以气体、液体、气溶胶或颗粒吸附剂的形式扩散成粉末。尽管有若干程序和公约来管理这些化学武器的使用与制造，但它们仍然对环境和人类健康构成风险。然而，除了从道德的角度来看，这些问题很少在化学毒剂的描述中被讨论。

第 19 章介绍了各种类型的化学毒剂，阐述了多种化学毒剂的毒性机制和临床症状。

第 20 章总结了针对有机磷农药和化学神经性毒剂引起的神经毒性的当前和最新的治疗医学对策（medical countermeasure，MCM）的进展。对治疗窗口与用于有机磷接触受害者的护理标准 MCM 一起进行了解释。接触后的护理标准 MCM 和在某些情况下的治疗时间点，包括苯二氮卓类药物，它们不能有效预防或减轻神经性毒剂中毒的所有症状。

第 5 部分：神经性毒剂的治疗方法

第 21 章介绍了溴吡斯的明药物作为预处理药物的最新体外和体内研究的工作。本章特别关注了乙酰胆碱酯酶抑制剂的体外研究结果和动力学行为及其与在体内动物模型中发挥的保护作用的关系。

第 22 章重点介绍了迫切需要制定预防神经性毒剂中毒的方法。在这个领域中，基于对氧磷酶 1（PON1）的酶促治疗已成为主要的候选药物。

第 23 章介绍了目前的指南，建议立即将阿托品作为一线药物，与肟联合使用或作为后续药物，苯二氮卓类药物作为抗惊厥药物（控制癫痫发作），并用溴吡斯的明作为预防药物。其他药物，包括神经保护剂、利尿剂和抗氧化剂，作为辅助解毒剂也显示出了良好的疗效。为了优化药物给药、治疗效果，同时最大限度地减少不良反应，提高患者的依从性，还尝试了几种新的给药方法来更好地管理有机磷中毒。这些创新策略包括开发新的配方（即黏附剂鼻喷雾剂、滴鼻液、专用干粉吸入器和快速分解的舌下片剂）和新的递送装置（即微泵）。

第 24 章论述了神经性毒剂在化学武器中是一种威胁，同时也适用于对个人进行攻击。一类武器化物质是有机磷，它抑制乙酰胆碱酯酶，导致蕈碱、烟碱等中枢症状：G 类、V 类和 A 类（诺维乔克）。另一类，氨基甲酸盐，还没有被武器化。中毒的过程取决于药物的类型、接触的程度和治疗干预的速度。

第 6 部分：有机磷毒剂模拟剂的传感技术

第 25 章重点介绍了碳纳米材料改性 MIP 在合成路线、材料性能和作为传感器的应用等方面的最新进展，并考虑了一些未来的前景来增强这项技术。

第 26 章全面介绍了基于碳纳米材料的传感平台，论述了碳纳米管、石墨烯与其衍生物及其纳米复合材料是制造这些传感平台的首选材料。本章详细讨论了研究方法的优缺点，并考虑这一领域的进展及 21 世纪的需要，提出了未来的展望。

第 27 章讨论了二维还原氧化石墨烯片、还原氧化石墨烯纳米复合材料和乙酰胆碱酯酶改性的还原氧化石墨复合基碳电极的制备,以及乙酰胆碱酯酶改性的还原氧化石墨烯纳米复合基电化学传感器的最新发展,以用于有效检测和估计农用食品样品中的有机磷衍生物。

第 28 章讨论了不同样本基质的分析方法、处理和检测此类有毒化学品的人力资源培训,以及设计更有效的 MCM,这可能因缺乏基础设施和准备充分的人力资源而受到阻碍。因此,神经性毒剂的模拟剂可能是完成这些任务的宝贵替代品,因为这些化合物具有类似的行为,与实际的神经性毒剂相比更容易处理,是用于技术目的的有用的分析和毒理学工具。

第 29 章主要内容集中在由于空间限制而引起的神经性毒剂和糜烂性毒剂中毒上。糜烂性毒剂引起 DNA 烷基化、聚(ADP-核糖)聚合酶(PARP)激活、严重的氧化应激、炎症、能量消耗和细胞死亡。神经性毒剂通过与配体、电压化离子通道和 G 蛋白偶联受体(G protein-coupled receptor,GPCR)相关的胆碱能和其他神经递质对人体产生深远的影响,导致随后多个下游信号通路的激活。

结　论

本书详细研究了新的二元有机凝胶、离散碳纳米材料和 MIP 材料,并赋予电化学传感器对化学毒剂检测的高选择性和灵敏度;此外,还详细介绍了复合光波导传感器对化学毒剂的检测方法。这本名为《化学毒剂和模拟剂的感知及其毒理学研究》的书将帮助读者了解一种有效的、可靠的和高度通用的方法,用于合成不同的分子系统,以适用于面向多样性的策略、结构活性研究和化学毒剂传感的分子定制。

参考文献①

Aas, P. (2003). *Prehospital and Disaster Medicine*, 18(4),306-312.

Abdalla, S., Al-Marzouki, F., Al-Ghamdi, A. A., & Abdel-Daiem, A. (2015). Different technical xxvi Introduction applications of carbon nanotubes. *Nanoscale Research Letters*, 10(1).

Abou-Donia, M. B., Siracuse, B., Gupta, N., & Sobel Sokol, A. (2016). Sarin (GB, O-isopropyl methylphosphonofluoridate) neurotoxicity: critical review. *Critical Reviews in Toxicology*, 46(10), 845-875.

Abu-Alsoud, G. F., & Bottaro, C. S. (2021). *Talanta*, 223.

Agüí, L., Yáñez-Sedeño, P., & Pingarrón, J. M. (2008). Role of carbon nanotubes in electroanalytical chemistry: A review. *Analytica Chimica Acta*, 622(1-2),11-47.

① 本书所有参考文献同原著。——译者注

Akgönüllü, S., Battal, D., Yalcin, M. S., Yavuz, H., & Denizli, A. (2020). Rapid and sensitive detection of synthetic cannabinoids JWH-018, JWH-073 and their metabolites using molecularly imprinted polymer-coated QCM nanosensor in artificial saliva. *Microchemical Journal*, 153, 104454.

Aki, S., Maeno, K., Sueyoshi, K., Hisamoto, H., & Endo, T. (2018). *Sensors and Actuators B: Chemical*, 269, 257–263, Armstrong, E., & O'Dwyer, C. (2015).

Alam, A. U., Qin, Y., Howlader, M. M. R., Hu, N. X., & Deen, M. J. (2018). Electrochemical sensing of acetaminophen using multi-walled carbon nanotube and β-cyclodextrin. *Sensors and Actuators, B: Chemical*, 254, 896–909.

Altay, Y. (2013). Selective fluorescence sensing of biological thiols using a bodipy based bifunctional probe and the catalytic activity of short peptide amphiphile nanostructures: implications on the origin of life.

Ando, Y., & Iijima, S. (1993). *Japanese Journal of Applied Physics*, 32(1A), 107–109.

Ao, J., Zhang, Q., Tang, W., Yuan, T., & Zhang, J. (2021). *Chemosphere*, 278, 130494.

Aroniadou-Anderjaska, V., Apland, J. P., Figueiredo, T. H., De Araujo Furtado, M., & Braga, M. F. (2020). *Neuropharmacology*, 181, 108298.

Asif, M., et al. (2018a). *ACS Applied Materials and Interfaces*, 10(43), 36675–36685.

Asif, M., et al. (2018b). *Advances in Colloid and Interface Science*, 262, 21–38.

Banerjee, S., et al. (2020). *Biosensors*, 10(8), 101.

Bartelt-Hunt, S. L., Knappe, D. R. U., & Barlaz, M. A. (2008). *Critical Reviews in Environmental Science and Technology*, 38(2), 112–136.

Basu, S., & Bhattacharyya, P. (2012). Recent developments on graphene and graphene oxide based solid state gas sensors. *Sensors and Actuators B: Chemical*, 173, 1–21.

Bobbitt, N. S., Mendonca, M. L., Howarth, A. J., Islamoglu, T., Hupp, J. T., Farha, O. K., & Snurr, R. Q. (2017). Metal organic frameworks for the removal of toxic industrial chemicals and chemical warfare agents. *Chemical Society Reviews*, 46, 3357–3385.

Cai, Z., Smith, N. L., Zhang, J.-T., & Asher, S. A. (2015). *Analytical Chemistry*, 87(10), 5013-5025.

Candel, I., Bernardos, A., Climent, E., Marcos, M. D., Martínez-Máñez, R., Sancenón, F., Soto, J., Costero, A., Gil, S., & Parra, M. (2011). *Chem. Commun.*, 47, 8313–8315.

Carlsson, A. (2005). *Science* (New York, N.Y.), 310(5751), 1120–1121.

Choudhury, A., et al. (2018). *Neuropsychiatry*, 8(1), 395–42.

Davidson, C. E., Dixon, M. M., Williams, B. R., Kilper, G. K., Lim, S. H., Martino, R. A., & Rhodes, P. (2020). *ACS sensors*, 1102–1109.

Diauudin, F. N., Abdul Rashid, J. I., Knight, V. F., Md Zin Wan Yunus, W., Ong, K. K., Kasim, N. A. M., Halim, N. A., & Noor, S. A. M. (2019). A review of current advances in the detection of organophosphorus chemical warfare agents based biosensor approaches. *Sensing and Bio-Sensing Research*, 26, 100305.

Liu, Y., Howarth, A. J., Vermeulen, N. A., Moon, S.-Y., Hupp, J. T., & Farha, O. K. (2017). Catalytic degradation of chemical warfare agents and their simulants by metal-organic frameworks. *Coordination Chemistry Reviews*, 346, 101–111.

Mishra, N. C., Rir-Sima-Ah, J., Grotendorst, G. R., Langley, R. J., Singh, S. P., Gundavarapu, S., Weber, W. M., Pena-Philippides, J. C., Duncan, M. R., & Sopori, M. L. (2012). Inhalation of sulfur mustard causes long-term T cell-dependent inflammation: Possible role of Th17 cells in chronic lung pathology. *International Immunopharmacology*, 13, 101–108.

Patočka, J., & Fusek, J. (2004). Chemical agents and chemical terrorism. *Cent. Eur. J. Publ. Health*, 12, 75.

Szinicz, L. (2005). History of chemical and biological warfare agents. *Toxicology*, 214, 167–181.

Witkiewicz, Z., Neffe, S., Sliwka, E., & Quagliano, J. (2018). *Critical Reviews in Analytical Chemistry*, 337–371.

第1部分　化学毒剂的传感技术

第1章 化学毒剂:对过去和现在技术的展望

Ntsoaki Mphuthi①②, Abongile Jijana①, Nikiwe Mhlanga①, Munkombwe Muchindu①, Sanele Nyembe①, Bonex Mwakikunga③④, Gebhu Ndlovu①, Lucky Sikhwivhilu①⑤

1.1 前 言

化学毒剂是在战争中使用的各类化学品。它们通常是合成的,是极其危险和致命的化合物。从历史上看,化学毒剂中的大多数在第一次世界大战期间被用作武器(Anderson, 2012)。这些毒剂可以以液体、气体或固体的形式存在,其中,液态毒剂由于有高度挥发性或具有高蒸气压,往往容易挥发。由于它们具有毒性和有害性质,它们只能在指定的实验室中由受过安全处理和洗消培训的人员生产或使用,实验室需具备现场医疗支援条件(Szinicz, 2005; Wiener & Hoffman, 2004)。处理这些化学毒剂之前需要得到安全和标准操作程序(safety and standard operating procedures, SOPs)的批准。在理想情况下,这些毒剂必须在实验室的化学通风柜中处理,配备排放控制装置,最低风速为 100 ft/min (1ft = 0.304 8 m),排气浓度低于 0.000 1 mg/m^3(Brennan et al., 1999; Chan et al., 2013)。此外,重要的是,那些使用这类毒剂的人应该戴橡胶手套、实验室防护外套及防毒面具。原则上洗消和降解毒剂必须方便。洗消过程可能包括吸收、破坏、中和、抑制或去除,更多细节将在本章中解释(Lundy et al., 2011; Worek et al., 2016)。

自20世纪开始,合成有毒化学物质(毒物)和生物毒物(毒素)被开发用作化学毒剂。然而,当时,大多数毒剂的开发都是有限的,通过毒剂分类可以了解其作用机制。到目前为止,已知两种不同类型的急性毒性机制,它们都是非特异性细胞毒性,具有各种化学-生物学相互作用和特定机制,通常只有一个或几个靶分子(Myhrer et al., 2011; Wiener & Hoffman, 2004; Worek et al., 2016)。这些作用机制用于对化学毒剂进行分类,因此本章将涵盖四种毒剂,即神经性毒剂、窒息性毒剂、全身中毒性毒剂和糜烂性毒剂,并阐明它们与化学结构有关的作用模式,同时用现代分析方法检测来解释毒剂的毒性水平(Myhrer et al., 2011; Petrikovics et al., 2015; Reade et al., 2012; Vaish et al., 2013)。

① 南非,兰德堡,DSI/Mintek 纳米技术创新中心,先进材料部。
② 南非,约翰内斯堡,约翰内斯堡大学,工程与建筑环境学院化学科学系。
③ 南非,比勒陀利亚,DSI/CSIR 国家纳米结构材料中心。
④ 南非,比勒陀利亚,茨瓦尼理工大学阿卡迪亚校区,物理系。
⑤ 南非,托霍延杜,文达大学,科学、工程和农业学院化学系。

1.2 神经性毒剂

神经性毒剂是一类由一个有机磷基团组成的化学毒剂类型(Costanzi et al., 2018; Dogaroiu, 2003)。神经性毒剂可以以液体、固体、气溶胶和挥发性物质的形式分散(Appel et al., 2016; Thomas & Spitzer, 2021)。它们存在于两种不同的对映体中,对乙酰胆碱酯酶有不同的亲和力,这是它们产生毒性的目标酶(Costanzi et al., 2018)。图 1.1 为神经性毒剂的化学结构通式。立体化学结果表明,S 构型中的 P 原子具有更强的毒性。此外,最具毒性的神经性毒剂之一——梭曼(GD),除了有手性 P 原子外,还有一个手性碳原子,具有四种对映体。神经性毒剂的结构、暴露的途径和暴露的程度决定了它们的毒性。手性磷上取代基的多样性使神经性毒剂具有不同的物理、化学性质。不同的特性关系到它们的吸收途径,例如,亲脂性神经性毒剂通过皮肤表面被吸收,而亲水性神经性毒剂通过肺被吸收(Costanzi et al.,2018)。神经性毒剂进一步分为三个亚类,即 G 类、V 类和诺维乔克类(Jacquet et al., 2021; Mukherjee & Gupta, 2020)。

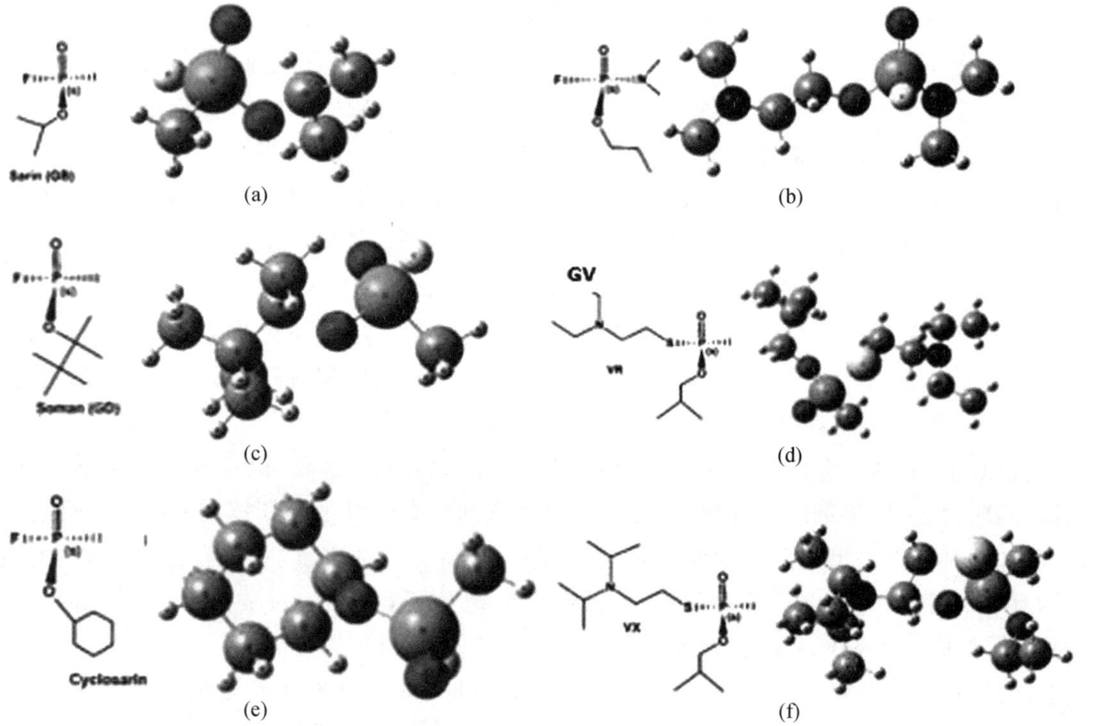

图 1.1 神经性毒剂的化学结构通式[使用密度泛函(density functional theory, DFT)、pbe 泛函(Perdew et al., 1996)和 3-21G 基础集(Stephen & Pople, 1980)对高斯 16(Frisch et al., 2016)中获得的结构进行优化。]

神经性毒剂上的磷基团具有亲电性和碱性,因此容易受到酸和亲核攻击。同时,由氟取代基和磷—碳键组成的神经性毒剂,如沙林(GB)、梭曼(GD)和环沙林(GF),已有文献报道容易水解(Fan et al., 2021)。尽管神经性毒剂可以具有有机硫、氰基和氟等取代基或侧链官能团,但其毒性主要受到磷原子中心的影响。

1.2.1 神经性毒剂的毒性

早期提到的乙酰胆碱酯酶是神经性毒剂的毒性关键成分。乙酰胆碱酯酶主要存在于肌肉和神经中，它能催化分解或水解乙酰胆碱（acetylcholine，ACh）（Costanzi et al.，2018）。乙酰胆碱（$C_7NH_{16}O_2^+$）是一种有机神经化学物质，在脊椎动物和无脊椎动物的神经系统中作为关键的递质。它由神经元释放，并与其他特殊细胞（如肌细胞和腺组织）进行交流。其结构由乙酰和胆碱组成，因此称为乙酰胆碱。乙酰胆碱驱动的神经传递是通过结合和激活两类受体来实现的。这些受体是烟碱和毒蕈碱，它们分别介导快速各向同性的胆碱信号和较慢的代谢成分（Aroniadou-Anderjaska et al.，2020；Costanzi et al.，2018）。乙酰胆碱递质与使用G蛋白信号通路的毒蕈碱受体相互作用。这种相互作用可以调节心率、平滑肌的收缩、腺体的分泌和其他基本功能。烟碱的乙酰胆碱受体参与了认知过程。经过正常的信号传导过程，乙酰胆碱会与乙酰胆碱酶结合，并降解为醋酸和胆碱（Mukherjee & Gupta，2020）。

神经性毒剂引起乙酰胆碱酯酶的不可逆共价，抑制了正常的信号通路。有机磷毒剂通过与乙酰胆碱酯酶催化位点的丝氨酸羟基结合，使酶磷酸化，从而触发乙酰胆碱神经递质在突触间隙的过度积累，从而产生较大的毒性（Aroniadou-Anderjaska et al.，2020）。图1.2描述了乙酰胆碱酯酶与游离神经性毒剂在丝氨酸活性部位的相互作用。

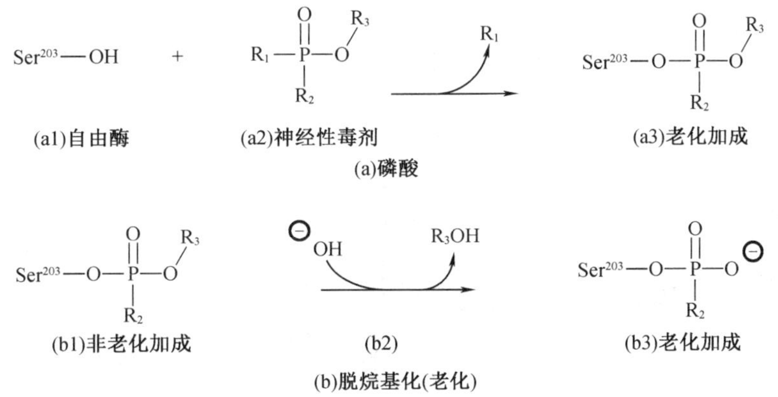

图1.2　乙酰胆碱酯酶与游离神经性毒剂在丝氨酸活性部位的相互作用（Costanzi et al.，2018）

磷酸化反应后进行脱烷基化（老化）反应（Costanzi et al.，2018；Diauudin et al.，2019），能够形成坚固而永久的乙酰乙酯酶-神经性毒剂键合。哺乳动物通过吸入和皮肤接触暴露于有机磷神经性毒剂中。液态的神经性毒剂可以轻松穿透皮肤进入血液，有毒的蒸气和气溶胶液滴很容易被吸入（Moyer & Sidell，2014）。暴露途径、持续时间和暴露量决定了中毒的严重程度。吸入神经性毒剂比皮肤接触的途径能更快地表现出中毒症状（Moyer & Sidell，2014）。神经性毒剂对神经系统的影响会产生与受体（烟碱和毒蕈碱）信号相关的症状，并产生胆碱能危象。人少量接触神经性毒剂就会导致线粒细胞增生中、视力模糊、眼痛、流涕。人在中度或重度暴露其中后症状会变得严重。中度暴露于神经性毒剂中的人除了有轻微症状外，还表现出呼吸困难、恶心和呕吐，而重度暴露于神经性毒剂中的人则会产生意识丧失、呼吸抑制、呼吸暂停、心血管衰竭、抽搐和弛缓性麻痹等症状（Vucinic et al.，2017）。暴露于神经性毒剂中的人最终会因呼吸衰竭和癫痫发作而死亡。神经性毒剂的毒性不仅仅作用于胆碱能，也可以通过非胆碱能与其他生物分子相互作用。有机磷毒剂诱导的迟发性、多发性神经病变(delayed polyneuropathy,OPIDR)是一种由神经性毒剂引起的非胆碱能效应。OPIDR 会导致脚和手的刺痛、远端骨骼肌的松弛和共济失调、肌肉无力和感觉丧失。OPIDR 症状一般持续 2~3 周,并逐步影响运动感觉器官(Mukherjee & Gupta, 2020)。

1.3 窒息性毒剂

窒息性毒剂是一类具有刺激性和腐蚀性的高反应性有毒气体或气溶胶。当吸入这类气体时,人体的皮肤和呼吸系统(鼻子、喉咙,特别是肺部)会受到伤害,导致肺部炎症(Polat et al., 2018; Schwenk, 2018)。人暴露于相对高浓度的这些化学物质中,会破坏分离肺部气囊和毛细血管的细胞膜,使呼吸困难,从而损害肺部(Pacsial-Ong & Aguilar, 2013)。其中一些化学物质与肺部的水发生反应,形成酸性副产品,腐蚀肺部的内膜,使其膨胀并充满液体,导致肺水肿(Chauhan et al.,2008)。使人死亡的原因是由于缺氧,因此,这些毒剂使暴露其中的人“窒息”了(Hoenig, 2007)。窒息性毒剂包括光气、双光气、氯气、氯化苦和全氟异丁烯(perfluoroisobutylene, PFIB),其化学结构如图 1.3 所示(Chauhan et al.,2008)。光气是最致命的窒息性毒剂,在战争期间占所有化学物质伤亡人数的 80%以上(Barr, 1985; Chauhan et al.,2008; Hoenig, 2007; Sidell & Borak, 1992)。尽管其中一些化学品在过去曾被用作化学毒剂,但多年来,它们已被商业化用于化学工业、农业工业等领域。一些化学品的合法使用使其难以监测和管理。不适当的和非法使用可能将是致命的,因为这些化学品可以在恐怖袭击中作为低技术含量的武器使用。

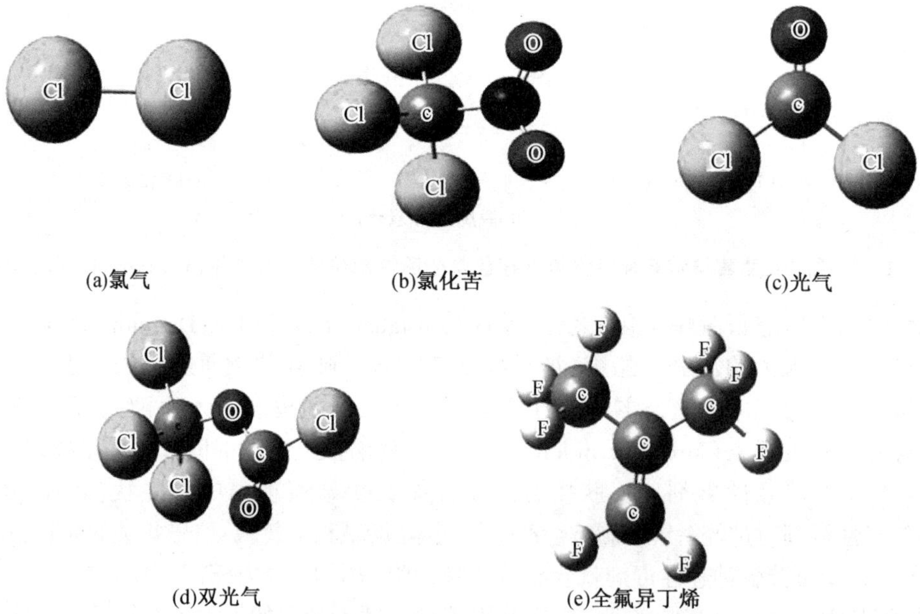

图 1.3 氯气、氯化苦、光气、双光气和全氟异丁烯的分子结构[在 B3LYP(Becke,1993)(功能性)和 DNP(Yasuji,2008)(基础集)理论层面上,使用 Dmol3 包在材料 Studio 2020(Biovia,2020)中进行结构优化。]

1.3.1 光气

光气也被称为碳基氯，是一种白色到淡黄色的气体，在室温下闻起来像刚割下来的干草味道（Kučă & Pohanka, 2010）。它的蒸气密度大于空气密度。据报道，气味阈值为0.4~1.5 ppm（1 ppm = 0.000 1%）（Bast & Glass-Mattie, 2020；Pauluhn, 2021）。虽然它不易溶于水，但当它与水发生反应时，它会分解为盐酸和二氧化碳，因产生酸而造成损害。光气的名字来源于它最初利用光进行合成，因此，这种化合物不含磷原子（Schwenk, 2018）。光气是一种重要的工业化学品，用于生产多种化学品和药品。光气在商业上是在50 ℃以上的温度下使用纯化的一氧化碳和氯气通过活性炭床来制造的（Chauhan et al.，2008）。由于光气在水中的溶解度较低，它不像大多数刺激性气体那样容易溶解在上呼吸道内衬的体液中；相反，它往往会对下气道造成损害（Barr, 1985；Pauluhn, 2021；Polat et al.，2018）。光气的毒性是由水解和酰化共同引起的，其中酰化是最明显的，因为光气对亲核部分具有高度的反应性。它通过附着在氨基和硫醇基团上，有效地溶解在两亲性液体中，对蛋白质、酶和膜系统造成细胞毒性损伤（Becke, 1993；Schwenk, 2018；Yasuji, 2008）。暴露于浓度为3~4 ppm（1 ppm = 1 mg/L）的光气中的人不久后就能出现轻度或中度症状，如眼睛感到刺激或胸闷（Hobson et al.，2019；Pacsial-Ong & Aguilar, 2013）。因此，光气对生命或健康的危险程度被美国国家职业安全与健康研究所（National Institute for Occupational Safety and Health, NIOSH）设定为2 ppm（Hobson et al.，2019）。暴露于浓度大于30 ppm的环境中的人可导致严重的肺损伤，并可发展为肺水肿或死亡。

1.3.2 双光气

双光气又称三氯甲基氯甲酸酯，是一种无色、不溶于水的油，具有类似光气的气味（Pacsial-Ong & Aguilar, 2013）。双光气具有与光气相似的物理、化学性质且更容易使用，因为它在常规环境条件下是一种液体。在第一次世界大战期间光气被部署后，双光气被用作化学武器，因为它可以破坏防毒面罩的过滤器（Polat et al.，2018）。与光气相比，它更持久，具有更强的撕裂效应。由于其溶解性差，因此容易渗透到肺部深处，损害下呼吸道，导致人暴露于其中后的显著时间延迟和症状的出现（Mukherjee et al.，2007）。

1.3.3 全氟异丁烯

全氟异丁烯是一种水溶性好、无色、无味、在室温下为气态的有毒气体。当它分解时，会释放出氟光气，然后进一步分解产生二氧化碳和氟化氢（Hoenig, 2007；Patocka, 2019）。

全氟异丁烯是由聚四氟乙烯的热解过程形成的，也可以作为四氟乙烯制造的副产品而产生。吸入这种气体会对人的呼吸道造成严重的损害，因为它的毒性是光气的10倍（Hoenig, 2007；Mukherjee et al.，2007；Patocka, 2019）。全氟异丁烯从未在战争中使用过。然而，由于它对人类具有严重毒性，因此被归为化学武器，并列入《关于禁止发展、生产、储存和使用化学武器及销毁此种武器的公约》的附表2（Hoenig, 2007；Patocka, 2019）。全氟异丁烯与其他窒息性毒剂类似，被吸入时会刺激人的呼吸道，高浓度时会立即致使人肺损伤、肺水肿和死亡。它会刺激下呼吸道,而不是刺激上呼吸道。全氟异丁烯的毒性机制尚不清楚,因此,目前尚未研制出有效的解毒剂(Hoenig, 2007; Mukherjee et al., 2007; Patocka, 2019)。

1.3.4 氯气

氯是一种相对原子质量为 35 g/mol 的卤素,是溴和氟之间第二轻的卤素。氯在常规环境条件下呈绿黄色,为气体。当它与人体接触时,会对人的眼睛和呼吸器官造成刺激(Mukherjee et al.,2007)。这种刺激是由于氯与人体内的水反应形成酸,然后腐蚀细胞引起的(Lodders, 2003)。氯气通常在商业上用于杀死水中的病原体和病毒来净化水体(Demnati, 1998)。然而,氯气对人类造成伤害甚至死亡的历史可以追溯到第一次世界大战时期。在高浓度时,氯气会导致人窒息死亡,这使其成为致命的窒息性毒剂(Agabiti et al., 2001)。

人的鼻孔可以检测到 0.1~0.3 ppm 的氯气。人暴露在 1~3 ppm 的氯气中会引起轻微的黏液刺激,可以持续 1 h 多的时间。暴露于浓度超过 400 ppm 的氯气中的人超过 30 min 可能致命,而暴露于浓度超过 1 000 ppm 的氯气中的人会在几分钟内因肺血管充血和肺水肿而死亡(Martin et al.,2003; McDonough & Sun, 1995)。世界卫生组织规定:允许的环境氯气浓度不得超过 0.034 ppm,以保护公众免受感官刺激(Leustik et al.,2008)。暴露于高浓度氯气中的人在暴露的第一天就会出现肺部异常,甚至 12 年后,其身体仍会表现出不可逆的气流阻塞迹象。如果受害者是吸烟者,那么这种影响将会加剧(Hoyle & Svendsen, 2016)。

1.3.5 氯化苦

氯化苦又称为硝基氯仿(Cl_3CNO_2),是一种具有刺激性气味的油性液体。它于 1848 年在苏格兰通过苦味酸和次氯酸钠的反应被发现(Das & Blanc, 1993)。与氯气类似,氯化苦具有双重用途:作为一种战争中的窒息性毒剂,也作为在农业、工业中一种中等浓度的土壤熏蒸剂(Raman, 2014)。氯化苦作为一种窒息性化学毒剂,可通过室内空气(如气溶胶)、水和食品污染传播给人类。氯化苦对人体的影响与氯气相似。氯化苦不像其他窒息性毒剂那样致命,但它会引起人严重的肺部刺激和呕吐(Das & Blanc, 1993)。在第一次世界大战期间,它首先被使用,以便让受害者脱下他们的防护装备(如面具)来呕吐,致使他们暴露在其他剧毒的窒息性毒剂中(Das & Blanc, 1993)。

1.3.6 窒息性毒剂的毒性

所有窒息性毒剂对人体毒性的作用机制都是相似的(Chauhan et al., 2008)。然而,这些毒剂的理化性质对其毒性作用有重大影响(Barr, 1985)。例如,毒剂的水溶性和反应性会影响它们如何与呼吸系统相互作用。水溶性和反应性较强的毒剂往往会损害上气道,而水溶性较低的毒剂则会进一步渗透到肺部,损害下气道和肺泡(Barr, 1985; Polat et al., 2018)。图 1.4 为正常肺泡和吸入窒息性毒剂后的肺泡。人暴露于其中,可能会有早期的气道刺激，随后是一段没有症状的潜伏期。这种无症状的潜伏期可能持续 2~24 h。在此期间，一个损伤和修复序列作用于肺泡，包括局部炎症过程、血流减少、呼吸加速，以及由支气管肌肉收缩引起的呼吸容量的减少，限制了进出肺部的空气量。

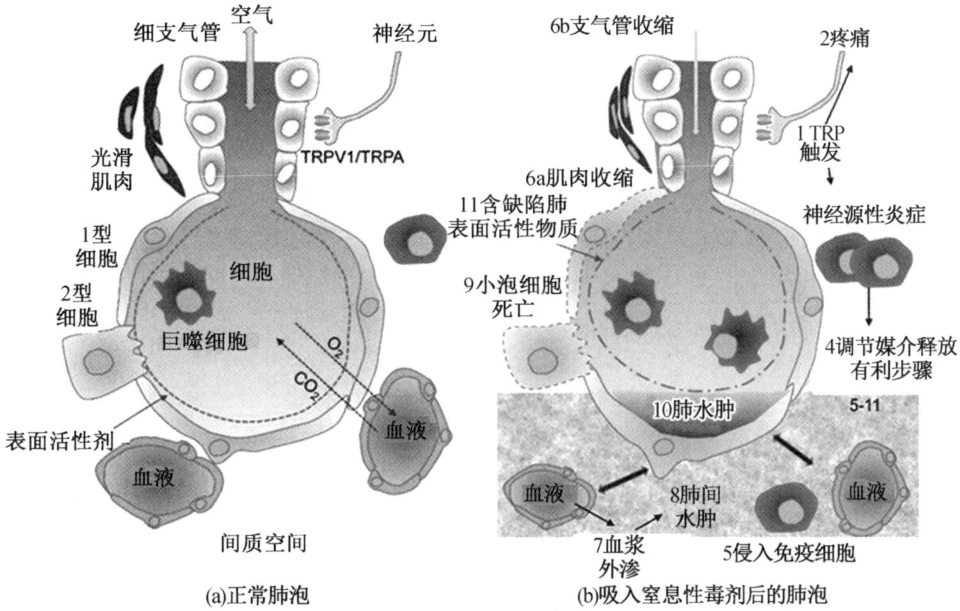

图 1.4 正常肺泡和吸入窒息性毒剂后的肺泡(Schwenk,2018)

这些毒剂与呼吸道液体和两亲性液体相互作用，如肺表面活性剂等，会导致肺组织损伤和炎症反应，从而破坏肺的肺泡-毛细血管膜。这种组织损伤，使肺泡-毛细血管膜失去其完整性，导致水进入细胞间质间隙（间质水肿）、水流入充满空气的肺泡（肺泡水肿）(Chauhan et al., 2008; Pauluhn, 2021; Schwenk, 2018)，其症状是肺水肿、肺应变性降低和气体交换受损(Chauhan et al., 2008; Schwenk, 2018; Sidell & Borak, 1992)。这些毒剂的总体毒性可以通过有毒气体在肺部的作用和肺部对有毒气体产生的生物反应之间的关系来描述(Barr, 1985)。人接触这些毒剂后，可能会出现严重咳嗽、呼吸短促、窒息、恶心、呕吐、乏力、低血压和头痛等症状 (Chauhan et al.,2008; Hoenig, 2007; Kučă & Pohanka, 2010)。这些症状的存在或缺失对受害者的生存结果影响很小。一些患有严重咳嗽的人不会遭受严重的肺损伤，而其他没有呼吸道刺激的早期迹象的人则会发展为致命的肺水肿。

研究表明，肺损伤的严重程度取决于吸入毒剂的浓度和暴露时间(Hoenig, 2007)。这种现象描述了 Haber 规则($C \times t = k$)，其中有毒气体的生理效应与浓度(C)和接触时间(t)成正比，k 可以是死亡、肺水肿或其他生物效应。在 $C \times t$ 范围内从低等到中等，接触几小时后人可发生肺水肿(Bast & Glass-Mattie, 2020; Hobson et al.,2019; Pauluhn, 2021)。同样重要的是，对于症状的治疗，目前并没有特定的解毒剂。

1.4 全身中毒性毒剂

全身中毒性毒剂是一种高挥发性物质,通过呼吸道进入人体,之后以蒸气的形式到达目标部位。它们通常是毒性很强的化学物质,往往会通过干扰血液将氧气输送到体内所有细胞的能力,从而夺取血液和器官的氧气。虽然它们是非持久的或低环境污染程度的,但全身中毒性毒剂是致命的,在正常条件下(即在室温下)可以迅速杀死受害者。通常,它们是无色的、有一种淡淡的气味(Walsh, 2008)。只要全身中毒性毒剂的浓度足够高,它们就有可能在几秒钟内迅速饱和血液,造成危害,并使人在几分钟内死亡。受害者可能出现呼吸短促和严重癫痫,因缺氧而导致细胞窒息,最终导致急性呼吸衰竭 (Seto et al. ,2005)。目前所知,暴露于低剂量全身中毒性毒剂中的人会头痛、恶心和呕吐,血细胞被严重损害,导致贫血并最终死亡(Seto et al. ,2005)。

1.4.1 全身中毒性毒剂的物理特征和作用方式

全身中毒性毒剂从有书面记载以来就被用作化学毒剂。全身中毒性毒剂是摄入或吸入时会导致正常身体功能被破坏的一类化合物,通常通过分子水平上的化学反应或活动表现出来。由于这类物质的高度挥发性,人体通过呼吸道吸收这些物质(Evison et al. ,2002; Pearson, 1990)。本质上,全身中毒性毒剂在吸入或口服后会被迅速吸收,但通过皮肤接触吸收较慢。人吸入该毒剂后,在身体内迅速扩散。它们能有效地毒害细胞色素氧化酶,从而抑制体内细胞的氧气供应。这意味着从血液到身体组织的氧气供应被这些毒剂所抑制。这对人的中枢神经系统有直接不利影响,随着时间的推移,最终导致部分瘫痪。这些毒剂对人类健康有害,对治疗后的幸存者有长期的影响(Evison et al. ,2002; Pearson, 1990; Sun & Ong, 2005) 。由于它们的高度挥发性,全身中毒性毒剂通常被大口径的迫击炮、火箭、飞机喷雾或炸弹的弹丸分散。尽管在足够高的浓度下,不良反应和死亡可迅速发生,但标准的防护口罩,可以对这些毒剂起到足够的防护。然而,它们微弱的气味通常不会引起注意,致使这些毒剂仍然具有致命的危险(Arsenic and Arsenic Compounds, 1987; Naus, 1982)。

全身中毒性毒剂的分类一般包括砷化物和氰化物。除了本节中列出的少数全身中毒性毒剂外,还有光气被列为这一类毒剂的说法。目前,全身中毒性毒剂的分类是基于作用方式,包括渗透途径和全身中毒的效应(Evison et al. ,2002; Naus, 1982; Pearson, 1990)。

1.4.1.1 三氢化砷

三氢化砷又称砷化氢,是一种最简单的砷化合物。它是一种无色、易燃、有毒的气体,具有典型的淡淡的大蒜气味。它由于影响血液的完整性和损害肝脏与肾脏,被认为是一种化学毒剂(Evison et al. ,2002; Sun & Ong, 2005)。因此,暴露于砷化氢中的人会产生从头痛到贫血的从轻到重的症状。砷化氢也常用于半导体、金属精炼工业(是有色金属精炼的副产品)和微芯片的制造(Sun & Ong, 2005)。砷化氢是由砷与酸的反应形成的。商业上,砷化氢是通过砷化铝与水或盐酸的反应,或通过在酸介质中电化学还原砷化合物(即五氧化二砷)而产生的(Naus, 1982)。砷化氢不是一种天然存在的物质,而是人造的。与砷不同，三氢化砷略溶于水，它具有三角锥体几何形状，密度高于空气。它是一种由1个砷原子和3个氢原子（砷化氢）组成的化合物，如图1.5所示。

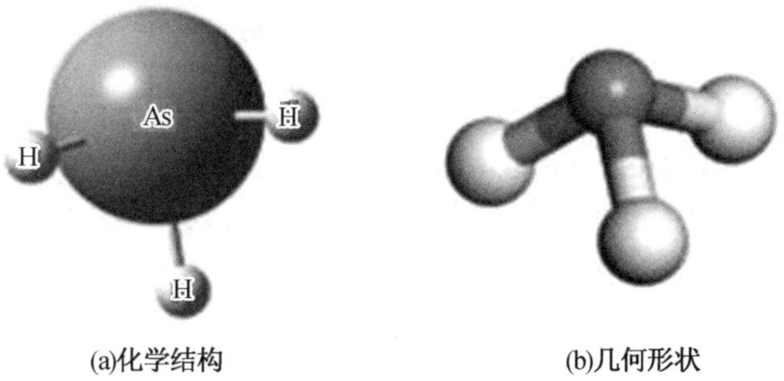

图1.5 三氢化砷的化学结构为优化的原子结构和几何形状［Dmol3 封装在材料 Studio 2020（Biovia，2020）中，用于使用混合 DFT 泛涵 B3LYP（Becke，1993）和 DNP（Yasuji，2008）（基础集）获得结构。］

1.4.1.2 氰化物

不可否认的是，氰化物（氰化氢和氯化氰）是迄今为止最重要的化学毒剂。氰化物主要被认为是一种由碳通过三键系统与氮结合组成的化合物。当碳与氢原子结合时，合成的化合物被称为氰化氢（Arsenic and Arsenic Compounds，1987；Pearson，1990）。然而，当碳与金属结合时，会形成金属氰化物（即氰化钾）。尽管存在不同形式的氰化物（如氰化钾、氰化钠、氰化氢、氯化氰等），但氰化氢和氯化氰仍然是最重要的类型。因为它们是以工业规模生产的，用于各种用途，数量足够大的氰化物可以用作化学毒剂（Evison et al.，2002）。然而，一些氰化物的溶液是不稳定的，可能暴露在空气或光线下而分解（Fitch et al.，2003；Naus，1982）。

1.4.2 氰化氢

氰化氢早在1872年就被发现了，在它成为一种重要的化学毒剂之前，它就被用作一种工业物质。氰化氢在室温下是一种淡蓝色的液体。它与氢化砷相似，具有挥发性且不稳定，在室温下易燃，可释放有毒物质。氰化氢与空气混溶，容易形成爆炸性混合物（Naus，1982）。虽然氰化氢不容易被人类检测到，但它有一种独特的苦杏仁味，会刺激眼睛、呼吸道，其毒性对全身有影响。然而，其气味并不能提供足够的危险浓度的警告。氰化氢主要通过吸入被人体吸收，它可能在几分钟内导致人死亡。由于其在高温下的挥发性，蒸气浓度可以非常高，尽管不与溶液接触或直接通过皮肤与溶液接触，也能通过皮肤而被大量吸收（Fitch et al.，2003）。然而，无论途径如何，人暴露于其中就会迅速引起全身中毒。此外，氰化氢是一种有毒气体，可以从自然过程和人类工业活动中进入环境。除了作为液体或气体的存在，它也可以以聚合物的形式存在（Fitch et al.，2003）。

氰化氢由一个碳组成，具有一个线性的分子几何结构，其中包含一个碳和氮之间的三键，如图1.6所示。氰化氢是一种极性分子，适用于丙烯腈的制备。丙烯腈是一种用于生产丙烯酸纤维、合成橡胶和塑料的化合物。氰化氢化学式为HCN。除了制备化合物外，它还被用于各种化学过程,包括熏蒸、电镀、采矿,以及合成纤维、塑料、染料和杀虫剂的生产。

(a) 二维化学结构　　(b) 三维化学结构

图 1.6　氰化氢的二维化学结构和三维化学结构所表示的原子、键与连通性[Dmol3 封装在材料 Studio 2020(Biovia,2020)中,用于使用混合 DFT 泛涵 B3LYP(Becke,1993)和 DNP(Yasuji,2008)(基础集)获得结构。]

氰化物存在形式危险,有毒且易燃,作为工业中间体用于工业生产。它是一种在低浓度下具有累积效应的气体。它通常是在可控的条件下对氨-甲烷混合物的氧化和对甲醛的催化分解产生的(Naus, 1982)。

1.4.3　氯化氰

氯化氰是一种无色、剧毒的可液化的气体,可溶于水和有机溶剂。它有一种强烈刺激性的气味,密度比空气大。氯化氰会对眼睛造成严重的刺激,因此它被用作催泪瓦斯,并有窒息作用。它是目前唯一一种比任何其他毒剂都更容易穿透防毒面具过滤器的毒剂。它在第一次世界大战期间被使用,最近的一次使用是在 1980—1988 年的“两伊”战争中(Arsenic and Arsenic Compounds, 1987; Naus, 1982; Sun & Ong, 2005)。氯化氰作为化学毒剂的唯一限制是高挥发性(对所有全身中毒性毒剂都是如此)。氯化氰用于生成不同类型的氰化物。该化合物在中性 pH 下缓慢水解形成氰化氢、氰酸(HOCN)和其他产物(Raza & Jaiswal, 1994)。但在较高的 pH 值(碱性)下,它能水解成 CNO^-,与精氨酸和氰化氢相比,其毒性要小得多。氯化氰是通过含有其他氰化物的水的碱性氯化反应产生的(Borowitz et al., 2001)。氯化氰由碳、氮、氯组成,其化学式为 CNCl,其中碳和氯通过单键连接,碳和氮通过三键连接,如图 1.7 所示。它的分子结构类似于卤化氰,如 CNF 的线性和 CNBr 分子。已知氯化氰对铁(Ⅲ)离子有亲和力(Raza & Jaiswal, 1994)。其作用模式是,当它与生物系统接触时,会自发地与细胞色素氧化酶的 Fe^{3+} 反应。细胞色素氧化酶是一种细胞呼吸的末端链酶,可形成一个复合酶。这一过程使其破坏了组织中氧气的利用,导致人的呼吸衰竭,进而死亡(Borowitz et al., 2001; Cummings, 2004; Raza & Jaiswal, 1994)。

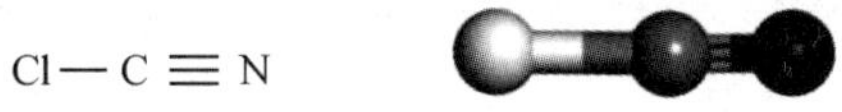

(a) 二维化学结构　　(b) 三维化学结构

图 1.7　氯化氰二维化学结构和三维化学结构所表示的原子、键与连通性[Dmol3 封装在材料 Studio 2020(Biovia,2020)中,用于使用混合 DFT 泛涵 B3LYP(Becke,1993)和 DNP(Yasuji,2008)(基础集)获得结构。]

1.4.4　全身中毒性毒剂的毒性

一种物质的毒性是指其产生有害影响的能力。这是通过攻击人的单个细胞、一组细胞、一个器官系统或整个身体而发生的(Sheikh et al. ,2021)。毒性作用可能导致明显损伤或功能下降,而这只能通过测试来了解。虽然该定义似乎指的是一种特定类别的材料或化学品,但必须指出,一般所有化学品都有可能对人造成损害(Dries & Endorf, 2013)。一方面,当一种化学物质只在大量使用时才对人造成损害时,这种物质在技术上被认为实际上是无毒的。另一方面,当一种物质即使是微量也会造成非常微小的伤害时,这种物质被认为是剧毒的。基于此,全身中毒性毒剂被认为是剧毒的。它们的毒性在很大程度上受到化学结构、毒剂被人体吸收的程度及人体的解毒能力影响(Barillo, 2009; Hantson et al. ,1999; Kealey, 2009)。

众所周知,砷化氢是砷中毒性最大的形式,其毒性与砷不同。虽然砷化氢的毒性机制仍不清楚,但一些研究表明,砷化氢中的 As—H 键与人体内不同细胞或靶器官的相互作用是形成毒性的部分原因(Sheikh et al. ,2021)。砷化氢暴露的强度和持续时间,对疾病的发病和严重程度有重要影响。因此,与健康人在相同剂量下接触相比,患有潜在冠状动脉疾病或冠状动脉狭窄或堵塞的人接触更容易导致发病。冠状动脉疾病或冠状动脉狭窄或堵塞通常是由称为斑块的脂肪物质堆积引起的,并导致心脏病发作。目前,还没有砷化氢的解毒剂(Sheikh et al. ,2021)。

此外,众所周知,碳和氮之间三键的存在会使人的身体细胞因使用氧气而导致细胞死亡(Arsenic and Arsenic Compounds, 1987)。这使得氰化物对心脏和大脑的毒性一般比其他器官更大。全身中毒性毒剂的结构成分对其作用模式和毒性至关重要。就像砷化氢毒性的情况一样,氰化物中毒造成的死亡可能会在到达医院前的几分钟内发生。幸存者可能会严重受伤或严重残疾。其生存率还取决于接触的持续时间和诸如心脏、肺部或肾脏疾病等共病。氰化物毒性的解毒剂包括亚硝酸戊酯、亚硝酸钠和硫代硫酸钠(Aposhian, 1997)。

1.4.5 全身中毒性毒剂的作用机制及毒剂代谢动力学

1.4.5.1 砷化氢

砷化氢是砷中毒性最严重的一种形式,是一种有效的溶血剂,可导致肾功能衰竭,并致死亡。砷化氢气体比空气重,暴露时主要通过吸入进入人体。暴露于高剂量的砷化氢中的人可能会立即死亡。砷化氢通过呼吸道迅速被血液吸收,并可与红细胞内的血红蛋白结合,导致细胞被破坏或严重肿胀,使其失去功能(Aposhian, 1997; Apostoli et al. ,1997)。抑制过氧化氢酶会导致过氧化氢的积累。过氧化氢是一种有可能破坏红细胞膜的氧化剂。这一过程是砷化氢诱导的 Fe^{2+} 转化为 Fe^{3+} 的前提,从而破坏了氧的转运(Hatlelid et al. , 1995)。砷化氢对血红蛋白具有优先的结合亲和力,并被氧化为二氢化砷中间体和元素砷,这两者都是溶血剂。这意味着砷的毒性途径是通过消耗还原性谷胱甘肽而发生的。因此,易缺乏葡萄糖-6-磷酸脱氢酶的患者在砷化氢暴露后更容易溶血。包括心肺疾病或肾功能衰竭、缺铁和/或既往存在贫血在内的并发症在发生溶血时可能导致更严重的后果(Graham et al. ,1946; Hong et al. ,1989; Rosenthal et al. ,1989)。

1.4.5.2 氰化物

氰化物是一个独特的化合物家族,含有高活性的氰化物阴离子(CN^-)。氰化物离子和氰化物自由基都是有毒的。然而,特定氰化物的毒性受到其易释放氰化物阴离子(CN^-)的影响。例如,氰化物对碱金属的亲和力较低,对 Fe^{3+} 等金属的亲和力较高(Rieders, 1971)。因此,碱性氰化物(如氰化氢和氯化氰)被认为是有剧毒的,而其他的(如含铁氰化物)化合物不容易释放氰化物阴离子(CN^-),因此几乎是无毒的。氰化物(如氰化氢),主要是通过分解其他形式的氰化物(如氰化钾)在体内形成的,以及由氰化糖苷分解代谢产生的其他氰化合物,通过与金属酶中的铁原子络合,表现出急性毒性作用(Rieders, 1971; Way, 1984)。

氰化物沿着黏膜的被吸收速度取决于肠道的 pH 值和氰化物的溶解度。例如,氰化氢微溶于脂质,促进其快速通过黏膜,并在吸入后立即进入肺泡上皮,然而穿透表皮的速度却不那么快。本质上,在人体中,氰化物与线粒体细胞色素氧化酶中的铁离子发生反应,抑制细胞色素系统中的电子传递,从而阻止氧化磷酸化和三磷酸腺苷(ATP)的产生(Culnan et al. ,2018; Nusbaum & Gupta, 2018; Otterness & Ahn, 2018)。氧化代谢的抑制随后对厌氧糖酵解产生了很高的需求,从而导致乳酸的产生,最终致使酸和碱严重失衡。因此,氰化物可导致人类和动物的死亡、暂时丧失工作能力或永久性损伤(Arsenic and Arsenic Compounds, 1987; Cummings, 2004)。与一氧化碳可以通过测量羧基血红蛋白水平来量化不同,目前氰化物中毒还没有办法被量化(Becker, 1985; Culnan et al. , 2018; Hall & Rumack, 1986; Smilkstein et al. ,1985)。有趣的是,氰化物代谢物主要通过尿液排出,少量通过肺部排出。这是因为人类通过正常呼吸吸入该气体后,往往会在肺部保留大约 58%(Culnan et al. ,2018; Otterness & Ahn, 2018)。

1.5 糜烂性毒剂

糜烂性毒剂,也被称为起疱剂,是一类化学毒剂,也是一种强细胞毒性烷基化合物,因为它们能够在被影响的人身上产生巨大而痛苦的水疱(Jabbour et al. , 2014)。这类化学毒剂伤害的目标是眼睛、肺、皮肤、黏膜及造血器官。

在各种化学毒剂中,芥子气被认为是广泛使用的化学武器之一。由于芥子气具有毁灭性的毒性,它在第一次世界大战期间的使用使它成为“经验丰富”的毒剂,甚至在近些年仍被继续使用。1984 年,伊拉克还使用芥子气攻击了伊朗,导致了许多人员伤亡。尽管它们被用作化学毒剂,却被认为不适合用作弹药,因此其很快成为一种癌症化疗的非激素剂。当作为化学毒剂使用时,其特征性症状通常需要在接触后几个小时显现,这是由毒剂的浓度和阶段决定的。皮肤暴露于该毒剂中可导致一级或二级化学烧伤,而液体芥子气可导致人二度或三度烧伤(Black, 2020)。

1.5.1 物理特性和分子结构

1.5.1.1 芥子气

芥子气[双(2-氯乙基)硫化物]是一种强大的起疱剂。暴露于该毒剂中的部位和其他部位会产生大量的水疱,这取决于接触毒剂的剂量和时间,可导致人死亡(Goud et al. , 2014)。由于世界各地剩余的芥子气库存、旧的和废弃的芥子气残留物,以及其易于合成,芥子气仍是当今的主要威胁(Steinritz et al.,2016)。芥子气的第一次合成是由弗雷德里克·格思里(Frederick Guthrie,英国物理学家和化学家)完成的(Brittain, 2005)。为了作为武器使用,芥子气必须被精细地分散,通常是通过某种迫击炮或炮弹。芥子气在环境中不会自然产生。由于它的制备方法简单、成本低、可使人丧失行动能力,并且迄今为止没有针对其毒性的有效解毒剂,它被认为是对敌方的持久威胁。芥子气的名字来源于一种类似芥末的气味。但是它的名字具有误导性,因为它不是一种气体,而是在室温下以液体的形式存在。其化学成分相对简单,一个分子由 4 种元素组成,化学式为 $C_4H_8Cl_2S$。这些原子形成了 Cl—CH_2—CH_2—S—CH_2—CH_2—Cl。氮芥子气的类似物也存在,如乙基双(2-氯乙基)胺(HN_1)、甲基双(2-氯乙基)胺(HN_2)和三(2-氯乙基)胺(HN_3),如图 1.8 所示。这些氮芥子气类似于芥子气,具有高度持久性,是强大的烷基化剂,已在治疗领域应用,而不是在战争中(Steinritz et al.,2016)。

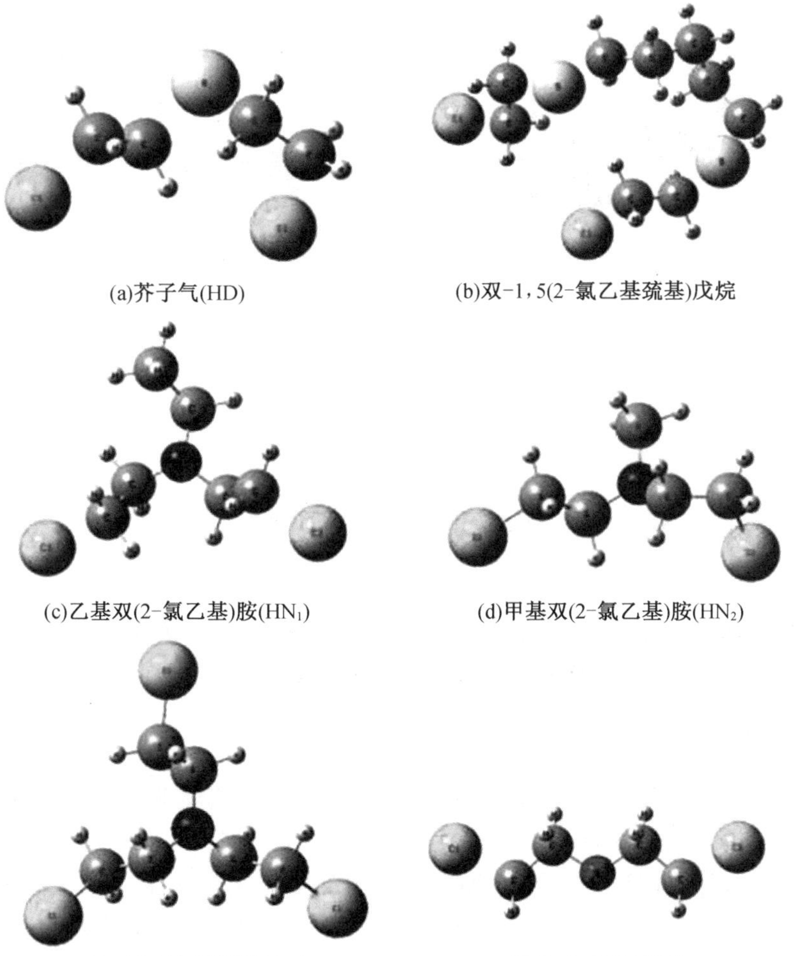

(a)芥子气(HD)　(b)双-1,5(2-氯乙基巯基)戊烷

(c)乙基双(2-氯乙基)胺(HN_1)　(d)甲基双(2-氯乙基)胺(HN_2)

(e)三(2-氯乙基)胺(HN_3)　(f)双-(2-氯乙基)醚

图 1.8　芥子气和氮芥子气的结构及其模拟剂[高斯 16(Frisch et al.,2016)代码使用以下泛函和基础集来获得结构:pbe(Perdew et al.,1996)和 3-21G(Stephen & Pople,1980)。]

芥子气是一种非极性的物质,只轻微溶于水,因此,清洗它十分困难(Brittain, 2005)。芥子气会与水发生反应,形成一种叫作半芥子气的分解产物,这种产物同样有毒。在这个反应中它还释放盐酸,盐酸也具有危险。

1.5.1.2 砷

砷具有高反应活性,可以生成无机和有机砷衍生物(Bruffaerts et al., 2017)。砷是一种类金属,属于元素周期表的 VA 类,以有机和无机化学形式存在,在-3,0,3(As Ⅲ)和5(As Ⅴ)的氧化态中,As(Ⅲ)被认为是毒性最大的。路易氏剂是一种有机砷化合物,人们曾试图开发一种比芥子气更有效的糜烂性毒剂(Steinritz et al.,2016)。路易氏剂由顺式和反式异构体(比例为 10∶90)及一些杂质组成,这些杂质包括二(2-氯乙烯基)氯胂(L-2)和三(2-氯乙烯基)胂(L-3),如图 1.9 所示。顺式和反式异构体的化学性质与物理性质相似。纯的路易氏剂无色无味,非纯的路易氏剂通常是一种棕色油性液体,有明显的类似天竺葵的气味。

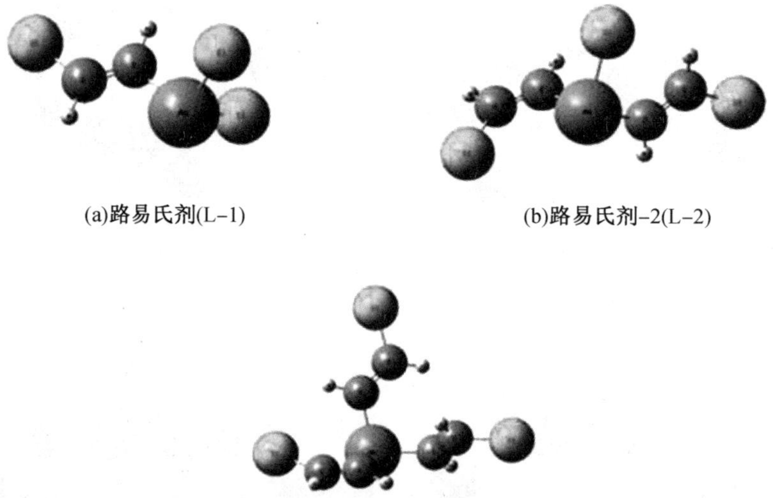

(a)路易氏剂(L-1)

(b)路易氏剂-2(L-2)

(c)路易氏剂-3(L-3)

图 1.9 路易氏剂的化学结构[高斯 16(Frisch et al.,2016)代码使用 pbe 泛函(Perdew et al.,1996)和 LanL2DZ 基础集(Dunning & Hay,1977)获得结构。]

1.5.1.3 荨麻剂

荨麻剂,以荨麻命名,是一种化学毒剂。人接触后会使皮肤腐蚀和组织损伤,并产生红斑、荨麻疹、强烈瘙痒和蜂巢样皮疹。

光气肟(CX,Cl_2CNOH)是一种卤化肟,是一种有效的化学武器,可引起即时急性损伤和全身效应,如图 1.10 所示。光气肟与起疱剂是一类,是一种具有高挥发性、反应性、腐蚀性和刺激性蒸气的荨麻疹剂,其与其他糜烂性毒剂相比,具有完全不同的化学性质和毒性。

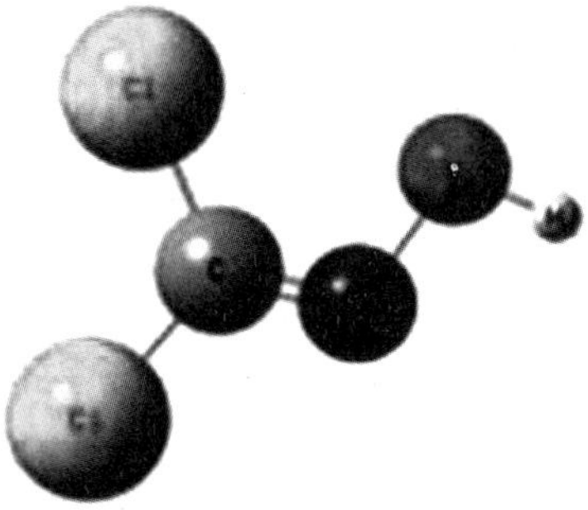

图 1.10 光气肟的结构[高斯 16(Frisch et al. ,2016)代码使用 pbe 泛函(Perdew et al,1996)和 3-21G 基础集(Stephen Binkley & Pople,1980)获得结构。]

1.5.2 毒理学

一般来说,糜烂性毒剂被人接触后通过皮肤迅速被吸收,这可能会导致症状延迟。通常情况下,人的身体中易受潮的区域,如腋窝和腹股沟,特别容易受到感染。然而,敏感的皮肤接触该毒剂后通常会导致疼痛、瘙痒和发红,从而形成充满液体的水疱。一个众所周知的事实是,活性氧(ROS)和过氧乙腈($ONOO^-$)等参与了所有芥子气的最初不良影响。通常,过氧乙腈倾向于与所有主要类型的生物分子相互作用并形成共价键,包括膜脂、硫醇、蛋白质和 DNA(Goud et al. ,2014;Steinritz et al. ,2016)。这是通过激活基质金属蛋白酶发生的,而触发选择素和细胞黏附分子则是通过增强核因子(NF)-κB 和激活蛋白(AP)-1 发生的,从而促进促炎反应,包括肿瘤坏死因子(TNF)-α 和白细胞介素(IL)-1β(Brittain,2005)。

1.5.2.1 芥子气

芥子气在皮肤、眼部和吸入接触后产生毒性作用(Young & Bast,2009)。它在使用时需要对人全身防护,而这反过来又需要发展防护服和作战行动的重大变化。

1.5.2.2 路易氏剂

路易氏剂引起的皮肤损伤在临床症状和发展方面与芥子气类不同(Mouret et al. ,2013)。皮肤接触路易氏剂后,会立即疼痛,随后出现红斑、水疱、水肿和坏死。路易氏剂引起的水疱往往比芥子气引起的更严重,但愈合也快。

1.5.2.3 荨麻剂

液体和蒸气形式的光气肟在接触眼睛、皮肤和黏膜时会导致严重疼痛和局部组织破坏(Wardell,1982)。该毒剂暴露的风险取决于人们与光气肟被释放的地点的距离。如果光气肟气体被释放到空气中,人们可能通过呼吸含有这种气体的空气,或通过皮肤或眼部而接触。如果光气肟液体被释放到水中或接触到食物,人们可能通过饮用水或食用受污染的食物而接触。光气肟在环境中不具有持久性(Wardell,1982)。

1.6 检测方法

使用全身中毒性毒剂作为化学毒剂通常取决于其挥发性和毒性。挥发性是指一种物质在相对较低的温度下蒸发或形成蒸气的能力(Sun & Ong,2005)。此外,一种物质的毒性通常是通过对目标或目标人群的影响来衡量的。因此,为了获得检测仪器的有效性,我们不仅需要仔细考虑毒剂的挥发性和毒性,还应考虑该毒剂的物理、化学性质,因为这将直接影响检测要求(Sun & Ong,2005)。例如,全身中毒性毒剂是挥发性的或非持久性的,比那些挥发性较低的毒剂具有相对较高的呼吸毒性,因此迫切需要具有非常低的检测限的探测器(Evison et al. ,2002;Sun & Ong, 2005)。本质上,每种毒剂的检测都取决于与之相关的性质和特定的危害(Sun & Ong,2005)。化学品的毒性可分为对生命和健康的直接危险水平、半数致死剂量(LD_{50})、致死浓度/时间、半失能剂量(ICT_{50})、推荐接触限值、允许接触限值和可接受接触限值(Sun & Ong,2005)。

目前有大量的传感器可用于检测化学毒剂。探测器在适当的时间框架和浓度范围内检测特定化学毒剂的能力对于减少接触与有效的医疗治疗至关重要。在选择检测器时必须考虑几个因素,如选择性、灵敏度、响应时间、检测限、误报警率(Pacsial-Ong & Aguilar, 2013;Sferopoulos,2009)、尺寸和便携性、功率或电池要求、易于现场校准、恢复时间、环境阻力、成本和维护(Pacsial-Ong & Aguilar,2013;Seto,2015)。市场上许多可用的探测器在干扰物存在的情况下会发出过多的假警报(Sferopoulos,2009)。因此,探测器必须定期进行技术改进,以达到上述要求。遗憾的是,没有一个单独的探测器能够满足所有的要求。重要的是,化学探测器的适用性取决于它可以检测的化学试剂的类型;此外,适用于一种化学试剂的检测机制技术可能不适用于另一种(Pacsial-Ong & Aguilar,2013)。有关部门已部署了各种测量技术和设备,用于化学毒剂的现场检测和实验室识别。

虽然检测化学毒剂的技术多种多样,但也有一些缺点,如基于实验室、灵敏度较低、选择性较低、成本效益低下、分析复杂性,以及可能不适用于现场测量。研究人员正致力于开发替代的、需求点和高度敏感的方法来解决这些缺点。因此,下面的技术既新颖又具有发展前景。

1.6.1 比色检测

比色检测是一种技术,旨在通过化学反应表明血液试剂的存在。当试剂与某些溶液或底物接触时发生化学反应,会产生颜色变化。该技术基于湿化学,被认为是目前最快、最便宜、最轻和最简单的探测器类型(《应急急救人员化学试剂和有毒工业材料检测设备的选择指南》,2005;Pearson,1990)。比色探测器相对容易使用,成本低,并提供相对快速的响应。由于这些探测器在设计上是有选择性的,所使用的试剂往往只与特定类别的化合物反应,产生颜色变化,从而会有很少的假警报(Sun & Ong,2005)。传统的比色探测器是用吸附剂基质制成的(如纸张),并应用显色试剂(Sun & Ong,2005)。

目前,比色生物传感器现在已经在市场上上市了,并且可以通过使用纳米颗粒或生物识别技术或这两种元素来进行修饰，通常是使用柠檬酸稳定的 AuNPs 溶液来减少或防止团聚。AuNPs 与适配体等生物分子结合。比色生物传感器基于测定在溶液中改变被着色的化合物所需的浓度，这发生在生物实体之间的反应中，以提供生物识别。这导致目标分析物在肉眼或可见光下可见（Bicker et al. ,2011）。以酶作为生物识别装置的比色生物传感器也可供使用（Pohanka et al. ,2010）。

1.6.2 电化学生物传感器

电化学检测是指一种分析方法，它可以确定由固定的生物分子之间的化学反应产生的电流，称为氧化还原反应，或简单地进行氧化或还原反应。这也可以通过工作电极和目标分析物上的化学物质产生的可测量的电流来实现（Rashid et al. ,2013）。包含电子学的探测器的设计意味着生物电化学元件通常作为该传感器的传导组件。因此，生物反应可以引起电荷积累，电荷积累可以通过安培、电导或电位技术测量，或者产生适合阻抗、电导或可测量电流测量的信号变化（Mishra et al. ,2018）。有各种电化学检测方法，其中包括电导测量、电位测量、伏安测量、安培测量和库伦测量。在电导测量、电位测量和伏安测量中，响应与被分析物的浓度或活性有关，这可以通过校准曲线进行评估。电化学剥离分析主要用于汞合金形成金属离子的测定。电化学检测系统因其优异的灵敏度、低成本、便携性和易于操作而被有效地应用于各个科学领域。这些设备或探测器是检测全身中毒性毒剂的理想选择（Gothwal et al. ,2014；Liu et al. ,2008；Marx,2003；Pohanka et al. ,2009；Rathee et al. ,2016）。

1.7 销毁方法

随着世界上恐怖主义袭击的威胁不断增加，人们迫切需要发展可行的方法和材料，以安全和迅速地消除危及生命安全的化学武器。开发能够在安全条件下将化学毒剂转化为危害要小得多的化合物的材料至关重要。以前，对化学毒剂最普遍的处置方式是地埋、海洋倾倒、爆炸和露天燃烧。所有这些方式都对环境和人类健康形成了重大威胁，因为非常缓慢地遏制腐蚀和随后有毒化合物的缓慢释放可能导致土壤与地下水的局部污染（Chauhan et al. ,2008；Mondloch et al. ,2015）。许多策略和程序，主要是焚烧和中和/降解，已经被用来洗消化学毒剂，并将其转化为毒性较小的化合物（Chauhan et al. ,2008；Kim et al. ,2011）。焚烧过程包括在有氧气存在的情况下控制燃烧化学试剂，并将这些毒剂转化为灰分、水蒸气、二氧化碳和其他燃烧产物。这些焚烧产物的毒性明显低于最初的化学毒剂。这种技术在消除储存的化学毒剂方面非常有效，现在在德国和美国军队中广泛使用（Kim et al. ,2011）。然而，人们担心焚烧设施排放的潜在风险，这导致了其他销毁化学毒剂技术的发展。最有效的技术之一是中和技术，它包括使用能够转化或降低毒剂毒性的化学物质（Janoš et al. ,2016）。最近使用的化学物质包括改性活性炭、金属氧化物和金属-有机骨架。这些材料具有良好的吸附能力、优越的化学稳定性和高孔隙率（Janoš et al. ,2016；Mondloch et al. ,2015）。这些材料可以加入防护服和口罩中，以加强对应急人员的保护，也可以应用于涂层和织物，以减少对重要设备的传统洗消的需要（Smith，2008）。

洗消、解毒、失活策略如下。

化学神经性毒剂失活物质的中和作用是通过其功效或效率来衡量的。据报道，许多解毒剂用于治疗有机磷化合物中毒，从小分子（如治疗药物）（Hulse et al.，2019；Jett & Spriggs，2020）到大型生物分子（如酶和蛋白质）（Mukherjee & Gupta，2020）。解毒剂是一种生物清除剂，旨在中和由神经性毒剂引起的反应，可以静脉注射、肌肉注射，甚至作为一种有效的局部皮肤保护剂进入皮肤。然而，熟练掌握老化乙酰胆碱酯酶的恢复仍然是一个瓶颈（Mukherjee & Gupta，2020）。人们研究了硫酸阿托品和普拉多肟（2-PAM）氯在被有机磷化合物抑制后重新激活乙酰胆碱酯酶的能力。其他报道的用于化学神经性毒剂失活的药物包括咪达唑仑和地西泮，这些药物具有令人满意的药物剂量反应动力学（Jett & Spriggs，2020）。生物清除剂解毒剂有三类，即化学计量——结合和失活；催化——水解和降解；催化——化学计量和化学反应器反应复合物，用于反应乙酰胆碱酯酶神经性毒剂复合物（Mukherjee & Gupta，2020）。

研究表明，酶生物催化剂，如甲基对硫磷水解酶、有机磷三酯酶、对酯酶、氟磷酸二异丙酯酶和三磷酸核苷酸酶可促进化学毒剂的高效降解（Jacquet et al.，2021；Mukherjee & Gupta，2020；Porzio et al.，2018）。它们的作用机制是基于毒剂上的有机磷基团的羟基化或抑制过程后乙酰胆碱酯酶神经性毒剂复合物的重新激活。

1.8 有关神经性毒剂的销毁方法和规定

多年来，化学毒剂的销毁已经发生了变化。从 1945 年到 20 世纪 70 年代，大量化学毒剂被倾倒在波罗的海地区、墨西哥湾、日本和美国海岸。这些地区的渔民捕获了危险货物，这证实了倾倒的情况（Vucinic et al.，2017）。此外，来自中国、美国和欧洲的旧弹药被埋葬，一些甚至丢失（Vucinic et al.，2017）。因此，化学毒剂仍然对环境构成威胁。销毁化学毒剂的第一步是将其运往销毁地点。然而，将化学毒剂运往销毁地点具有环境和公共风险（Kim et al.，2011）。在运输化学毒剂之前，必须对运输方式进行评估。化学毒剂的类型（毒性）、储存容器、外部因素及更多的因素决定了运输方式。1969 年，美国国家研究委员会停止了向海洋倾倒化学毒剂的行动。这一决定促使人们不断研究危害较小的销毁方法（Kim et al.，2011）。政府应尽量减少运输化学毒剂至销毁地点的风险。因此，政府应该预见到可能存在的风险，并在可能的情况下加以预防。

为了寻求环保的销毁方法，1982 年焚烧法被批准了。然而，公众对焚烧设施的排放感到担忧。因此，迄今为止人们已经研究出了各种技术，分解反应，如水解、自催化水解、过氧化物去污、漂白剂氧化、醇氧亲核试剂、金属催化反应、金属辅助反应、生物技术降解等是其中的一些方法（Kim et al.，2011）。

此外，各国政府都应有一个授权来制定协议和职业健康方案，以保护人们免受神经性毒剂的伤害。该方案应包括工作区域的化学监测器（空气、液体和固体）、自动连续空气监测系统、废物沉积区域监测系统、个人防护设备，并规定强制使用（安全和健康指南）。

1.9 现代战争毒剂

虽然化学毒剂被广泛用于军事袭击和恐怖主义，但总是很少有人提及生物毒剂。生物毒剂，也被称为细菌毒剂，是一种导致人类、动物或植物疾病的微生物，如病毒、细菌、真菌、原生动物或其毒素。这种情况通常发生在这些毒剂被有意地排放到一个区域或环境中时。恐怖主义威胁的增加，意味着必须评估各种可用作生物武器的微生物，同时需要更好地了解这些毒剂的历史发展和应用。尽管可获得的信息不足，但这些毒剂很可能比传统的化学毒剂更有效和更致命（Sheikh et al. ,2021）。20 世纪，生物化学和生物技术的使用加速与简化了这种武器的开发及生产方面的进展。然而，基因工程正处于开发可能更危险和致命的药物的前沿。它们的应用通常会扩展到生物战、生物恐怖主义和生物防御（Dries & Endorf, 2013；Sheikh et al. ,2021）。传统上，生物毒剂包括天花和肺炎斑块，具有通过雾化呼吸道飞沫的人际传播能力。主要的挑战是，通过这个过程，制剂可能逃离它们开发的实验室。近年来，炭疽热的出现对现代生物毒剂构成了重大威胁，而另一方面，丝状病毒、马尔堡病毒和埃博拉病毒则被列为 A 类生物毒剂。关于冠状病毒是否可作为一种潜在的致命和进攻性生物战武器或转基因获得功能特性的两用生物战武器毒剂的争论十分激烈。尽管有各种观点，但确实有必要将生物战理解为作为现代世界武器的可能替代方式（Barillo, 2009；Dries & Endorf, 2013；Sheikh et al. ,2021）。

1.10 结论和展望

本章概述了各种毒剂，并总结了其基本毒性机制。虽然化学毒剂的使用可以追溯到第一次世界大战时期，但直到最近几十年，人们才将注意力转向了解与接触这些毒剂相关的对人类的急性和慢性健康影响。毒剂被广泛地作为大规模杀伤性武器用于军事和恐怖主义目的。毫无疑问，接触化学毒剂可能导致严重丧失工作能力或最终导致人类死亡。主要的问题是，对化学毒剂的各种流行病学研究没有有效的暴露测定。然而，尽管化学毒剂对人类健康构成威胁，但研究活动显示了急救人员的紧急医疗服务提供了有希望的治疗方案。治疗策略和适当的个人防护装备在保护病人与军人免受广泛的化学武器威胁方面发挥了关键作用。我们还需要做更多的工作来全面了解化学毒剂的毒性机制，以深入了解接触化学毒剂的长期健康结果。

此外，本章还简要阐述了各种用于检测毒剂的方法，重点介绍了现代技术。这主要是因为一些旧的检测方法，如气相色谱、离子迁移率光谱和傅里叶变换红外光谱等，需要昂贵的、复杂的仪器和非常熟练的操作人员，这已不能满足现场检测的要求。但现代技术已经见证了相对便宜、便携式和可靠的生物传感器的发展，检测方法包括比色检测和电化学生物传感器。这些现代技术已成为传统的检测方法的有效替代品。虽然生物传感器等现代技术正在不断进一步发展，以实现定制设计和适用性，但通过开发和选择新的生物识别元件（如抗体和酶的分析物特异性），它们在灵敏度和选择性方面的性能正在不断提高。

参考文献

Agabiti, N. , Ancona, C. , Forastiere, F. , Di Napoli, A. , Lo Presti, E. , Corbo, G. M. , et al. (2001). Short term respiratory effects of acute exposure to chlorine due to a swimming pool accident. *Occupational and Environmental Medicine*, 58(6), 399-404.

Anderson, P. D. (2012). Emergency management of chemical weapons injuries. *Journal of Pharmacy Practice*, 25(1),61-68.

Aposhian, H. V. (1997). Enzymatic methylation of arsenic species and other new approaches to arsenic toxicity. *Annual Review of Pharmacology and Toxicology*, 37, 397-419.

Apostoli, P. , Alessio, L. , Romeo, L. , Buchet, J. P. , & Leone, R. (1997). Metabolism of arsenic after acute occupational arsine intoxication. *Journal of Toxicology and Environmental Health*, 52, 331-342.

Appel, A. S. , McDonough, J. H. , McMonagle, J. D. , & Logue, B. A. (2016). Analysis of nerve agent metabolites from hair for long-term verification of nerve agent exposure. *Analytical Chemistry*, 88(12), 6523-6530.

Aroniadou-Anderjaska, V. , Apland, J. P. , Figueiredo, T. H. , De Araujo Furtado, M. , & Braga, M. F. (2020). Acetylcholinesterase inhibitors (nerve agents) as weapons of mass destruction: History, mechanisms of action, and medical countermeasures. *Neuropharmacology*, 181, 108298. Available from https://doi. org/10. 1016/j. neuropharm. 2020. 108298.

Arsenic and Arsenic Compounds. (1987). Overall evaluation of carcinogenicity: an updating of IARC monographs volumes 1 to 42. In: *IARC Monographs on the Evaluation of Carcinogenic Risks to Humans* (pp. 100-106). Lyon:International Agency for Research on Cancer.

Barillo, D. J. (2009). Diagnosis and treatment of cyanide toxicity. *Journal of Burn Care & Research*, 30(1), 148-152.

Barr, S. J. (1985). Chemical warfare agents. *Topics in Emergency Medicine*, 62-70.

Bast, C. B. , & Glass-Mattie, D. F. (2020). *Chapter 23-Phosgene. Gupta RCBT-H of T of CWA* (pp. 341-351). Boston:Academic Press.

Becke, A. D. (1993). A new mixing of Hartree-Fock and local density-functional theories. *The Journal of Chemical Physics*, 98(2), 1372-1377.

Becker, C. E. (1985). The role of cyanide in fires. *Veterinary and Human Toxicology*, 27(6), 487-490.

Bicker, K. L. , Wiskur, S. L. , & Lavigne, J. J. (2011). Colorimetric sensor design. *Chemosensors: Principles, Strategies, and Applications*, 275-295.

Biovia, D. S. (2020). *Material studio*. San Diego, CA: Dassault Syste`mes;.

Black, R. (2020). Warfare Agents. *Catal from A to Z.*, 1(26), 1-28.

Borowitz, J. L. , Isom, G. E. , & Baskin, S. I. (2001). *Chemical warfare agents: toxicity at low levels* (p. 305) Boca Raton:CRC Press.

Brennan, R. J. , Waeckerle, J. F. , Sharp, T. W. , & Lillibridge, S. R. (1999). Chemical warfare agents: emergency medical and emergency public health issues. *Annals of Emergency Medicine*, 34(2), 191-204.

Brittain, V. (2005). British soldiers blinded by mustard gas. *ChemMatters*, *APRIL* 17.

Bruffaerts, R. , Mortier, Ph, Kiekens, G. , Auerbach, R. P. , Cuijpers, P. , Demyttenaere, K. , Green, J. G. , Nock, M. K. , & Kessler, R. C. (2017). HHS public access. *Physiology & Behavior*, 176(3), 139-148.

Chan, H. P. , Zhai, H. , Hui, X. , & Maibach, H. I. (2013). Skin decontamination: principles and perspectives. *Toxicology and Industrial Health*, 29(10), 955-968.

Chauhan, S. , Chauhan, S. , D'Cruz, R. , Faruqi, S. , Singh, K. K. , Varma, S. , et al. (2008). Chemical warfare agents. *Environmental Toxicology and Pharmacology*, 26(2), 113-122.

Costanzi, S. , Machado, J. H. , & Mitchell, M. (2018). Nerve agents: what they are, how they work, how to counter them. *ACS Chemical Neuroscience*, 9(5), 873-885.

Culnan, D. M. , Craft-Coffman, B. , Bitz, G. H. , Capek, K. D. , Tu, Y. , Lineaweaver, W. C. , & Kuhlmann-Capek, M. J. (2018). Carbon monoxide and cyanide poisoning in the burned pregnant patient: an indication for hyperbaric oxygen therapy. *Annals of Plastic Surgery*, 80(3 Suppl. 2), S106-S112.

Cummings, T. F. (2004). The treatment of cyanide poisoning. *Occupational Medicine*, 54, 82-85.

Das, R. , & Blanc, P. D. (1993). Chlorine gas exposure and the lung: a review. *Toxicology and Industrial Health*, 9(3),439-455.

Demnati, R. , Fraser, R. , Ghezzo, H. , Martin, J. G. , Plaa, G. , & Malo, J. L. (1998). Time-course of functional and pathological changes after a single high acute inhalation of chlorine in rats. *European Respiratory Journal*, 11(4),922-928.

Diauudin, F. N. , Rashid, J. I. A. , Knight, V. F. , Wan Yunus, W. M. Z. , Ong, K. K. , Kasim, N. A. M. , et al. (2019). A review of current advances in the detection of organophosphorus chemical warfare agents based biosensor approaches. *Sensing and Bio-Sensing Research*, 26, 100305. Available from https://doi. org/10. 1016/j. sbsr. 2019. 100305.

Dogaroiu, C. (2003). Chemical warfare agents. *Romanian Journal of Legal Medicine*, 11(2), 132-140.

Dries, D. J. , & Endorf, F. W. (2013). Inhalation injury: epidemiology, pathology, treatment strategies. *Scandinavian Journal of Trauma*, *Resuscitation and Emergency Medicine*, 19 (21), 31-37.

Dunning, Jr. , T. H. , & Hay, P. J. (1977). Modern Theoretical Chemistry d. H. F. Schaefer Ⅲ, Vol. 3 (Plenum, New York, 1977) 1-28. Ⅲ HFS, editor. New York: Plenum. 1-28 p.

Evison, D., Hinsley, D., & Rice, P. (2002). Chemical weapons. *British Medical Journal*, 324, 332-334.

Fan, S., Dennison, G. H., FitzGerald, N., Burn, P. L., Gentle, I. R., & Shaw, P. E. (2021). Acid is a potential interferent in fluorescent sensing of chemical warfare agent vapors. *Communications Chemistry*, 4(1), 1-11.

Fitch, J. P., Raber, E., & Imbro, D. R. (2003). Technology challenges in responding to biological orchemical attacks in the civilian sector. *Science*, 302(5649), 1350-1354.

Frisch, M. J., Trucks, G. W., Schlegel, H. B., Scuseria, G. E., Robb, M. A., Cheeseman, J. R., Scalmani, G., Barone, V., Petersson, G. A., Nakatsuji, H., Li, X., Caricato, M., Marenich, A. V., Bloino, J., Janesko, B. G., Gomperts, R., Mennucci, B., Hratchian, H. P., J. V.., & DJF. (2016). *Gaussian* 16. Wallingford, CT: Gaussian, Inc..

Gothwal, A., Beniwal, P., Dhull, V., & Hooda, V. (2014). Preparation of electrochemical biosensor for detection of organophosphorus pesticides. *International Journal of Environmental Analytical Chemistry*.

Goud, D. R., Purohit, A. K., Tak, V., Dubey, D. K., Kumar, P., & Pardasani, D. (2014). A highly selective and sensitive "turn-on" fluorescence chemodosimeter for the detection of mustard gas. *Chemical Communications*, 50(82), 12363-12366.

Graham, A. F., Crawford, T. B. B., & Marrian, G. F. (1946). The action of arsine on blood, observations on the nature of the fixed arsenic. *The Biochemical Journal*, 40, 256-260.

Guide for the Selection of Chemical Agent and Toxic Industrial Material Detection Equipment for Emergency First Responders. (2005). Guide 100-04, Volume Ⅰ and Ⅱ: Summary; SAVER, pp. 1-5.

Hall, A. H., & Rumack, B. H. (1986). Clinical toxicology of cyanide. *Annals of Emergency Medicine*, 15(9), 1067-1074.

Hantson, P., Benaissa, L., & Baud, F. (1999). Smoke poisoning. *La Presse Medicale*, 28 (35), 1949-1954.

Hatlelid, K. M., Brailsford, C., & Carter, D. E. (1995). An in vitro model for arsine toxicity using isolated red blood cells. *Fundamental and Applied Toxicology*, 25, 302-306.

Hobson, S. T., Casillas, R. P., Richieri, R. A., Nishimura, R. N., Weisbart, R. H., Tuttle, R., et al. (2019). Development of an acute, short-term exposure model for phosgene. *Toxicology Mechanisms and Methods*, 29(8), 604-615.

Hoenig, S. L. (Ed.), (2007). Choking Agents BT-Compendium of Chemical Warfare Agents. New York: Springer New York.

Hong, H. L., Fowler, B. A., & Boorman, G. A. (1989). Hematopoietic effects in mice exposed to arsine gas. *Toxicology and Applied Pharmacology*, 97, 173-182.

Hoyle, G. W., & Svendsen, E. R. (2016). Persistent effects of chlorine inhalation on respiratory health. *Annals of the New York Academy of Sciences*, 1378(1), 33-40.

Hulse, E. J. , Haslam, J. D. , Emmett, S. R. , & Woolley, T. (2019). Organophosphorus nerve agent poisoning: managing the poisoned patient. *British Journal of Anaesthesia*, 123 (4), 457-463.

Jabbour, R. E. , Salem, H. , Sidell, F. R. , & Blister. (2014). *Agents/vesicants*. , (3rd ed. , pp. 522-525). *Encyclopedia of toxicology*, (vol. 1, pp. 522-525). Elsevier.

Jacquet, P. , Remy, B. , Bross, R. P. T. , van Grol, M. , Gaucher, F. , Chabriére, E. , et al. (2021). Enzymatic decontamination of G-type, V-type and novichok nerve agents. *InternationalJournal of Molecular Sciences*, 22(15), 8152.

Janoš, P. , Henych, J. , Pelant, O. , Pilařova, V. , Vrtoch, L. , Kormunda, M. , et al. (2016). Cerium oxide for the destruction of chemical warfare agents: a comparison of synthetic routes. *Journal of Hazardous Materials*, 304, 259-268.

Jett, D. A. , & Spriggs, S. M. (2020). Translational research on chemical nerve agents. *Neurobiology of Disease*, 133,2018-2021, November 2018.

Kealey, G. P. (2009). Carbon monoxide toxicity. *Journal of Burn Care & Research*, 30(1), 146-147.

Kim, K. , Tsay, O. G. , Atwood, D. A. , & Churchill, D. G. (2011). Destruction and detection of chemical warfare agents. *Chemical Reviews*, 111(9), 5345-5403.

Kuča, K. , & Pohanka, M. (2010). Chemical warfare agents BT-molecular, clinical and environmental toxicology. In A. Luch (Ed.), *Clinical toxicology* (vol. 2, pp. 543-558). Basel: Birkhäuser Basel;.

Leustik, M. , Doran, S. , Bracher, A. , Williams, S. , Squadrito, G. L. , Schoeb, T. R. , et al. (2008). Mitigation of chlorine-induced lung injury by low-molecular-weight antioxidants. *American Journal of Physiology-Cell Physiology*, 295(5), L733-L743.

Liu, G. , Wang, J. , Barry, R. , Petersen, C. , Timchalk, C. , Gassman, P. L. , & Lin, Y. (2008). Nanoparticle based electrochemical immunosensor for the detection of phosphorylated acetylcholinesterase: an exposure biomarker of organophosphate pesticides and nerve agents. *Chemistry-a European Journal*, 14(32), 9951-9959.

Lodders, K. (2003). Solar system abundances and condensation temperatures of the elements. *The Astrophysical Journal*, 591(2), 1220-1247.

Lundy, P. M. , Hamilton, M. G. , Sawyer, T. W. , & Mikler, J. (2011). Comparative protective effects of HI-6 and MMB-4 against organophosphorus nerve agent poisoning. *Toxicology*, 285(3), 90-96.

Martin, J. G. , Campbell, H. R. , Iijima, H. , Gautrin, D. , Malo, J. -L. , Eidelman, D. H. , et al. (2003). Chlorineinduced injury to the airways in mice. *American Journal of Respiratory and Critical Care Medicine*, 168(5), 568-574.

Marx, K. A. (2003). Quartz crystal microbalance: a useful tool for studying thin polymer films and complex biomolecular systems at the solution-surface interface. *Biomacromolecules*, 4 (5), 1099-1120.

McDonough, W. F., & Sun, S.-S. (1995). The composition of the Earth. *Chemical Geology*, 120(3), 223–253.

Mishra, G., Barfidokht, A., Tehrani, F., & Mishra, R. K. (2018). Food safety analysis using electrochemical biosensors. *Foods*, 7(9), 141–146.

Mondloch, J. E., Katz, M. J., Isley, W. C., Ⅲ, Ghosh, P., Liao, P., Bury, W., et al. (2015). Destruction of chemical warfare agents using metal-organic frameworks. *Nature Materials*, 14(5), 512–516.

Moshiri, M., Darchini-Maragheh, E., & Balali-Mood, M. (2012). Advances in toxicology and medical treatment of chemical warfare nerve agents. *DARU Journal of Pharmaceutical Sciences*, 20(1), 1.

Mouret, S., Wartelle, J., Emorine, S., Bertoni, M., Nguon, N., Clery-Barraud, C., et al. (2013). Topical efficacy of dimercapto-chelating agents against lewisite-induced skin lesions in SKH-1 hairless mice. *Toxicology and Applied Pharmacology*, 272(2), 291–298.

Moyer, R. A., Sidell, F. R., & Soman, S. H. (2014). (3rd ed., pp. 358–362). *Encyclopedia of toxicology*., (vol. 4, pp. 358–362). Academic Press.

Mukherjee, S., & Gupta, R. D. (2020). Organophosphorus nerve agents: types, toxicity, and treatments. *International Journal of Toxicology*.

Mukherjee, S., Suntres, Z., Stone, W., Smith, M., Das, S., Ward, P., et al. (2007). *Vesicants and oxidative stress. Chemical warfare agents.* CRC Press.

Myhrer, T., Enger, S., Jonassen, M., & Aas, P. (2011). Enhanced efficacy of anticonvulsants when combined with levetiracetam in soma-exposed rats. *Neurotoxicology*, 32(6), 923–930.

Naus, A. (1982). Olfactory threshold of some industrial substances. *Pracov Lek*, 34, 217–218.

Nusbaum, J., & Gupta, N. (2018). Points & pearls: emergency department management of smoke inhalation injury in adults. *Emergency Medicine Practice*, 20(3), e1–e2.

Otterness, K., & Ahn, C. (2018). Emergency department management of smoke inhalation injury in adults. *Emergency Medicine Practice*, 20(3), 1–24.

Pacsial-Ong, E. J., & Aguilar, Z. P. (2013). Chemical warfare agent detection: a review of current trends and future perspective. *Frontiers in Bioscience*, 5(2), 516–543.

Patocka, J. (2019). Perfluoroisobutene: poisonous choking gas. *Military Medical Science Letters*, 88(3), 98–105.

Pauluhn, J. (2021). Phosgene inhalation toxicity: Update on mechanisms and mechanism-based treatment strategies. *Toxicology*, 450, 152682.

Pearson, G. S. (1990). Chemical and biological warfare. *Journal of Naval Engineering*, 32(2), 190–207.

Perdew, J. P., Burke, K., & Ernzerhof, M. (1996). Generalized gradient approximation made simple. *Physical Review Letters*, 77(18), 3865.

Petrikovics, I., Budai, M., Kovacs, K., & Thompson, D. E. (2015). Past, present and future ofcyanide antagonism research: From the early remedies to the current therapies. *World Journal of Methodology*, 5(2),88–100.

Pohanka, M., Binder, J., & Kuca, K. (2009). Sarin assay using acetylcholinesterases and electrochemical sensor strip. *Defence Science Journal*, 59(3), 300–304.

Pohanka, M., Karasova, J. Z., Kuca, K., Pikula, J., Holas, O., Korabecny, J., & Cabal, J. (2010). Colorimetric dipstick for assay of organophosphate pesticides and nerve agents represented by paraoxon, sarin and VX. *Talanta*, 81(1–2), 621–624.

Polat, S., Gunata, M., & Parlakpinar, H. (2018). Chemical warfare agents and treatment strategies. *Annals of Medical Research*, 25(4), 776.

Porzio, E., Bettazzi, F., Mandrich, L., Del Giudice, I., Restaino, O. F., Laschi, S., et al. (2018). Innovative biocatalysts as tools to detect and inactivate nerve agents. *Scientific Reports*, 8(1), 1–13.

Raman, P. (2014). Chloropicrin. In E. Third (Ed.), *Wexler PBT-E of T* (pp. 903–906). Oxford: Academic Press.

Rashid, J. J. A., Abdullah, J., Yusof, N. A., & Hajian, R. (2013). The development of silicon nanowire as sensing material and its applications. *Journal of Nanomaterials*, 2013, 14–17.

Rathee, K., Dhull, V., Dhull, R., & Singh, S. (2016). Biosensors based on electrochemical lactate detection: a comprehensive review. *Biochemistry and Biophysics Reports*, 5, 35–54.

Raza, S. K., & Jaiswal, D. K. (1994). Mechanism of cyanide toxicity and efficacy of its antidotes. *Defence Science Journal*, 44, 331.

Reade, M. C., Davies, S. R., Morley, P. T., Jennifer, D., & Ian, C. J. (2012). Review article: management of cyanide poisoning. *Emergency Medicine Australasia*, 24(3), 225–238.

Rieders, F. (1971). Noxious gases and vapors. Ⅰ: Carbon monoxide, cyanides, methemoglobin, and sulfhemoglobin. In J. R. DePalma (Ed.), *Drill's pharmacology in medicine* (4th ed., pp. 1180–1205). New York: McGraw-Hill Book Company.

Rosenthal, G. J., Fort, M. M., Germolec, D. R., Ackermann, M. F., Lamm, K. R., Blair, P. C., Fowler, B. A., & Luster, M. I. (1989). Effect of subchronic arsine inhalation on immune function and host resistence. *Inhalation Toxicology*, 1, 113–127.

Safety and Health Guides. (1970). Occupational Safety and Health Administration.

Schwenk, M. (2018). Chemical warfare agents: classes and targets. *Toxicology Letters*, 293, 253–263.

Seto, Y., Kanamori-Kataoka, M., Tsuge, K., Ohsawa, I., Matsushita, K., Sekiguchi, H., Itoi, T., Iura, K., Sano, T., & Yamashiro, S. (2005). Sensing technology for chemical-warfare agents and its evaluation using authentic agents. Sensors and Actuators B, 108, 193–197.

Seto, Y. (2015). Chapter 60-On-site detection of chemical warfare agents. In E. Second (Ed.), *Gupta RCBT-H of T of CWA* (pp. 897–914). Boston: Academic Press.

Sferopoulos, R. (2009). A review of chemical warfare agent (CWA) detectortechnologies and commercial-off-theshelf items. *Aust Gov Dep DEF: Development Education Forum*, 98.

Sheikh, M. A., Ngendahimana, D., Deo, S. V., et al. (2021). Home health care after discharge is associated with lower readmission rates for patients with acute myocardial infarction. *Coronary Artery Disease*, 32(6),481–488.

Sidell, F., & Borak, J. (1992). Chapter 27 chemical warfare agents introduction decontamination. *Annals of Emergency Medicine*, 21, 611–625.

Smilkstein, M. J., Bronstein, A. C., Pickett, H. M., & Rumack, B. H. (1985). Hyperbaric oxygen therapy for severe hydrogen sulfide poisoning. *The Journal of Emergency Medicine*, 3(1), 27–30.

Smith, B. M. (2008). Catalytic methods for the destruction of chemical warfare agents under ambient conditions. *Chemical Society Reviews*, 37(3), 470–478.

Steinritz, D., Striepling, E., Rudolf, K. D., Schröder-Kraft, C., Püschel, K., Hullard-Pulstinger, A., et al. (2016). Medical documentation, bioanalytical evidence of an accidental human exposure to sulfur mustard and general therapy recommendations. *Toxicology Letters*, 244, 112–120.

Stephen,B. J., Pople, J. A., & WJH. (1980). Self-consistent molecular orbital methods. 21. Small split-valence basis sets for first-row elements. *Journal of the American Chemical Society*, 102(3), 939–947.

Sun, Y., & Ong, K. Y. (2005). *Detection technologies for chemical warfare agents and toxic vapors* (1st ed., pp. 272–275). Boca Raton, FL: CRC Press.

Szinicz, L. (2005). History of chemical and biological warfare agents. *Toxicology*, 214(3), 167–181.

Thomas, G., & Spitzer, D. (2021). Double-side microcantilevers as a key to understand the adsorption mechanisms and kinetics of chemical warfare agents on vertically-aligned TiO2 nanotubes. *Journal of Hazardous Materials*, 406, 124672, September 2020.

Vaish, A. K., Consul, S., Agrawal, A., Chaudhary, S. C., Gutch, M., Jain, N., & Singh, M. M. (2013). Accidental phosgene gas exposure: a review with background study of 10 cases. *Journal of Emergencies, Trauma, and Shock*,6(4), 271–275.

Vucinic, S., Antonijevic, B., Tsatsakis, A. M., Vassilopoulou, L., Docea, A. O., Nosyrev, A. E., et al. (2017). Environmental exposure to organophosphorus nerve agents. *Environmental Toxicology Pharmacology*, 56,163–171. Available from https://doi.org/10.1016/j.etap.2017.09.004.

Walsh, C. J. (2008). Blood agents. In Ayn Embar-Seddon, & Allan D. Pass (Eds.), *Forensic science* (pp. 150–1157). Salem Press.

Wardell, J. L. (1982). Alkali metals compounds. *Comprehensive Organometallic Chemistry*, 1, 43–120.

Way, J. L. (1984). Cyanide intoxication and its mechanism of antagonism. *Annual Review of*

Pharmacology and Toxicology, 24, 451-481.

Wiener, S. W., & Hoffman, R. S. (2004). Nerve agents: a comprehensive review. *Journal of Intensive Care Medicine*, 19(1), 22-37.

Worek, F., Wille, T., Koller, M., & Thiermann, H. (2016). Toxicology of organophosphorus compounds in view of an increasing terrorist threat. *Archives of Toxicology*, 90(9), 2131-2145.

Yasuji, I. H. O. (2008). Efficiency of numerical basis sets for predicting the binding energies of hydrogen bonded complexes: evidence of small basis set superposition error compared to Gaussian basis sets. *Journal of Computational Chemistry*, 29(2), 225-232.

Young, R. A., & Bast, C. (2009). CHAPTER 8-mustards and vesicants. *Handbook of toxicology of chemical warfare agents*, 93-108.

第2章　基于金属-有机骨架复合物快速自我过滤解毒化学毒剂的智能织物

Virendra Vikram Singh①, Akash Verma①, Lokesh K. Pandey①, Suraj Bharati①, Pushpendra K. Sharma①, K. Ganesan①, Mannan Boopathi①, Vikas B. Thakare①

2.1 前　　言

化学毒剂对现代国际环境中的人身安全和安保构成了越来越大的威胁(Bobbitt et al., 2017; Szinicz, 2005)。随着科学和技术的不断创新,化学武器的生产、储存和销毁变得越来越经济有效,实施攻击的方法也变得越来越容易。因此,世界各地的军事、民事和工业人员面临着三重威胁。化学武器的大规模使用始于第一次世界大战。在第一次世界大战中,化学武器的使用,引发了化学防护服装的发展。20世纪30年代,德国发现了高毒性有机磷G类神经性毒剂,包括塔崩(GA)、沙林(GB)和梭曼(GD),这些毒剂通过与乙酰胆碱酯酶形成不可逆共价结合直接干扰人的中枢神经系统。乙酰胆碱酯酶是神经传递的必要酶(Liu et al., 2017)。尽管有许多公约禁止使用化学武器,但“纳粹”在第二次世界大战中,以及最近在中东的几场局部冲突中,也大量使用了神经性毒剂(Patočka & Fusek, 2004)。对化学毒剂恐怖主义日益增长的关注不仅局限于军事领域,也涉及民用领域,日本邪教在松本市(1994年)和东京地铁系统(1995年)的沙林(GB)袭击是最好的例子。这些事件表明,化学武器的使用可能会从国家制裁扩大到不对称的恐怖主义(Okumura et al., 1998)。2016年的叙利亚冲突,使用了包括沙林(GB)、氯气和芥子气在内的各种化学武器。据报道,2017年,VX(V类毒剂之一)神经性毒剂被用来在吉隆坡国际机场杀害朝鲜领导人金正恩同父异母兄弟金正男。此外,2018年3月,俄罗斯前间谍谢尔盖·斯克里帕尔(Sergei Skripal)在英国被暗杀,使用的也是化学毒剂“诺维乔克”的新类别(Nikitin & Jabbari,2018)。随着过去10年中化学毒剂事件数量的增加,国际社会对化学毒剂的任何可能使用都感到震惊,因此需要对这些化学武器进行强有力的防御(Bobbitt et al., 2017; Geraci, 2008; Szinicz, 2005)。

为了克服化学毒剂的毒性作用,需要采取充分的防护措施,这是防止战斗人员接触化学毒剂,并使其在作战性能下降到最小的情况下还能高效作战的首要领域。NBC防护装备必须在各种恶劣环境中提供保护、耐用性与舒适性。军用纺织品的一般要求包括抗损伤性、舒适性、排汗性、抗寒冷天气条件以及将自解毒材料整合到防护装备中。

---

① 印度,中央邦,瓜廖尔,DRDO,国防研究与发展组织。

用于化学防护的现有最新防护服使用活性炭球(activated carbon spheres,ACS)或活性炭织物,它们存在二次排放物、长期暴露能力低以及最终处置等问题(Boopathi et al.,2008;National Research Council, 2000; Tripathi et al., 2018; Yang et al., 1992)。制造 NBC 防护服,需使用合适的黏合剂将这些吸附材料黏附在基底织物上,然后使用黏合剂或热熔技术黏附另一层非织造织物。粉末活性炭或木炭基 NBC 防护服存在耐洗性和炭脱落问题,这限制了其可用性。虽然基于 ACS 的化学防护服可以洗涤,但是存在缺点,如水分管理、穿着者不舒适、沉重、不透气、吸附性随时间衰减及其安全处置。所有这些炭基吸附系统提供了对化学毒剂的防护,并且主要基于活性炭的广泛和有效的吸附特性。然而,一旦这些物质被污染,仅靠吸附作用不足以防止它们成为二次排放物,其安全处置也是一个挑战。因此,非常需要能够有效捕获和降解这些致命化学物质的新型自解毒过滤器来保护士兵、急救人员和公众。

在各种反应性吸附材料中,MOF 是一类有趣的材料,由无机金属中心通过具有极高表面积的有机连接体相互连接而成(Bobbitt et al., 2017; Vellingiri et al., 2016,2017),超越了传统吸附剂,也显示出其在化学毒剂国防应用中的巨大潜力(Barea et al., 2014; DeCoste & Peterson, 2014)。高表面积、大孔体积、有序晶体结构和可调节功能使 MOF 成为潜在候选者(Furukawa et al., 2013; Kitagawa et al., 2004; Zhou et al., 2012),用于化学毒剂的催化去污(Barea et al., 2014;DeCoste & Peterson, 2014; Lu et al.,2017)。1995 年之后,人们已经合成了许多具有不同形状、尺寸、结晶度和拓扑结构的 MOF,并探索了许多潜在的应用,包括但不限于气体储存和释放(Mason et al., 2014; Peng et al., 2013)、化学分离(Li et al., 2009, 2012)、催化作用(Isaeva & Kustov, 2010; Lee et al., 2009)、传感(He et al.,2019;Stassen,Bueken,et al., 2016)、去除有毒物质(Lin et al., 2017;Peterson et al., 2018),以及化学毒剂的降解和解毒(Katz et al., 2014; Liu et al., 2015;Mondloch et al., 2015)。MOF 由无机金属(或金属氧化物)节点或金属离子簇连接的有机熟料组成,在 MOF 的孔内产生有机和无机反应(Shekhah et al., 2007; Stock & Biswas, 2012)。为了调节 MOF 的性质,人们可以修饰连接体和无机金属节点,实际上有无限多的节点、连接体和官能团的排列,可以产生无限多种独特的 MOF(Li et al., 2020)。调节 MOF 的功能性、孔结构、结晶度和拓扑的能力允许在纳米级水平上进行前所未有的控制,这在宏观层面上提供了令人兴奋的新机会(Zhou et al., 2012)。然而,在大多数情况下,该材料在水中不稳定,并且活性被反应产物不可逆地抑制(Bae & Winemiller, 2013)。在这种情况下,水稳热稳 MOF 也是发展针对大规模毁灭性武器减缓技术的潜在候选者(Cavka et al., 2008; Lee et al., 2017b; Peterson et al., 2015; Phadatare & Kandasubramanian, 2019)。

为了促进粉末状 MOF 在催化降解化学毒剂中的实际应用,通常采用静电纺丝法(Dwyer et al., 2018; Lu et al., 2017; Yao et al., 2019)、物理喷涂(López-Maya et al., 2015)、自组装(Lee et al., 2017b)、原位生长(Lee et al., 2017a;Zhao et al., 2016)等方法将 MOF 催化剂修饰或涂覆在衣服或纺织品上。MOF 的高表面积、特定的活性吸附位点及用于黏附 MOF 的基底织物等几个因素共同作用,对化学毒剂的有效吸附起着重要作用。在这种情况下,水稳热稳 MOF 和活性炭织物等柔性材料作为自解毒过滤器是化学毒剂解毒的有前景的候选物(Liu,Howarth, et al., 2015;Liu,Moon,et al., 2015;Peterson et al.,2015)。

相当多的研究致力于开发 MOF 复合材料作为化学毒剂的快速自我解毒过滤器。

本章描述了有关当前可用的和正在开发的防护技术(特别是针对化学毒剂防御)的文献资料。本节概述了 NBC 防护服,简要介绍了化学毒剂及其毒性,并报道了开发针对化学毒剂的高效过滤器的尝试和策略。我们重点介绍了柔性耐磨过滤器的开发,尤其是以纺织品为基材的过滤器,并展示了一个未来的路线图,旨在开发一套多功能的防护套装,用于防御化学武器。最后,我们列举了开发含有 MOF 的纺织品及其功能对化学毒剂原位自解毒过滤器的挑战。鉴于未来的前景,使用 MOF 改性纺织品作为下一代 NBC 防护套装用于化学毒剂解毒的进一步要求和可能性也已得到解决。

2.2 化学毒剂的分类

化学武器通常是有毒的化学物质,暴露于环境中会使人受到伤害或丧失能力。化学武器也被称为大规模杀伤性武器(weapons of mass destruction,WMD),通常被称为“穷人的原子弹”,1993 年的《关于禁止发展、生产、储存和使用化学武器及销毁此种武器的公约》禁止使用这种武器。该公约的所有签署国已经同意销毁所有化学武器库存和任何能够生产这些毒剂的设施。

化学武器的使用在几千年前就已为人所知,然而,第一次大规模使用是在第一次世界大战期间。用来伤害或杀死战斗人员的化学武器种类繁多,从催泪瓦斯到致命毒剂,如光气、氯和芥子气。在第二次世界大战中使用的最致命的神经性毒剂如塔崩(GA)、沙林(GB)、梭曼(GD)都是德国人制成的。此后,化学武器被多次使用,尤其是在“两伊”战争、叙利亚内战以及美苏“冷战”中。关于在地区冲突中使用化学武器的报道也很多。

化学毒剂具有不同的特性,根据它们的物理、化学、生理和化学性质分为不同的类别(López-Muñoz et al., 2008;Prentiss, 1937)。因此,化学毒剂可以以多种方式分类,例如,根据挥发性、化学结构和对人体的生理作用分类。根据挥发性,分为持久性和非持久性化学毒剂。非持久性表示氰化氢、光气和氯等制剂的高挥发性,而持久性制剂的挥发性较低。

一般来说,它们对人类产生的生理变化的分类如下。

(1)神经性毒剂。

(2)糜烂性毒剂(起疱剂)。

(3)全身中毒性毒剂(生氰剂)。

(4)窒息性毒剂(肺部毒剂)。

(5)控爆剂(催泪瓦斯)。

2.2.1 神经性毒剂

神经性毒剂之所以是这个名字,是因为它破坏神经系统的功能,抑制乙酰胆碱酯酶的活性,导致负责控制肌肉收缩的突触中乙酰胆碱的分解。如果这种物质不能被分解,肌肉就不能放松,实际上就瘫痪了(Sidell, 1997)。神经性毒剂是最致命、毒性最大的化学毒剂。它们主要是人工合成的有机磷化合物。神经性毒剂可分为两类:G 类毒剂和 V 类毒剂。G

类毒剂包括沙林(GB)、梭曼(GD)、环沙林(GF)和塔崩(GA),而V类毒剂主要由VX组成。G类毒剂是在德国开发的,因此被命名为G类。VX是在英国开发的。其他成员的名字是根据它们的原籍取的,比如俄罗斯的VX和中国的VX。1930年,为德国化学公司工作的格哈德·施拉德(Gerhard Schrader)合成了第一种G类毒剂塔崩(GA),这是一种剧毒物质。第二次世界大战期间,德国军队生产了大约12 000 t塔崩(GA),但从未使用过。另外两种神经性毒剂沙林(GB)和梭曼(GD)分别于1938年与1944年合成。

第二个神经性毒剂家族是V类,主要由5个众所周知的成员VE、VG、VM、VR和VX,以及几个类似物组成。VX是V类持久性神经性毒剂中最致命和最著名的成员(也称为最致命的神经性毒剂;V代表毒液),于1952年在英国合成。G类毒剂和V类毒剂的化学结构如图2.1所示。

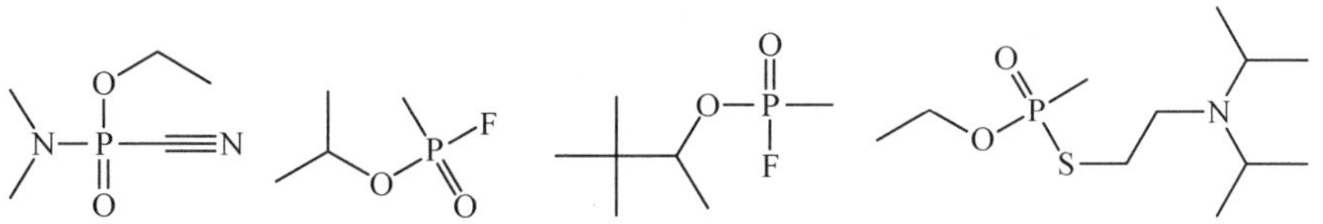

(a)塔崩(GA)　(b)沙林(GB)　(c)梭曼(GD)　(d)VX

图2.1　G类毒剂和V类毒剂的化学结构

诺维乔克毒剂是苏联于1971—1993年研制的一组神经性毒剂。诺维乔克毒剂被认为是最致命的毒剂,其致命性是VX的5~8倍。诺维乔克毒剂从未在战争中使用过。2018年,诺维乔克在英国索尔兹伯里市被用作针对斯克里帕尔和他女儿的毒药,引起了公众的关注。关于诺维乔克的结构仍有争论,已经报道了广泛的潜在结构。所有这些报道的结构都含有有机磷核心部分(有时P═O被P═S或P═Se取代),而且是氨基磷酸酯或磷酸酯,而且是氟化的。一些诺维乔克毒剂的化学结构如图2.2所示。

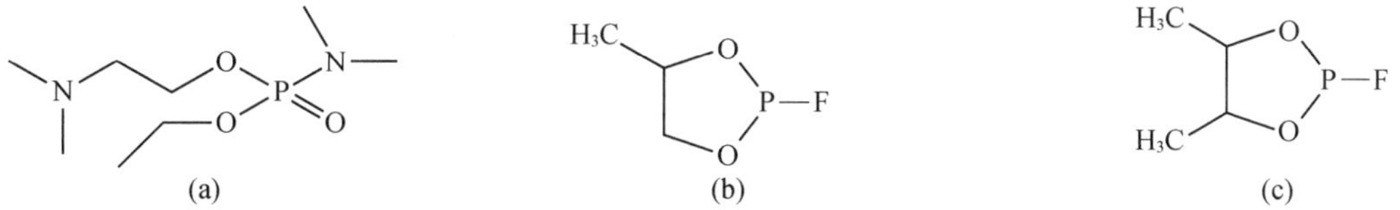

(a)　(b)　(c)

图2.2　一些诺维乔克毒剂的化学结构

2.2.2　糜烂性毒剂

糜烂性毒剂或起疱剂分为两大类:一类是芥子气,另一类是砷(路易氏剂)。在室温下,芥子气是无色、无味、黏稠的液体。然而,在不纯的情况下,它是黄褐色的,有一种类似芥末、大蒜或辣根的气味,因此被命名为芥子气。芥子气的化学类似物是被称为半芥子气的2-氯乙基乙基硫醚。

第一次合成芥子气的确切日期是可疑的(Rall & Pechura, 1993)。比利时-法国化学家César-Mansuète Despretz于19世纪初报道了氯化硫和乙烯反应所形成的一种新化合物

(Balali-Mood & Abdollahi, 2015; Gupta, 2015)。然而,目前还不清楚 Despretz 是否察觉到了他新发现产品的毒性。1860 年,内曼(Neimann)报道了由乙烯和二硫化碳反应形成的油状液体。《英国化学杂志》也报道了同样的实验(Guthrie, 1860a,1860b)。由乙烯和氯化硫合成的芥子气纯度较低,这些杂质是导致芥末样特征气味的原因(Marrs, 2007)。1886 年,德国化学家维克多·迈耶(Viktor Meyer)用三氯化磷氯化由氯乙醇和硫化砷生产的硫代二甘醇制备的纯芥子气(Meyer,1886; Robinson, 1971)。

在第一次世界大战中,德国军队于 1917 年在比利时伊普尔附近首次使用了芥子气。因此,它也被称为 Yperite。第一次世界大战后,一些事件见证了芥子气的使用,如摩洛哥战争(1921—1926 年)、意大利-埃塞俄比亚战争(1935—1936 年)、日本-中国战争(1931—1945 年)、埃及-也门战争(1963—1967 年)(Balali-Mood & Abdollahi, 2015; Robinson, 1971)。

氮芥子气属于芥子气家族的另一个种类,实际上被描述为三种类似的化合物(HN_1、HN_2 和 HN_3)。在纯态下,它是无色的,但在常规合成中,它表现为淡黄色或暗黄色。它有轻微的鱼腥味或肥皂味,或无味。它的特性和毒性类似于热腐蚀剂,是强起疱剂/水疱剂。氮芥子气是在 20 世纪 20 年代和 30 年代合成的,但从未被用作化学武器。

另一类糜烂性毒剂是路易氏剂。它在室温下是一种无色油状液体,带有淡淡的"天竺葵"气味。其挥发性超过芥子气。已知三种类型的路易氏剂 L-1、L-2 和 L-3。光气肟通常与其他起疱剂结合使用,尽管它会产生非常迅速强烈的刺激作用,就像荨麻或箱形水母蜇伤一样,但不会形成水疱。代表性起疱剂的化学结构如图 2.3 所示。

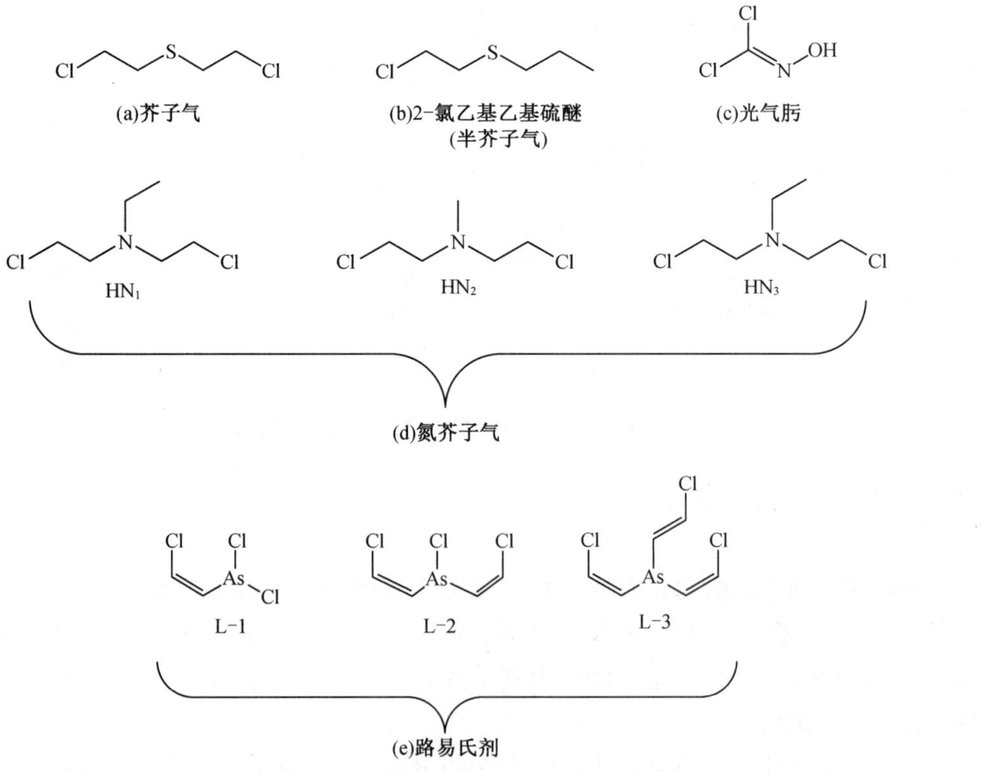

图 2.3 代表性起疱剂的化学结构

2.2.3 全身中毒性毒剂

全身中毒性毒剂是非持久性毒剂,通过干扰细胞水平的氧气利用来发挥作用。它们包括砷化氢、氰化氢和氯化氰(CK)。砷是一种无色有毒气体,有轻微的大蒜气味。氰基卤化物的毒性归因于-CN 基团和卤素部分提供的刺激性。卤化氰中最重要的是氯化氰。第一次世界大战期间,氰化氢和氯化氰被使用过。全身中毒性毒剂的化学结构如图 2.4 所示。

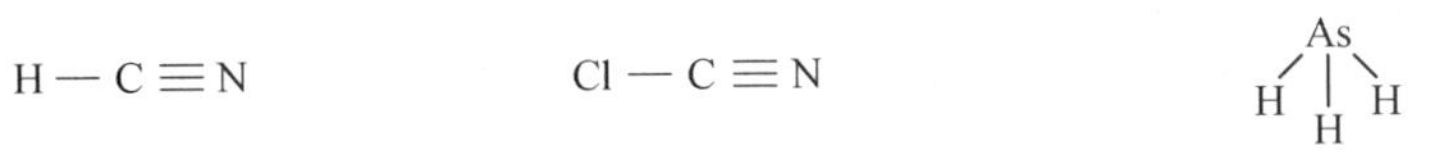

(a)氰化氢　(b)氯化氢　(c)砷化氢

图 2.4　全身中毒性毒剂的化学结构

2.2.4 窒息性毒剂

窒息性毒剂是一类化学化合物,它可使液体在肺部积聚,并可使人窒息。它们包含各种气体,如氨、有机卤化物和氮氧化物,但最重要的窒息性毒剂是氯气和光气,其化学结构如图 2.5 所示(Shea, 2013; US Army Medical Research Institute of Chemical Defense. Chemical Casualty Care Division, 1999)。

(a)氯气　(b)光气

图 2.5　光气和氯气的化学结构

第一次世界大战期间,德军第一次使用的毒剂是氯气(Kloot & van,2004)。氯气的密度大约是空气的 2.5 倍,颜色为淡绿色,混合着菠萝和胡椒的气味。它与肺部的水反应生成盐酸,这会损伤组织并可能使人很快死亡或永久性肺组织损伤和残疾。光气是这类武器中最致命的一种,也是唯一一种被认为有可能在未来使用的武器。它的使用在 1915 年已被报道,并且在第一次世界大战中造成了 80%的化学死亡。

2.2.5 控爆剂(催泪瓦斯)

控爆剂属于一类低致命武器,它通过刺激黏膜和皮肤影响个体(Olajos & Salem,2001)。一般来说,有三种控爆剂:一是催泪剂(lacrimators,引起流泪和眼睛刺激),二是催泪剂(sternuators,引起呕吐和过敏),三是催吐剂(引起呕吐)。这些化合物通常被称为骚扰剂或催泪剂,通俗地说,就是催泪弹。早期使用的控爆剂如氯苯乙酮(CN)和氯二氢吩嗪(DM),后来被致死率较低且更安全的制剂如邻氯苄叉丙二腈(CS)和辣椒油树脂(OC)所取代。一些常见控爆剂的致命浓度见表 2.1。

表 2.1　一些常见控爆剂的致命浓度

化合物	致死浓度/($mg \cdot m^{-3}$)
二苯并[b,f][1,4]氧氮杂(CR)	10 000
2-氯苯甲醛腈(CS)	2 500
2-氯-1-苯乙烷-1-酮(CN)	850
10-氯-5,10-二氢吩嗪(DM)	650
辣椒素*	—

* 辣椒素是辣椒油树脂(OC)的主要成分。

在第一次世界大战中,丙烯醛、溴代苯乙酮、二甲苯基溴、氯化苦和氯二氢吩嗪等多种化学品被用作催泪瓦斯。人们探索了大量有效的潜在候选物,但最受关注的化合物是氯苯乙酮、氯二氢吩嗪、二苯并氧氮杂和邻氯苄叉丙二腈。天然存在的辣椒油树脂(主要辛辣成分是辣椒素)在执法和控暴方面也引起了广泛关注。

2.3　化学毒剂模拟剂

由于化学毒剂的高毒性和限制使用,初步研究通常用模拟剂(Bartelt-Hunt et al.,2008)。理想的化学模拟剂应该模拟所有期望的化学和物理特性,而没有毒理特性。单一的模拟剂不能满足所有的化学和物理特性。下面介绍了几种模拟剂。

2.3.1　芥子气模拟剂

各种化合物已被用作芥子气的模拟剂。在降解研究中,Wagner 和 Bartram 使用 2-氯乙基甲基硫醚(2-chloroethyl methyl sulfide,CEMS)和 2-氯乙基苯基硫醚(2-chloroethyl phenyl sulfide,CEPS)(Wagner & Bartram, 1999)作为模拟剂。2-氯乙基乙基硫醚(2-chloroethyl ethyl sulfide,CEES)也被称为半芥子气,被用作芥子气的模拟剂(Asha et al., 2017)。

水解降解芥子气可脱氯反应形成硫二甘醇。由于 CEMS、CEES 和 CEPS 与芥子气有结构上的相似性,像一个乙基氯官能团,因此,它们是降解或洗消研究的最佳模拟剂。

芥子气也可以通过其中存在的硫部分的氧化而被降解或洗消。因此,除了 CEMS、CEPS 和 CEES 外,二乙基硫醚和乙基甲基硫醚被用作洗消研究中的模拟剂,因为它们都是像芥子气一样的硫化物。Yue 等在用活性炭滤池去除水中污染物的研究中,已将 CEES 用作芥子气的模拟剂(Yue et al., 2001)。

芥子气在固体上吸附/解吸主要受分配系数和一定程度的分子大小控制。水杨酸甲酯、CEES、已二酸二乙酯和 CEMS 的分配系数更接近芥子气。因此,这些化学物质作为芥子气模拟剂用于吸附研究。一些常见的芥子气模拟剂的化学结构如图 2.6 所示。

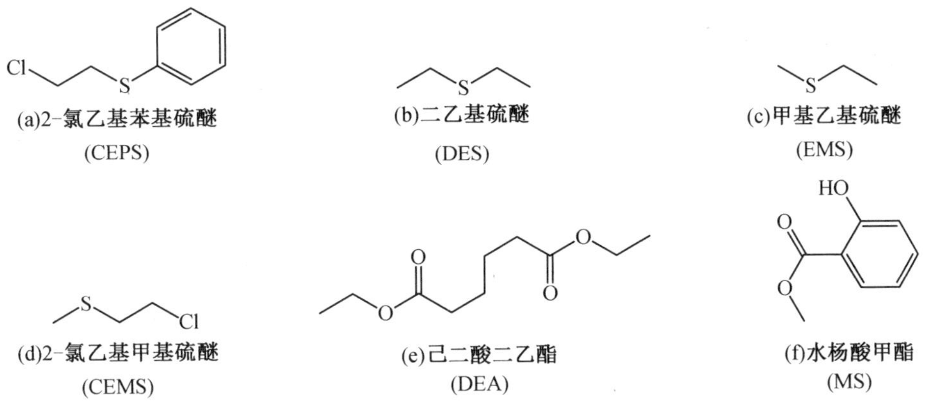

图 2.6 一些常见的芥子气模拟剂的化学结构

2.3.2 神经性毒剂模拟剂

文献中记载了许多神经性毒剂的模拟剂。G 类毒剂的降解通常通过水解来进行。对模拟剂的谨慎选择尤其取决于实际毒剂中发生水解反应的特定键的代表性。对于沙林(GB)和梭曼(GD),水解反应发生在 P—F 或 P—OR 键上,生成甲基磷酸(Kingery & Allen, 1995; Munro et al., 1999)。以类似的方式,塔崩(GA)的水解遵循更复杂的途径,并最终由 P—N 和 P—CN 键的反应与乙基的损失形成磷酸(Munro et al., 1999)。

由 P—F 和 P—CN 键控制的 G 类毒剂的毒性,因此,这些键一般不存在于模拟剂中。由于 G 类毒剂[塔崩(GA)、沙林(GB)和梭曼(GD)]的结构相似,它们共享共同的潜在模拟剂甲基磷酸二甲酯、甲基磷酸二异丙酯、磷酸三乙酯、磷酸三甲酯、乙基磷酸二乙酯和氟磷酸二异丙酯。沙林(GB)和梭曼(GD)的模拟剂的最佳合适选择是氟磷酸二异丙酯与氯磷酸二乙酯,因为它们在 P—F 和 P—Cl 键方面与 G 类毒剂具有结构相似性。尚未发现任何含有塔崩(GA)的模拟剂存在 P—N 键。由于吸附/解吸研究中分配系数和分子结构的相似性,乙基磷酸二乙酯、磷酸三乙酯和氯乙酸乙酯被用作塔崩(GA)与沙林(GB)的模拟剂。类似地,对于梭曼(GD),二乙基-4-硝基苯磷酸酯(对氧磷)、1-丁硫醇、二乙基氢磷酸酯和甲基磷酸二异丙酯被用作模拟剂。一些常见的神经性毒剂模拟剂的化学结构如图 2.7 所示。

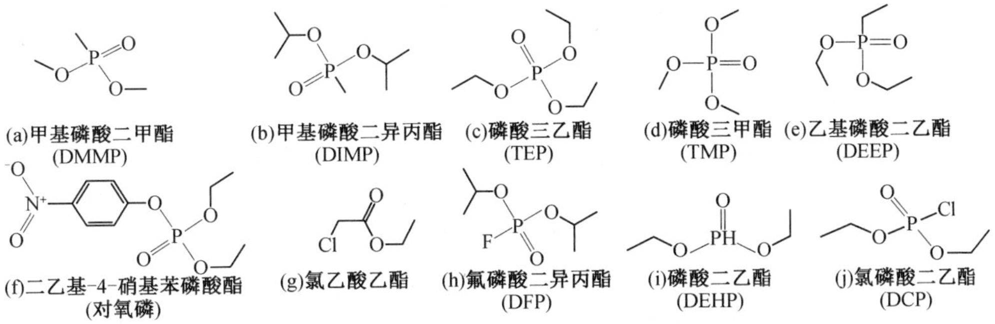

图 2.7 一些常见的神经性毒剂模拟剂的化学结构

对于 VX 来说,阿米痛(amiton)(VG)是常用的模拟剂(Borrett et al., 2003;Raber & McGuire, 2002),但属于《关于禁止发展、生产、储存和使用化学武器及销毁此种武器的公约》附表 2 的化学品。VX 的水解发生在 P—O 和 P—S 键上。同样,O,S-二乙基苯基磷酰硫代酸酯的水解也发生在 P—O 和 P—S 键上,并导致 O-乙基苯基磷酸酯和 S-乙基苯基磷酸酯的形成。因此,在降解或洗消方面,O,S-二乙基苯基磷酰硫代酸酯是 VX 模拟剂的最佳选择(Seabolt & Ford, 2003; Wagner & Bartram, 1999)。马拉硫磷也用作 VX 水解的模拟剂,因为在水解过程中 P—S 键会断裂形成 O,O-二甲基硫代磷酸(Love et al., 2004)。对于吸附/解吸研究,马拉硫磷、N,N-二乙基丙炔胺和二乙基庚二烯是 VX 的适合模拟剂。VX 模拟剂的化学结构如图 2.8 所示。

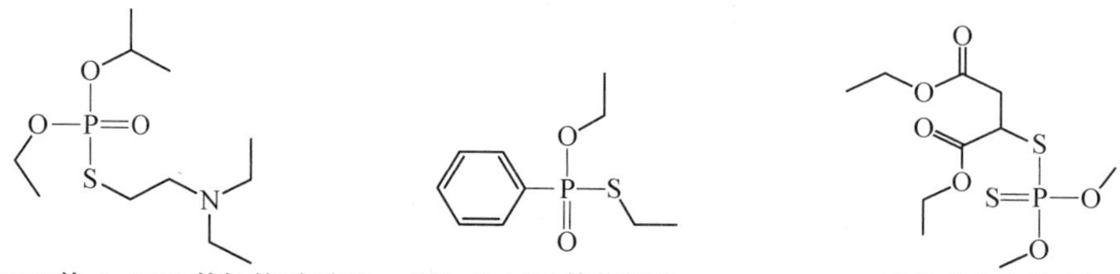

(a)O, O-二乙基-S-(二乙基氨基)硫酸酯(阿米痛)　(b)O, S-二乙基苯基磷酰硫代酸脂(DEPPT)　(c)2-(二乙氧基磷硫代基硫代)丁二酸二乙酯(马拉硫磷)

图 2.8　VX 模拟剂的化学结构

2.3.3　路易氏剂模拟剂

路易氏剂在环境中迅速转化为路易氏氧化物,因此,人们正在研究路易氏剂模拟氧化物在环境中对路易氏剂的影响。Tomkins 等用氧化苯砷(图 2.9)作为用于固相微萃取-气相色谱法的路易氏剂的模拟剂(Tomkins & Sega, 2001)。

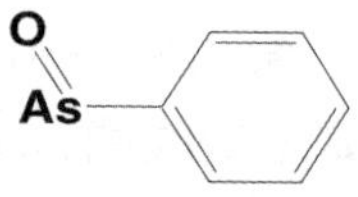

图 2.9　氧化苯砷化学结构

2.4　为什么防护纺织品需要更加智能

为了减少接触化学武器,防护技术是作战人员的第一道防线。目前士兵用来防护 NBC 毒剂的防护服通常为质量大、不可渗透毒剂或可渗透吸收水分的防护织物(Schreuder-Gibson et al., 2003)。NBC 防护服通常作为外衣穿着,由三层组成:外层、中间层和内层。外层织物应该抗静电、阻燃、防油和防水,中间层由吸附剂组成,内层旨在防止吸附剂粘在表面上并提供舒适性。杜邦公司发明了一种由芳纶纤维制成的织物,作为 NBC 防护服的外层,这种织物提供了固有的隔热性,并且抗磨损、抗撕裂和耐化学品。与此同时,棉、聚酯和尼龙纤维作为外层材料也被开发出来。吸附毒剂的防护服的关键部分是中间层(吸附层),

它由粒状活性炭、浸渍活性炭或 ACS 组成。棉针织面料最初用于内层(紧贴皮肤)。各个制造商使用尼龙经编针织物、聚酯针织物、粘胶针织物与聚酯和粘胶(polyester and viscose, PV)混合针织物作为内层。设计用于穿在制服外面的 NBC 防护服与不可渗透服相比质量较轻,不需要任何自给式呼吸器。

德国 Blucher 公司提出了 SARATOGA 和联合军种轻型综合套装技术,而美国陆军的战斗服外套是典型的 NBC 防护服(Morrison, 2002)。然而,由于炭的额外质量(2.6~3.0 kg),导致这些防护服很重。这种基于活性炭的吸附剂通过物理吸附机制非常有效地去除了化学污染物,但是它不能中和污染物。现有的防护服存在一些缺点,例如质量大、吸湿性低以及使用后的处理不当。上述缺点使 NBC 防护服被动而非主动地应对环境威胁。随着多功能、智能和具有更高透气性的先进材料作为防护服中的过滤织物,基于安全处理和其他固有的优点,人们已经开发了有关 NBC 防护服的各种创新技术。

首先,技术是打击恐怖主义和保护普通公民、急救人员和士兵远离危险的关键。与国防相关的智能织物是一个新兴领域,将标志着 NBC 安全领域的一个新的里程碑。能够感知、响应和适应环境条件的智能材料被称为"智能纺织品"。纺织纤维或长丝是由各种各样的材料及其混合物制成的,这使它们具有很高的柔韧性。纺织材料能够结合先进的多功能性,而不牺牲其灵活性。1989 年,日本首次定义了"智能材料"的概念(Van Langenhove, 2007)。智能防护装备是一种智能纺织品,它可以拉伸智能纺织品的材料和有形属性,以应对外部的刺激,如暴露于紫外线下,以及减轻任何有害影响。通过将这种感知和摧毁的智能技术融入防护装备中,第一反应者的死亡率将会降低,他们的触觉将会增强,并能够在战争场景中抵御毒剂的影响。

纺织品开发商、材料开发商和服务设计师在这一领域将有巨大的机会来融合这一多学科方法,为国家的福祉创造智能纺织品。研究和技术活动预示着未来技术的发展,研究人员正在努力开发新的毒剂防护和洗消能力,这种能力将由智能纺织品、各种结构拓扑和活性位点组成,能够快速吸附、扩散和分解各种化学威胁。在国防防护服中引入智能/智能纺织品的革命性的多任务处理特性将是一个范式转变,它将通过确保战斗人员获得最高水平的防护来改变整个战场场景。

2.5 金属-有机骨架的引入和合成

MOF 还称为配位聚合物,是一种多孔聚合材料,由金属簇和有机成分组成,形成开放的高度结晶结构,具有稳定的孔隙率,如图 2.10 所示(Kitagawa, 2014; Ramaswamy et al., 2014)。在 MOF 中,有机配体通过官能团连接金属离子或节点。有机连接体的例子如图 2.11 所示。

MOF 表现出广泛的结构多样性以及各种化学和物理性质(Kreno et al., 2012)。通过改变金属离子和有机连接体,迄今为止已经产生了不可计数的 MOF 组合(Tranchemontagne et al., 2009)。MOF 的历史始于 20 世纪 90 年代初,当时化学家们通过结合不同构型的有机和无机嵌段来开发高度多孔的材料(Hoskins & Robson, 1990)。1995 年,人们首次使用水热技术合成了 MOF,这是对 MOF 发展的重大贡献之一(Yaghi & Li, 1995;Yaghi, Li & Li,

1995)。MIL-47、MIL-53 与各种其他非柔性和柔性多孔 MOF 在 2002 年被开发出来(Barthelet et al., 2002; Serre et al., 2002)。除此之外,通过各种合成方法正在开发新的 MOF,如 Ni-CPO-27、ZIF-8、CAU-1、UiO-66、MIL-88、Cr-MIL-101、MIL-125、GrO@MIL-101、MIF-74、Ni-MOF、TiO_2/Cu-MOF/PPy 等(Ameloot et al., 2009; Cavka et al., 2008; Dan-Hardi et al., 2009; Dietzel et al., 2006; Férey et al., 2005; Liu et al., 2021; Liu et al., 2013; Serre et al., 2007; Zhou et al., 2014)。

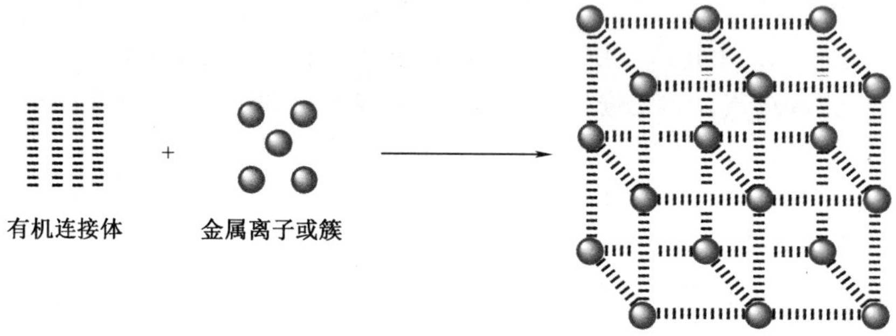

图 2.10 MOF 架构示意图

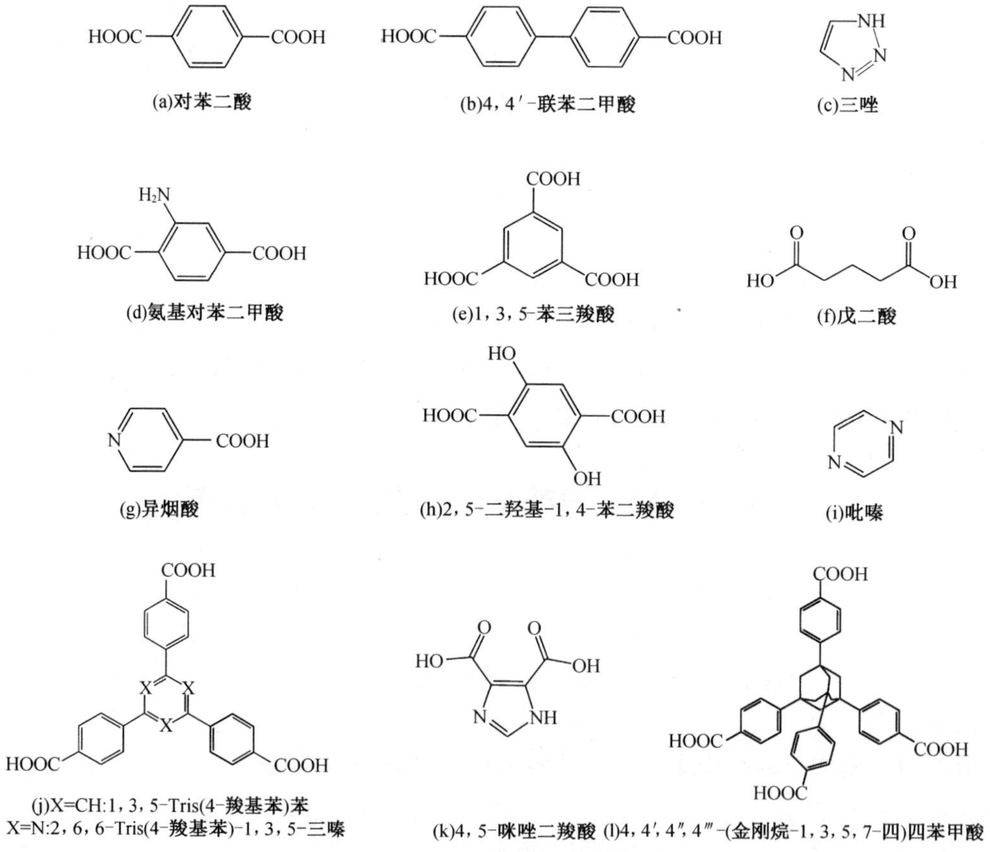

图 2.11 有机连接体的例子

鉴于本章的布局,MOF 的应用将仅限于智能纺织品/MOF 复合材料作为毒剂快速自解毒过滤器的研发。在接下来的章节中,我们将简要讨论 MOF 的合成及涂层,因为详细了解不同的合成路线和不同的涂层技术,对于采用具有所需特性的不同 MOF 结构及成功整合以开发自解毒过滤器非常重要。

2.5.1 金属-有机骨架命名

配位聚合物、金属-有机聚合物、有机-无机杂化材料和有机沸石类似物都可以用来描述 MOF(Hagrman et al., 1999;Pichon et al., 2006; Sudik et al., 2005)。具有相同对称性的 MOF 材料被称为 IRMOF(等对称性 MOF),后面跟着用于命名该族的数字,如 IRMOF-1 和 IRMOF-16(Hu et al., 2014; Khan et al., 2013; Pichon et al., 2006)。某些种类的 MOF 的命名是依据发现的地方,例如,UiO、MIL、HKUST-1、LIC-1 等。其中,UiO、MIL、HKUST 和 LIC 分别代表奥斯陆大学、香港科技大学、拉瓦锡研究所、莱顿化学研究所(Butova et al., 2016; Pham et al., 2011)。一些 MOF 具有类似沸石的结构,被称为沸石咪唑骨架(zeolite imidazolate framework,ZIF),后面跟着数字以识别它们。在这一类中,金属离子被含氮四面体包围,这些四面体与各种官能团相连。根据合成这些 MOF 的研究小组的分类,F-MOF-1(氟化 MOF)和 MOP-1(金属有机多面体)是合规名称(Morris et al., 2012; Qiu et al., 2014; Stassen, Styles, et al., 2016)。表 2.2 中给出了一些常见的 MOF 以及有机连接体和缩写的例子。

表 2.2 一些常见的 MOF 以及有机连接体和缩写的例子

序号	MOF	有机连接体	缩写及研究机构
1	MOF-74	2,5-二羟基苯-1,4-二羧酸盐(DBDC)	MOF
2	MOF-101	1,4-苯二甲酸	
3	MOF-235	1,4-苯二甲酸	
4	MOF-177	三苯甲酸苯(BTB)配体	
5	MOF-252	2,2′-联吡啶-5,5′-二羧酸	
6	IRMOF-1 (MOF-5)	1,4-苯并二甲酸酯	等网状 MOF
7	IRMOF-16	对叔苯基-4,4′-二羧酸酯	
8	UiO-66	BDC	奥斯陆第一大学
9	UiO 66-NH_2	BDC-NH_2	
10	UiO-67	4,4′-联苯二羧酸酯	
11	UiO-68	对叔苯基-4,4′-二羧酸酯	
12	MIL-53	1,4-苯二羧酸(BOC)	拉沃西耶材料研究所
13	MIL-53(Al)-NH_2	BDC-NH_2	
14	MIL-100 (Al)	BDC	

表 2.2(续)

序号	MOF	有机连接体	缩写及研究机构
15	MIL-101	BDC	
16	HKUST-1	1,3,5-均苯三甲酸酯(BTC)	中国香港科技大学
17	LIC-1	BDC-NH_2	莱顿化学研究所
18	ZIF-8	2-甲基咪唑盐	沸石咪唑盐骨架-ZIF
19	ZIF-90	2-甲酰基咪唑酯	
20	JUC	1,3,5-苯三甲酸	中国吉林大学
21	ZMOF	咪唑或咪唑衍生物	类沸石 MOF
22	MOPs	间苯甲酸二羧酸酯	金属-有机多面体
23	POMOFs	BTC	基于多金属氧酸盐的 MOF
24	BIFs	咪唑盐	硼咪唑框架

2.5.2 金属-有机骨架的合成

金属离子和有机连接体或桥联配体是 MOF 的两个主要组成部分。MOF 通常在温和条件下通过结合金属离子和有机连接体来制备,以便通过水热或溶剂热合成程序,通过小规模加热获得结晶和多孔网络,这是一个耗时的过程。过去 20 年的努力主要集中于在较短的时间内生产高质量的 MOF。为了合成这些材料,人们已经探索了几种合成方法,如图 2.12 所示。这些路线可分为常规路线、非常规路线和替代合成路线。金属配体的键强度,特别是金属离子的电荷密度,决定了金属离子的稳定性。这是因为键强度与金属阳离子的电荷成正比,与离子半径成反比(Yuan et al., 2018)。换句话说,高价金属离子与羧酸配体(硬碱)形成稳定的 MOF,而二价金属离子与唑配体(软碱)形成稳定的 MOF(Zhang et al., 2019)。这与皮尔逊的硬/软酸/碱(hard/soft acid/base, HSAB)原理一致(Zhang et al., 2019)。结构缺陷的存在可以提供位置隔离的催化活性中心,并已被认为是影响物质的物理和化学行为的关键因素,因此“缺陷位”对毒剂解毒至关重要。因此,在 MOF 中进行缺陷工程是一种很有前途的方法,可以根据特定的应用,如气体吸附和催化,来设计 MOF 的性能。该缺陷强烈依赖于 MOF 合成中使用的调节酸的性质,并且发现该缺陷与 MOF 的物理和化学性质有关。迄今为止,人们已经报道了两种合成途径,即“从头开始”和合成后处理方法,用于将缺陷引入 MOF(Dissegna et al., 2018)。图 2.13 描绘了在 MOF 中产生缺陷的两种方法示意图(Dissegna et al., 2018)。

图 2.14 为 MOF 合成的各种方法,表 2.3 列出了各种 MOF 合成方法的优缺点。这些不同的合成路线决定了 MOF 的孔隙率、配位空间的结晶度和表面化学性质。以下内容是对这些不同合成方法的简要讨论,其结果如下所示。

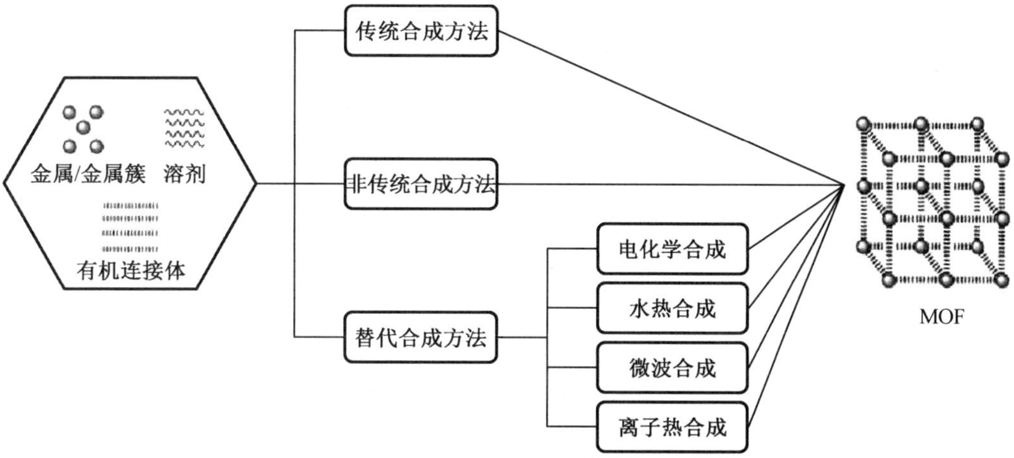

图 2.12 MOF 合成方法示例

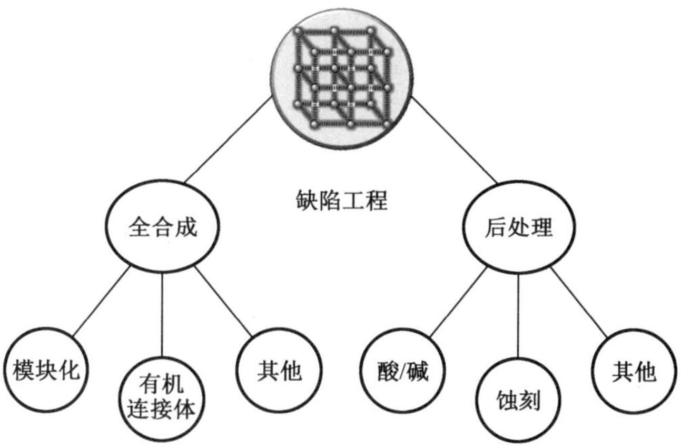

图 2.13 在 MOF 中产生缺陷的两种方法示意图

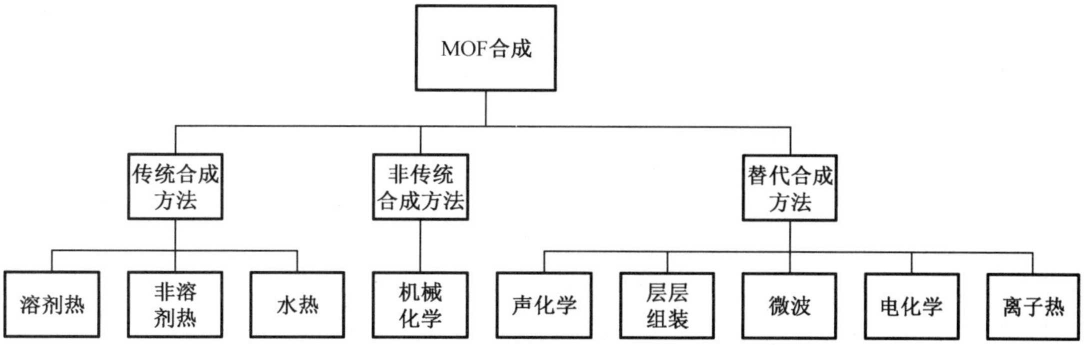

图 2.14 MOF 合成的各种方法

表 2.3　各种 MOF 合成方法的优缺点

合成方法	优点	缺点	参考文献
传统合成	(i)MOF 的高化学和热稳定性; (ii)室温合成; (iii)MOF 的结晶度在很短时间内发生	(i)在某些体系中,需要提高反应温度以达到适当的结晶度和反应速率,特别是在使用动力学上更多的惰性离子时; (ii)反应温度对所得晶体的形貌有显著影响	Biemmi et al. ,2009; Garay et al. ,2007; Millange et al. ,2011; Pichon & James, 2008; Wang & Ying, 1999; Willans et al. ,2011
非传统合成	(i)环保型的,因为不使用溶剂; (ii)在较短的反应时间内,可以得到较小的 MOF 粒子; (iii)金属氧化物比金属盐被首选作为起始材料,导致水是唯一的副产品; (iv)无溶剂废物	(i)升级是困难的; (ii)结构表征需要使用 PXRD 与其他技术,如固态 NME、红外等; (iii)纯的溶化会导致该物质不必要的非晶化	Beldon et al. ,2010; Biemmi et al. ,2009; Fernandez-Bertran, 1999; Garay et al. , 2007; Millange et al. , 2011; Sakamoto et al. ,2012
溶剂热合成	(i)单晶很容易获得; (ii)对于结构表征,采用了单晶 X 射线衍射	(i)前提是可溶性; (ii)试剂溶解需要使用热和/或腐蚀性试剂(酸、有机溶剂、碱); (iii) 所产生的溶剂废物的量是相当可观的; (iv)处理爆炸性/腐蚀性金属盐(硝酸盐/氯化物)存在有机液体; (v)反应产生废无机酸或盐(例如,硝酸、盐酸); (vi)不适用于热敏溶剂和试剂	Chui et al. , 1999; Gedanken, 2004; Qiu et al. , 2008; Shekhah, 2010; Suslick et al. ,1986; Zacher et al,2011

表 2.3(续)

合成方法	优点	缺点	参考文献
微波法	(i)反应时间短; (ii)晶体尺寸容易控制和快速结晶; (iii)更高的产量; (iv)特殊的相纯度和相选择性; (v)粒径分布狭窄; (vi)形态容易控制; (v)能耗低	(i)很难通过调节辐照强度来改变反应条件; (ii)由于不同的仪器不能提供相同的条件,重现性受到阻碍,因此,反应时间和温度也有限制	Albuquerque et al. , 2015; Jhung et al. , 2003, 2004; Kang et al. , 1999; Kerner et al. , 2001; Klinowski et al. , 2011; Zhu et al. ,2017; Zou et al,2013
电化学法	(i)与间歇反应相比,连续合成可以产生更高的固体含量; (ii)这种合成 MOF 的工业过程具有很高的可扩展性; (iii)金属盐是可以避免的	通过阳极氧化生长 MOF,需要完整的金属图案与电源的连续电接触	Ameloot et al. , 2009, 2010; Mueller et al. ,2006, 2007, Richter et al. ,2009
离子热法	(i)绿色合成方法; (ii)通过改变离子液体的组成,可以控制 MOF 的理化性质; (iii)良好的热稳定性; (iv)在中温至高温下的合成可以不使用回流冷凝器	在离子液体中存在少量的杂质或残留物,会影响热稳定性	Anumah et al. ,2019; Zhang et al. ,2009

2.5.2.1 传统合成方法

溶剂热法、水热法和非溶剂热法都是常用的常规方法。MOF 合成中最重要的参数之一是反应温度。在传统的溶剂热合成中,溶剂中金属离子和有机连接体的混合物在玻璃瓶、聚四氟乙烯衬里的高压釜或爆炸反应器中加热(Wang & Ying, 1999)。溶剂热反应发生在封闭容器中,压力作用大于溶剂的沸点。在非溶剂热过程中,反应发生在低于或等于环境压力下的沸点。当水用作溶剂时,该方法被称为水热法。在这种合成方法中,通过改变压力、温度、溶剂组成、试剂浓度等来控制 MOF 的多孔结构。沉淀伴随溶剂的再结晶或梯度蒸发,被用于制造一些多孔 MOF。由于反应条件,即成核和晶体生长的速率可以调节,这些方法对于生长简单的分子或离子晶体是众所周知的。反应物的浓度必须平衡,使得超过临界成核浓度,以便从透明溶液中生长晶体。改变温度或蒸发溶剂是实现这一点的两种常用方法。当颗粒的半径大于临界半径时,就会发生晶体生长。据报道,MOF-5、MOF-74、MOF-177、HKUST-1、ZIF-8 是一些在室温条件下通过简单混合原料合成的(Garay et al. , 2007; Pichon & James, 2008; Willans et al. , 2011)。如果使用动力学上相对惰性的离子以获得所需的结晶度,该合成路线强烈依赖于温度。尽管如此,温度对晶体的形态有很大的影响(Biemmi et al. , 2009),延长反应时间甚至会导致 MOF 的降解(Millange et al. , 2011)。

2.5.2.2 非传统合成方法

机械力化学过程是非传统合成的一个例子。在该方法中,在研钵杵或球磨机中研磨金属盐和有机连接体的混合物,而不使用溶剂,随后进行热处理,以蒸发反应混合物中作为副产物形成的水或其他挥发性分子(Liu et al. , 2015)。机械力可以引起机械物理和化学变化(Fernandez-Bertran, 1999)。在这个合成过程中,分子内键的机械断裂之后是化学转化。2006 年,人们使用这种方法合成了第一个 MOF(Biemmi et al. ,2009)。因为分子的机械断裂发生在室温下,并且不需要溶剂,使得该方法对环境很友好(Garay et al. , 2007)。与传统方法相比,MOF 的合成可以在更短的时间内完成。该方法的另一个优点是金属盐可以被金属氧化物代替作为起始材料(Stock & Biswas, 2012)。它有一些限制,如很难获得大量的产品。HKUST-1 是一种通过机械力化学合成法在不使用溶剂的情况下成功生产的(Pichon & James, 2008)。机械力化学合成法也被用于合成基于咪唑盐的 MOF 化合物(Beldon et al. , 2010; Willans et al. , 2011)。Sakamoto 等采用机械力化学合成法合成了柱撑型 MOF,并讨论了水分通过增加反应物的迁移率在加速反应中的关键作用(Sakamoto et al. , 2012)。

2.5.2.3 替代合成方法

如前所述,传统的加热产生能量,能量是通过对流从热源传递来的,而化学能是通过机械键断裂产生的。对于 MOF 合成,可以通过其他方式引入能量,如电势、电磁辐射、机械波(超声波)等。引入系统的每个分子的能量和能量的积累对形成的产物的形态有显著的影响。替代路线可导致不同的结晶速率、粒度、粒度分布和吸附性质,以及可影响材料性质的形态。例如,客体分子在不同粒径的多孔材料中的扩散会对催化活性、吸附和分子分离能力产生直接影响。替代的合成路线如下所述,其中能量通过微波辐射、电势或超声波引入。

2.5.2.3.1 声化学合成

高能超声波可以参与声化学合成中的化学反应(Gedanken, 2004)。在这种合成中,高能超声波与液体相互作用。化学反应导致气穴现象，包括蓝色的形成、在变化的压力下生长和下降、产生高压和非常高的温度(Suslick et al., 1986)，产生细晶粒和冷却速率。使用这种方法，可以减少结晶时间并减小粒度(Gedanken, 2004)。[$Zn_3(BTC)_2$]是第一个在乙醇中声化学合成的MOF，它揭示了对有机胺的选择性传感(Qiu et al., 2008)。

2.5.2.3.2 层层组装合成

逐层方法用于产生MOF薄膜(Zacher et al., 2011)。这种方法以表面化学为基础，将有机表面功能化依次浸入无机单元和有机连接体溶液中。表面终止阶段和金属源影响MOF薄膜的生长和厚度(Shekhah, 2010;Stock & Biswas, 2012)。研究人员利用表面等离子共振和石英晶体微天平技术研究成膜动力(Shekhah,2010)。基于层的MOF是一种由二羧酸配体桥组成的MOF。使用LBL技术合成的第一个MOF是HKUST-1(Chui et al.,1999)。此外，二维晶格由线性二羧酸桥构建(Seki et al., 2001a)，而三维结构单元是通过将二维晶格与线性连接物[如1,4-二氮杂双环(2.2.2)辛烷(dabco)]连接而构建的(Seki et al., 2001b)。

2.5.2.3.3 微波合成

在微波方法中，分子的永久二极矩与在合成介质中施加的振荡电场作用(Kerner et al., 2001)。在微波合成中，样品不一定是液体，也可以是固体，其中固体中的电子/离子之间存在相互作用，由于电阻而产生电流和热量。这种方法的优点包括快速结晶(Jhung et al., 2003)、相位选择性(Kang et al., 1999)、窄粒度分布(Jhung et al., 2004)、易于形态控制(Jhung et al., 2004)等。由于其成本效益、能量和反应条件的平稳控制，它被认为是MOF的最佳合成方法之一(Klinowski et al., 2011)。无论该方法在结晶度、晶体动力学、纯度和热带化合物方面具有不同优点和自由度，都需要成核生长。微波辅助的MOF合成的主要目标是：加速结晶、形成纳米级产品、提高产品纯度和选择性合成多晶型物。Jhung等首先使用这种技术制造了MIL-100 MOF(Sudik et al., 2005)。对于光催化应用，Jhu等制备了MOF衍生的ZnO复合材料(Zhu et al., 2017)。Albuquerque等使用这种方法合成了MOF-74 (Ni)(Albuquerque et al., 2015)。Zou等合成了功能化的HKUST-1 MOF，用于从水中选择性去除重金属离子(Zou et al., 2013)。

2.5.2.3.4 电化学合成

MOF大规模加工中的一个关键问题是在合成过程中使用金属盐阴离子，如硝酸盐、高氯酸盐或氯化物。电化学合成法通过其连续合成MOF的原理成为解决这一问题的方法。在电化学合成中，金属离子通过阳极溶解被泵入反应介质，与溶解的连接分子和导电盐反应。质子溶剂用于防止阴极上的金属离子溶解，但其含有易燃的氢气(Mueller et al., 2006)。为了避免这种情况，人们使用了其他有机化合物，如丙烯腈、丙烯酸酯或马来酸酯，它们被优先还原。巴斯夫(Baden Anilineand和Soda工厂)的研究人员于2005年首次宣布了HKUST-1为电化学合成MOF(Mueller et al., 2007)。许多MOF，包括HKUST-13、Al-MIL-53-NH_2、ZIF-8、[$Zn(MIm)_2$]和[$Zn(BIm)_2$]及Al-MIL-100，都是由电化学合成的(Ameloot et al., 2009, 2010; Richter et al., 2009)。

2.5.2.3.5 离子热合成

MOF也可以在离子液体中而不是在有机溶剂介质或水中进行合成。离子热合成利用室温离子液体或深层共晶溶剂合成 MOF。离子液体作为一种化学合成的溶剂已经引起了人们的注意，因为它们具有独特的性质，例如，基本上为零的蒸气压、优异的溶解性能、易于回收和高的热稳定性。HUSKT-1 是通过这种方法用胆碱脂溶剂合成的（Anumah et al.，2019）。关于 MOF 合成的大多数报道都集中在由 1-烷基-3-甲基咪唑鎓制成的离子液体上（Zhang et al.，2009）。

2.6 为什么需要在织物上集成金属-有机骨架

迄今为止，粉末形式的 MOF 由于其可调的多孔结构、异常高的表面积，以及良好的化学、水解和热稳定性，已经为毒剂和模拟剂的降解建立了典型的里程碑。然而，在现场，这可能是不可行的，因为在处理 MOF 和部署与 MOF 集成的实际现场部署 NBC 防护系统是困难的。此外，MOF 合成方法涉及高温和长时间，这导致 MOF 粉末需要额外的处理和加工以用于未来的应用（Li et al.，2009）。因此，这种催化材料必须与柔性纤维和高表面积纺织材料相结合，将其纳入耐磨平台的范畴。用于有效防护毒剂的自解毒过滤器的开发将从织物和 MOF 的混合集成中产生。棉纺织品、聚合材料、二氧化硅、碳和活性炭织物表现出生物相容性、机械、化学稳定性及支持晶体生长的高比表面积，并表现出极大的吸湿性，使其成为有前景的柔性基材候选者（Bao et al.，2019；Li et al.，2018）。由于本章的重点是智能纺织品/MOF 复合材料作为化学毒剂快速自解毒过滤器的开发，因此只讨论活性炭织物，因为与迄今已知其他柔性材料相比，它提供了额外的优势，即具有高表面积、柔性、成本效益、改进的孔结构。因此，在下一节中，讨论将集中在活性炭织物的简介和生产上。

2.7 活性炭织物简介及生产

2.7.1 活性炭织物简介

活性炭是最普遍的吸附剂，它们的大量应用彻底改变了材料科学。它们被用作主要的保护材料，并且可以制造成各种物理形式，包括颗粒、粉末或纤维（Wang et al.，2020）。活性炭是一种无危险的多孔炭质物质，具有巨大的表面积，经常用于从液体和气体流中去除挥发性有机化学物质与污染物（Suzuki，1994）。就成本、生产、吸附特性和应用领域而言，每种类型的炭都有其自身的一系列优点和缺点（Gurudatt et al.，1997）。因此，自第一次世界大战以来，活性炭一直被用于开发对抗毒剂的防护套装。从椰子壳、木材和煤中提取的粒状活性炭是众所周知的例子，它有自己的一系列优点和缺点（Mohan & Pittman，2006）。它通常由直径为 1~3 mm 的颗粒组成，具有包括大孔、中孔和微孔的多孔系统（Lee et al.，2014）。在过去的几十年中，活性炭织物引起了科学界的特别注意，因为它们可以容易地从纤维废料中获得，由于微孔直接在织物表面上，因此提供了高的吸附效率，以及一些其他性能（Lee et al.，2014）。此外，活性炭织物的柔韧性加上其优异的吸附能力，使其成为开发商设计防护套装核心过滤层的首选（Tripathi et al.，2018）。

2.7.2 活性炭织物前体

活性炭织物通常是由沥青、人造丝、聚丙烯腈、酚醛树脂和再生纤维素等聚合物前体制成的(Boudou et al.,2003)。具有更大比表面积和微孔体积的活性炭织物是使用热解技术制造的(You et al.,2000)。稳定化、碳化和活化的热处理条件由所用前体的类型决定,这些条件可以优化以达到所需的活性炭织物质量(Alcañiz-Monge et al., 2008)。活性炭织物生产涉及的步骤有纺丝、稳定化、用酸或其他活性剂预处理、碳化/热解和活化,如图 2.15 所示。纺丝、稳定化和预处理工艺都依赖于前体,并不总是保证活性炭织物的生产。

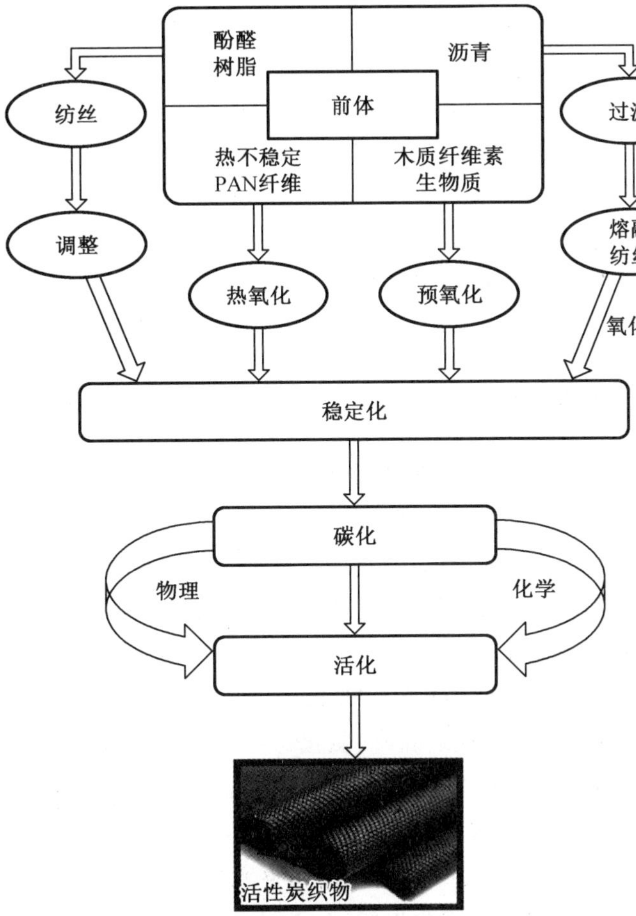

图 2.15 活性炭织物制备的基本工艺流程图

2.7.2.1 纺丝

纺丝旋转过程导致有机前体(如聚丙烯腈)成为纤维(Amaral et al.,2017)。根据前体的性质,人们使用了不同的纺丝工艺,如干法纺丝、熔融纺丝和湿法纺丝(Chen,2016)。纺丝、预处理和稳定阶段都依赖于前体,并不总是包含在活性炭织物的合成中。碳化和活化(化学或物理)过程是制造活性炭织物最常见的方法。

2.7.2.2 稳定化

在空气或氮气(惰性环境)或两者存在下的热处理,取决于前体,温度在 150 ℃以上时,用于稳定前体或纺丝(到细丝)。这一过程导致芳香族分子的交联,通过将热塑性纤维(沥青和树脂)转化为热固性并在聚丙烯腈分子中形成环链来保护纤维(Dalton et al.,1999;Frank et al.,2012)。稳定程度定义了氧化纤维的力学和热性能,从而决定了最终产物的属性(Kakida et al.,1996;Matsumoto,1985)。

2.7.3 碳化

碳化是指在氮气或氩气等惰性介质的存在下,将稳定的前体纤维或织物转化为碳纤维或织物,以避免在较高温度下氧化的过程。碳化过程以二氧化碳、一氧化碳等气体或水等冷凝液体的形式去除挥发性有机物(Yue & Economy,2017)。碳化包括前体纤维的热分解,形成具有纯碳结构的炭。碳化的温度是由炭化过程中形成的炭的应用来决定的。碳化涉及多种复杂的物理化学转化,包括聚合、芳构化和几乎所有无机杂质的消除(H_2 的损失,随后形成更大的平面分子网络)(Morgan,2005;Rahaman et al.,2007)。一般来说,碳化可以增加耐热性和化学性能,提高电导率和尺寸稳定性(Yue & Economy,2017)。根据前体的性质,在碳化前可能需要进行热处理或化学预处理,以提高最终产品的产量、强度和吸附能力(Tripathi et al.,2018)。

2.7.4 活化(物理或化学)

在碳化过程中,一些孔隙被无组织的碳堵塞,导致吸附能力受限。活化过程去除了无序或非晶态的碳,从而增加了表面积,增强了孔隙的分布,并协助形成新的孔隙。活化过程可以是物理的或化学的,这取决于织物的最终用途或要求。在物理活化过程中,炭在 970～1 480 ℃的温度下加热,存在二氧化碳、蒸汽或蒸汽和 N_2 的混合物(Suzuki,1994;Yue & Economy,2017)。蒸汽产生从介孔到微孔广泛的孔径分布,而二氧化碳在微孔范围内产生孔隙,从而提高总孔隙体积(Huidobro et al.,2001;Park & Heo,2015)。在化学活化过程中,采用不同的化学试剂代替气体,如磷酸、硫酸、氯化锌等或其组合(Bruchell,1999)。

然后,在惰性气氛、400～700 ℃的条件下对混合物进行干燥和热处理。与物理活化相比,化学活化需要低温。然而,这两种激活过程都有各自的优缺点(Cheremisinoff & Ellerbusch,1978)。与化学活化相比,物理活化的成本较低。除此之外,微孔分布在化学活化过程中更为优越,可以在低温范围内获得(Motz & Bordia,2009)。

2.8 将金属-有机骨架纳入化学毒剂防护纺织品的过程

由于 MOF 粉末不能直接用于纺织品,因此,为了成功利用 MOF,必须将其接枝到一些柔性材料上。纺织品上 MOF 的耐久性是研究人员通过使用各种涂层技术解决的重要问题。由于大部分 MOF 和纺织纤维上缺少官能团,所以很难掺入。通过物理和化学方法的表面功能化有望提高它们之间的结合能力，从而确保获得效果的长期稳定性。人们已经研究出各种方法将MOF沉积在纺织品上。有许多用活性组分（如MOF、纳米材料）涂覆织物的方法，如垫干固化法、浸渍、上浆、纤维质量处理、微胶囊化等，简要介绍如下。

2.8.1 垫干固化法

垫干固化法是免烫和耐久压烫整理最常见的应用方法（Zhou et al.，2016）。在该方法中，交联反应物、催化剂、柔软剂和其他组分在固化步骤中发生交联反应之前在织物上干燥（Ortelli et al.，2015）。

2.8.2 浸渍

在这种方法中，纺织品仅仅浸入活性物质（Giannossa et al.，2013；Park et al.，2012）。这种浸渍方法广泛用于颗粒活性炭和活性炭纤维。这种方法需要更少的水，易于维护，并且特定位置的沉积使这种方法很有前景。然而，这种方法有一个缺点，即有时产品黏附不牢，容易脱落。

2.8.3 上浆

上浆是指将活性剂与黏合剂（聚合物）混合，黏附在纺织品上。这种方法比单一浸渍具有更好的耐洗性，尽管它仍然不适合长期应用。这种方法经常使用不能承受高温的有机成分（Renaud & Freney，1999）。

2.8.4 纤维质量处理

在纺丝过程中，活性成分被混合，不能承受高温的抗菌物质会分解，并且不能被纤维吸收。使用这种方法进行抗菌整理是非常有效的。有机化合物，如三氯生和壳聚糖微晶处理方法就是这方面的例子。只有在矿物产品的情况下才有可能使用熔融工艺（Renaud & Freney，1999）。这种方法在特定位置沉积、易于维护和高度均匀性方面具有通用性。这种工艺可用于多种功能整理，包括抗菌、柔软、坚硬和防水。

2.8.5 微胶囊化

微胶囊化字面上指的是直径从1~999 μm颗粒的封装，而实际上，该术语适用于具有直径范围从纳米到毫米的粒子。封装材料的目的是改变被封装材料与其周围环境的直接相互作用。封装是一种用膜或壁材料很好地保护核心材料的方法。通常，微胶囊化过程包括三个步骤，即胶囊形成、胶囊壁硬化和胶囊隔离。因此，在该过程中，使用黏合剂将活性组分黏附到纺织品上（Benita，2005；Thilagavathi & Bala，2007）。在这个过程中，固体、液体或气体可以通过形成薄层涂层而被包裹在微小颗粒中。当穿着该服装时，纺织品中的微胶囊破裂，纺织品就变得有活性，因此，耐洗性有限。

2.8.6 声化学方法

声化学方法通过利用频率为 20 kHz～1 MHz 的超声波在聚合物表面上沉积纳米颗粒非常有效，该超声波用作化学过程的驱动力。声化学反应依赖于声空化，声空化包括辐射液体中气泡的形成、生长和破裂。它是一步法，包括在织物表面同时成形和浸渍（Petkova et al.，2014）。

2.8.7 电子束方法

在电子束方法中，纺织品的涂层是通过高能辐射（如电子束辐射）来完成的。电子束产生负责活性单体交联的自由基（Ibrahim et al.，2005）。与化学接枝相比，辐射接枝具有多个优点，如不需要化学引发剂和能够通过调节辐射参数来改变接枝率。

2.8.8 溶胶-凝胶法

涂覆织物的最重要的方法之一是溶胶-凝胶法。简而言之，溶胶-凝胶过程包括从前体分子合成金属氧化物纳米颗粒。溶胶-凝胶法的第一步也是最重要的一步，前体在溶剂反应（水或有机溶剂）中溶解并产生均匀的溶液，而不考虑原料是无机盐还是金属醇盐。水解、缩合（凝胶化）、凝胶老化、应用和固化是溶胶-凝胶过程的五个阶段。对于活性组分的纺织品涂层，需要进行预处理以使其稳定，例如，用酸处理棉/毛织物，这增加了纤维表面的羟基，从而支持金属氧化物的稳定性（Gashti et al.，2016）。

这种技术的主要优点包括环保、减少化学品的使用、低温处理、对人体健康的毒性较小、保护纺织材料的固有特性，以及改变涂层厚度和最终织物持久质量的能力。

2.8.9 化学方法

在这种方法中，活性分子以化学方式附着在纺织品上。化学接枝过程的第一步，也是最关键的一步，是在纺织品上生成自由基，然后用这些自由基引发与其他单体的聚合反应。这一方法使用的一些常见引发剂包括高锰酸钾、过硫酸铵、铈离子、过氧化苯甲酰等。

2.8.10 真空蒸发

在真空蒸发技术中，薄膜在衬底上的蒸发和沉积是在真空下进行的。这允许蒸气分子直接凝结在衬底表面上，产生固体膜，并防止与自由空间发生反应（Gashti et al.，2016）。这种方法具有在纤维表面均匀涂覆的优点，并且这有助于原子尺度的材料沉积。

2.9 化学毒剂使用的金属-有机骨架的解毒机制

化学毒剂通常通过氧化或水解分解成危害较小的化合物。虽然通过这两种机制均可降解,但芥子气和 VX 含有易被氧化的硫原子,而神经性毒剂是水解的。神经性毒剂,特别是 G 类毒剂的主要解毒过程是通过催化水解机制进行的,因为沙林(GB)和梭曼(GD)都不溶于水,且反应速率取决于温度和 pH 值(Liang et al. ,2018)。毒剂水解可以是酸性的或碱性的。VX 溶于水时形成碱性溶液,可用氢氧化钠水解。在环境温度下,无毒的乙基甲基磷酸和有毒的 EA 是稳定的,但在高温度下,它们会水解成无毒的化合物。然而,当溶液变得更碱性时,VX 溶解度大大下降。因此,与 G 类毒剂不同,VX 不能通过碱催化水解来解毒(Kim et al. , 2011)。脱卤化氢和水解是脱毒性的两种常用策略,尽管这些技术有时会导致不完全降解,并可能产生相对有毒的副产物(Kim et al. , 2011)。在有芥子气的情况下,水解解毒方法是低效的,因为它在水中的溶解度有限(几乎不混溶)。芥子气溶解的速度非常慢,以至于这些离子产物在任何芥子气溶解之前就在界面上形成了。脱卤化氢途径被认为对于实际应用来说太慢。使用氧化剂或自由基作为单线态氧的芥子气的部分氧化是一种有希望的解毒机制(Hirade & Ninomiya, 1950; Wagner & Yang, 2002)。然而,这种方法需要使用特定的氧化剂来调节产物的形成,因为过度氧化会产生砜,这是一种具有与母体芥子气本身相似的毒性特性的有毒产物(Schweitzer & Schmidt, 2003)。除了水解外,最近的研究发现,一些 MOF 可以结合毒剂并通过选择性氧化将其催化转化为无毒化合物。MOF 是有吸引力的解毒平台,因为有毒物质包含在 MOF 中,并在 1 min 内消除。MOF 被研究为有效吸收毒剂的吸附剂,因为它们具有稳定性、高孔隙率、可变孔径、高活性位点浓度和高表面积。对解毒机理如路易斯酸催化(神经性毒剂)、光热(神经性毒剂和糜烂性毒剂)的更好理解,使得基于 MOF 催化剂的定制设计成为可能,以解毒大规模杀伤性武器。最后,正如之后的讨论所阐明的,通过各种 MOF 使毒剂解毒,并利用 MOF 和纺织品的特性作为自解毒过滤器,这是开发智能 NBC 防护纺织品的一种方式。在大多数研究中,大多数研究人员使用相对安全的毒剂模拟剂,这些模拟剂的性质与实际的毒剂不同,因此,模拟剂的性质会影响催化洗消机制。

2.10 金属-有机骨架在化学毒剂中的应用

近年来,合成 MOF 的新技术大大增强了 MOF 对毒剂的吸收,这是由于其高表面积和化学可转化性(Barea et al. , 2014;Bobbitt et al. , 2017; Woellner et al. , 2018)。Ma 等使用 NENU-11 多金属氧酸盐模板合成了 MOF,其显示了高含量的 DMMP 吸附(Ma et al. , 2011)。Zou 等开发了一种 α-PbO_2 的 MOF 复制品,证明了其对神经性毒剂的有效吸附(Zou et al. , 2010)。评价各种 MOF(即 UiO-66-NH_2、NU-1000、MOF-808)的比较研究发现,它们对塔崩(GA)、VX、梭曼(GD)的解毒非常有效。该研究还得出结论,氨基的存在增加了 VX 和塔崩(GA)在水中的降解速率(de Koning et al. , 2017)。Roy 等合成了 HKUST-1

MOF,并对芥子气及其模拟剂 CEES 进行了降解研究,发现 CEES 的降解动力学比芥子气快(Roy et al., 2012)。MOF NU-1000 由 Joseph Mondloch 及其同事合成(Mondloch et al., 2015),并且它具有路易斯酸金属氧化单元,该单元负责梭曼(GD)的水解降解,梭曼(GD)比沙林(GB)更具毒性。Hatton 等在铝氨基对苯二甲酸盐 MOF 中引入了高度亲核的 4-甲基氨基吡啶残基。这种制备的材料可以在固化前接枝到保护性橡胶手套表面,从而产生对毒剂模拟剂二异丙基氟磷酸盐(DFP)具有强催化活性的自解毒表面,正如 31P-MAS NMR 研究所证明的那样(Bromberg et al., 2012)。最近,一些研究人员研究了用于毒剂和模拟剂解毒的 UiO 家族 MOF,并计算了毒剂模拟剂 DMMP 在功能化 UiO-67 中的吸附(Ruffley et al., 2019)。

2.11 金属-有机骨架涂层织物用于化学毒剂的自我解毒

在粉末形式中,MOF 已经为毒剂和模拟剂的降解建立了典型的里程碑,因为其可调的多孔结构,特别是高表面积与良好的化学、水解和热稳定性。然而,在实际应用中,这是不可能的,因为 MOF 合成过程需要高温和较长的时间,导致粉末在使用前需要额外的处理和加工(Li et al., 2009),因此,需要将这种催化材料集成到具有柔性和高表面积的纺织材料上,这可将这种复合材料纳入智能可穿戴平台的范畴。这种纺织品和 MOF 的混合集成将有利于用于有效防护化学毒剂的自解毒过滤器的开发。据报道,2015 年,将 MOF 整合到聚合物(Pinto et al., 2013)、有机-无机纤维垫(Liu et al., 2016)和聚合物基体(Li et al., 2015)中,是利用静电纺丝(Lu et al., 2017)、喷墨打印(Lu et al., 2017)、原子沉积(ALD)(Brozena et al., 2016)、丝网印刷(Pinto et al., 2016)和溶剂热(Bunge et al., 2018, 2015; da Silva Pinto et al.,2012)技术,借助聚合物、黏合剂和染料作为界面来检测和解毒化学毒剂的技术。棉纺织品是一种天然聚合物纤维素,具有生物相容性、机械和化学稳定性,并且具有促进晶体生长的大比表面积,并显示出优异的吸湿性,这使其成为用作柔性基底的良好选择(Bao et al., 2019; Li et al., 2018)。棉纺织品由于其高亲水性而具有很强的适应性,这是富氧活性相沉积所必需的(Wallace et al., 2017a)。此外,柔性基底上的官能化 MOF 颗粒必须不团聚或脱落,并且它们必须与基底共价结合以提供持续的催化活性(Lee et al., 2017a)。基于 MOF 的吸附剂或复合材料用于毒剂解毒,通过浸渍或原位沉积广泛用于纺织品中。

Lee 等展示了一种将 UiO-66-NH_2 组装到纤维材料上的新方法,该方法通过将 ALD 表面改性与黏附促进剂 β 环糊精和十六烷基三甲基溴化铵超分子复合物相结合,允许在聚丙烯(PP)表面上组装高密度、坚固和功能活性的 MOF。表面组装的 MOF 催化毒剂模拟剂 4-硝基苯磷酸二甲酯(DMNP)的降解,其半衰期小于 5 min(Lee et al., 2017b)。使用紫外-可见光测量来监控 DMNP 对照物在 MOF 上的水解反应。随着反应的进行,由于 4-硝基苯氧化物水解产物的出现,407 nm 处的强度增强。在未处理的 PP、PP/ZnO、PP/ZnO+组装体和 UiO-66-NH_2 MOF 粉末存在下,对 DMNP 水解进行了比较评价,发现 DMNP 在未处理的 PP 上微纤维的破坏率可以忽略不计,半衰期约为 6 天,而表面组装的 MOF 的半衰期小于 5 min。

Giannakoudakis 等展示了智能纺织品的概念,包括棉花、铜-BTC MOF 和氧化石墨氮化碳、g-C_3N_4-ox、纳米球和评估过的用于快速检测/解毒的化学毒剂(Giannakoudakis et al., 2017)。在这项工作中,作者引入了智能纺织品的概念,因为合成材料能够同时吸附、降解和感知有毒替代物的蒸气或液滴。将氧化的 g-C_3N_4(gCNox)纳米球引入到铜-BTC 中促进了具有中孔性和增强的光催化性能的新型纳米复合材料的形成。将上述纳米复合材料应用到织物上,扫描电子显微镜(scanning electron microscope,SEM)照片显示,覆盖了不同尺寸的晶体石墨氮化碳纳米球均匀分散在纤维表面。能量色散 X 射线分析(enregy-disperson X-ray analysis,EDX)元素图表明纤维上的无机相分布相对均匀。这种复合织物导致毒剂及其降解产物的吸附,并且吸附量达到每克铜近 7 g 蒸气。这种材料的光反应性进一步加强了对挥发性物质的降解。最后,在与蒸气和 MOF 的相互作用过程中,有限数量的 NO_2/NO 物质的形成,进一步促进了吸收性能,因为这些物质催化降解替代物为无毒产物。

Ma 等提出了一种可扩展的、无模板的、基于水溶液的合成技术,用于生产 Zr-MOF 涂覆的纺织品,其不需要任何预先的预处理(Ma et al., 2019)。该研究开发了一种在纤维上生长 MOF 的三相生长机制,以生产具有均匀覆盖的高孔隙率复合材料。如图 2.16 所示,这些涂覆有 MOF 的织物表现出对芥子气模拟剂的优异捕获,并对神经性毒剂模拟剂 DMNP 和真实神经性毒剂梭曼(GD)进行水解。任何多孔材料的催化活性都取决于反应物和产物通过它的扩散。为了给毒剂与催化剂反应提供足够的时间,需要保证毒剂的高保持时间(接触时间)。有毒化学物质通过 MOF 层的较慢扩散速率可以为有害物质的破坏提供足够的时间。

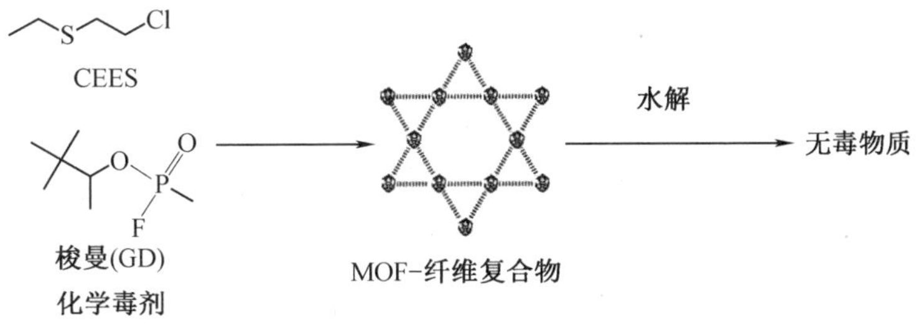

图 2.16 用于 CEES 和梭曼(GD)解毒的 MOF-纤维复合材料的代表性说明

一些研究小组分析了 ALD 材料 Al_2O_3、ZnO 或 TiO_2 涂层的作用,以便为 MOF 晶体的生长引入可行的成核位置。UiO 型 MOF 实际上研究了纤维尼龙(PA-6)支架,这些材料显示出高催化分解率。最近,人们已经证明在 PP 聚合物纤维毡上的 ALD ZnO 涂层可以作为 UiO-66-NH_2 晶体在室温下自组装的有效黏合层(Kalaj et al., 2019)。

Lee 等使用 Al_2O_3、ZnO 和 TiO_2 开发了无机成核膜,并讨论了金属氧化物成分对 PP 纤维上 MOF 生长的作用(Lee et al., 2017a, 2017b),如图 2.17 所示。

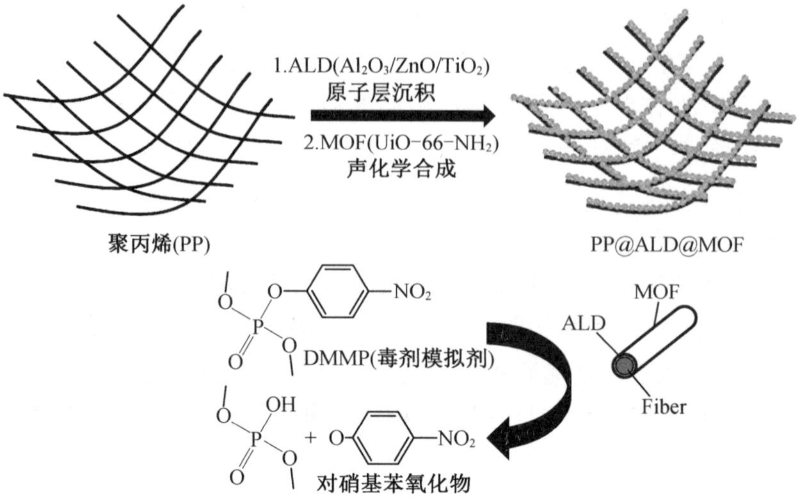

图 2.17　将 UiO-66-NH_2 MOF 整合到 ALD 处理过的聚合物纤维支架上的合成过程示意图(显示了毒剂模拟剂的解毒效果)

与其他金属氧化物 ALD 相比,TiO_2 层导致更均匀的 MOF 涂层,具有较高的总 MOF 负载和净表面积,这导致 DMNP 水解的半衰期为 5~15 min 的催化。Al_2O_3 涂覆的 PP 的性能在 MOF 成核和生长方面与 TiO_2 相同,但 ALD ZnO 在 MOF 溶剂热合成条件下不稳定,导致 ZnO 溶解和更有利的同质 MOF 成核,这可能是由溶液中 Zn^{2+} 离子的存在所促进的。更快的均匀成核导致更多的 MOF 晶体被困在纤维垫内,并且总的净质量载荷更大。

聚合物材料的共价连接是 MOF 在实际应用中发挥效用的关键。另一个研究小组报道了通过界面聚合技术共价醚化尼龙-MOF 聚合物的合成方法,并成功地获得了尼龙-MOF 聚合物复合材料。在此之前,MOF 在尼龙表面上的共价附着需要使用高强度 γ 射线照射,并且仅限于聚合物表面(Yu et al.,2016)。Kalaj 等证明了 UiO-66-NH_2 的成功共价接枝,通过用己二酰氯预处理 MOF,然后将其共价整合为 PA-66 的聚合物链的一部分(Kalaj et al., 2019),如图 2.18 所示。

UiO-66-NH_2 与己二酰氯的合成后改性预官能化,随后通过界面聚合与含有六亚甲基二胺的水层进行合成后聚合反应。测试了 PA-66-MOF 杂化材料对神经性毒剂模拟剂 DMNP 的催化活性。使用紫外-可见光谱法检测 DMNP 模拟剂在 pH=8 下的降解情况,使用 UiO-66、UiO-66-NH_2 和两种 UiO-66 衍生物(UiO-60-AM6 和 UiO-6-66-AM6COOH)作为尼龙复合材料与粉末。与简单物理包埋在聚合物中的 MOF 颗粒相比,共价杂化材料对 DMNP 的分解表现出近一个数量级的催化活性。筛选 PA-66-MOF 杂化材料对神经性毒剂模拟剂 DMNP 的催化活性。据观察,UiO-66 和 UiO-66-AM6 粉末的活性大约是 UiO-66-NH_2 和 UiO-66-AM6COOH MOF 的 3 倍。共价连接的杂化材料,即 PA-66-UiO-66-NH_2,比任何非共价结合的 PA-66 复合材料的活性高近一个数量级。复合材料被回收和重复使用,即使在 4 次催化循环后,对 DMNP 降解的催化活性没有损失。

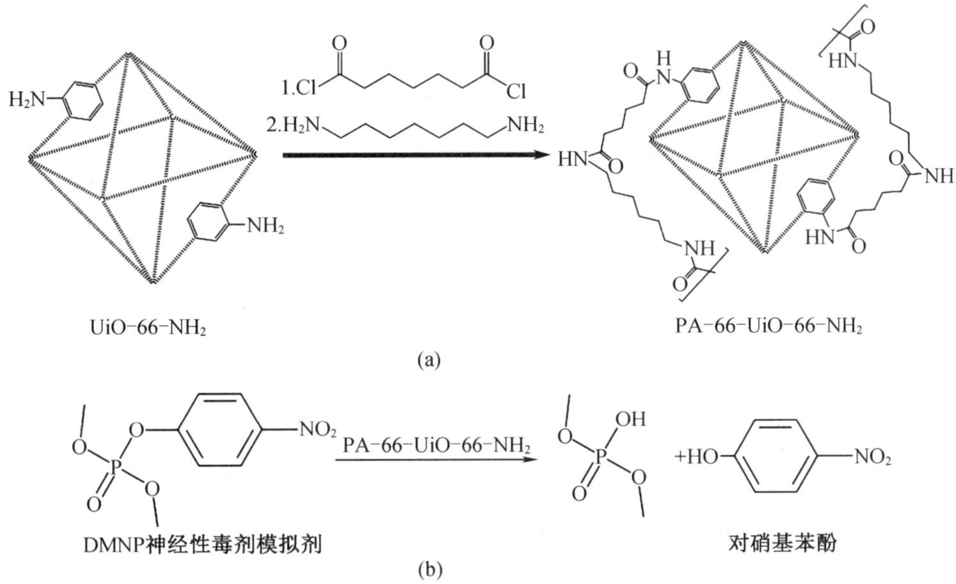

图 2.18 将 UiO-66-NH_2 共价接枝,通过合成后修饰和合成后聚合制备 PA-66-UiO-66-NH_2,然后将其用于 DMNP 降解反应

另一种新技术是最近在基于智能材料的毒剂降解和洗消领域的热门话题,该技术是通过利用 MOF 或其他有效化合物的原位浸渍来使用电纺纳米纤维(Chen et al., 2010;Dadvar et al., 2013; Dhineshbabu et al., 2014; Schreuder-Gibson et al., 2002)。Dwyer 等采用静电纺丝技术将 UiO-66 引入到聚偏氟乙烯(PVDF)/Ti(OH)$_4$ 复合织物中,以克服使用粉末状 MOF 的局限性(Dwyer et al., 2018)。人们制备了 PVDF/Ti(OH)$_4$、PVDF/Ti(OH)$_4$/UiO-66 和 PVDF/Ti(OH)$_4$/UiO-66/TEA 复合织物,并进行了表征研究。降解研究在蒸馏水中进行,以评估三乙醇胺(TEA)的缓冲能力。对这些复合材料,如 PVDF/Ti(OH)$_4$/UiO-66/TEA、PVDF/Ti(OH)$_4$/UiO-66、PVDF/TEA 及 TEA 对照物的催化活性进行了评估,以评价它们对 DMNP 的反应性。PVDF/ TEA 复合材料和 TEA 对照试验都没有显示出对 DMNP 的反应性。与 PVDF/Ti(OH)$_4$/UiO-66 的半衰期为 151 min 相比,掺有 TEA 的纤维在蒸馏水体系中的催化活性有所提高,半衰期为 89 min。用 PVDF/Ti(OH)$_4$/UiO-66/TEA 对抗二异丙基氟磷酸盐(DFP)模拟剂与未加 TEA 的样品没有反应相比,在没有缓冲溶液的情况下显示出有希望的反应性,半衰期为 12.4 h。而用梭曼(GD)试剂进行的实验表明,当加入 TEA 时,对于 PVDF/Ti(OH)$_4$/UiO-66 和 PVDF/Ti(OH)$_4$/UiO-66/TEA,半衰期分别为 35 min 和 47 min,反应速率没有提高。加入 TEA 的纤维对 DFP 的反应速率的提高归因于通过质子穿梭机制和/或 DFP:MOF 中间体的稳定性降低了 DFP 水解的活化势垒。然而,由于每个样品都是独立制造的,因此降低的 MVTR 可归因于纳米纤维基材的不均匀性。添加 TEA 基后,MVTR 进一步降低至 14 200 $g \cdot m^{-2} \cdot d^{-1}$。

Zhao 等开发了 MOF 纳米纤维串结构(UiO-66 和 UiO-67),用于增强对致命毒剂的催化解毒作用(Zhao et al., 2016),如图 2.19 所示。

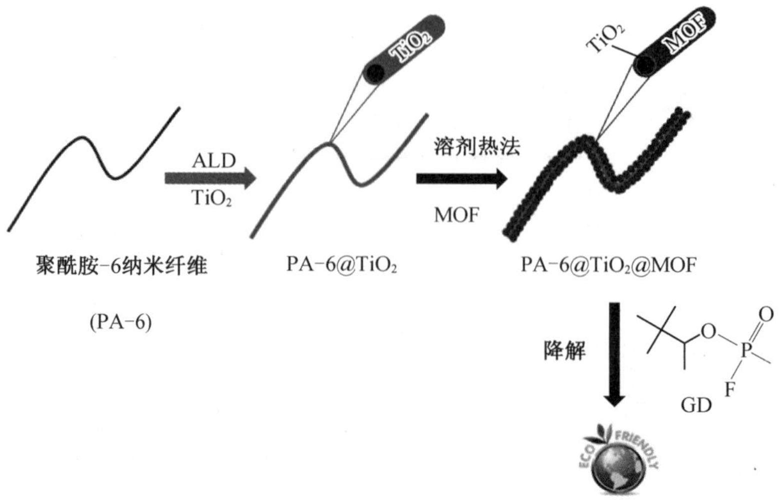

图 2.19 聚酰胺-6 纳米纤维上 MOF 纳米纤维串结构示意图[显示了梭曼(GD)解毒]

在引入 MOF 之前，TiO_2 涂层通过 ALD 沉积到聚酰胺-6 纳米纤维上，这能够形成保形的 Zr 基 MOF 薄膜，包括 UiO-66、UiO-66-NH_2 和 UiO-67 描述了纳米纤维串结构的合成过程。ALD 被用于以共形的 TiO_2 薄层覆盖自立式聚酰胺-6（PA-6）纳米纤维垫。ALD TiO_2 成核层的使用改善了 UiO 型 MOF 晶体的非均匀成核，并允许形成与衬底牢固附着的串结构。钆的半衰期分别为 3.0 min（PA-6@TiO_2@UiO-66）、3.7 min（用 PA-6@TiO_2@UiO-66-NH_2）和 2.3 min（用 PA-6@TiO_2@UiO-67）。3 种 MOF 纳米纤维复合材料在 10 min 内表现出快速梭曼（GD）破坏（半衰期为 4 min）和高转化率（80%）。用 PA-6@TiO_2@UiO-67 发现最快的反应速率，可能是因为 UiO-67 的大孔径允许反应物扩散到孔中，而催化反应主要发生在 UiO-66 和 UiO-66-NH_2 的外表面。使用这些 MOF 纳米纤维复合材料，发现 DMNP 与梭曼（GD）的半衰期缩短至 7.3 min（PA-6@TiO_2@UiO-66-NH_2）和 2.3 min（PA-6@TiO_2@UiO-67）。

Lu 等提出了 UiO-66-NH_2 与 PVDF 的电纺复合材料，还证明了 PVDF 中的电纺 UiO-66-NH_2 在电纺状态下保持了 MOF 的特征，如孔隙率和结晶度（Lu et al.，2017）。这种复合 MOF 织物表现出比粉末 UiO-66-NH_2 更快地分解有毒梭曼（GD）的高能力。进行 NMR 分析以监测梭曼（GD）的半衰期，发现为 131 min，而在粉末 UiO-66-NH_2 上为 315 min。

Yao 等报道了受生物启发的多聚多巴胺（PDA）策略，以开发 Zr-MOF（UiO-66-NH_2）涂层的纳米纤维膜（Yao et al.，2020），这是用于毒剂的光热降解的高潜力材料，如图 2.20 所示。PDA 介导的 Zr-MOF 织物也表现出优异的太阳能光热效应。他们将 Zr-MOF 涂覆到预先涂有 PDA 的 PA-6 纳米纤维上。在模拟日光下，该组合物水解二硝基甲烷的半衰期为 0.5 min。与迄今为止报道的相应的 UiO-66-NH_2 粉末和 UiO-66-NH_2/纤维复合材料相比，这种水解速率明显更高。

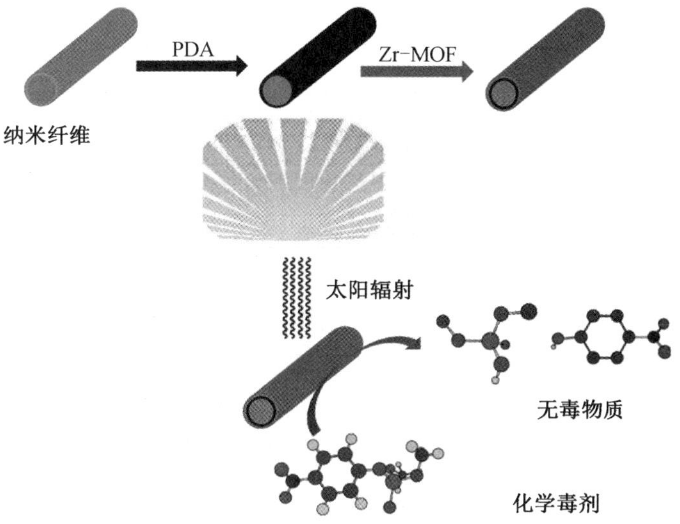

图 2.20 UiO-66-NH_2 涂层纳米纤维的光热降解示意图

通过利用静电纺丝技术,Kim 等制备了尼龙 6,6 织物,然后在尼龙表面涂覆 $Zr(OH)_4$,并采用溶胶-凝胶法合成了 $Zr(OH)_4$,成功地将其应用于神经性毒剂的净化(Kim et al., 2017)。该复合纳米纤维具有很强的抗二异丙基氟磷酸盐(DFP)的去污能力,有助于催化磷酸酯键水解的亲核性。^{31}P NMR 研究表明,DFP 的降解产物是水解产物磷酸二异丙酯。

Song 等采用湿法纺丝制备了石墨烯基纤维,然后原位生长 UiO-66-NH_2,用于石墨烯基纳米复合材料的制备(Song et al., 2020)。这种非功能化织物表现出对 DMNP 的光热去污作用。用 UiO-66-NH_2 纳米粒子修饰的柔性石墨烯织物对 DMNP 具有抑制的光热催化去污作用,在模拟太阳光照射下半衰期为 1.6 min。此外,石墨烯/UiO-66-NH_2 织物在 20 min 内也能降解 DMNP,甚至在 5 次循环后,复合材料的降解率仍保持在 92% 以上。通过将 MOF 的催化位点与石墨烯的光热效应相结合,可以开发出轻质的柔性织物,并有望对毒剂起到防护作用。Lee 等开发了基于铝-铝卟啉基 MOF(PMOF)的纺织品,作为用于芥子气快速光催化解毒的有前途的光催化剂(Lee et al., 2020)。铝-PMOF 织物的合成是通过优化溶剂混合物实现的,该溶剂混合物允许 Al_2O_3 有利的表面水解和[(卟吩-5,10,15,20-四酰基)四(苯甲酸)](H_2TCPP)连接基有利的溶剂化,从而允许低温合成。利用铝-PMOF 非织造织物复合材料在 LED 照射下产生的活性单线态氧来实现解毒。这个结果揭示了表面结合的铝-PMOF 膜以 CEES 解毒周转频率极快,比最好的 MOF 粉末快 10 倍以上。

2.12 结论和展望

本章回顾了基于 MOF 的自解毒过滤器的设计、开发和创新,并总结了自解毒过滤器开发的最新进展文献,并讨论了这一领域的关键要求和挑战。智能纺织品作为一种自解毒过滤器,在国防/安全领域具有巨大的潜力,可以完成探测、防护和消除大规模杀伤性武器污染的艰巨任务。智能纺织品领域是一个新兴学科,它正在迅速转变成与国防相关的纺织品和服装,以实现 NBC 防护。迫切需要开发具有快速自我解毒能力的轻质耐磨织物用于防护装备,这有助于保护士兵免受毒剂的交叉污染。神经性毒剂的有机磷酯键可以被具有路易斯酸性位点的 MOF 中的金属节点催化。正如人们所预料的,为底物分子提供大量潜在结合位点的 MOF 节点表现出更高的活性。除了使用金属节点外,MOF 中有机连接体的修饰也可以影响催化活性。因此,通过选择活性金属节点和有机接头的正确组合,可以实现双功能 MOF 催化剂,其可以在一个系统中水解神经性毒剂和氧化芥子气。值得注意的是,观察到的现象与模拟剂类似,包括催化剂选择无毒降解产物的倾向。

事实上,MOF 具有有效去除这些有害的合成毒剂的能力,并提供了一种将有害气体和蒸气降解为无毒物质的先进催化剂的开发方法,但是仍然存在一些缺点,如材料的形态(粉末形式)、缺乏弹性等。这限制了它在真实战争场景中的实际应用。此外,一些 MOF 固有的缺点,如热和水解稳定性,必须通过选择适当的金属-配体组合、合成和合成后条件、复合材料生产等来解决。通过将 MOF 的显著特性与 ACF 或其他合适的柔性基底的毒剂降解和整体吸附能力相结合,将为防护纺织品的发展开辟新的路径。如今,在全球范围内人们已经进行了大量的研究工作来开发更智能的自解毒 NBC 防护服,并且这只能通过增加织物材料的功能来实现,如结合高度多孔的 MOF 材料,以满足 NBC 防护服的标准参数,从而确保战士智能地获得较高水平的防护。将 MOF 整合成一种用于开发自解毒过滤器的灵活的基质,提供了一种提高战斗人员对抗新生化武器性能的方法。最后,将催化材料(MOF)整合到高表面积柔性材料中可能会促进增强型过滤器、纺织品和自清洁表面的发展,这将防止它们的交叉污染。毫无疑问,MOF 的引入,有助于降低化学污染的风险,尤其是在脱去和整理受污染的衣服时。尽管如此,仍需要科学的途径和方法将 MOF 整合到多孔基底上,而不牺牲其高比表面积、可调孔隙率、催化、功能和化学稳定性特征。

向 NBC 防护服系统中添加催化剂不是一件小事,因为纺织品上 MOF 的耐久性将决定复合材料的性能。催化剂可以涂覆在织物或单根纤维上;嵌入在单根纤维中,化学连接到纤维表面,或者作为颗粒或纳米颗粒包含在基质(如电纺纳米纤维垫)中。尽管在基于 MOF 的自解毒过滤器领域人们发表了大量论文,但智能和智能防护服的商业化仍有很长的路要走。人们仍然需要付出巨大的努力来提高这一重要领域的防护装备的能力,以便能够将这一前所未有的防护技术从基准条件转化为实际条件。这一重要领域从实验室规模研究到实际现场应用的实现,必将是国防军用纺织品,特别是对抗大规模杀伤性武器(毒剂)的一个范式转变。尽管有巨大的市场潜力,但一些想法仍在考虑中,就转化为常规应用系统而言,仍处于发展的初级阶段。此外,在不久的将来,人们还有许多充满想象力的概念和幻想。尽管一些 MOF 在实验室试验中表现令人钦佩,但在它们用于现实之前,必须克服各种障碍。最后,一个重大挑战是将 MOF 催化剂与服装有效结合,以开发用于全身防护的自解毒过滤器。在将实验室研究转化为实际现场应用之前,有几个问题需要解决。

不应忽视对纳米级 MOF 的影响及其对生产纳米制品的工人健康的潜在不利影响的研究。未来的努力必须关注基于 MOF 的自解毒过滤器的多任务功能的开发,该过滤器可以将所有的毒剂整合到一个系统中。这将允许第一反应者迅速做出决定,并在不影响战斗行动的情况下最大限度地提供保护。此外,这种基于自解毒过滤器的防护织物需要配备可佩戴的传感器,以便第一反应者能够提前收到警告响应和冲击波,从而减轻被毒剂造成的伤害。将这种“感知和摧毁”的智能技术集成到防护装备中,将进一步增强 NBC 防护织物的多任务处理能力,并将减少伤亡,增加第一反应者的触觉。关于自解毒过滤器的现有概念验证研究已经证明,与现有的NBC防护服相比,它们具有足够的竞争力来提供智能和智能保护。我们相信,在材料开发和高表面积柔性材料的新技术创新领域打开了一个充满机遇的世界,这两个领域的技术融合将导致研究活动迅速转化为真正的实际国防应用,以应对毒剂不断升级的威胁。

致谢:

作者感谢D. K. Dubey博士[ORDO国际研究与发展办公室主任,Gwalior-474002(印度)]对本章内容的浓厚兴趣和鼓励。

参考文献

Albuquerque, G. H., Fitzmorris, R. C., Ahmadi, M., Wannenmacher, N., Thallapally, P. K., McGrail, B. P., & Herman, G. S. (2015). Gas-liquid segmented flow microwave-assisted synthesis of MOF-74 (Ni) under moderate pressures. *CrystEngComm*, 17(29), 5502-5510.

Amaral, M. A., do, Matsushima, J. T., Rezende, M. C., Gonçalves, E. S., Marcuzzo, J. S., & Baldan, M. R. (2017). Production and characterization of activated carbon fiber from textile PAN fiber. *Journal of AerospaceTechnology and Management*, 9, 423-430.

Ameloot, R., Pandey, L., Van der Auweraer, M., Alaerts, L., Sels, B. F., & De Vos, D. E. (2010). Patterned film growth of metal organic frameworks based on galvanic displacement. *Chemical Communications*, 46(21), 3735-3737.

Ameloot, R., Stappers, L., Fransaer, J., Alaerts, L., Sels, B. F., & De Vos, D. E. (2009). Patterned growth of metalorganic framework coatings by electrochemical synthesis. *Chemistry of Materials*, 21(13), 2580-2582.

Anumah, A., Louis, H., Zafar, S., Hamzat, A. T., Amusan, O. O., Pigweh, A. I., Akakuru, O. U., Adeleye, A. T., & Magu, T. O. (2019). Metal-organic frameworks (MOFs): recent advances in synthetic methodologies and some applications. *Chemical Methodologies*, 3(3), 283-305.

Asha, P., Sinha, M., & Mandal, S. (2017). Effective removal of chemical warfare agent simulants using water stable metal-organic frameworks: Mechanistic study and structure - property correlation. *RSC Advances*, 7(11), 6691-6696.

Bae, S. Y., & Winemiller, M. D. (2013). Mechanistic insights into the hydrolysis of 2-chloroethyl ethyl sulfide: the expanded roles of sulfonium salts. *The Journal of Organic Chemistry*, 78(13), 6457-6470.

Balali-Mood, M., & Abdollahi, M. (2015). *Basic and clinical toxicology of mustard compounds*. Springer.

Bao, T., Su, Y., Zhang, N., Gao, Y., & Wang, S. (2019). Hydrophilic carboxyl cotton for in situ growth of UiO-66 and its application as adsorbents. *Industrial & Engineering Chemistry Research*, 58(44), 20331-20339.

Barea, E., Montoro, C., & Navarro, J. A. (2014). Toxic gas removal-metal-organic frameworks for the capture and degradation of toxic gases and vapours. *Chemical Society Reviews*, 43(16), 5419-5430.

Bartelt-Hunt, S. L., Knappe, D. R., & Barlaz, M. A. (2008). A review of chemical warfare agent simulants for the study of environmental behavior. *Critical Reviews in Environmental Science and Technology*, 38(2), 112-136.

Barthelet, K., Marrot, J., Riou, D., & Férey, G. (2002). A breathing hybrid organic-inorganic solid with very large pores and high magnetic characteristics. *Angewandte Chemie*, 114(2), 291-294.

Beldon, P. J., Fábián, L., Stein, R. S., Thirumurugan, A., Cheetham, A. K., & Frišcić, T. (2010). Rapid room-temperature synthesis of zeolitic imidazolate frameworks by using mechanochemistry. *Angewandte Chemie*, 122(50),9834-9837.

Benita, S. (2005). *Microencapsulation: methods and industrial applications*. CRC Press.

Biemmi, E., Christian, S., Stock, N., & Bein, T. (2009). High-throughput screening of synthesis parameters in the formation of the metal-organic frameworks MOF-5 and HKUST-1. *Microporous and Mesoporous Materials*, 117(1-2), 111-117.

Bobbitt, N. S.,Mendonca, M. L., Howarth, A. J., Islamoglu, T., Hupp, J. T., Farha, O. K., & Snurr, R. Q. (2017). Metal-organic frameworks for the removal of toxic industrial chemicals and chemical warfare agents. *Chemical Society Reviews*, 46(11), 3357-3385.

Boopathi, M.,Singh, B., & Vijayaraghavan, R. (2008). A review on NBC body protective clothing. *The Open Textile Journal*, 1, 1-18.

Borrett, V. T., Gan, T.-H., Lakeland, B. R., Leslie, D. R., Mathews, R. J., Mattsson, E. R., Riddell, S., & Tantaro, V. (2003). Gas chromatographic-mass spectrometric characterisation of amiton and the recovery of amiton from concrete, paint, rubber and soil matrices. *Journal of Chromatography*. A, 1003(1-2), 143-155.

Bromberg, L., Klichko, Y., Chang, E. P., Speakman, S., Straut, C. M., Wilusz, E., & Hatton, T. A. (2012). Alkylaminopyridine-modified aluminum aminoterephthalate metal-organic frameworks as components of reactive self-detoxifying materials. *ACS Applied Materials & Interfaces*, 4(9), 4595- 4602.

Brozena, A. H., Oldham, C. J., & Parsons, G. N. (2016). Atomic layer deposition on polymer fibers and fabrics for multifunctional and electronic textiles. *Journal of Vacuum Science & Technology A*, 34(1), 010801.

Bunge, M. A., Davis, A. B., West, K. N., West, C. W., & Glover, T. G. (2018). Synthesis and characterization of UiO-66-NH_2 metal-organic framework cotton composite textiles. *Industrial & Engineering Chemistry Research*,57(28), 9151-9161.

Bunge, M. A., Ruckart, K. N., Leavesley, S., Peterson, G. W., Nguyen, N., West, K.

N. , & Glover, T. G. (2015). Modification of fibers with nanostructures using reactive dye chemistry. *Industrial & Engineering Chemistry Research*, 54(15), 3821-3827.

Burchell, T. D. (1999). *Carbon materials for advanced technologies*. Elsevier.

Butova, V. V., Soldatov, M. A., Guda, A. A., Lomachenko, K. A., & Lamberti, C. (2016). Metal-organic frameworks: structure, properties, methods of synthesis and characterization. *Russian Chemical Reviews*, 85(3), 280.

Cavka, J. H., Jakobsen, S., Olsbye, U., Guillou, N., Lamberti, C., Bordiga, S., & Lillerud, K. P. (2008). A new zirconium inorganic building brick forming metal organic frameworks with exceptional stability. *Journal of the American Chemical Society*, 130(42), 13850-13851.

Chen, J. Y. (2016). *Activated carbon fiber and textiles*. Woodhead Publishing.

Chen, L., Bromberg, L., Lee, J. A., Zhang, H., Schreuder-Gibson, H., Gibson, P., Walker, J., Hammond, P. T., Hatton, T. A., & Rutledge, G. C. (2010). Multifunctional electrospun fabrics via layer-by-layer electrostatic assembly for chemical and biological protection. *Chemistry of Materials*, 22(4), 1429-1436.

Cheremisinoff, P. N., & Ellerbusch, F. (1978). *Carbon adsorption handbook*. Ann Arbor Science Publishers.

Chui, S. S.-Y., Lo, S. M.-F., Charmant, J. P., Orpen, A. G., & Williams, I. D. (1999). A chemically functionalizable nanoporous material [Cu3 (TMA) 2 (H2O) 3] n. *Science*, 283(5405), 1148-1150.

Dadvar, S., Tavanai, H., Morshed, M., & Ghiaci, M. (2013). A study on the kinetics of 2-chloroethyl ethyl sulfide adsorption onto nanocomposite activated carbon nanofibers containing metal oxide nanoparticles. *Separation and Purification Technology*, 114, 24-30.

Dalton, S., Heatley, F., & Budd, P. M. (1999). Thermal stabilization of polyacrylonitrile fibres. *Polymer*, 40(20), 5531-5543.

Dan-Hardi, M., Serre, C., Frot, T., Rozes, L., Maurin, G., Sanchez, C., & Férey, G. (2009). A new photoactive crystalline highly porous titanium (Ⅳ) dicarboxylate. *Journal of the American Chemical Society*, 131(31), 10857-10859.

da Silva Pinto, M., Sierra-Avila, C. A., & Hinestroza, J. P. (2012). In situ synthesis of a Cu-BTC metal-organic framework (MOF 199) onto cellulosic fibrous substrates: cotton. *Cellulose*, 19(5), 1771-1779.

DeCoste, J. B., & Peterson, G. W. (2014). Metal-organic frameworks for air purification of toxic chemicals. *Chemical Reviews*, 114(11), 5695-5727.

de Koning, M. C., van Grol, M., & Breijaert, T. (2017). Degradation of paraoxon and the chemical warfare agents VX, tabun, and soman by the metal-organic frameworks UiO-66-NH_2, MOF-808, NU-1000, and PCN-777. *Inorganic Chemistry*, 56(19), 11804-11809.

Dhineshbabu, N. R., Karunakaran, G., Suriyaprabha, R., Manivasakan, P., & Rajendran, V. (2014). Electrospun MgO/Nylon 6 hybrid nanofibers for protective clothing. *Nano-*

Micro Letters, 6(1), 46–54.

Dietzel, P. D., Panella, B., Hirscher, M., Blom, R., & Fjellvåg, H. (2006). Hydrogen adsorption in a nickel based coordination polymer with open metal sites in the cylindrical cavities of the desolvated framework. *Chemical Communications*, 9, 959–961.

Dissegna, S., Epp, K., Heinz, W. R., Kieslich, G., & Fischer, R. A. (2018). Defective metal-organic frameworks. *Advanced Materials*, 30(37), 1704501.

Dwyer, D. B., Dugan, N., Hoffman, N., Cooke, D. J., Hall, M. G., Tovar, T. M., Bernier, W. E., DeCoste, J., Pomerantz, N. L., & Jones, W. E., Jr (2018). Chemical protective textiles of UiO-66-integrated PVDF composite fibers with rapid heterogeneous decontamination of toxic organophosphates. *ACS Applied Materials & Interfaces*, 10(40), 34585–34591.

Férey, G., Mellot-Draznieks, C., Serre, C., Millange, F., Dutour, J., Surblé, S., & Margiolaki, I. (2005). A chromium terephthalate-based solid with unusually large pore volumes and surface area. *Science*, 309(5743), 2040–2042.

Fernandez-Bertran, J. F. (1999). Mechanochemistry: an overview. *Pure and Applied Chemistry*, 71(4), 581–586.

Frank, E., Hermanutz, F., & Buchmeiser, M. R. (2012). Carbon fibers: precursors, manufacturing, and properties. *Macromolecular Materials and Engineering*, 297(6), 493–501.

Furukawa, H., Cordova, K. E., O'Keeffe, M., & Yaghi, O. M. (2013). The chemistry and applications of metal-organic frameworks. *Science*, 341, 6149.

Garay, A. L., Pichon, A., & James, S. L. (2007). Solvent-free synthesis of metal complexes. *Chemical Society Reviews*, 36(6), 846–855.

Gashti, M. P., Pakdel, E., & Alimohammadi, F. (2016). *Nanotechnology-based coating techniques for smart textiles. Active coatings for smart textiles* (pp. 243–268). Elsevier.

Gedanken, A. (2004). Using sonochemistry for the fabrication of nanomaterials. *Ultrasonics Sonochemistry*, 11(2), 47–55.

Geraci, M. J. (2008). Mustard gas: imminent danger or eminent threat? *Annals of Pharmacotherapy*, 42(2), 237–246.

Giannakoudakis, D. A., Hu, Y., Florent, M., & Bandosz, T. J. (2017). Smart textiles of MOF/gC3N4 nanospheresfor the rapid detection/detoxification of chemical warfare agents. *Nanoscale Horizons*, 2(6), 356–364.

Giannossa, L. C., Longano, D., Ditaranto, N., Nitti, M. A., Paladini, F., Pollini, M., Rai, M., Sannino, A., Valentini, A., & Cioffi, N. (2013). Metal nanoantimicrobials for textile applications. *Nanotechnology Reviews*, 2(3), 307–331.

Gupta, R. C. (2015). *Handbook of toxicology of chemical warfare agents.* Academic Press.

Gurudatt, K., Tripathi, V., & Sen, A. (1997). Adsorbent carbon fabrics: new generation armour for toxic chemicals. *Defence Science Journal*, 47(2), 239.

Guthrie, F. (1860a). Ueber einige derivate der kohlenwasserstoffe CnHn. *Justus Liebigs*

Annalen der Chemie, 113(3), 266–288.

Guthrie, F. (1860b). XIII.—On some derivatives from the olefines. *Quarterly Journal of the Chemical Society of London*, 12(1), 109–126.

Hagrman, P. J., Hagrman, D., & Zubieta, J. (1999). Organic-inorganic hybrid materials: from "simple" coordination polymers to organodiamine-templated molybdenum oxides. *Angewandte Chemie*, 38(18), 2638–2684.

He, K., Li, Z., Wang, L., Fu, Y., Quan, H., Li, Y., Wang, X., Gunasekaran, S., & Xu, X. (2019). A water-stable luminescent metal-organic framework for rapid and visible sensing of organophosphorus pesticides. *ACS Applied Materials & Interfaces*, 11(29), 26250–26260.

Hirade, J., & Ninomiya, A. (1950). Studies on the mechanism of the toxic action of organic halogen compounds. *The Journal of Biochemistry*, 37(1), 19–34.

Hoskins, B. F., & Robson, R. (1990). Design and construction of a new class of scaffolding-like materials comprising infinite polymeric frameworks of 3D-linked molecular rods. A reappraisal of the zinc cyanide andcadmium cyanide structures and the synthesis and structure of the diamond-related frameworks [N(CH3)4][CuIZnII(CN)4] and CuI [4, 4′, 4″, 4‴-tetracyanotetraphenylmethane] BF4. xC6H5NO2. *Journal of theAmerican Chemical Society*, 112(4), 1546–1554.

Hu, P., Morabito, J. V., & Tsung, C. K (2014). Core-shell catalysts of metal nanoparticle core and metal-organic framework shell. *ACS Catalysis*, 4, 4409.

Huidobro, A., Pastor, A., & Rodrıguez-Reinoso, F. (2001). Preparation of activated carbon cloth from viscousrayon: Part IV. chemical activation. *Carbon*, 39(3), 389–398.

Ibrahim, M. S., El Salmawi, K. M., & Ibrahim, S. M. (2005). Electron-beam modification of textile fabrics for hydrophilic finishing. *Applied Surface Science*, 241(3–4), 309–320.

Isaeva, V., & Kustov, L. (2010). The application of metal-organic frameworks in catalysis. *Petroleum Chemistry*, 50(3), 167–180.

Jhung, S. H., Chang, J.-S., Hwang, J. S., & Park, S.-E. (2003). Selective formation of SAPO-5 and SAPO-34 molecular sieves with microwave irradiation and hydrothermal heating. *Microporous and Mesoporous Materials*, 64(1–3), 33–39.

Jhung, S. H., Chang, J.-S., Hwang, Y. K., & Park, S.-E. (2004). Crystal morphology control of AFI type molecularsieves with microwave irradiation. *Journal of Materials Chemistry*, 14(2), 280–285.

Kakida, H., Tashiro, K., & Kobayashi, M. (1996). Mechanism and kinetics of stabilization reaction of polyacrylonitrile and related copolymers i. relationship between isothermal DSC thermogram and FT/IR spectral changeof an acrylonitrile/methacrylic acid copolymer. *Polymer Journal*, 28(1), 30–34. Available from https://doi.org/10.1295/polymj.28.30.

Kalaj, M., Denny, M. S., Jr, Bentz, K. C., Palomba, J. M., & Cohen, S. M. (2019). Nylon MOF composites through postsynthetic polymerization. *Angewandte Chemie*, 131(8),

2358–2362.

Kang, K.-K., Park, C.-H., & Ahn, W.-S. (1999). Microwave preparation of a titanium-substituted mesoporous molecular sieve. *Catalysis Letters*, 59(1), 45–49.

Katz, M. J., Mondloch, J. E., Totten, R. K., Park, J. K., Nguyen, S. T., Farha, O. K., & Hupp, J. T. (2014). Simple and compelling biomimetic metal-organic framework catalyst for the degradation of nerve agent simulants. *Angewandte Chemie*, 126(2), 507–511.

Kerner, R., Palchik, O., & Gedanken, A. (2001). Sonochemical and microwave-assisted preparations of PbTe and PbSe. A comparative study. *Chemistry of Materials*, 13(4), 1413–1419.

Khan, N. A., Hasan, Z., & Jhung, S. H. (2013). Adsorptive removal of hazardous materials using metal-organic frameworks (MOFs): a review. *Journal of Hazardous Materials*, 244, 444–456.

Kim, K., Tsay, O. G., Atwood, D. A., & Churchill, D. G. (2011). Destruction and detection of chemical warfare agents. *Chemical Reviews*, 111(9), 5345–5403.

Kim, S., Ying, W. B., Jung, H., Ryu, S. G., Lee, B., & Lee, K. J. (2017). Zirconium hydroxide-coated nanofiber mats for nerve agent decontamination. *Chemistry – An Asian Journal*, 12(6), 698–705.

Kingery, A. F., & Allen, H. E. (1995). The environmental fate of organophosphorus nerve agents: a review. *Toxicological & Environmental Chemistry*, 47(3–4), 155–184.

Kitagawa, S. (2014). Metal-organic frameworks (MOFs). *Chemical Society Reviews*, 43(16), 5415–5418.

Kitagawa, S., Kitaura, R., & Noro, S. (2004). Functional porous coordination polymers. *Angewandte Chemie*, 43(18), 2334–2375.

Klinowski, J., Paz, F. A. A., Silva, P., & Rocha, J. (2011). Microwave-assisted synthesis of metal-organic frameworks. *Dalton Transactions*, 40(2), 321–330.

Kloot, W., & van, D. (2004). April 1915: Five future nobel prize-winners inaugurate weapons of mass destruction and the academic-industrial-military complex. *Notes and Records of the Royal Society of London*, 58(2), 149–160.

Kreno, L. E., Leong, K., Farha, O. K., Allendorf, M., Van Duyne, R. P., & Hupp, J. T. (2012). Metal-organic framework materials as chemical sensors. *Chemical Reviews*, 112(2), 1105–1125.

Lee, D. T., Jamir, J. D., Peterson, G. W., & Parsons, G. N. (2020). Protective fabrics: metal-organic framework textiles for rapid photocatalytic sulfur mustard simulant detoxification. *Matter*, 2(2), 404–415.

Lee, D. T., Zhao, J., Oldham, C. J., Peterson, G. W., & Parsons, G. N. (2017a). UiO-66-NH_2 metal-organic framework (MOF) nucleation on TiO_2, ZnO, and Al_2O_3 atomic layer deposition-treated polymer fibers: role of metaloxide on MOF growth and catalytic hydrolysis of chemical warfare agent simulants. *ACS Applied Materials & Interfaces*, 9(51), 44847–44855.

Lee, D. T., Zhao, J., Peterson, G. W., & Parsons, G. N. (2017b). Catalytic "MOF-Cloth" formed via directed supramolecular assembly of UiO-66-NH_2 crystals on atomic layer deposition-coated textiles for rapid degradation of chemical warfare agent simulants. *Chemistry of Materials*, 29(11), 4894-4903.

Lee, J., Farha, O. K., Roberts, J., Scheidt, K. A., Nguyen, S. T., & Hupp, J. T. (2009). Metal-organic framework materials as catalysts. *Chemical Society Reviews*, 38(5), 1450-1459.

Lee, T., Ooi, C.-H., Othman, R., & Yeoh, F.-Y. (2014). Activated carbon fiber-the hybrid of carbon fiber and activated carbon. *Reviews on Advanced Materials Science*, 36(2), 118-136.

Li, J., Bhatt, P. M., Li, J., Eddaoudi, M., & Liu, Y. (2020). Recent progress on microfine design of metal-organic frameworks: structure regulation and gas sorption and separation. *Advanced Materials*, 32(44), 2002563.

Li, J.-R., Kuppler, R. J., & Zhou, H.-C. (2009). Selective gas adsorption and separation in metal-organic frameworks. *Chemical Society Reviews*, 38(5), 1477-1504.

Li, J.-R., Sculley, J., & Zhou, H.-C. (2012). Metal-organic frameworks for separations. *Chemical Reviews*, 112(2), 869-932.

Li, W., Wang, R., & Chen, Z. (2018). Zr-based metal-organic framework-modified cotton for solid phase microextraction of non-steroidal anti-inflammatory drugs. *Journal of Chromatography. A*, 1576, 19-25.

Li, Y., Wee, L. H., Volodin, A., Martens, J. A., & Vankelecom, I. F. (2015). Polymer supported ZIF-8 membranes prepared via an interfacial synthesis method. *Chemical Communications*, 51(5), 918 -920.

Liang, H., Yao, A., Jiao, X., Li, C., & Chen, D. (2018). Fast and sustained degradation of chemical warfare agent simulants using flexible self-supported metal-organic framework filters. *ACS Applied Materials & Interfaces*, 10(24), 20396-20403.

Lin, Z.-J., Zheng, H.-Q., Zheng, H.-Y., Lin, L.-P., Xin, Q., & Cao, R. (2017). Efficient capture and effective sensing of Cr2O72-from water using a zirconium metal-organic framework. *Inorganic Chemistry*, 56(22), 14178-14188.

Liu, C., Wu, Y., Morlay, C., Gu, Y., Gebremariam, B., Yuan, X., & Li, F. (2016). General deposition of metal-organic frameworks on highly adaptive organic-inorganic hybrid electrospun fibrous substrates. *ACS Applied Materials & Interfaces*, 8(4), 2552-2561.

Liu, Gang, Wang, Y., Xue, Q., Wen, Y., Hong, X., & Ullah, K. (2021). TiO2/Cu-MOF/PPy composite as a novel photocatalyst for decomposition of organic dyes. *Journal of Materials Science: Materials in Electronics*, 32(4), 4097-4109.

Liu, G.-L, Qin, Y., Jing, L., Wei, G., & Li, H. (2013). Two novel MOF-74 analogs exhibiting unique luminescent selectivity. *Chemical Communications*, 49(17), 1699-1701.

Liu, Y., Howarth, A. J., Hupp, J. T., & Farha, O. K. (2015). Selective photooxidation of a mustard-gas simulant catalyzed by a porphyrinic metal-organic framework. *Angewandte Chemie*, 127(31), 9129–9133.

Liu, Y., Howarth, A. J., Vermeulen, N. A., Moon, S.-Y., Hupp, J. T., & Farha, O. K. (2017). Catalytic degradation of chemical warfare agents and their simulants by metal-organic frameworks. *Coordination Chemistry Reviews*, 346, 101–111.

Liu, Y., Moon, S.-Y., Hupp, J. T., & Farha, O. K. (2015). Dual-function metal-organic framework as a versatile catalyst for detoxifying chemical warfare agent simulants. *ACS Nano*, 9(12), 12358–12364.

López-Muñoz, F., Alamo, C., Guerra, J., & García-García, P. (2008). The development of neurotoxic agents as chemical weapons during the National Socialist period in Germany. *Revista de Neurologia*, 47(2), 99–106.

López-Maya, E., Montoro, C., Rodríguez-Albelo, L. M., Aznar Cervantes, S. D., Lozano-Pérez, A. A., Cenís, J. L., Barea, E., & Navarro, J. A. (2015). Textile/metal-organic-framework composites as self-detoxifying filters for chemical-warfare agents. *Angewandte Chemie*, 54(23), 6790–6794.

Love, A. H., Vance, A. L., Reynolds, J. G., & Davisson, M. L. (2004). Investigating the affinities and persistence of VX nerve agent in environmental matrices. *Chemosphere*, 57(10), 1257–1264.

Lu, A. X., McEntee, M., Browe, M. A., Hall, M. G., DeCoste, J. B., & Peterson, G. W. (2017). MOFabric: electrospun nanofiber mats from PVDF/UiO-66--NH_2 for chemical protection and decontamination. *ACS Applied Materials & Interfaces*, 9(15), 13632–13636.

Ma, F.-J., Liu, S.-X., Sun, C.-Y., Liang, D.-D., Ren, G.-J., Wei, F., Chen, Y.-G., & Su, Z.-M. (2011). A sodalite-type porous metal-organic framework with polyoxometalate templates: adsorption and decomposition of dimethyl methylphosphonate. *Journal of the American Chemical Society*, 133(12), 4178–4181.

Ma, K., Islamoglu, T., Chen, Z., Li, P., Wasson, M. C., Chen, Y., Wang, Y., Peterson, G. W., Xin, J. H., & Farha, O. K. (2019). Scalable and template-free aqueous synthesis of zirconium-based metal-organic framework coating on textile fiber. *Journal of the American Chemical Society*, 141(39), 15626–15633.

Marrs, T. C. (2007). *Toxicology of organophosphate nerve agents. Chemical warfare agents: toxicology and treatment* (pp. 191–221). West Sussex: John Wiley & Sons, Ltd.

Mason, J. A., Veenstra, M., & Long, J. R. (2014). Evaluating metal-organic frameworks for natural gas storage. *Chemical Science*, 5(1), 32–51.

Matsumoto, T. (1985). Mesophase pitch and its carbon fibers. *Pure and Applied Chemistry*, 57(11), 1553–1562.

Meyer, V. (1886). Ueber thiodiglykolverbindungen. *Berichte Der Deutschen Chemischen Gesellschaft*, 19(2), 3259–3266.

Millange, F., El Osta, R., Medina, M. E., & Walton, R. I. (2011). A time-resolved diffraction study of a window of stability in the synthesis of a copper carboxylate metal-organic framework. *CrystEngComm*, 13(1), 103-108.

Mohan, D., & Pittman, C. U., Jr (2006). Activated carbons and low cost adsorbents for remediation of tri-and hexavalent chromium from water. *Journal of Hazardous Materials*, 137 (2), 762-811.

Mondloch, J. E., Katz, M. J., Isley Iii, W. C., Ghosh, P., Liao, P., Bury, W., Wagner, G. W., Hall, M. G., De Coste, J. B., & Peterson, G. W. (2015). Destruction of chemical warfare agents using metal-organic frameworks. *Nature Materials*, 14(5), 512-516.

Morgan, P. (2005). *Carbon fibers and their composites*. CRC press.

Morris, W., Volosskiy, B., Demir, S., Gúndara, F., McGrier, P. L., Furukawa, H., Cascio, D., Stoddart, J. F., & Yaghi, O. M. (2012). Synthesis, structure, and metalation of two new highly porous zirconium metal-organic frameworks. *Inorganic Chemistry*, 51(12), 6443-6445.

Morrison, R. W. (2002). Overview of current collective protection filtration technology. In *NBC Defense Collective Protection Conference*, Maryland: U. S. Army Soldier and Biological Chemical Command.

Motz, G., & Bordia, R. (2009). *Processing, structure and properties of ceramic fibers. Handbook of textile fibre structure* (pp. 378-424). Elsevier.

Mueller, U., Puetter, H., Hesse, M., & Wessel, H. (2007). Method for electrochemical production of a crystalline porous metal organic skeleton material, WO 2005/049892, BASF Aktiengesellschaft.

Mueller, U., Schubert, M., Teich, F., Puetter, H., Schierle-Arndt, K., & Pastre, J. (2006). Metal-organic frameworks-prospective industrial applications. *Journal of Materials Chemistry*, 16(7), 626-636.

Munro, N. B., Talmage, S. S., Griffin, G. D., Waters, L. C., Watson, A. P., King, J. F., & Hauschild, V. (1999). The sources, fate, and toxicity of chemical warfare agent degradation products. *Environmental Health Perspectives*, 107(12), 933-974.

National Research Council. (2000). *Strategies to protect the health of deployed US Forces: Force Protection and Decontamination*. National Academies Press.

Nikitin, M. B. D., & Jabbari, C. A. (2018). *Resurgence of Chemical Weapons Use: Issues for Congress*. CRS Insight.

Okumura, T., Suzuki, K., Fukuda, A., Kohama, A., Takasu, N., Ishimatsu, S., & Hinohara, S. (1998). The Tokyo subway sarin attack: disaster management, Part 1: Community emergency response. *Academic Emergency Medicine*, 5(6), 613-617.

Olajos, E. J., & Salem, H. (2001). Riot control agents: pharmacology, toxicology, biochemistry and chemistry. *Journal of Applied Toxicology*, 21, 355-391. Available from https://doi.org/10.1002/jat.767.

Ortelli, S., Costa, A. L., & Dondi, M. (2015). TiO_2 nanosols applied directly on textiles using different purification treatments. *Materials*, 8(11), 7988-7996.

Park, S. -J., & Heo, G. -Y. (2015). *Precursors and manufacturing of carbon fibers. Carbon fibers* (pp. 31–66). Springer.

Park, S. Y., Chung, J. W., Priestley, R. D., & Kwak, S. -Y. (2012). Covalent assembly of metal nanoparticles on cellu lose fabric and its antimicrobial activity. *Cellulose*, 19(6), 2141–2151.

Patočka, J., & Fusek, J. (2004). Chemical agents and chemical terrorism. *Central European Journal of Public Health*, 12, 75.

Peng, Y., Krungleviciute, V., Eryazici, I., Hupp, J. T., Farha, O. K., & Yildirim, T. (2013). Methane storage in metal-organic frameworks: current records, surprise findings, and challenges. *Journal of the American Chemical Society*, 135(32), 11887–11894.

Peterson, G. W., Lu, A. X., Hall, M. G., Browe, M. A., Tovar, T., & Epps, T. H., Ⅲ (2018). MOF wich: Sandwiched metal-organic framework-containing mixed matrix composites for chemical warfare agent removal. *ACS Applied Materials & Interfaces*, 10(8), 6820–6824.

Peterson, G. W., Moon, S. -Y., Wagner, G. W., Hall, M. G., DeCoste, J. B., Hupp, J. T., & Farha, O. K. (2015). Tailoring the pore size and functionality of UiO-type metal-organic frameworks for optimal nerve agent destruction. *Inorganic Chemistry*, 54(20), 9684–9686.

Petkova, P., Francesko, A., Fernandes, M. M., Mendoza, E., Perelshtein, I., Gedanken, A., & Tzanov, T. (2014). Sonochemical coating of textiles with hybrid ZnO/chitosan antimicrobial nanoparticles. *ACS Applied Materials & Interfaces*, 6(2), 1164–1172.

Phadatare, A., & Kandasubramanian, B. (2019). Metal organic framework functionalized fabrics for detoxification of chemical warfare agents. *Industrial & Engineering Chemistry Research*, 59(2), 569–586.

Pham, M. -H., Vuong, G. -T., Vu, A. -T., & Do, T. -O. (2011). Novel route to size-controlled Fe-MIL-88B-NH_2 metal-organic framework nanocrystals. *Langmuir*, 27(24), 15261–15267.

Pichon, A., & James, S. L. (2008). An array-based study of reactivity under solvent-free mechanochemical conditions-insights and trends. *CrystEngComm*, 10(12), 1839–1847.

Pichon, A., Lazuen-Garay, A., & James, S. L. (2006). Solvent-free synthesis of a microporous metal-organic framework. *CrystEngComm*, 8(3), 211–214.

Pinto, M. L., Dias, S., & Pires, J. (2013). Composite MOF foams: the example of UiO-66/polyurethane. *ACS Applied Materials & Interfaces*, 5(7), 2360–2363.

Pinto, T. V., Costa, P., Sousa, C. M., Sousa, C. A., Pereira, C., Silva, C. J., Pereira, M. F. R., Coelho, P. J., & Freire, C. (2016). Screen-printed photochromic textiles through new inks based on SiO2@ naphthopyran nanoparticles. *ACS Applied Materials & Interfaces*, 8(42), 28935–28945.

Prentiss, A. M. (1937). *Chemicals in war. A treatise on chemical warfare.*

Qiu, L. -G., Li, Z. -Q., Wu, Y., Wang, W., Xu, T., & Jiang, X. (2008). Facile synthesis of nanocrystals of a microporous metal-organic framework by an ultrasonic method and selective sensing of organoamines. *Chemical Communications*, 31, 3642–3644.

Qiu, S., Xue, M., & Zhu, G. (2014). Metal-organic framework membranes: from synthesis to separation application. *Chemical Society Reviews*, 43(16), 6116-6140.

Raber, E., & McGuire, R. (2002). Oxidative decontamination of chemical and biological warfare agents using LGel. *Journal of Hazardous Materials*, 93(3), 339-352.

Rahaman, M. S. A., Ismail, A. F., & Mustafa, A. (2007). A review of heat treatment on polyacrylonitrile fiber. *Polymer Degradation and Stability*, 92(8), 1421-1432.

Rall, D. P., & Pechura, C. M. (1993). *Veterans at risk: The health effects of mustard gas and lewisite*.

Ramaswamy, P., Wong, N. E., & Shimizu, G. K. (2014). MOFs as proton conductors-challenges and opportunities. *Chemical Society Reviews*, 43(16), 5913-5932.

RENAUD, F. R., & Freney, J. (1999). Les textiles antimicrobiens. pour la. *Science*, 266, 134-140.

Richter, I., Schubert, M., & Müller, U. (2009). Porous metal organic framework based on pyrroles and pyridinones, US20090183996A1, BASR SE.

Robinson, J. P. (1971). *The rise of CB weapons*. Stockholm International Peace Research Institute.

Roy, A., Srivastava, A. K., Singh, B., Mahato, T., Shah, D., & Halve, A. (2012). Degradation of sulfur mustard and 2-chloroethyl ethyl sulfide on Cu-BTC metal-organic framework. *Microporous and Mesoporous Materials*, 162, 207-212.

Ruffley, J. P., Goodenough, I., Luo, T.-Y., Richard, M., Borguet, E., Rosi, N. L., & Johnson, J. K. (2019). Design, synthesis, and characterization of metal-organic frameworks for enhanced sorption of chemical warfare agent simulants. *The Journal of Physical Chemistry C*, 123(32), 19748-19758.

Sakamoto, H., Matsuda, R., & Kitagawa, S. (2012). Systematic mechanochemical preparation of a series of coordination pillared layer frameworks. *Dalton Transactions*, 41(14), 3956-3961.

Schreuder-Gibson, H., Gibson, P., Senecal, K., Sennett, M., & Walker, J. (2002). Protective textile materials basedon electrospun nanofibers. *Journal of Advanced Materials*, 34(3), 44-55.

Schreuder-Gibson, H. L., Truong, Q., Walker, J. E., Owens, J. R., Wander, J. D., & Jones, W. E. (2003). Chemical and biological protection and detection in fabrics for protective clothing. *MRS Bulletin*, 28(8), 574-578.

Schweitzer, C., & Schmidt, R. (2003). Physical mechanisms of generation and deactivation of singlet oxygen. *Chemical Reviews*, 103(5), 1685-1758.

Seabolt, E. E., & Ford, W. T. (2003). Alkaline hydrolysis of O, S-diethyl phenylphosphonothioate and pnitrophenyl diethyl phosphate in latex dispersions. *Langmuir*, 19(13), 5378-5382.

Seki, K., Takamizawa, S., & Mori, W. (2001a). Characterization of microporous copper

(Ⅱ) dicarboxylates (fumarate, terephthalate, and trans-1, 4-cyclohexanedicarboxylate) by gas adsorption. *Chemistry Letters*, 30(2), 122–123.

Seki, K., Takamizawa, S., & Mori, W. (2001b). Design and gas adsorption property of a three-dimensional coordination polymer with a stable and highly porous framework. *Chemistry Letters*, 30(4), 332–333.

Serre, Christian, Millange, F., Thouvenot, C., Nogues, M., Marsolier, G., Louër, D., & Férey, G. (2002). Very Large Breathing Effect in the First Nanoporous Chromium (Ⅲ)-Based Solids: MIL-53 or CrⅢ (OH) ⊙ {O2C-C6H4-CO2} ⊙ {HO2C-C6H4-CO2H} x ⊙H2O y. *Journal of the American Chemical Society*, 124(45), 13519–13526.

Serre, C. M. D. C., Mellot-Draznieks, C., Surblé, S., Audebrand, N., Filinchuk, Y., & Férey, G. (2007). Role of solvent-host interactions that lead to very large swelling of hybrid frameworks. *Science*, 315(5820), 1828–1831.

Shea, D. A. (2013). Chemical weapons: a summary report of characteristics and effects. Congressional Research Service, the Library of Congress.

Shekhah, O. (2010). Layer-by-layer method for the synthesis and growth of surface mounted metal-organic frameworks (SURMOFs). *Materials*, 3(2), 1302–1315.

Shekhah, O., Wang, H., Kowarik, S., Schreiber, F., Paulus, M., Tolan, M., Sternemann, C., Evers, F., Zacher, D., & Fischer, R. A. (2007). Step-by-step route for the synthesis of metal-organic frameworks. *Journal of theAmerican Chemical Society*, 129(49), 15118–15119.

Sidell, F. R. (1997). Nerve agents. *Medical Aspects of Chemical and Biological Warfare*, 130.

Song, L., Zhao, T., Yang, D., Wang, X., Hao, X., Liu, Y., Zhang, S., & Yu, Z.-Z. (2020). Photothermal graphene/UiO-66-NH_2 fabrics for ultrafast catalytic degradation of chemical warfare agent simulants. *Journal of Hazardous Materials*, 393, 122332.

Stassen, I., Bueken, B., Reinsch, H., Oudenhoven, J., Wouters, D., Hajek, J., Van Speybroeck, V., Stock, N., Vereecken, P., & Van Schaijk, R. (2016). Towards metal-organic framework based field effect chemical sensors: UiO-66-NH_2 for nerve agent detection. *Chemical Science*, 7(9), 5827–5832.

Stassen, I., Styles, M., Grenci, G., Van Gorp, H., Vanderlinden, W., De Feyter, S., Falcaro, P., De Vos, D., Vereecken, P., & Ameloot, R. (2016). Chemical vapour deposition of zeolitic imidazolate framework thin films. *Nature Materials*, 15(3), 304–310.

Stock, N., & Biswas, S. (2012). Synthesis of metal-organic frameworks (MOFs): routes to various MOF topologies, morphologies, and composites. *Chemical Reviews*, 112(2), 933–969.

Sudik, A. C., Millward, A. R., Ockwig, N. W., Côté, A. P., Kim, J., & Yaghi, O. M. (2005). Design, synthesis, structure, and gas (N2, Ar, CO2, CH4, and H2) sorption properties of porous metal-organic tetrahedral and heterocuboidal polyhedra. *Journal of the American Chemical Society*, 127(19), 7110–7118.

Suslick, K. S., Hammerton, D. A., & Cline, R. E. (1986). Sonochemical hot spot. *Journal of the American Chemical Society*, 108(18), 5641–5642.

Suzuki, M. (1994). Activated carbon fiber: fundamentals and applications. *Carbon*, 32(4), 577–586.

Szinicz, L. (2005). History of chemical and biological warfare agents. *Toxicology*, 214(3), 167–181.

Thilagavathi, G., & Bala, S. K. (2007). *Microencapsulation of herbal extracts for microbial resistance in healthcare textiles.*

Tomkins, B. A., & Sega, G. A. (2001). Determination of Lewisite oxide in soil using solid-phase microextraction followed by gas chromatography with flame photometric or mass spectrometric detection. *Journal of Chromatography. A*, 909(1), 13–28.

Tranchemontagne, D. J., Mendoza-Cortés, J. L., O'Keeffe, M., & Yaghi, O. M. (2009). Secondary building units, nets and bonding in the chemistry of metal-organic frameworks. *Chemical Society Reviews*, 38(5), 1257–1283.

Tripathi, N. K., Singh, V. V., Sathe, M., Thakare, V. B., & Singh, B. (2018). Activated carbon fabric: an adsorbent material for chemical protective clothing. *Defence Science Journal*, 68, 83.

US Army Medical Research Institute of Chemical Defense. Chemical Casualty Care Division. (1999). *Medical management of chemical casualties: Handbook*. Chemical Casualty Care Division, US Army Medical Research Institute of Chemical Defense.

Van Langenhove, L. (2007). *Smart textiles for medicine and healthcare: materials, systems and applications*. Elsevier.

Vellingiri, K., Deep, A., & Kim, K.-H. (2016). Metal-organic frameworks as a potential platform for selective treatment of gaseous sulfur compounds. *ACS Applied Materials & Interfaces*, 8(44), 29835–29857.

Vellingiri, K., Philip, L., & Kim, K.-H. (2017). Metal-organic frameworks as media for the catalytic degradation of chemical warfare agents. *Coordination Chemistry Reviews*, 353, 159–179.

Wagner, G. W., & Bartram, P. W. (1999). Reactions of VX, HD, and their simulants with NaY and AgY zeolites. Desulfurization of VX on AgY. *Langmuir*, 15(23), 8113–8118.

Wagner, G. W., & Yang, Y.-C. (2002). Rapid nucleophilic/oxidative decontamination of chemical warfare agents. *Industrial & Engineering Chemistry Research*, 41(8), 1925–1928.

Wallace, R., Giannakoudakis, D. A., Florent, M., Karwacki, C. J., & Bandosz, T. (2017). Ferrihydrite deposited on cotton textiles as protection media against the chemical warfare agent surrogate (2-chloroethyl ethyl sulfide). *Journal of Materials Chemistry A*, 5(10), 4972–4981.

Wang, C.-C., & Ying, J. Y. (1999). Sol-gel synthesis and hydrothermal processing of anatase and rutile titania nanocrystals. *Chemistry of Materials*, 11(11), 3113–3120.

Wang, D., Wang, Z., Zheng, X., & Tian, M. (2020). Activated carbon fiber derived from the seed hair fibers of Metaplexis japonica: novel efficient adsorbent for methylene blue.

Industrial Crops and Products, 148, 112319.

Willans, C. E., French, S., Anderson, K. M., Barbour, L. J., Gertenbach, J.-A., Lloyd, G. O., Dyer, R. J., Junk, P. C., & Steed, J. W. (2011). Tripodal imidazole frameworks: reversible vapour sorption both with and without significant structural changes. *Dalton Transactions*, 40(3), 573-582.

Woellner, M., Hausdorf, S., Klein, N., Mueller, P., Smith, M. W., & Kaskel, S. (2018). Adsorption and detection of hazardous trace gases by metal-organic frameworks. *Advanced Materials*, 30(37), 1704679.

Yaghi, O., & Li, H. (1995). Hydrothermal synthesis of a metal-organic framework containing large rectangular channels. *Journal of the American Chemical Society*, 117(41), 10401-10402.

Yaghi, O. M., Li, G., & Li, H. (1995). Selective binding and removal of guests in a microporous metal-organic framework. *Nature*, 378(6558), 703-706.

Yang, Y. C., Baker, J. A., & Ward, J. R. (1992). Decontamination of chemical warfare agents. *Chemical Reviews*, 92 (8), 1729-1743.

Yao, A., Jiao, X., Chen, D., & Li, C. (2019). Photothermally enhanced detoxification of chemical warfare agent simulants using bioinspired core-shell dopamine-melanin @ metal-organic frameworks and their fabrics. *ACS Applied Materials & Interfaces*, 11(8), 7927-7935.

Yao, A., Jiao, X., Chen, D., & Li, C. (2020). Bio-inspired polydopamine-mediated Zr-MOF fabrics for solar photothermal-driven instantaneous detoxification of chemical warfare agent simulants. *ACS Applied Materials & Interfaces*, 12(16), 18437-18445.

Yu, M., Li, W., Wang, Z., Zhang, B., Ma, H., Li, L., & Li, J. (2016). Covalent immobilization of metal-organic frameworks onto the surface of nylon-a new approach to the functionalization and coloration of textiles. *Scientific Reports*, 6(1), 1-9.

Yuan, S., Feng, L., Wang, K., Pang, J., Bosch, M., Lollar, C., Sun, Y., Qin, J., Yang, X., & Zhang, P. (2018). Stable metal-organic frameworks: design, synthesis, and applications. *Advanced Materials*, 30(37), 1704303.

Yue, Z., & Economy, J. (2017). Carbonization and activation for production of activated carbon fibers. *Activated Carbon Fiber and Textiles*, 61-139.

Yue, Z., Mangun, C., Economy, J., Kemme, P., Cropek, D., & Maloney, S. (2001). Removal of chemical contaminants from water to below USEPA MCL using fiber glass supported activated carbon filters. *Environmental Science & Technology*, 35(13), 2844-2848.

Zacher, D., Yusenko, K., Bétard, A., Henke, S., Molon, M., Ladnorg, T., Shekhah, O., Schüpbach, B., de los Arcos, T., & Krasnopolski, M. (2011). Liquid-phase epitaxy of multicomponent layer-based porous coordination polymer thin films of [M (L)(P) 0.5] type: importance of deposition sequence on the oriented growth. *Chemistry-A European Journal*, 17(5), 1448-1455.

Zhang, J., Wu, T., Chen, S., Feng, P., & Bu, X. (2009). Versatile structure-directing roles of deep-eutectic solvents and their implication in the generation of porosity and open metal sites for gas storage. *Angewandte Chemie*, 48(19), 3486–3490.

Zhang, P., Wang, Q., Fang, Y., Chen, W., Kirchon, A. A., Baci, M., Feng, M., Sharma, V. K., & Zhou, H.-C. (2019). *Metal-organic frameworks for capture and degradation of organic pollutants. Metal-organic frameworks (mofs) for environmental applications* (pp. 203–229). Elsevier.

Zhao, J., Lee, D. T., Yaga, R. W., Hall, M. G., Barton, H. F., Woodward, I. R., Oldham, C. J., Walls, H. J., Peterson, G. W., & Parsons, G. N. (2016). Ultra-fast degradation of chemical warfare agents using MOF-nanofiber kebabs. *Angewandte Chemie*, 128(42), 13418–13422.

Zhou, C.-E., Kan, C., Yuen, C. M., Matinlinna, J. P., Tsoi, J. K., & Zhang, Q. (2016). Plasma treatment applied in the pad-dry-cure process for making rechargeable antimicrobial cotton fabric that inhibits S. Aureus. *Textile Research Journal*, 86(20), 2202–2215.

Zhou, H.-C., Long, J. R., & Yaghi, O. M. (2012). Introduction to metal-organic frameworks. *Chemical Reviews*, 112(2), 673–674.

Zhou, X., Huang, W., Shi, J., Zhao, Z., Xia, Q., Li, Y., Wang, H., & Li, Z. (2014). A novel MOF/graphene oxide composite GrO@ MIL-101 with high adsorption capacity for acetone. *Journal of Materials Chemistry A*, 2(13), 4722–4730.

Zhu, G., Li, X., Wang, H., & Zhang, L. (2017). Microwave assisted synthesis of reduced graphene oxide incorporated MOF-derived ZnO composites for photocatalytic application. *Catalysis Communications*, 88, 5–8.

Zou, F., Yu, R., Li, R., & Li, W. (2013). Microwave-assisted synthesis of HKUST-1 and functionalized HKUST-1-@ H3PW12O40: selective adsorption of heavy metal ions in water analyzed with synchrotron radiation. *Chemphyschem*, 14(12), 2825–2832.

Zou, R., Zhong, R., Han, S., Xu, H., Burrell, A. K., Henson, N., Cape, J. L., Hickmott, D. D., Timofeeva, T. V., & Larson, T. E. (2010). A porous metal-organic replica of α-PbO_2 for capture of nerve agent surrogate. *Journalof the American Chemical Society*, 132(51), 17996–17999.

第3章　用于检测化学毒剂的等离子体纳米传感器

Semra Akgönüllü[①], Merve Çalişir[①], Merve Asena Özbek[①],
Muhammed Erkek[①], Nilay Bereli[①], Adil Denizli[①]

3.1　前　　言

如今,化学毒剂带来的风险和危险已经达到了不可忽视的程度,引起了越来越多的关注和问题。北大西洋公约组织(North Atlantic Treaty Organization)将化学毒剂定义为在军事行动中使用的物质,用于严重伤害士兵或使士兵丧失能力,甚至由于他们的病理生理影响而杀死他们(Pita et al., 2013;Urabe et al., 2014)。毒剂、氯气以及随后各种其他气体(如芥子气)的使用可追溯到第一次世界大战。然而,由于 1995 年发生在日本的沙林(GB)毒气恐怖袭击,人们发现化学毒剂在军事和民用领域中是一种不应忽视的威胁(Nakamine et al., 2018; Otsuka et al., 2020)。由于存在上述风险和危害,我们一直在努力改进现有的毒剂检测流程,并开发更可靠的流程。该领域中使用的一些技术包括气相色谱-质谱(GC-MS)(Terzic et al., 2013)、离子迁移谱(Satoh et al., 2015)及液相色谱-质谱(Bevan et al., 2017; Madmon & Weissberg, 2020)。

对于毒剂的早期检测,需要开发在恐怖主义防御和国土安全应用中具有快速检测能力的新型检测工具(Petkovic et al., 2019)。纳米材料是一个新颖而令人兴奋的研究领域。纳米技术的一个重要应用是先进的生物和化学纳米传感器(Srinivas et al., 2002)。在过去的 20 年中,纳米传感器的技术及其在环境保护(Anhet al., 2021)、药物筛选(Shin et al., 2021)、医学诊断学(Wu et al., 2020)、食品安全(Rahtuvanolu et al., 2020)及国家安全(Motlagh et al., 2020)中的应用取得了显著的进展。

快速准确地检测化学毒剂有重要的标准。这些关键因素包括灵敏度、再现性、易用性、低成本、特异性、高选择性、低假警报、便携性和分析时间。大多数测定化学毒剂的分析是针对环境中容易发现的化学物质进行的,如食物、土壤、水和空气。考虑到所有这些,传感器系统由于其突出的特性在环境监测、医疗诊断和工业应用中具有广阔的前景(Akgönüllü et al., 2020, 2021; Esentürk et al., 2019; Eubanks et al., 2007; Petkovic et al., 2019; Rahtuvanoğlu et al., 2020; Witkiewicz & Neffe, 2020)。为了国土安全,人们需要快速和实时地检测与识别该区域中的有毒工业化学品及化学毒剂。本章涵盖了这些方法,旨在通过举

---

① 土耳其,安卡拉,赫切特普大学,化学系。

例说明基于等离子体纳米传感器在恐怖主义防御中检测毒剂的文献研究，为未来的研究提供一个思路。

3.2 化学毒剂

化学毒剂可以由固态、液态和气态物质组成，这些物质是致命的、有害的、刺激性的及易燃的，并且对人类、植物和金属有影响。固体、液体、气体和气溶胶形式的毒剂，通过喷枪、直升机或飞机携带的喷雾罐，或通过火箭、导弹、地雷、手榴弹和飞机炸弹等进行分散与传播（Black & Muir, 2003; Kientz, 1998）。化学毒剂最重要的特点是容易制造并且成本低廉，影响范围非常广泛，而且在不破坏设施和材料的情况下是致命的。这些化学品受《关于禁止发展、生产、储存和使用化学武器及销毁此种武器的公约》的管制。这些有毒化合物在20世纪大规模生产和使用（Pita et al., 2020）。化学毒剂是快速作用且通常致命的低质量合成化合物，并用于获得军事优势（Ellison, 2007）。化学毒剂是根据它们的物理性质选择的，并且这些物理性质适用于它们将被使用的环境。这些物理性质包括蒸气压力、相对分子质量、耐久性、溶解性和熔点。除了几种不同的类型外，它们通常很快显示出效果。毒剂的分类是根据其对人类健康的影响进行的（Noort et al., 2002）。在这些类别中，主要有神经性毒剂、糜烂性毒剂和全身中毒性毒剂。

3.2.1 神经性毒剂

在化学毒剂中，神经性毒剂是最显著和最有效的一类。所有的神经性毒剂都属于有机磷酸酯类化合物。这些物质是永久性的，容易扩散，毒性很强，当吸入及与人的皮肤接触时会很快起作用（Tsuchihashi et al., 1998）。构成这些化合物的原材料非常便宜且容易获得。其作用机制可以是气体、气溶胶或液体形式，并通过呼吸和皮肤途径影响身体。神经性毒剂进入体内的方式是影响许多参数的重要因素。通过吸入神经性毒剂通常比其他途径更快地引起中毒。其原因是肺部有许多血管，吸入的神经性毒剂可以快速穿透血液并到达目标器官。如果一个人暴露在极高浓度的沙林（GB）中，几分钟内就会死亡。神经性毒剂通过皮肤进入体内会导致中毒时间延长。由于神经性毒剂是脂溶性的，它们可以通过皮肤外层进入体内。然而，毒剂到达血管需要时间，因此，在人体接触毒剂 20~30 min 后可观察到第一个症状。

有机磷化合物是化学毒剂中最致命的元素之一。众所周知，这些制剂中有许多是在“冷战”期间储存的。它们被归类为 G 类或 V 类毒剂，是最知名的化学武器之一。G 类是指：梭曼（O-频哪醇甲基磷酸盐；GD）、塔崩（O-乙基-N，NO-二甲基磷酰胺基氰酸酯；GA）、沙林（甲基氟磷酸异丙酯；GB）和环沙林（甲基氟磷酸环己酯；GF）（Hulse et al., 2019）。这些化学品具有挥发性和相对持久性，而 VX（O-乙基 S-2-二异丙基氨基乙基甲基磷酸酯）等 V 类毒剂则挥发性较低，相对更具持久性。有机磷毒剂主要通过抑制乙酰胆碱酯酶引起急性毒性，并破坏中枢神经系统和外周神经系统中乙酰胆碱介导的胆碱能信号的稳态调节。乙酰胆碱是中枢神经系统中神经肌肉接头处的一种神经递质。突触小泡中的乙酰胆碱分子位于运动终板;随着神经刺激的到来,它被注入突触间隙。从这里开始,它们附着在突触后膜上的胆碱能受体上,并能够形成肌肉收缩。乙酰胆碱由胆碱和乙酰辅酶A组成。它的合成伴随着胆碱乙酰转移酶。乙酰辅酶A的乙酰基部分被去除,并且辅酶A返回线粒体以产生乙酰辅酶A(Aroniadou-anderjaska et al., 2020)。它有两种类型的受体:毒蕈碱受体和烟碱受体。对于毒蕈碱受体,乙酰胆碱激动剂是毒蕈碱,拮抗剂是阿托品;对于烟碱受体,乙酰胆碱激动剂是烟碱,拮抗剂是箭毒。每种受体在不同的组织中有不同的结果,例如,m1受体介导乙酰胆碱诱导的Map激酶激活。Map激酶是记忆所必需的。其他类型的结果包括瞳孔收缩、流涎、流泪、排尿、排便及对心肌的影响(Abou-Donia et al., 2016)。据了解,有机磷中毒的相关症状通常会影响周围神经系统,然而,抗胆碱酯酶暴露的最大削弱作用也被证明会影响中枢神经系统(Pope, 2006)。

3.2.2 糜烂性毒剂

糜烂性毒剂是一种强效的细胞毒性烷化剂,也称为起疱剂,是另一种类型的化学毒剂。它们的使用通常影响肺、皮肤和黏膜以及造血器官,这可从它们的分类中得到证明。起疱剂分为三类,如芥子气、砒霜和荨麻剂。芥子气,也被称为雷文斯坦芥子气,是起疱剂之一,在第一次世界大战中首次被德国人使用(Nair et al., 2021)。与其名称相反,它不是气体,而是黏性液体,在环境温度下不会变成气体。芥子气通过减少组织呼吸抑制有丝分裂是起疱因子作用的结果,这种抑制导致细胞死亡。如果不采取保护措施,人接触这些气体可能会致命。人持续接触该气体会导致永久性疾病,不仅会抑制骨髓的生长,还会损害脾脏和消化系统(Wils et al., 1988)。

由于热带地区会促进芥子气的蒸发,因此在这些地区使用芥子气会造成很大的威胁。芥子气很容易穿过日常衣物,如果不使用适当的防护设备,很容易通过吸入和皮肤接触造成伤害。由皮肤吸收后,它很容易进入血液并引起全身反应。其废物通过尿液和汗液排出体外(Malaviya et al., 2020)。人在最初接触时可能不会出现症状,通常几天后会出现水疱,伤害程度取决于接触量和个人的总体健康状况。身体的潮湿部位,如眼睛、鼻子和嘴巴,特别容易受到芥子气的攻击。人过度接触芥子气会导致肺衰竭,并在短期内导致死亡。低暴露量的长期影响还不完全清楚。芥子气也是一种已确定的致癌物质,并有可能致畸。

氮芥子气也是一种起疱剂,含有与HN_1、HN_2和HN_3相似的化合物。它的黄色外观是由于杂质造成的。当它蒸发并释放到大气中时,它会在几个小时内分解(Salem & Sidell, 1993)。人接触氮芥子气后的症状就像其他芥子气一样,随着接触量的变化而变化,并且症状会立即显现出来。路易氏剂是一种有效的二氯胂起疱剂。纯的路易氏剂是无色无味的,但是如果毒剂含有杂质,它们将具有水果或天竺葵样的气味(Lizardo-Huerta et al., 2020)。作为一种液体,路易氏剂在日常使用中也很容易渗透到衣物中。其液态比气态更致命。与其他起疱剂的另一个区别是,它对骨髓生长的抑制较少。一些芥子气混合物有独特的大蒜气味。它们不溶于水,在平均温度下可以存活几天。这些形式在寒冷地区更具威胁,在冬季可以在地面上停留一个多星期。

3.2.3 全身中毒性毒剂

包括氰化物在内的全身中毒性毒剂会阻碍身体组织对氧气的利用，从而造成伤害。它们不直接影响血液结构，而是通过扰乱血液成分的产生而造成损害。例如，它们在细胞水平上破坏线粒体电子传递链。它们也被称为系统性毒剂，因为它们在进行这种破坏时抑制了某些酶组（Bebarta, 2012）。氰化氢、溴化氰和氯化氰是这类最常见的毒剂。

氰化物在战争中的首次使用是在第一次世界大战（Cummings, 2004）。这些具有高挥发性的化合物通常用于室内，因为它们在户外的使用无法达到预期的毒性浓度。这方面最著名的例子是在第二次世界大战期间，“纳粹”在集中营中使用它进行的大规模的灭绝人类行为。接触氰化物的症状包括智力丧失、心脏功能障碍、呼吸衰竭、癫痫发作，最终导致死亡（Carella et al., 1988; Finelli, 1981）。

氰化物的作用机理和危险性是由于它与三价铁有很高的亲和力。暴露后，细胞色素氧化酶与其内含的三价铁相互作用，阻碍人的氧气吸收，接触的人死于呼吸衰竭（Raza & Jaiswal,1994）。与其他毒剂一样，接触的持续时间和数量决定了症状的严重程度。氰化物的特有气味（苦杏仁）或受害者苍白的肤色在诊断与急救时可以挽救生命。

3.3 纳米传感器

近年来，传感器的使用在研究中发挥了重要作用。它们可以通过能够检测或监控分析物功能的传感器来检测生物系统上发生的效应和事件（Rong et al., 2017），也有可能在各种领域中商品化传感器，例如，当它们成为可穿戴设备的一部分时。这些传感器可以在短时间内实时监测生命体征和电极水平（Pantelopoulos & Bourbakis, 2010）。传感器大致由两部分组成：第一部分是识别生物或化学物质的元件（或接收器），其工作和服务是向第二部分传输信号；第二部分是指传感器。

传感器是用于测量化学和生物反应的设备，可以产生与反应中分析物浓度成比例的信号。传感器在我们的日常生活中有许多应用。它们使得在疾病监测、药物释放或发现、食品或环境等领域检测污染物成为可能，如图3.1所示。它们是在可能表明人体体液（血液、尿液等）中存在疾病的情况下能够快速得出结果的设备（Bhalla et al., 2016）。典型的纳米传感器工作原理示意图如图3.2所示，包括分析物、生物感受器、传感器、电子设备和显示元件等。

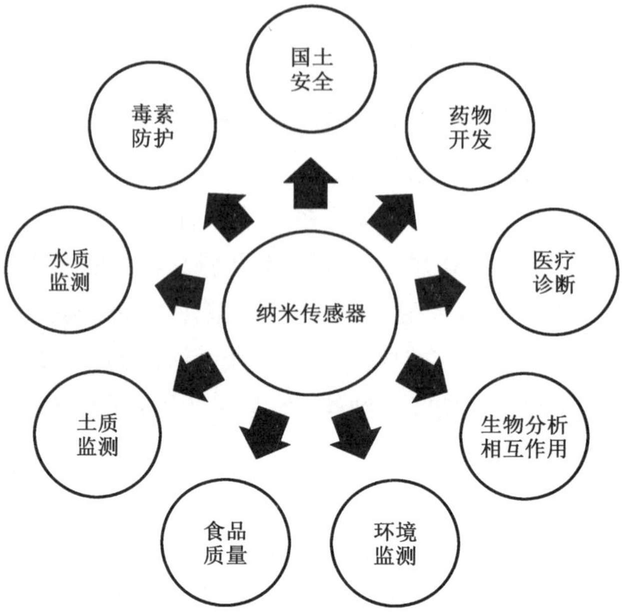

图 3.1　纳米传感器在日常生活中的应用

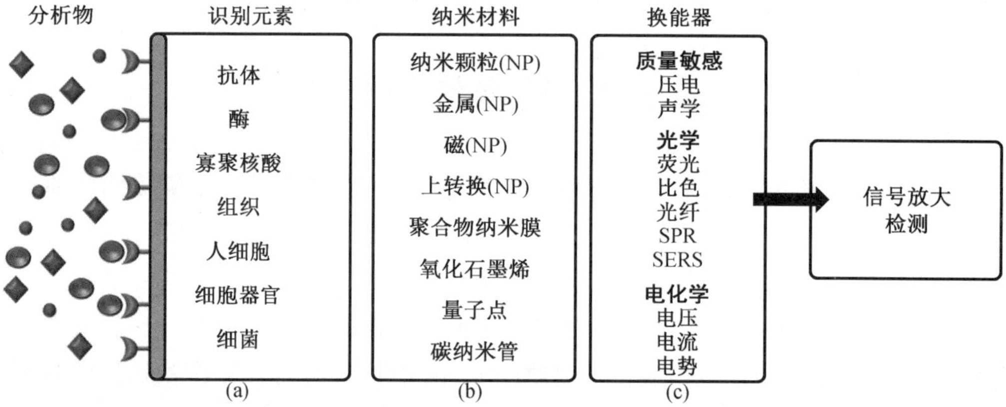

图 3.2　典型的纳米传感器工作原理示意图

3.3.1　基于等离子体激元的纳米传感器

表面等离子体激元表示为撞击金属表面的光子与金属-电介质界面上的表面等离子体激元的相互作用(Homola, 2008; Stewart et al. , 2008)。表面等离子体中的波长被用作一种表征的方法,因为它基于光学的测量方法,对介质的折射率(RI)很敏感。两种类型的表面等离子体共振(SPR)模式被用于基于等离子体的传感,包括传播 SPR(PSPR)和本地化 SPR(lSPR)模式。PSPR 是由平面金属-电介质界面限制的瞬逝电磁波,LSPR 是限制在金属纳米结构上的电磁波(Choi & Choi,2012)。

当分析物被捕获到传感器表面时,基于 PSPR 和 LSPR 的传感器对 RI 的变化很敏感。因此,这些基于等离子体激元的传感器具有无标记耦合,不像基于光学的方法。基于 PSPR 的传感器具有一些优势来探测它们在表面的附着(Homola, 2008; Stewart et al. , 2008)。这些传感器提供表面敏感、无标签、实时测量的可能性。基于 PSPR 的传感器的信号放大需要额外努力。因此,结合位点和瞬时结构域位点是通过介质的适当表面构型来实现结合的。基于 LSPR 的传感器,除了优于基于 PSPR 的传感器外,这些检测技术还通过改变作为测量分析物的纳米颗粒(NP)的尺寸、形状和成分来实现(Stewart et al., 2008;Willets & Van Duyne, 2007)。

表面增强拉曼散射(SERS)、SPR、本地化 SPR (LSPR)、光纤 SPR (FO-SPR)、表面增强荧光(SEF)、基于干涉、基于波导和特定结构的微弱场传感器,都是基于光学的传感技术。基于光学的传感器由于其低成本、实时监控、小尺寸和易于操作而成为流行的研究设备(Balbinot et al., 2021; Kim & Min, 2019)。等离子体传感器基于光学测量,其中当通过薄膜形式的导电界面与小于入射波长的纳米粒子相互作用时产生光。等离子体传感器具有高灵敏度和选择性。基于等离子体激元的传感器可轻松应用于液体和固体分析样品。因为只需要几微升的样品就能够制成小尺寸的产品,这提供了很大的可用性优势(Balbinot et al., 2021)。

这些基于等离子体激元的传感器通常基于非金属薄膜和纳米结构,具有在电磁光谱的可见光-近红外光范围内的高光学吸收带的特性。被用于等离子体传感器表面的贵金属包括银(Ag)、金(Au)、钯(Pd)和铂(Pt)。虽然银也具有等离子体性质。然而,银可以快速被氧化,所以它不是优选,但可以用表面上的薄膜层(如 ZrO_2 或 SiO_2)来保护它(Kretschmann & Raether, 1968)。用于开发传统的基于棱镜的 Kretschmann SPR 传感器的配置示意图如图 3.3(a)所示。

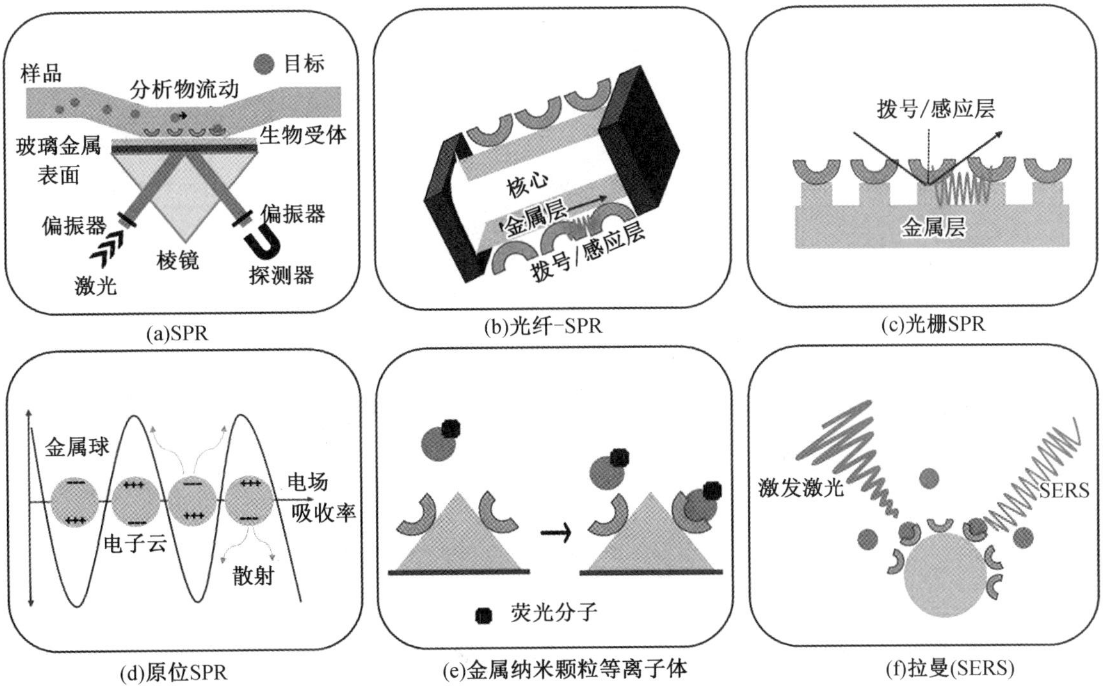

图 3.3 等离子体传感器的工作原理(Balbinot et al., 2021)

与分析仪器相比,基于等离子体的纳米传感器具有一些优势,包括高灵敏度、无标记检测和易于实时动力学分析。尽管等离子体传感器有许多优点,但一些缺点限制了其应用范围。首先,必须根据表面化学的结合步骤进行生物识别元件的固定,以减少表面上发生的任何非特异性结合。其次,与表面等离子体传感器相比,NP 集成等离子体传感器具有较低的灵敏度。在测量分析物的表面环境变化期间出现的 LSPR 峰值的变化,对 LSPR 传感器的灵敏度有不利影响。最后,样品制备和测量限制了多功能便携式传感器的使用。在单个或多个分析的应用中,人们有必要启用自动样本分析(Balbinot et al., 2021)。

3.3.2 表面等离子共振

SPR 传感器的使用是由 Bo Liedberg 在 1983 年首次开发的。后来,SPR 传感器由于其实用、快速的检测方法和低成本而开始在实验室中广泛使用(Liedberg et al., 1983; Naimushin et al., 2005; Roh et al., 2011)。SPR 传感器可以检测许多有毒和致命的化学与生物毒剂(Palframan, 2013)。原则上,SPR 传感器是基于光学方法的,通过光以一定角度入射到覆盖有金或银金属膜的表面上激发光子,以及金属膜表面上出现的 RI 变化,来测量这些变化。将激发的表面等离子体从金或银的表面分离,并且检查环境中的分析物和离开金属表面的等离子体的相互作用(Homola, 2008)。基于 SPR 的传感器被用作一种测量技术,用于无标记和实时分析不同的生物分子与结构(图 3.4)。

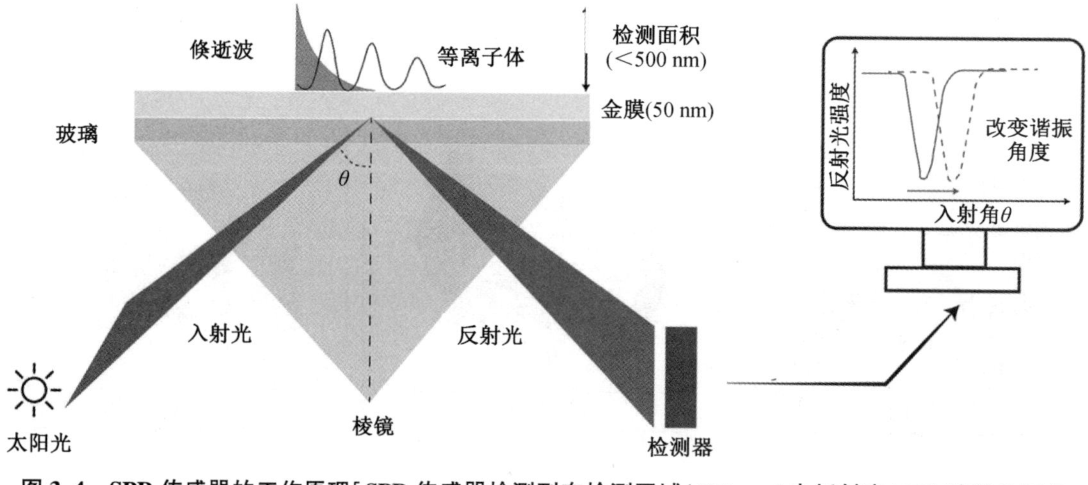

图 3.4 SPR 传感器的工作原理[SPR 传感器检测到在检测区域(500 nm)内折射率(RI)随着共振角(RA)的变化而变化]

3.4 化学毒剂检测的应用

致命的影响和简单的准备已经成为恐怖组织选择武器的标准。为这些化学毒剂寻找更容易、更快速和“现场可部署”的检测平台是非常迫切和值得注意的(Kumar et al., 2017)。近年来,基于气相色谱/质谱、离子迁移谱、液相色谱-质谱和荧光光度计的几种常规设备已经被广泛地用于化学毒剂检测(Kumar et al., 2017)。这些技术具有局限性,如低选择性、可移植性、高成本、操作复杂和响应时间长。为了克服这些挑战,人们已经研究了新的传感平台,通过使用等离子体传感器平台实现了对毒剂的检测。

甲基磷酸二甲酯(DMMP)是G类神经性毒剂中的一种模拟剂,由于G类毒剂毒性大、易扩散、持久性强而令人担忧。Lafuente等开发了一种基于表面增强拉曼散射的纳米传感器,用于检测DMMP。他们制备了柠檬酸盐覆盖的金纳米粒子单层材料,检测极限为130 ppb(1 ppb=1 μg/L)。此外,基于等离子体激元的纳米传感器具有良好的耐光降解性,并且能基本上快速地通过冲洗空气恢复(Lafuente et al.,2018)。检测毒剂蒸气的SERS实验过程如图3.5所示。

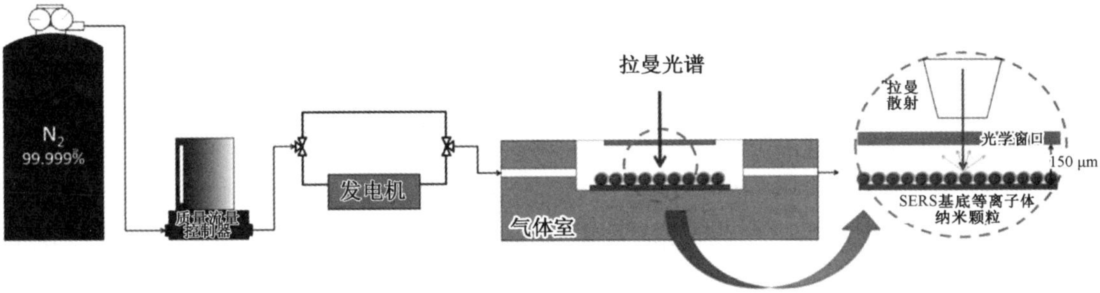

图3.5 气相SERS测量的实验过程(Lafuente et al., 2018)

催泪剂是一种可以用于恐怖袭击的化学毒剂。当人们接触到催泪剂时,他们会出现各种症状,如灼烧感、疼痛、呕吐和呼吸困难。Nakamura等开发了一种基于SPR的免疫传感器,用于现场检测辣椒素类物质。辣椒素是恐怖袭击中使人产生泪液的主要成分。他们设计了一种兔源性抗高香草酸多克隆抗体,并采用间接竞争法测定了辣椒素的含量。他们将含有不同辣椒素类似物的传感器芯片通过低聚乙二醇自组装单层(SAM)固定在SPR传感器表面。其检测极限为150 ppb (Nakamura et al.,2013)。

在化学战和恐怖主义防御中,对检测剧毒有机磷神经性毒剂的新方法和开发替代方法的需求持续存在(Joshi et al.,2006)。这些神经性毒剂可以以气溶胶、气体或液体的形式,通过人的皮肤扩散到全身。聚甲基磷酸盐(PMP)和甲基磷酸是二级分析物,在水和土壤中迅速水解(Bajgar, 2005;Jaffrezic-Renault, 2001)。Taranekar等开发了一种SPR/电位化学传感器,用于纳米摩尔检测和特异性识别PMP作为有毒神经性毒剂。他们利用自组装的单层修饰金衬底设计了电化学交联超薄膜。报道了一种基于SM-D/Cu^{2+}薄膜的选择性和高灵敏度的神经性毒剂化学传感器。在不同的分析物浓度下,通过原位SPR/电位变化同时监测了吸附动力学;对不同的类似分析物也测试了传感器的选择性。据报道,所设计的交联膜非常稳定,原则上可以很容易地与便携式SPR系统结合。研究人员正在继续设计可用于感知空气中的神经性毒剂的技术(Taranekar et al.,2006)。

在另一项研究中,Prakash等开发了一种基于分子印迹的SPR纳米传感器,用于检测神经性毒剂梭曼(GD)的兴奋剂PMP。他们的目标是开发一种基于等离子体的神经性毒剂传感器,可以实时使用。其以甲基丙烯酸为功能单体,乙二醇二甲基丙烯酸酯为交联剂。已经证明,PMP 在浓度为 100 ppb 时可以检测到。该研究设计了一种快速简便的基于分子印迹聚合物(MIP)的 SPR 传感器实时检测 PMP 的技术(Prakash et al., 2004)。MIP 是基于模板分子的特定识别位点(空腔)的替代合成聚合物的(Akgnll et al.,2020a;Bakhshpour & Denizli, 2020;Saylan et al.,2020)。

由于国土安全的要求和清理雷区的广泛需要,作者最近对爆炸物的传感进行了研究。三硝基甲苯(TNT)是一种硝基芳香炸药,为传感平台开发了检测五硝基四硝基醇(PETN)或 1,3,5-三硝基-1,3,5-三嗪(RDX)等危险炸药的方法(Krause et al., 2008)。Riskin 等报道了一种用于检测 RDX 的超灵敏的基于 SPR 的纳米传感器。在本研究中,研究人员制备了双苯胺-交联金 NP 与金表面结合的复合材料。他们证明,在 Kemp 酸的存在下,AuNPs 的电聚合产生了对 RDX 具有高结合亲和力的印迹复合材料。RDX 的检出限计算为 12 fM①。这种印迹技术使 SPR 纳米传感器能够灵敏、选择性地检测这种有害物质(Riskin et al.,2010)。

Kawaguchi 等报道了另一项基于等离子体的纳米传感器研究。他们开发了一种高灵敏度的 SPR 来探测 TNT。在 SPR 芯片表面设计了三硝基苯-β-丙氨酸固定化硫酸酯单层表面,分析时间为 2 min,检出限值为 0.008 ng,动态浓度为 1.0~30.0 ng/mL。他们开发了一种稳定可靠的 SPR 纳米传感器平台,使用基于聚乙二醇(PEG)的自组装单层来检测 TNT(Kawaguchi et al., 2007)。图 3.6 介绍了目前 SPR 金芯片的制作方案和用于 TNT 探测的 SPR 传感器图。

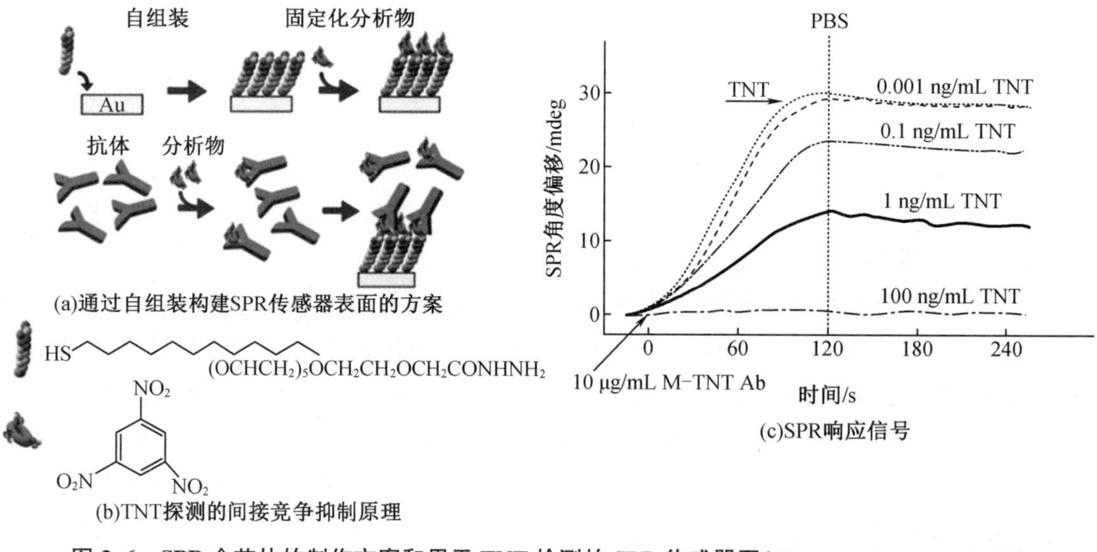

图 3.6 SPR 金芯片的制作方案和用于 TNT 检测的 SPR 传感器图(Kawaguchi et al.,2007)

Heleg-Shabtai 等开发了一种灵敏的 SERS 纳米传感器,用于检测气相 VX 和芥子气。他们在石英纤维上制备了含有金纳米粒子的基板。VX 和芥子气的检测限分别为 9.3×10^{-9} M 和 1.1×10^{-8} M。研究表明,SERS 平台与手持式拉曼光谱仪的结合,拓宽了拉曼技术在安全

① M 是体积摩尔浓度(即物质的量浓度)的简写,表示 mol/L,常见于外文文献,主要有 nM(nmol/L)、μM(μmol/L)、mM(mmol/L)和 M(mol/L)等不同的单位。

生活和国土安全方面的应用(Heleg-Shabtai et al., 2020)。

3.5 结论和展望

人们已知各种各样的化学毒剂,如合成的低分子量毒剂(窒息性和全身中毒性)、挥发性神经性毒剂和起疱剂、非挥发性呕吐剂和催泪剂。毒剂是一种化学物质,即使是少量的,也可以迅速作用于人体,使人丧失能力或死亡。使用化学武器的大规模化学恐怖袭击可能是造成重大损害的原因。在这种情况下,以科学技术为基础的对策是必要的。当化学恐怖袭击发生时,必须从风险管理和刑事侦查的角度来发现与识别致病因子。为此,人们需要开发可用于检测毒剂的高性能传感平台。

纳米传感器被描述为智能分析设备,结合生物识别元件或仿生学,用于快速检测和实时监测不同的分子,对医疗、国土安全、食品和环境等领域具有重要意义。纳米传感器必须提供重要的要求,如响应精度、可重复性、高选择性靶分子、无毒、灵敏度和成本效益。由于毒剂制造简单、成本低廉、传播容易、触感复杂、防护费用昂贵,以及经济、心理和社会影响等特点,已成为主要的安全问题。在计划中的化学事故中及早发现化学物质,对于启动管理的纠正性应急反应至关重要。因此,用于检测化学毒剂的传感技术的发展具有重要意义。

基于等离子体的纳米传感器系统已经应用于各个领域。基于等离子体的纳米传感器非常适合同时监测化学毒剂。特别是,几十年来,用于更灵敏检测的纳米材料,AuNPs 的应用主要集中在与智能纳米技术的集成上。因此,高稳定性、高灵敏度和高选择性显示了纳米传感器在这种组合中的优势。此外,这些传感设备价格低廉,便于携带。实时和现场检测是最重要的一点。因此,基于等离子体的传感器被认为是可以引起可测量的响应来应用的最合适的纳米传感器。等离子体纳米传感器用于检测毒剂在当前和未来的研究中具有重要的价值。

参考文献

Abou-Donia, M. B., Siracuse, B., Gupta, N., & Sobel Sokol, A. (2016). Sarin (GB, O-isopropyl methylphosphono-fluoridate) neurotoxicity: Critical review. *Critical Reviews in Toxicology*, 46(10), 845-875.

Akgönüllü, S., Yavuz, H., & Denizli, A. (2020). SPR nanosensor based on molecularly imprinted polymer film with gold nanoparticles for sensitive detection of aflatoxin B1. *Talanta*, 219, 121219.

Akgönüllü, S., Battal, D., Yalcin, M. S., Yavuz, H., & Denizli, A. (2020). Rapid and sensitive detection of synthetic cannabinoids JWH-018, JWH-073 and their metabolites using molecularly imprinted polymer-coated QCM nanosensor in artificial saliva. *Microchemical Journal*, 153, 104454.

Akgönüllü, S., Saylan, Y., Bereli, N., Türkmen, D., Yavuz, H., & Denizli, A. (2021).

Plasmonic sensors for detection of chemical and biological warfare agents (pp. 71-85). Wiley.

Anh, N. T., Dinh, N. X., Pham, T. N., Vinh, L. K., Tung, L. M., & Le, A.-T. (2021). Enhancing the chloramphenicol sensing performance of Cu-MoS2 nanocomposite-based electrochemical nosensors: Roles of phase compo sition and copper loading amount. *RSC Advances*, 11(49), 30544-30559.

Aroniadou-anderjaska, V., Apland, J. P., Figueiredo, T. H., Araujo, M., Braga, M. F., & Edward, F. H. (2020). Neuropharmacology Acetylcholinesterase inhibitors (nerve agents) as weapons of mass destruction: History, mechanisms of action, and medical countermeasures. *Neuropharmacology*, 181, 108298.

Bajgar, J. (2005). Complex view on poisoning with nerve agents and organophosphates. *Acta Medica*, 48(1), 3-21.

Bakhshpour, M., & Denizli, A. (2020). Highly sensitive detection of Cd(Ⅱ) ions using ion-imprinted surface plasmon resonance sensors. *Microchemical Journal*, 159, 105572.

Balbinot, S., Srivastav, A. M., Vidic, J., Abdulhalim, I., & Manzano, M. (2021). Plasmonic biosensors for food control. *Trends in Food Science and Technology*, 111, 128-140.

Bebarta, V. S. (2012). Cyanide poisoning and antidotes. *Emergency Medicine Australasia*, 24 (6), 680.

Bevan, M. J., Wogen, M. T., Lunda, M. D., & Saravia, S. A. (2017). High throughput quantitative analysis of the β-lyase sulfur mustard metabolite, 1, 1′ sulfonylbis [2-(methylsulfinyl)ethane] in urine via high performance liquid chromatography tandem mass spectrometry. *Journal of Chromatography B: Analytical Technologies in the Biomedical and Life Sciences*, 1051, 1-8.

Bhalla, N., Jolly, P., Formisano, N., & Estrela, P. (2016). Introduction to biosensors. *Essays in Biochemistry*, 60(1), 1-8.

Black, R. M., & Muir, B. (2003). Derivatisation reactions in the chromatographic analysis of chemical warfare agents and their degradation products. *Journal of Chromatography A*, 1000 (1-2), 253-281.

Carella, F., Grassi, M. P., Savoiardo, M., Contri, P., Rapuzzi, B., & Mangoni, A. (1988). Dystonic-Parkinsonian syndrome after cyanide poisoning: Clinical and MRI findings. *Journal of Neurology, Neurosurgery and Psychiatry*, 51 (10), 1345-1348.

Choi, I., & Choi, Y. (2012). Plasmonic nanosensors: Review and prospect. *IEEE Journal on Selected Topics in Quantum Electronics*, 18(3), 1110-1121.

Cummings, T. F. (2004). The treatment of cyanide poisoning. *Occupational Medicine*, 54(2), 82-85.

Ellison, D. H. (2007). *Handbook of chemical and biological warfare agents.*

Esentürk, M. K., Akgönüllü, S., Yılmaz, F., & Denizli, A. (2019). Molecularly imprinted based surface plasmon resonance nanosensors for microalbumin detection. *Journal of*

Biomaterials Science, 30(8), 646–661.

Eubanks, L. M., Dickerson, T. J., & Janda, K. D. (2007). Technological advancements for the detection of and protection against biological and chemical warfare agents. *Chemical Society Reviews*, 36(3), 458–470.

Finelli, P. F. (1981). Changes in the basal ganglia following cyanide poisoning. *Journal of Computer Assisted Tomography*, 5(5), 755–756.

Heleg-Shabtai, V., Sharabi, H., Zaltsman, A., Ron, I., & Pevzner, A. (2020). Surface-enhanced Raman spectroscopy (SERS) for detection of VX and HD in the gas phase using a hand-held Raman spectrometer. *Analyst*, 145(19), 6334–6341.

Homola, J. (2008). Surface plasmon resonance sensors for detection of chemical and biological species. *Chemical Reviews*, 108(2), 462–493.

Hulse, E. J., Haslam, J. D., Emmett, S. R., & Woolley, T. (2019). Organophosphorus nerve agent poisoning: Managing the poisoned patient. *British Journal of Anaesthesia*, 123(4), 457–463.

Jaffrezic-Renault, N. (2001). New trends in biosensors for organophosphorus pesticides. *Sensors*, 1(2), 60–74.

Joshi, K. A., Prouza, M., Kum, M., Wang, J., Tang, J., Haddon, R., Chen, W., & Mulchandani, A. (2006). V-type nerve agent detection using a carbon nanotube-based amperometric enzyme electrode. *Analytical Chemistry*, 78 (1), 331–336.

Kawaguchi, T., Shankaran, D. R., Kim, S. J., Gobi, K. V., Matsumoto, K., Toko, K., & Miura, N. (2007). Fabrication of a novel immunosensor using functionalized self-assembled monolayer for trace level detection of TNT by surface plasmon resonance. *Talanta*, 72(2), 554–560.

Kientz, C. E. (1998). Chromatography and mass spectrometry of chemical warfare agents, toxins and related compounds: State of the art and future prospects. *Journal of Chromatography A*, 814(1–2), 1–23.

Kim, S. H., & Min, C. S. (2019). Fouling reduction using the resonance vibration in membrane separation ofwhole milk. *Journal of Industrial and Engineering Chemistry*, 75, 123–129.

Krause, A. R., Van Neste, C., Senesac, L., Thundat, T., & Finot, E. (2008). Trace explosive detection using photothermal deflection spectroscopy. *Journal of Applied Physics*, 103(9), 094906.

Kretschmann, E., & Raether, H. (1968). Notizen: Radiative decay of non radiative surface plasmons excited by light. *Zeitschrift Für Naturforschung A*, 23(12), 2135–2136.

Kumar, V., Raviraju, G., Rana, H., Rao, V. K., & Gupta, A. K. (2017). Highly selective and sensitive chromogenic detection of nerve agents (sarin, tabun and VX): a multianalyte detection approach. *Chemical Communications*, 53(96), 12954–12957.

Lafuente, M., Pellejero, I., Sebastin, V., Urbiztondo, M. A., Mallada, R., Pina, M. P., &

Santamar a, J . (2018). Highly sensitive SERS quantification of organophosphorous chemical warfare agents: A major step towards the real time sensing in the gas phase. *Sensors and Actuators, B: Chemical*, 267, 457–466.

Liedberg, B., Nylander, C., & Lunstrm, I. (1983). Surface plasmon resonance for gas detection and biosensing. *Sensors and Actuators*, 4(C), 299–304. Available from https://doi.org/10.1016/0250-6874(83)85036-7.

Lizardo-Huerta, J.-C., Sirjean, B., Verdier, L., Fournet, R., & Glaude, P.-A. (2020). Kinetic modeling of the thermal destruction of lewisite. *Journal of Hazardous Materials*, 398, 123086.

Madmon, M., & Weissberg, A. (2020). Trace level detection and identification of tabun in aqueous media by derivatization and liquid chromatography tandem mass spectrometry analysis. *International Journal of Mass Spectrometry*, 456, 116393.

Malaviya, R., Laskin, J. D., & Laskin, D. L. (2020). Long-term respiratory effects of mustard vesicants. *Toxicology Letters*, 319, 168–174.

Motlagh, N. M., Rouhani, M., & Mirjafary, Z. (2020). Aminated C20 fullerene as a promising nanosensor for detection of A-234 nerve agent. *Computational and Theoretical Chemistry*, 1186, 112907.

Naimushin, A. N., Spinelli, C. B., Soelberg, S. D., Mann, T., Stevens, R. C., Chinowsky, T., Kauffman, P., Yee, S., & Furlong, C. E. (2005). Airborne analyte detection with an aircraft-adapted surface plasmon resonance sensor system. *Sensors and Actuators, B: Chemical*, 104(2), 237–248.

Nair, A., Yadav, P., Behl, A., Sharma, R. K., Kulshrestha, S., Butola, B. S., & Sharma, N. (2021). Toxic blister agents: Chemistry, mode of their action and effective treatment strategies. *Chemico-Biological Interactions*, 350, 109654.

Nakamine, S., Kobayashi, M., Fujita, H., Takahashi, S., & Matsui, Y. (2018). Posttraumatic stress symptoms in victims of the Tokyo subway sarin attack: Twenty years later. *Journal of Social and Clinical Psychology*, 37(10), 794–811.

Nakamura, S., Yatabe, R., Onodera, T., & Toko, K. (2013). Sensitive detection of capsaicinoids using a surface plasmon resonance sensor with anti-homovanillic acid polyclonal antibodies. *Biosensors*, 3(4), 374–384.

Noort, D., Benschop, H. P., & Black, R. M. (2002). Biomonitoring of exposure to chemical warfare agents: A review. *Toxicology and Applied Pharmacology*, 184(2), 116–126.

Otsuka, M., Miyaguchi, H., & Uchiyama, M. (2020). Analysis of nitrogen mustard degradation products via postpentafluorobenzoylation liquid chromatography-tandem mass spectrometry. *Journal of Chromatography A*, 1625, 461306.

Palframan, M. C. (2013). *Real time biological threat agent detection with a surface plasmon resonance equipped unmanned aerial vehicle* (Doctoral Dissertation).

Pantelopoulos, A., & Bourbakis, N. G. (2010). A survey on wearable sensor-based systems for health monitoring and prognosis. *IEEE Transactions on Systems, Man, and Cybernetics, Part C*, 40(1), 1-12.

Petkovic, K., Swallow, A., Stewart, R., Gao, Y., Li, S., Glenn, F., Gotama, J., Dell' Olio, M., Best, M., Doward, J., Ovendon, S., & Zhu, Y. (2019). An integrated portable multiplex microchip device for fingerprinting chemical warfare agents. *Micromachines*, 10(9), 617. Available from https://doi.org/10.3390/mi10090617.

Pita, R., Marco-Contelles, J., Ramos, E., Del Pino, J., & Romero, A. (2013). Toxicity induced by chemical warfare agents: Insights on the protective role of melatonin. *Chemico-Biological Interactions*, 206(2), 134-142.

Pita, R., Anadón, A., Romero, A., & Kuca, K. (2020). *Chemical weapons of mass destruction and terrorism: A threat analysis. Handbook of toxicology of chemical warfare agents* (pp. 79-94). Elsevier BV.

Pope, C. N. (2006). *Central nervous system effects and neurotoxicity.* In Toxicology of organophosphate & carbamate compounds (pp. 271-291). Elsevier Inc..

Prakash, A. M. C., Kim, Y. C., Banerji, S., Masson, J. F., & Booksh, K. S. (2004). Fiber-optic-based Surface Plasmon Resonance (SPR) sensors for the detection of toxic nerve agents. *Engineering Chemical and Biological Point Sensors for Homeland Defense*, 5269, 99-110.

Rahtuvanoğlu, A., Akgönüllü, S., Karacan, S., & Denizli, A. (2020). Biomimetic nanoparticles based surface plasmon resonance biosensors for histamine detection in foods. *ChemistrySelect*, 5(19), 5683-5692.

Raza, S. K., & Jaiswal, D. K. (1994). Mechanism of cyanide toxicity and efficacy of its antidotes. *Defence Science Journal*, 44, 331-340.

Riskin, M., Tel-Vered, R., & Willner, I. (2010). Imprinted au-nanoparticle composites for the ultrasensitive surface plasmon resonance detection of hexahydro-1,3,5-trinitro-1,3,5-triazine (RDX). *Advanced Materials*, 22(12), 1387-1391. Available from https://doi.org/10.1002/adma.200903007.

Roh, S., Chung, T., & Lee, B. (2011). Overview of the characteristics of micro-and nano-structured surface plasmon resonance sensors. *Sensors*, 11(2), 1565-1588. Available from https://doi.org/10.3390/s110201565.

Rong, G., Corrie, S. R., & Clark, H. A. (2017). In vivo biosensing: Progress and perspectives. *ACS Sensors*, 2(3), 327-338.

Salem, H., & Sidell, F. R. (1993). *Blister agents/vesicants. In Handbook of toxicology of chemical warfare agents* (pp. 319-323). Academic Press.

Satoh, T., Kishi, S., Nagashima, H., Tachikawa, M., Kanamori-Kataoka, M., Nakagawa, T., Kitagawa, N., Tokita, K., Yamamoto, S., & Seto, Y. (2015). Ion mobility spectrometric analysis of vaporous chemical warfare agents by the instrument with corona discharge ionization ammonia dopant ambient temperature operation. *Analytica Chimica Acta*, 865(1), 39-52. Available from https://doi.org/10.1016/j.aca.2015.02.004.

Saylan, Y. , Erdem, Ö . , Inci, F. , & Denizli, A. (2020). Advances in biomimetic systems for molecular recognition and biosensing. *Biomimetics*, 5(2), 20.

Shin, H. , Park, S. -J. , Kim, J. , Lee, J. -S. , & Min, D. -H. (2021). A graphene oxide-based fluorescent nanosensor to identify antiviralagents via a drug repurposing screen. *Biosensors and Bioelectronics*, 183, 113208.

Srinivas, P. R. , Barker, P. , & Srivastava, S. (2002). Nanotechnology in early detection of cancer. *Laboratory Investigation*, 82(5), 657-662. Available from https://doi. org/10. 1038/labinvest. 3780460.

Stewart, M. E. , Anderton, C. R. , Thompson, L. B. , Maria, J. , Gray, S. K. , Rogers, J. A. , & Nuzzo, R. G. (2008). Nanostructured plasmonic sensors. *Chemical Reviews*, 108 (2), 494-521.

Taranekar, P. , Baba, A. , Park, J. Y. , Fulghum, T. M. , & Advincula, R. (2006). Dendrimer precursors for nanomolar and picomolar real-time surface plasmon resonance/potentiometric chemical nerve agent sensing using electrochemically crosslinked ultrathin films. *Advanced Functional Materials*, 16(15), 2000-2007.

Terzic, O. , Bartenbach, S. , & de Voogt, P. (2013). Determination of Lewisites and their hydrolysis products in aqueous and multiphase samples by in-sorbent tube butyl thiolation followedby thermal desorption-gas chromatography-full scan mass spectrometry. *Journal of Chromatography A*, 1304, 34-41.

Tsuchihashi, H. , Katagi, M. , Nishikawa, M. , & Tatsuno, M. (1998). Identification of metabolites of nerve agent VX in serum collected from avictim. *Journal of Analytical Toxicology*, 22(5), 383-388.

Urabe, T. , Takahashi, K. , Kitagawa, M. , Sato, T. , Kondo, T. , Enomoto, S. , Kidera, M. , & Seto, Y. (2014). Development of portable mass spectrometer with electron cyclotron resonance ion source for detection of chemical warfare agents in air. *Spectrochimica Acta-Part A: Molecular and Biomolecular Spectroscopy*, 120, 437-444.

Willets, K. A. , & Van Duyne, R. P. (2007). Localized surface plasmonresonance spectroscopy and sensing. *Annual Review of Physical Chemistry*, 58, 267-297.

Wils, E. R. J. , Hulst, A. G. , & van Laar, J. (1988). Analysis of thiodiglycol in urine of victims of an alleged attack with mustard gas, part Ⅱ. *Journal of Analytical Toxicology*, 12 (1), 15-19.

Witkiewicz, Z. , & Neffe, S. (2020). Chromatographic analysis of chemical warfare agents and their metabolites in biological samples. *TrAC Trends in Analytical Chemistry*, 130, 115960.

Wu, K. , Cheeran, M. C. J. , Wang, J. P. , Saha, R. , Su, D. , Krishna, V. D. , & Liu, J. (2020). Magnetic-nanosensorbased virus and pathogen detection strategies before and during covid-19. *ACS Applied Nano Materials*, 3(10), 9560-9580.

第4章　可识别有机磷化学毒剂的氯磷酸二乙酯的测定方法

Gustavo Andrade Ugalde[①], André Valle de Bairros[①]

4.1 前　言

化学毒剂被定义为在战争环境中或与军事人员/北大西洋公约组织有关的行动中对人类造成伤害甚至致命的任何化学物质。为了促进对化学毒剂的理解,已将化学毒剂分为五类:糜烂性毒剂、神经性毒剂、窒息性毒剂、全身中毒性毒剂和失能剂(Chauhan et al., 2008)。

20世纪30年代,德国为寻找更有效的新型有机磷农药而开发的神经性毒剂中,塔崩是第一个被合成的,其次是沙林和梭曼。然而,由于其具有非常高的毒性和致死率,它们很快被放弃用于此目的(Myhrer, 2009)。在世界受到重大战争副作用影响的背景下,德国国防部长很快意识到神经性毒剂作为化学武器的潜力,让德国军方大量生产了塔崩和沙林,作为第二次世界大战期间可能使用的弹药(Moyer et al.,2014)。塔崩、沙林、梭曼和环沙林是G类神经性毒剂的主要代表。20世纪50年代,在开发有机磷酸盐农药的研究中,V类神经性毒剂被开发出来,它比G类的毒性大得多(Chauhan et al., 2008)。

一般来说,神经性毒剂是类似于有机磷酸盐的磷酸酯,是毒剂中毒性最大的挥发性液体,能抑制乙酰胆碱酯酶,直接影响自主神经系统、中枢神经系统和肾上腺髓质的毒蕈碱与烟碱受体的神经传递,毒性极大,可通过呼吸肌麻痹导致死亡(Jang et al., 2017; Vishnuvardhan et al., 2011)。

由于化学毒剂具有极高的毒性,研究人员已经使用模拟神经性毒剂性质但毒性低得多的模拟剂来开发快速或实时分析检测的方法。在这方面,氯磷酸二乙酯(DCP)、氰磷酸二乙酯(DCNP)和氟磷酸二异丙酯(DFP)被用作G类神经性毒剂化合物的模拟剂(图4.1)(Jang et al.,2017;Yao et al.,2016)。

由于DCP的分子结构和反应性与神经性毒剂相似,而且毒性低,因此被用作沙林的模拟剂。DCNP由于与塔崩结构相似,也被用作塔崩的模拟剂。塔崩与其他神经性毒剂或其类似物的主要结构区别在于其亲电性磷中心与氰化物阴离子相结合。DFP由于其结构中存在氟而具有分子相似性,因此可以用作梭曼和沙林的模拟剂(Manna et al., 2017;Wagner et al.,1999;Zhanpeisov et al.,1994)。

---

① 巴西,圣玛丽亚,圣玛丽亚联邦大学,病虫害综合治理实验室,临床与毒理学分析学系。

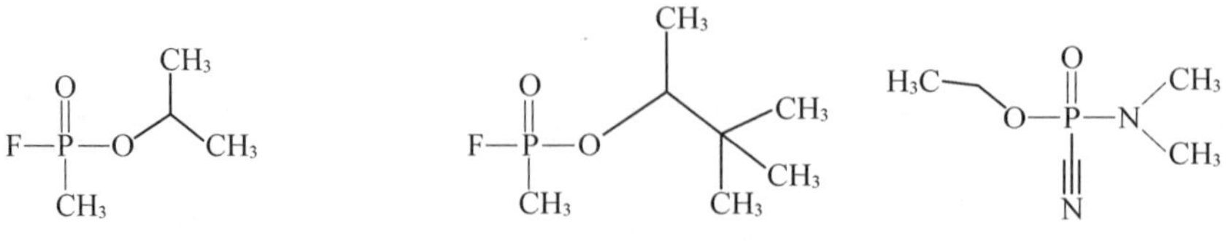

(a1)沙林(GB)　　(a2)梭曼(GD)　　(a3)塔崩(GA)

(a)G类神经性毒剂

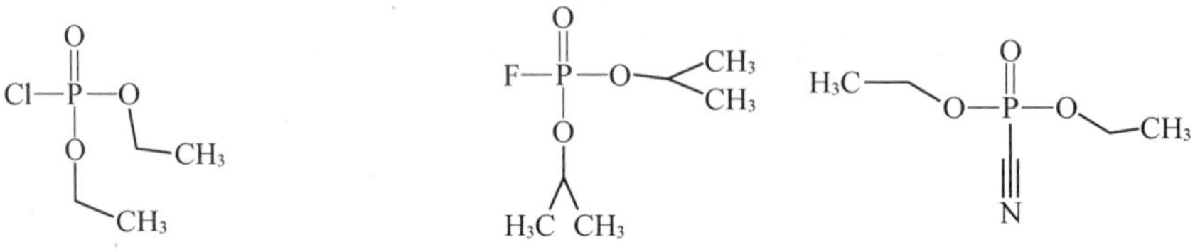

DCP (b1)氯磷酸二乙酯　　DFP (b2)氟磷酸二异丙酯　　DCNP (b3)氰磷酸二乙酸

(b)神经性毒剂模拟剂

图 4.1　G 类神经性毒剂及其模拟剂

一般来说,这种紧密的反应性与 DFP、DCP 和 DCNP 中存在与沙林、梭曼及塔崩中(即 F 和 CN)发现的“相似”离去基(即 F、Cl 和 CN)有关。此外,与沙林、梭曼和塔崩相比,DFP、DCP 和 DCNP 毒性较小,实际上不是有效的神经性毒剂,因为它们很容易水解(Misik et al.,2014;Olguín et al.,2014)。

4.2　氯磷酸二乙酯

氯磷酸二乙酯(DCP)是一种市售的有机合成试剂,可用于合成有机磷杀虫剂硫环磷和地胺磷。DCP 以三乙胺为催化剂,由三氯化磷、无水乙醇和四氯化碳的混合物合成。此外,DCP 在化学上有几种应用,例如,用作从胺制备异硫氰酸酯的试剂;广泛用于合成乙烯基磷酸盐;用于酰胺的磷酸化,得到 α-膦酰胺;与苯氧阴离子反应,由酚类转化成高收率的芳基磷酸;可以作为偶联剂合成磷酸二硫代盐寡聚物等(Dorn, 2005;Du et al., 2019;Kaboudin & Jafari, 2008)。此外,由于 DCP 具有与沙林相似的反应性和较低的毒性,通常被用作沙林的模拟剂。DCP 的化学和物理性质见表 4.1。

表 4.1　氯磷酸二乙酯(DCP)的化学/物理性质(Pubchem, 2005)

DCP	
分子式	$C_4H_{10}ClO_3P$
相对分子质量/(g · mol^{-1})	172.55
CAS no.	814-49-3
物理性质	无色液体
气味	果味
熔点/2 mmHg	60 ℃

表 4.1(续)

DCP	
液体密度/(g·mL^{-1})	1.191 5
蒸气密度(air=1)	5.94
蒸气压/mmHg	0.1
辛醇/水分配系数(log k_{ow})	1.21

4.2.1 氯磷酸二乙酯的检测与定量

鉴于这一主题的重要性,有必要研究分析方法,对神经性毒剂从定性到定量检测。从这个意义上说,DCP 已被用于分析目的,以取代沙林。它的分析应该简单、便携,并采用方便的分析方法,主要用于战场条件下的军事行动、负责防止其制造和使用的安全部队,以及用于公共卫生系统以确保早期发现(Khan et al.,2018)。

定量分析方法的跨学科性质使分析化学成为一门中心科学,成为解决科学最多样化分支问题的跨学科工具。定量方法可以评估在一个样品基质内分析物的量。定量分析过程中的一个重要步骤是校准,校准支持获得的分析信号与给定分析物浓度之间的关系(Skoog et al., 2013)。

在外部校准标准化方法中,通过分析仪器或分析装置先前制备的已知浓度的分析物存在下的响应系数,生成一系列浓度递增的分析参考标准溶液,以建立仪器或分析设备的校准功能。因此,可以采用最小二乘法等统计方法来寻找描述校准函数的数学方程,从校准函数中可以找到给定基质中分析物的未知浓度(Skoog et al., 2013)。

然而,最小二乘法只可以进行单变量校准分析,因为每个样本只有一个响应给出分析测定。将多个仪器对单一分析物或混合分析物的反应联系起来的过程称为多元校准。与最小二乘法将仪器响应建模为分析物浓度的函数不同,多元技术视浓度为仪器响应的函数,可以视为逆校准方法(Lai et al., 2020; Skoog et al., 2013)。

在气相或液相中为 DCP 定量开发的所有方法都允许对各自的模拟剂进行选择性定性测定,并基于光谱、电化学和干涉测量技术。

4.2.1.1 测定氯磷酸二乙酯的显色荧光探针

显色荧光探针是用于此目的的理想传感方法,因为该方法允许可视化、快速响应时间、高灵敏度,并且可以使用其技术开发便携式检测仪器。这种方法是通过专用设备发出的光信号来传输的。这些探针可以很容易地制造成便携式设备,并且它通常固定在试纸条测试或少量液体溶液中(Ali et al.,2018;De Silva et al., 1997)。

用于 DCP 检测和定量的荧光探针可分为三种:基于有机中间分子形成的探针、基于聚合物的探针和基于纳米材料的传感器。目前,有机荧光团已被广泛用于开发含氟探针,其利用脂肪族羟基或活性氮生成磷酸酯。神经性毒剂具有良好的离去基团,因为它们是源自有机磷酸盐的化合物,因此允许分子内亲核攻击导致荧光移位(Ali et al.,2018;Patra et al.,

2019;Zhang & Swager, 2003)。

荧光化学传感器是创新传感系统设计的有希望的候选者,其他分析方法相比,其在灵敏度、特异性、实时监测、反应时间等方面具有优势。此外,荧光计可以作为战场上的便携式设备。颜色变化有助于肉眼检测有毒物质的存在,能够在可能损坏荧光计的战场情况下提供帮助(Aich et al. ,2017;Singh et al. ,2018a)。

聚合物通常被认为是用于比色法和荧光法检测分析物的替代材料。分析物识别位点是用聚合物材料制造的,旨在优化分析、提高选择性、较低的检测限、减少响应时间和放大荧光信号。由于这些聚合物基传感器的制备相对简单,因此可以开发可重复使用的传感器。在最近的学术研究中,聚合物基传感器一直是主题(Gupta & Lee, 2017;Jung et al. ,2020;Zheng et al. ,2020)。

2017 年,人们研究了基于纳米材料的探针荧光测定毒剂。它们的设计采用特定材料的颗粒,可控制颗粒大小和表面修改,提供了允许将它们用作荧光团的光学角度,必须采用理想的变量组合来增加荧光信号(Climent et al. , 2017;Takahashi et al. ,2021;Tuccitto et al. ,2020)。

文献中发现的大多数方法都没有对所开发的荧光探针进行定量分析。然而,根据 DCP 标准分析物线性浓度范围的荧光响应,可使用商用便携式荧光仪测量,并通过公式计算检出限值(LOD):

$$S_{LOD}=53\ \sigma/k$$

其中,σ 为空白测量值的标准差;k 为线性回归得到的分析曲线的斜率。并且便携式荧光仪是商用的 (Ali et al. , 2019;Bui & Abbas, 2015;Dagnaw et al. , 2020;Feng et al. , 2020;Gharami et al. ,2019;Hu et al. , 2020;Kim et al. , 2017;Lu et al. , 2018;Qin et al. ,2019;Sathiyaraj & Thiagarajan, 2020)。

图 4.2 说明了用于测定 DCP 的荧光探针的技术方法。图中所列的方法的检出限值均低于 7 ppb(0.017~3.620 ppb),与沙林直接危及生命或降低健康(IDLH)值有关(Zheng et al. ,2020)。

4.2.1.2 表面声波装置检测氯磷酸二乙酯

Wohltjen 和 Dessy 于 1979 年将表面声波(SAW)技术引入化学检测应用领域。SAW 器件的主要优点是高灵敏度、便携性、较低的制造成本、快速选择性响应、良好的线性度及调节稳定性。通过恰当选择传感层、压电衬底和理想的数字间换能器,该技术已成功用于多类检测场景(Liu et al. , 2016;Wohltjen & Dessy, 1979)。

SAW 技术一直是在污染物监测、无机气体监测、挥发性有机化学品和毒剂等不同知识领域大量研究的主题。鉴于其可在恶劣环境中使用无线 SAW 设备的特性,SAW 技术适合于毒剂检测(Maboudian, 2020)。

SAW 技术的核心原理是利用压电效应实现机械能和电能的相互转换,其特点是利用压电效应实现机械能和电能的相互转换。因此,要检测的化学物质的存在会引起机械压缩,从而产生电压(Greve et al. , 2013;Song et al. ,2019)。基于 SAW 技术的传感器的运行主要包括三个步骤:第一,利用 IDT 实现表面弹性波的激发和检测;第二,诱导弹性波通过一些物理或化学变量穿过传播路径,例如,在暴露于化学物质中时,设备中排列的识别层的质量和电导率特性介导的变化;第三,选择性检测通过 IDT 响应实现(Greve et al. , 2013;Liu et al. , 2016;Song et al. ,2019)。

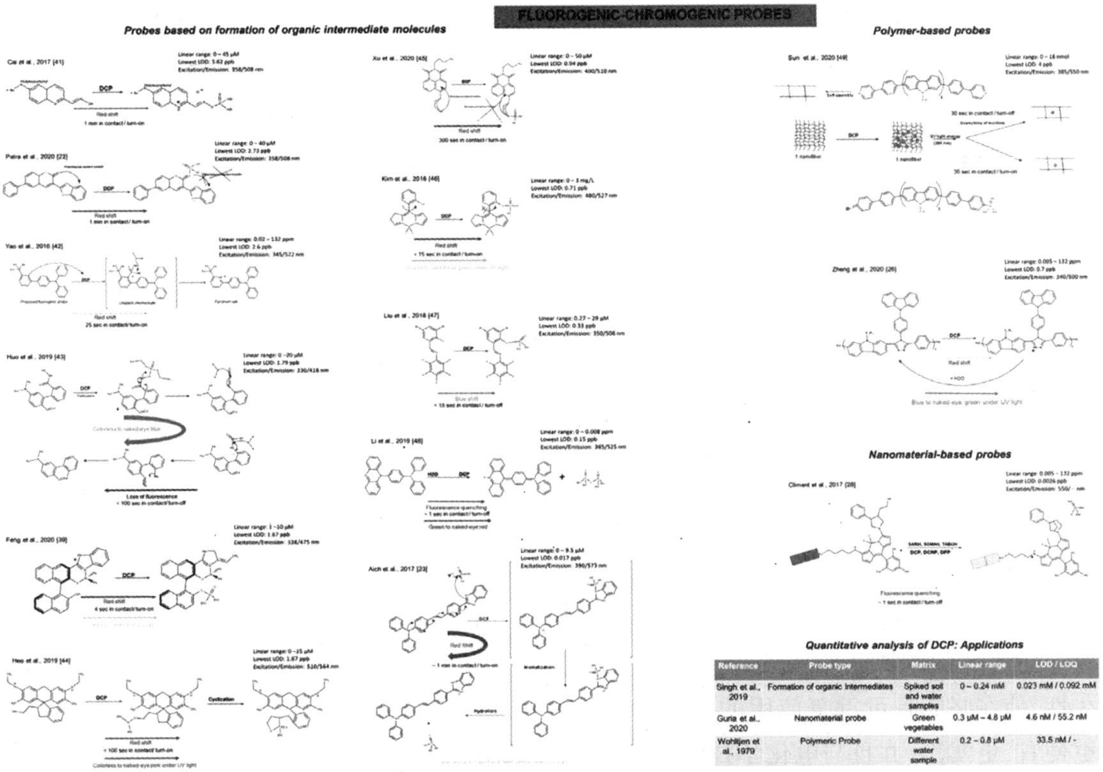

图 4.2 荧光显色探针测定 DCP 的反应机理和参数

(来源:Cai et al. ,2017;Destefanis et al. ,2000;Guria et al. ,2020; Heo et al. ,2019;Huo et al. ,2019;Kim et al. ,2016;Li et al. ,2019;Liu et al. ,2018;Singh et al. ,2018b;Sun et al. ,2018;Xu et al. ,2020.)

以 DCP 为例,当分子被吸附到器件衬底表面,增加了质量负载,从而产生频率变化。这种频率的变化会产生电压的增加,在 IDT 之间产生电场。由衬底材料介导的压电效应在衬底中产生动态张力以投射 SAW, SAW 沿着衬底表面传播,当达到最终的 IDT 时,该 IDT 以选择性的方式将机械信号转换为电信号。测量输入和输出之间 Delta 频率的变化,生成定量数据(Devkota et al. , 2017)。

还可以开发 SAW 传感器阵列,以实时同时检测许多分析物。选择阵列中的每个设备涂上适当的不同传感材料,同时具有选择性,也称为电子鼻(E-nose)(Grate, 2000; Matatagui et al. ,2011;Lim et al. ,2011;Devkota et al. , 2017)。2013 年,电子鼻 SAW 传感器基于 4 个 SAW 传感器阵列,通过射频溅射技术在表面涂覆不同敏感涂层的金属氧化物(ZnO、TeO_2、SnO_2 和 TiO_2)薄膜,用于检测 4 种不同的毒剂模拟剂,包括 DCP (Raj et al . , 2013)。

考虑到电子鼻对不同毒剂模拟剂的响应模式不同,采用主成分分析(PCA)对电子鼻检测数据进行分类。因为 4 个传感器不是正交的,它们为每个测试分析物呈现了响应模式。

然后,记录 4 个 SAW 传感元件暴露于 4 种不同浓度的毒剂模拟剂时的相对传感情况,以生成适用于模式算法识别的数据,以区分不同浓度的毒剂的不同模拟剂(Raj et al., 2013)。

PCA 是一种非常强大的用于数据解析的统计工具,这些信息通过 5 个主要步骤进行评估:第一,标准化初始连续变量的范围,使每个变量对分析的贡献均匀;第二,计算协方差矩阵,旨在了解输入数据变量彼此平均变化的方式,帮助最终算法丢弃冗余信息并求解特征结构;第三,通过特征向量与归一化数据矩阵的内积计算主成分;第四,选择特征向量,这些向量是一个简单的矩阵,它包含了各分量的特征;第五,利用协变矩阵的特征向量形成的矢量特征,将数据从原轴重新配置为主分量所代表的轴(Jolliffe & Cadima, 2016;Singh et al., 2019)。

最终,只有 PCA 1 和 PCA 2 被绘制,因为它们都包含最大方差。即使在存在干扰蒸气的情况下,PCA 算法也能在每种不同的毒剂模拟蒸气测试的浓度范围内(DCP = 70 ~ 110 ppm),准确区分 4 种测试分析物中的每一种的存在(Raj et al.,2013)。

4.2.1.3 氯磷酸二乙酯电化学定量分子印迹聚合物

分子打印技术在化学分析领域脱颖而出,为基质提供特定的识别位点,以及与模板分子互补的功能基团的大小和位置。从这个意义上说,MIP 可以选择性地从密切相关分子的混合物中重新结合模板分子,具有与生物受体和抗体相似的识别能力(Cui et al., 2020);因此,它可应用于医学、环境污染物和药物输送监测等多个领域,包括从细胞和病毒到大分子、小有机与无机分子的广泛分析物(Gast et al.,2018;Pluhar & Mizaikoff, 2015)。

MIP 具有许多优点,如在温度方面的物理鲁棒性、机械应力和化学稳定性方面、存储耐久性、使在坚固且可重复使用的检测设备中制备识别膜。此外,MIP 通常比许多生物试剂更便宜、更实惠,并且与电化学技术具有良好的耦合界面(Cui et al.,2020;Lavignac et al., 2004;Vishnuvardhan et al., 2011)。

电化学传感器将分析物与特定电极表面交联的受体之间的相互作用转换为化学或物理信号(Hammam et al., 2018)。1999 年,电化学传感器与 MIP 相结合,发展成为分子印迹电化学传感器(MIECS)(Kröger et al., 1999)。MIP 在电化学传感器上具有双重功能:识别靶分子;将 MIP 分析物键转化为化学或物理信号。因此,换能器可将其转换为可量化的输出信号,如电流、电势、电导率或阻抗变化(Destefanis et al.,2000;Duan et al.,2018;Li et al.,2019)。

2009 年,Prathish 和合作者设计了一种单片印迹聚合物膜,用于 DCP 的电位测定(Prathish et al., 2009)。MIP 是通过半价印迹策略制备的,试图融合共价策略的优点(如严格控制负责共价键的官能团在活性位点的位置)和非共价策略的优点(如再结合动力学更快)(Wulff, 1995)。

对于共价原位聚合物膜的合成,作者通过将适量的试剂混合形成聚合物碱、DCP 和 4-乙烯基苯胺(VA)形成共价键,并生成链接位点,进行了单锅反应。

用与共价原位膜相同的试剂和方法制备非共价原位膜,但不添加 VA。因此,DCP 在聚合物基体中是非共价的。然后,用适当的溶剂对膜进行洗涤和浸出,以备传感器的后期处理。然后,两种膜被粘在一个 Pyrex 玻璃管的一端,填充 1 mL/10 mM DCP 溶液。测量使用

饱和甘汞电极作为参比电极，电池组件为 Ag/AgCl/10 mM DCP、DCP 膜|样品溶液| Hg、$HgCl_2$, KCl(饱和)。通过绘制电动势值与 DCP 浓度的函数关系图，测量 50 mL/0.1 M Tris 缓冲液中含有 10^{-8} ~ 10^{-2} M DCP 的溶液的电动势(EMF)响应，从而获得传感器的定量响应(Prathish et al., 2009)。

该传感器在 10^{-6} ~ 10^{-2} M 呈线性响应(检出限值为 170 ppb)，在 2 min 内显示出类似的响应时间，允许重复使用，并且在 pH 值为 10.5 条件时存在干扰的情况下具有可靠的结果。为了证实所得到的结果，研究人员分析了在三种不同情况下加入已知量 DCP 的水样，一式三份，平均回收率为 98.63%。结果表明，该传感器用于 DCP 定量常规监测是可行的(Prathish et al., 2009)。

2011 年，研究人员使用与先前研究相同的策略开发了一种用于测定 DCP 的仿生电位传感器，并对 DCP 印迹聚合物颗粒的开发方式进行了一些修改，同时对共价聚合物膜和非共价聚合物膜进行了两种膜的制备。在第一项工作中，DCP 印迹聚合物颗粒的生产和聚合步骤发生在一个 5 mL 玻璃瓶的底部，进行单点反应。将增塑剂——2-硝基苯辛基醚(NPOE)直接加入反应混合物中，为印迹单片膜提供灵活性，然后，通过打破玻璃瓶底部取出形成的聚合物(Prathish et al., 2009)。

在另一项研究中，研究人员增加反应试剂的量，在 50 mL 圆底烧瓶中先进行聚合反应。反应结束后，聚合材料被研磨、筛选，并收集均匀的尺寸，然后，将 NPOE 与聚氯乙烯的四氢呋喃(THF)溶液混合，加入内径为 21 mm 的 Teflon 模具中。在室温下 THF 蒸发后，形成了厚度为 0.45 mm 的印迹聚合物包合膜。传感器结构的发生方式与之前的研究相同(Vishnuvardhan et al., 2011)。

通过上述改进，人工制造了新型电化学传感器。在 pH 值为 10.5 条件下，电位传感器需要 5 min 的平衡时间，在 10^{-9} ~ 10^{-2} M 的浓度内对 DCP 呈线性响应，检出限值为 0.17 ppb，允许重复使用，在存在干扰的情况下，结果具有选择性。作者开发了一种分析应用程序，用于在存在不同浓度干扰混合物的情况下，对加入了已知量 DCP 的地下水和河水样本进行分析。他们获得了 98% ~ 101% 的回收率，表明所提出的传感器可以可靠地用于自然水体中 DCP 的定量常规监测(Vishnuvardhan et al., 2011)。

4.2.2 结论及展望

绝大多数方法都没有进行方法优化，直接将 DCP 作为任何基质中有机磷毒剂的模拟剂进行全面定量分析。科学文献中发现的关于 DCP 分析的定量方法的研究相对有限。

在这些方法中，文献中描述了具有高选择性的电化学方法，使 DCP 测定具有便携性、稳健性和可重用性。然而，该技术尚未涉及气体基质研究。

另一种 DCP 定量分析的方法是 SAW 技术。该技术可以开发低成本的便携式设备，用于使用空气样本的 DCP 和其他毒剂模拟剂，即使在温度、压力和其他干扰的不利条件下也能使用。然而，对于 SAW 设备的成本优势而言，仅以空气样本作为样品基质检测，它还需要一个适当的数据处理，这些可能是其缺点。

目前文献报道最多的方法是基于荧光探针和显色探针，其中便携式探针在与气相或液相的 DCP 接触后通过肉眼查看探针颜色的变化和/或荧光信号的开启或关闭进行检测。市面上已有便携式荧光检测装置。荧光显色方法重复性好、灵敏度高、成本低、易于大规模复制的特点,证实了目前人们对该技术的浓厚兴趣。

未来 DCP 定量测定方法发展的研究方向包括持续探索新的检测材料(如基于新聚合物、纳米材料的荧光显色探针)及涉及中间有机分子的检测机制,以实现 DCP 能够在模拟不利条件的环境中检测。

参考文献

Aich, K., Das, S., Gharami, S., Patra, L., & Mondal, T. K. (2017). Triphenylamine benzimidazole based switch offers reliable detection of organophosphorus nerve agent (DCP) both in solution and gaseous state. *New Journal of Chemistry*, 41, 12562–12568.

Ali, S. S., Gangopadhyay, A., & Pramanik, A. K. (2019). Ratiometric sensing of nerve agent mimic DCP through in situ benzisoxazole formation. *Dyes and Pigments*, 170, 107585.

Ali, S. S., Gangopadhyay, A., Pramanik, A. K., Samanta, S. K., Guria, U. N., Manna, S., & Mahapatra, A. K. (2018). Real time detection of the nerve agent simulant diethyl chlorophosphate by nonfluorophoric small molecules generating a cyclization-induced fluorogenic response. *The Analyst*, 143, 4171–4179.

Bui, M. P., & Abbas, A. (2015). Simple and rapid colorimetric detection of p-nitrophenyl substituent organophosphorus nerve agents. *Sensors and Actuators B Chemical*, 207, 370–374.

Cai, Y.-C., Li, C., & Song, Q.-H. (2017). Selective and visual detection of a nerve agent mimic by phosphorylation and protonation of quinolin oximes. *Journal of Materials Chemistry C*, 5(29), 7337–7343.

Chauhan, S., Hauhan, S., D'Cruz, R., Farugi, S., Singh, K. K., Varma, S., Singh, M., & Karthik, V. (2008). Chemical warfare agents. *Environmental Toxicology and Pharmacology*, 26, 113–122.

Climent, E., Biyikal, M., & Gawlitza, K. (2017). Determination of the chemical warfare agentes Sarin, Soman and Tabun in natural waters employing fluorescent hybrid sílica materials. *Sensors and Actuators B Chemical*, 246, 1056–1065.

Cui, B., Liu, P., Liu, X., Liu, S., & Zhang, Z. (2020). Molecularly imprinted polymers for electrochemical detection and analysis: progress and perspectives. *Journal of Materials Research and Technology*, 9(6), 12568–12584.

Dagnaw, F. W., Feng, W., & Song, Q. H. (2020). Selective and rapid detection of nerve agent simulants by polymer fibers with a fluorescent chemosensor in gas phase. *Sensors and Actuators B Chemical*, 318, 127937.

De Silva, A. P., Gunaratne, H. Q. N., Gunnlaugsson, T., Huxley, A. J. M., McCoy, C. P., Rademacher, J. T., & Rice, T. E. (1997). Signaling recognition events with fluorescent sensors and switches. *Chemical Reviews*, 97, 1515–1566.

Destefanis, G., Barge, M. T., Brugiapaglia, A., & Tassone, S. (2000). The use of principal component analysis (PCA) to characterize beef. *Meat Science*, 56(3), 255-259.

Devkota, J., Ohodnicki, P., & Greve, D. (2017). SAW sensors for chemical vapors and gases. *Sensors*, 17(4), 801.

Dorn, V. B. (2005). Diethyl chlorophosphate. *Synlett*, 20, 3171-3172.

Duan, D., Yang, H., Ding, Y., Ye, D., Li, L., & Ma, G. (2018). Three-dimensional molecularly imprinted electrochemical sensor based on Au NPs@ Ti-based metal-organic frameworks for ultra-trace detection of bovine serum albumin. *Eletrochimica Acta*, 261, 160-166.

Du, B., Tong, Z., Mu, X., Liu, S., Xu, J., Liu, Z., Qi, Z.-M., & Ding, Z. (2019). Detection of diethyl chlorophosphate using a composite optical waveguide sensor. Analytical. *Methods*, 11, 1208-1213.

Feng, X., Wang, Y., Feng, W., & Peng, Y. (2020). Development of binol-Si complexes with large stokes shifts and their application as chemodosimeters for nerve agent. *Chinese Chemical Letters*, 31, 2960-2964.

Gast, M., Kühner, S., Sobek, H., Walther, P., & Mizaikoff, B. (2018). Enhanced selectivity by passivation: molecular imprints for viruses with exceptional binding properties. *Analytical Chemistry*, 90, 5576e5585.

Gharami, S., Aich, K., & Das, S. (2019). Facile detection of organophosphorus nerve agent mimic (DCP) through a new quinoline-based ratiometric switch. *New Journal of Chemistry*, 43, 8627-8633.

Grate, J. W. (2000). Acoustic wave microsensor arrays for vapor sensing. *Journal of Chemical Research*, 100, 2627-2648.

Greve, D., Chin, T.-L., Zheng, P., Ohodnicki, P., Baltrus, J., & Oppenheim, I. (2013). Surface acoustic wave devices for harsh environment wireless sensing. *Sensors*, 13, 6910-6935.

Gupta, M., & Lee, H. I. (2017). A pyrene derived CO_2-responsive polymeric sensor for the turnon fluorescent detection of nerve agent mimics with tunable sensitivity. *Macromolecules*, 50, 6888-6895.

Guria, U. N., Maiti, K., Ali, S. S., Gangopadhyay, A., Samanta, S. K., Roy, K., Mandal, D., & Mahapatra, A. K. (2020). An organic nanofibrouspolymeric composite for ratiometric detection of diethyl chlorophosphate (DCP) in solution and vapor. *ChemistrySelect*, 5(13), 3770-3777.

Hammam, M. A., Wagdy, H. A., & El, R. M. (2018). Nashar, moxifloxacin hydrochloride electrochemical detection basedon newly designed molecularly imprinted polymer. *Sensors and Actuators B: Chemical*, 275, 127-136.

Heo, G., Manivannan, R., Kim, H., & Son, Y.-A. (2019). Liquid and gaseous state visual detection of chemical warfare agent mimic DCP by optical sensor. *Dyes and Pigments*, 171,

107712.

Huo, B., Du, M., Shen, A., Li, M., Lai, Y., Bai, X., ... Yang, Y. (2019). "Covalent assembly" based fluorescent probe for the detection of a nerve agent mimic (DCP) via lossen rearrangement. *Analytical Chemistry*, 91(2019), 10979–10983.

Hu, X., Zeng, H., Chen, T., & Zeng, L. (2020). Fast and visual detection of a chemical warfare agent mimic using a simple, effective and portable chemodosimeter. *Sensors and Actuators B Chemical*, 319, 128282.

Jang, Y. J., Mulay, S. V., Kim, Y., Jorayev, P., & Churchill, D. G. (2017). Nerve agent simulant diethyl chlorophosphate detection using a cyclization reaction approach with high stokes shift system. *New Journal of Chemistry*, 41, 1653–1658.

Jolliffe, T., & Cadima, J. (2016). Principal component analysis: a review and recent developments. *Philosophical Transactions of the Royal Society A: Mathematical, Physical and Engineering Sciences*, 374(2065), 20150202.

Jung, S. H., Jung, Y. J., Park, B. C., & Kong, H. (2020). Chromophore-free photonic multilayer films for the ultra-sensitive colorimetric detection of nerve agent mimics in the vapor phase. *Sensors and Actuators B Chemical*, 323, 128698.

Kaboudin, B., & Jafari, E. (2008). Diethyl chlorophosphate: a mild and versatile reagent for the one-pot preparation of isothiocyanates from amines. *Synthesis*, 17, 2683–2685.

Khan, M. S. J., Wang, Y.-W., Senge, M. O., & Peng, Y. (2018). Sensitive fluorescence on-off probes for the fast detection of a chemical warfare agent mimic. *Journal of Hazardous Materials*, 342, 10–19.

Kim, Y., Jang, Y. J., Lee, D., Kim, B. S., & Churchill, D. G. (2017). Real nerve agent study assessing pyridyl reactivity: selective fluorogenic and colorimetric detection of soman and simulant. *Sensors and Actuators B Chemical*, 238, 145–149.

Kim, T.-I., Maity, S. B., Bouffard, J., & Kim, Y. (2016). Molecular rotors for the detection of chemical warfare agent simulants. *Analytical Chemistry*, 88(18), 9259–9263.

Kröger, S., Turner, A. P., Mosbach, K., & Haupt, K. (1999). Imprinted polymer-based sensor system for herbicides using differential-pulse voltammetry on screen-printed electrodes. *Analytical Chemistry*, 71, 3698–3702.

Lai, H., Deng, J., Liu, Q., Wen, S., & Song, Q. (2020). Surface chemistry investigation of froth flotationproducts of lead-zinc sulfide ore using ToF-SIMS and multivariate analysis. *Separation and Purification Technology*, 117655.

Lavignac, N., Allender, C. J., & Brain, K. R. (2004). Current status of molecularly imprinted polymers as alternatives to antibodies in sorbent assays. *Analytica Chimica Ac-ta*, 510(2), 139–145.

Lim, C., Wang, W., Yang, S., & Lee, K. (2011). Development of SAW-based multi-gas sensor for simultaneous detection of CO_2 and NO_2. *Sensors and Actuators B: Chemical*, 154, 9–16.

Liu, B., Chen, X., Cai, H., Mohammad Ali, M., Tian, X., Tao, L., Yang, Y., & Ren, T. (2016). Surface acoustic wave devices for sensor applications. *Journal of Semiconducters*, 37, 021001.

Liu, H., Fu, Y., Liu, A., Yu, Y., He, Q., Cao, H., & Cheng, J. (2018). Highly emissive salicylidene Schiff bases (SASBs) in solution and their application in the detection of the chemical warfare agent mimic diethyl chloro phosphate. *Analytical Methods*, 10(15), 1709–1714.

Li, Y., Zhang, L., Dang, Y., Chen, Z., Zhang, R., Li, Y., & Ye, B.-C. (2019). A robust electrochemical sensing of molecularly imprinted polymer prepared by using bifunctional monomer and its application in detection of cypermethrin. *Biosensors and Bioelectronics*, 127, 207–214.

Lu, Z., Fan, W., Shi, X., Black, C. A., Fan, C., & Wang, F. (2018). A highly specific BODIPY-based fluorescent sensor for the detection of nerve-agent simulants. *Sensors and Actuators B Chemical*, 255, 176–182.

Maboudian, R. (2020). Impact of surface acoustic wave sensors on chemical sciences. *ACS Sensors*, 5(10), 2973–2974.

Manna, A., Jana, K., Guchhait, N., & Goswami, S. (2017). Discrimination of tabun mimic diethyl cyanophosphonate from sarin mimic diethyl chlorophosphate via Zn (ii)-triggered photoinduced electron transfer-decoupled excited state intramolecular proton transfer processes. *New Journal of Chemistry*, 41, 6661–6666.

Matatagui, D., Martí, J., Fernǘndez, M. J., Fontecha, J. L., Gutiérrez, J., Grǜcia, I., … Horrillo, M. C. (2011). Chemical warfare agents simulants detection with an optimized SAW sensor array. *Sensors and Actuators B: Chemical*, 154, 199–205.

Misik, J., Pavlikova, R., Cabal, J., & Kuca, K. (2014). Acute toxicity of some nerve agents and pesticides in rats. *Drug and Chemical Toxicology*, 38, 32–36.

Moyer, R. A., Sidell, F. R., & Salem, H. (2014). Soman. In P. Wexler (Ed.), *Encyclopedia of toxicology* (3rd ed., pp. 358–362). Cambridge, MA: Academic Press.

Myhrer, T. (2009). Prophylatic and therapeutic measures in nerve agent poisoning. In R. C. Gupta (Ed.), *Handbook of toxicology of chemical warfare agents* (pp. 965–975). Academic Press.

Olguín, C., Laguarda-Miró, N., Pascual, L. García-Breijo, E., Martínez-Mañez, R., & Soto, J. (2014). An electronic nose for the detection of Sarin, Soman and Tabun mimics and interfering agents. *Sensors and Actuators B: Chemical*, 202, 31–37.

Patra, L., Ghosh, P., Das, S., Gharami, S., Murmu, N., & Mondal, T. K. (2019). A selective fluorogenic chemosensor for visual detection of chemical warfare reagent mimic diethyl chlorophosphate. *Journal of Photochemistry and Photobiology A: Chemistry*, 112188.

Pluhar, B., & Mizaikoff, B. (2015). Advanced evaluation strategies for protein-imprinted polymer nanobeads: advanced evaluation strategies for protein-MIPs. *Macromolecular*

Bioscience, 15, 1507-1511.

Prathish, K. P., Vishnuvardhan, V., & Rao, T. P. (2009). Rational design of in situ monolithic imprinted polymer membranes for the potentiometric sensing of diethyl chlorophosphate—a chemical warfare agent simulant. *Electroanalysis*, 21(9), 1048-1056.

Pubchem, 2005. *Diethyl chlorophosphate*, 〈https://pubchem.ncbi.nlm.nih.gov/compound/13139〉.

Qin, T., Huang, Y., & Zhu, K. (2019). A flavonoid-based fluorescent test strip for sensitive and selective detection of a gaseous nerve agent simulant. *Analytica Chimica Acta*, 1076, 125-130.

Raj, V. B., Singh, H., Nimal, A. T., Sharma, M. U., & Gupta, V. (2013). Oxide thin films (ZnO, TeO_2, SnO_2 and TiO_2) based surface acoustic wave (SAW) E-nose for the detection of chemical warfare agents. *Sensors and Actuators B: Chemical*, 178, 636-647.

Sathiyaraj, M., & Thiagarajan, V. (2020). D-π-A azine based AIEgen with solvent dependent response towards a nerve agent. *RSC Advances*, 10, 25848-25855.

Singh, N., Kumar, K., Srivastav, N., Singh, R., Kaur, V., Jasinski, J. P., & Butcher, R. J. (2018a). Exploration of fluorescent organotin compounds of α-amino acid Schiff bases for the detection of organophosphorous chemical warfare agents: quantification of diethyl chlorophosphate. *New Journal of Chemistry*, 42, 8756-8764.

Singh, N., Kumar, K., Srivastav, N., Singh, R., Kaur, V., Jasinski, J. P., & Butcher, R. J. (2018b). Exploration of fluorescent organotin compounds of α-amino acid Schiff bases for the detection of organophosphorous chemical warfare agents: quantification of diethyl chlorophosphate. *New Journal of Chemistry*, 42(11), 8756-8764.

Singh, J., Parkash, J., Kaur, V., & Singh, R. (2019). Zn2+ conjugated Schiff base organic nanoparticles for selective quantification and degradation of diethyl chlorophosphate in aqueous media: Application to green vegetables. *Sensors and Actuators B: Chemical*, 298,126923.

Skoog, D. A., West, D. M., Holler, F. J., & Crouch, S. R. (2013). Fundamentals of Analytical Chemistry. *Cengage learning*,2-3.

Song, K., Zhao, R., Wang, Z. L., & Yang, Y. (2019). Conjuncted pyro-piezoelectric effect for self-powered simultaneous temperature and pressure sensing. *Advanced Materials*, 31,1902831.

Sun, C., Xiong, W., Ye,Y. Zheng, W., Duan, R., Che, Y., & Zhao, J. (2018). Fast and ultrasensitive detection of a nerve agent simulant using carbazole-based nanofibers with amplified ratiometric fluorescence responses. *Analytical Chemistry*, 90(12), 7131-7134.

Takahashi, F., Kazui, Y., & Miyaguchi, H. (2021). Simple colorimetric screening of the nerve agent VX using gold nanoparticles and a hand-powered extraction device. *Sensors and Actuators B Chemical*, 327,128902.

Tuccitto, N., Riela, L., & Zammataro, A. (2020). Functionalized carbon nanoparticle-based sensors for chemical warfare agents. *ACS Applied Nano Materials*, 3, 8182–8191.

Vishnuvardhan, V., Kalyan, Y. L., Prathish, K. A. P. M., Gangadhar, B., Tharakeswar, Y., Rao, T. P., & Naidu, G. R. (2011). Imprinted polymer inclusion membrane based potentiometric sensor for determination and quantification of diethyl chlorophosphate in natural waters. *American Journal of Analytical Chemistry*, 2, 376–380.

Wagner, G. W., Bartram, P. W., Koper, O., & Klabunde, K. J. (1999). Reactions of VX, GD, and HD with Nanosize MgO. *The Journal of Physical Chemistry B*, 103, 3225–3228.

Wohltjen, H., & Dessy, R. (1979). R. surface acoustic-wave probe for chemical-analysis. 1. introduction and instrument description. *Analytical Chemistry*, 51, 1458–1464.

Wulff, G. (1995). Molecular imprinting in cross-linked materials with the aid of molecular templates—a way towards artificial antibodies. *Angewandte Chemie International Edition in English*, 34(17), 1812–1832.

Xu, H., Zhang, H., Zhao, L., Peng, C., Liu, G., & Cheng, T. (2020). Naphthalimide-based fluorescent probe for highly sensitive and selective detection of nerve agent mimic DCP in solution and vapor phase. *New Journal of Chemistry*, 44, 10713–10718.

Yao, J., Yanyan, F., Wei, X., Tianchi, F., Gao, Y., Qingguo, H., Zhu, D., Cao, H., & Cheng, J. (2016). Concise and efficient fluorescent probe via an intromolecular charge transfer for the chemical warfare agent mimic diethyl chlorophosphate vapor detection. *Analytical Chemistry*, 88, 2497–2501.

Zhang, S.-W., & Swager, T. M. (2003). Fluorescent detection of chemical warfare agents: functional group specific ratiometric chemosensors. *Journal of the American Chemical Society*, 125, 3420–3421.

Zhanpeisov, N. U., Zhidomirov, G. M., Yudanov, I. V., & Klabunde, K. J. (1994). Cluster quantum chemical study of the interaction of dimethyl methylphosphonate with magnesium oxide. *The Journal of Physical Chemistry*, 98, 10032–10035.

Zheng, P., Abdurahman, A., Liu, G., & Liu, H. (2020). An instantaneously-responded, ultrasensitive, reutilizable fluorescent sensor to sarin substitute both in solution and in gas phase. *Sensors and Actuators B Chemical*, 322, 128611.

第5章　金纳米颗粒用于神经性毒剂光学检测的研究进展

Tawfik A. Khattab[①], Meram S. Abdelrahman[①]

5.1 前　　言

有毒物质,如工业有毒化学品和气体、卤化物离子、重金属、化学毒剂,以及爆炸性和放射性物质,最近已成为社会和环境的主要问题(Diauudin et al .,2019)。这些物质是一类主要的剧毒和危险物质。因此,科学家对化学和生物检测工具的兴趣日益浓厚。然而,化学和生物检测工具在化学毒剂领域的关键限制因素是它们的检测速度(Davidson et al.,2020)。实时检测技术对于突发情况(如恐怖袭击)的响应或恢复至关重要。此外,其对重金属离子等各种环境污染物的追踪也具有重要意义。因此,在化学和生物学领域,开发具有选择性高、成本低廉、便携、高灵敏度和小型化的化学生物检测工具一直是重大挑战,特别是在过去的几十年里(Witkiewicz et al., 2018)。

纳米级检测工具的出现提供了潜在的解决方案,因为它们的高选择性和灵敏度来自它们的大表面积与高孔隙率。事实上,AuNPs 已被证实为纳米级传感器组装的首选候选材料,用于检测有毒化学物质和气体。AuNPs 的合成过程非常简单,在合适的捕获配体存在下具有良好的生物相容性和稳定性(Zhang et al., 2018)。AuNPs 因其具有独特的电子和光学特性,能够快速对金属离子或小型分析物响应。其较大的表面积,使其能够作为固定大量目标分析物的载体,这大大增加了它们与检测元素相互作用的可能性(Takahashi et al.,2021)。基于其电子和光学特性,AuNPs 提供了多种平台,能够使用不同的技术,如表面增强拉曼散射(光谱)、电化学、荧光和比色技术,来感知有毒化学试剂。然而,通过电化学和光谱技术来检测有毒化学物质需要特殊的仪器,存在样品操作耗时,成本高昂,并且操作人员需要训练有素的局限性。因此,寻找简单安全的替代方法是迫切需要的(Kumar et al.,2018)。AuNPs 的一个关键特性是其在可见光和近红外电磁范围内的等离子体吸光特性。SPR 是由位于金属表面的自由电子产生的,它们与光协同共振。当被大于 AuNPs 尺寸的波长照射时,电子云受到 AuNPs 原子核的位移,以恢复原子核和电子之间的库仑引力,形成电子振荡(Neaţu et al.,2010)。在特定的频率下,电子与光子振荡一致,导致表面等离子体共振(LSPR)的局域化。然而,AuNPs 的 ID 与非球形的 AuNPs(如金纳米线)达到入射光的波长,然后,电子场不一致,NP 暴露于传播表面等离子体中。离 AuNPs 表面很近的分析物很容易检测到等离子体。因此,AuNPs 在有毒化学试剂中的关键应用可作为灵敏度高、检出

---

① 埃及,开罗,国家研究中心,纺织研究技术学院,印染助剂系。

限值低的比色和荧光传感器(Yue et al., 2016)。相对于其他需要复杂仪器和耗时操作样品的检测方法,AuNPs 的可见光直接吸收率是一个明显的优势(Dasary et al., 2008)。在此,我们介绍了各种基于 AuNPs 的比色和荧光检测工具的设计、制备、应用与机制,以及这些基于 AuNPs 的传感器在识别各种化学毒剂方面的最新进展。

5.2　金纳米颗粒光学传感器的机理

AuNPs 通常作为悬浮液应用于流体中,通常是水。对于小于 100 nm 的球形纳米颗粒,AuNPs 悬浮液通常呈现红色,对于较大的球形纳米颗粒或纳米棒,则呈现蓝色/紫色。由于其电子、光学和分子传感特性,AuNPs 在生物医学、电子学、材料科学和电子显微镜等各个领域得到了广泛的应用(Wang & Yu, 2013)。根据 AuNPs 的性质,它们的应用可能性很大程度上依赖于它们的形态,包括形状和大小。例如,棒状粒子同时具有纵向和横向吸光带,形状各向异性影响其自组装过程。纳米颗粒吸收散射光导致形成不同的颜色,从小颗粒的红色到大颗粒的蓝色、黑色和无色(Ipe et al., 2006)。这些比色变化取决于颗粒的形状、大小、折射率和聚集状态。这些变化可以归因于 LSPR 现象,即位于纳米颗粒表面的导电电子与入射光共振振荡。此外,AuNPs 的光学性质在聚集时发生变化,从而导致颗粒的形状、大小和介质环境的变化(Omidfar et al., 2013)。毒剂的检测可以通过多种方法实现,如离子迁移谱、光子晶体、电化学工具、微悬臂和表面声波传感器。尽管如此,这些检测方法中的大多数都存在局限性,如不可移植性、成本高、操作人员需要训练有素(Burnworth et al., 2007)。最近,荧光和/或比色检测器的使用一直受到高度重视,被证实是简单和便宜的设备。Khattab 等最近报道了一种简单的基于三氰呋喃腙的检测器,用于高选择性的有机磷模拟剂(二乙基氯磷酸盐)的比色检测(Abdelrahman et al.,2021a)。光学(比色和荧光)传感器需要与被检测物质进行选择性相互作用(Khattab et al., 2020a; Abdelrahman et al., 2020a; El-Naggar et al., 2021; Abou-Yousef et al., 2017; Abdelhameed et al., 2021; Khattab, 2020; Abdelmoez et al., 2019; Schlucker, 2014; Khattab et al., 2016a; Wang et al., 2020; Khattab et al., 2018a; Abdelrahman et al., 2020b; Khattab et al., 2019; Yin et al., 2019),因此,检测过程中需要有两个主要组成部分,即传感器材料和用于比色传感器或荧光传感器的荧光团(Khattab et al., 2018b; Li et al., 2018; Khattab et al., 2016b; Yan et al., 2018; Li et al., 2015; Khattab et al., 2020a; Celestina et al., 2021; Khattab et al., 2021; Abdelrahman et al., 2021b; Khattab & Abdelrahman, 2020; Wang et al., 2019; Khattab et al., 2020b; Zhang, et al., 2017; Khattab et al., 2020c; Khattab & Hatem, 2016; Kamel & Tawfik, 2020)。

5.2.1　比色传感器

粒径为 3~10 nm 的分散良好的 AuNPs,由于其在 520 nm 处的有效表面等离子体共振(SPR)而呈现红色溶液。尽管如此,AuNPs 的聚集形成通常会刺激粒子间表面等离子体的激元耦合(图 5.1)。这导致表面等离激元的峰移从可见光谱范围到近红外光谱范围,并伴有从红色到蓝色的比色转换(Srivastava et al. ,2005)。

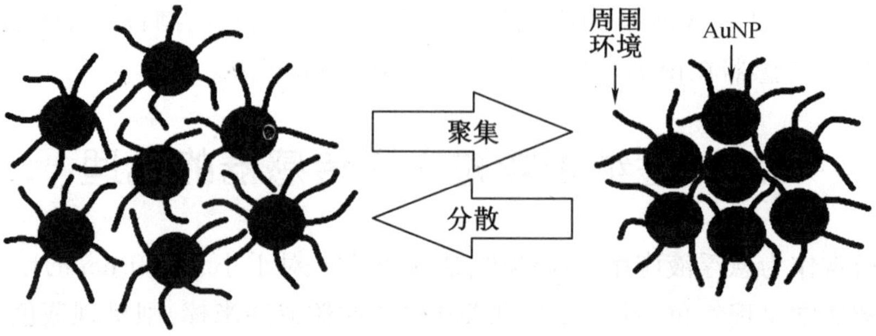

图 5.1 AuNPs 比色传感机制

这些聚集的 AuNPs 的再分散导致比色从蓝色转为红色。AuNPs 为基于吸光度的比色检测工具提供了实用平台。一般来说,环境因素可以刺激 AuNPs 的团聚或再分散。例如,溶液的 pH 值和离子强度的变化,可导致 AuNPs 表面发生变化(Lee et al. , 2007)。

5.2.2 荧光传感器

基于荧光的 AuNPs 传感器依赖于检测分析物时由于荧光共振能量转移(FRET)或表面修饰荧光(SMF)而监测的发射变化。SMF 是由荧光变化引起的电磁场。FRET 依赖于能量受体荧光染料和激发的能量供体荧光染料之间的共振能量转移通过受激偶极子-偶极子相互作用。SMF 技术包括控制和改造由电磁场发出的荧光所释放的荧光染料。这种发射活动受到近金属颗粒或金属表面的影响(Zhang et al . , 2005)。

SMF 可以用来监测由荧光团的激发态引起的发射变化。例如,如果金属表面与荧光团之间的距离为 10 nm,则荧光团会吸收光子,从而改变荧光信号。因此,FRET 一直是最流行和广泛使用的方法。FRET 是一种非辐射的程序,它利用能量给予荧光发色团的激发态,通过远程偶极子-偶极子相互作用将能量转移到受体荧光发色团的近似状态。受体荧光发色团吸收在给体荧光团的荧光波长上的光子,然而,重新发射被吸收的光子可以忽略不计。能量传递速率取决于多个因素,其中最重要的是受体和供体之间的距离(Anger et al., 2006)。通常,FRET 只发生一次距离为 1~10 nm。由于其惊人的宽能带宽度和优异的消光系数,AuNPs 可作为 FRET 传感器的杰出发射猝灭剂。半导体量子点(QD)具有诸多特性优势,例如稳定和效率。量子点和 AuNPs 之间的内滤光效应(IFE)可将吸收峰转换为发射峰,提高了识别灵敏度。因此,这些荧光发色团被用作依赖 FRET 的传感器(Tam et al. , 2007; Rudolf et al. , 2003)。

5.3 化学毒剂传感器

化学毒剂是一种高度反应性物质,根据其对人体的影响可分为不同的类别,包括神经、起疱、失能、催泪、细胞毒性蛋白、血液和肺反应性物质。神经性毒剂、全身中毒性毒剂、糜烂性毒剂的毒性对人类非常危险(表 5.1)。尽管相关法律禁止使用化学武器,但它们仍然被用于恐怖主义和战争(Kloske & Witkiewicz, 2019;Picard et al. ,2019)。氰化物有能力阻止细胞利用氧气导致无氧呼吸,进而导致过多的乳酸蓄积和代谢性酸中毒。

表 5.1 最常见的化学毒剂类别

类别
毒剂的行动模式
神经性毒剂
V 类和 G 类
抑制乙酰胆碱酯酶以防止分解
神经递质乙酰胆碱导致烟碱和毒蕈碱的问题
糜烂性毒剂
硫/氮芥子气
能损伤皮肤和呼吸器官的成酸物质
全身中毒性毒剂
氰化氢和氯化氰

5.3.1 神经性毒剂传感器

神经性毒剂是一种有机磷酸盐物质,具有使乙酰胆碱酯酶失活的能力,导致神经递质乙酰胆碱的崩溃,引起烟碱和毒蕈碱问题。最著名的神经物质包括 V 类和 G 类,以及一些杀虫剂。它们的剧毒作用、低成本和易于生产使其成为政府与平民的主要关注对象,尤其是在恐怖袭击和与战争有关的冲突中使用(Yue et al. , 2016)。其结构如图 5.2 所示,含易离去基团的基于有机磷酸盐的神经性毒剂及相关模拟剂。G 类神经性毒剂是具有氰化磷或氟化磷键的有机磷物质。最常见的 G 类毒剂是环沙林(GF)、沙林(GB)、梭曼(GD)和塔崩(GA)。此外,V 类神经性毒剂是含有 $P-SCH_2CH_2N\ (R)_2$ 基团的有机磷物质。最常见的 V 类神经性毒剂是 VR 和 VX (Pavlov et al. , 2005)。

5.3.1.1 神经性毒剂比色传感器

典型的神经性毒剂检测方法是利用针对神经性毒剂的检测组功能化 AuNPs,导致 AuNPs 聚集(Wang et al. , 2014;D' souza et al. , 2014)。例如,Li 等报道了 AuNPs 探针的开发功能化镧(La^{3+})测定甲基对硫磷(MP) (Wang et al. ,2014)。他们发现 MP 与 La^{3+}结合,诱导 AuNPs-La 络合物的团聚,形成配位键,导致从红色到蓝色的比色切换。监测检出限值降至 0. 1 nM。

D'souza 还开发了一种简单、快速、敏感和具有选择性的显色法来检测敌敌畏(2,2-二氯乙烯基二甲基磷酸;DDVP),这种方法依赖于抗坏血酸覆盖的 AuNPs 的聚集(图 5. 3)。在 DDVP 存在的情况下,抗坏血酸-AuNPs 的紫外可见光谱显示出 525 ~ 620 nm 的色移,表明在敌敌畏的刺激下,抗坏血酸-AuNPs 通过在敌敌畏和抗坏血酸-AuNPs 之间形成氢键而聚集。检出限值为 43 mM。该检测方法可有效测定苹果、小麦以及自来水、河流和运河水等水样中的敌敌畏(D'souza et al. , 2014)。

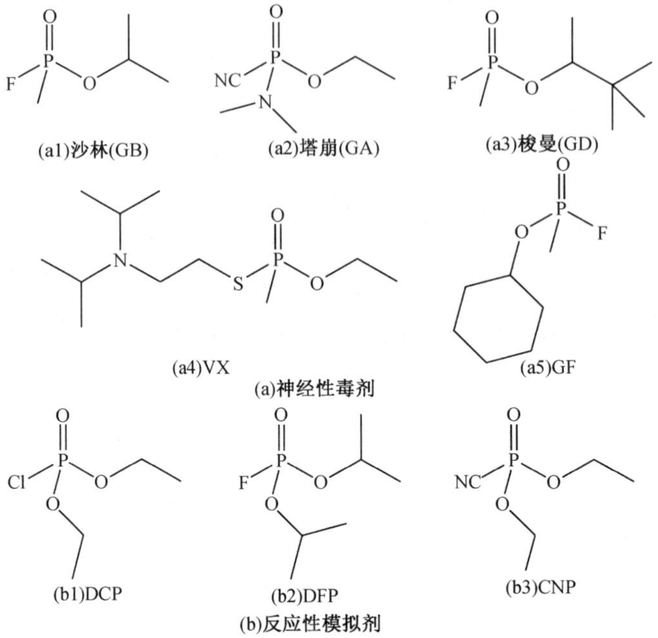

图 5.2　常见神经性毒剂和相关模拟剂的分子结构

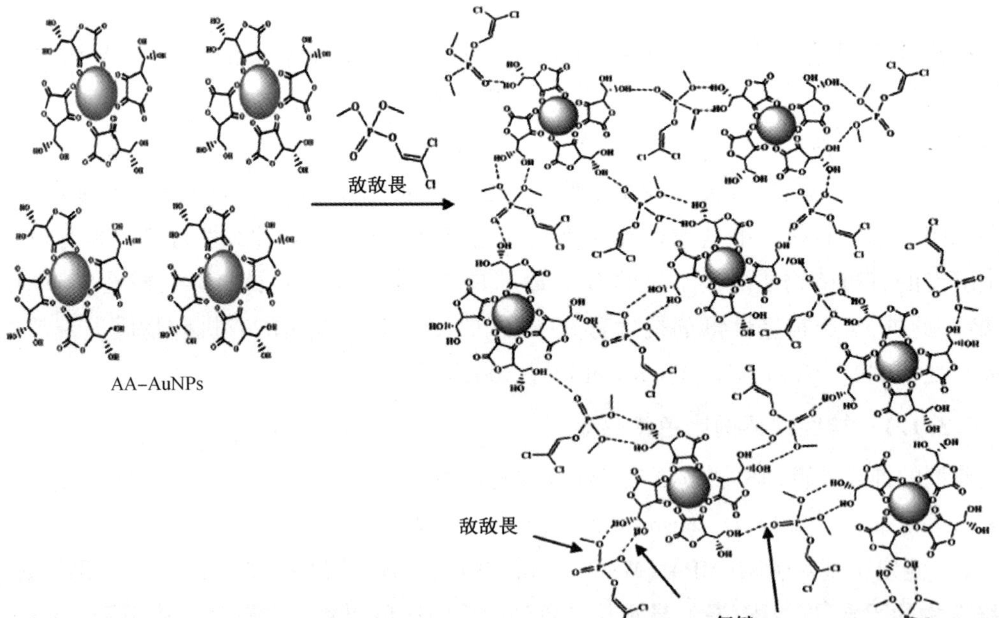

图 5.3　用于敌敌畏显色检测的金纳米颗粒-抗坏血酸纳米颗粒(AuNPs-AANP)的 DDVP 诱导聚集示意图

[来源:D'souza,S. L. , Pati, R. K. , & Kailasa S. K. (2014). Ascorbic acid functionalized gold nanoparticles as a probe for colorimetric and visual read-out determination of dichlorvos in environmental samples. *Analytical Methods.* ,6(22),9007-9014.]

乙酰胆碱可被乙酰胆碱酯酶水解生成硫代胆碱(TCh),硫代胆碱通过 Au—硫键与 AuNPs 表面紧密结合,从而改变 AuNPs 表面周围的环境。因此,一些神经物质被报道为乙酰胆碱酯酶的抑制剂。乙酰胆碱在四氯酸盐($AuCl_4^-$)存在下诱导 AuNPs 种子生长,如图 5.4 所示。这种生长受到基苯基磷酸二乙基(对氧磷)或 1,5-二(4-烯基二甲基氨苯)戊烷-3-一二溴(BW284c51)的影响。该方法提供了一种利用紫外可见光谱分析对乙酰胆酸抑制剂进行显色分析的方法(Martí et al., 2014;Virel et al., 2009)。此外,研究还发现,在抗坏血酸存在的情况下,硫代胆碱可以调节纳米级金颗粒在 AuNPs 上的生长。因此,对氧磷或 BW284c51 对酶的抑制作用降低了硫代胆碱的产率,从而促进了 AuNPs 的生长,使其很容易被紫外可见光谱分析检测到。此外,最近有研究发现,阳离子硫代胆碱可以刺激硫辛酸或柠檬酸覆盖的 AuNPs 的团聚(Sun et al., 2011;Li et al., 2011),通过配体取代过程相关联具有独特的从红色到蓝色的显色开关。然而,在引入适当的神经性毒剂(即 VX、GB 和 GD)和对氧磷作为酶抑制剂后,硫代胆碱的生成受到抑制,硫辛酸或柠檬酸覆盖的 AuNPs 的比色开关逐渐减弱(Sun et al., 2011;Li et al.,2011)。

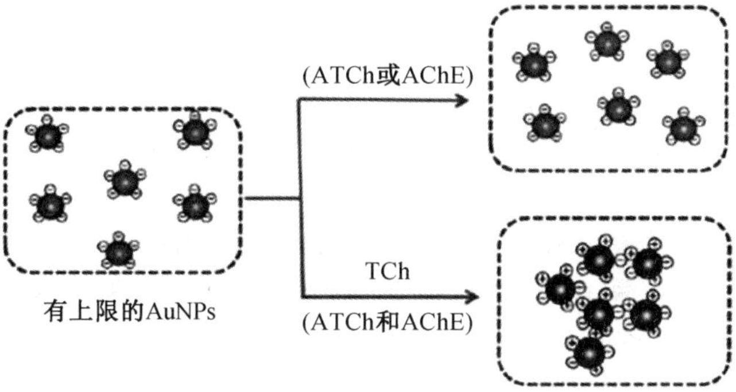

(a)AuNPs生长

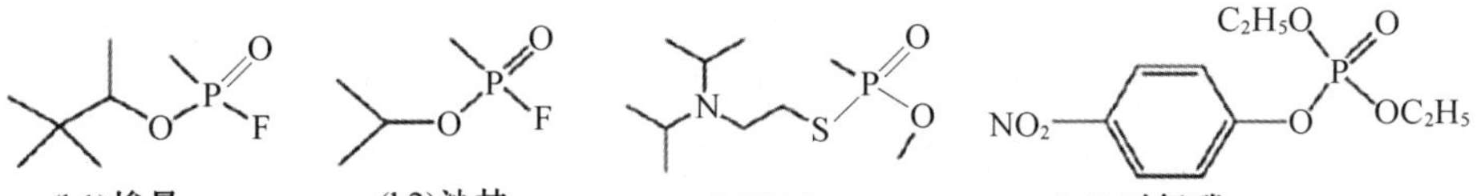

(b)

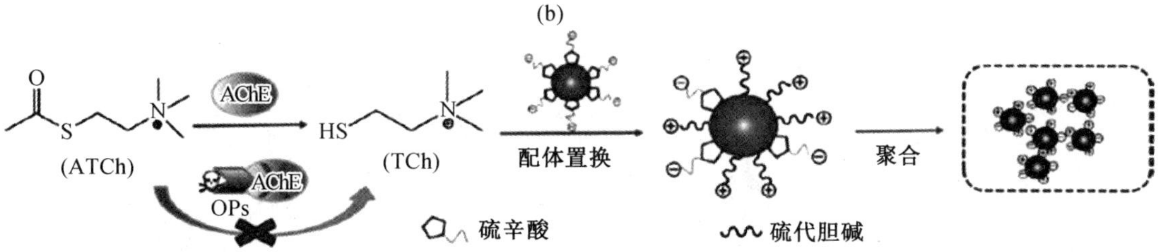

(c)AuNPS聚集

图 5.4 AuNPs 生长与聚集的显色感应

[来源:Sun,J.,Guo,L.,Bao,Y.,& Xie J.(2011). A simple,label-free AuNPs-based colorimetric ultrasensitive detection of nerve agents and highly toxic organophosphate pesticide. *Biosensors and Bioelectronics*,28(1),152-157.]

5.3.1.2 神经性毒剂荧光传感器

荧光传感器在过去的 10 年中得到了显著发展，主要依靠淬灭或提高荧光强度。Simonian 及其合作者开发了有机磷酸酶（OPH）-AuNPs 偶联物，然后将其与发射酶抑制剂或对氧磷-对氧磷的捕集剂混合。研究发现，排放强度与 AuNPs 的距离相关，表明捕集剂与有机磷水解酶有关，如图 5.5 所示（Simonian et al.，2005）。

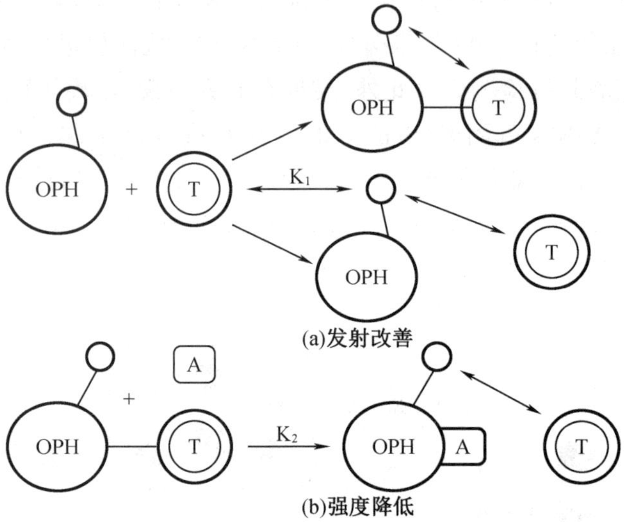

图 5.5 陷阱（T）-酶反应改善在不存在底物的情况下，陷阱结合有机磷酸水解酶-AuNPs 偶联，导致发射改善；分析物（A）从有机磷水解酶（OPH）中置换陷阱-AuNPs 偶联导致陷阱的发射强度降低

［来源：Simonian，A. L.，Good，T. A.，Wang，S.-S.，& Wild. J. R.（2005）. Nanoparticle-based optical biosensors for the direct detection of organophosphate chemical warfare agents and pesticides. *Analytica Chimica Acta*，534（1），69–77.］

Dasary 等构建了基于依赖性表面的制备改进了发射光谱分析方法，用于快速灵敏地检测有机磷酸盐神经物质（图 5.6）。在 AuNPs 的电磁波谱内发生的铕（Ⅲ）的改进发射。在有机磷神经性毒剂存在的情况下，铕（Ⅲ）从 AuNPs 表面释放，导致荧光信号改变（Dasary et al.，2008）。

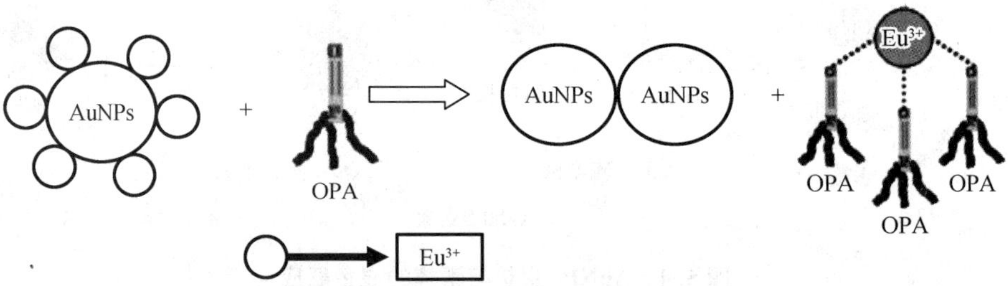

图 5.6 基于 AuNPs 的表面增强荧光法灵敏、快速地检测有机磷毒剂（OPA）示意图

［来源：Dasary，S. SR.，Rai，U. S.，Yu，H.，Anjaneyulu，Y.，Dubey，M.，& Ray，P. C.（2008）. Gold nanoparticle based surface enhanced fluorescence for detection of organophosphorus agents. *Chemical Physics Letters*，460（13），187–190.］

此外，荧光分析以薄膜的形式发展，可以很容易地利用。例如，自组装多层咔唑在检测有机磷农药时表现出界面发射。这些薄膜传感器通过吲哚和 L-半胱氨酸之间的静电吸引力组装在 2-氨基-3-巯基丙烷酸(L-半胱氨酸)调制的(3-氨基丙基)铁乙氧基硅烷(APTES)/石英/AuNPs 表面。自组装多层系统引入了单效磷和多聚磷的线性发射响应性(Sun et al., 2008)。由于酶的能力,它们也被用于感知神经基质选择性地与目标分析物相互作用。乙酰胆碱酯酶一直是神经底物中非常受欢迎的酶之一,它可以作为乙酰胆碱酯酶的抑制剂。例如,罗丹明 B 包被的 AuNPs 已被用作氨基甲酸酯和有机磷农药的双模荧光与比色检测器。如图 5.7 所示,实验概念依赖于目标分析物抑制乙酰胆碱酯酶并阻止硫代胆碱的产生(Liu et al., 2012)。

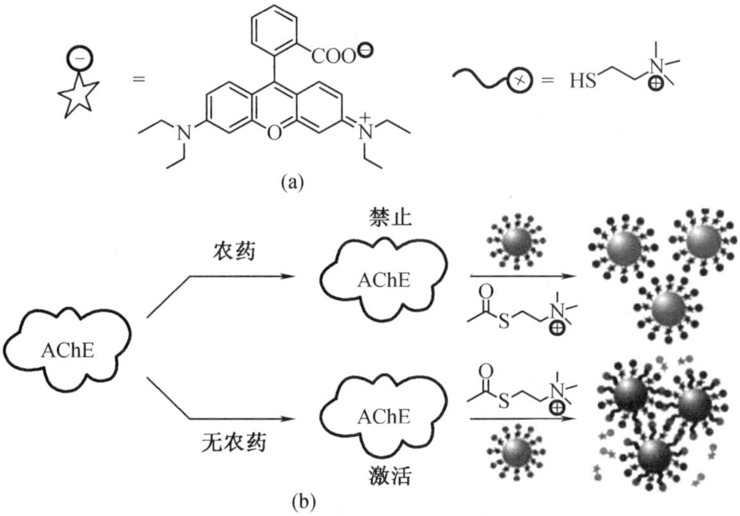

图 5.7 农药双模荧光和比色读出传感器,灭活乙酰胆碱酯酶,阻断乙酰硫代胆碱(acetylthiocholine, ATC)的水解(由于缺乏硫代胆碱的形成,涂层在 AuNPs 溶液上的罗丹明 B 保持了红色,并且罗丹明 B 的发射被 AuNPs 淬灭)

[来源:Liu, D., Chen, W., Wei, J., Li, X., Wang, Z., & Jiang, X. (2012). A highly sensitive, dual-readout assay based on gold nanoparticles for organophosphorus and carbamate pesticides. *Analytical Chemistry*, 84(9), 4185-4191.]

Xie 等报道,基于 AuNPs 的 IFE 基于排放物开发了高灵敏度的有机磷农药真实样品双信号石墨碳检测器(图 5.8)。AuNPs 以双模式作用,对实际样品具有比色和荧光活性,检出限值为 6.9×10^{-12} M (Xie et al., 2018)。

Zhang 等报道了一种利用乙酰胆碱酯酶控制 AuNPs 与 HDDAO[7-羟基-9H-(1,3-二氯-9,9-二甲基丙烯酸丁-2-1)]荧光团之间距离的检测方法,如图 5.9 所示。通过 SMF 方法,发现配体荧光团与纳入 AuNPs 的乙酰胆碱酯酶的结合亲和力及其发射性明显提高。该纳米级生物传感器具有优异的灵敏度,对塔崩的识别限为 10 nM,对对氧磷的识别限为 0.4 μM(Zhang et al., 2012)。此外,Han 等介绍了一种依赖于乙酰胆碱酯酶及其抑制剂尼罗红荧光团的灵敏荧光测定方法,结果显示,对对氧磷和乙酰氨基甲酸乙酯具有较高的敏感性,识别限分别为 0.05 ng · mL^{-1} 和 0.2 mU · mL^{-1}(Han et al., 2013)。

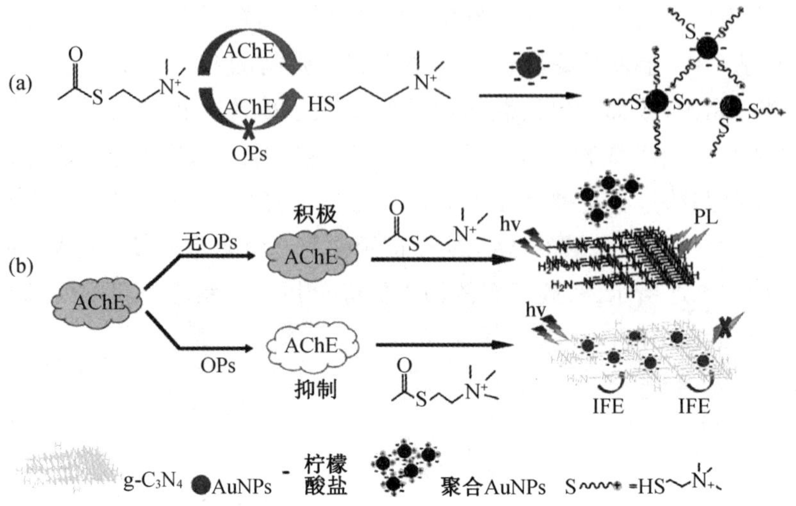

图 5.8 有机磷农药双信号传感器

[来源：Xie, H., Bei, F., Hou, J., & Ai, S. (2018). A highly sensitive dual-signaling assay via inner filter effect between $g\text{-}C_3N_4$ and gold nanoparticles for organophosphorus pesticides. *Sensors and Actuators B: Chemical*, 255, 2232–2239.]

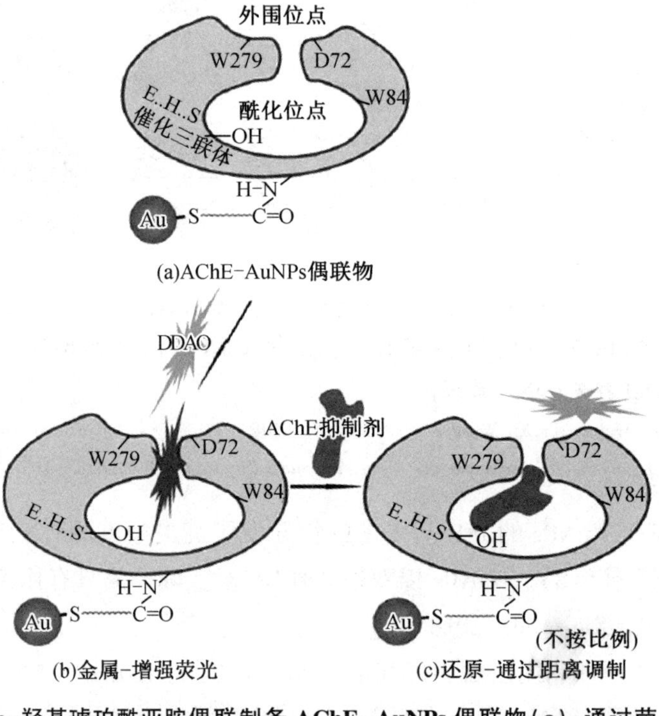

图 5.9 碳二亚胺/n-羟基琥珀酰亚胺偶联制备 AChE-AuNPs 偶联物（a）；通过荧光发色团和 AuNPs 之间的距离控制，金属改善 HDDAO 结合到乙酰胆碱酯酶活性位点的发射（b）；通过距离控制减少排放归因于乙酰胆碱酯酶抑制剂（c）

[来源：Zhang, Y., Hei, T., Cai, Y., Gao, Q., & Zhang, Q. (2012). Affinity binding-guided fluorescent nanobiosensor for acetylcholinesterase inhibitors via distance modulation between the fluorophore and metallic nanoparticle. *Analytical Chemistry*, 84(6), 2830–2836.]

另一种快速识别神经亚层的创新荧光策略依赖于 AuNPs 的 IFE 的使用。监测乙酰胆碱酯酶辅助乙酰胆碱水解为硫代胆碱，以诱导 AuNPs 聚集，减少其 SPR 吸收。因此，碲化镉（CdTe）量子点的发射得以恢复。尽管如此，氨基甲酸酯农药衍生物能够抑制乙酸胆碱酯酶活性，以防止 AuNPs 的聚集并减少 CdTe 量子点的发射。因此，IFE 转化了发射强度，提高了氨基甲酸酯类农药的检测灵敏度（Guo et al.，2013，2014）。Kamelipour 等最近分离出一种二聚体有机磷酸水解酶，然后将其修饰在 AuNPs 上，形成生物传感器的组件。使用含有香豆素荧光基团的高效有机磷酸盐抑制剂可为对氧毒素血清提供 AuNPs-有机磷酸盐共轭传感器（Kamelipour et al.，2014）。蛋白质稳定的 AuNPs 被用作生物相容性荧光纳米级。

评价乙酰胆碱酯酶催化水解和磷酸化的探针，采用 ATC，监测乙酰胆碱酯酶催化的 ATC 水解释放硫代胆碱，导致 AuNPs 聚集，从而显著降低发射强度。暴露于有机磷酸盐后，磷酸化促进乙酰胆碱酯酶失活，抑制了这一点。磷酸二氯乙烯基二甲基（DDVP）的检出限值为 13.67 pM（Zhang et al.，2014a）。同样，一旦有机磷农药衍生物失活破坏乙酰胆碱酯酶催化的 ATC 水解成硫代胆碱，AuNPs 可以抑制上转化纳米颗粒的发射。根据 FRET 策略，一种纳米级有机磷农药传感器的检出限值分别为 23 $ng \cdot L^{-1}$、0.67 $ng \cdot L^{-1}$ 和 67 $ng \cdot L^{-1}$，分别对应单效磷、甲基对硫磷和乐果（Long et al.，2015）。有研究人员开发了一种新的检测方法，利用 Au-Fe_3O_4 哑铃状纳米颗粒，引入了一种 SIM 简单的策略来选择性检测有机磷农药甲基对硫磷（图 5.10）。这种方法依赖于配体取代促进的化学发光，用有机磷硫代农药衍生物的水解取代蛋氨酸配体，产生可逆的可切换的化学发光。经过简单的磁分离，该化学传感器对真实标本表现出很高的选择性（Zhang et al.，2014b）。

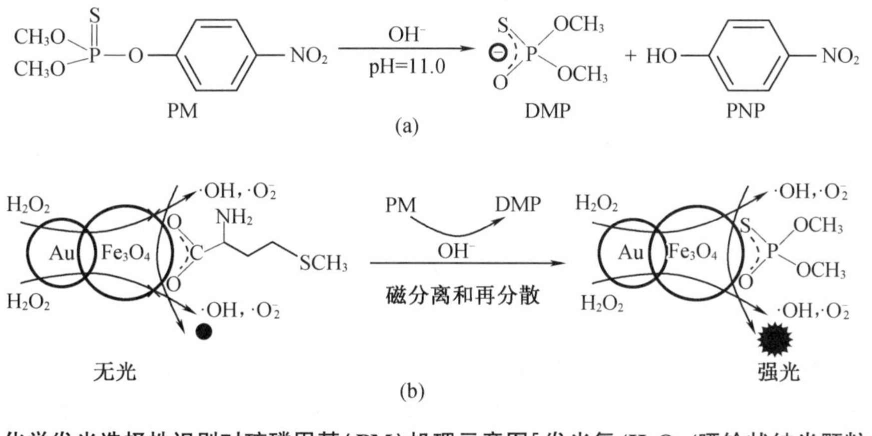

图 5.10 化学发光选择性识别对硫磷甲基（PM）机理示意图［发光氨/H_2O_2/哑铃状纳米颗粒的化学发光首先通过蛋氨酸与 Au-Fe_3O_4 DBNPs 表面的配位猝灭，然后在碱性体系中用二甲基硫代膦酸酯（DMP）取代蛋氨酸，然后进行磁分离再分散］

［来源：Zhang, J., Wang, J., Yang, L., Liu, B., Guan, G., Jiang, C., & Zhang, Z. (2014b). Ligand replacement induced chemiluminescence for selective detection of an organophosphorus pesticide using bifunctional Au－Fe_3O_4 dumbbell-like nanoparticles. *Chemical Communications*, 50(100), 15870-15873.］

5.3.2 糜烂性毒剂传感器

芥子气,是一种糜烂性的化学毒剂,具有在皮肤和肺部产生水疱的能力。芥子气武器在第一次世界大战和第二次世界大战中被广泛使用。芥子气属于糜烂性毒剂(Etemad et al., 2019)。由于糜烂性毒剂对环境的有害影响,故糜烂性毒剂的检测一直受到关注。人们采用点击化学法制备了含聚乙二醇链的双官能团-1,2,3-三唑和荧光团。该配体能够稳定水介质中的AuNPs,通过AuNPs"开启"荧光测试来识别芥子气,如图5.11所示(Li et al., 2014a)。本章报道了一种以AuNPs为标记的抗原包被模型免疫层析法(ICA)检测硫代二甘醇亚砜(TDGO-SO)的方法。裸眼识别极限在10 mg/mL浓度下,用ICA监测TDGO-SO的含量(Li et al., 2014;Sathe et al.,2014)。

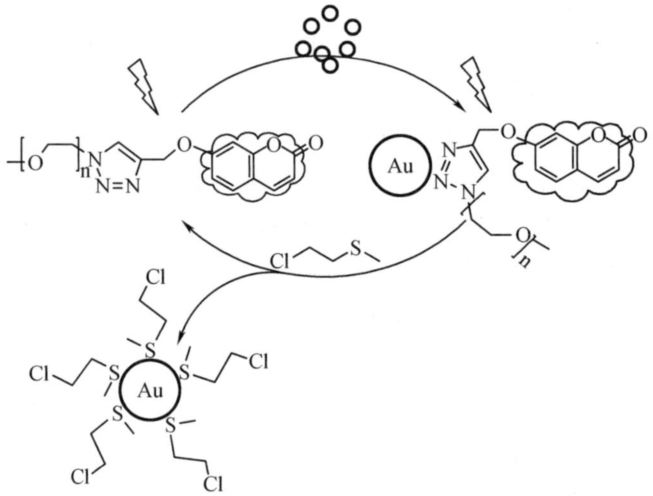

图5.11 香豆素通过三唑与AuNPs配位猝灭的原理图[发射开关为"ON",以便通过取代AuNPs表面的配体来识别2-氯乙基甲基硫醚(2-CEMS)]

[来源:Li, N., Zhao, P., Liu, N., Echeverria, M., Moya, S., Salmon, L., Jaime, R., & Didier, A. (2014a). "Click" chemistry mildly stabilizes bifunctional gold nanoparticles for sensing and catalysis. *Chemistry A European Journal*, 20(27), 8363-8369.]

Singh等提出了一种使用鲁米诺(LH2)和离子液体的新型"开启"芥子气荧光传感器;1-乙基-3-甲基咪唑二氰胺([emim][DCA]),如图5.12所示。离子液体通过提高芥子气的亲电性和鲁米诺的亲核性,将反应温度从80 ℃降低到25℃,发挥了关键作用。该检测方法具有响应快、选择性高、检出限值(为6 ppm)高等特点(Singh et al., 2020)。

Knighton等报道了氯化丹酰[5-(二甲胺)萘-1-磺酰氯]荧光发色团通过咪唑和胺取代基附着在AuNPs上,形成提供能够检测微尺度摩尔级含量的共轭物芥子气模拟剂,利用荧光开关"ON"位移方法进行检测,如图5.13所示(Knighton et al.,2013)。

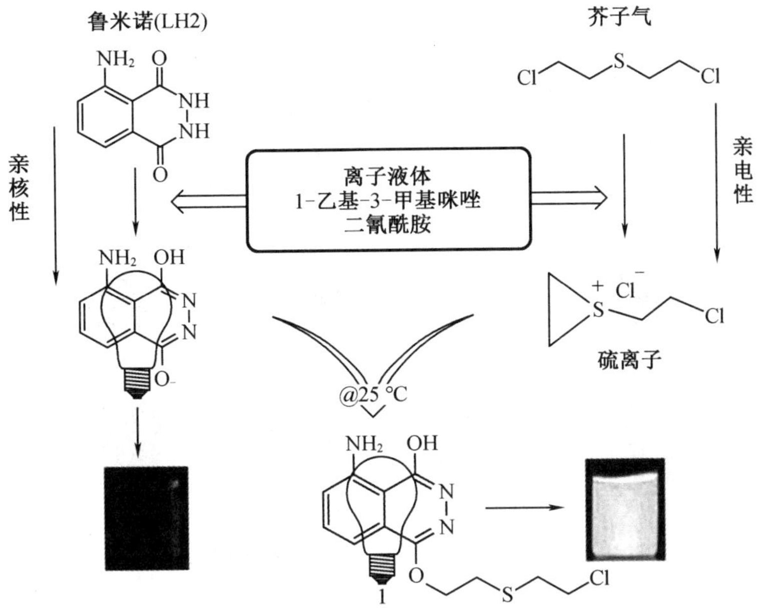

图 5.12 LH2 和[emim][DCA]检测芥子气示意图

[来源:Singh,V. V. ,Kumar,V. ,Biswas,U. ,Boopathi,M. ,Ganesan,K. , & Gupta,A. K. (2020). Luminol-based turn-on fluorescent sensor for selective and sensitive detection of sulfur mustard at ambient temperature. *Analytical Chemistry*,93(2),1193-1199.]

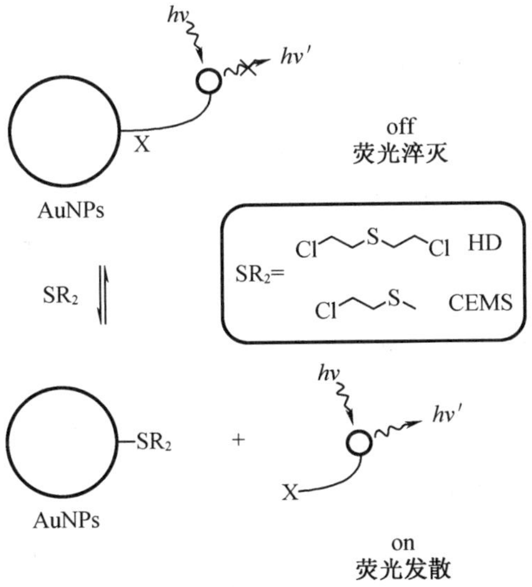

图 5.13 置换检测硫化物示意图

[来源:Knighton,R. C. ,Sambrook,M. R. ,Vincent,J. C. ,Smith,S. A. ,Serpell,C. J. ,Cookson,J. ,Vickers,M. S. , & Beer,P. D. (2013). Fluorogenic dansyl-ligated gold nanoparticles for the detection of sulfur mustard by displacement assay. *Chemical Communications*,49(23),2293-2295.]

5.3.3 肺部中毒传感器

引起肺部中毒的化学毒剂包括光气、气态盐酸、氯和氮氧化物。其中,光气一直是最著名的肺部中毒毒剂。光气无色且毒性强,ppm 水平即可引起肺部疾病(Virji et al., 2009)。与特定配体固定的 AuNPs 已被有效地用于光气的色感检测,其原理基于 AuNPs 的分散和聚集的比色开关。例如,半胱氨酸调制 AuNPs 传感器已被报道用于裸眼检测光气(Feng et al., 2010)。稳定的半胱氨酸调制的 AuNPs 传感器分散在水中,呈现如图 5.14 所示的酒红色。当光气被半胱氨酸的胺端攻击时,可导致 AuNPs 聚集,使酒红色变成紫色/蓝色。

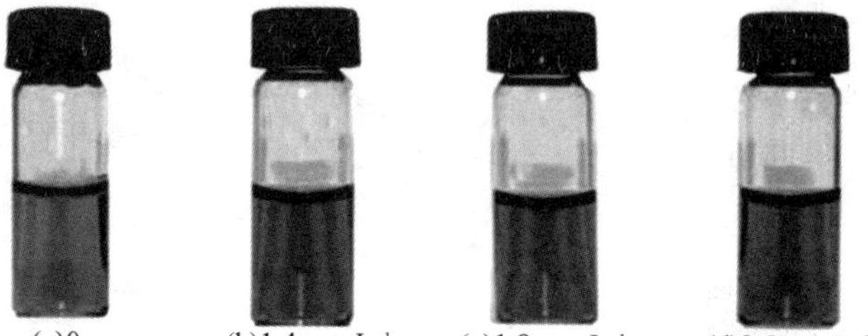

图 5.14 在大气条件下,利用半胱氨酸魔鬼功能化的 AuNPs 在不同浓度的光气下形成颜色开关,进行光气比色检测

[来源:Feng, D., Zhang, Y., Shi, W., Li, X., & Ma, H. (2010). A simple and sensitive method for visual detection of phosgene based on the aggregation of gold nanoparticles. *Chemical Communications*, 46(48), 9203-9205.]

5.3.4 细胞毒性蛋白传感器

蓖麻毒素是一种毒性极强的蛋白质。它可以很容易地从蓖麻植物(Ricinus communis L.)中提取(Roberts & Daniel, 2004)。蓖麻毒素由两条链组成,包括具有催化活性的 N-糖苷酶链 A 和以凝集素为基础的链 B 支持细胞摄取。链 A 具有抑制细胞中蛋白质合成的能力,由于其毒性导致细胞死亡(Papaloucas & Papaloucas, 2008)。因此,蓖麻毒素的实时识别是至关重要的。蓖麻毒素的显色感应依赖于 AuNPs 的聚集概念。Schofield 等描述了一种依赖于碳水化合物稳定 AuNPs 的团聚概念来检测的比色法蓖麻毒素替代品(被称为"Ricinuscommunis 凝集素"120):9-巯基-3,6-二氧辛基-β-d-半乳糖(硫代半乳糖衍生物)长链和 2-巯基乙基-β-d-半乳糖苷短链衍生物在 AuNPs 上进行了自组装过程,然后用凝集素促进团聚过程。可通过肉眼或紫外可见光谱检测蓖麻毒素(Schofield et al., 2008)。由于凝集素辅助团聚,糖基化 AuNPs 的比色变化被用作传感器。AuNPs 需要在糖和颗粒表面之间包裹一层聚合物以保证复合物的稳定性媒介。Richards 等使用糖基化聚合物包裹 AuNPs。聚合度为 10 和 20 的聚合物混合物增加了纳米颗粒的稳定性,对蓖麻毒素具有实时比色响应性(Richards & Gibson, 2014)。Hu 等还提出了一种选择性灵敏的比色生物传感器,以 40 个聚合蓖麻毒素结合适配体(ricin binding aptamer, RBA)作为检测组分,AuNPs 作为探针,用于检测蓖麻毒素(Hu et al., 2014)。这诱导了 AuNPs 的聚集,导致从红色到蓝色的变色活性,如图 5.15 所示。

Hu 等提出了一种简单、高灵敏度的蓖麻毒素显色配体传感器(Hu et al., 2015)。通过监测 RBA 来提高 AuNPs 对 3,30,5,50-四甲基联苯胺(TMB)氧化的催化活性,从而提高 TMB 的吸光度,使溶液从淡蓝色变为深蓝色,如图 5.16 所示。蓖麻毒素从 AuNPs 表面去除

RBA,导致 AuNPs 的催化活性降低,抑制了对 TMB 的吸收。

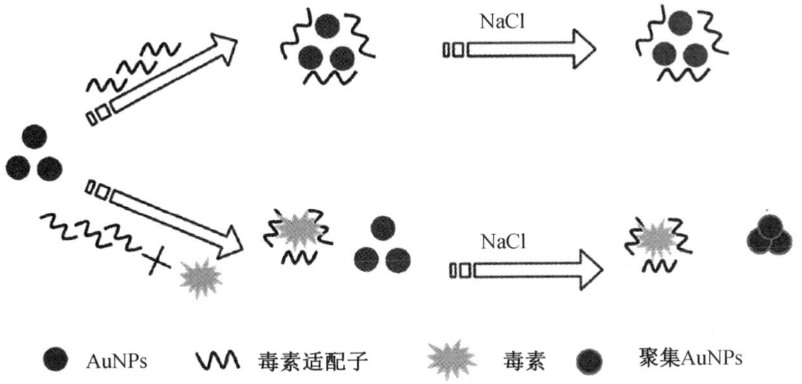

图 5.15 使用 RBA 和未修饰的 AuNPs 比色法检测蓖麻毒素的机制

[来源:Hu,J.,Dai,H.,Sun,Y.,Ni,P.,Wang,Y.,Jiang,S., & Li,Z.(2014). Highly sensitive and rapid visual detection of ricin using unmodified gold nanoparticle probes. *RSC Advances*,4(83),43998-44003.]

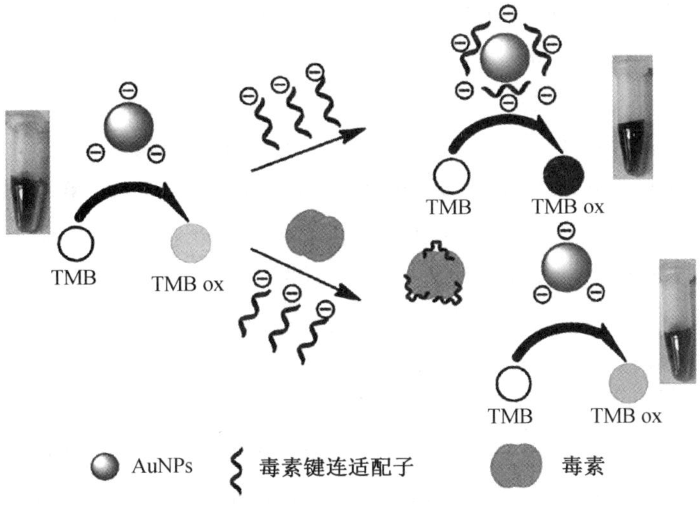

图 5.16 蓖麻毒素适配体传感器比色检测机制

[来源:Hu,J.,Ni,P.,Dai,H.,Sun,Y.,Wang,Y.,Jiang,S., & Li,Z.(2015). A facile label-free colorimetricaptasensor for ricin based on the peroxidase-like activity of gold nanoparticles. *RSC Advances*,5(21),16036-16041.]

5.4 结论和展望

AuNPs 作为比色和荧光检测器用于化学毒剂的识别是一个新兴的研究领域。在过去的几十年里,与 AuNPs 等离子体效应相关的光学特性的潜在应用是一个重要的发展。恐怖袭击的高可能性促使科学界提出防护这些化学毒剂的建议,以防止这些威胁。毒剂有很多种类,包括神经性毒剂、细胞毒性蛋白、肺部中毒化学毒剂、催泪瓦斯、失能毒剂和糜烂性毒剂。目前,使用简单、方便、实时比色和荧光高效的现成 AuNPs 传感器,可以在非常低的浓度水平下检测到这些毒剂。这些 AuNPs 表现出易于交换的表面基团,具有与毒剂的结合能力。AuNPs 的光学和物理化学表面特征提供了理想的检测设备。然而,将基于生物技术的传感器引入日常使用的实时传感活动仍然是一个挑战。将 AuNPs 固定在纳米芯片上,开发"实验室到芯片"检测平台,这对于未来研究简单、快速、高灵敏度的污染水体中有机磷盐传感器具有重要意义。

参考文献

Abdelhameed, M. M., Attia, Y. A., Abdelrahman, M. S., & Khattab, T. A. (2021). Photochromic and fluorescent ink using photoluminescent strontium aluminate pigment and screen printing towards anticounterfeiting docu ments. *Luminescence*, 36(4), 865-874.

Abdelmoez, S., Abdelrahman, M., & Khattab, T. (2019). Synthesis, solvatochromic properties and pH sensory of novel symmetrical bis (tricyanofuran) hydrazone chromophore. *Egyptian Journal of Chemistry*, 62(7), 1197-1206.

Abdelrahman, M. S., Fouda, M. M. G., Ajarem, J. S., Maodaa, S. N., Allam, A. A., & Khattab, T. A. (2020b). Development of colorimetric cotton swab using molecular switching hydrazone probe in calcium alginate. *Journal of Molecular Structure*, 1216, 128301.

Abdelrahman, M.S., Khattab, T. A., Aldalbahi, A., Rafe Hatshan, M., & El-Naggar, M. E. (2020a). Facile development of microporous cellulose acetate xerogel immobilized with hydrazone probe for real time vapochromic detection of toxic ammonia. *Journal of Environmental Chemical Engineering*, 8(6), 104573.

Abdelrahman, M. S., Khattab, T. A., & Kamel, S. (2021a). Hydrazone-based supramolecular organogel for selective chromogenic detection of organophosphorus nerve agent mimic. *ChemistrySelect*, 6(9), 2002 2009.

Abdelrahman, M. S., Khattab, T. A., & Kamel, S. (2021b). Development of a novel colorimetric thermometer based on poly (N-vinylcaprolactam) with push π pull tricyanofuran hydrazone anion dye. *New Journal of Chemistry*, 45(12), 5382-5390.

Abou-Yousef, Hussein, Khattab, T. A., Youssef, Y. A., Al-Balakocy, N., & Kamel, S. (2017). Novel cellulose-based halochromic test strips for naked-eye detection of alkaline vapors and analytes. *Talanta*, 170, 137-145.

Anger, P., Bharadwaj, P., & Novotny, L. (2006). Enhancement and quenching of single-molecule fluorescence. *Physical Review Letters*, 96(11), 113002.

Burnworth, M., Rowan, S. J., & Weder, C. (2007). Fluorescent sensors for the detection of chemical warfare agents. *Chemistry A European Journal*, 13(28), 7828-7836.

Celestina, J. J., Tharmaraj, P., Sheela, C. D., & Shakina, J. (2021). Anthracene based selective Co (Ⅱ) colorimetric and fluorescent sensor for cytotoxicity studies and real sample analysis. *Journal of Luminescence*, 239, 118359.

Dasary, S. S. R., Rai, U. S., Yu, H., Anjaneyulu, Y., Dubey, M., & Chandra Ray, P.

(2008). Gold nanoparticle based surface enhanced fluorescence for detection of organophosphorus agents. *Chemical Physics Letters*, 460(13), 187–190.

Davidson, C. E., Dixon, M. M., Williams, B. R., Kilper, G. K., Lim, S. H., Martino, R. A., Rhodes, P., et al. (2020). Detection of chemical warfare agents by colorimetric sensor arrays. *ACS Sensors*, 5(4), 1102–1109.

Diauudin, F. N., Rashid, J. I. A., Knight, V. F., Yunus, W. M. Z. W., Ong, K. K., Kasim, N. A. M., Halim, N. A., & Noor, S. A. M. (2019). A review of current advances in the detection of organophosphorus chemical warfare agents based biosensor approaches. *Sensing and Bio-Sensing Research*, 26, 100305.

D'souza, S. L., Pati, R. K., & Kailasa, S. K. (2014). Ascorbic acid functionalized gold nanoparticles as a probe for colorimetric and visual read-out determination of dichlorvos in environmental samples. *Analytical Methods*, 6 (22), 9007–9014.

El-Naggar, M. E., El-Newehy, M. H., Aldalbahi, A., Salem, W. M., & Khattab, T. A. (2021). Immobilization of anthocyanin extract from red-cabbage into electrospun polyvinyl alcohol nanofibers for colorimetric selective detection of ferric ions. *Journal of Environmental Chemical Engineering*, 9(2), 105072.

Etemad, L., Moshiri, M., & Balali-Mood, M. (2019). Advances in treatment of acute sulfur mustard poisoning a critical review. *Critical Reviews in Toxicology*, 49(3), 191–214.

Feng, D., Zhang, Y., Shi, W., Li, X., & Ma, H. (2010). A simple and sensitive method for visual detection of phosgene based on the aggregation of gold nanoparticles. *Chemical Communications*, 46(48), 9203–9205.

Guo, J., Li, H., Xue, M., Zhang, M., Cao, X., Luo, Y., Shen, F., & Sun, C. (2014). Highly sensitive detection of organophosphorus pesticides represented by methamidophos via inner filter effect of Au nanoparticles on the fluorescence of CdTe quantum dots. *Food Analytical Methods*, 7(6), 1247–1255.

Guo, J., Luo, Y., Li, H., Liu, X., Bie, J., Zhang, M., Cao, X., Shen, F., Sun, C., & Liu, J. (2013). Sensitive fluorescent detection of carbamate pesticides represented by methomyl based on the inner filter effect of Au nanoparticles on the fluorescence of CdTe quantum dots. *Analytical Methods*, 5(23), 6830–6838.

Han, W., Liao, S., Zhang, C., Ding, H., Wu, Z., Shen, G., & Yu, R. (2013). Highly sensitive fluorometric assay method for acetylcholinesterase inhibitor based on nile red-adsorbed gold nanoparticles. *Chinese Journal of Chemistry*, 31(8), 1072–1078.

Hu, J., Dai, H., Sun, Y., Ni, P., Wang, Y., Jiang, S., & Li, Z. (2014). Highly sensitive and rapid visual detection of ricin using unmodified gold nanoparticle probes. *RSC Advances*, 4(83), 43998–44003.

Hu, J., Ni, P., Dai, H., Sun, Y., Wang, Y., Jiang, S., & Li, Z. (2015). A facile label-free colorimetric aptasensor for ricin based on the peroxidase-like activity of gold nanoparticles. *RSC Advances*, 5(21), 16036–16041.

Ipe, B. I., Yoosaf, K., & Thomas, K. G. (2006). Functionalized gold nanoparticles as phosphorescent nanomaterials and sensors. *Journal of the American Chemical Society*, 128 (6), 1907–1913.

Kamel, S., & Khattab, T. A. (2020). Recent advances in cellulose-based biosensors for medical diagnosis. *Biosensors*, 10(6), 67.

Kamelipour, N., Mohsenifar, A., Tabatabaei, M., Rahmani-Cherati, T., Khoshnevisan, K., Allameh, A., Milani, M. M., Najavand, S., & Etemadikia, B. (2014). Fluorometric determination of paraoxon in human serum using a gold nanoparticle-immobilized organophosphorus hydrolase and coumarin 1 as a competitive inhibitor. *Microchimica Acta*, 181(1), 239–248.

Khattab, T. A. (2020). From chromic switchable hydrazones to smart materials. *Materials Chemistry and Physics*, 254, 123456.

Khattab, T. A., & Abdelrahman, M. S. (2020). *From smart materials to chromic textiles. Advances in functional finishing of textiles* (pp. 257–274). Singapore: Springer.

Khattab, T. A., Allam, A. A., Othman, S. I., Bin-Jumah, M., Al-Harbi, H. M., & Fouda, M. M. G. (2019). Synthesis, solvatochromic performance, pH sensing, dyeing ability, andantimicrobial activity of novel hydrazone dyestuffs. *Journal of Chemistry*, 2019, 7814179.

Khattab, T. A., Aly, S. A., & Klapötke, T. M. (2018b). Naked-eye facile colorimetric detection of alkylphenols using Fe (Ⅲ)-impregnated silica-based strips. *Chemical Papers*, 72(6), 1553–1559.

Khattab, Tawfik A., Tiu, Brylee David B., Adas, Sonya, Bunge, Scott D., & Advincula, Rigoberto C. (2016b). pH triggered smart organogel from DCDHF-Hydrazone molecular switch. *Dyes and Pigments*, 130, 327–336.

Khattab, T. A., & Hatem, E. G. (2016). Synthesis and application of novel tricyanofuran hydrazone dyes as sensors for detection of microbes. *Coloration Technology*, 132(6), 460–465.

Khattab, T. A., Hatem, E. G., Sherif, A. A., & Thomas, M. K. (2016a). Synthesis, solvatochromism, antibacterial activity and dyeing performance of tricyanofuran-hydrazone analogues. *ChemistrySelect*, 1(21), 6805–6809.

Khattab, T. A., El-Aziz, M. A., Abdelrahman, M. S., El-Zawahry, M., & Kamel, S. (2020c). Development of long persistent photoluminescent epoxy resin immobilized with europium (Ⅱ)-doped strontium aluminate. *Luminescence*, 35(4), 478–485.

Khattab, T. A., El-Naggar, M. E., Abdelrahman, M. S., Aldalbahi, A., & Hatshan, M. R. (2020b). Simple development of novel reversible colorimetric thermometer using urea organogel embedded with thermochromic hydrazone chromophore. *Chemosensors*, 8 (4), 132.

Khattab, T. A., Abdelrahman, M. S., Ahmed, H. B., & Emam, H. E. (2020a). Molecularly imprinted cellulose sensor strips for selective determination of phenols in aqueous environment. *Fibers and Polymers*, 21(10), 2195-2203.

Khattab, T. A., Fouda, M. M. G., Allam, A. A., Othman, S. I., Bin-Jumah, M., Al-Harbi, H. M., & Rehan, M. (2018a). Selective colorimetric detection of Fe (Ⅲ) using metallochromic tannin-impregnated silica strips. *ChemistrySelect*, 3(43), 12065-12071.

Khattab, T. A., Fouda, M. M. G., Rehan, M., Okla, M. K., Alamri, S. A., Alaraidh, I. A., Al-Ghamdi, A. A., Soufan, W. H., Abdelsalam, E. M., & Allam, A. A. (2020a). Novel halochromic cellulose nanowhiskers from rice straw: visual detection of urea. *Carbohydrate Polymers*, 231, 115740.

Khattab, T. A., Tolba, E., Gaffer, H., & Kamel, S. (2021). Development of electrospun nanofibrous-walled tubes for potential production of photoluminescent endoscopes. *Industrial & Engineering Chemistry Research*, 60(28), 10044-10055.

Kloske, M., & Witkiewicz, Z. (2019). Novichoks the A group of organophosphorus chemical warfare agents. *Chemosphere*, 221, 672-682.

Knighton, R. C., Sambrook, M. R., Vincent, J. C., Smith, S. A., Serpell, C. J., Cookson, J., Vickers, M. S., & Beer, P. D. (2013). Fluorogenic dansyl-ligated gold nanoparticles for the detection of sulfur mustard by displacement assay. *Chemical Communications*, 49(23), 2293-2295.

Lee, J. H., Wernette, D. P., Yigit, M. V., Liu, J., Wang, Z., & Lu, Y. (2007). Site-specific control of distances between gold nanoparticles using phosphorothioate anchors on DNA and a short bifunctional molecular fastener. *Angewandte Chemie*, 119(47), 9164-9168.

Li, H., Guo, J., Ping, H., Liu, L., Zhang, M., Guan, F., Sun, C., & Zhang, Q. (2011). Visual detection of organophosphorus pesticides represented by mathamidophos using Au nanoparticles as colorimetric probe. *Talanta*, 87, 93-99.

Li, K., Wang, K., Qin, W., Deng, S., Li, D., Shi, J., Huang, Q., & Fan, C. (2015). DNA-directed assembly of gold nanohalo for quantitative plasmonic imaging of single-particle catalysis. *Journal of the American Chemical Society*, 137(13), 4292-4295.

Li, N., Zhao, P., Igartua, M. E., Rapakousiou, A., Salmon, L., Sergio, M., Jaime, R., & Didier, A. (2014b). Stabilization of AuNPs by monofunctional triazole linked to ferrocene, ferricenium, or coumarin and applica tions to synthesis, sensing, and catalysis. *Inorganic Chemistry*, 53(21), 11802-11808.

Li, N., Zhao, P., Liu, N., Echeverria, M., Moya, S., Salmon, L., Jaime, R., & Didier, A. (2014a). "Click" chemistry mildly stabilizes bifunctional gold nanoparticles for sensing and catalysis. *Chemistry A European Journal*, 20 (27), 8363-8369.

Li, X., Cui, H., & Zeng, Z. (2018). A simple colorimetric and fluorescent sensor to detect organophosphate pesticides based on adenosine triphosphate-modified gold nanoparticles. *Sensors*, 18(12), 4302.

Liu, D., Chen, W., Wei, J., Li, X., Wang, Z., & Jiang, X. (2012). A highly sensitive, dual-readout assay based on gold nanoparticles for organophosphorus and carbamate pesticides. *Analytical Chemistry*, 84(9), 4185-4191.

Long, Q., Li, H., Zhang, Y., & Yao, S. (2015). Upconversion nanoparticle-based fluorescence resonance energy transfer assay for organophosphorus pesticides. *Biosensors and Bioelectronics*, 68, 168-174.

Martí, A., Costero, A. M., Gaviña, P., & Parra, M. (2014). Triarylcarbinol functionalized gold nanoparticles for the colorimetric detection of nerve agent simulants. *Tetrahedron Letters*, 55(19), 3093-3096.

Nanda Kumar, D., Satija, J., Chandrasekaran, N., & Mukherjee, A. (2018). Acetylcholinesterase-based inhibition screening through in situ synthesis of gold nanoparticles: application for detection of nerve agent simulant. *Journal of Molecular Liquids*, 249, 623-628.

Neaţu, Ş., Cojocaru, B., Pârvulescu, V. I., Şomoghi, V., Alvaro, M., & Garcia, H. (2010). Visible-light C heteroatom bond cleavage and detoxification of chemical warfare agents using titania-supported gold nanoparticles as photocatalyst. *Journal of Materials Chemistry*, 20(20), 4050-4054.

Omidfar, K., Khorsand, F., & Azizi, M. D. (2013). New analytical applications of gold nanoparticles as label in antibody based sensors. *Biosensors and Bioelectronics*, 43, 336-347.

Papaloucas, M., Papaloucas, C., & Stergioulas, A. (2008). Ricin and the assassination of Georgi Markov. *Pakistan Journal of Biological Sciences*, 11(19), 2370-2371.

Pavlov, V., Xiao, Y., & Willner, I. (2005). Inhibition of the acetycholine esterase-stimulated growth of Au nanoparticles: nanotechnology-based sensing of nerve gases. *Nano Letters*, 5 (4), 649-653.

Picard, B., Chataigner, I., Maddaluno, J., & Legros, J. (2019). Introduction to chemical warfare agents, relevant simulants and modern neutralisation methods. *Organic & Biomolecular Chemistry*, 17(27), 6528-6537.

Richards, S.-J., & Gibson, M. I. (2014). Optimization of the polymer coating for glycosylated gold nanoparticle biosensors to ensure stability and rapid optical readouts. *ACS Macro Letters*, 3(10), 1004-1008.

Roberts, L. M., & Smith, D. C. (2004). Ricin: the endoplasmic reticulum connection. *Toxicon*, 44(5), 469-472.

Rudolf, R., Mongillo, M., Rizzuto, R., & Pozzan, T. (2003). Looking forward to seeing calcium. *Nature Reviews. Molecular Cell Biology*, 4(7), 579-586.

Sathe, M., Srivastava, S., Merwyn, S., Agarwal, G. S., & Kaushik, M. P. (2014). Competitive immunochromato graphic assay for the detection of thiodiglycol sulfoxide, a degradation product of sulfur mustard. *Analyst*, 139 (20), 5118-5126.

Schlücker, S. (2014). Surface-enhanced raman spectroscopy: concepts and chemical applications. *Angewandte Chemie International Edition*, 53(19), 4756-4795.

Schofield, C. L., Mukhopadhyay, B., Hardy, S. M., McDonnell, M. B., Field, R. A., &

Russell, D. A. (2008). Colorimetric detection of Ricinus communis Agglutinin 120 using optimally presented carbohydrate-stabilised gold nanoparticles. *Analyst*, 133(5), 626-634.

Simonian, A. L., Good, T. A., Wang, S.-S., & Wild, J. R. (2005). Nanoparticle-based optical biosensors for the direct detection of organophosphate chemical warfare agents and pesticides. *Analytica Chimica Acta*, 534(1), 69-77.

Singh, V. V., Kumar, V., Biswas, U., Boopathi, M., Ganesan, K., & Gupta, A. K. (2020). Luminol-based turn-on fluorescent sensor for selective and sensitive detection of sulfur mustard at ambient temperature. *Analytical Chemistry*, 93(2), 1193-1199.

Srivastava, S., Frankamp, B. L., & Rotello, V. M. (2005). Controlled plasmon resonance of gold nanoparticles selfassembled with PAMAM dendrimers. *Chemistry of Materials*, 17(3), 487-490.

Sun, J., Guo, L., Bao, Y., & Xie, J. (2011). A simple, label-free AuNPs-based colorimetric ultrasensitive detection of nerve agents and highly toxic organophosphate pesticide. *Biosensors and Bioelectronics*, 28(1), 152-157.

Sun, X., Xia, K., & Liu, B. (2008). Design of fluorescent self-assembled multilayers and interfacial sensing for organophosphorus pesticides. *Talanta*, 76(4),747-751.

Takahashi, F., Kazui, Y., Miyaguchi, H., Ohmori, T., Tanaka, R., & Jin, J. (2021). Simple colorimetric screening of the nerve agent VX using gold nanoparticles and a hand-powered extraction device. *Sensors and Actuators B: Chemical*, 327, 128902.

Tam, F., Glenn, P. G., Johnson, B. R., & Halas, N. J. (2007). Plasmonic enhancement of molecular fluorescence. *Nano Letters*, 7(2), 496-501.

Virel, A., Saa, L., & Pavlov, V. (2009). Modulated growth of nanoparticles. Application for sensing nerve gases. *Analytical Chemistry*, 81(1), 268-272.

Virji, S., Kojima, R., Fowler, J. D., Villanueva, J. G., Kaner, R. B., & Weiller, B. H. (2009). Polyaniline nanofiber composites with amines: novel materials for phosgene detection. *Nano Research*, 2(2), 135-142.

Wang, C., & Yu, C. (2013). Detection of chemical pollutants in water using gold nanoparticles as sensors: a review. *Reviews in Analytical Chemistry*, 32(1), 1-14.

Wang, H., Da, L., Yang, L., Chu, S., Yang, F., Yu, S., & Jiang, C. (2020). Colorimetric fluorescent paper strip with smartphone platform for quantitative detection of cadmium ions in real samples. *Journal of Hazardous Materials*, 392, 122506.

Wang, S., Ding, H., Wang, Y., Fan, C., Liu, G., & Pu, S. (2019). A colorimetric and ratiometric fluorescent sensor for sequentially detecting Cu^{2+} and arginine based on a coumarin rhodamine B derivative and its application for bioimaging. *RSC Advances*, 9(12), 6643-6649.

Wang, X., Yang, Y., Dong, J., Bei, F., & Ai, S. (2014). Lanthanum-functionalized gold nanoparticles for coordination bonding recognition and colorimetric detection of methyl parathion with high sensitivity. *Sensors and Actuators B: Chemical*, 204, 119-124.

Witkiewicz, Z., Neffe, S., Sliwka, E., & Quagliano, J. (2018). Analysis of the precursors, simulants and degradation products of chemical warfare agents. *Critical Reviews in Analytical Chemistry*, 48(5), 337-371.

Xie, H., Bei, F., Hou, J., & Ai, S. (2018). A highly sensitive dual-signaling assay via inner filter effect betweeng-C_3N_4 and gold nanoparticles for organophosphorus pesticides. *Sensors and Actuators B: Chemical*, 255, 2232-2239.

Yan, J., Lee, S., Zhang, A., & Yoon, J. (2018). Self-immolative colorimetric, fluorescent and chemiluminescent chemosensors. *Chemical Society Reviews*, 47(18), 6900-6916.

Yin, P., Niu, Q., Yang, Q., Lan, L., & Li, T. (2019). A new "naked-eye" colorimetric and ratiometric fluorescent sensor for imaging Hg21 in living cells. *Tetrahedron*, 75 (48), 130687.

Yue, G., Su, S., Li, N., Shuai, M., Lai, X., Astruc, D., & Zhao, P. (2016). Gold nanoparticles as sensors in the colorimetric and fluorescence detection of chemical warfare agents. *Coordination Chemistry Reviews*, 311, 75-84.

Zhang, J., Malicka, J., Gryczynski, I., & Lakowicz, J. R. (2005). Surface-enhanced fluorescence of fluorescein labeled oligonucleotides capped on silver nanoparticles. *The Journal of Physical Chemistry*. B, 109(16),7643-7648.

Zhang, J., Wang, J., Yang, L., Liu, B., Guan, G., Jiang, C., & Zhang, Z. (2014b). Ligand replacement induced chemiluminescence for selective detection of an organophosphorus pesticide using bifunctional Au - Fe_3O_4 dumbbell-like nanoparticles. *Chemical Communications*, 50(100), 15870-15873.

Zhang, L., Zhao, X., Cheng, H., Kong, J., Zhao, Y., Zhu, X., Zhang, S., & Zhang, X. (2018). Gold nanoparticlesenhanced ion-transmission mass spectrometry for highly sensitive detection of chemical warfare agent simulants. *Talanta*, 190, 403-409.

Zhang, N., Si, Y., Sun, Z., Li, S., Li, S., Lin, Y., & Wang, H. (2014a). Lab-on-a-drop: biocompatible fluorescent nanoprobes of gold nanoclusters for label-free evaluation of phosphorylation-induced inhibition of acetylcho linesterase activity towards the ultrasensitive detection of pesticide residues. *Analyst*, 139(18), 4620-4628.

Zhang, Y., Hei, T., Cai, Y., Gao, Q., & Zhang, Q. (2012). Affinity binding-guided fluorescent nanobiosensor for acetylcholinesterase inhibitors via distance modulation between the fluorophore and metallic nanoparticle. *Analytical Chemistry*, 84(6), 2830-2836.

Zhang, Y., Li, B., Ma, H., Zhang, L., & Zhang, W. (2017). An RGHMOF as a naked eye colorimetric fluorescent sensor for picric acid recognition. *Journal of Materials Chemistry C*,5(19), 4661-4669.

第6章　用于探测化学毒剂的功能化二维光子晶体

Fangfang Liu[①], Cheng-an Tao[①]

6.1 前　　言

化学毒剂具有高毒性,能大规模、快速、持久地毒害或杀死人、动物和植物。根据毒理学作用,它们可以分为神经性毒剂、起疱剂、血液剂、肺/窒息剂、骚扰剂、失能/心理剂和毒素(Kloske & Witkiewicz,2019)。尽管禁止化学武器组织(OPCW)禁止使用化学武器,但化学武器仍被用于恐怖袭击等活动中,因此,快速、准确地检测化学武器对于保护公共安全和国家安全非常重要(Fan et al.,2020)。由于化学毒剂具有高毒性和有关组织及法律法规对有毒化学品的控制,具有相似化学结构但毒性较低的模拟剂通常用于研究(Khan et al.,2018)。如今,许多传感方法被用于检测化学毒剂及其模拟剂,如质谱法、生物传感器、表面增强拉曼光谱(SERS)和电化学(Chen,Wang et al.,2019;Lee et al.,2019;Singh et al.,2011;Wang et al.,2022)。光子晶体由于其特殊的结构而具有独特的光学特性,无须昂贵的设备(仅凭肉眼)即可实现自报告传感,因此在化学毒剂的检测中具有很大的潜力。

光子晶体是一种具有周期性结构的材料,根据介电常数周期性变化的维度可分为一维(1D)光子晶体、二维(2D)光子晶体和三维(3D)光子晶体,如图6.1所示(Kuang et al.,2016)。由于周期结构,光子晶体产生了带隙。带隙对光有很好的调制作用,特定波长的光不能在带隙中传播。当光子晶体落在可见光区域时,由于相干散射,呈现出特定的结构颜色。它甚至可以通过肉眼可见的颜色变化来响应外部刺激。同时,光子带隙具有慢光子效应,可以显著增强光与材料之间的相互作用(Zhang et al.,2018)。由于具有光调制特性,光子晶体在光子器件、传感器、电池、显示器等领域具有巨大的应用潜力(Armstrong & O'Dwyer,2015;Liu et al.,2020;von Freymann et al.,2013)。

在本章中,我们主要讨论二维光子晶体,它是一种在二维空间中具有不同介电常数周期性变化的材料(图6.1)。它是一种单层有序阵列,可以看作三维光子晶体的单层阵列。因此,二维光子晶体比三维光子晶体更容易制造,并且可以精确控制缺陷(Zhang et al.,2021)。简单的结构为表面修饰和材料功能化提供了便利,甚至缩短了信号传输路径,提高了传感效率,因此二维光子晶体在化学毒剂的检测中显示出巨大的潜力。本章依次介绍了二维光子晶体的典型结构、光学性质、制备方法、传感功能化及对化学毒剂的检测。对化学毒剂的检测是通过分析物引起的周期长度(体积或球间距)和/或有效折射率的变化来实现

---

① 中国,长沙,国防科技大学。

的,并且可以结合表面增强拉曼散射来进一步实现。

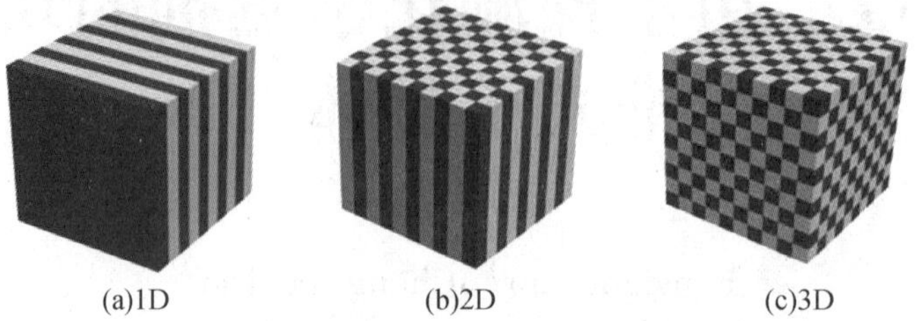

图 6.1 光子晶体结构示意图

6.2 二维光子晶体

6.2.1 二维光子晶体的典型种类

二维光子晶体是由两种介电常数不同的材料在二维上周期性排列而成。其存在多种结构特征,如图 6.2 所示。

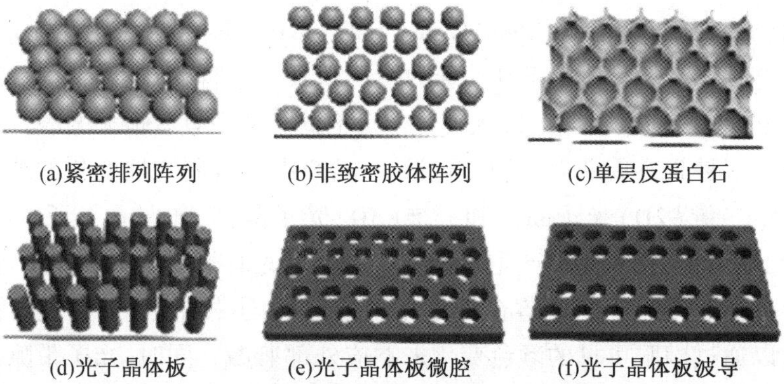

图 6.2 典型的二维光子晶体示意图

6.2.1.1 单层胶体阵列

二维光子晶体由胶体球组成,胶体球通常紧密排列,形成热力学稳定的紧密排列(六边形紧密排列)阵列[图 6.2(a)]。另一种单层胶体晶体是非致密胶体阵列[图 6.2(b)],其球间距比紧密排列得大。它可以通过蚀刻紧密排列的阵列来增加球体间距,也可以通过转移印刷来获得。将胶体球组装成平行线也可以得到非致密的胶体阵列(Yan et al.,2005)。

6.2.1.2 单层胶体阵列的反向复制

与单层胶体晶体不同,二维光子晶体可以由介电背景中布置的气孔形成。反蛋白石通常由气孔组成[图 6.2(c)],一般采用单层胶体阵列作为模板制备而成。其明显的结构特点是有序多孔结构,具有物质输送方便、响应速度快等优点。与反蛋白石类似,通过去除单层胶体阵列模板也可以得到纳米碗阵列。但与反蛋白石不同的是,渗透到模板阵列的前体厚度被控制在低于模板表面。虽然纳米碗彼此相连,但它们的孔隙是相互独立的(Ye & Qi, 2014)。空心球阵列是单层胶体阵列的另一种反向复制结构,它可以通过核-壳球获得。

所有的反向复制过程都以单层胶体阵列为模板,通过合理移除模板可以得到相应的结构。一般来说,如果模板是无机胶体球(如二氧化硅球),则选择氢氟酸溶液对模板进行蚀刻;如果模板是有机胶体球(如聚乙烯球),模板的去除通常是通过高温煅烧来完成的。

6.2.1.3 二维光子晶体板

二维光子晶体板可以由高折射率的周期柱或带气孔的板构成[图 6.2(d~f)]。它具有平面消光场和面内光导模式的作用(Shi et al. ,2021)。它对折射率敏感,可以通过反射或透射的共振波长来测量被分析物引起的折射率变化。在二维光子晶体板中引入缺陷可以有效地控制电磁波的传播。将点缺陷和线缺陷引入有序结构中,分别形成微腔[图 6.2(e)]和波导结构[图 6.2(f)]。

基于各种二维光子晶体结构,具有广泛的应用前景。例如,它可以设计成传感器,用于物质和环境的检测;可加工成光子光纤,其光子带隙可实现远距离信号传输,提高信息处理速度。

6.2.2 二维光子晶体的光学性质

6.2.2.1 光子带隙与光子固定

光子晶体具有规则的周期结构,折射率的周期性变化使其产生光子带隙。由于 Bragg 反射在各个方向上的调节,光子带隙可以禁止电磁波的传播。引入点缺陷、线缺陷等缺陷可以使光子晶体具有光子局域性。如果光子的频率刚好在点缺陷的位置,光子就会被固定,形成光子晶体微腔(Kwon et al. ,2008)。对于线缺陷,光子将沿线方向传播,形成光子晶体波导(Skivesen et al. ,2007)。点缺陷与线缺陷的结合可以实现光子晶体的集成,具有导光性好、灵敏度高、分辨率高的优点(Lai et al. ,2013)。

6.2.2.2 光和结构色的反射

二维光子晶体由于介电常数在二维上周期性变化而具有光子晶体一般的光学性质。当带隙位于可见光区域时,产生结构色。以六边形填充二维光子晶体为例,其结构颜色受入射角和晶格参数的影响(图 6.3)。

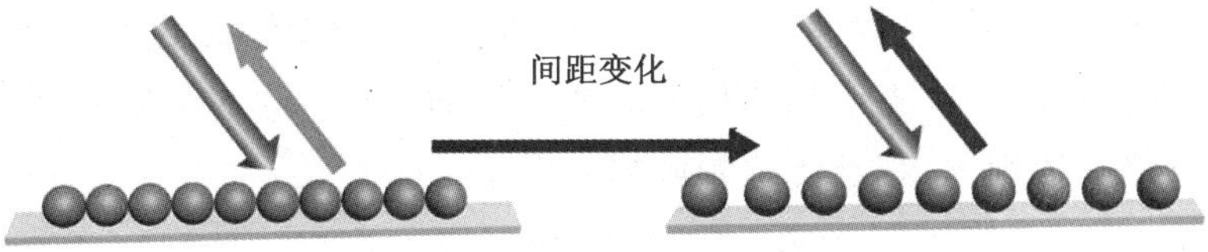

图 6.3 颜色变化示意图

二维光子晶体对光的反射机理如图 6.4 所示。当光 I_0 照射到二维光子晶体表面时,首先发生反射,产生正向光 D_2 和反向光 D_1,其中 D_2 比 D_1 强,D_2 被反射在基片上形成平行于 D_1 的光束 D_3,除了反射光外,剩余的光 I_1 通过二维光子晶体透射,被基片反射,反射光反射

产生正向光 D_4 和反向光 D_5，D_5 进一步被基片反射形成 D_6。这些平行光 D_1、D_3、D_4、D_6 叠加在一起形成绕射光，当人们朝这个方向看时，可以呈现出结构色彩（Zhang et al.，2011）。二维光子晶体的反射波长与折射率无关。对于六边形紧密排列阵列，反射波长与晶格参数的关系遵循 Bragg 公式（Zhang et al.，2011）：

$$m\lambda=\sqrt{3}\,d\sin\alpha \tag{6.1}$$

其中，m 为反射阶；λ 为反射波长，nm；α 为入射角；d 为二维光子晶体相邻胶体球之间的距离。

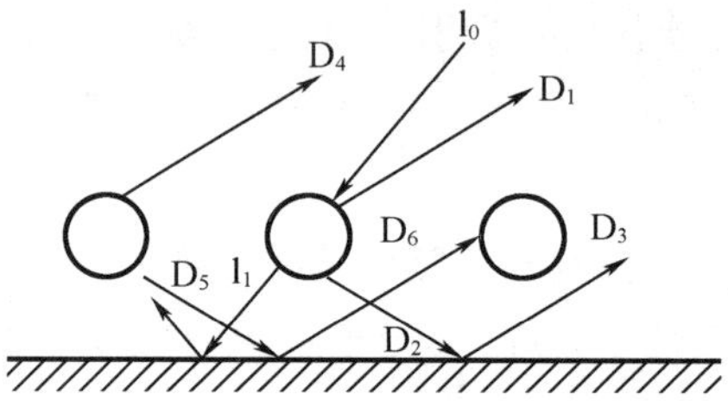

图 6.4　二维光子晶体光反射机理示意图

［来源：Zhang, J. -T., Wang, L., Luo, J., Tikhonov, A., Kornienko, N., & Asher, S. A. (2011). 2-D array photonic crystal sensing motif. *Journal of the American Chemical Society*, 133 (24), 9152-9155. https://doi.org/10.1021/ja201015c.］

6.2.2.3　六边形填充二维光子晶体的德拜反射环

六边形填充二维光子晶体具有独特的光学特性——德拜反射环。当单色光垂直照射二维光子晶体时，会在光子晶体的底面产生光斑或环状的光学现象。如果单色光照射的部分是完美的二维光子晶体，则会出现 6 个反射斑。如果被照射部分是由许多取向随机的单晶区域组成，则反射斑将被连接起来形成一个明亮的环，即德拜反射环，如图 6.5 所示（Smith et al.，2017）。德拜反射环与二维光子晶体的关系为（Xue et al.，2014）

$$\sin\alpha=\frac{2\lambda}{\sqrt{3}\,d} \tag{6.2}$$

$$\alpha=\arctan\frac{D}{2h} \tag{6.3}$$

其中，α 为德拜反射环的正向反射角，可由式（6.3）计算；λ 为单色光的波长；d 为二维光子晶体相邻球体之间的距离；D 为德拜反射环的直径；h 为二维光子晶体平面与德拜反射环平面之间的垂直距离。在试验过程中，λ 和 h 一般为固定值。因此，通过测量德拜反射环的直径，可以很容易地计算出二维光子晶体相邻球体之间的距离。这种独特的性质使二维光子晶体摆脱了对谱仪的依赖，有利于传感领域的分析。

6.2.3　二维光子晶体的制备

与三维光子晶体一样，二维光子晶体的制备方法也可分为自上向下和自下向上两种方法。自上而下的方法可以看作物理方法，从大尺寸材料中获得二维光子晶体，形成小尺寸有序阵列，如光子和电子的光刻（von Freymann et al.，2013）。由于二维光子晶体的单层特性,便于对其结构进行精确控制。但它依赖于精密的设备,对制备环境有很高的要求。相比之下,自下而上的方法是化学方法,从分子水平上制造(亚)纳米单元开始,然后从小规模单元组装成大规模的单层阵列。自下而上的方法具有制备工艺简单、对设备要求低、成本低廉等优点。选择不同的制备方法可以得到具有不同结构特征和材料性能的二维光子晶体。

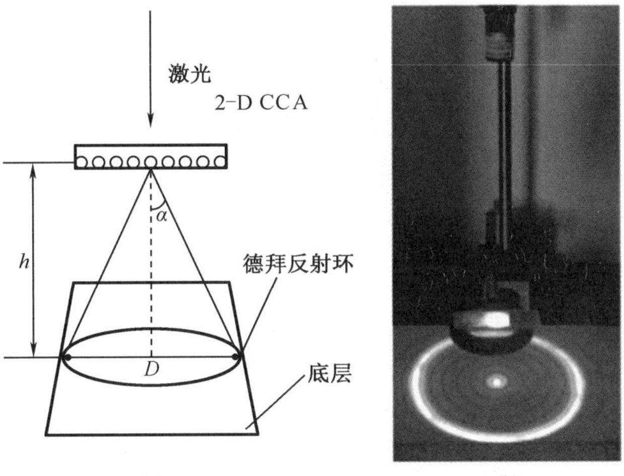

图 6.5 德拜反射环示意图和德拜反射环测量实验装置照片

[来源:Xue, F., Meng, Z., Wang, F., Wang, Q., Xue, M., & Xu, Z. (2014). A 2-D photonic crystal hydrogel for selectioe sensing of glucose. *Journal of Materials Chemistry A*, 2(25), 9559-9565. https://doi.org/10.1039/C4TA01031k.]

6.2.3.1 对于单层胶体阵列

自旋涂镀膜是一种利用基底表面的外部离心力快速组装球体的方法(图 6.6)(Park et al., 2019),通过控制旋转速度、乳化液浓度、底物与溶剂的亲和力等因素可以控制二维光子晶体的规律性。

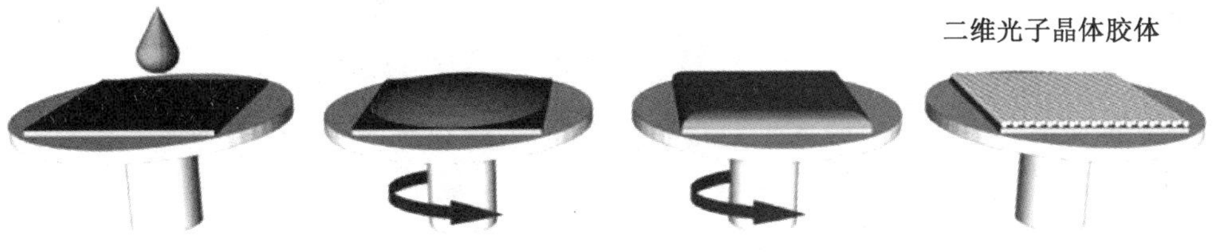

图 6.6 旋转镀膜法获得二维光子晶体示意图

[来源:Park, B., Na, S. Y., & Bae, I.-G. (2019). Uniform two-dimensional crystals of polystyrene nanospheres fabricated by a surfactant-assisted spin-coating method with polyoryethylene tridecyl ether. *Scientific Reports*, 9(1), 11453. https://doi.org/10.1038/S41598-019-47990-z.]

界面组装利用气-液或液-液之间的表面张力差,驱动胶体球在液体表面分散,组装成有规则排列的单层。Langmuir-Blodgett (LB)方法是一种典型的界面装配方法。单分散球体首先在液体表面分散,然后通过逐渐压缩占据的区域排列成单层,可以转移并沉积在固体基底上(图 6.7)(Wu et al. ,2020)。其中,球的亲水性和压槽面积是形成二维光子晶体的关键。Parchine 等采用卷对卷 LB 方法在 PET 薄膜上组装 SiO_2 微球,形成二维光子晶体,实现了大面积制造(Parchine et al. ,2016)。

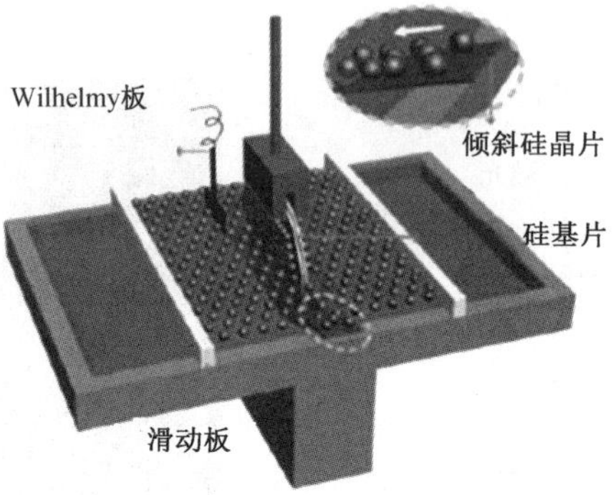

图 6.7　LB 方法制备二维光子晶体示意图

[来源:Wu, H. , Niu, G. , Ren, W. , Jiang, L. , Liang, O. , Zhao, J. , Liu, Y. , & Xie, Y. -H. (2020). Crucial impact of hydrophilicity on the self-assembled 2D colloidal crystals using Langmuir-Blodgett method. *Langmuir*, 36(34), 10061–10068. https://doi. org/10. 1021/acs. Langmuir. 0c01168.]

针尖流动法也是一种界面组装法,它利用针尖或毛细管等尖锐的管道,将胶体球的乙醇/水溶液扩散到水面上,实现气-液界面的自组装。由于表面张力的差异,胶体球在界面处分散,并在 Marangoni 效应的驱动下迅速向外扩散,最终形成二维光子晶体,然后转移到衬底上(图 6.8)(Zhang et al. ,2012)。这是一种操作简单、成本低便能获得高质量、大面积光子晶体的方法。Xue 等利用针尖流动法将聚苯乙烯球组装成二维光子晶体,并以此为模板进一步构建二维反蛋白石水凝胶,实现 pH 感应(Xue, Meng, Qi, et al. ,2014)。这种方法甚至可以制作由不同球体大小的单层二维胶体晶体组成的异质结构(Xue et al. ,2015)。

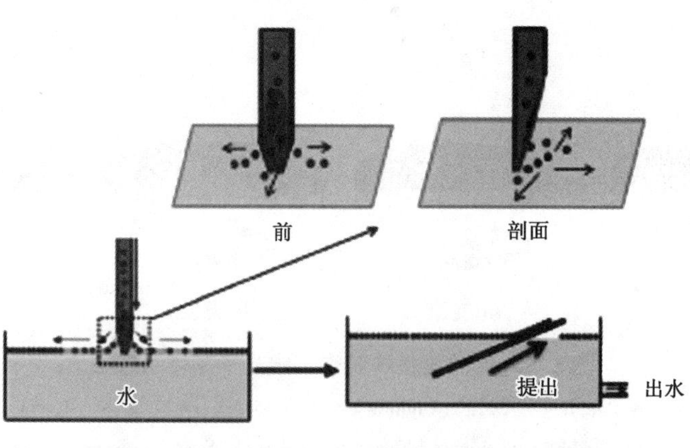

图 6.8　针尖流动法胶体球组装过程示意图

[来源:Zhang, J. -T. , Wang, L. , Lamont, D. N. , Velankar, S. S. , & Asher, S. A. (2012). Fabrication of large-area two-dimensional colloidal crystals. *Angewandte Chemie International Edition*, 51(25), 6117–6120. https://doi. org/10. 1002/anie. 201105439.]

对于软水凝胶胶体,如聚(N-异丙基丙烯酰胺-共丙烯酸)[P(NIPAM-AA)]共聚物微凝胶,使用电荷可逆底物的组装方法具有显著的优势。首先对底物进行预处理,以引入诸如氨基之类的官能团,然后将其与玻璃底物结合,制成装载微凝胶分散体的细胞。在电荷作用下,微凝胶自组装成三维光子晶体。由于底层微凝胶与功能化衬底之间具有良好的黏附性,清洗后得到二维光子晶体(图 6.9)(Weng et al.,2016a)。它也可以与紫外线照射步骤相结合,将有序结构固定在电荷可逆的衬底上(Weng et al.,2016b)。

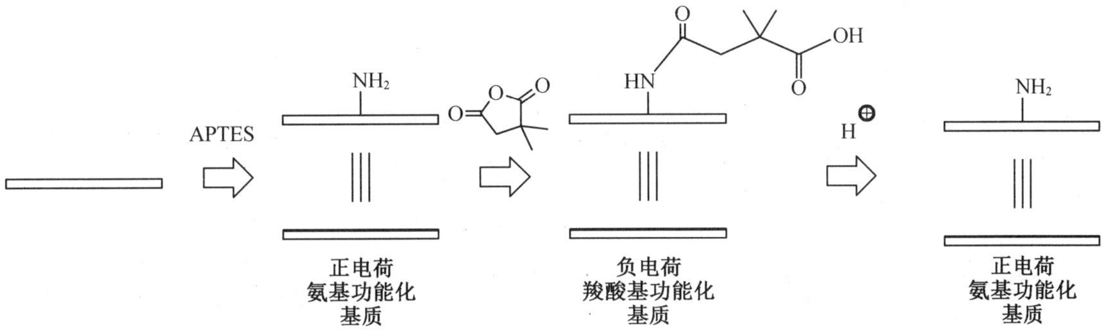

(a)衬底功能化过程示意图

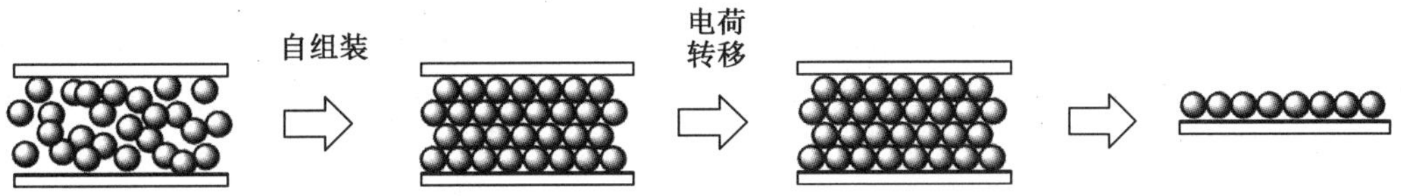

(b)利用电荷可逆衬底制备二维光子晶体过程示意图

图 6.9 衬底功能化过程示意图与利用电荷可逆衬底制备二维光子晶体过程示意图

[来源:Weng,J.,Li,X., Guan,Y.,Zhu,X. X., & Zhang,Y. (2016a). Facile assembly of large-area 2D microgel colloidal crystals using chargereversible substrates. *Langmuir*, 32 (48), 12876 - 12884. https://doi. org/10. 1021/acs. langmuir. 6b03359.]

6.2.3.2 对于周期性排列的孔隙

除了胶体单层结构外,二维光子晶体的另一种经典结构是周期性排列的孔隙。周期性排列的孔隙的制造通常需要模板的帮助,可以分为两类。一是反蛋白石和纳米碗阵列,将前体渗透到单层胶体阵列中,通过高温煅烧或溶剂溶解去除模板,可以很容易地制备出相应结构。通过控制前体的浸润量,可以获得逆蛋白石或纳米碗阵列(Meng et al.,2016;Ye et al.,2013)。二是有序柱阵列,需要结构精确的模具,其制作工艺复杂,对设备要求高。纳米压印技术可以在基板上制造出这种有序结构,具有高分辨率、良好的均匀性和可重复性。根据抗蚀剂的接触方式和固化方式,纳米压印可分为热压印技术、UV 压印技术和微接触压印技术。典型的制造工艺是首先在基板上铺上一层薄薄的聚合物,将其加热到玻璃化转变温度(Tg)以上,然后将模具压入液体聚合物中。当温度降至玻璃化转变温度以下时,可以对模具进行脱模,得到具有印迹图案的薄聚合物层。最后,通过等离子蚀刻去除残留的胶水,将印迹图案转移到基材上(Kim et al.,2007;Lu et al.,2008)。

为了改进纳米压印技术存在的硬模板与基材接触不足等问题,研究人员进一步开发了改进的光刻技术。例如,Mihi 等利用两次软光刻获得了基于纤维素的二维光子晶体。两种软光刻方法都需要硬聚二甲基硅氧烷模板(h-PDMS)的帮助。第一种是通过热压成形,直接将模板压在加热的羟丙基纤维素膜上;第二种是复制成型过程,将羟丙基纤维素溶液倒在 h-PDMS 模板上。去除模板后,得到纤维素基二维光子晶体(图 6.10)(Espinha et al.,2018)。Endo 等将纳米压印光刻与液相沉积相结合,获得了聚合物/ TiO_2 杂化二维光子晶体(Aki et al.,2018)。Zou 等将电子束光刻技术与电感耦合等离子体刻蚀技术相结合,制作出由空穴和槽组成的二维光子晶体波导,可应用于片上(Zou et al.,2015a)。

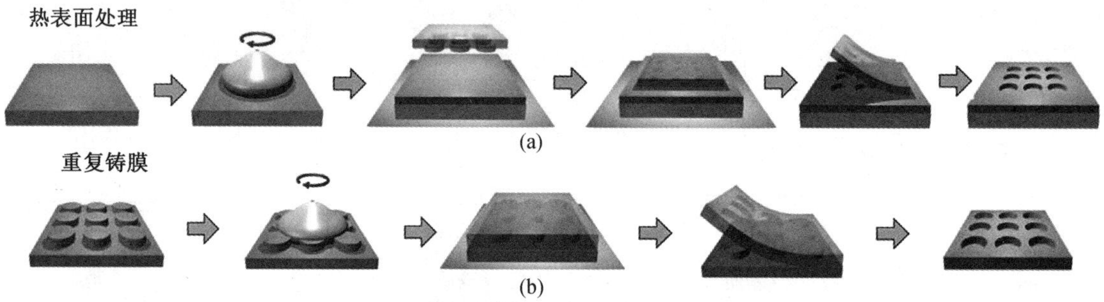

图 6.10 热压印和复制成型程序示意图,以获得基于纤维素的二维光子晶体

[来源:Espinha, A., Dore, C., Matricardi, C., Alonso, M. I., Goñi, A. R., & Mihi, A. (2018). Hydroxypropyl cellulose photonic architectures by soft nanoimprinting lithography. *Nature Photonics*, 12(6), 343-348. https://doi.org/10.1038/s41566-018-0152-1.]

除了上述方法外,还有其他方法可以获得二维光子晶体,如对流组装、电泳沉积、X 射线蚀刻、电子束蚀刻、全息光刻等。这些方法使各种材料构建二维光子晶体成为可能,并可根据材料性质选择合适的组装方法,获得规则有序的结构。

6.2.4 用于传感的二维光子晶体功能化

6.2.4.1 响应材料介绍

二维光子晶体具有强正向反射光和单色光照射产生的德拜反射环。二维光子晶体的响应性能可以很容易地通过德拜反射环的大小变化来表征,这是一种低成本的检测方法,不需要昂贵的检测仪器,就可以实现准确的定量分析。基于二维光子晶体的光学性质和结构特点,许多研究者将其与其他材料结合,赋予二维光子晶体功能性质,以满足不同的应用领域。

功能化过程和二维光子晶体的制备是相互独立的过程。在球体间隙中引入刺激响应聚合物是实现二维传感光子晶体功能化的一种典型方法。由于二维光子晶体的单层结构,易于在不破坏有序阵列的情况下引入聚合物,这是二维光子晶体的一个显著优势,可以为直接引入官能团提供方便。如图 6.11 所示,前体不仅在表面聚合,而且包裹有序阵列(Cai et al.,2014)。外界刺激引起的聚合物体积变化将驱动晶格参数的变化。通过测量德拜反射环直径,可以计算出相邻胶体球之间的空间变化。反射波长也会发生变化,如果光子带隙位于可见光区域,则该响应信号是肉眼可见的(Cai et al.,2015)。

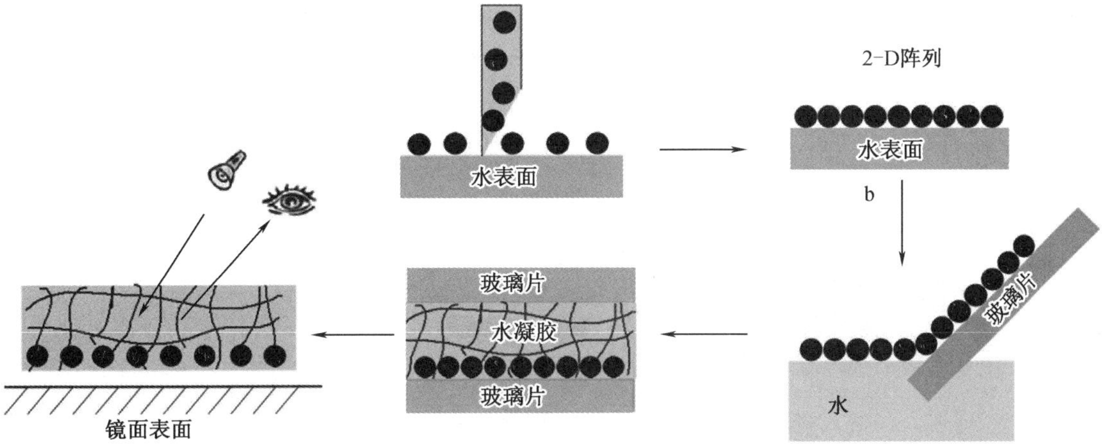

图 6.11 二维光子晶体的典型制备工艺示意图

[来源:Cai,Z.,Zhang,J.-T.,Xue,F.,Hong,Z.,Punihaole,D.,& Asher,S. A.(2014). 2D photonic crystal protein hydrogel coulometer for sensing serum albumin ligand binding. *Analytical Chemistry*,86(10),4840-4847. https://doi.org/10.1021/ac404134t.]

Asher 等将具有不同官能团的水凝胶引入到二维光子晶体的间隙中,实现了传感的功能化。例如,他们以丙烯酸为功能单体制备 pH 响应水凝胶,并将其引入二维光子晶体中,通过可见的结构颜色变化成功实现了 pH 传感性能(Zhang et al.,2011)。他们将具有氧化胺识别基团的水凝胶引入二维光子晶体中,实现了对人血清苯丙酮酸盐的传感,并通过测量德拜反射环的直径实现了水凝胶体积变化的量化,进一步估计了检测限(Jang et al.,2020)。

Meng 等将分子印迹技术与二维光子晶体相结合,实现功能化并用于传感器(Rizvi et al.,2020)。例如,他们通过针尖流动法将聚苯乙烯组装成单层,然后以聚苯乙烯为结构模板,以土霉素为印迹模板得到水凝胶。去除结构和印迹模板后,得到了具有特定纳米空腔的二维分子印迹光子晶体,如图 6.12 所示(Wang et al.,2019)。传感响应性能通过改变德拜反射环和结构颜色来实现,快速、方便,不需要复杂的设备。除了将功能材料直接引入单层胶体阵列间隙外,进一步直接去除胶体阵列可以构建功能二维逆蛋白石,这是一个具有高度有序孔隙的单层(图 6.13)。Bettina 等以聚苯乙烯胶体单层为模板,通过旋涂将聚电解质凝胶制成二维反蛋白石,并基于晶格参数的变化将其应用于 pH 传感(Li & Lotsch,2012)。

6.2.4.2 表面改性及缺陷引入

通过在间隙中引入响应性聚合物,可以很容易地实现单层胶体阵列的功能化,并通过体积变化实现对外界刺激的响应。但刚性材料很难通过晶格参数的变化来响应刺激。表面功能化是赋予其传感特性的有效方法,它是通过被分析物引起的有效折射率的变化来实现的。如 Qi 等以单层胶体阵列为模板制备了 ZnS 纳米碗阵列,并利用纳米碗阵列检测不同的有机溶剂。将 ZnS 纳米碗阵列浸入溶液中,用生物素-lc-bsa 分子修饰,然后将其用于亲和素分子的传感(Xiaozhou Ye et al.,2013)。Huang 等通过光刻法制备了二维纳米孔光子晶体,并对其进行了修饰。在 Au 层的帮助下,用交联剂和 EBNA-1 抗原修饰光子晶体,实现图 6.14 所示的功能化。由于靶碱液引起的有效折射率的变化,实现了对 EBNA-1 抗体的检测并确定其浓度(Chen,Liao,et al.,2019)。Kerman 等通过纳米压印光刻获得二维光子晶体,然后将其浸入溶液中,用双功能化聚合物实现功能化,并将其应用于 DNA 杂交的传感(Su et al., 2018)。

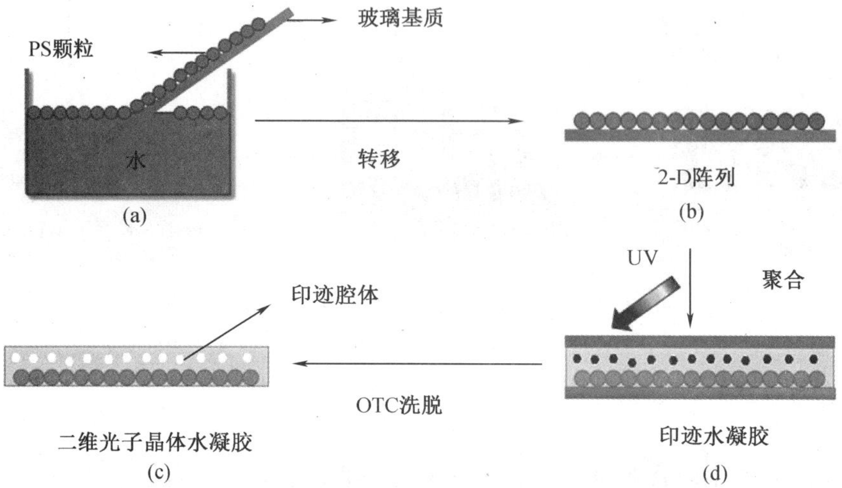

图 6.12　二维分子印迹光子晶体制备工艺示意图

[来源:Wang, Y., Xie, T., Yang, J., Lei, M., Fan, J., Meng, Z., Xue, M., Qiu, L., Qi, F., & Wang, Z. (2019). Fast screening of antibiotics in milk using a molecularly imprinted two-dimensional photonic crystal hydrogel sensor. *Analytica Chimica Acta*, 1070, 97-103. https://doi.org/10.1016/j.aca.2019.04.031.]

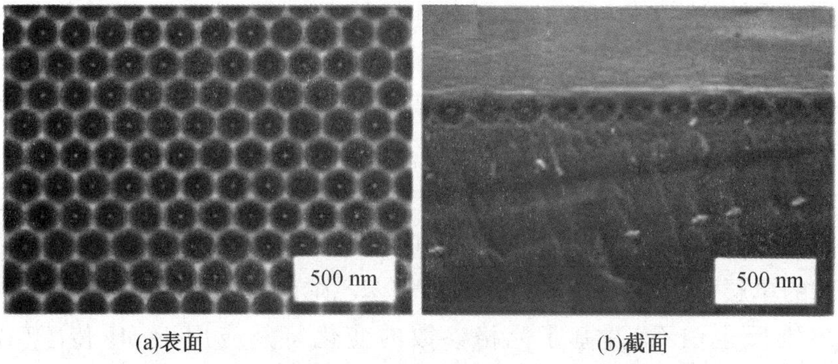

图 6.13　二维单层反蛋白石的表面和截面 SEM 图像

[来源:Li, C., & Lotsch, B. V. (2012). Stimuli-responsive 2D polyelectrolyte photonic crystals for optically encoded pH sensing. *Chemical Communications*, 48(49), 6169-6171. https://doi.org/10.1039/C2CC31916k.]

引入点缺陷和线缺陷也可以实现二维光子晶体板的功能化,因为引入了光子局域化。传感特性是通过被分析物引起的有效折射率变化来实现的,可以通过波长位移来测量(Hasek et al.,2006)。Goyal 等设计了不同参数的光子晶体波导(图 6.15),通过改变缺陷半径和蚀刻深度对传感器的输出透射率与灵敏度进行了分析、优化(Goyal & Pal,2015)。Turduev 等设计了 T 形光子晶体波导,分析物与波导的相互作用导致折射率变化,使波导具有高灵敏度,在传感不同材料方面显示出巨大的潜力(Turduev et al.,2017)。

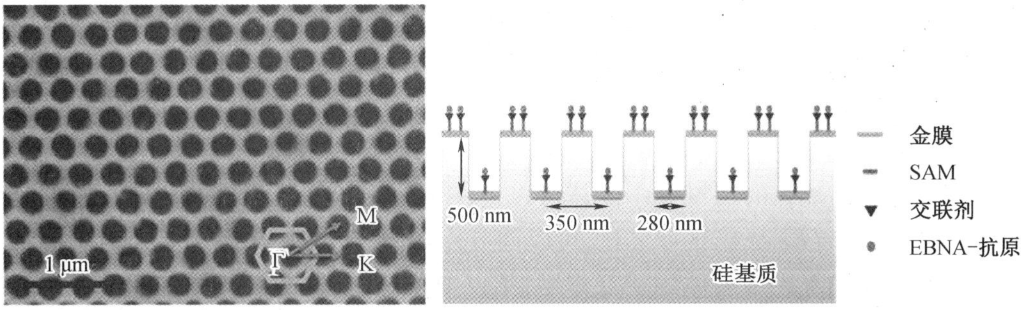

(a)二维纳米孔光子晶体SEM图像　　(b)用于传感器的光子晶体功能化示意图

图 6.14　二维纳米孔光子晶体 SEM 图像和用于传感器的光子晶体功能化示意图

[来源:Chen, Y. -T. , Liao, Y. -Y. , Chen, C. -C. , Hsiao, H. -H. & Huang, J. -J. (2019). Surface plasmons coupled two-dimensional photonic crystal biosensors for Epstein-Barr virus protein detection. *Sensors and Actuators B:Chemical*, 291, 81-88. https://doi. org/10. 1016/j. snb. 2019. 04. 059.]

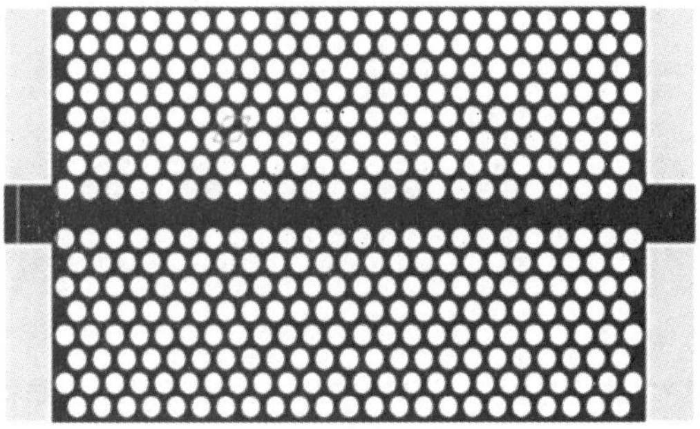

图 6.15　二维光子晶体波导结构示意图

[来源:Goyal, A. K. , & Pal, S. (2015). Design and simulation of high sensitive photonic crystal waveguide sensor. *Optik*, 126(2), 240-243. https://doi. org/10. 1016/j. ijleo. 2014. 08. 174.]

6.2.5　用于检测化学毒剂的功能化二维光子晶体

二维光子晶体可以看作一种仿生结构,自然界中典型的存在是大闪蝶。它可以应用于毒剂等物质的检测,可以识别出结构相似、极性相似的物质(Kittle et al, 2017, 2020)。虽然大闪蝶的灵敏度高,选择性好,但不利于实际应用。为了实现在生活中的实际应用,人工设计和制造用于化学毒剂探测的二维光子晶体显得尤为重要。

6.2.5.1　酶反应性聚合物的引入

在单层胶体阵列中引入响应性聚合物,不仅可以保持原有的有序排列,而且可以使其具有晶格参数可逆调节的特性,从而实现响应性能。该酶能通过活性位点与有机磷神经性毒剂结合,显著提高其选择性。基于有机磷神经性毒剂的毒性机制,乙酰胆碱酯酶已被应用于有机磷神经性毒剂的检测(Khaldi et al. , 2015)。在单层胶体阵列中引入酶可以实现光子晶体的功能化,进一步实现对有机磷的传感。

Meng 等首先通过针尖流动法将聚苯乙烯球组装成单层胶体阵列,并将其转移到玻片上。然后将其作为模板,通过光聚合法制备聚丙烯酰胺-丙烯酸水凝胶,其羧基可以固定乙酰胆碱酯酶的氨基，实现二维光子晶体的功能化。由于有机磷与乙酰胆碱的特殊相互作用，唐南(Donnan)电位的衰减和传感器电荷的减弱都导致了晶格间距的减小。通过简单地测量德拜环的直径，实现了对有机磷的传感，无须昂贵的设备。同时，感知结果也反映在肉眼可见的结构颜色变化上(Qi et al.,2018)。

乙酰氨基酚功能化的二维光子晶体可以进一步应用于真实毒剂的传感。通过改变丙烯酰胺(AM)与丙烯酸(AA)的摩尔比，可以调节传感信号，如图6.16所示。对于沙林与乙酰氨基酚功能化二维光子晶体的相互作用，不仅Donnan电位的衰减和传感器电荷的减弱导致了水凝胶的收缩，产生的HF还增加了水凝胶的收缩。因此，乙酰胆碱酯酶功能化的二维光子晶体对沙林的传感性能优于其他类似有机磷(Qi et al.,2019)。

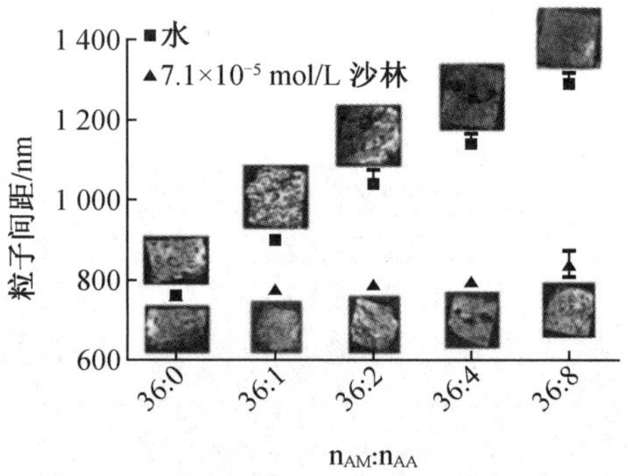

图6.16 不同AM和AA的摩尔比下乙酰氨基酚功能化二维光子晶体的结构颜色与AA粒子间距的关系

[来源：Qi, F., Yan, C., Meng, Z., Li, S., Xu, J., Hu, X., & Xue, M. (2019). Acetylcholinesterase-functionalized two-dimensional photonic crystal for the sensing of G-series nerve agents. *Analytical and Bioanalytical Chemistry*, 411(12), 2577-2585. https://doi.org/10.1007/s00216-019-01700-w.]

6.2.5.2 缺陷的引入

通过改变二维水凝胶光子晶体的球间距和体积，可以实现对毒剂的检测，也可以通过改变折射率来实现。引入点、线检测等缺陷是二维光子晶体板的典型功能化方法。缺陷可以使二维光子晶体板具有光子局域性，增强了与物质的相互作用，显著提高了对折射率变化的灵敏度。折射率的变化可以通过透射光谱的变化反映出来。

Zou等利用电子束光刻和反应离子刻蚀技术构建了带空穴与槽的二维光子晶体波导(PCW)，并将其应用于毒剂的传感。通过折射率变化引起的光学特征实现传感(Zou et al.,2014)。而毒剂独特的吸收特征可以通过缓慢的光传播来增强(Chakravarty & Chen,2011)。如图6.17所示，通过蒸汽发生器控制磷酸三乙酯(TEP)在PCW芯片表面释放，TEP蒸气引起的折射率变化影响了透射光强(Zou et al.,2015b)。

6.2.5.3 结合表面增强拉曼散射

拉曼光谱是一种利用拉曼效应获取分子振动和旋转信息的检测方法，它可以区分结构相似的物质。但其信号强度弱，易受荧光干扰，检测灵敏度低，限制了其应用。SERS是一种既能避免上述缺点，又能保持其优点的方法。二维光子晶体与SERS的结合可以有效增强SERS效应，提高毒剂的检测性能。Duyne等将纳米球组装成二维六边形紧密排列阵列，然后应用电子束沉积法沉积银制备银膜纳米球,并将其用于检测 2-氯乙基乙硫醚(2-CEES)。纳米球的直径可以有效地影响检测性能(Stuart et al. ,2006)。有序阵列可以调制光并激发困在缝隙处的等离子体激元,从而增强 SERS 效应(Duan et al. , 2006;Liu et al. ; 2012)。

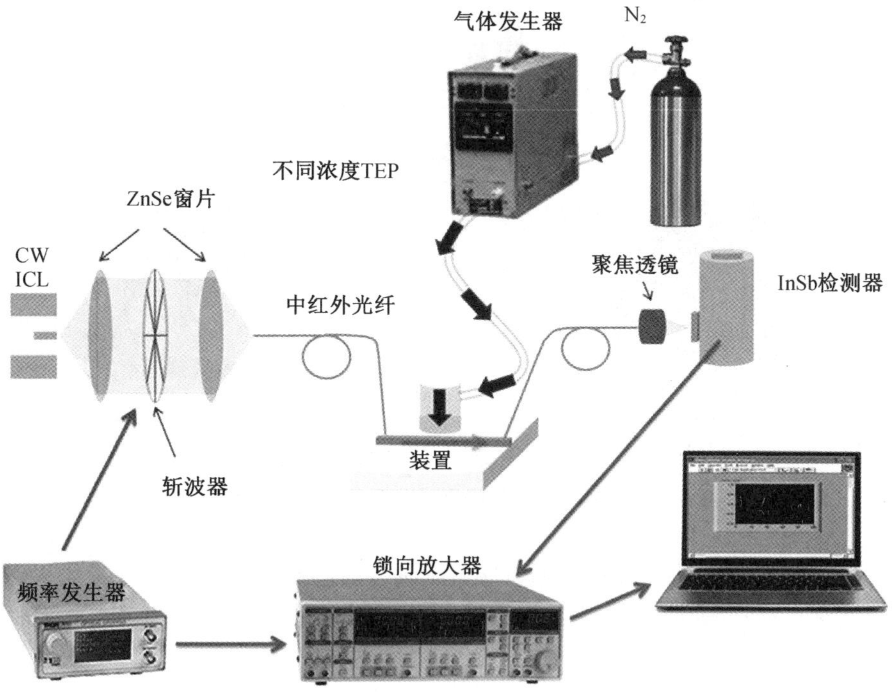

图 6.17　PCW 对 TEP 气体传感性能测试装置示意图

[来源:Zou, Y. , Chakracarty, S. , Wrmy, P. , & Chen, R. T. (2015b). Mid-infrared holey and slotted photonic crystal waveguides in silicon-on-sapphire for chemical warfare simulant detection. *Sensors and Actuators B:Chemical*,221,1094-1103. https://doi.org/10.1016/j.snb.2015.07.061.]

Cai 等首先将 PS 胶体球组装成二维单层,再通过反应离子刻蚀和煅烧工艺得到 Si 纳米锥阵列。随后经溅射沉积 Au 和 Si 并进行氧化处理,得到 CuO/Au/Si 纳米锥阵列(图 6.18)。基于二维紧密排列阵列和 SERS 的结合实现了芥子气的微量检测(Xu et al. , 2021)。此外,非致密胶体阵列也可以与 SERS 相结合,实现对化学毒剂的检测(Lafuente et al. ,2018)。

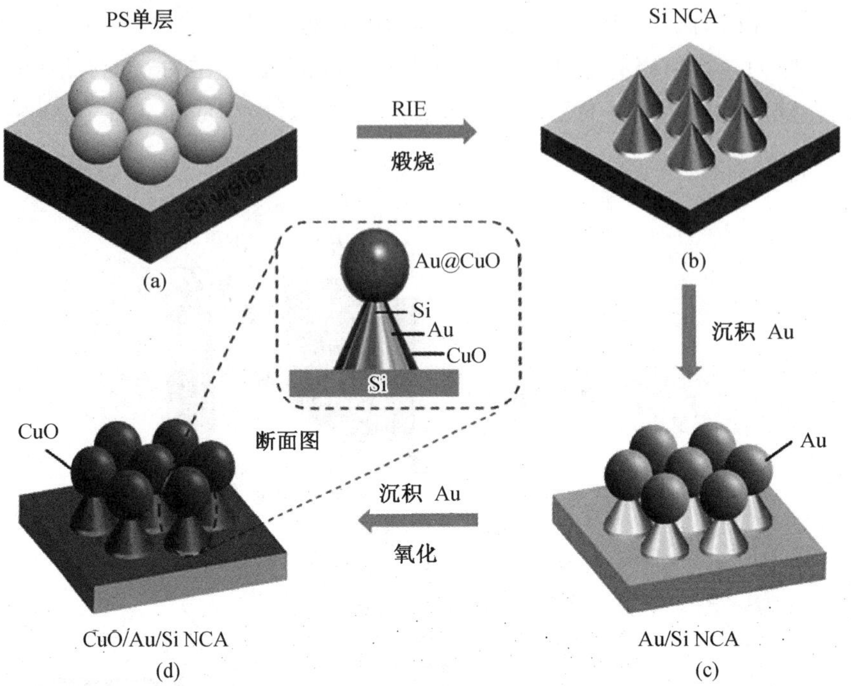

图 6.18 CuO/Au/Si 纳米锥阵列的制备工艺示意图

[来源:Xu,W.,Bao,H.,Zhang,H.,Fu,H.,Zhao,Q.,Li,Y.,& Cai,W.(2021). Ultrasensitice surface-enhanced Raman spectroscopy detection of gaseous sulfur-mustardsimulant based on thin oxide-coated gold nanocone arrays. *Journal of Hazardous Materials*,420,126668. https://doi.org/10.1016/j.jhazmat.2021-126668.]

6.3 结论和展望

二维光子晶体是检测化学毒剂的理想材料。检测既可以通过改变晶格参数和折射率来实现,也可以结合 SERS 来实现。对于二维水凝胶光子晶体,其制备工艺和检测方法都很简单。对化学毒剂的检测可以简单地通过单色光和肉眼识别来实现,但主要用于溶液的检测。相比较,对于二维光子晶体波导,其制备条件要求较高。而对化学毒剂的检测依赖于精确的设备,因此这种检测方法的成本较高。而二维光子晶体波导可用于高精度的气体检测,并可实现片上实验室。单层结构与 SERS 的结合也可以用于检测具有增强拉曼信号的化学毒剂。

综上所述,二维光子晶体的结构和光学性质都可以用来检测化学毒剂。但它还需要进一步的探索,如通过简单的响应光子晶体实现化学毒剂的定量检测和提高其精度,并进一步将其应用于气体检测;利用光子晶体板和 SERS 结合进行检测通常需要光谱仪器的辅助,可以进一步实现检测的信息化。这也启发了我们将二维光子晶体与荧光检测、电化学等其他检测方法相结合,这将是具有重要价值的潜在研究方向。

参考文献

Aki, S, Maeno, K., Sueyoshi, K., Hisamoto, H., & Endo, T. (2018). Development of a polymer/TiO_2 hybrid two-dimensional photonic crystal for highly sensitive fluorescence-based ion sensing applications. *Sensors and Actuators B: Chemical*, 269, 257–263.

Armstrong, E., & O'Dwyer, C. (2015). Artificial opal photonic crystals and inverse opal structures-fundamentals and applications from optics to energy storage. *Journal of Materials Chemistry C*, 3(24), 6109–6143.

Cai, Z., Smith, N. L., Zhang, J.-T., & Asher, S. A. (2015). Two-Dimensional Photonic Biomolecular Sensors. *Analytical Chemistry*, 87(10), 5013–5025.

Cai, Z., Zhang, J.-T., Xue, F., Hong, Z., Punihaole, D., & Asher, S. A. (2014). 2D photonic crystal protein hydrogel coulometer for sensing serum albumin ligand binding. *Analytical Chemistry*, 86(10), 4840–4847.

Chakravarty, S., & Chen, R. T. (2011). *Photonic crystal slot waveguide spectroscopy for the detection of chemical warfare simulants. CLEO: 2011 – Laser Applications to Photonic Applications* (p. CThC4) Optical Society of America. Available from https://doi.org/10.1364/CLEO_SI.2011.CThC4.

Chen, X., Wang, J., Liu, Z., Li, Y., Huang, J., & Tao, C.-A. (2019). One pot fabrication of graphene-bimetallic nano-particles-based acetylcholinesterase electrochemical biosensor with ultralow detection limit toward methyl parathion. *Materials Research Express*, 6(10), 105093.

Chen, Y.-T., Liao, Y.-Y., Chen, C.-C., Hsiao, H.-H., & Huang, J.-J. (2019). Surface plasmons coupled two-dimensional photonic crystal biosensors for Epstein-Barr virus protein detection. *Sensors and Actuators B: Chemical*, 291, 81–88. Available from https://doi.org/10.1016/j.snb.2019.04.059.

Duan, G., Cai, W., Luo, Y., Li, Y., & Lei, Y. (2006). Hierarchical surface rough ordered Au particle arrays and their surface enhanced Raman scattering. *Applied Physics Letters*, 89(18), 181918.

Espinha, A., Dore, C., Matricardi, C., Alonso, M. I., Goni, A. R., & Mihi, A. (2018). Hydroxypropyl cellulose photonic architectures by soft nanoimprinting lithography. *Nature Photonics*, 12(6), 343–348.

Fan, S., Zhang, G., Dennison, G. H., FitzGerald, N., Burn, P. L., Gentle, I. R., & Shaw, P. E. (2020). Challenges in fluorescence detection of chemical warfare agent vapors using solid-state films. *Advanced Materials*, 32(18), 1905785.

Goyal, A. K., & Pal, S. (2015). Design and simulation of high sensitive photonic crystal waveguide sensor. *Optik*, 126(2), 240–243.

Hasek, T., Kurt, H, Citrin, D. S., & Koch, M. (2006). Photonic crystals for fluid sensing in the subterahertz range. *Applied Physics Letters*, 89(17), 173508.

Jang, K., Horne, W. S., & Asher, S. A. (2020). Human serum phenylpyruvate quantification using responsive 2D photonic crystal hydrogels via chemoselective oxime ligation: progress toward developing phenylalanine-sensing elements. *ACS Applied Materials & Interfaces*, 12(35), 39612–39619.

Khaldi, K., Sam, S., Gouget-Laemmel, A. C., Henry de Villeneuve, C., Moraillon, A., Ozanam, F., Yang, J., Kermad 1., Ghellai, N., & Gabouze, N. (2015). Active acetylcholinesterase immobilization on a functionalized silicon surface. *Langmuir*, 31(30), 8421–8428.

Khan, M. S. J., Wang, Y.-W., Senge, M. O., & Peng, Y. (2018). Sensitive fluorescence on-off probes for the fast detection of a chemical warfare agent mimic. *Journal of Hazardous Materials*, 342, 10–19.

Kim, S. H., Lee, K.-D., Kim, J.-Y., Kwon, M.-K., & Park, S.-J. (2007). Fabrication of photonic crystal structures on light emitting diodes by nanoimprint lithography. *Nanotechnology*, 18(5), 055306.

Kittle, J., Fisher, B., Kunselman, C., Morey, A., & Abel, A. (2020). Vapor selectivity of a natural photonic crystal to binary and tertiary mixtures containing chemical warfareagent simulants. *Sensors*, 20(1).

Kittle, J. D., Fisher, B. P., Esparza, A. J., Morey, A. M., & lacono, S. T. (2017). Sensing chemic warfare agent simulants via photonic crystals of the Morpho didius butterfly. *ACS Omega*, 2(11), 8301–8307.

Kloske, M., & Witkiewicz, Z. (2019). Novichoks-The A group of organophosphorus chemical warfare agents. *Chemosphere*, 221, 672–682.

Kuang, M., Wang, J., & Jiang, L. (2016). Bio-inspired photonic crystals with superwettability. *Chemical Society Reviews*, 45(24), 6833–6854.

Kwon, S.-H., Sünner, T., Kamp, M., & Forchel, A. (2008). Optimization of photonic crystal cavity for chemical sensing. *Optics Express*, 16(16), 11709–11717.

Lafuente, M., Pellejero, I, Sebastián, V., Urbiztondo, M. A., Mallada, R., Pina, M. P., & Santamaria, J. (2018). Highly sensitive SERS quantification of organophosphorous chemical warfare agents: A major step towards the real time sensing in the gas phase. *Sensors and Actuators B: Chemical*, 267, 457–466.

Lai, W.-C., Chakravarty, S., Zou, Y., & Chen, R. T. (2013). Multiplexed detection of xylene and trichloroethylene in water by photonic crystal absorption spectroscopy. *Optics Letters*, 38(19), 3799–3802.

Lee, J. H., Jung, H., Yoo, R., Park, Y., Lee, H., Choe, Y.-S., & Lee, W. (2019). Real-time selective detection of 2-chloroethyl ethyl sulfide (2-CEES) using an Al-doped ZnO quantum dot sensor coupled with a packed column for gas chromatography. *Sensors and Actuators B: Chemical*, 284, 444–450.

Li, C., & Lotsch, B. V. (2012). Stimuli-responsive 2D polyelectrolyte photonic crystals for optically encoded pH sensing. *Chemical Communications*, 48(49), 6169–6171.

Liu, F. , Zhang, S. , Meng, Y. , & Tang, B. (2020). Thermal responsive photonic crystal achieved through the control of light path guided by phase transition. *Small (Weinheim an der Bergstrasse, Germany)*, 16(34), 2002319.

Liu, G. , Cai, W. , Kong, L. , Duan, G. , Li, Y. , Wang, J. , Zuo, G. , & Cheng, Z. (2012). Standing Ag nanoplate-built hollow microsphere arrays: Controllable structural parameters and strong SERS performances. *Journal of Materials Chemistry*, 22(7), 3177–3184.

Lu, B. -R. , Wan, J. , Xie, S. -Q. , Shu, Z. , Sun, Y. , Chen, Y. , Qu, X. -P. , & Liu, R. (2008). Nanophotonic crystals with chiral elements by a hot embossing process in SU-8. *Proceedings of the Micro-and Nano-Engineering* 2007 *Conference*, 85(5), 866–869.

Meng, K. , Gao, S. , Wu, L. , Wang, G. , Liu, X. , Chen, G. , Liu, Z. , & Chen, G. (2016). Two-dimensionalorganic-inorganic hybrid perovskite photonic films. *Nano Letters*, 16(7), 4166–4173.

Parchine, M. , McGrath, J. , Bardosova, M. , & Pemble, M. E. (2016). Large area 2D and 3D colloidal photonic crys tals fabricated by a roll-to-roll Langmuir-Blodgett method. *Langmuir*, 32(23), 5862–5869.

Park, B. , Na, S. Y. , & Bae, I. -G. (2019). Uniform two-dimensional crystals of polystyrene nanospheres fabricated by a surfactant-assisted spin-coating method with polyoxyethylene tridecyl ether. *Scientific Reports*, 9(1), 11453.

Qi, F. , Lan, Y. , Meng, Z. , Yan, C. , Li, S. , Xue, M. , Wang, Y. , Qiu, L. , He, X. , & Liu, X. (2018). Acetylcholinesterase-functionalized two-dimensional photonic crystals for the detection of organophosphates. *RSC Advances*, 8(51), 29385–29391.

Qi, F. , Yan, C. , Meng, Z. , Li, S. , Xu, J. , Hu, X. , & Xue, M. (2019). Acetylcholinesterase-functionalized two-dimensional photonic crystal for the sensing of G-series nerve agents. *Analytical and Bioanalytical Chemistry*, 411(12), 2577–2585.

Rizvi, A. S. , Murtaza, G. , Yan, D. , Irfan, M. , Xue, M. , Meng, Z. H. , & Qu, F. (2020). Development of molecularly imprinted 2D photonic crystal hydrogel sensor for detection of L-Kynurenine in human serum. *Talanta*, 208, 120403.

Shi, Q. , Zhao, J. , & Liang, L. (2021). Two dimensional photonic crystal slab biosensors using label free refractometric sensing schemes: A review. *Progress in Quantum Electronics*, 77, 100298.

Singh, V. V. , Nigam, A. K. , Boopathi, M. , Pandey, P. , Ganesan, K. , Jain, R. , Singh, B. , & Vijayaraghavan, R. (2011). In situ electrocatalytic reduction of chemical warfare agent sulfur mustard by palladium modified electrode and its sensing application. *Sensors and Actuators B: Chemical*, 160(1), 840–849.

Skivesen, N. , Tetu, A. , Kristensen, M. , Kjems, J. , Frandsen, L. H, & Borel, P. I. (2007). Photonic-crystal waveguide biosensor. *Optics Express*, 15(6), 3169–3176.

Smith, N. L. , Coukouma, A. , Dubnik, S. , & Asher, S. A. (2017). Debye ring diffraction elucidation of 2D photonic crystal self-assembly and ordering at the air-water interface. *Physical chemistry chemical physics: PCCP*, 19(47), 31813–31822.

Stuart, D. A., Biggs, K. B., & Van Duyne, R. P. (2006). Surface-enhanced Raman spectroscopy of half-mustard agent. *Analyst*, 131(4), 568–572.

Su, H., Cheng, X. R., Endo, T., & Kerman, K. (2018). Photonic crystals on copolymer film for label-free detection of DNA hybridization. *Biosensors and Bioelectronics*, 103, 158–162.

Turduev, M., Giden, I. H., Babayigit, C., Hayran, Z., Bor, E., Boztug, C., Kurt, H., & Staliunas, K. (2017). Mid-infrared T-shaped photonic crystal waveguide for optical refractive index sensing. *Sensors and Actuators B: Chemical*, 245, 765–773.

von Freymann, G., Kitaev, V., Lotsch, B. V., & Ozin, G. A. (2013). Bottom-up assembly of photonic crystals. *Chemical Society Reviews*, 42(7), 2528–2554.

Wang, N., Liu, Z., Wen, L., Zhang, B., Tao, C., & Wang, J. (2022). Aptamer-binding zirconium-based metal organic framework composites prepared by two conjunction approaches with enhanced bio-sensing for detecting isocarbophos. *Talanta*, 236, 122822.

Wang, Y., Xie, T., Yang, J., Lei, M., Fan, J., Meng, Z., Xue, M., Qiu, L., Qi, F., & Wang, Z. (2019). Fast screening of antibiotics in milk using a molecularly imprinted two-dimensional photonic crystal hydrogel sensor. *Analytica Chimica Acta*, 1070, 97–103.

Weng, J., Li, X., Guan, Y., Zhu, X. X., & Zhang, Y. (2016a). Facile assembly of large-area 2D microgel colloidasubstrates. *Langmuir*, 32(48), 12876–12884.

Weng, J., Li, X., Guan, Y., Zhu, X. X., & Zhang, Y. (2016b). Large-area 2D microgel colloidal crystals fabricated via benzophenone-based photochemical reaction. *RSC Adv*, 6(85), 82006–82013.

Wu, H., Niu, G., Ren, W., Jiang, L., Liang, O., Zhao, J., Liu, Y., & Xie, Y.-H. (2020). Crucial impact of hydrophilicity on the self-assembled 2D colloidal crystals using Langmuir-Blodgett method. *Langmuir*, 36(34), 10061–10068.

Xu, W., Bao, H., Zhang, H, Fu, H, Zhao, Q., Li, Y., & Cai, W. (2021). Ultrasensitive surface-enhanced Raman spectroscopy detection of gaseous sulfur-mustard simulant based on thin oxide-coated gold nanocone arrays. *Journal of Hazardous Materials*, 420, 126668.

Xue, F., Asher, S. A., Meng, Z., Wang, F., Lu, W., Xue, M., & Qi, F. (2015). Two-dimensional colloidal crystal heterostructures. *RSC Advances*, 5(24), 18939–18944.

Xue, F., Meng, Z., Qi, F., Xue, M., Wang, F., Chen, W., & Yan, Z. (2014). Two-dimensional inverse opal hydrogel for pH sensing. *Analyst*, 139(23), 6192–6196.

Xue, F, Meng, Z., Wang, F, Wang, Q., Xue, M., & Xu, Z. (2014). A 2-D photonic crystal hydrogel for selective sensing of glucose. *Journal of Materials Chemistry* A, 2(25), 9559–9565.

Yan, X., Yao, J., Lu, G., Li, X., Zhang, J., Han, K., & Yang, B. (2005). Fabrication of non-close-packed arrays of colloidal spheres by soft lithography. *Journal of the American Chemical Society*, 127(21), 7688–7689.

Ye, Xiaozhou, Li, Y., Dong, J., Xiao, J., Ma, Y., & Qi, L. (2013). Facile synthesis of ZnS nanobowl arrays and their applications as 2D photonic crystal sensors. *Journal of Materials Chemistry C*, 1(38), 6112–6119.

Ye, XiaoZhou, & Qi, L. (2014). Recent advances in fabrication of monolayer colloidal crystals and their inverse replicas. *Science China Chemistry*, 57(1), 58–69.

Zhang, J. -T., Wang, L., Lamont, D. N., Velankar, S. S., & Asher, S. A. (2012). Fabrication of large-area two-dimensional colloidal crystals. *Angewandte Chemie International Edition*, 51 (25), 6117–6120.

Zhang, J. -T., Wang, L., Luo, J., Tikhonov, A., Kornienko, N., & Asher, S. A. (2011). 2-D arrayphotonic crystal sens ing motif. *Journal of the American Chemical Society*, 133(24), 9152–9155

Zhang, Y., Qi, Y, Wang, R., Cao, T., Ma, W., & Zhang, S. (2021). Nonintrusively adjusting structural colors of sealed two-dimensional photonic crystals: Immediate transformation between transparency and intense iridescence and their applications. *ACS Applied Materials & Interfaces*, 13(11), 13861–13871.

Zhang, Yuqi, Li, Q., Guo, P., Zhang, E., Wu, K., Liu, Y., Lv, H., Hou, X., & Wang, J. -J. (2018). Fluorescence enhancing film sensor for highly effective detection of Bi3+ions based on SiO2 inverse opal photonic crystals. *Journal of Materials Chemistry C*, 6(27), 7326–7332.

Zou, Y., Chakravarty, S., Wray, P., & Chen, R. T. (2015a). Experimental demonstration of propagation characteritics of mid-infrared photonic crystal waveguides in silicon-on-sapphire. *Optics Express*, 23(5), 6965–6975.

Zou, Y., Chakravarty, S., Wray, P., & Chen, R. T. (2015b). Mid-infrared holey and slotted photonic crystal wave guides in silicon-on-sapphire for chemical warfare simulant detection. *Sensors and Actuators B: Chemical*, 221, 1094–1103.

Zou, Y., Subbaraman, H., Chakravarty, S., Xu, X., Hosseini, A., Lai, W. -C., Wray, P., & Chen, R. T. (2014). Grating coupled silicon-on-sapphire integrated slot waveguides operating at mid-infrared wavelengths. *Optics Letters*, 39(10), 3070–3073.

第 2 部分　用于传感有毒有机磷和化学毒剂的纳米材料

第7章　用于检测毒害物质的先进光学碳点材料

Pooja Chauhan[①], Savita Chaudhary[①]

7.1　前　　言

近代的快速工业化导致了各种极具危害的污染物的失控排放，包括有毒染料、除草剂、杀虫剂、化肥、油料、金属离子、有机溶剂、制药化学品、致病性微生物以及生态系统中的其他诸多污染物（图7.1）。其他人类活动，如家庭生活、工业生产持续排放的废物，以及农用化学品、农药的大量使用，也导致了空气、水体和土壤质量的恶化（Priyadharshini et al.，2021）。

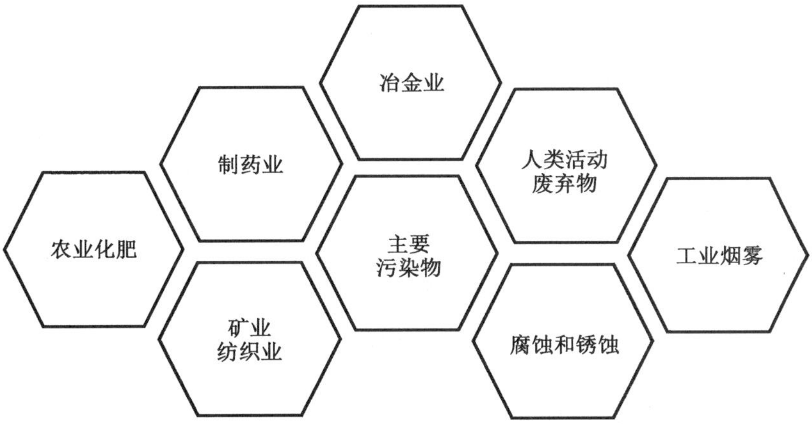

图7.1　环境污染的各种来源

此外，纺织、皮革、制药、化妆品、食品和饮料公司过度使用染料等偶氮化合物与挥发性有机化合物，被认为是向环境中排放危险污染物的其他工业来源（图7.2）（Yadav et al.，2021a，2021b）。水、土壤、空气中来自工业废弃物的高浓度毒害物质是化学物质对生命体产生毒性影响的主要原因（Yunus et al.，2012）。很多工业污染物，如可吸收的有机卤化物、多环芳烃（PAH）、抗生素、无机离子、氯化酚类化合物和邻苯二甲酸盐也对生命体产生了严重威胁（Bhatt et al.，2021）。接触这些毒害物质会使人导致严重的呼吸系统疾病、心肺问题、恶心、癌症、肠道损伤和生殖障碍等（Bhatt et al.，2021）。

污染物的排放量及其份额依赖关系因国而异。像印度这样的发展中国家目前正面临着向环境中过度排放毒害物质的问题。这些毒害物质的化学成分可能各不相同，但它们对

① 印度，旁遮普，昌迪加尔，印度旁遮普大学化学系和化学高级研究中心。

公共健康的威胁及相关影响促使研究人员考虑以一种既经济又省时的方式应对这些威胁(Bhatt et al. ,2021)。对这些有害化学物质进行适当、有效和现场监测是科学界确保全球生态系统安全和人类福祉的基本需求之一。

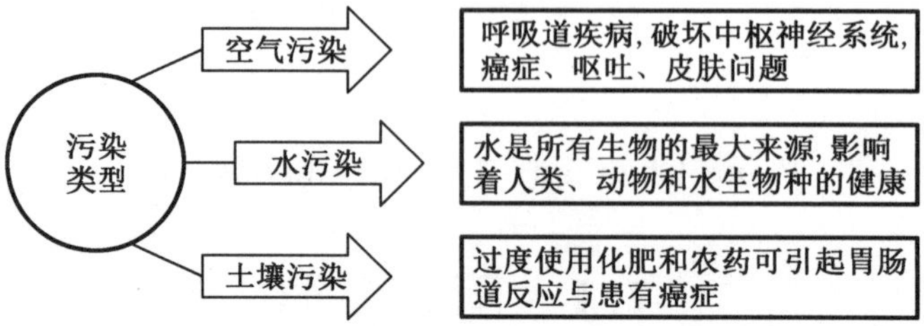

图 7.2　不同类型的环境污染及其危害

本章的目的是让环保主义者和政府机构了解污染物对环境中各种生物物种的危害影响。为避免环境退化,应迅速启动对各污染物的定期和实时监测。许多文献中已报道了有毒污染物的常规传感检测方法,但它们也各有相应缺点。因此,亟须开发具有高度生物相容性和无毒的解决方案,以彻底选择性地去除各种有毒污染物。

7.2　控制毒害物质的不同技术

根据毒害物质的类型及其不利影响,迄今为止已采用了不同的方案来灵敏和选择性地检测污染物。多种物理、化学和生物处理方法已用于控制有害毒素排放和避免生态系统退化(Bhatt et al. ,2020 and Saravanan et al. ,2021)。具体方法的详细情况如下。

- 物理处理方法包括沉降、直接燃烧、脱气、吸附、过滤。
- 化学处理方法包括絮凝、混凝、臭氧化、离子交换、亲电亲核反应、直接间接反应、直接热化学转化和化学(氢氧化物、硫酸盐和碳酸盐)沉淀。
- 生物处理方法包括好氧厌氧处理、植物提取、植物修复、植物降解、植物挥发、植物稳定化、渗透、纳滤和基于膜的方法。
- 其他常规色谱技术,如高效液相色谱、气相色谱、离子交换色谱、专用尺寸色谱和超临界流体色谱也用于获取毒害物质的相关信息。此外,电感耦合等离子体发射光谱和固化浮滴微萃取分析技术也已被报道用于处置环境中的致命毒物。

7.3　采用传统技术方法的复杂性

虽然一些文献已经报道了上述技术在环境修复中的应用,但这些技术存在各种缺陷。主要问题包括需要昂贵的基础设施、熟练的劳动力、高能耗、耗时的合成过程、复杂的仪器和特定的环境条件来进行这些物理与化学过程。另外,复杂的处理反应,毒害物质对人体代谢的严重影响,氧化应激,溶解氧减少、缓慢的处理流程,工业企业向土壤、水体和空气中过量排放毒害物质,这些都进一步增加了传统环境修复工艺方法的复杂性(Udaiyappan et al. ,2017)。此外,这些方法对特定类型的毒害物质缺乏选择性和敏感性,这对分析形成较大的干扰,并影响了测量的响应时间。

因此,采用新颖先进的技术来检测、去除和完全降解环境中的毒害物质,为生物物种保持无污染的大气环境是非常必要的。

7.4 碳点在环境修复中的重要作用

纳米技术的应用为选择性检测环境中的有害物质提供了很好的解决方案。纳米材料优秀的理化特性和高比表面积进一步提高了其在环境修复中的应用潜力。迄今为止,各种各样的纳米材料,包括金属氧化物基、贵金属、双金属和碳基纳米材料,已经被探索用于制造先进的光学或电化学传感器,以检测各种有害化学品。这些材料中,由天然生物质材料合成的碳点已在检测多种毒害物质中崭露头角(图 7.3)(Crini & lichtouse, 2019)。碳点是零维碳纳米颗粒,尺寸为 1~10 nm。碳点表面各种官能团的存在使其具有强荧光性和光学特性。碳点易于控制粒径尺寸和形貌,具有较好的水溶性、稳定性和生物相容性,进一步增强了其在废水处理中的潜力。碳点优秀的物理、化学和光稳定性使其在催化与光学器件中得到了广泛应用(Chaudhary et al. ,2021)。

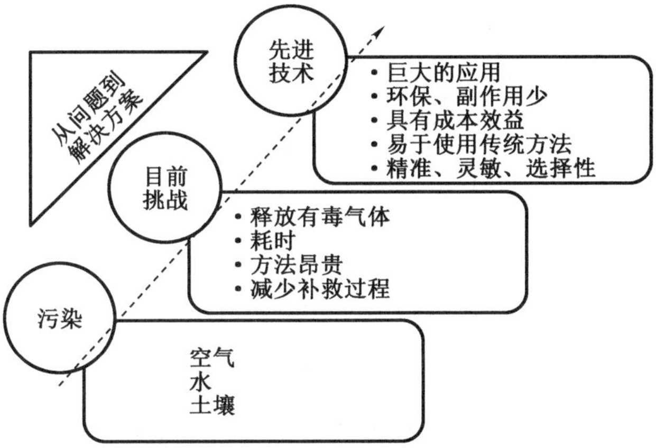

图 7.3 使用碳点去除毒害物质的意义

碳点在能量转换、基因传递、传感、存储器件、发光二极管(LED)、催化、药物传递和靶向传递等方面的应用已在文献中得到了很好的阐述(Z. Li, Kou, et al. ,2021)。碳点的激发依赖荧光特性,使其可用于检测环境中的有害污染物(Y. Xu, Yu, Chudal, Pandey, Amador, Bui, Wang, Ma, Deng, Zhu, Wang,2021)。碳点在不同激发条件下显示不同颜色,能够用于生物成像。碳点的高比表面积特性使其能够用于选择性吸附废水中的有毒物质。

7.5 碳点的合成方法

研究人员探索开发了多种方法用于制备具有优秀物理、化学性质的碳点。迄今为止,一些文献中报道了使用电弧放电、激光烧蚀、电化学、超声、碳化、氧化/还原、有机、微波、水热、磁性、绿色和等离子体诱导氧化等多种方法来合成碳点(Chaudhary et al. , 2021)。其中,水-溶剂热法和微波辅助合成法是制备尺寸与形貌可控碳点的最优选方法(Z. Li,Kou et al.,2021)。例如,Das 等(2020)使用超声法从废黄麻渣中制备荧光碳点(图 7.4)。该方法可以很好地控制颗粒的大小和形状。碳点外表面官能团的存在进一步增强了其在水介质中的溶解度,可在废水处理中进行应用。所制得的碳点具有优异的光学和荧光性能,在有害物质检测领域具有较大的应用前景。在水介质的多种金属离子中,制备的碳点对 Cr(Ⅵ)离子表现出较高的选择性和敏感性,对抗坏血酸也具有较高的灵敏度。该传感器在实际水样中表现良好,具有较高的回收率和较高的灵敏度。

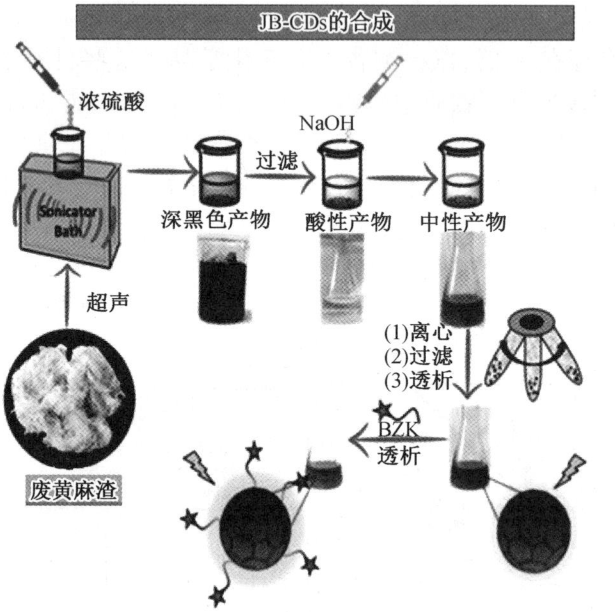

图 7.4 采用简单超声法从黄麻工业获得的废黄麻渣中提取碳点

[来源:(Das et al.)with permission from copyright (2020),American Chemical Society,(Washington,DC,USA).]

制备成本低、仪器简单、省时、无溶剂分析的特点使这些方法成为水介质中合成碳点的优选(Z. Li,Kou et al.,2021)。此外,各种生物质废弃物,包括种子、植物废物、厨余废物、果蔬废物、塑料废物、化学品、氨基酸、纸浆、树叶、椰壳也被用作制备光学活性碳点(表 7.1)。这些方法都能较好地控制碳点在不同激发波长下的荧光发射行为。通过使用聚合物、表面活性剂、糖类和其他模板剂进行包埋或覆盖,可以进一步提高碳点的稳定性。

7.6 碳点先进的物理化学性质

采用不同前体制备的碳点尺寸为 1~10 nm。然而,它们的形态特征是基于外表面存在的不同官能团的性质。通过表面采用不同类型的模板剂对碳点进行改性,进一步影响了碳点的物理、化学性能。这些特性的变化直接影响了它们在各种有毒污染物传感领域的应用。比如 Guo 等(2020)利用龟壳作为生物前体,采用简单的水热处理方法合成碳点。这种方法制备的粒子具有高量子产率,更易于调控光学和发射特性。碳点的透射电子显微镜(TEM)图像显示为球形,平均尺寸范围为 3 nm[图 7.5(a)]。此外,高分辨率透射电镜(HR-TEM)图像表明,制备的碳点晶格条纹间距值为 0.24,这与碳点的(100)面内石墨烯指数一致[图 7.5(b)]。在 X 射线反射(XRD)光谱中,在 $2\theta=24°$ 处观察到一个宽峰,这表明形成的碳点具有石墨性质[图 7.5(c)]。通过拉曼散射分析,人们进一步证实了石墨的性质程度,在 1 550 cm^{-1} 和 1 390 cm^{-1} 处分别显示出 2 个强波段,对应于 D 波段和 G 波段[图 7.5(d)]。G 波段和 D 波段强度之比为 0.96,进一步反映了形成的碳点中存在 sp^3 碳缺陷和 sp^2 石墨碳。这些更好控制的物理化学性质在微流体器件的制备中得到了进一步的利用。

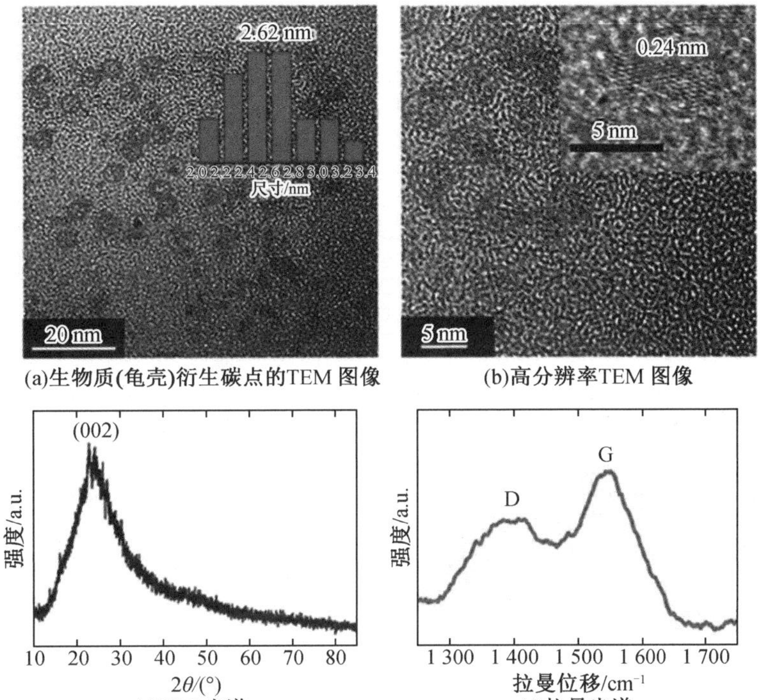

(a)生物质(龟壳)衍生碳点的TEM 图像　(b)高分辨率TEM 图像

(c)XRD光谱　(d)拉曼光谱

图 7.5　XRD 光谱与拉曼光谱

[来源:(Guo et al.)with permission from copyright (2019),American Chemical Society,(Washington,DC,USA).]

Khiriya 和 Khare(2020)以酒石酸与苯胺为前体源,采用水热法制备了强荧光碳点。制备的碳点在 240 nm 和 350 nm 处存在吸收带,这是因为碳点中存在芳香环 $\pi-\pi^*$ 和 $n-\pi^*$ 跃迁而产生峰。棕色碳点在紫外光激发下能发射蓝色荧光,在 300~700 nm 的光谱内对其激发和发射光谱进行了研究,最大发射强度为 450 nm。在傅里叶变换红外(FTIR)光谱中,羧基在 1 605 cm^{-1} 和 1 405 cm^{-1} 处有较强的特征带。这些官能团的存在进一步保证了碳点的水溶性。在 3 414 cm^{-1} 处的特征透射带表明,在碳点的外核上存在一个羟基。XRD 谱图在 2θ 角为 23°和 42°处有一个宽的特征峰,该峰对应于碳的石墨结构的(002)和(100)反射面。由此可以得出结论,合成方法直接影响了碳点的物理、化学性质。这些可控制的特性已被用于毒害物质的传感领域,具有高灵敏度和选择性。

表 7.1 描述了不同前体在碳点合成中的应用及其对碳点物理、化学性质的影响。

表 7.1　不同前体在碳点合成中的应用及其对碳点物理、化学性质的影响

前体源	方法	吸收峰/nm	尺寸/nm	应用	参考文献
小豆蔻叶	超声法	220 和 272	2~10	刚果红和亚甲基蓝染料的降解	Zaib, Arshad, et al., 2021
苯二胺	水热高压釜	330 和 410	3~6	尿素和脲酶的检测	Pang, 2020
芥末苹果皮废料	微波法	280	3~8	多巴胺传感	Babu et al., 2021
胃消化	水热法	245 和 360	3	检测有毒的金属离子,并作为一种抗癌剂	Chattopadhyay et al., 2021
玉米茎壳	水热法	365	1.2~3.6	检测茜素红 S	Li, Wang, et al., 2021
对苯二胺和聚乙二醇	水热法	282	1.35	检测 H_2S	Xu, Yu, Chudal, Pandey, Amador, Bui, Wang, Ma, Deng, Zhu, Wang & Chen, 2021
果皮	高压蒸汽法	280	3~9	生物医学应用	Paul & Kurian, 2021
L-半胱氨酸	高压蒸汽法	335	10~20	pH 和温度传感	Liu et al., 2021
盐酸多巴胺和邻苯二胺	高压蒸汽法	250~300	1.5~4.0	抗氧化剂 PVA 膜	Li, Wang, et al., 2021a
乙二醇和 9,10-二硝基蒽	微波法 溶剂热处理	260~300	2~9	生物成像	Hagiwara et al., 2021
废咖啡渣	水热法	270	5	防伪	Hong et al., 2021
藻类粉末	高压蒸汽法	280	5~6	铜和草酸离子传感	Emami & Mousazadeh, 2021
卟啉和柠檬酸	水热法	250~300	3~4	铜离子的细胞内感应	Liu et al., 2021b
柠檬酸和三聚氰胺	高压蒸汽法	260~280	2~7	枣种的识别	Liu et al., 2021
莴苣叶	水热法	275 和 360	2~10	甲基咪唑的检测	Yu et al., 2021
芦荟叶	微波法	257、274 和 301	5	伊红黄降解	Malavika et al., 2021

表 7.1(续)

前体源	方法	吸收峰/nm	尺寸/nm	应用	参考文献
墨西哥薄荷提取物	微波法	291 和 330	5	Fe^{3+}传感	Architha et al., 2021
儿茶酚	高压蒸汽法	260~300	2~3	光电器件	Yan et al., 2021
磷酸	水热法	229 和 274	2~8	Cr(Ⅵ)	Zhang et al., 2021
塑料废物	水热法	240 和 350	2~10	Cu^{2+}	Chaudhary et al., 2021
琼脂凝胶废物	水热法	240 和 300	8~10	多巴胺传感	Chauhan et al., 2021
玫瑰心萝卜	水热法	281	1.2~6.0	铁离子传感	Liu et al., 2017
猪肉类	水热法	235 和 281	3.5	尿酸传感	Zhao et al., 2018
乙(撑)二胺	微波法	282	3.7	钴离子传感	Zhao et al., 2019
羊毛	微波法	270	1.5~4.5	草甘膦检测	Wang, Bi, et al., 2016
橘子汁	水热法	270~310	1.5~4.5	生物成像	Sahu et al., 2012
聚乙二醇	高压蒸汽法	258 和 330	3.0~3.5	细胞成像	Fan et al., 2014
奶类	水热法	280	2~4	癌细胞成像	Wang & Zhou, 2014

7.7 碳点在毒害物质检测中的潜在前景

迄今为止,各种各样的毒害物质通过工业生产与家庭活动排放到水、土壤和空气中。这些毒素对生物有严重的危害,并使我们的生态系统恶化。本节将讨论碳点在处理水、空气和土壤中不同类型毒素方面的应用。

7.7.1 水中毒害物质

工业企业的快速增长,包括纺织、涂料、制药、农药领域,产生了各种各样的毒害物质。未经处理的这些物质排放到水资源中是导致安全饮用水质量恶化的主要因素之一。碳点可以检测水中的毒害物质,其优异的催化性能还可将水中毒害物质进行彻底降低。

7.7.1.1 碳点在有毒金属离子/无机阴离子传感中的应用

水资源中高浓度的重金属离子和无机阴离子的存在对人类构成了严重威胁。重金属离子的存在直接影响了水质,使其不适合饮用。这些污染物的大量存在进一步影响了水生生物的健康。所以,通过使用无毒、生物相容性的先进系统来检测这些污染物的存在是非常必要的。因此,生物相容性碳点在废水样品处理中的应用具有重要意义。例如,Das 等(2020)利用黄麻工业废料,采用简单的超声法制备高性能碳点(图 7.6)。从可持续获取的废物中制备的碳点具有较高的光学和荧光活性,以及生物相容性和水溶性。

制备的碳点具有优异的荧光特性,可用于检测水介质中有毒金属离子等无机污染物。在多种金属离子中,制备的碳点对 Cr(Ⅵ)离子具有良好的选择性和灵敏度,检出限值为 0.03 μM。在 Cr(Ⅵ)存在下,碳点具有荧光猝灭现象。与其他生物分子相比,在水介质中加入抗坏血酸发现碳点荧光淬灭恢复。此外,发现制备的碳点对多种革兰氏阳性和革兰氏阴性细菌具有高度抗菌作用。由此可见,形成的碳点在环境修复领域具有多功能材料的作用。Boobalan 等(2020)利用简单的水热碳化工艺从平菇(侧耳属)中制备强荧光碳点。所制备的碳点具有优异的光学和发射性能,在有毒金属离子的传感领域得到了进一步的利用。结果表明,所形成的粒子对 Pb^{2+}离子表现出区分和穿透行为。考察了传感器对多种金属离子的选择性,制备碳点的检出限值和量化限值分别为 58.63 μM 与 117.69 μM。

制备的碳点通过静电插层相互作用有望用于识别 DNA,对多种菌株具有抗菌作用。Chauhan 等(2021)利用废琼脂糖材料合成了强荧光碳点。琼脂糖材料被认为是一种具有生物传染性很难分解的环境污染物。利用生物活性废弃物制备具有优异物理、化学性能的光学碳点。通过定量多组分分析,发现碳点具有高度无毒和生物相容性,进一步表明其在环境修复中的应用前景,且已应用于检测水介质中的金属离子和无机阴离子。对 Zn^{2+}金属离子和 CO_3^{2-} 阴离子具有良好的选择性与灵敏度,进一步表明了其多分析物传感能力。对 Zn^{2+}和 CO_3^{2-} 两种离子的检出限值分别为 0.26 nM 与 0.17 nM,表明所研制的传感器即使在实际水样中也能在很低的浓度水平下进行检测。

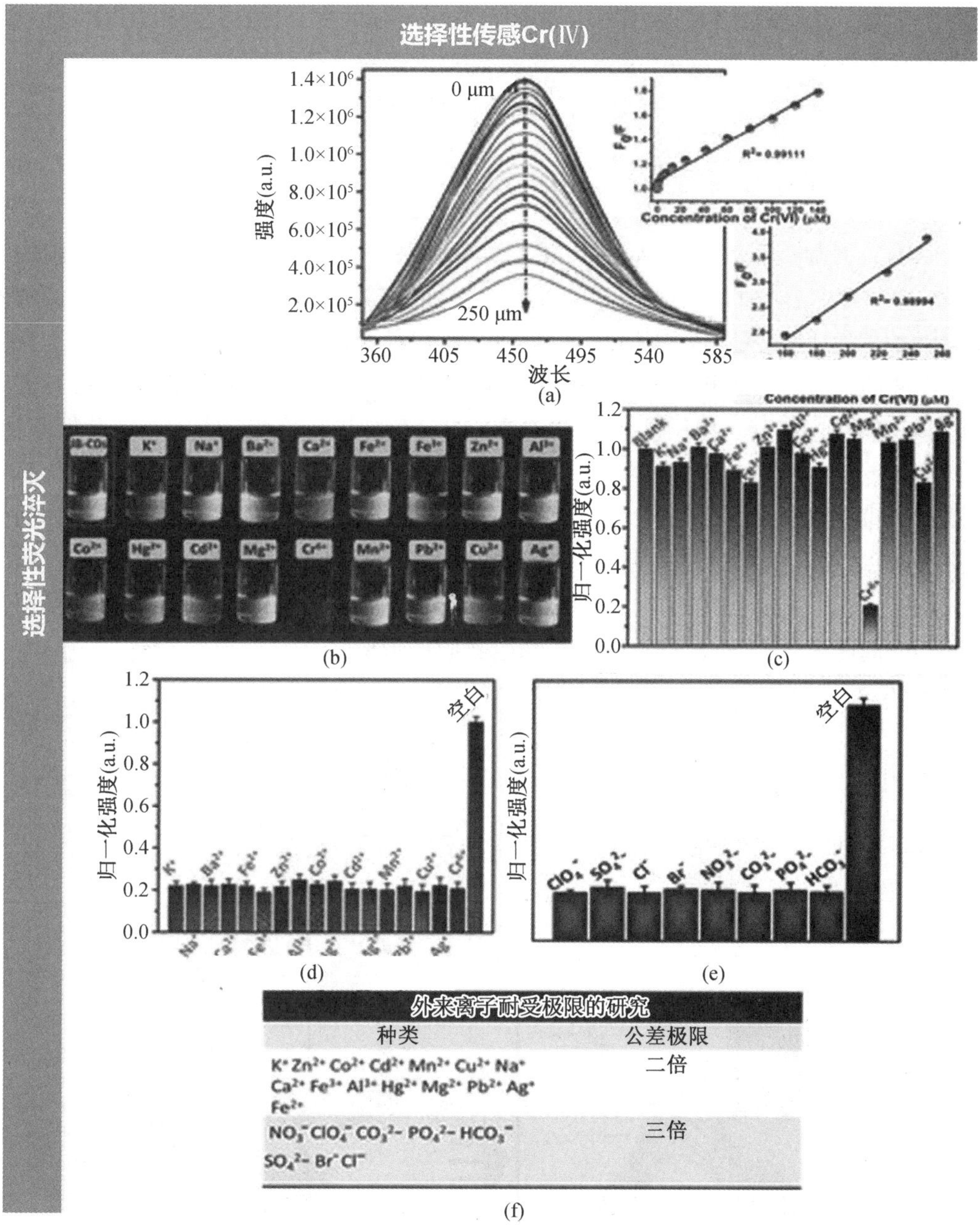

(f)

图 7.6　(a)不同浓度下 Cr(Ⅵ)离子存在时碳点的荧光光谱(插图显示浓度的线性关系),(b)紫外线照射下 Cr(Ⅵ)离子的裸眼检测,(c) Cr(Ⅵ)离子的选择性荧光光谱,(d)各种金属离子存在时 Cr(Ⅵ)离子的干扰发射光谱,(e)各种无机阴离子存在时的干扰光谱,(f)检出限值

[来源:(Das et al.) with permission from copyright (2020), American Chemical Society, (Washington, DC, USA).]

此外,Liu 等(2021)以硫脲和苯二胺为原料,采用简单、经济的一步水热法制备了光学活性碳点。制备的碳点具有高荧光和高量子产率,其优异的物理、化学性能在有毒金属离子传感领域得到了进一步的利用。在水中的多种毒害物质中,碳点能够选择性检测 Fe^{3+} 和 HPO_4^{2-}。加入 Fe^{3+} 后,碳点的荧光发射产生明显的淬灭;在反应介质中加入 HPO_4^{2-},淬灭现象会得以恢复。这是因为 Fe^{3+} 和 HPO_4^{2-} 之间形成了很强的复合体。Fe^{3+} 和 HPO_4^{2-} 的检出限值分别为 0.19 μM 与 0.27 μM。利用共聚焦显微镜研究了该传感器在活细胞存在下的实际应用。这些特性进一步拓展了其在生物医学领域的应用范围。

7.7.2 碳点在细菌污染检测中的应用

病原菌对生命健康有很大的影响，对人的生活水平产生严重威胁。因此，利用生物相容性系统来检测水样中的细菌是非常必要的。例如，Thakur 和 Dan(2021)利用微波辅助热解反应制备了高纯度、强荧光的碳点(图 7.7)。其以柠檬酸和尿素为前体源制备了具有高量子产率值的碳点。在此基础上，采用聚 L-赖氨酸(PLL)聚合物酰胺化技术对其进行改性，采用荧光增强法对水中细菌脂多糖内毒素(LPS)菌株进行检测。由于高电荷转移速率，修饰后的碳点倾向于与 LPS 进行结合。该传感器的检出限值为 68.3 μM，表明该传感器在极低浓度下也具有较高的检测能力。此外，Otis 等(2019)利用柠檬酸和氨基胍作为前体源制备简单碳点，用于铜绿假单胞菌菌株的选择性检测。该细菌菌株很容易在水介质中生长，可以进入人体，具有很高的传染性和危害性。经过验证，Otis 制备的碳点对细菌菌株具有特异性靶向能力，可大规模抑制其生长和生物膜的形成。

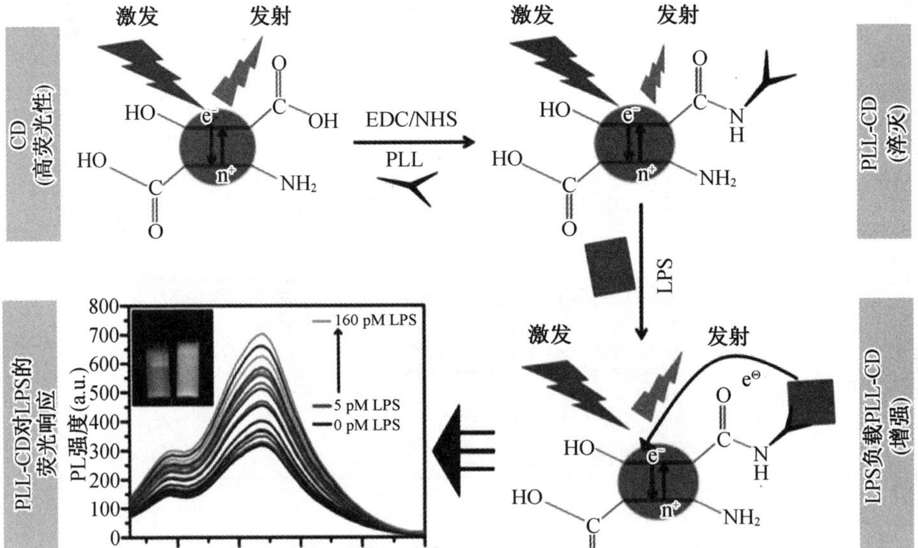

图 7.7 PLL-碳点的形成示意图和检测 LPS 的荧光传感机制及其荧光光谱

[来源:(Thakur and Dan) with permission from copyright (2021), American Chemical Society, (Washington, DC, USA).]

此外，Yang 等(2016)利用月桂基甜菜碱和胺，通过简单的羧基胺反应制备季铵化碳点。制备的粒子通过极性敏感荧光光谱对金黄色葡萄球菌革兰氏阳性菌有高度选择性。金黄色葡萄球菌被认为是直接影响人体健康致病性最强的细菌。由于其表面存在带正电的季铵盐基团和疏水烃链，这些碳点具有较高的抗菌能力。碳点的存在对金黄色葡萄球菌的最低抑菌浓度为 8 μg/mL。由此可见，该技术在检测细菌污染物方面具有显著应用潜力。

7.7.3 碳点在有毒染料处理中的应用

世界各地工业的不断增长产生了各种有害物质。很多有毒染料未经处理就排放到水体,严重威胁了人类的健康。因此,很有必要开发一种可以从水体中降解和吸附有毒染料分子,又不影响实际水质的处理体系。所开发的传感器应具有高度的生物相容性和水溶性。在这方面,碳点先进的光学、发光和生物相容性使其在处理废水中的有害有毒染料方面发挥了重要作用。例如,Zhang 等(2014)通过一种简单、便捷、环保的方法制备了先进的光学活性、表面钝化和带电的层状双氢氧化物碳点,并采用不同的表征技术获取其物理化学性质。利用碳点突出的吸附和发光特性去除废水中的阴离子甲基蓝染料(图 7.8)。甲基蓝染料在纺织行业的过度使用会损害人体健康。研究发现,碳点通过氢键和静电相互作用机制与甲基蓝染料结合。根据 Langmuir 等温线和拟二级动力学模型,得到甲基蓝染料的吸附效率为 185 mg/g。此外,Zaib 等(2021)利用长叶蓼(Polyalthia longifolia)的废叶作为前体源,采用一步超声法制备出强荧光碳点,并使用多种表征手段对其光电特性进行了研究。优异的光学性能进一步扩大了其在光催化去除毒害染料领域的应用。制备的碳点在室温可见光下对众多染料中的刚果红和亚甲基蓝染料具有优异的选择性与灵敏度。在浓度为 5 mg/L、时间间隔为 90 min 和 60 min 时,其对刚果红和亚甲蓝染料的去除率最高,对两种染料的降解遵循抛物线扩散模型。研究表明,这种来源于废弃物的碳点能够有效去除多种水体中的毒害染料。

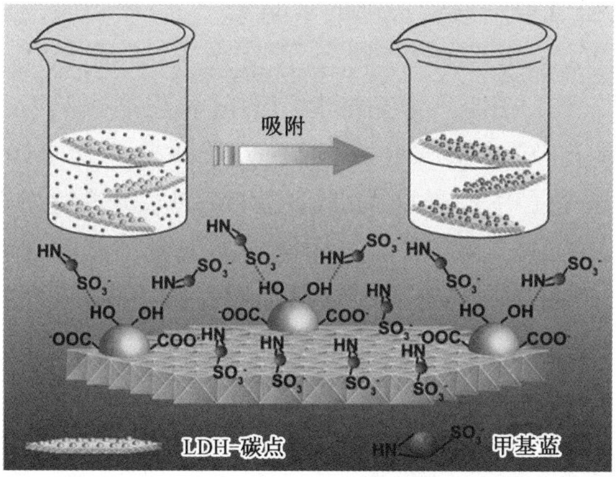

图 7.8 LDH-碳点对亚甲基蓝染料的吸附示意图

[来源:(Zhang et al.) with permission from copyright (2014), American Chemical Society, (Washington, DC, USA).]

Wang 等(2020)利用水热法形成富胺和聚丙烯腈功能化的碳点,进一步利用碳点可调控的尺寸和物理化学性质,吸附去除废水中的有害和致癌染料,如甲基橙。碳点去除甲基橙染料的实验遵循单层均匀吸附和拟二级吸附动力学模型。制备的碳点对甲基橙染料进行无选择性的吸附,最大吸附量为 422 mg/g。制备的颗粒在碱性介质中表现良好,经过 10 次吸附-解吸循环后,仍保持稳定的吸附性能,表明碳点具有较高的稳定性。Zaib 等(2021)利用豆蔻属植物的废叶作为前体源,采用成熟的一步超声法制备碳点。该碳点对有害染料的降解具有很高的选择性,同时具有较高的吸附和解吸速率、易于回收、优异的吸附和光致发光性能,在废水处理中具有很高的应用潜力。

7.7.4 碳点在食品毒害物质检测中的应用

7.7.4.1 利用碳点检测多环芳烃

如今很多食品中可能存在着涂料、着色剂、防腐剂等,导致多种污染物直接通过食品进入人体。因此,有必要开发一种既能方便地检测食品中毒害物质又不影响食品质量的方法。例如,Lu 等(2016)利用 DL-苹果酸和乙醇胺作为前体,通过简单的微波辅助热解方法制备了 N 掺杂碳点,用于检测食品中多环芳烃等毒害物质。该碳点具有较强的紫外吸收能力,在检测这些毒害物质时具有较高的灵敏度和选择性。基质辅助激光解吸质谱法对羟基多环芳烃具有高选择性,采用解吸/负离子模式进行检测。$PM_{2.5}$ 中羟基芘、二羟基苯并[α]芘和二羟基蒽醌的质量浓度分别为 0.12~1.13 ng/m^3、0.053~0.072 ng/m^3、0.039~0.052 ng/m^3,很容易被碳点检测到,检测灵敏度和重现性均高于现有传感器。因此,碳点检测具有很高的准确性和精密度,可用于识别水或食品中的毒害物质。

此外,Jalili 和 Khataee(2020)制备了紫外光下发射蓝色和黄色荧光的碳点,用于检测氯霉素(多环芳烃),这是一种广泛使用的抗生素,在食物样品中多有发现。碳点对氯霉素的高选择性增强了其在荧光检测中的应用,碳点对氯霉素的检出限值为 0.035 μg/L。人们通过在牛奶样品中添加氯霉素检验了该传感器的实际性能。

7.7.4.2 使用碳点检测精制油

精制油被认为是食物清单中易受污染的食品之一,添加防腐剂后进一步增加了其在食品安全中的曝光度。Wang 等(2016)制备了荧光 Fe@碳点用于选择性检测食用油(图 7.9)。叔丁基对苯二酚(TBHQ)作为油脂中的抗氧化剂因具有芳香性会对人体造成损伤,尤其会损伤肝脏并具有致癌性,因此,对这种分子的检测要求极高的准确性和精密度。通过碳体系的光致电子转移(PET)效应与 TBHQ/Fe(Ⅲ)离子的络合反应之间的竞争相互作用,制备的碳点对 TBHQ 显示出较高的选择性和灵敏度。该方法在食用油和多种不同食品基质中具有 99%的回收率,因此,可用于食品贮存过程中 TBHQ 的在线快速检测。

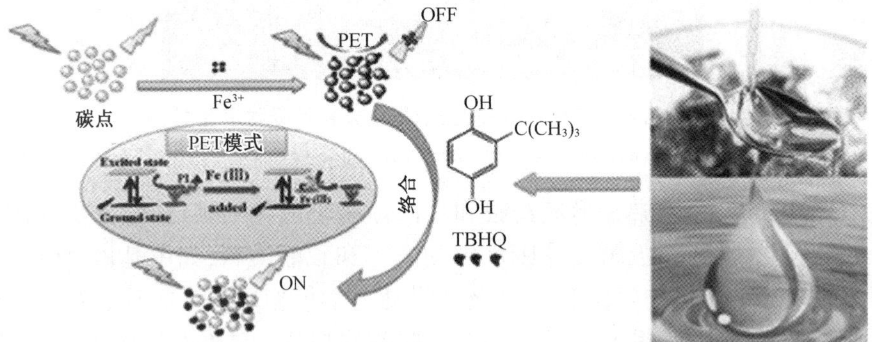

图 7.9 利用碳点检测 TBHQ 的示意图

[来源:(Yue et al.) with permission from copyright (2016), American Chemical Society, (Washington, DC, USA).]

7.7.5 使用碳点检测金属离子(尤其是汞)

汞离子被认为是食品中最广泛存在的重金属离子。高浓度汞离子可引起多种疾病,并对生物有致癌作用。汞具有剧毒,给人类健康带来危害,对环境造成污染。汞对人体产生严重的神经毒性,并可引发癌症等疾病。因此,利用简单的仪器技术探索碳点检测食品中Hg^{2+}离子的方法具有重要应用价值。例如,Wang 等(2021)利用硫辛酸作为前体制备强荧光碳点,应用于检测汞离子和甲基硫菌灵(TM)。研制的传感器在汞和 TM 离子存在时表现为"开关"体系,对 Hg^{2+}和 TM 离子的检出限值分别为 33.3 nM、7.6 nM。该传感器在多种金属离子和农药存在下的灵敏度与选择性,确定了其最终的传感行为。在不同的水介质和果汁中,验证了该传感器对实际水样的检测应用,表明所研制的传感器在所有样品中都能有效地工作。Burcu 和 Genc(2017)使用一种高效绿色的合成方法制备了具有高光学活性的壳聚糖衍生碳点,然后以液氨为源,对制备的碳点进行 N 掺杂,用于食品中有毒汞离子的检测。该碳点对 Hg^{2+}的检出限值为 1.41 mg /mL,这表明制备的碳点可以感知食物样本中极低浓度的汞。在不同的水介质中,其回收率可达 98%以上。综上所述,所研制的碳点——廉价纳米探针系统,可在室温和优化条件下检测食品样品中的有毒金属离子。此外,Xiang 等(2018)开发了一种比例荧光探针,用于检测食品样品中的亚硝酸盐和汞离子。通过在碳点表面涂覆掺杂染料的二氧化硅纳米颗粒,改善了碳点的双发射性能。表面改性直接影响了粒子的荧光发射行为。在优化条件下,其检出限值为 1.0 ng/mL。该系统在实际水样应用中效果良好,在检测极低浓度的有害金属离子时,增大了形成颗粒的范围。

7.7.6 利用碳点检测食用色素和防腐剂

为了检测食用色素和防腐剂,Prasannan 和 Imae(2013)利用橘皮废料作为生物质前体,采用简单、绿色的水热碳化技术,开发出强荧光碳点,采用不同的分析方法研究了其物理、化学性质。所制备的碳点用于室温紫外光照射下萘蓝-黑偶氮染料的光催化降解。萘蓝-黑偶氮染料常见于食品中,因具有致癌性,可危害人体健康。制备的碳点对萘蓝-黑偶氮染料具有高度的选择性和敏感性,在食品样品中检测效果良好。此外,Xu 等(2015)利用芦荟叶作为前体源,采用绿色经济的水热工艺制备高荧光和水溶性碳点,用 FTIR 分析了碳点表面存在的不同官能团。羟基的存在使得制备的粒子具有水溶性。亮黄色的碳点量子产率较高,对柠檬黄具有良好的选择性和灵敏度。柠檬黄是一种常用的食品色素,广泛应用于各种食品中,柠檬黄的大量摄入有可能影响人体健康。因此,形成的碳点对柠檬黄的传感能力是碳点传感领域的重要成果之一。碳点在各种食品样品中的实际应用情况表明,其可以作为一种环保型材料用于食品添加剂的检测,且具有较高的精度和准确性。

Hu 等(2021)以硒脲和邻苯二胺盐酸溶液为原料,采用水热法制备了先进的光学活性碳点,具有红色荧光发射性能和良好的量子产率,在传感领域有广泛的应用。所制备的碳点检测食品中的孔雀石绿有毒染料具有很高的效率。人们研究了碳点与染料之间的荧光内滤作用机理,这种内滤效应是碳点通过荧光发射研究能够检测染料的原因。对孔雀石绿染料的检出限值为 21 nM,具有较好的灵敏度。进一步研究表明,该传感器在鱼类组织检测中对孔雀石绿具有较高的回收率。

7.7.7 利用碳点检测农用化学品

7.7.7.1 利用碳点检测土壤毒素

农业领域持续和不受控制地使用农药与化肥给生态系统造成了许多问题。农业毒害物质通过受污染的地下水和在土壤中生长的蔬菜、水果直接进入人类的食物链,进一步给人类造成了严重的健康问题。为了解决相应问题,Huang 等(2019)以 1,2-乙二胺和胰酶为前体,采用一锅水热技术制备了强荧光无毒碳点(图 7.10);其研究了碳点对有机磷农药和活性乙酰胆碱酯酶的传感能力,对敌敌畏、甲基对硫磷和乙酰胆碱酯酶的检出限值分别为 3.2 ppb、13 ppb 和 0.38 U/L,具有较高的敏感性;通多对不同的水体和食物样品进行检测评价了该传感器的实际应用;采用气相色谱-质谱法(GC-MS)进行定量评价,结果表明碳点在实际样品中的回收率为 98%。

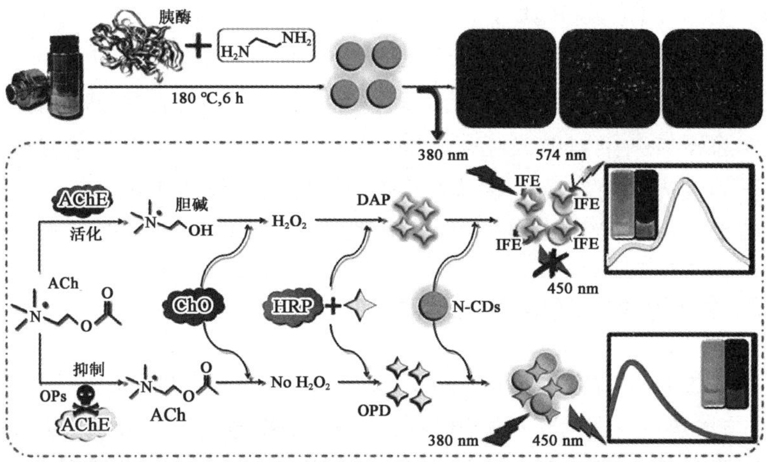

图 7.10 碳点的制备及其在 ACPH 活性评价和比例荧光法测定有机磷中的应用示意图

[来源:(Huang et al.) with permission from copyright (2019), American Chemical Society, (Washington, DC, USA).]

此外,Li 等(2021)以柠檬酸、硫脲作为前体,二甲基甲酰胺作为溶剂,用简单的溶剂热处理法制备了红色荧光发射碳点。该碳点可作为比例荧光探针用于水介质中有机磷农药的定量检测。荧光光谱是研究碳点在超灵敏识别水平(pg/L)检测有机磷酸化合物鲁棒性和选择性的有效手段。

7.7.7.2 利用碳点检测土壤中的毒害物质

由于过度使用有害化学物质,土壤污染的比例日益增加。未经处理的工业废物排放也被认为是垃圾填埋场毒害物质增加的主要来源。因此,有必要开发简单的方法来检测和处理土壤中的毒害物质,而不影响其天然成分。生物相容性和发光的碳点在检测土壤样品中的毒害物质的存在方面具有重要价值。例如,Tu 等(2020)利用灵芝真菌物种,采用绿色简单的水热法制备光学活性碳点。通过体内显像、细胞显像、洋葱皮染色等方法评价了碳点的生物相容性和生物毒性。浓度变化研究表明,在这些试验中形成的颗粒是无毒的。在进行生物相容性评估后，碳点用于样品中4-硝基苯酚（4-NP）和2,4-二硝基苯酚（2,4-DNP）有机磷酸酯的灵敏度与选择性检测。由于农药的使用，通常会在土壤样本中发现这些有毒有机磷酸酯。结果表明，碳点对4-NP和2,4- DNP的检出限值分别为100.27 nM、89.77 nM，对这些农药的检测具有选择性。利用该传感器对实际水样和土壤样品中的农药进行检测，表明了碳点在实际样品传感中的有效适用性。此外，Zhang等（2019）利用蜡样芽孢杆菌（Bacillus cereus，BC）为前体，采用简单的水热技术制备了荧光碳点。BC是一种革兰氏阳性菌株，具有剧毒。为避免对人体的有害影响，利用各种菌株制备碳点，通过内滤效应来检测对硝基苯酚（p-NP，一种常用的农药）。p-NP广泛影响着土壤和水生环境，会严重危害生物健康。因此，利用制备的碳点检测p-NP的存在为检测有害土壤污染物开辟了新的途径，检出限值为0.11 μM，具有较高的检测敏感度。

7.7.8 碳点在有机溶剂检测中的应用

由于工业生产过程中有机污染物的不断产生，使有机污染物的水平达到了一个较高的水平。挥发的溶剂与空气结合，造成严重的空气污染。被污染的空气被人类吸入后影响着他们的生活。有时，溶剂与水混合，直接破坏了土壤的质量和重要的营养物质。因此，有必要建立对这些有毒溶剂进行高度识别和灵敏检测的方法。

Cui等（2020）以对苯二酚和乙二胺为前体源，采用水热法制备氮掺杂碳点。该碳点能够发出绿色荧光，量子产率高，容易控制荧光活性。此外，这些颗粒在不同溶剂介质存在和不同反应条件下表现出不同的荧光发射行为，进一步研究了碳点的多色发射特性。此外，碳点对丙酮和过氧化氢具有较强的选择性和较低的检出限值。碳点的这种发射性质使得它们可用于对丙酮的选择性和灵敏度检测。

Lu等（2019）通过使用手性多孔有机笼型杂化纳米复合材料进行修饰，制备了具有光学和荧光活性的碳点，采用多种技术手段考察了混合材料体系的物理、化学性质。制备的碳点在反应介质中能够快速识别异构体，在现代有机化学中得到了广泛应用。研制的传感器可快速检测硝基苯酚异构体，同时对苯丙醇和苯乙醇对映体表现出较高的区分能力。由此可见，所制备的碳点对有害有机溶剂具有很强的区分能力，在生物、化学、光电和环境等领域具有潜在的应用前景。

7.7.9 使用碳点检测有毒有机化学品

各种有毒有害的有机化学物质随着溶剂进入环境中，对生物体造成相应危害。迄今为止，已经报道了多种方法来识别这些有机毒害物质。Singh等（2020）利用头发等人类生物源废弃物作为前体，采用微波辅助和常规高压热处理两种方法制备了碳点。与微波辅助方法相比，高压热处理方法制备的碳点具有强荧光性和高量子产率，对各种有机毒害物质具有优异的荧光发射特性。氯仿作为一种有毒的有机溶剂，该碳点对其具有高度选择性。此外，碳点还被用作氯化剂，用于去除消毒剂和废水处理。所开发的传感器可以检测较低浓度的氯仿而不会产生任何有害影响，检出限值为3 ppb，具有很高的灵敏度。

7.7.10 碳点在有害气体检测中的应用

空气污染在很大程度上比水、土壤污染更加严重。在文献中,已经报道了多种传感器对空气中的毒害物质,尤其被生物体直接吸收的有害气体的全面检测和选择机制。如Bhattacharya等(2017)以柠檬酸和氨基胍为前体源制备了强荧光无毒碳点,该碳点可应用于环境治理领域,碳点表面存在的多种官能团使其可用于检测一氧化氮(图7.11);利用多探针光谱和色谱分析技术评估了该传感器的分子作用机制。

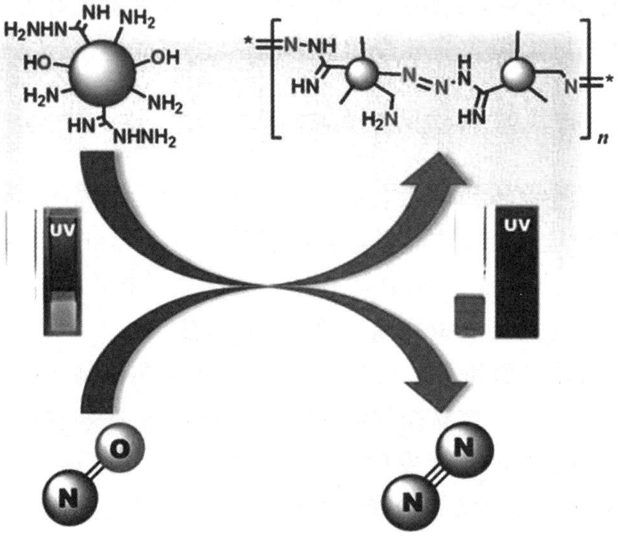

图7.11 碳点对一氧化氮传感检测的示意图

[来源:(Bhattacharya et al.) with permission from copyright (2017), American Chemical Society, (Washington, DC, USA).]

Thirumalaivasan和Wu(2020)利用4-溴苯胺和乙二胺作为原料,通过一锅溶剂热法制备了光学性能先进的碳点(图7.12)。该碳点具有良好的光物理特性、生物相容性和生物标记能力,在环境修复中具有广阔的应用前景。该传感体系通过荧光淬灭效应检测光气,表现出优异的荧光选择性,检出限值为81 nM。通过对多种毒害气体进行检测,验证了传感器对光气的良好选择性。此外,该传感器在金属离子和氨基酸传感及其指纹应用方面也具有广阔前景。

Wang等(2013)通过简单的化学合成方法制备了具有非常高量子产率的二氧化硅气凝胶功能化碳点,所开发的传感器能够高效检测二氧化氮(NO_2)气体。该碳点对周围环境中存在的各种有害污染物和有毒气体具有很高的灵敏度与选择性。Amer等(2021)采用绿色经济的方法,利用废弃马齿苋叶片通过水热法制备了碳点,采用不同的分析技术对其物理、化学性质进行了研究。采用石英晶体微天平技术研究了碳点对空气中挥发性有害物质甲醛的检测。甲醛可通过香烟的烟雾进入空气,最终影响空气质量。通过对不同挥发气体中的甲醛检测动力学研究,表明所研制的传感器具有良好的再现性和灵敏度。从上面的讨论可以看出,碳点是纳米技术的一个新领域,它可以全面检测和降解环境中影响人类健康的各种污染物。

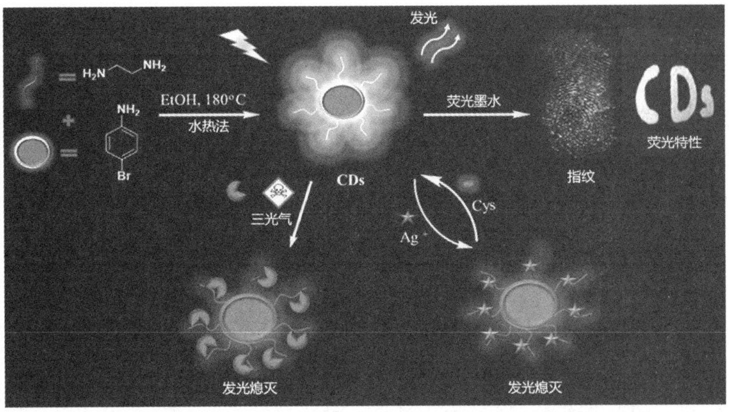

图 7.12 碳点的制备及其在不同领域的广泛应用示意图

[来源:(Thirumalaivasan and Wu)with permission from copyright (2020),American Chemical Society,(Washington,DC,USA).]

7.8 总 结

本章详细讲述了使用先进的光学碳点通过简单的光学手段来全面检测毒害物质。首先讲述了利用种类繁多的原料如厨余垃圾、植物垃圾、生物垃圾以及多种化学物质来制备碳点。所制备的碳点具有优异的光学和荧光发射性能,尺寸可控,结构和形态稳定性高,光致发光性能可控。碳点的生物相容性进一步增强了其在环境修复中的应用潜力,特别是在毒害物质的检测感知方面。面对不同的毒害物质,碳点的光学和荧光发光特性可以改变,这使得碳点对毒害物质具有广泛的传感能力。其次讨论了在致命金属离子、无机阴离子、有害染料、有机溶剂/化合物、气体、食品防腐剂、农药和肥料存在时碳点荧光行为的变化,扩大了碳点的光传感应用范围。碳点作为纳米领域广受关注的材料,可以高准确和精密地检测空气、水和土壤中的毒害物质,具有很大的应用潜力。同时概述了碳点传感器的检出极限、灵敏度和抗干扰能力,为质量安全评价开辟了新途径。

参考文献

Amer, W. A., Rehab, A. F., Abdelghafar, M. E., Torad, N. L., Atlam, A. S., & Ayad, M. M. (2021). Green synthesis of carbon quantum dots from purslane leaves for the detection of formaldehyde using quartz crystal microbalance. *Carbon*, 179, 159-171.

Architha, N., Ragupathi, M., Shobana, C., Selvankumar, T., Kumar, P., Lee, Y. S., & Selvan, R. K. (2021). Microwave-assisted green synthesis of fluorescent carbon quantum dots from Mexican Mint extract for Fe31 detection and bio-imaging applications. *Environmental Research*, 199, 111263.

Babu, P. J., Saranya, S., Singh, Y. D., Venkataswamy, M., Raichur, A. M., & Doble, M. (2021). Photoluminescence carbon nano dots for the conductivity based optical sensing of dopamine and bioimaging applications. *Optical Materials*, 117, 111120.

Bhatt, P., Gangola, S., Bhandari, G., Zhang, W., Maithani, D., Mishra, S., & Chen, S. (2020). New insights into the degradation of synthetic pollutants in contaminated environments. *Chemosphere*, 128827.

Bhatt, P., Gangola, S., Bhandari, G., Zhang, W., Maithani, D., Mishra, S., & Chen, S. (2021). New insights intothe degradation of synthetic pollutants in contaminated environments. *Chemosphere*, 268, 128827. Available from https://doi.org/10.1016/j.chemosphere.2020.128827.

Bhattacharya, S., Sarkar, R., Chakraborty, B., Porgador, A., & Jelinek, R. (2017). Nitric oxide sensing through azodye formation on carbon dots. *ACS Sensors*, 2(8), 1215-1224.

Boobalan, T., Sethupathi, M., Sengottuvelan, N., Kumar, P., Balaji, P., Gulyós, B., Padmanabhan, P., Selvan, S. T., & Arun, A. (2020). Mushroom-derived carbon dots for toxic metal ion detection and as antibacterial and anticancer agents. *ACS Applied Nano Materials*, 3(6), 5910-5919.

Burcu, B. A. Ç., & Genç, R. (2017). Naked eye and smartphone applicable detection of toxic mercury ions using fluorescent carbon nanodots. *Turkish Journal of Chemistry*, 41(6), 931-943.

Chattopadhyay, S., Mehrotra, N., Jain, S., & Singh, H. (2021). Development of novel blue emissive carbon dots for sensitive detection of dual metal ions and their potential applications in bioimaging and chelation therapy. *Microchemical Journal*, 106706.

Chaudhary, S., Kumari, M., Chauhan, P., & Ram Chaudhary, G. (2021). Upcycling of plastic waste into fluorescent carbon dots: An environmentally viable transformation to biocompatible C-dots with potential prospective in analytical applications. *Waste Management*, 120, 675-686. Available from https://doi.org/10.1016/j.wasman.2020.10.038.

Chauhan, P., Chaudhary, S., & Bhasin, K. K. (2021). Usage of agarose gel waste for the high yield production of carbon dots and new insight into their toxicological screening. *Process Biochemistry*, 102, 229-239.

Crini, G., & Lichtfouse, E. (2019). Advantages and disadvantages of techniques used for wastewater treatment. *Environmental Chemistry Letters*, 17(1), 145-155.

Cui, S., Wu, Y., Liu, Y., Guan, Q., Zhang, Y., Zhang, Y., Luo, S., Xu, M., & Wang, J. (2020). Synthesis of carbon dots with a tunable photoluminescence and their applications for the detection of acetone and hydrogen per oxide. *Chinese Chemical Letters*, 31(2), 487-493.

Das, P., Maruthapandi, M., Saravanan, A., Natan, M., Jacobi, G., Banin, E., & Gedanken, A. (2020). Carbon Dots for Heavy-Metal Sensing, pH-Sensitive Cargo Delivery, and Antibacterial Applications. *ACS Applied Nano Materials*, 3(12), 11777-11790.

Emami, E., & Mousazadeh, M. H. (2021). Green synthesis of carbon dots for ultrasensitive detection of Cu^{2+} and oxalate with turn on-off-on pattern in aqueous medium and its application in cellular imaging. *Journal of Photochemistry and Photobiology A: Chemistry*, 418, 113443.

Fan, R. J., Sun, Q., Zhang, L., Zhang, Y., & Lu, A. H. (2014). Photoluminescent carbon dots directly derived from polyethylene glycol and their application for cellular imaging. *Carbon*, 71, 87–93.

Guo, J., Li, H., Ling, L., Li, G., Cheng, R., Lu, X., Xie, A.-Q., Li, Q., Wang, C.-F., & Chen, S. (2020). Green Synthesis of Carbon Dots toward Anti-Counterfeiting. *ACS Sustainable Chemistry & Engineering*, 8(3), 1566–1572.

Hagiwara, K., Horikoshi, S., & Serpone, N. (2021). Luminescent monodispersed carbon quantum dots by a micro wave solvothermal method toward bioimaging applications. *Journal of Photochemistry and Photobiology A: Chemistry*, 415, 113310.

Hong, W. T., Park, J. Y., Chung, J. W., Yang, H. K., & Je, J. Y. (2021). Anti-counterfeiting application of fluorescent carbon dots derived from wasted coffee grounds. *Optik*, 241, 166449.

Hu, Y., Gao, Z., & Luo, J. (2021). Fluorescence detection of malachite green in fish tissue using red emissive Se, N, Cl-doped carbon dots. *Food Chemistry*, 335, 127677.

Huang, S., Yao, J., Chu, X., Liu, Y., Xiao, Q., & Zhang, Y. (2019). One-step facile synthesis of nitrogen-doped carbon dots: a ratiometric fluorescent probe for evaluation of acetylcholinesterase activity and detection of organophosphorus pesticides in tap water and food. *Journal of Agricultural and Food Chemistry*, 67(40), 11244–11255.

Jalili, R., & Khataee, A. (2020). Application of molecularly imprinted polymers and dual-emission carbon dots hybrid for ratiometric determination of chloramphenicol in milk. *Food and Chemical Toxicology*, 146, 111806.

Khiriya, P. K., & Khare, P. S. (2020). The synthesis of highly fluorescent carbon quantum dots from tartaric acid. *Biointerface Research in Applied Chemistry*, 10(6), 7337–7342.

Li, D., Kou, E., Li, W., Zhang, H., Zhang, X., Zhuang, J., Liu, Y., Hu, C., Zheng, Y., Yang, Q., & Lei, B. (2021). Oxidation-induced quenching mechanism of ultrabright red carbon dots and application in antioxidant RCDs/PVA film. *Chemical Engineering Journal*, 425, 131653.

Li, Z., Wang, Q., Zhou, Z., Zhao, S., Zhong, S., Xu, L., Gao, Y., & Cui, X. (2021). Green synthesis of carbon quantum dots from corn stalk shell by hydrothermal approach in near-critical water and applications in detecting and bioimaging. *Microchemical Journal*, 166, 106250.

Liu, G., Kong, D., Han, J., Zhou, R., Gao, Y., Wu, Z., Zhao, L., Wang, C., Wang, L., & Lu, G. (2021). Solvent controlled synthesis of full-color carbon dots and its application as a fluorescent food-tasting sensor for spe cific recognition of jujube species. *Sensors and Actuators B: Chemical*, 342, 129963.

Liu, W., Diao, H., Chang, H., Wang, H., Li, T., & Wei, W. (2017). Green synthesis of carbon dots from rose-heart radish and application for Fe3 1 detection and cell imaging. *Sensors and Actuators B*: *Chemical*, 241, 190–198.

Liu, Y., Seidi, F., Deng, C., Li, R., Xu, T., & Xiao, H. (2021b). Porphyrin derived dual-emissive carbon quantum dots: Customizable synthesis and application for intracellular Cu^{2+} quantification. *Sensors and Actuators B*: *Chemical*, 343, 130072.

Lu, W., Li, Y., Li, R., Shuang, S., Dong, C., & Cai, Z. (2016). Facile synthesis of n-doped carbon dots as a new matrix for detection of hydroxy-polycyclic aromatic hydrocarbons by negative-ion matrix-assisted laser desorption/ionization time-of-flight mass spectrometry. *ACS Applied Materials and Interfaces*, 8(20),12976–12984.

Lu, Z., Lu, X., Zhong, Y., Hu, Y., Li, G., & Zhang, R. (2019). Carbon dot-decorated porous organic cage as fluorescent sensor forrapid discrimination of nitrophenol isomers and chiral alcohols. *Analytica Chimica Acta*, 1050, 146–153.

Malavika, J. P., Shobana, C., Ragupathi, M., Kumar, P., Lee, Y. S., Govarthanan, M., & Selvan, R. K. (2021). A sustainable green synthesis of functionalized biocompatible carbon quantum dots from Aloe barbadensis miller and its multifunctional applications. *Environmental Research*, 111414.

Otis, G., Bhattacharya, S., Malka, O., Kolusheva, S., Bolel, P., Porgador, A., & Jelinek, R. (2019). Selective labeling and growth inhibition of pseudomonas aeruginosa by aminoguanidine carbon dots. *ACS Infectious Diseases*, 5 (2), 292–302.

Pang, S. (2020). A pH sensitive fluorescent carbon dots for urea and urease detection. *Fullerenes*, *Nanotubes and Carbon Nanostructures*, 28(9), 752–760.

Paul, A., & Kurian, M. (2021). Facile synthesis of nitrogen doped carbon dots from waste biomass: Potential opti cal and biomedical applications. *Cleaner Engineering and Technology*, 3, 100103.

Prasannan, A., & Imae, T. (2013). One-pot synthesis of fluorescent carbon dots from orange waste peels. *Industrial and Engineering Chemistry Research*, 52(44), 15673–15678.

Priyadharshini, S. D., Babu, P. S., Manikandan, S., Subbaiya, R., Govarthanan, M., & Karmegam, N. (2021). Phycoremediation of wastewater for pollutant removal: a green approach to environmental protection and long-term remediation. *Environmental Pollution*, 290, 117989–118005.

Sahu, S., Behera, B., Maiti, T. K., & Mohapatra, S. (2012). Simple one-step synthesis of highly luminescent carbon dots from orange juice: application as excellent bio-imaging agents. *Chemical Communications*, 48(70), 8835–8837.

Saravanan, A., Kumar, P. S., Jeevanantham, S., Karishma, S., Tajsabreen, B., Yaashikaa, P. R., & Reshma, B. (2021). Effective water/wastewater treatment methodologies for toxic pollutants removal: Processes and applications towards sustainable development. *Chemosphere*, 280, 130595.

Singh, A., Eftekhari, E., Scott, J., Kaur, J., Yambem, S., Leusch, F., Wellings, R.,

Gould, T. ,Ostrikov, K. , Sonar, P. , & Li, Q. (2020). Carbon dots derived from human hair for ppb level chloroform sensing in water. *Sustainable Materials and Technologies*, 25.

Thakur, M. , & Dan, A. (2021). Poly-l-lysine-functionalized green-light-emitting carbondots as a fluorescence turn-on sensor for ultrasensitive detection of endotoxin. *ACS Applied Bio Materials*, 4(4), 3410-3422.

Thirumalaivasan, N. , & Wu, S. P. (2020). Bright luminescent carbon dots for multifunctional selective sensing and imaging applications in living cells. *ACS Applied Bio Materials*, 3(9), 6439-6446.

Tu, Y. , Wang, S. , Yuan, X. , Wei, Y. , Qin, K. , Zhang, Q. , Chen, X. , & Ji, X. (2020). A novel fluorescent nitrogen, phosphorus-doped carbon dots derived from Ganoderma Lucidum for bioimaging and high selective two nitrophenols detection. *Dyes and Pigments*, 178, 108316.

Udaiyappan, A. F. M. , Hasan, H. A. , Takriff, M. S. , & Abdullah, S. R. S. (2017). A review of the potentials, chal lenges and current status of microalgae biomass applications in industrial wastewater treatment. *Journal of Water Process Engineering*, 20, 8-21.

Wang, B. , Chen, P. Y. , Zhao, R. X. , Zhang, L. , Chen, Y. , & Yu, L. P. (2020). Carbon-dot modified polyacrylonitrile fibers: Recyclable materials capable of selectively and reversibly adsorbing small-sized anionic dyes. *Chemical Engineering Journal*, 391.

Wang, J. , Yue, X. , Zhu, W. , Ma, S. , Yu, S. , Zhang, Y. , Wang, J. , Wang, Y. , & Zhang, D. (2016). Highly Sensitive and selective determination of tertiary butylhydroquinone in edible Oils by competitive reaction induced \on-Off-On\ fluorescent switch. *Journal of Agricultural and Food Chemistry*, 64(3), 706-713.

Wang, L. , Bi, Y. , Hou, J. , Li, H. , Xu, Y. , Wang, B. , Ding, H. , & Ding, L. (2016). Facile, green and clean one-step synthesis of carbon dots from wool: application as a sensor for glyphosate detection based on the inner filter effect. *Talanta*, 160, 268-275.

Wang, L. , & Zhou, H. S. (2014). Green synthesis of luminescent nitrogen-doped carbon dots from milk and its imaging application. *Analytical Chemistry*, 86(18), 8902-8905.

Wang, R. , Li, G. , Dong, Y. , Chi, Y. , & Chen, G. (2013). Carbon quantum dot-functionalized aerogels for NO2 gas sensing. *Analytical Chemistry*, 85(17), 80650-80659.

Wang, S. , Chen, H. , Xie, H. , Wei, L. , Xu, L. , Zhang, L. , Lan, W. , Zhou, C. , She, Y. , & Fu, H. (2021). A novel thioctic acid-carbon dots fluorescence sensor for the detection of Hg^{2+} and thiophanate methyl via S-Hg affinity. *Food Chemistry*, 346, 128923. Available from https://doi. org/10. 1016/j. foodchem. 2020. 128923.

Xiang, G. , Wang, Y. , Zhang, H. , Fan, H. , Fan, L. , He, L. , Jiang, X. , & Zhao, W. (2018). Carbon dots based dual emission silica nanoparticles as ratiometric fluorescent probe for nitrite determination in food samples. *Food Chemistry*, 260, 13-18.

Xu, H. , Yang, X. , Li, G. , Zhao, C. , & Liao, X. (2015). Green synthesis of fluorescent carbon dots for selective detection of tartrazine in food samples. *Journal of Agricultural and*

Food Chemistry, 63(30), 6707-6714.

Xu, Y., Yu, H., Chudal, L., Pandey, N. K., Amador, E. H., Bui, B., Wang, L., Ma, X., Deng, S., Zhu, X., & Wang, S. (2021). Striking luminescence phenomena of carbon dots and their applications as a double ratiometric fluores cence probes for H2S detection. *Materials Today Physics*, 17, 100328.

Xu, Y., Yu, H., Chudal, L., Pandey, N. K., Amador, E. H., Bui, B., Wang, L., Ma, X., Deng, S., Zhu, X., Wang, S., & Chen, W. (2021). Striking luminescence phenomena of carbon dots and their applications as a double ratio metric fluorescence probes for H2S detection. *Materials Today Physics*, 17.

Yadav, N., Garg, V. K., Chhillar, A. K., & Rana, J. S. (2021a). Detection and remediation of pollutants to maintain ecosustainability employing nanotechnology: a review. *Chemosphere*, 280, 130792.

Yadav, N., Garg, V. K., Chhillar, A. K., & Rana, J. S. (2021b). Detection and remediation of pollutants to maintain ecosustainability employing nanotechnology: a review. *Chemosphere*, 280.

Yan, F., Zhang, H., Yu, N., Sun, Z., & Chen, L. (2021). Conjugate area-controlled synthesis of multiple-color car bon dots and application in sensors and optoelectronic devices. *Sensors and Actuators B: Chemical*, 329, 129263.

Yang, J., Zhang, X., Ma, Y. H., Gao, G., Chen, X., Jia, H. R., Li, Y. H., Chen, Z., & Wu, F. G. (2016). Carbon dotbased platform for simultaneous bacterial distinguishment and antibacterial applications. *ACS Applied Materials and Interfaces*, 8(47), 32170-32181.

Yu, C., Qin, D., Jiang, X., Zheng, X., & Deng, B. (2021). Facile synthesis of bright yellow fluorescent nitrogen doped carbon quantum dots and their applications to an off on probe for highly sensitive detection of methi mazole. *Microchemical Journal*, 168, 106480.

Yunus, I. S., Harwin., Kurniawan, A., Adityawarman, D., & Indarto, A. (2012). Nanotechnologies in water and air pollution treatment. *Environmental Technology Reviews*, 1(1), 136-148.

Zaib, M., Akhtar, A., Maqsood, F., & Shahzadi, T. (2021). Green synthesis of carbon dots and their application as photocatalyst in dye degradation studies. *Arabian Journal for Science and Engineering*, 46(1), 437-446.

Zaib, Maria, Arshad, A., Khalid, S., & Shahzadi, T. (2021). One pot ultrasonic plant mediated green synthesis of carbon dots and their application invisible light induced dye photocatalytic studies: a kinetic approach. *International Journal of Environmental Analytical Chemistry*, 1-19.

Zhang, M., Yao, Q., Lu, C., Li, Z., & Wang, W. (2014). Layered double hydroxide-carbon dot composite: High performance adsorbent for removal of anionic organic dye. *ACS Applied Materials and Interfaces*, 6(22), 20225-20233.

Zhang, S., Zhang, D., Ding, Y., Hua, J., Tang, B., Ji, X., Zhang, Q., Wei, Y., Qin, K., & Li, B. (2019). Bacteria derived fluorescent carbon dots for highly selective detection of: P-nitrophenol and bioimaging. *Analyst*, 144 (18), 5497–5503.

Zhang, Y., Li, C., Sun, L., Zhang, J., Yang, X., & Ma, H. (2021). Defects coordination triggers red-shifted photoluminescence in carbon dots and their application in ratiometric Cr (Ⅵ) sensing. *Microchemical Journal*, 106552.

Zhao, C., Jiao, Y., Hu, F., & Yang, Y. (2018). Green synthesis of carbon dots from pork and application as nanosensors for uric acid detection. *Spectrochimica Acta Part A: Molecular and Biomolecular Spectroscopy*, 190, 360–367.

Zhao, C., Li, X., Cheng, C., & Yang, Y. (2019). Green and microwave-assisted synthesis of carbon dots and appli cation for visual detection of cobalt (Ⅱ) ions and pH sensing. *Microchemical Journal*, 147, 183–190.

第 8 章　用于有机磷酸酯传感的纳米材料：现状与未来

Chandan Hunsur Ravikumar[①], Lavanya C[①], Akash S[①],
Shwetharani R[①], Werasak Surareungcahi[②], R. Geetha Balakrishna[①]

8.1　有机磷酸酯传感现状介绍

各国的绿色革命使世界各地农业产业增长，实际上导致了农药、杀虫剂和其他有机与无机化肥的使用日益增加。有机磷化合物或有机磷酸酯在农业中用作杀虫剂和农药。据报道，这些有机磷化合物可用作神经性毒剂，用于化学战武器和恐怖主义威胁。这些物质通过皮肤吸收后对哺乳动物产生更大的毒性（Marrs et al.，1996）。当持续接触农作物上用作杀虫剂的有机磷农药时，所有生物的神经系统会受到急性伤害。它们的毒性通过不可逆的磷酸化和中枢神经系统酯酶失活进行（Sogorb & Vilanova，2002）。乙酰胆碱酯酶是一种神经递质，暴露于有机磷中后会受到抑制。乙酰胆碱酯酶受抑制后可导致神经递质乙酰胆碱的累积，从而引起呼吸系统疾病、肌纤维震颤甚至死亡等健康危害（Mulchandani et al.，2001）。因此感知和监测环境中这些具有急性毒性的有机磷化合物的存在是非常重要与必要的。尽管已经开发了许多色谱分析技术和方法来检测有机磷化合物，但始终需要在新领域研发材料来检测有机磷的存在，因为新材料即使面对微量的食物和水样本也可以提供增强信号。

基于纳米材料的传感器被认为是最有效的有机磷检测技术，因为纳米材料具有高表面活性、大比表面积、强吸附能力和高催化效率，因此在痕量污染物检测中具有巨大的潜力（Zhao et al.，2018；Dimitrios Tasis et al.，2006）。不同尺寸、形状和成分的纳米材料通常表现出不同的化学、光学、物理、电子和催化特性，这扩展了用于传感器领域的研究场景（Marcel et al.，1998；Gopi et al.，2021a；Hunsur et al.，2020）。

纳米材料用于电化学传感器和生物传感器已有广泛研究与较大发展（Wang，2005；Gopi et al.，2021b；Praveen Kumar et al.，2021）。纳米材料具有高的比表面积，以便复合更多的化合物和生物大分子。由于其独特的组成和结构，存在多种物理和化学方法将各种官能团引入纳米材料的表面，以固定各种酶和化合物。通过多种多价固定技术，纳米材料的高比表面积大大提高了固定分子的结合能力。固定化方法通常包括共价结合、物理吸附、包埋法或交联法。图 8.1 展示了基于纳米材料的有无固定生物分子的电化学传感器制作流

① 印度，卡纳塔克邦，班加罗尔 Jain 大学，纳米与材料科学中心。
② 泰国，曼谷，吞武里的蒙库特国王科技大学。

程示意图。

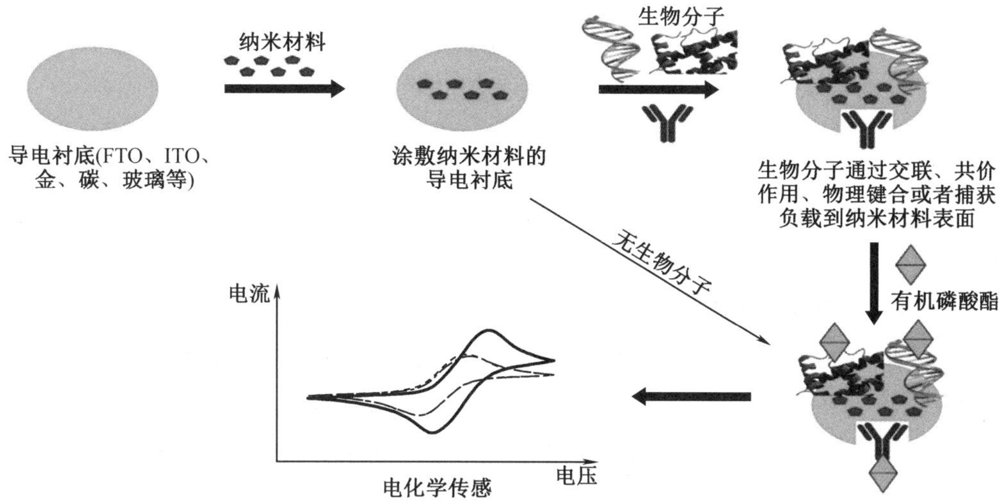

图 8.1 基于纳米材料的有无固定生物分子的电化学传感器制作流程示意图

此外,它们还具有特殊的电催化活性,特别是有助于更多物质之间和电极表面的电子转移。纳米材料的上述性质显著提高了各种电化学传感器和生物传感器在实时样品分析中的稳定性、选择性与检出限值(Xiang et al. ,2011)。基于纳米材料用于农药检测的电化学和生物传感器根据其感知机制可分为四种类型,包括直接对各种农药的电化学氧化(Du et al. , 2008)、抑制酶(Andreescu & Marty, 2006)(酪氨酸酶、丁基胆碱酯酶、乙酰胆碱酯酶等)、有机磷水解酶(OPH) (Ashok Mulchandani et al. ,2001)及免疫测定(Jiang et al. , 2008)。电化学传感器直接测定一些农药,依赖于它们固有的电化学活性,这意味着这些农药(例如,硝基芳香族有机磷)可以根据它们在电极表面附近的电子转移直接测定。大量研究发现,氨基甲酸酯类和有机磷类农药具有较大的毒性,通过抑制乙酰胆碱类活性影响神经递质,损害神经系统。因此,通过估算抑制程度与农药含量的对应关系,可以实现基于乙酰胆碱酯酶的电化学生物传感器检测农药。为了研究农药的抑制效应,有报道称有人使用酶修饰电极(抗坏血酸氧化酶、酪氨酸酶等)开展相关研究(Kim et al. ,2008)。此外,OPH还能精确高效地催化水解多种有机磷农药,如二嗪农、对氧磷、氯蜱硫磷等。通过估计电活性水解产物的氧化电流,基于 OPH 的生物传感器能够直接选择性地快速检测有机磷。用于农药检测的电化学免疫传感器利用抗农药抗体作为确定的识别元素,从而给出选择性的浓度依赖信号。上述电化学传感器与生物传感器相互补充和促进,为农药分析提供了有效的手段(Xiang et al. ,2011)。

在本章中,我们着重介绍基于纳米材料的电化学传感器和生物传感器检测农药的最新进展。传感材料包括非金属、金属及导电聚合物等。在这些纳米材料中,非金属(碳)和金属是研究最广泛的材料。一般来说,这些纳米材料由于其特殊的性质,包括高比表面积、高导电性、高催化活性、良好的生物相容性,并且易于使用官能团进行修饰,增强了传感器的整体性能。

8.2 传感使用的纳米材料

8.2.1 碳基材料

广泛应用于电化学传感的碳基材料包括石墨烯(Gr)及其衍生物,如氧化石墨烯(GO)和还原氧化石墨烯(rGO)。碳纳米管包括单壁碳纳米管(SWCNTs)和多壁碳纳米管(MWCNTs)。

8.2.1.1 石墨烯及其衍生物

石墨烯是一种二维同素异形体碳,由于其比表面积大,可作为一种特殊的农药吸附剂,同时,其优异的导电性有助于电子的传导(Stankovich et al.,2006)。Xue 等(2013)采用石墨烯-Nafion 复合体直接吸收农药,不需要任何生物受体。Nafion 被用于形成防污涂层,削弱石墨烯纳米片的不可逆团聚,以最大限度地减少对有机磷分子的干扰,检出限值为 1.6 ng/mL。此外,石墨烯层可以在工作电极之间与识别分子一起改变,以提高检测灵敏度。负载的方法通常包括物理吸附(浸泡或滴涂)或共价键合(包括甲酰胺反应)。此外,三维石墨烯(3DG)由于其巨大的多孔状网络结构而具有高孔隙率和疏水性,也被用于研制传感器(Wang et al., 2020)。此外,Bao 等(2019)制备了 3D-CuO 纳米复合材料乙酰胆碱酯酶生物传感器,用于有机磷检测。网状结构提供了更大的比表面积和多个活性位点,以提高酶的负载能力。同样,胺功能化还原氧化石墨烯($rGO-NH_2$)也被认为是生物传感器的有效材料(Guler et al.,2017;Zhang et al.,2019)。然而,由于石墨烯纳米片的不可逆聚集会降低传感器的电化学性能,更多的研究工作集中在表面活性剂和石墨烯的扩散过程。此外,该材料对氧化环境的敏感性可能会限制其在氧化还原反应中作为催化剂的使用。

8.2.1.2 碳纳米管

碳纳米管是由碳原子组成的一维纳米材料,根据其直径分为单壁碳纳米管(SWCNTs)和多壁(MWCNTs) 碳纳米管。

由于碳纳米管优异的热学、电学和吸附性能,其可通过共价和非共价相互作用与有机化学物质及生物分子功能化。由于碳纳米管对各种物质(即抗坏血酸、过氧化氢和多巴胺)具有广泛的电催化活性,因此基于碳纳米管的电化学传感器和生物传感器可以在非常低的过电位下进行极高灵敏度的测定(Dimitrios Tasis et al.,2006;Wang et al.,2020)。

Wang 等(2020)探索了在玻碳电极表面修饰由大量多壁碳纳米管组成的碳纳米管网。该传感器吸附量大,对有机磷、甲基对硫磷具有亲和力,即使在没有任何黏结剂的情况下,在水介质和有机介质中均表现出良好的稳定性,检出限值为 1 pM。然而,基于碳纳米管的传感器一般需要使用有机黏合剂,以改善形成薄膜的稳定性和导电性。Chen 等(2017)制备了 MWCNTs/邻苯二甲酸二环己基(DCHP)纳米复合膜,提供双重信号放大,以检测毒死蜱农药。DCHP 属于邻苯二甲酸二酯类化合物,通过处理增强了纳米材料与酶之间的亲和力,使其易于固定。此外,在各种刚性、柔性基底上排列整齐的半导体 SWCNTs (s-SWCNTs)纳米材料具有更高的稳定性、高载流子迁移率及无散射载流子输运等优点,因此引起了人们的极大兴趣(Si et al. ,2018)。最近,Vignesh Kumar 和 Sundramoorthy (Salehzadeh et al. ,2016)成功将牛血清白蛋白(BSA)包裹的 s-SWCNTs 用于戊二醛交联乙酰胆碱酯酶负载,选择性检测甲基对硫磷(MP)。s-SWCNT 提供了有效的电子转移过程,并增加了表面积,从而成功组装了 Glu /AChE/ BSA。组装的 MP-AChE 复合物缺乏电子转移功能,使用方波伏安法(SWV)进行了性能评估。研制的生物传感器对 MP 具有出色的传感性能,检出限值为 0.037 5 nM。对苹果和草莓进行了实样检测,回收率为 98.31%~102.22%。尽管 CNT 具有优异的电子性能,但在极性溶剂中分散性差,容易团聚,因而限制了其在有机样品中(包括食用油或工业废水)的使用(Zaporotskova et al. ,2016)。总之,基于碳纳米管的电化学传感器能够简便、直接、灵敏地检测不同的电活性农药。这些碳纳米管因其尺寸而在实现更多快速表面聚集(包括加速电子转移)方面发挥了突出作用。纳米管表面存在拓扑缺陷等电子结构,一些传感器的选择性和灵敏度较差,需要对其性能进行优化,包括碳纳米管的官能团化(Wang et al. ,2020;Manikandan et al. ,2018)。

8.2.1.3 介孔碳颗粒

介孔碳材料(MC)因其稳定性好、孔体积大、比表面积大等优异性能,在环境保护、化学反应监测、储能等领域得到了广泛应用(Sobrinho et al. ,2019;Zhang et al. ,2018)。不同形态的 MC 在吸附性和柔韧性等方面表现出不同的材料性能,与其他介孔材料相比,有序介孔碳(OMC)具有优越的生物相容性、导电性和吸附性能,可用于农药检测(Du et al. , 2019)。Zhang 等(2016)利用 OMC-壳聚糖和氧化铁-壳聚糖(Fe_3O_4-CS)修饰丝网印刷碳电极(SPCE),制备了一种电化学生物传感器,用于检测含有有机磷残留物的现场样品。利用 Fe_3O_4 和 OMC 提升电化学信号,壳聚糖作为分散剂,对毒死蜱和甲胺磷的检出限值分别为 0.05 μg/L、1 μg/L。

同样,Gu 等(2020)开发了一步烧结制备 MC 的新方法,用于草甘膦检测。利用 MOF HKUST-1 直接热解得到的 CuO@ MC 纳米复合材料修饰玻碳电极(GCE)。CuO@ MC 复合材料的平均孔径(由 N_2 吸附/解吸附法测定)经过烧结从 0.8 nm 增加到 3.8 nm,这有利于传质,也加快了反应物质的接触,实现了对草甘膦接近 0.769 fM 的超低检出限值检测(Wang et al. ,2020)。

8.2.2 金属纳米材料

最近研究表明用于电极修饰的金属和金属氧化物纳米材料包含所有的过渡元素,包括单金属和多金属复合材料。目前对 Cu、Ag、Au 材料的研究较多,其次是 Ni、Pd、Pt 材料,但对剩余金属的研究较少。

8.2.2.1 金、银、铜基纳米材料

金电极可通过 Au—S 共价键使用适配体进行修饰,以捕获农药分子。Fang 等采用 AuNPs 来改变金电极,这些纳米颗粒增加了金电极的表面积,以便将捕获的探针连接起来。同时,由于啶虫脒的强吸附性,它还能改善啶虫脒的增强效果(Fan et al. ,2013)。此外,抗

体(Liu et al.,2014)和酶基生物传感器也采用了同样的策略。然而,一些研究表明电化学生物传感器利用纳米银检测杀虫剂。在有机合成中,Ag可以催化NO_2基团的还原。de Lima等(2016)用AgNPs修饰GCE,用于检测乙基对硫磷和戊硫磷。AuNPs等纳米材料可直接喷涂在基底上,以形成电极,而无须对一般电极(包括ITO、GCE、AuE等)进行任何进一步的修饰(Zheng et al.,2016)。此外,Tang等展示了一种用于检测对氧磷的银油墨丝网印刷电极(SPE),该电极可在较低电位下有效工作而没有任何信号衰减(Tang et al.,2015)。Tian等在GCE上修饰了CuO-TiO_2杂化金属纳米复合材料,构建了一种基于非酶电化学基生物传感器,用于农药甲基对硫磷的选择性和高灵敏检测,检测范围为0~2 000 ppb,检出限值接近1.21 ppb (Tian et al.,2018)。

8.2.2.2 Ni、Pd、Pt基纳米材料和双金属材料

Khairy等(2018)设计了六边形类似血小板的NiO纳米结构,用于检测对硫磷。这种具有高比表面积的网状介孔材料被浇铸在石墨固相萃取上,在实际样品的传感中发挥了突出的作用。Khairy等(2018年)设计了用于检测对硫磷的六边形板状氧化镍纳米结构。这种介孔网络状材料具有高比表面积,被浇铸在石墨固相萃取柱上,在检测对硫磷时发挥了突出作用。此外,Madanos等(2018)使用铂纳米颗粒沉积在桥状交错电极(IDE)上,用于检测阿特拉津和啶虫脒。这种功能化修饰有助于电荷通过电极转移,然后将水相反应制备的无定形双金属硼化物材料(Co-2Ni-B)固定在基于乙酰胆碱的生物传感器上,用于检测毒死蜱农药,检出限值接近2.83 pM,线性范围为3 pM~300 nM(Lu et al.,2019)。

考虑到氮化硼(BN)与纳米颗粒之间的电子相互作用和协同效应,Renganathan等(2020)采用一锅超声化学方法制备了Pd@BN异质结,用于有机磷乙基对氧磷的检测,检出限值接近0.005 μM。

过渡金属碳化物以及氮化物纳米片(即MXene)被认为是另一种前景广阔的二维纳米材料。Zhao等(2020)利用MXene纳米片作为天然还原剂,通过自还原法制备了双金属金-钯纳米颗粒。结果表明,双金属Au-Pd NPs对乙酰胆碱酯酶的催化效率更高,导电性更强,对有机磷对氧磷的检出限值低至1.75 ng/L。利用由双金属Pd@Au组成的网络结构纳米线制造了基于乙酰胆碱酯酶的生物传感器。这种具有自互连结构的纳米线提供了多条电子通路,从而实现了更高的导电性,同时它还拥有更高的固定酶的电活性表面积。在0.1 pM~100 nM内检测有机磷马拉硫磷,检出限值接近0.037 pM。此外,Lu等利用双金属Pd@Au纳米材料在基于乙酰胆碱酯酶的生物传感器上涂覆了一维核壳纳米棒,用于检测有机磷对氧磷,其检测范围为3.6 pM~100 nM,检出限值接近3.6 pM(Lu et al.,2018)。

另外一种表面有35 nm N掺杂碳壳的Pt/Pd核壳结构纳米复合材料作为电极上乙酰胆碱酯酶的纳米载体。生物传感器可以检测到卷心菜中近三种不同的有机磷(Ma et al.,2018a)。除了球形和棒状复合材料外,介孔Pd/Pt纳米花增强了乙酰胆碱酯酶生物传感器的检测效率,检出限值接近1.7 pM (Ma et al., 2018b)。尽管由于加入大表面积金属纳米材料获得的生物传感器具有很高的灵敏度,但仍需要进行额外的研究工作,以简化制造生物传感器的固定过程(Manikandan et al.,2018)。

8.2.3 硫族化合物(量子点)

量子点(QD)是一种新发现的独特材料。由于其优异的光物理特性,已被用于光伏、LED 和传感器等领域。可调尺寸和可调颜色使其成为最独特的材料,具有多种应用场景。宽吸收、窄发射使其适用于传感和生物传感(Hunsur et al.,2020;Hunsur Ravikumar et al.,2019,2021)。量子点具有优异的供体特性,已被用于光学传感。碲化镉、硒化镉和碲化镉等 QD 及其表面具有外壳(高带隙材料)的相应结构最适合用于传感(Hunsur et al.,2020)。表面现象在能量转移中起着关键作用,这对于传感检测分析物非常重要(Chandan,Geetha,2013;Chandan et al.,2014)。QD 表面的任何变化都会导致荧光信号的变化,要么是淬灭,要么是恢复(Hunsur Ravikumar et al.,2021)。通常情况下,为了使 QD 具有水溶性,需要对其进行表面修饰或在水介质中合成。在水介质中合成的 QD 不太稳定,量子产率较低。对 QD 进行表面修饰是使其具有靶向特异性的关键,这种方法比较简单,可以通过不同的模式实现(Schiffman & Balakrishna,2018)。经过胺化或羧基修饰的表面还可以用不同的分子进行进一步修饰,这些分子对选定的目标具有特异性。修饰可以通过多种技术实现,最常见的是 EDC-NHS 反应。在该反应中,连接的分子与 QD 之间形成共价亚胺链。静电技术是最常见的技术,它涉及特定分子的静电结合,因此 QD 会与此类材料混合并纯化,静电相互作用将材料固定在 QD 基质中。目前,已有更多技术已被报道和使用(Schiffman & Balakrishna,2018)。

传感模式可以通过简单的淬灭来实现淬灭荧光的再生。它要么遵循简单的能量转移机制,要么遵循荧光能量共振能量转移(FRET)。电荷转移在某些情况下是可能的,但基于 FRET 的传感器比任何其他检测模式都要多。研究人员正试图通过对检测模式进行设计开发新型高效传感器来提高检测极限(Hu et al.,2019;Deng et al.,2019)。Wu 等利用叶绿素合成了具有可调荧光发射的荧光碳点。AuNPs 可以通过 FRET 有效地淬灭 PL 发射。当目标分析物的距离小于 10 nm 时,就会出现这种现象。硫代胆碱是由 ATCI 中的 BChE 水解形成的,可诱导 AuNPs 的聚集,通过 FRET 恢复从 QD 到 AuNPs 的能量转移所淬灭的荧光发射(Wu et al.,2017)。

有时材料的制备会耗费大量时间,为了简化和缩短材料的制备时间,Wang 等报道,无须在任何酶中加入 QD 就能有效地检测敌敌畏。利用双 QD 与高活性纳米卟啉的组合制备了一种纸基可视化传感器,并将其用作敌敌畏、敌百虫、敌克松和乐果的传感器,进行典型的“关-开”特异性检测(Wang et al.,2019a)。Zhang 等通过使用一种新型的双发射荧光探针实现了乙酰胆碱酯酶对乙基对硫磷的传感检测。使用掺锰的硫化锌 QD,这种 QD 具有双发射的比率传感特性,这种发射特性的变化更适合用于改变颜色。将其用于纸质试纸条上,对低至 1.8 μM 的乙基对硫磷、敌百虫和氯吡呋喃进行了目视检测(Zhang et al.,2014)。据报道,有多种类型的 QD 可用于有机磷的传感,但其缺点是长期工作的稳定性不足。图 8.2 列出了将 QD 用作有机磷传感材料的例子。

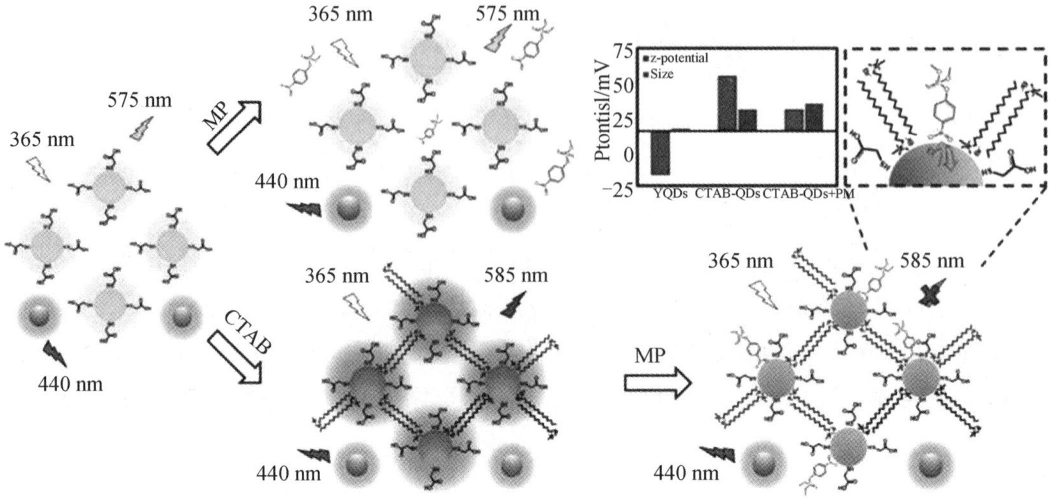

(a)

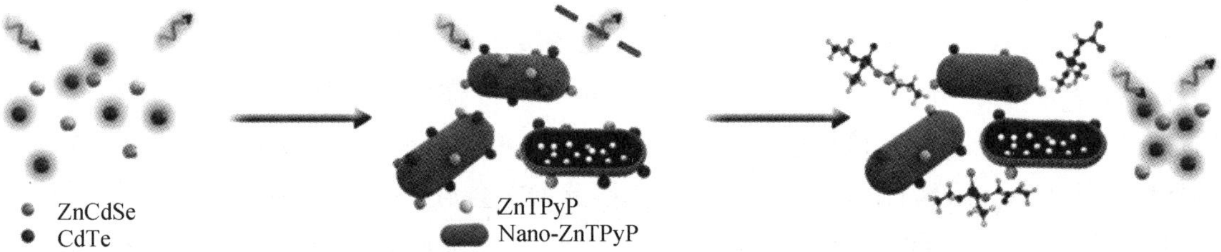

(b)

图 8.2 (a)比例探针的传感策略:使用金纳米粒子和量子点(Fahimi-Kashani & Hormozi-Nezhad, 2020);(b)纳米 ZnTPyP 与双量子点和有机磷农药结合的"开-关"模式原理图

[来源:N. Fahimi-Kashani, M. R. Hormozi-Nezhad, *Sensors and Actuators B: Chemical*, 322 (2020) 128580; Q. Wang, Q. Yin, Y. Fan, L. Zhang, Y. Xu, O. Hu, X. Guo, Q. Shi, H. Fu, Y. She, *Talanta*, 199(2019a) 46-53.]

8.2.4 硅基材料

二氧化硅纳米颗粒广泛应用于催化、药物输送、传感和固定化等领域。通常,金、银、铁和二氧化硅基纳米颗粒都可用于有机磷传感。然而,与其他金属基纳米颗粒相比,二氧化硅纳米颗粒具有合成步骤简单、惰性、优异的电子/机械/光学特性、良好的稳定性、生物相容性和高多孔性等优点,而其他纳米颗粒则不稳定(铁纳米颗粒)或者价格昂贵(金和银)(Fauzi et al.,2021)。此外,二氧化硅纳米颗粒是酶固定化的较好底物。硅基材料(SM)具有吸附特性和高比表面积,是农药提取的潜在候选材料。通过使用胺、离子液体、硅烷、贵金属、二维材料对硅基材料进行改性或磁化,可以增强硅基材料的性能,从而提高农药萃取效率。

硅纳米线(SiNW)是一种潜在的传感材料,具有独特的电学(Abdul et al.,2013)、机械和光学特性以及高比表面积,有助于实现超灵敏传感。SiNW 的尺寸为 1~100 nm,与生物和化学物质尺寸相当。由于 SiNW 中的电荷累积直接发生在材料本体中,因此在检测中具有良好的电子转移性能,从而可以实现更快的检测响应。Su 等通过氧化物辅助合成工艺制备了修饰硅纳米线的 AuNPs(AuNPs@SiNWs),并用 HF 对其进行处理以形成 H 端层。H 端层是一种强还原剂,可从 1% $HAuCl_4$中生成 AuNPs。与未修饰的碳电极相比,AuNPs@ SiNW 修饰的碳电极通过提高导电性而显示出更高的灵敏度。修饰电极提高了基于乙酰胆碱酯酶的电化学传感器检测有机磷农药的性能。改性电极在检测 0~1.0 μM 内的乙酰胆碱时响应迅速,检出限值低至 8 ng/L(Su et al. ,2008)。

Wu 等以 1,2-双[4-(3-磺酸丙氧基)苯基]-1,2-二苯乙烯 (BSPOTPE)为 AIE 分子,制备了聚集诱导发射(AIE)荧光剂-SiO_2-MnO_2纳米复合材料(图 8.2),并基于该纳米复合材料制作了荧光传感器。乙酰硫代胆碱(ATCh)通过乙酰胆碱酯酶水解生成的硫代胆碱可以“开启”荧光传感器。有机磷对乙酰胆碱酯酶活性的影响等效产生荧光传感器的“关闭 ”效应。用于检测对氧磷的传感器在 1~100 μg/L 内具有良好的线性关系,检出限值为 1 μg/L。作者还通过制造“开-关”荧光传感器,开发了一种用于可视化检测有机磷的荧光条,这是一种很有前景的现场检测方法(Wu et al. ,2019)(图 8.3)。

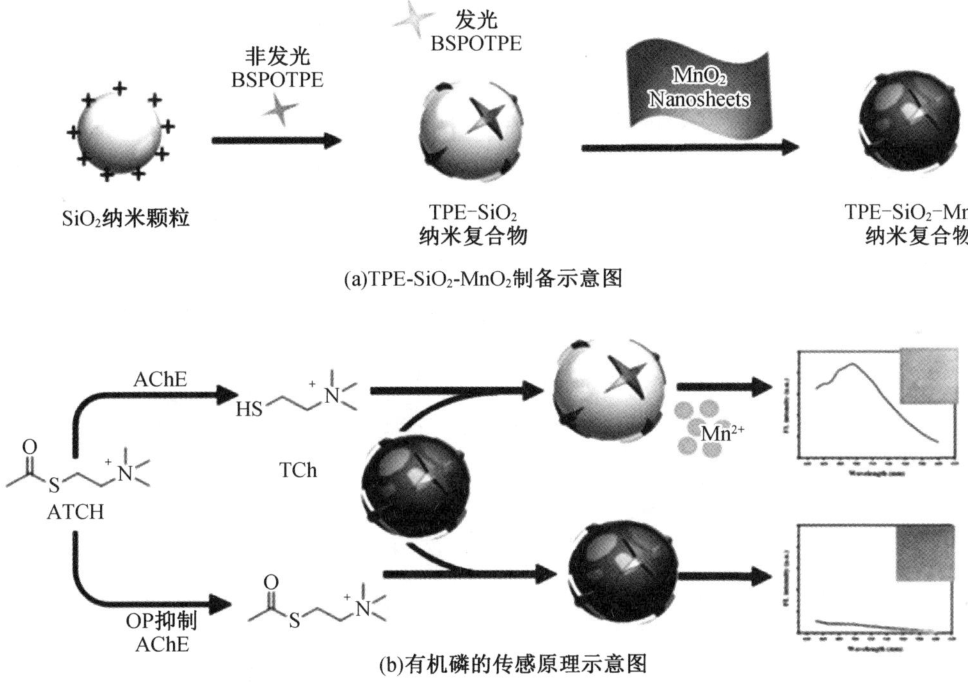

图 8.3 TPE-SiO_2-MnO_2 制备示意图和有机磷的传感原理示意图

[来源:Wu,X. ,Wang,P. ,Hou,S. ,Wu,P. ,Xue,J. ,*Talanta*,198(2019)8-14.]

Hassanzadeh 等报道了利用 PBE 水平理论和超软赝势对碳化硅纳米管(SiCNT)传感检测有机磷分子的理论研究。作者认为,有机磷(磷酸三甲酯)可以吸附在碳化硅纳米管的硅位点上,并具有较高的结合能和电荷转移效率(Hassanzadeh et al. ,2017)。Newman 等(2007)报道了 AuNPs 功能化气相二氧化硅凝胶,具有吸附有机磷酸酯(OPP)和有机磷化合物的高表面积。AuNPs 用对 OPP/OP 具有高亲和力的 Zr^{4+}修饰,并形成以磷酸锆(ZP)为末端的表面,AuNPs 等离子体共振带对 ZP 键敏感。因此,AuNPs 与 OPP/OP 的结合会导致 AuNPs 共振光谱波长的位移。Kim 等(2018 年)报道了基于酶的荧光检测有机磷化合物对氧磷的方法。该生物传感器采用聚乙二醇水凝胶微阵列包裹乙酰胆碱酯酶和 QD 作为荧光受体(通过光刻法制备)构建。将 QD 涂覆在二氧化硅包覆的银纳米颗粒(Ag@ Silica)上可增强荧光,其荧光强度增强了 5 倍。如图 8.4 所示,有机磷对氧磷传感机制涉及捕获的乙酰胆碱酯酶与对氧磷反应生成对硝基苯酚而淬灭荧光。在有无 Ag@ Silica 作为金属荧光增强剂的情况下,该生物传感器的检出限值分别为 1.0×10^{-10} M 和 2.0×10^{-7} M。

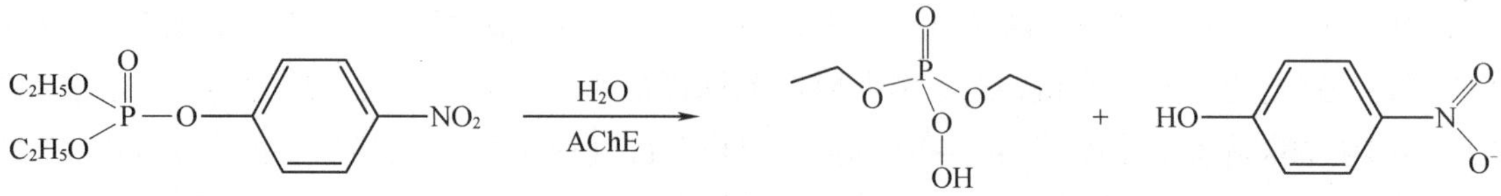

图 8.4 对氧磷与乙酰胆碱酯酶反应生成对硝基酚(pNP,QD 猝灭剂)示意图

[来源:Kim,M.,Kwon,J. E.,Lee,K.,Koh,W. G.(2018). Biofabrication,10(3),035002,https://doi. org/10. 1088/1758-5090/aab004.]

Mane 等报道了利用蚕丝蛋白-金纳米杂化物(SF-AuNPs)对毒死蜱有机磷进行比色传感。蚕丝蛋白是从 B. mori 蚕丝中提取的,用于在蛋白基质中原位合成 AuNPs。在 NaCl 存在下,SF-AuNPs 对 10 ppb 浓度的有机磷具有明显的比色效果,且选择性高,可作为水和农产品的初步传感技术(Mane et al.,2020)。在 SF-AuNPs 中加入毒死蜱有机磷会导致 535 nm 波长的峰展宽,这归因于纳米颗粒的团聚增加。此外,肉眼也能观察到相应的颜色变化(图 8.5)。

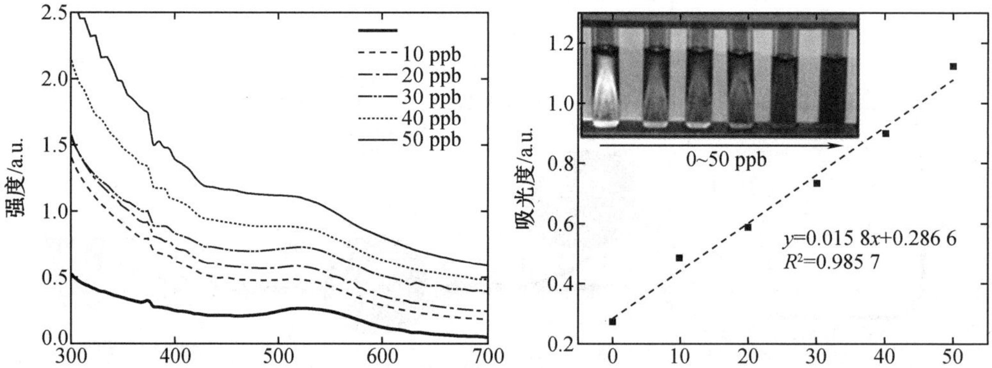

图 8.5 不同浓度农药 SF-AuNPs 溶液的紫外可见光谱和毒死蜱 SF-AuNPs 溶液的标准曲线(插入图为空白 SF-AuNPs 溶液与不同浓度毒死蜱农药混合的光学照片)

[来源:Mane,P. C.,Shinde,M. D.,Varma,S.,Chaudhari,B. P.,Fatehmulla,A.,Shahabuddin,M.,Amalnerkar,D. P.,Aldhafiri,A. M.,Chaudhari,R. D.,Scientific Reports,10(2020)4198.]

8.2.5 其他材料

Liu 等报道了氧化锆(ZrO_2)纳米颗粒作为一种选择性吸附剂用于传感检测有机磷农药。由于 ZrO_2 对磷酸基团具有很高的亲和力,因此硝基芳香有机磷与 ZrO_2 结合强烈

(图 8.6)。溶出伏安分析表明,甲基对硫磷的线性检测范围为 5~100 ng/mL,检出限值为 3 ng/mL,整个传感检测过程快速、简单、灵敏(Liu & Lin,2005a)。

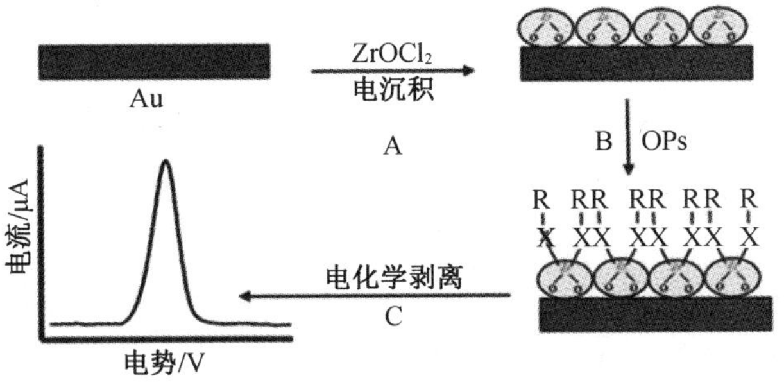

(a)电化学硝基芳香族有机磷化合物传感示意图

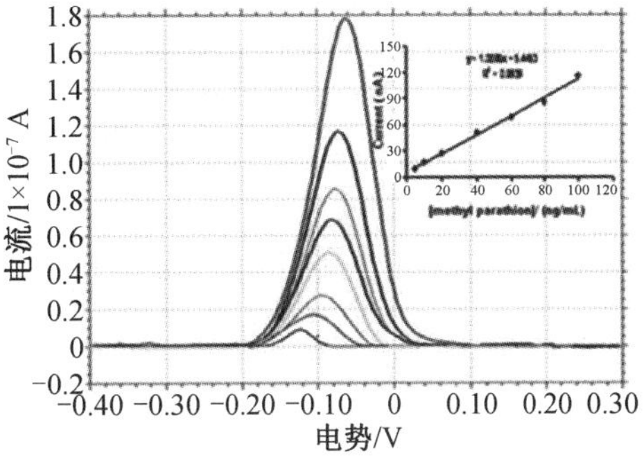

(b)检测甲基对硫磷的溶出伏安图

图 8.6 电化学硝基芳香族有机磷化合物传感示意图和检测甲基对硫磷的溶出伏安图

[来源:Liu,G.,Lin,Y.,Analytical Chemistry,77(2005a)5894-5901.]

Sakdarat 等研究了通过阳极氧化然后退火制备的铜(Ⅱ)氧化物纳米棒作为有机磷的非酶电化学传感器。与使用酶作为电化学传感器相比,稳定性高、成本低、简单的无机电极材料更受青睐。CuO 纳米棒可感知不同种类的有机磷,如毒死蜱、对硫磷、对氧磷和嘧啶磷,灵敏度分别为 1.269 μA/(ng·mL^{-1})、1.425 μA/(ng·mL^{-1})、1.657 μA/(ng·mL^{-1})和 2.833 μA/(ng·mL^{-1}),同时还具有高选择性和 0.29~0.61 μM 的低检测限,具有高选择性传感器的潜力(Sakdarat et al.,2021)。

Oh 等在 1993 年研究了掺杂氧化锡和氧化锌用于二甲基甲基磷酸酯(DMMP)电化学传感。氧化钙与氧化镁被用作氧化锡和氧化锌的掺杂材料,这两种材料对浓度低至 44 ppb 的 DMMP 具有良好的传感特性。其传感机制涉及 DMMP 与表面羟基之间的化学作用,使得离解吸附变得容易,增加了 DMMP 在半导体氧化物存在下的氧化程度(Oh et al.,1993)

Mulchandani 等用 Nafion(Nf)改进了 SPCE,用于固定 OPH 并测定河水样本中的对硫磷和甲基对硫磷,检出限值分别为 0.9 μM 和 0.4 μM(Mulchandani et al.,1999)。Wan 等报道了甲基三甲氧基硅烷-氰丙基三乙氧基硅烷(MTMOS-CNPrTEOS)对两种极性(敌敌畏和甲胺磷)和四种非极性(二嗪农、马拉硫磷、杀扑磷和毒死蜱)有机磷农药的萃取效果。与商用 C18 SPE 相比,MTMOS-CNPrTEOS 显示出较高的传感能力(Wan et al.,2013)。Li 等报道了一种用于光电化学有机磷传感的二氧化钛纳米颗粒耦合丝网印刷电极。其通过在二氧化钛存在下进行光催化降解,间接测定了非电活性的除线磷,其检出限值为 2.0 nM。除线磷的降解产物是 2,4-二氯苯酚和对氯苯酚,它们都是电活性物质(Li et al.,2011),因此可以通过其光解化合物间接检测除线磷。Selvolini 等报道了基于 DNA 的聚苯胺和 AuNPs 修饰的石墨丝网印刷电化学电池来检测有机磷杀虫剂丙溴磷。通过加入链霉亲和素-碱性磷酸酶来跟踪 1-萘基磷酸酯水解为 1-萘酚的过程,并通过差分脉冲伏安法(DPV)进行检测。随着农药浓度的增加,DPV 信号下降,这表明传感器是一种信号关闭传感器(Selvolini et al.,2019)。

8.3 传感策略

8.3.1 检测有机磷的电化学传感器

电化学传感技术的工作原理是通过化学变化产生电学响应，其设计包括一个转换元件和电极。大多数电化学传感技术都依赖于电位和电流的变化。其根据信号传导方式可区分为电位传感器、伏安传感器和电导传感器。电位传感器使用方便，选择性好，成本适中，适合现场作业。一些硝基芳香有机磷化合物，如对氧磷、甲基对硫磷和杀螟硫磷，在电极表面表现出很强的氧化还原活性(Wang et al.，2002；Marx et al.，2004)。

为检测甲基对硫磷，Tan 等在 GCE 上电沉积了分子印迹甲基对硫磷多孔硅酸盐薄膜。经过 80 s 的累积时间后，该传感器用于检测甲基对硫磷的氧化峰，线性范围为 2.63~2 632 ng·mL^{-1}，检出限值为 2.34 ng·mL^{-1}(Tan et al.，2010)。Yang 等开发了一种 $Au-ZrO_2-SiO_2$ 纳米复合电极，通过检测氧化峰电流来检测有机磷乙基对氧磷，浓度检测范围为 1~500 ng·mL^{-1}，检出限值为 0.5 ng·mL^{-1}(Yang et al.，2012)。Liu 等使用碳浆电化学传感器检测有机磷的浓度范围为 263.21~15 792.6 ng·mL^{-1}，检出限值为 13.16 ng·mL^{-1}(Liu & Lin，2005b)。

Yazhen 等利用乙炔黑壳聚糖复合膜修饰 GCE，开发出一种新型电化学传感器，用于检测甲基对硫磷。采用循环伏安法和差分脉冲伏安法检测了有机磷的电化学活性。结果表明，有机磷在修饰电极上的氧化还原电流大于裸电极。在 2.0×10^{-8}~10×10^{-4} M 的浓度范围内，检出限值为 2.0×10^{-9} M，该实验是针对添加甲基对硫磷的卷心菜进行的(Yazhen et al.，2010)。Wu 等开发了一种电化学还原氧化石墨烯和 Nafion(Er-GRO-Nafion)修饰电极，用于通过吸附乙酰胆碱酯酶检测敌敌畏，其线性范围为 5.0~100 ng·mL^{-1}，检出限值为 2.0 ng·mL^{-1}(Wu et al.，2013)。表 8.1 给出了电化学检测有机磷的一些典型材料。

表 8.1 电化学检测有机磷的一些典型材料

材料	有机磷类型	参考文献
乙炔黑-壳聚糖复合膜	甲基对硫磷	Yazhen et al. (2010)
甲基对硫磷模板分子印迹多孔硅酸盐薄膜	甲基对硫磷	Tan et al. (2010)
$Au-ZrO_2-SiO_2$	乙基对氧磷	Yang et al. (2012)
碳浆电化学传感器	甲基对硫磷	Liu & Lin (2005b)
氧化石墨烯	杀螟松	Wang et al. (2016)
AuNPs/ 中性红生物功能化石墨烯	甲基对硫磷	Singh et al. (2019)
电化学还原氧化石墨烯	敌敌畏	Wu et al. (2013)
氧化锌支撑在石墨烯纳米片上	甲基对氧磷	Parab et al. (2021)
用多孔石墨化氮化碳修饰的六角锶铁氧体(纳米棒)	杀螟松	Rajaji et al. (2021)
氧化锌空心球体	甲基对硫磷	Daizy et al. (2021)

8.3.2 检测有机磷的光学传感器

应开发新型技术,以对目前的快速电化学传感器进行补充,加快水和食品中农药的检测过程。光学传感器是在各种光学现象的基础上发展起来的,反映了分析物与受体成分之间的相关性。可根据光学性质进一步分类,如反射、吸收、折射、荧光、发光和光散射(Bigdeli et al.,2017)。荧光、比色、表面增强拉曼散射、表面等离子体共振和化学发光是研究人员最常用的检测杀虫剂的光学方法。

一般来说,光学传感器有一个能与特定目标相互作用的识别元件和一个用于显示结合事件的传感器部分。因此,识别元件的选择性取决于目标分析物,识别元件必须对目标物具有高结合亲和力和稳定性。酶、抗体、适配体和 MIP 都是常见的识别元件,它们与分析物相互作用,利用光学传感器产生信号(Narsaiah et al.,2012;Kaur & Singh, 2020)。荧光和光吸收技术是这一领域的重要技术,由于其高灵敏度、高信噪比、操作简便及基于光学检测(尤其是荧光技术)的紧凑型设计,已成为非常强大的生物分析和诊断技术。

光学传感器检测有机磷的最常用和最主要的方法之一是分析物检测。基于荧光的有机磷传感器是根据生物识别分子与分析目标之间的相互作用,荧光团发生化学作用反映为吸收或发射波长的变化,并可能与分析浓度有关。利用表面等离子体共振有机磷传感器分析两种相互作用分子之间的结合动力学,从而测量分析物的浓度,即使存在小分子质量的分析物,基于 SPR 的有机磷生物传感器也能显示出良好的可靠性,可在不标记分子的情况下进行实时监测。在基于光学传感器的 OPH 中,对氧磷是较早研究的检测对象。Constantine 等首次报道了一种聚电解质结构,该结构由作为多阳离子的壳聚糖和 OPH 以及作为多阴离子 TGA 封端的硒化镉 QD 组成。据报道,该系统可用作对氧磷检测器,还能利用 OPH 解毒(Constantine et al.,2003)。

为了检测农药,特别是二嗪农,Wang 的团队在 2012 年开发了一种技术,将聚苯乙烯-甲基丙烯酸共聚物和 QD 印迹到农药溶液中,形成量子点-分子印迹(QD-MIP)荧光纳米球。由于范德华力和疏水力的作用,纳米微球对农药具有良好的靶向吸附和解吸作用。这是基于从 QD(供体)到二嗪农(受体)的能量转移机制。因此,QD-MIP 荧光复合材料被成功地用于二嗪农的直接定量分析,检出限值为 38.6 $ng \cdot mL^{-1}$(Zhao et al.,2012),检测示意图如图 8.7 所示。尽管 MIP 纳米颗粒具有广泛的适用性,非常适合集成到实际应用中,但由于可重复性差、缺乏对结合机制的了解以及从聚合物中提取模板分子比较复杂等问题,其应用一直受到限制。克服这些缺点对于设计高效传感器和为更多实际应用铺平道路至关重要。

2009 年,Hossain 等首次报道了基于乙酰胆碱酯酶开发了一种生物活性检测对氧磷的纸基生物传感器,由乙酰胆碱酯酶纸支撑体和乙酸碘苯酯显色底物组成(Hossain et al.,2009)。

Zhang 等在 2012 年建立了一种荧光分析方法,利用乙酰胆碱酯酶来调节 AuNPs 与 N,N-二甲基十二烷基胺 N-氧化物(DDAO)之间的间隙。他们已确定 DDAO 是一种可逆的混合 Ⅰ 型乙酰胆碱酯酶抑制剂。通过抑制乙酰胆碱酯酶的动力学和结合研究,DDAO 结合到乙酰胆碱酯酶阴离子外围位点，并渗透到其内部活性位点，纳米生物传感器在检测他克林和对氧磷方面性能出色（Hossain et al.，2009）。

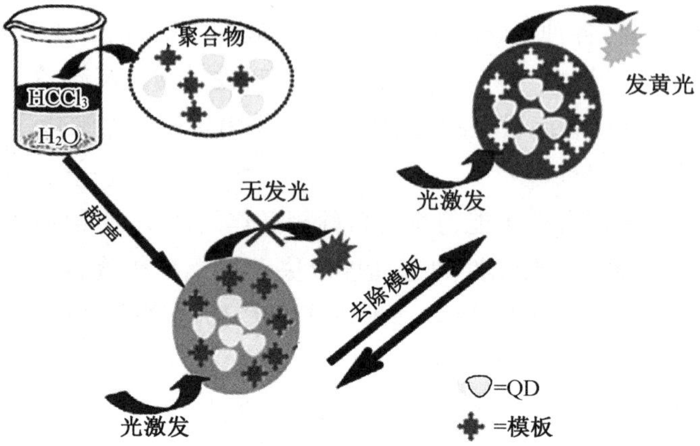

图 8.7　QD-MIP 纳米球的制备及对特定识别分析物的荧光淬灭检测

［来源：Constantine，C. A.，Gattás-Asfura，K. M.，Mello，S. V.，Crespo，G.，Rastogi，V.，Cheng，T. -C.，DeFrank，J. J.，Leblanc，R. M.，The Journal of Physical Chemistry B，107（2003）13762-13764. Copyright Elsevier.］

与此类似，Gao 等开发了一种可检测对氧磷的复合方法，该方法基于 Mn：ZnSe-QD-AChE-H_2O_2 体系产生的荧光淬灭。其中，乙酰胆碱酯酶将胆碱水解为乙酰胆碱，从而产生 H_2O_2，用来淬灭 Mn：ZnSe-QD 的荧光（Gao et al.，2012）。为了提高灵敏度，Li 等开发了一种基于乙酰胆碱控制荧光猝灭的双模通道（荧光和比色）的有机磷传感器（Li et al.，2018）。

作为最常用的酶之一，乙酰胆碱酯酶已被广泛用于敌敌畏和其他杀虫剂的检测（Zheng et al.，2011；Han et al.，2012；Meng et al.，2013）。为了简化样品制备，Wang 等开发了不加入任何酶的 QD 来检测敌敌畏。这种纸基传感器是通过将双 QD 与纳米卟啉相结合而开发的，并利用敌敌畏、灭多威和乐果的“开-关”检测模式进行检测（Wang et al.，2019a）。

在研发用于高精度有机磷检测的比色和荧光传感器方面，结合酶特异性取得了预期的重大进展。乙酰胆碱酯酶作为最重要的酶之一，自 2009 年以来已被广泛用于有机磷检测。但这些研究主要局限于实验室，并未用于实际应用。由于温度和 pH 值等环境因素的影响，酶和抗体在识别过程中可能会变得不稳定，导致反应缓慢和迟钝。尽管这些光学技术在与识别成分配合使用时，已被证明能有效地检测农药，但仍有一些可持续性问题需要解决。表 8.2 列出了不同有机磷光学传感的材料简表。

表 8.2　不同有机磷光学传感的材料简表

材料	有机磷类型	参考文献
SiO_2-MnO_2	对氧磷	Wu et al. (2019)
MnO_2-纳米板	敌敌畏	Wu et al. (2019)

表 8.2(续)

材料	有机磷类型	参考文献
Fe_3O_4纳米颗粒	二嗪农	Bagheri et al. (2019)
UCNPs-Cu^{2+}	二嗪农	Wang et al. (2019b)
C-QDs	对氧磷	Wu et al. (2017)
Mn:ZnSe	对氧磷	Gao et al. (2012)
Fe_3O_4-SiO_2	对氧磷	Khaksarinejad et al. (2015)
Au 纳米颗粒	对氧磷	Satnami et al. (2018)
SiO_2 负载 Ag 纳米颗粒	对氧磷和甲基对硫磷	Thakur et al. (2013)
季铵化碳量子点	敌敌畏	Hou et al. (2016)

8.4 未来展望

有机磷化合物和其中的神经性毒剂对所有生物,尤其是哺乳类动物构成严重威胁,许多国家都禁止使用和制造此类物质。因此,定期监测此类材料的生产和广泛使用至关重要。随着技术的进步,现在可以对有机磷进行实时检测,这将有助于成功遏制有机磷。尽管色谱技术在很大程度上普遍使用,如今得到重要关注的检测技术是电化学和光学传感。不过,正如人们常说的"滴水汇成大海",合作研究可以促进好用的技术和材料不断向前发展。

未来的材料无论是单晶体,还是混合材料,它们可以提供更好的性能。传感技术的未来取决于传感方式和传感类型。最近由于流行病肆虐,人们不愿意走出家门。社会希望一切尽在掌握。这导致使用人工智能(AI)的可穿戴传感器激增。与人工智能相结合的传感器是业界的未来。据预测,在不久的将来,所有材料的细节都将触手可及。随着纳米技术的发展,设备正在小型化、经济化、简单化,并且不需要复杂的系统进行分析。物联网(IoT)将设备与无线平台(如手机、平板电脑和个人电脑)连接起来并创建接口。这一战略已经得到了探索,可以在智能手表、血氧仪等日常设备上看到。在不久的将来,也许所有的传感器都将微型化,数据也触手可及。

参考文献

Abdul Rashid, J. I., Abdullah, J., Yusof, N. A., & Hajian, R. (2013). *Journal of Nanomaterials*, 2013, 1-16.

Andreescu, S., & Marty, J. L. (2006). *Biomolecular Engineering*, 23, 1-15.

Ashok Mulchandani, W. C., Mulchandani, Priti, Wang, Joseph, & Rogers, Kim R. (2001). *Biosensors & Bioelectronics*, 16, 225-230.

Bagheri, N. , Khataee, A. , Hassanzadeh, J. , & Habibi, B. (2019). *Spectrochimica Acta Part A: Molecular and Biomolecular Spectroscopy*, 209, 118-125.

Bao, J. , Huang,T. , Wang, Z. , Yang, H. , Geng, X. , Xu, G. , Samalo, M. , Sakinati, M. , Huo, D. , & Hou, C. (2019). *Sensors and Actuators B: Chemical*, 279, 95-101.

Bigdeli, A. , Ghasemi, F. , Golmohammadi, H. , Abbasi-Moayed, S. , Nejad, M. A. F. , Fahimi-Kashani, N. , Jafarinejad, S. , Shahrajabian, M. , & Hormozi-Nezhad, M. R. (2017). *Nanoscale*, 9, 16546-16563.

Chandan, H. , & Geetha, B. R. (2013). *Journal of Materials Research*, 28, 3003-3009.

Chandan, H. , Saravanan, V. , Pai, R. K. , & Balakrishna, R. G. (2014). *Journal of Materials Research*, 29, 1556-1564.

Chen, D. , Liu, Z. , Fu, J. , Guo, Y. , Sun, X. , Yang, Q. , & Wang, X. (2017). *Journal of Electroanalytical Chemistry*, 801,185-191.

Constantine, C. A. , Gattás-Asfura, K. M. , Mello, S. V. , Crespo, G. , Rastogi, V. , Cheng, T. -C. , DeFrank, J. J. , & Leblanc, R. M. (2003). *The Journal of Physical Chemistry B*, 107, 13762-13764.

Daizy, M. , Ali, M. R. , Bacchu, M. S. , Aly, M. A. S. , & Khan, M. Z. H. (2021). *Environmental Technology & Innovation*, 24, 101847.

de Lima, C. A. , Santana, E. R. , Piovesan, J. V. , & Spinelli, A. (2016). *Analytical and bioanalytical chemistry*, 408, 2595-2606.

Deng, W. , Chen, P. , Hu, P. , He, Z. , Zhang, M. , Yuan, X. , & Huang, K. (2019). *Sensors and Actuators B: Chemical*, 292, 180-186.

Dimitrios Tasis, N. T. , Bianco, Alberto, & Prato, Maurizio (2006). *Chemical Reviews*, 106, 1105-1136.

Du, D. , Wang, M. , Zhang, J. , Cai, J. , Tu, H. , & Zhang, A. (2008). *Electrochemistry communications*, 10, 85-89.

Du, J. , Liu, L. , Yu, Y. , Zhang, Y. , & Chen, A. (2019). *Applied Nanoscience*, 10, 151-157.

Fahimi-Kashani, N. , & Hormozi-Nezhad, M. R. (2020). *Sensors and Actuators B: Chemical*, 322, 128580.

Fan, L. , Zhao, G. , Shi, H. , Liu, M. , & Li, Z. (2013). *Biosensors and Bioelectronics*, 43, 12-18.

Fauzi, N. I. M. , Fen, Y. W. , Omar, N. A. S. , & Hashim, H. S. (2021). *Sensors*, 21.

Gao, X. , Tang, G. , & Su, X. (2012). *Biosensors and Bioelectronics*, 36, 75-80.

Gopi, P. K. , Ravikumar, C. H. , Chen, S. -M. , Chen, T. -W. , Ali, M. A. , Al-Hemaid, F. M. A. , El-Shikh, M. S. , & Alnakhli, A. K. (2021a). *Ecotoxicology and Environmental Safety*, 211, 111934.

Gopi, P. K. , Kesavan, G. , Chen, S. -M. , & Ravikumar, C. H. (2021b). *New Journal of Chemistry*, 45, 3022-3033.

Gu, C. , Wang, Q. , Zhang, L. , Yang, P. , Xie, Y. , & Fei, J. (2020). *Sensors and*

Actuators B: Chemical, 305.

Guler, M., Turkoglu, V., & Basi, Z. (2017). *Electrochimica acta*, 240, 129–135.

Han, Z., Chi, C., Bai, B., Liu, G., Rao, Q., Peng, S., Liu, H., Zhao, Z., Zhang, D., & Wu, A. (2012). *Analytica Chimica Acta*, 720, 126–133.

Hassanzadeh, K., Akhtari, K., Fakhraei, B., Akhtari, G., & Hassanzadeh, H. (2017). *Current Applied Physics*, 17, 793–800.

Hossain, S. M. Z., Luckham, R. E., McFadden, M. J., & Brennan, J. D. (2009). *Analytical Chemistry*, 81, 9055–9064.

Hou, J., Tian, Z., Xie, H., Tian, Q., & Ai, S. (2016). *Sensors and Actuators B: Chemical*, 232, 477–483.

Hu, T., Xu, J., Ye, Y., Han, Y., Li, X., Wang, Z., Sun, D., Zhou, Y., & Ni, Z. (2019). *Biosensors and Bioelectronics*, 136, 112–117.

Hunsur, C., Ravikumar, S. R., & Balakrishna, R. G. (2020). *Journal of Photochemistry and Photobiology B: Biology*, 204, 111799.

Hunsur Ravikumar, C., Ira Gowda, M., & Balakrishna, R. G. (2019). *Analyst*, 144, 3999–4005.

Hunsur Ravikumar, C., Nair, V., Surareungchai, G., R. M. P., W., Thakur, A., & Balakrishna, R. G. (2021). *New Journal of Chemistry*.

Jiang, X., Li, D., Xu, X., Ying, Y., Li, Y., Ye, Z., & Wang, J. (2008). *Biosensors and Bioelectronics*, 23, 1577–1587.

Kaur, J., & Singh, P. K. (2020). *Physical Chemistry Chemical Physics*, 22, 15105 15119.

Khairy, M., Ayoub, H. A., & Banks, C. E. (2018). *Food chemistry*, 255, 104–111.

Khaksarinejad, R., Mohsenifar, A., Rahmani-Cherati, T., Karami, R., & Tabatabaei, M. (2015). *Applied Biochemistry and Biotechnology*, 176, 359–371.

Kim, G. Y., Shim, J., Kang, M. S., & Moon, S. H. (2008). *Journal of Environmental Monitoring*, 10, 632–637.

Kim, M., Kwon, J. E., Lee, K., & Koh, W. G. (2018). *Biofabrication*, 10, 035002.

Li, H., Li, J., Yang, Z., Xu, Q., & Hu, X. (2011). *Analytical Chemistry*, 83, 5290–5295.

Li, H., Yan, X., Lu,G., & Su, X. (2018). *Sensors and Actuators B: Chemical*, 260, 563–570.

Liu, G., & Lin, Y. (2005a). *Analytical Chemistry*, 77, 5894–5901.

Liu, G., & Lin, Y. (2005b). *Electrochemistry communications*, 7, 339–343.

Liu, X., Li, W.-J., Li, L., Yang, Y., Mao, L.-G., & Peng, Z. (2014). *Sensors and Actuators B: Chemical*, 191, 408–414.

Lu, X., Tao, L., Song, D., Li, Y., & Gao, F. (2018). *Sensors and Actuators B: Chemical*, 255, 2575–2581.

Lu, X., Li, Y., Tao, L., Song, D., Wang, Y., Li, Y., & Gao, F. (2019). *Nanotechnology*, 30, 055501.

Ma, L., Zhou, L., He, Y., Wang, L., Huang, Z., Jiang, Y., & Gao, J. (2018a).

Biosensors and Bioelectronics, 121, 166–173.

Ma, L., Zhou, L., He, Y., Wang, L., Huang, Z., Jiang, Y., & Gao, J. (2018b). *Electroanalysis*, 30, 1801–1810.

Madianos, L., Tsekenis, G., Skotadis, E., Patsiouras, L., & Tsoukalas, D. (2018). *Biosensors and Bioelectronics*, 101, 268–274.

Mane, P. C., Shinde, M. D., Varma, S., Chaudhari, B. P., Fatehmulla, A., Shahabuddin, M., Amalnerkar, D. P., Aldhafiri, A. M., & Chaudhari, R. D. (2020). *Scientific Reports*, 10, 4198.

Manikandan, V. S., Adhikari, B., & Chen, A. (2018). *Analyst*, 143, 4537–4554.

Marcel, M. M., Bruchez, Peter, Jr., Gin, Shimon, & Weiss, A. (1998). *Paul Alivisatos.*

Marrs, T. C., Maynard, R. L., & Sidell, F. R. J. T. (1996). *C. Treatment.*

Marx, S., Zaltsman, A., Turyan, I., & Mandler, D. (2004). *Analytical Chemistry*, 76, 120–126.

Meng, X., Wei, J., Ren, X., Ren, J., & Tang, F. (2013). *Biosensors and Bioelectronics*, 47, 402–407.

Mulchandani, A., Mulchandani, P., Chen, W., Wang, J., & Chen, L. (1999). *Analytical Chemistry*, 71, 2246–2249.

Mulchandani, A., Chen, W., Mulchandani, P., Wang, J., & Rogers, K. R. J. B. (2001). *Bioelectronics*, 16, 225–230.

Narsaiah, K., Jha, S. N., Bhardwaj, R., Sharma, R., & Kumar, R. (2012). *Journal of Food Science and Technology*, 49, 383–406.

Newman, J. D. S., Roberts, J. M., & Blanchard, G. J. (2007). *Analytical Chemistry*, 79, 3448–3454.

Oh, S. W., Kim, Y. H., Yoo, D. J., Oh, S. M., & Park, S. J. (1993). *Sensors and Actuators B: Chemical*, 13, 400–403.

Parab, A. E., Mohanapriya, K., & Jha, N. (2021). *Materials Today: Proceedings*, 42, 710–717.

Praveen Kumar, G., Srinithi, S., Shen-Ming, C., Chia-Jung, W., & Chandan Hunsur, R. (2021). *Journal of the Electrochemical Society.*

Rajaji, U., Chinnapaiyan, S., Chen, T.-W., Chen, S.-M., Mani, G., Mani, V., Ali, M. A., Al-Hemaid, F. M. A., & El-Shikh, M. S. (2021). *Electrochimica acta*, 371, 137756.

Renganathan, V., Balaji, R., Chen, S.-M., & Kokulnathan, T. (2020). *Sensors and Actuators B: Chemical*, 307.

Sakdarat, P., Chongsuebsirikul, J., Thanachayanont, C., Prichanont, S., Pungetmongkol, P., & Azzazy, H. (2021). *Journal of Nanomaterials*, 2021, 1–11.

Salehzadeh, H., Ebrahimi, M., Nematollahi, D., & Salarian, A. A. (2016). *Journal of Electroanalytical Chemistry*, 767, 188–194.

Satnami, M. L., Korram, J., Nagwanshi, R., Vaishanav, S. K., Karbhal, I., Dewangan, H. K., & Ghosh, K. K. (2018). *Sensors and Actuators B: Chemical*, 267, 155–164.

Schiffman, C. H. R., J. D., & Balakrishna, R. G. (2018). *Sensors and Actuators B: Chemical*, 258, 1191-1214.

G. Selvolini, I. Băjan, O. Hosu, C. Cristea, R. Săandulescu, G. Marrazza, Springer International Publishing, Cham, 2019,111-115.

Si, J., Zhong, D., Xu, H., Xiao, M., Yu, C., Zhang, Z., & Peng, L. M. (2018). *ACS Nano*, 12, 627-634.

Singh, M., Kashyap, H., Singh, P. K., Mahata, S., Rai, V. K., & Rai, A. (2019). *Sensors and Actuators B: Chemical*, 290, 195-202.

Sobrinho, R. A. L., Andrade, G. R. S., Costa, L. P., de Souza, M. J. B., de Souza, A., Gimenez, I. F., & Hazard, J. (2019). *Mater*, 362, 53-61.

M. A. Sogorb, E. J. T. l. Vilanova, 128 (2002) 215-228.

Stankovich, S., Dikin, D. A., Dommett, G. H., Kohlhaas, K. M., Zimney, E. J., Stach, E. A., Piner, R. D., Nguyen, S. T., & Ruoff, R. S. (2006). *Nature*, 442, 282-286.

Su, S., He, Y., Zhang, M., Yang, K., Song, S., Zhang, X., Fan, C., & Lee, S.-T. (2008). *Applied Physics Letters*, 93, 023113.

Tan, X., Li, B., Liew, K., & Li, C. (2010). *Biosensors and Bioelectronics*, 26, 868-871.

Tang, W., Fan, K., Zhou, J., Wu, J., & Ji, F. (2015). *Ionics*, 21, 587-592.

Thakur, S., Kumar, P., Reddy, M. V., Siddavattam, D., & Paul, A. K. (2013). *Sensors and Actuators B: Chemical*, 178, 458-464.

Tian, X., Liu, L., Li, Y., Yang, C., Zhou, Z., Nie, Y., & Wang, Y. (2018). *Sensors and Actuators B: Chemical*, 256, 135-142.

Wan Ibrahim, W. A., Wan Ismail, W. N., & Sanagi, M. M. (2013). *Jurnal Teknologi*, 62.

Wang, J. (2005). *Analyst*, 130, 421-426.

Wang, J., Pumera, M., Chatrathi, M. P., Escarpa, A., Musameh, M., Collins, G., Mulchandani, A., Lin, Y., & Olsen, K. (2002). *Analytical Chemistry*, 74, 1187-1191.

Wang, K., Wang, L., Jiang, W., & Hu, J. (2011). *Talanta*, 84, 400-405.

Wang, L., Dong, J., Wang, Y., Cheng, Q., Yang, M., Cai, J., & Liu, F. (2016). *Scientific Reports*, 6, 23409.

Wang, P., Li, H., Hassan, M. M., Guo, Z., Zhang, Z.-Z., & Chen, Q. (2019b). *Journal of Agricultural and Food Chemistry*, 67, 4071-4079.

Wang, Q., Yin, Q., Fan, Y., Zhang, L., Xu, Y., Hu, O., Guo, X., Shi, Q., Fu, H., & She, Y. (2019a). *Talanta*, 199, 46-53.

Wang, W., Wang, X., Cheng, N., Luo, Y., Lin, Y., Xu, W., & Du, D. (2020). *TrAC Trends in Analytical Chemistry*, 132.

Wu, S., Huang, F., Lan, X., Wang, X., Wang, J., & Meng, C. (2013). *Sensors and Actuators B: Chemical*, 177, 724-729.

Wu, X., Song, Y., Yan, X., Zhu, C., Ma, Y., Du, D., & Lin, Y. (2017). *Biosensors and Bioelectronics*, 94, 292-297.

Wu, X. , Wang, P. , Hou, S. , Wu, P. , & Xue, J. (2019). *Talanta*, 198, 8–14.

Xiang, L. , Zhao, C. , & Wang, J. (2011). *Sensor Letters*, 9, 1184–1189.

Xiong Lu, L. T. , Li, Yanshan, Huang, Haiming, & Gao, Faming (2018). *Sensors and Actuators B*.

Xue, R. , Kang, T.-F. , Lu, L.-P. , & Cheng, S.-Y. (2013). *Analytical Letters*, 46, 131–141.

Yang, Y. , Tu, H. , Zhang, A. , Du, D. , & Lin, Y. (2012). *Journal of Materials Chemistry*, 22, 4977–4981.

Yao, T. , Liu, A. , Liu, Y. , Wei, M. , Wei, W. , & Liu, S. (2019). *Biosensors and Bioelectronics*, 145, 111705.

Yazhen, W. , Hongxin, Q. , Siqian, H. , & Junhui, X. (2010). *Sensors and Actuators B: Chemical*, 147, 587–592.

Zhang, K. , Yu, T. , Liu, F. , Sun, M. , Yu, H. , Liu, B. , Zhang, Z. , Jiang, H. , & Wang, S. (2014). *Analytical Chemistry*, 86, 11727–11733.

Zhang, P. , Sun, T. , Rong, S. , Zeng, D. , Yu, H. , Zhang, Z. , Chang, D. , & Pan, H. (2019). *Bioelectrochemistry*, 127, 163–170.

Zhang, Q. , Xu, Q. , Guo, Y. , Sun, X. , & Wang, X. (2016). *RSC Advances*, 6, 24698–24703.

Zaporotskova, I. V. , Boroznina, N. P. , Parkhomenko, Y. N. , & Kozhitov, L. V. *Modern Electronic Materials*, 2, 95–105.

Zhang, X.-Q. , Lu, A.-H. , Sun, Q. , Yu, X.-F. , Chen, J.-Y. , & Li, W.-C. (2018). *ACS Applied Energy Materials*, 1, 5999–6005.

Zhao, F. , Wu, J. , Ying, Y. , She, Y. , Wang, J. , & Ping, J. (2018). *TrAC Trends in Analytical Chemistry*, 106, 62–83.

Zhao, F. , Yao, Y. , Jiang, C. , Shao, Y. , Barcelo, D. , Ying, Y. , Ping, J. , & Hazard, J. (2020). *Mater*, 384, 121358.

Zhao, Y. , Ma, Y. , Li, H. , & Wang, L. (2012). *Analytical Chemistry*, 84, 386–395.

Zheng, Q. , Yu, Y. , Fan, K. , Ji, F. , Wu, J. , & Ying, Y. (2016). *Analytical and bioanalytical chemistry*, 408, 5819–5827.

Zheng, Z. , Li, X. , Dai, Z. , Liu, S. , & Tang, Z. (2011). *Journal of Materials Chemistry*, 21, 16955–16962.

第 9 章　用于检测有机磷神经性毒剂的智能水凝胶纳米结构传感器

Madhur Babu Singh[①②], Anirudh Pratap Singh Raman[①②], Vinod Kumar[③], Kamlesh Kumari[④], Pallavi Jain[②], Prashant Singh[①]

9.1 前　　言

化学毒剂是通过引爆后产生刺激、烟雾、起疱、剧毒或窒息性气体的战略武器。根据巴西军队的说法,化学战被描述为使用化学毒剂产生毒害作用、烟雾或燃烧影响(Aas,2003)。化学毒剂日益引起人们的担忧,需要集中精力、快速开展研究工作,以开发一种灵敏和选择性的分析技术,检测周围环境中的化学毒剂。化学毒剂可分为四类:神经性毒剂、全身中毒性毒剂、窒息性毒剂、失能剂(Dogaroiu,2003)。尽管化学毒剂有许多不同类型,但神经性毒剂是最危险的毒剂之一,恐怖分子很可能在袭击中使用这种毒剂。有机磷化合物是最毒的化学物质之一,是神经性毒剂的典型代表(Szinicz,2005)。沙林等神经性毒剂因其易于制造、容易获得、急剧毒性而成为世界性的重大危险。有机磷化学品通常用于制造农业杀虫剂,但也可能用作化学毒剂。有机磷化学品会干扰胆碱酯酶,控制神经系统中乙酰胆碱的数量(Winter,1992,2012;Kaushal et al.,2021)。暴露于高毒性的有机磷化学物质中通常会导致肌肉抽搐、瞳孔缩小、癫痫发作和死亡,即使浓度很低,也会导致严重后果。美国疾病控制和预防中心(CDC)发布的报告指出,沙林易溶于水,人类通过接触或饮用被沙林污染的水而受到危害,而且神经性毒剂在寒冷的天气中会在环境中存在多年。这些化学物质以气体、粉末、液体或气溶胶的形式排放到大气中,其主要特征是使人丧失能力、造成伤害或致人死亡。过去曾发生过多起使用神经性毒剂作为武器而造成大规模伤害的,所以必须实时准确地识别神经性毒剂,以保护人类免受其伤害(Costanzi et al.,2018;Aroniadou-Anderjaska et al.,2020;Jett et al.,2020)。为了检测周围环境中的神经性毒剂,人们采用了许多监测技术,如酶法、电化学、比色探针和质谱法等。但这些技术大多存在缺点,如操作复杂、成本高昂、反应时间长、无法便携使用等问题(Urek et al.,2010;Whitaker et al.,2017)。因此,开发高选择性、高灵敏度、现场快速的便携式神经性毒剂检测技术是研究的重点。

---

① 印度,德里,德里大学,Atma Ram Sanatan 佛法学院,化学系。
② 印度,北方邦,加济阿巴德 SRM 科学技术研究所,工程与技术学院化学系。
③ 印度,德里,贾瓦哈拉尔·尼赫鲁大学。
④ 印度,德里,德里大学,动物学系。

9.2 神经性毒剂

神经性毒剂是根据其影响神经系统功能而命名的。神经性毒剂是一种非天然(人造)的有机磷化合物(图 9.1)。塔崩(GA)是最早被报道的神经性毒剂,于 20 世纪 30 年代由德国科学家格哈德·施拉德(Gerhard Schrader)在研究一种新型有机磷杀虫剂时合成的(López-Muñoz et al.,2008)。在此之后,G 类毒剂这一术语被用于一系列神经性毒剂,如梭曼(GD:甲氟膦酸频哪酯)(Chauhan et al、2008)、沙林(GB:甲氟膦酸异丙酯)、环沙林(GF:甲氟膦酸环己酯)(Soltaninejad 和 Shadnia,2014)及塔崩(GA:二甲氨基氰膦酸乙酯)(Kim et al.,2011)。除了塔崩,所有的 G 类毒剂都含有氟。第二类有机磷神经性毒剂是 V 类,由英国的有机磷酸酯研究小组于 20 世纪 50 年代研制成功的(Hayoun et al., 2020)。"Venomous"是 V 类毒剂的名称,因为它具有低挥发性和高耐久性(Wiener 和 Hoffman,2004),施放后可在衣物和其他表面上持续很长时间,在提高毒效和环境持久性方面受到了广泛关注(Jett,2007;Salem & Katz,2016)。

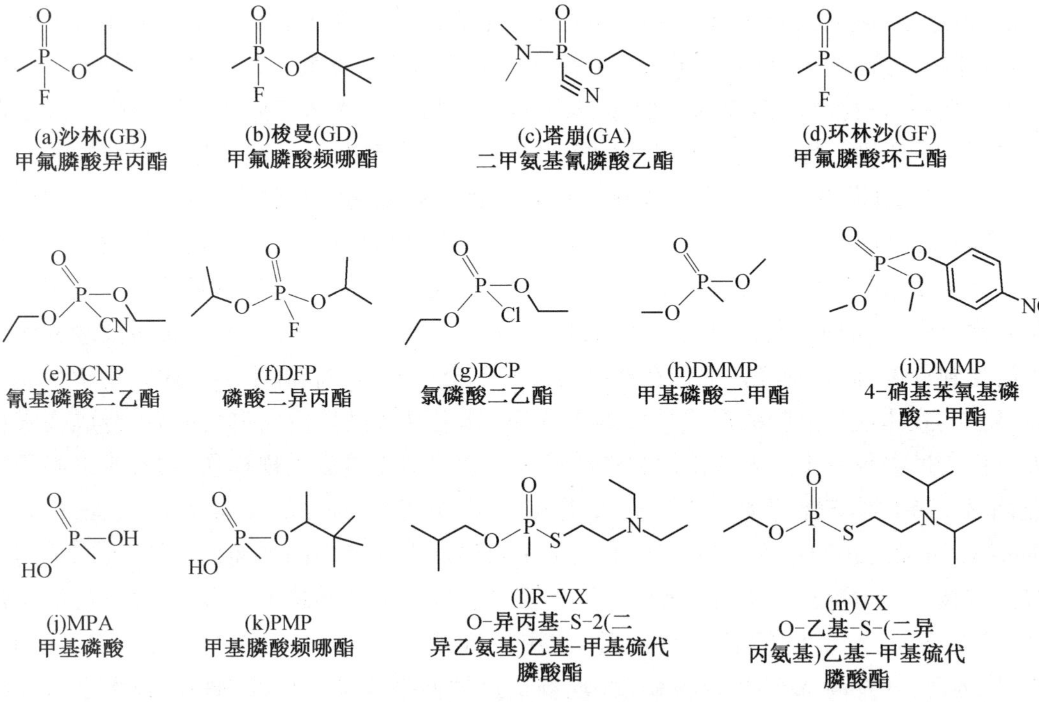

图 9.1 不同有机磷化合物和神经性毒剂的结构(Chen et al.,2021)

V 类毒剂一般分为 5 种:VX [O-乙基-S-(2-二异丙氨基乙基)甲基硫代膦酸酯](Chilcott et al.,2005)、VE[O-乙基-S-(2-二乙氨基乙基)乙基硫代膦酸酯]、VG [O, O-二乙基-S-(2-二乙氨基乙基)硫代磷酸酯]、VM[O-乙基-S-(2-二乙氨基乙基)甲基硫代膦酸酯]和 VR[O-异丁基-S-(2-二乙氨基乙基)甲基硫代膦酸酯]。V 类毒剂被认为比 G 类毒剂更加稳定,由于其无臭无味的特点,VX 毒剂很难被检测出来(TU,1996)。VX 是一种含硫的有机磷化合物，与沙林相比毒性更强、更持久、更不易燃、水溶性更低。它通过皮肤接触进行攻击，并在释放后的数周内滞留在周围环境中。大多数神经性毒剂的纯品都是无色液体。G类毒剂有果香味，V类毒剂有胺香味。沙林与水可无限比例混溶，梭曼水溶性稍弱，塔崩和VX的水溶性介于两者之间（Ganesan et al.，2010）。神经性毒剂的水解反应由P—X键的断裂引发，VX水解会产生剧毒物质。在释放氟化物的挥发物（如梭曼、沙林、释放硫代胆碱的VX和释放氰化物的塔崩）中都能找到一个立体磷原子（Mukherjee & Gupta，2020）。但梭曼除外，它有两个手性原子（一个是碳中心，另一个是磷原子），具有4种对映体形式：C(+)P(+)、C(+)P(-)、C(-)P(+)和C(-)P(-)。立体异构对化合物的毒性来说相当重要，P(-)对映异构体的毒性通常更大（Mousavi et al.，2001）。

9.2.1　塔崩

第一个被确认的神经性毒剂塔崩（二甲氨基氰膦酸乙酯）通常被称为GA（图9.2和图9.3）。它是一种透明、无色的液体，有轻微的水果味。塔崩是一种非常致命的毒剂，其Q值为0.014 mg·kg^{-1}（静脉注射），LD_{50}值为14~21 mg·kg^{-1}（皮肤）。一滴塔崩就会引起缩瞳、头痛和视力模糊。塔崩有高度杀伤力，由于其蒸气密度比空气高，塔崩蒸气可以沉入低洼地区，如掩体、战壕中，最终造成巨大的伤害。

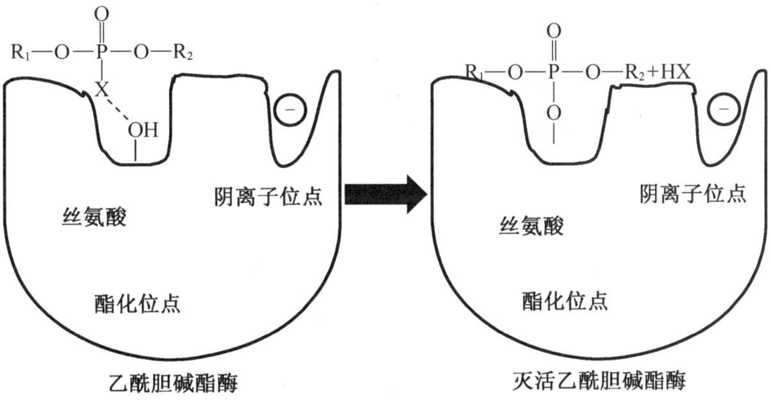

图9.2　乙酰胆碱酯酶与神经性毒剂的作用（Wiener & Hoffman，2004）

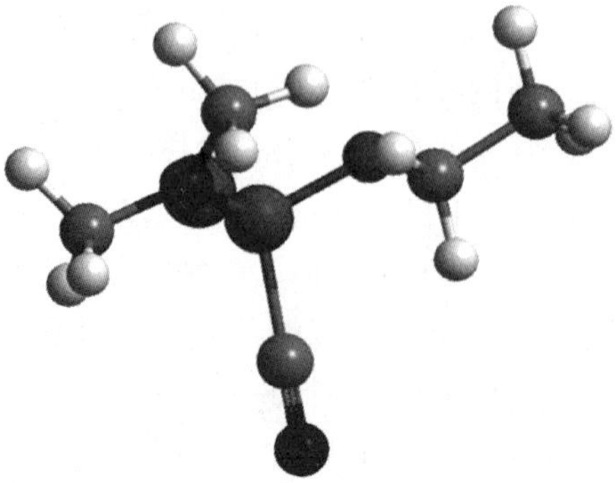

图 9.3　塔崩分子的三维(3D)结构

9.2.2　梭曼

GD 是梭曼(甲氟膦酸频哪酯)的代号,分子的三维结构如图 9.4 所示。梭曼是一种无色、易燃、腐蚀性液体,气味微弱。它的挥发性处于沙林和塔崩之间,视天气情况,释放后可能会持续一到两天。与其他神经性毒剂相比,梭曼更倾向于对大脑造成损伤。

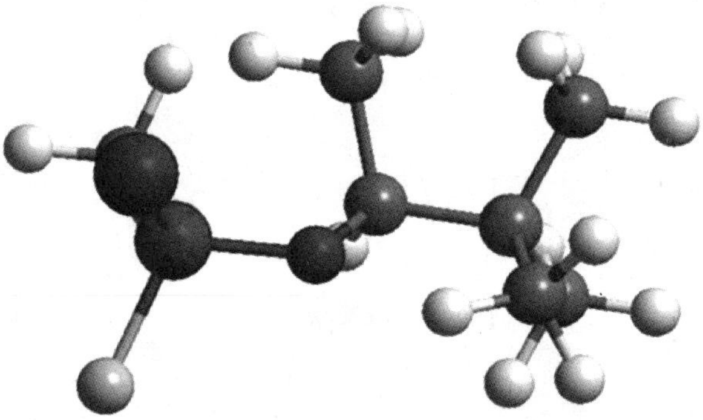

图 9.4　梭曼分子的三维(3D)结构

9.2.3　沙林

沙林的分子结构为甲氟膦酸异丙酯(图 9.5)。在 298 K 时,沙林是一种无色无味的液体。如果人吸入或皮肤接触到沙林,可能会当场死亡。作为最易燃的化学品,沙林的蒸发速度与煤油或水一样快。沙林的蒸气密度是空气的 2.9 倍,所以会向下方流动。

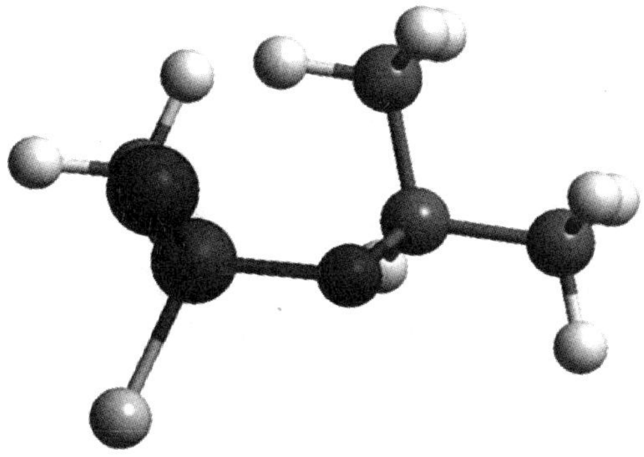

图 9.5 沙林分子的三维(3D)结构

9.2.4 VX

Ranjit Gosh 和 Newman 于 1951 年研制出了 VX[O-乙基-S-(2-二异丙氨基乙基)甲基硫代膦酸酯](图 9.6),这是迄今为止合成的最致命的神经性毒剂。VX 是一种黏稠、透明的微黄色液体,会挥发出无色蒸气。VX 的滞留期很长,可以挥发数周之久。VX 的蒸气密度是空气的 9 倍。

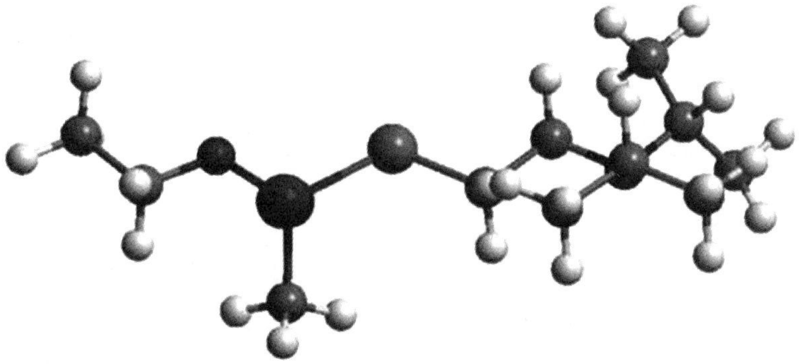

图 9.6 VX 分子的三维(3D)结构

9.2.5 生理效应

有机磷化合物可迅速渗入呼吸道上皮和真皮组织,并扩散至全身,尤其是脂肪组织。据报道,在自杀案例中,有通过胃黏膜吸收的情况。大多数此类有机磷化合物在天然状态下是惰性的,必须经过生物转化过程才能成为活性物质。硫基[O,O-二甲基-S-(1,2-二羟乙氧基)二硫代磷酸酯、O,O-二乙基-O-(4-硝基苯基)硫代磷酸酯]、酰胺[八甲基二磷四酰胺、二氯磷]、硫醚(乙拌磷)以及烷基的羟基化均参与了生物转化过程。就杀虫剂[二甲基(RS)-2,2,2-三氯-1-羟乙基磷酸酯]而言,很少有有机磷化合物可能会发生非氧化反应,从而产生危险化学品(Jokanović,2001)。在生物转化过程中,有机磷化合物可发生反应并阻断乙酰胆碱酯酶,从而导致胆碱能危象。乙酰胆碱酯酶会与多种其他生物大分子发生反应。有机磷化合物的毒性分为两种:胆碱能效应和非胆碱能效应。

9.2.6 物理性质

大多数神经性毒剂在 298 K 时为液态,具有低挥发性、高脂溶性和低分子量。在有机磷神经性毒剂中,沙林的挥发性最强,其蒸气压与水相当(表 9.1)。这使得它可以通过呼吸道吸入和皮肤渗透快速有效地被吸收,从而影响破坏中枢神经系统。V 类毒剂通常会在生态环境中停留很长时间。毒剂的持久性取决于其在光和水作用下的稳定性、密度与挥发性(Moshiri et al. ,2012)。

表 9.1 神经性毒剂的物理性质

类别	塔崩	沙林	梭曼	VX	环沙林
分子量	162.120	140.090	182.19	267	180.160
蒸气密度 (air=1)	5.630	4.860	5.60	7.290	6.200
液体密度/(g·cm^{-3}, 25 ℃)	1.070	1.102	1.02	1.062	1.130
熔点/℃	250	257	242	251	239
沸点/℃	248	147	198	298	230
蒸气压/(mmHg, 25 ℃)	0.057	2.900	0.40	0.000 7	0.093
挥发度/(mg·m^{-3},25 ℃)	610	22 000	3 900	75	600

9.2.7 毒理动力学

神经性毒剂很容易被皮肤和肺部吸收。根据接触的方式、时间和程度,症状和体征可能在接触后几秒到几小时内出现。一般来说,呼吸吸入出现的症状和影响的速度要比皮肤接触快得多。神经性毒剂可以迅速穿透血脑屏障,一旦进入血液循环,就会在全身和中枢神经系统中扩散。有机磷水解酶,如对氧磷酶可以降解毒剂。异氟磷、塔崩、沙林和梭曼的水解速度接近,但 VX 更加稳定。有机磷对映异构体的胆碱酯酶抑制速度、总体毒性、解毒量和老化速度可能有所不同(Moyer et al. ,2014)(表 9.2)。不同的动物物种和给药方法有不同的解毒速度。吸入高浓度有机磷后,几乎没有休眠期,1 min 内可发生意识丧失和抽搐。

表 9.2 梭曼、沙林、塔崩和 VX 的 LD_{50} 值

名称	皮肤 LD_{50} 值/mg	呼吸 LD_{50} 值/(mg·min·m^{-3})
梭曼 (GD)	50~100	35~50
沙林 (GB)	1000~1700	75~100
塔崩 (GA)	1000~1700	150~400
VX	6~10	10

9.3 水凝胶纳米结构传感器

需要开发一种选择性更强、更快速、更廉价和更简单的现场检测技术，以提高对化学毒剂和毒害物质等的感应(Moyer et al. ,2014)。虽然已开发出许多传感器，足以选择性地检测亚抑制浓度下的化学物质(Fennell et al. ,2017)，但这些传感器成本高昂，使用不便，而且需要经过对操作人员专门培训才能使用。为克服这一问题，纳米材料是构建传感平台的良好候选材料，可最大限度地减少这些负面特性(Bartelt-Hunt et al. ,2008)。纳米材料或纳米结构材料是一类新型材料，具有巨大的比表面积、强吸附性、高反应活性和量子尺寸效应等显著特征，尺寸一般小于 100 nm。这些特性使纳米颗粒在探测神经性毒剂的传感器中发挥了关键作用(Blum et al. ,2015)(图 9.7)。

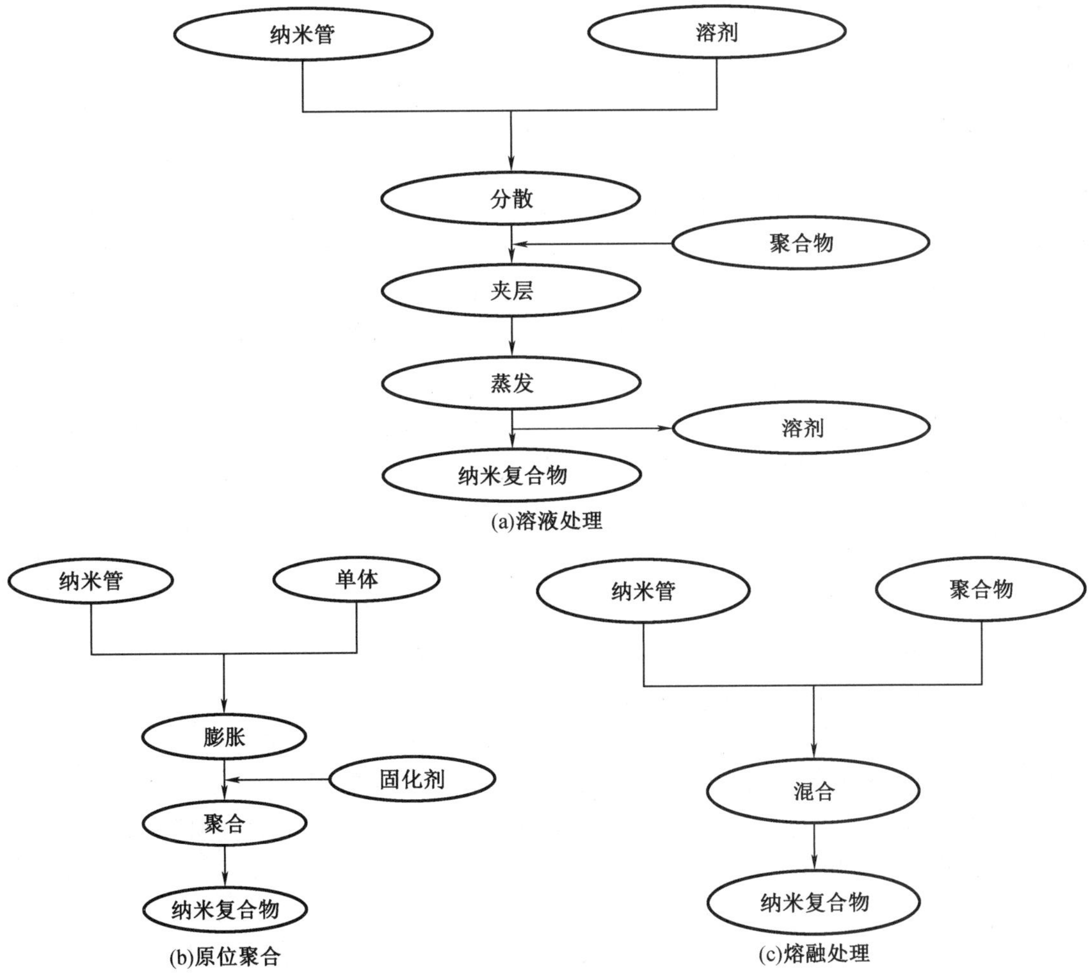

图 9.7 聚合物纳米复合材料合成的不同步骤(Zhou et al. ,2008)

导电聚合物(CP)是一种合成材料，可传输带电粒子，同时具有柔韧性和可加工性(Li et al. ,2015)。由于其电学和机械特性，它们主要用作信号传输平台中的导电和电化学传感器识别专门的样品。导电聚合物的一个重要特点是对多种样品响应灵敏,这与其固有的传输能力和聚合物结构有关(Basu & Bhattacharyya,2012)。此外,还可以通过改变聚合温度或加入反离子等调整导电聚合物的响应能力。综上所述,导电聚合物已成为开发用于识别环境中有害气体和物质的高性能、便携式传感器的重要组成部分(Yoon & Jang,2009)。最近基于纳米导电聚合物如聚(3,4-乙烯二氧噻吩)(PEDOT)(Sheng et al.,2015)、聚苯胺(PANI)(Baker et al.,2017)和聚吡咯(PPy)(Li et al.,2014)开展了传感器研究。传统导电聚合物与绝缘聚合物结合起来形成了一种新型融合网络,即导电水凝胶(ECH)。导电聚合物提供导电性,绝缘聚合物提供三维水凝胶支架。由于采用了三维有机基质,聚合物水凝胶框架通过扩大有效接触面积和保证足够诱导电子集聚的更高密度,提高了传感能力(Zhao et al.,2013)。曾报道过在纳米多孔聚(N-异丙基丙烯酰胺)(PNIPAm)水凝胶复合材料中使用疏水性导电聚合物制造复合基质的方法(Zhao et al.,2013)。

9.3.1 单壁碳纳米管

Yoo 及其同事(Yoo et al., 2015)通过将单壁碳纳米管(SWCNTs)与聚苯胺(PANI)结合,研究了使用纳米复合传感器识别 DMMP(一种常见的沙林模拟剂)。采用滴滴浇铸 SWCNTs-PANI 覆盖氧化硅基体模拟钯电极制备复合材料。将基体置于 290 K 的 DMMP 气体中,观察传感器的响应,并记录电阻的变化。他们假设 DMMP 分子被吸附在基质上,导致接触并促进电子传输。转移的电子降低了碳纳米管和聚苯胺中的大多数载流子,并提高了复合材料的电阻。SWCNTs-PANI 基体的 SEM 图像显示出优异的分散度。与纯 SWCNTs 或 PANI 传感器相比,SWCNTs-PANI 矩阵表现出更高的灵敏度和反应时间,这表明两者的融合表现出更好的收集载体和传输。现有传感器的主要问题是可降解性,因为这些仪器的设计是为了在恶劣环境中使用,可能会保存很长时间。SWCNTs 和聚噻吩(PTs)的复合材料经 HEIP 处理后,可用于制备用于 DMMP 传感的化学材料。尽管 PT/WCNT 传感器具有选择性和响应性,但它们在制造后几天内显示出相当大的功效退化(Belger et al.,2015;Fennell et al.,2017)。

Ishihara 等(2017)发表了一项研究,将两组不同的半导体或金属管组合在一起,并研究了其对基于 SWCNTs 的电子器件的影响。他们将 SWCNTs 和金属超分子聚合物(MSP)共轭以产生一种基质,用于识别神经性毒剂模拟剂氯磷酸二乙酯(DECP)。他们创建了一种化学电阻式气体传感器,将 SWCNTs 包覆在 MSP 上的平面四方形 Cu^{2+} 中。Cu^{2+} 将蒽引入 MSP,通过 π-π 相互作用为 SWCNTs 和 MSP 提供了良好的接触,从而实现了 CNT 的包覆和剥离。由于 MSP 展开,电导率在接触后会增加,DECP 的识别极限为 0.1 ppm。他们将制备好的 SWCNTs 样品进行分批,构建并实现了传感器平台,结果显示,涂有 MSPs 的 SWCNTs 对特定分析物的灵敏度最高(图 9.8)。

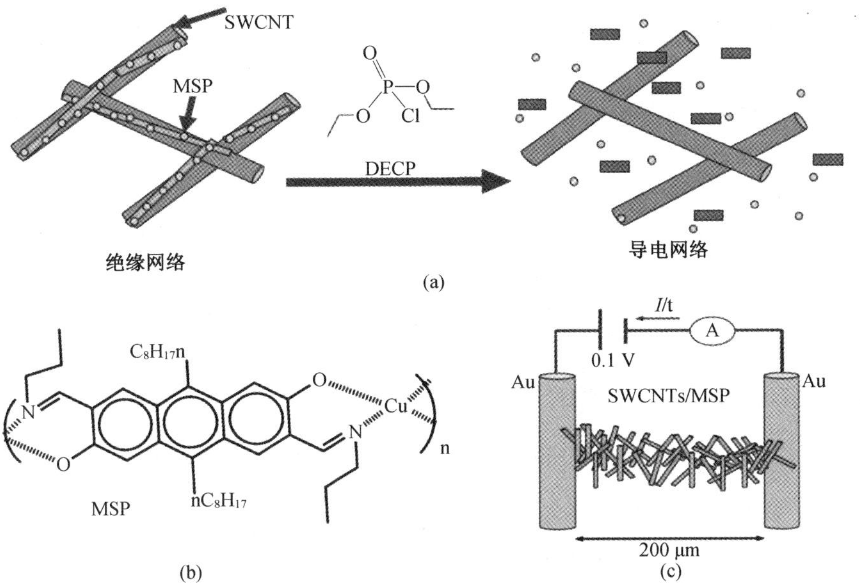

图 9.8　(a)用 SWCNTs 和金属超分子聚合物制作化学电阻传感器,(b)MSP 的结构,(c)用 2 个金电极作为传感器件的 SWCNTs/MSP,在 0.1 V 电流下检测

Bhown 和 Freeman(2011)介绍了制备与使用 3 种功能化聚(3,4-乙烯二氧噻吩)(PEDOT)类似物,构建用于识别 DMMP 高灵敏化学电阻传感器。在 0.1 V 的固定偏置电压下,测量 2 个电极上的电流变化以评估响应性能。他们认为,DMMP 与衍生化 PEDOT 侧链中的六氟异丙基(HFIP)分子之间的氢键相互作用是导致接触 DMMP 后电导率降低的原因。在实验室中,低至 5 ppm 的 DMMP 就能观察到明显的反应,在 N_2 中预测检出限值为 2.7 ppm。在氮气中暴露于 11 ppm DMMP 两周后,传感器仍有强烈的响应,在模拟的“真实环境”中的检出限值为 6.5 ppm,没有发生明显的响应变化。

9.3.2　聚吡咯水凝胶/金复合纳米传感器

导电聚合物水凝胶已被用作制造生物传感器的创新介质(Charles et al.,2004;Tang et al.,2013;Wang et al.,2014)。基于纳米结构的导电聚合物水凝胶不能特异性地维持导电聚合物的显著特征,但具有量子效应、更大的表面积以及三维连续导电网络等纳米材料的独特性质,扩展了导电聚合物水凝胶在设计和制造新型传感器方面的有效性(Xia et al.,2010;Zhao et al.,2013)。

三维纳米材料拥有如下优点:

(1)水在三维互联多孔结构中,纳米级孔上的大开放通道比纳米颗粒、一维纳米线、二维纳米片更适合电化学传感应用;

(2)水凝胶具有很好的可加工性,在凝胶化过程中可以很容易地形成薄膜或任何所需的形式;

(3)导电聚合物具有特殊的电子特性,其长 π-共轭骨架允许快速电子转移;

(4)水凝胶具有很高的生物相容性,有助于生物分子的固定,同时仍保持其生物活性。水凝胶不需要模板或表面活性剂,大大简化了合成过程。

PPy 水凝胶在 AuNPs 分散过程中发挥了重要作用，可作为生物大分子固定的复合材料，并为电荷的充分聚集提供了电子一致性的三维途径。研究人员利用 AuNPs 和 PPy 水凝胶的优点，成功实现了一种反应灵敏的无标记安培生物传感器。该传感器具有检测限低、检测范围大、灵敏度高和稳定性好等优点。以吡咯为单体，植酸为凝胶剂和掺杂剂，构建纳米级导电基质，实现了 PPy 水凝胶的高孔隙率，通过简单的制造方法设计出了新型导电聚合物 PPy 水凝胶/AuNPs 电极。在 PPy 改性玻碳电极表面电化学沉积 AuNPs 薄膜可用于制造电极（Sabri et al.，2014）。在传感器中加入 AuNPs 可作为改良材料，增强导电性并促进电子转移，从而提高所构建传感器的活性（Rong et al.，2015）。

9.3.3 光子晶体水凝胶纳米结构传感器

光学传感器的工作原理是光致发光的变化，其影响取决于每个样品的化学和物理特性，使传感器能够识别不纯的化学物质。由于传感方法的限制，这些设备无法检测复杂混合物中的成分。因此，最近的研究提出了利用某些物化表面现象（De Stefano et al.，2006）。传感器表面与化合物之间的共价键合是最常用的方法。

薄层的法布里-珀罗干涉被用作一种通用的传感概念（Lin et al.，1997）。Yan 及其合作者（Yan et al.，2016）最近发表了一项关于沙林检测干涉传感器的研究，该传感器基于固定的丁酰胆碱酯酶（BuChE）的光子晶体（PhC）水凝胶。这种水凝胶是将其浸入聚苯乙烯胶体阵列中，然后用 DEPBT 将其凝结，从而将丁酰胆碱酯酶固定在水凝胶网络中。获得的反射图表明，BuChE 被准确吸附在 PhC 水凝胶上。未功能化的 PhC 在 632 nm 处反射，而功能化的 PhC 增加到 685 nm 处反射峰增大。这是因为在固定了 BuChE 后，水凝胶亲水性增强，融合自由能增加，从而导致红移。

在改变胶体浓度、交联比例和丙烯酰胺含量时，反射也发生了变化。将不含 BuChE 的 PhC 放入沙林溶液中，未发现反射发生实质性变化，这表明反射变化是由功能化引起的，而不是由聚合物主链中的酰胺或羧基引起的。将功能化的 PhC 加入 10^{-4} M 的沙林溶液中，会出现蓝色反射峰，并随着沙林浓度的增加而变化。折射率与沙林浓度的对数呈线性关系（$r^2=0.977$），浓度范围为 10~15 M。功能化 PhC 有助于直接、准确地检测神经性毒剂。

9.3.4 聚合物复合水凝胶纳米结构传感器

一维导电聚合物可以更有效地与较低浓度的物质发生反应，从而产生可检测到的电导率变化。这种效应可归因于导电聚合物纳米纤维或纳米管中发生电荷转移过程时，比表面积的增加（Yoon et al.，2009）（图 9.9）。Know 等（2016）介绍了一种快速简便的化学电阻传感器，采用了导电聚合物羧基聚苯胺、聚吡啶纳米管作为换能器，制备了亚 ppb 级传感器。在这种传感器中排列着光刻工艺制作的叉指微电极（IME）作为传感器基底。IME 由二氧化硅表面上的 2 个金电极条组成，每个电极条由金/铬组成（厚度为 55 nm），宽约 2 μm，长约 3.5 mm。沉积后，使用氨基硅烷成功将 cPNT 固定在 IME 界面上，使其将来可用作电阻传感器。大量的纳米管可以提高它们与目标物质之间的相互作用，从而在极低浓度下产生可检测的信号。在微电极平台上对 DMMP 进行了电学鉴定，然后在循环引入 DMMP 和 N_2 流之后测量 cPNT 电阻的实际变化。cPNT 的直径对电阻变化有增强作用，直径较小的电阻变化最大。随着羧基数量的增加,灵敏度也会增加。

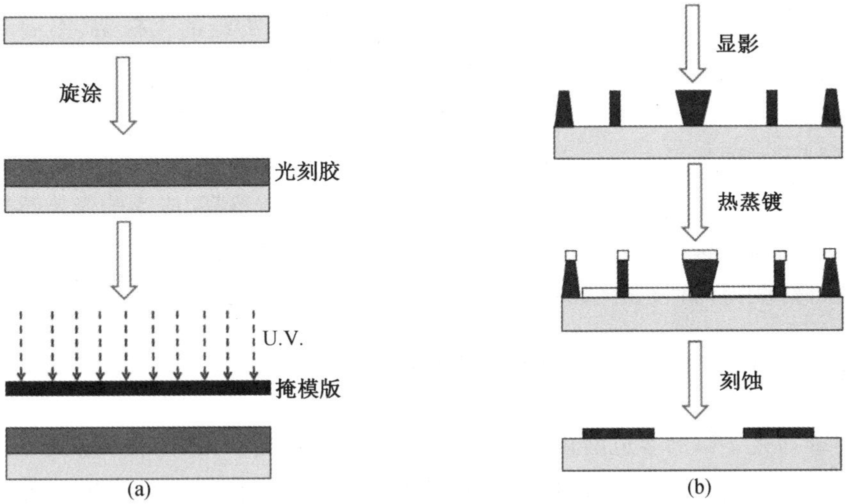

图 9.9 微电极传感器基板光刻工艺示意图(Ishihara et al. ,2017)

9.3.5 基于 BODIPY 粒子的水凝胶纳米结构传感器

Climent 等(2017)使用介孔二氧化硅作为固定 BODIPY 的底物,以防止它们在水中积累,从而实现对主要 G 类毒剂(如塔崩、沙林、梭曼)的皮摩尔精密检测(Loudet & Burgess, 2007)。由于 BODIPY 颜料具有很高的发光度和光稳定性,因此可以用作荧光探针。由于化学毒剂在基质中的分散速度较慢,响应延迟会降低荧光活性。为了避免聚集并增强相互作用,有人采用了将探针共价附着在介孔二氧化硅内壁上的方法。在波长为 365 nm 的紫外光下检测了这些合成粒子的光谱,结果清楚地表明它们是在环境中实时识别化学毒剂的绝佳选择(图 9.10)。

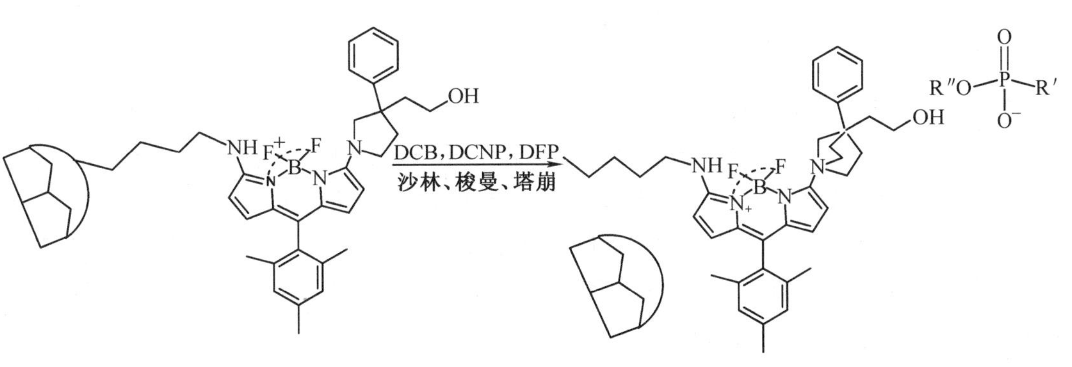

图 9.10 通过荧光淬灭反应检测沙林、梭曼和塔崩的机制(Climent et al. ,2017)

9.3.6 荧光基水凝胶纳米结构传感器

近年来,质谱法、毛细管电泳等多种检测毒剂的技术得到了发展和验证。然而,这些仪器非常昂贵，而且需要对人员培训才能使用。此外，这些方法不适合现场使用。光学传感器和荧光探针因其反应灵敏、成本低廉、使用方便，已成为文献中报道的主流现场检测技术（Khan et al.，2018）。在水性体系中，水凝胶具有交联聚合物链的大框架、不混溶、亲水、能够膨胀和吸收。它还可以对环境刺激和周围环境变化做出响应（Kopeček，2007）。聚丙烯酰胺水凝胶已被证明是一种很好的选择，可在各种单体和交联剂的聚合物中保持光学透明度。人们研制了一种基于6,7-二羟基香豆素探针和聚合物水凝胶聚丙烯酰胺底物的荧光淬灭传感器。香豆素在365 nm的激发波长下荧光量子产率最高，成为荧光传感器的最佳选择。由于聚合物复合材料的光学透明性，香豆素的亮度及其在DCP存在下的猝灭，很容易用手持式紫外灯获得（Jo et al.，2014）。

9.3.7 基于比色的水凝胶纳米结构传感器

神经性毒剂化学毒剂等危险化学品需要一种简单、快速、有效的检测技术，这种检测技术对极微量（ppb水平）的物质敏感，因为即使接触残留物也会对生物产生有害影响（Piriya et al.，2017）。比色传感器旨在通过肉眼可见的颜色变化来实时识别物质。它们具有许多优点：传感器通道通常非常小（纳米或微米级尺寸），并且在某些情况下多孔硅作为支撑可以重复使用而不会失去功效（Betty et al.，2007）。Belger等（2015）报道了开环易位聚合（ROMP）产生的共聚物，在298 K和各种环境下加入化学毒剂模拟剂DCP后的比色反应。由于聚合物对DCP的反应性强，在聚合物中加入芳基化叔醇作为活性元素后，材料的弹性增强。在298 K环境条件下将聚合物旋涂成膜，对该传感器的比色性能进行研究，聚合物自旋涂膜。在DCP暴露过程中，颜色发生变化，光谱上升到450 nm和620 nm两个吸收带。当暴露于氢氧化氨蒸气时，传感器可以很容易地再生，即使在多次循环后也可以保持其性能。根据研究人员的说法，将敏感探针集成到任意共聚物中，可产生一种用于识别DCP的高效可再生传感器（García-Briones et al.，2019）。

9.4 结　　论

综上所述，作者收集了近年来基于水凝胶纳米结构的化学毒剂神经性毒剂传感器的最新信息，并阐述了其传感机理。碳基材料和高分子材料是设计与开发水凝胶纳米结构神经性毒剂传感器的理想选择。碳基纳米复合材料和聚合物基体的混合物为传感元件提供了更好的连接、导电性能，并提高了传感器的机械强度。与金属相比，聚合物复合材料具有良好的电学和光学性能，而且合成方法简单、制造成本低、质量轻、化学性能可调等优点而广受欢迎。

参考文献

Aas, P. (2003). The threat of mid-spectrum chemical warfare agents. *Prehospital and Disaster Medicine*, 18, 306-312.

Aroniadou-Anderjaska, V., Apland, J. P., Figueiredo, T. H., et al. (2020). Acetylcholinesterase inhibitors (nerve agents) as weapons of mass destruction: history, mechanisms of action, and medical countermeasures. *Neuropharmacology*, 181, 108298.

Baker, C. O., Huang, X., Nelson, W., & Kaner, R. B. (2017). Polyaniline nanofibers: broadening applications for conducting polymers. *Chemical Society Reviews*, 46, 1510-1525.

Bartelt-Hunt, S. L., Knappe, D. R. U., & Barlaz, M. A. (2008). A review of chemical warfare agent simulants for the study of environmental behavior. *Critical Reviews in Environmental Science and Technology*, 38, 112-136.

Basu, S., & Bhattacharyya, P. (2012). Recent developments on graphene and graphene oxide based solid state gas sensors. *Sensors Actuators B Chemical*, 173, 1-21.

Belger, C., Weis, J. G., Egap, E., & Swager, T. M. (2015). Colorimetric stimuli-responsive hydrogel polymers for the detection of nerve agent surrogates. *Macromolecules*, 48, 7990-7994.

Betty, C. A., Lal, R., Yakhmi, J. V., & Kulshreshtha, S. K. (2007). Time response and stability of porous silicon capacitive immunosensors. *Biosensorsand Bioelectronics*, 22, 1027-1033.

Bhown, A. S., & Freeman, B. C. (2011). Analysis and status of post-combustion carbon dioxide capture technolo gies. *Environmental Science & Technology*, 45, 8624-8632.

Blum, A. P., Kammeyer, J. K., Rush, A. M., et al. (2015). Stimuli-responsive nanomaterials for biomedical applications. *Journal of the American Chemical Society*, 137, 2140-2154.

Charles, P. T., Goldman, E. R., Rangasammy, J. G., et al. (2004). Fabrication and characterization of 3D hydrogel microarrays tomeasure antigenicity and antibody functionality for biosensor applications. *Biosensors and Bioelectronics*, 20, 753-764.

Chauhan, S., Chauhan, S., D' Cruz, R., et al. (2008). Chemical warfare agents. *Environmental Toxicology and Pharmacology*, 26, 113-122.

Chen, Q., Sun, Y., Liu, S., et al. (2021). Colorimetric and fluorescent sensors for detection of nerve agents and organophosphorus pesticides. *Sensors Actuators B Chemical*, 344, 130278.

Chilcott, R. P., Dalton, C. H., Hill, I., et al. (2005). In vivo skin absorption and distribution of the nerve agent VX (O-ethyl-S-[2 (diisopropylamino) ethyl] methylphosphonothioate) in the domestic white pig. *Human & Experimental Toxicology*, 24, 347-352.

Climent, E., Biyikal, M., Gawlitza, K., et al. (2017). Determination of the chemical warfare agents Sarin, Soman and Tabun in natural waters employing fluorescent hybrid silica materials. *Sensors Actuators B Chemical*, 246, 1056-1065.

Costanzi, S., Machado, J.-H., & Mitchell, M. (2018). Nerve agents: what they are, how they work, how to counter them. *ACS Chemical Neuroscience*, 9, 873-885.

De Stefano, L., Rotiroti, L., Rendina, I., et al. (2006). Porous silicon-based optical microsensor for the detection of l-glutamine. *Biosensors and Bioelectronics*, 21, 1664–1667.

Dogaroiu, C. (2003). Chemical warfare agents. *Journal of Pharmacy and Bioallied Sciences*, 11, 132–140.

Fennell, J. F., Hamaguchi, H., Yoon, B., & Swager, T. M. (2017). Chemiresistor devices for chemical warfare agent detection based on polymer wrapped single-walled carbon nanotubes. *Sensors*. Available from https://doi. org/10. 3390/s17050982.

Ganesan, K., Raza, S. K., & Vijayaraghavan, R. (2010). Chemical warfare agents. *Journal of Pharmacy & Bioallied Sciences*, 2, 166–178.

García-Briones, G. S., Olvera-Sosa, M., & Palestino, G. (2019). Novel supported nanostructured sensors for chemi cal warfare agents (CWAs) detection. In C. Bittencourt, C. Ewels, & E. Llobet (Eds.), *Nanoscale materials for warfare agent detection: nanoscience for security* (pp. 225–251). Netherlands, Dordrecht: Springer.

Hayoun, M. A., Smith, M. E., Ausman, C., et al. (2020). *Toxicology, V-series nerve agents*. Treasure Island (FL): StatPearls Publishing.

Ishihara, S., O'Kelly, C. J., Tanaka, T., et al. (2017). Metallic vs semiconducting SWCNT chemiresistors: a case for separated SWCNTs wrapped by a metallosupramolecular polymer. *ACS Applied Materials Interfaces*, 9, 38062–38067.

Jett, D. A. (2007). Neurological aspects of chemical terrorism. *Annals of Neurology*, 61, 9–13.

Jett, D. A., Sibrizzi, C. A., Blain, R. B., et al. (2020). A national toxicology program systematic review of the evi dence for long-term effects after acute exposure to sarin nerve agent. *Critical Reviews in Toxicology*, 50,474–490.

Jo, S., Kim, J., Noh, J., et al. (2014). Conjugated polymer dots-on-electrospun fibers as a fluorescent nanofibrous sensor for nerve gas stimulant. *ACS Applied Materilas Interfaces*, 6, 22884–22893.

Jokanović, M. (2001). Biotransformation of organophosphorus compounds. *Toxicology*, 166, 139–160.

Kaushal, J., Khatri, M., & Arya, S. K. (2021). A treatise on Organophosphate pesticide pollution: Current strategies and advancements in their environmental degradation and elimination. *Ecotoxicology and Environmental Safety*, 207, 111483.

Khan, M. S. J., Wang, Y.-W., Senge, M. O., & Peng, Y. (2018). Sensitive fluorescence on-off probes for the fast detection of a chemical warfare agent mimic. *Journal of Hazardous Materials*, 342, 1–19.

Kim, K., Tsay, O. G., Atwood, D. A., & Churchill, D. G. (2011). Destructionand detection of chemical warfare agents. *Chemical Reviews*, 111, 5345–5403.

Kopeček, J. (2007). Hydrogel biomaterials: a smart future? *Biomaterials*, 28, 5185–5192.

Kwon, O. S., Park, C. S., Park, S. J., et al. (2016). Carboxylic acid-functionalized conducting-polymer nanotubes as highly sensitive nerve-agent chemiresistors. *Scientific Reports*, 6, 33724.

Li, L., Shi, Y., Pan, L., et al. (2015). Rational design and applications of conducting polymer hydrogels as electro chemical biosensors. *Journal of Materials Chemistry B*, 3, 2920–2930.

Li, M., Li, H., Zhong, W., et al. (2014). Stretchable conductive polypyrrole/polyurethane (PPy/PU) strain sensor with netlike microcracks for human breath detection. *ACS Applied Materials Interfaces*, 6, 1313–1319.

Lin, V. S.-Y., Moteshareі, K., Dancil, K.-P. S., et al. (1997). A porous silicon-based optical interferometric biosensor. *Science*, 278, 840–843.

López-Muñoz, F., Alamo, C., Guerra, J. A., & García-García, P. (2008). The development of neurotoxic agents as chemical weapons during the National Socialist period in Germany. *Revista de Neurologia*, 47, 99–106.

Loudet, A., & Burgess, K. (2007). BODIPY dyes and their derivatives: syntheses and spectroscopic properties. *Chemical Reviews*, 107, 4891–4932.

Moshiri, M., Darchini-Maragheh, E., & Balali-Mood, M. (2012). Advances in toxicology and medical treatment of chemical warfare nerve agents. *DARU Journal of Pharmaceutical Sciences*, 20, 81.

Mousavi, M., Hellström-Lindahl, E., Guan, Z.-Z., et al. (2001). Expression of nicotinic acetylcholine receptors in human and rat adrenal medulla. *Life Sciences*, 70, 577–590.

Moyer, R. A., Sidell, F. R., & Salem, H. (2014). Nerve agents. In P. Wexler (Ed.), *Encyclopedia of toxicology* (third ed., pp. 483–488). Oxford: Academic Press, Third Edit.

Mukherjee, S., & Gupta, R. D. (2020). Organophosphorus nerve agents: types, toxicity, and treatments. *Journal of Toxicology*, 2020, 3007984.

Piriya, V. S. A., Joseph, P., Daniel, S. C. G. K., et al. (2017). Colorimetric sensorsfor rapid detection of various analytes. *Materials Science and Engineering*: C, 78, 1231–1245.

Rong, Q., Han, H., Feng, F., & Ma, Z. (2015). Network nanostructured polypyrrole hydrogel/Au composites as enhanced electrochemical biosensing platform. *Scientific Reports*, 5, 11440.

Sabri, Y. M., Ippolito, S. J., Tardio, J., et al. (2014). Gold nanospikes based microsensor as a highly accurate mercury emission monitoring system. *Scientific Reports*, 4, 6741.

Salem, H., & Katz, S. A. (Eds.), (2016). *Aerobiology*. The Royal Society of Chemistry.

Sheng, G., Xu, G., Xu, S., et al. (2015). Cost-effective preparation and sensing application of conducting polymer PEDOT/ionic liquid nanocomposite with excellent electrochemical properties. *RSC Advances*, 5, 20741–20746.

Soltaninejad K, Shadnia S (2014). History of the use and epidemiology of organophosphorus poisoning, in Basic and clinical toxicology of organophosphorus compounds, Springer.

Szinicz, L. (2005). History of chemical and biological warfare agents. *Toxicology*, 214, 167–181.

Tang, Z., Gao, L., Wu, Y., et al. (2013). BSA-rGO nanocomposite hydrogel formed by UV polymerization and in situ reduction applied as biosensor electrode. *Journal of Materials*

Chemistry B 1, 40, 5393–5397.

TU, A. T. (1996). Basic information on nerve gas and the use of sarin by aum shinrikyo. *Journal of the Mass Spectrometry Society of Japan*, 44, 293–320.

Urek, Š. K., Lobnik, A., & Turel, M. (2010). Fluorescence-based optical chemical sensors for personal protection. In I. I. I. AWF, & P. J. Gardner (Eds.), *Chemical, biological, radiological, nuclear, and explosives (CBRNE) sensing* XI (pp. 493–500). SPIE.

Wang, K., Zhang, X., Li, C., et al. (2014). Flexible solid-state supercapacitors based on a conducting polymer hydrogel with enhanced electrochemical performance. *Journal of Materials Chemistry A*, 2, 19726–19732.

Whitaker, C. M., Derouin, E. E., O'Connor, M. B., et al. (2017). Smart hydrogel sensor for detection of organophosphorus chemical warfare nerve agents. *Journal of Macromolecular Science, Part A*, 54, 40–46.

Wiener, S. W., & Hoffman, R. S. (2004). Nerve agents: a comprehensive review. *Journal of Intensive Care Medicine*, 19, 22–37.

Winter, C. K. (1992). Pesticide tolerances and their relevance as safety standards. *Regulatory Toxicology and Pharmacology*, 15, 137–150.

Winter, C. K. (2012). Pesticide residues in imported, organic, and "Suspect" fruits and vegetables. *Journal of Agricultural and Food Chemistry*, 60, 4425–4429.

Xia, L., Wei, Z., & Wan, M. (2010). Conducting polymer nanostructures and their application in biosensors. *Journal of Colloid and Interface Science*, 341, 1–11.

Yan, C., Qi, F., Li, S., et al. (2016). Functionalized photonic crystal for the sensing of Sarin agents. *Talanta*, 159, 412–417.

Yoo, R., Kim, J., Song, M.-J., et al. (2015). Nano-composite sensors composed of single-walled carbon nanotubes and polyaniline for the detection of a nerve agent simulant gas. *Sensors Actuators B Chemical*, 209, 444–448.

Yoon, H., & Jang, J. (2009). Conducting-polymernanomaterials for high-performance sensor applications: issues and challenges. *Advanced Functional Materials*, 19, 1567–1576.

Yoon, H., Lee, S. H., Kwon, O. S., et al. (2009). Polypyrrole nanotubes conjugated with human olfactory receptors: high-performance transducers for FET-type bioelectronic noses. *Angewandte Chemie International Editiob*, 48, 2755–2758.

Zhao, Y., Liu, B., Pan, L., & Yu, G. (2013). 3D nanostructured conductive polymer hydrogels for high-performance electrochemical devices. *Energy Environmental Science*, 6, 2856–2870.

Zhou, Y., Wu, P., Cheng, Z.-Y., et al. (2008). Improvement in electrical, thermal and mechanical properties of epoxy by filling carbon nanotube. *eXPRESS Polymer Letters*, 2, 40–48.

第10章　石墨烯基纳米复合材料用于神经系统化学信使的检测

Ayesha Aziz[①], Tayyaba Iftikhar[②], Ghazala Ashraf[①],
Muhammad Ajmal[③], Muhammad Asif[④], Shenqi Wang[①]

10.1　前　　言

人脑是最复杂的系统,受一些内源性化学物质的深度调控,这些化学物质充当化学信使,积极参与从神经元到突触神经上的靶向受体的信号传输(Asif et al.,2018a;Asif et al.,2018b)。这些化学信使"假定"神经递质在受到刺激时从突触囊泡释放到突触间隙,主动与受体结合,确保产生动作电位。多年来,生物医学研究一直在努力解决神经科学对复杂大脑功能提出的所有问题和挑战。

神经递质或化学信使实际上在彼此之间共享信息神经元,并通过分析它们的浓度作为动态精确定位工具,可以预测神经疾病(Choudhury et al.,2018;Banerjee et al.,2020;Carlsson,2005)。这些化学信使分为激素、神经递质、神经肽和信息素。它们又分为以氨基酸为基础的化学信使,包括谷氨酸(Glu)、天冬氨酸、D-丝氨酸、γ-氨基丁酸(GABA)和甘氨酸;以肽为基础的化学信使,如β-内啡肽、强啡肽、催产素、促肾上腺皮质激素释放的激素(CRH)、生长激素抑制剂、神经紧张素和甘丙肽等;单胺类化学信使,如多巴胺、去甲肾上腺素(NE)、肾上腺素(EPI)、组胺、血清素和乙酰胆碱等;NO、CO、腺苷、花生四烯酸乙醇胺和突触传递释放的锌等单离子与其他物质(Hyman,2005;Ayano,2016;McMahon,1974)。在这些化学信使中,一些重要的神经递质,如多巴胺、乙酰胆碱、血清素、GABA、NE、EPI和谷氨酸,对于正常的身体和生理表现以及正常的大脑功能都是极为必要的。如果它们的浓度低于或高于正常范围,不仅会改变大脑功能,还会导致一些严重的神经紊乱(Kaiser et al.,2008)。

例如,多巴胺是一种抑制性神经递质,能控制运动、姿势,调节情绪,并对积极强化和依

① 中国,湖北省武汉市,华中科技大学,生命科学与技术学院,生物医学工程系,湖北生物信息学与分子成像重点实验室,武汉光电国家实验室,布里顿生物医学光子学研究中心。

② 中国,湖北省武汉市,华中科技大学,化学化工学院,湖北省材料化学与服务失效重点实验室,能源转换与存储材料化学教育部重点实验室。

③ 中国,福建省厦门市,厦门大学,化学工程学院。

④ 中国,湖北省武汉市,武汉理工大学,材料科学与工程学院,湖北省等离子体化学与先进材料重点实验室。

赖性起关键作用。乙酰胆碱负责保持清醒、注意力集中、攻击性和愤怒,它引发肌肉收缩并刺激某些激素的分泌(Suzuki et al.,2021;Coppi et al.,2021;Cools & Arnsten,2021)。NE 对注意力、情绪、睡眠、做梦和学习都很重要。此外,它还负责心率和血管收缩(Savransky et al.,2021;Hoffmeister,2021)。GABA 有助于运动控制和视觉功能。Glu 是一种兴奋性神经递质,与学习和记忆有关(Ochoa-de la Paz et al.,2021)。这些化学信使的异常水平会导致活动异常、肌肉僵硬、精神问题以及记忆力减退、帕金森氏疾病(PD)、精神分裂症和阿尔茨海默病(AD)等疾病(Kumar et al.,2020)。由于化学信使对神经传导至关重要,因此检测作为生物标志物的实时浓度以用于早期诊断和治疗神经紊乱意义重大(Aziz et al.,2019)。

为了检测脑部化学物质,早先使用了许多传统和成像技术,包括液相色谱法(HPLC)、质谱法(MS)、毛细管电泳、脑电图和磁共振成像(Chicharro et al.,2004;Santos-Fandila et al.,2013)。但上述技术的主要问题之一是灵敏度较低。为了解决这些问题,人们使用了一些综合技术,如 HPLC-MS(Xu et al.,2011)、HPLC-EC、HPLC-EC-荧光(Peinado et al.,1986)和 HPLC-FLD(Cui et al.,2017),这些技术虽然克服了最低检出限值的灵敏度问题,但这些笨重的仪器无法实现护理点(POC)检测的定义。过去几十年,传感器因其惊人的检测特性而备受研究人员的关注,这些特性巧妙地掩盖了传统方法的缺点(Asif et al.,2021;Asif et al.,2017)。此外,每个参数的校准要求、狭窄的优化范围、酶基材料的变性、高成本、低耐久性和不稳定性是传统传感方法的一些常见局限性(Asif et al.,2019;Iftikhar et al.,2021)。

为了提高传感材料的性能和改进传感器的结构,包括石墨烯及其衍生物、碳纳米管、碳纤维、导电聚合物和金属纳米材料在内的导电碳材料正受到广泛的研究关注(Asif et al.,2020;Asif et al.,2017)。特别是石墨烯具有高导电性,拥有羧基、羟基、酯类、叔醇和酮类官能团,在用作不同分析物的电极材料以提高灵敏度和电导率方面更具优势(Aziz et al.,2019)。此外,在石墨烯中引入金属和金属氧化物/氢氧化物后,这些复合材料不仅增强了传感器的导电性,还增加了快速催化反应的催化活性位点,由于其高导电性、协同效应和较高的表面积,反过来又大大提高了检出限值(Asif et al.,2015;Ashraf et al.,2020)。

在本章中,我们将简要概述化学信使作为神经递质的重要性、它们在神经系统中的作用以及它们在人体内异常浓度的相关问题。此外,我们还将详细讨论用石墨烯基纳米材料检测这些神经递质的最新进展,比较这些纳米材料在检测化学信使方面的催化性能。本章的大纲如图 10.1 所示。

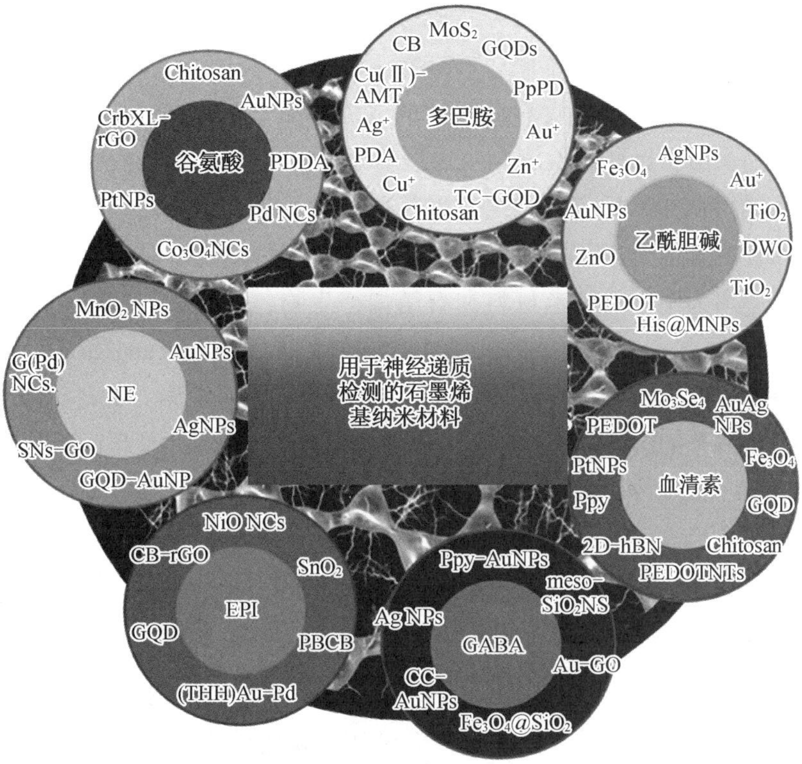

图 10.1 用于检测神经系统中重要化学信使的石墨烯基传感器的示意图

10.2 主要神经递质及其作为化学信使的作用

神经递质或化学信使在大脑和身体之间共享信息。在本章中，我们将讨论在身体和大脑之间执行有价值功能的最重要的神经递质的作用。例如，多巴胺和乙酰胆碱在一些生理和神经功能中非常重要，并负责进行肌肉收缩，增强身体分泌物、注意力和学习。血清素与GABA负责驱动社会行为、认知和概念行为。战斗和逃跑行为、情绪波动、攻击性和幸福感都与EPI有关。谷氨酸是哺乳动物神经递质中占主导地位的氨基酸，作为主要的信使分子，因为与其他递质（EP、NE、DA和5-羟色胺等）相比，90%的神经元利用这种氨基酸，而其他递质只占神经传递的一小部分（Banerjee et al., 2020; Xu et al., 2014; Crispino et al., 2020）。

10.3 多巴胺作为化学信使

多巴胺是一种天然儿茶酚胺神经递质，在大脑和肾脏中合成，是突触传递过程中的信使。多巴胺在记忆存储、代偿行为、心血管节律和感知等众多神经生理任务中发挥着重要作用（Deserno et al., 2016）。多巴胺分泌紊乱会导致多种严重疾病，如艾滋病病毒感染、阿尔茨海默病、帕金森氏疾病和精神分裂症（She et al., 2014; Zheng et al., 2015）。当神经系统中的多巴胺循环水平异常时,就会导致感知和幻觉的指示性错误。此外,低水平的多巴胺还可能导致严重的神经和运动问题,如帕金森氏疾病(Goldstein et al.,2017)。由于多巴胺与抗坏血酸、尿酸等小分子物质具有相同的电位和易氧化性,它们与多巴胺共存于高浓度的生物液体中,会对多巴胺的检测产生强烈的干扰(Xu et al.,2014;Wang et al.,2014)。

石墨烯是碳材料中的“后起之秀”,它因其独特而卓越的特性而成为最有前途和适应性的碳材料,可在存在其他干扰物质的情况下,灵敏、选择性地检测多巴胺(Aziz et al.,2019)。近几年来,以石墨烯为中心的纳米材料和石墨烯衍生物,如磺化石墨烯(s-GR)、化学和电化学还原的氧化石墨烯(rGO)(Li et al.,2013)与壳聚糖石墨烯(Yang et al.,2014)等,在检测多巴胺(DA)、尿酸(UA)和抗坏血酸(AA)方面进行了大量探索。此外,由于石墨烯量子点(GQDs)比其他基于 QD 的传统半导体具有更高的生物相容性,因此石墨烯量子点被广泛用于开发无标记荧光方法来测定多巴胺。

10.3.1 多巴胺检测

由于多巴胺在体内的减少会导致严重的神经系统疾病,因此,现场实时检测多巴胺作为早期发现和治疗这些神经系统疾病的生物标志物是非常必要的。由于多巴胺在常规电极上很容易被氧化,Huang 的团队合成了石墨烯和二硫化钼杂化物来解决这一问题。他们用石墨烯-二硫化钼纳米颗粒对玻碳电极进行了修饰,这些纳米杂化物有效提高了阻抗谱技术的响应速率和放大率。该电极在线性范围($5.0\times10^{-8}\sim1.0\times10^{-5}$ M)和检出限值(7.13×10^{-9} M)方面表现成异。在不使用任何调节剂/中介剂的情况下,这种混合电极可作为一种高效的传感器工作。受此启发,研究人员还将这种杂化材料用于采用标准加入法检测真实牛血清样品中的多巴胺(Cheng et al.,2017)。

Liu 和 Zhang(2020)通过热解聚对苯二胺-还原氧化石墨烯(PpPD-rGO)混合物合成了氮掺杂石墨烯材料,用于快速检测多巴胺、抗坏血酸和尿酸;Rahsepar 等报道了氮掺杂多层石墨烯纳米片,用于灵敏检测真实血液样本中的多巴胺。在不同的电位下,这种纳米结构可用于灵敏、无酶地检测多巴胺和尿酸。在 1.8 V 的电位下,这种石墨烯传感器对多巴胺呈现出超灵敏响应($7.63\ mA\cdot mM/cm^{-2}$),检出限值为 4.5 nM,线性范围为 0.1~100 μM(Foroughi et al.,2018)。这些结果使其与 PpPD-rGO 杂化结构相比更为突出。最近,通过聚合 L-色氨酸和石墨烯复合物,开发出了一种电化学传感器。当使用 DPV 记录电流时,所制备的传感器显示出对多巴胺氧化的显著催化应用。p-L-Trp-GN 传感器在多巴胺检测方面的卓越性能归功于 GN 与 p-L-Trp 之间的协同效应和 π-π 堆积相互作用。0.06 μM 的检出限值使其在实时检测盐酸多巴胺注射液中的多巴胺方面更加突出(Gong et al.,2020)。该传感器的较高的催化性能、快速的电子动力学和高灵敏度,使其成为多巴胺传感的新型测试技术。

此外,采用低成本和简单的方法制备了聚合 Cu(Ⅱ)-AMT 与 rGO 的纳米共价杂化复合物。rGO 与聚(Cu-AMT)之间的 π-π 堆叠界面是这种模拟酶背后的化学作用,它显著增强了底物与石墨烯中心碳材料之间的电子动力学。最终,rGO 薄片与聚(Cu-AMT)纳米复合物之间的协同效应提高了多巴胺检测的灵敏度和选择性。所制备的生物仿生酶作为传感器可高效地电催化和检测多巴胺,其线性范围为 0.01~40 μM,检出限值为 3.48 nM(Li et al.,2017)。

Tian 和 Wu 等(2021)采用波动电压超声法,通过剥离过程合成了水分散的 GQDs 纳米复合材料。随着电压的波动,对频率和电极距离进行了观察与记录。与直接使用电压制备的复合材料相比,电压的波动使复合材料的质量更高。GQDs 减缓了石墨烯在水中的聚集,电化学性能显示了更好的灵敏度(14.25 $mA \cdot mM^{-1} \cdot cm^{-2}$)、更宽的线性范围(0.1~100 mM)和较低的检出限值。Das 等(2019)利用血清样品的强蓝色荧光制备了 Au@ N-GQD,用于快速、简便和无标记地检测多巴胺,如图 10.2(a)所示;同时通过“淬灭”荧光策略制备了 DA-GQDs,用于检测多巴胺和抗坏血酸(Liu et al.,2018)。这种纳米络合物的形成可能是络合物中的 Cu^{2+} 与多巴胺粒子之间的静电和氢键相互作用,从而使荧光强烈减弱。当抗坏血酸加入所制备的体系中时,Cu^{2+} 发生还原,这不仅分散了 Cu^{2+} 与 DA-GQDs 复合物之间的界面,而且反过来改善了 GQDs 的荧光。所制备的纳米复合物在同时检测人体血液与尿液样本中的多巴胺和抗坏血酸方面具有很大的潜力。

Ali 和 Ahmadi 等(2020)首次利用水热法合成了 GQDs 与基于二氧化钛-铈-石墨烯的复合物。制备的 TC-GQD 纳米材料是一种完全不同的新型电化学(EC)和光电化学(PEC)多巴胺传感器。通过比较 EC 和 PEC 参数的结果,该纳米复合材料在光电化学传感器上对多巴胺具有良好的光电流响应,检出限值为 22 nM,线性范围为 0.3~750 μM,灵敏度为 13.8 mA/mM。相反,TC-GQD/GC 对多巴胺的检出限值、灵敏度和线性范围分别为 0.22 μM、4.9 mA/mM 与 1~500 μM。两种技术的响应稳定性相同。我们认为,与 EC 方法相比,PEC 方法的灵敏度高 2.8 倍,操作简单,成本低,无背景噪声,因此更有潜力小型化,可用作便携式 POC 设备,进行灵敏的多巴胺检测。

人们通过旋涂法制备了壳聚糖-GQDs(CS-GQDs)薄膜传感层,用于飞摩尔浓度水平的超灵敏多巴胺检测。这种基于 CS-GQDs 纳米层的 SPR 传感器在 0~1 pM 的多巴胺检测浓度范围内表现出了卓越的性能。与上述所有使用过的传感材料相比,该传感器具有更低的检出限值和更高的灵敏度,是目前性能最出色的传感器,验证了该传感器作为一种强大的诊断工具的潜力,可以高精度地检测多巴胺,作为预防和治疗多巴胺相关神经综合征的生物标志物(Kamal Eddin et al.,2021)。

应对干扰的最佳方法是制备能够同时检测干扰物和多巴胺的纳米复合材料或电极。考虑到这一点,人们成功地制备了一种纳米材料修饰的碳糊电极(CPE),该电极不仅在样品溶液中,而且在实际样品中都不会产生任何干扰,可以同时检测多巴胺、对乙酰氨基酚和尿酸。与仅用于多巴胺检测的石墨烯/P4SAc/CPE(Ören Varol et al.,2019)改性电极相比,这种合成方法具有低成本、环保的优势。生物废蛋壳被用作羟基磷灰石的来源。由于 BHA 具有较高的吸附能力,而 rGO 则具有极好的导电性,因此在检测多巴胺方面具有显著的催化效果和较高的灵敏度。在较低的(5~100 μM)和较高的(120~310 μM)线性范围内,计算得出的检出限值分别为 0.39 μM 和 0.63 μM，定量限分别为 1.32 μM 和 2.10 μM（Gopal et al.，2021）。

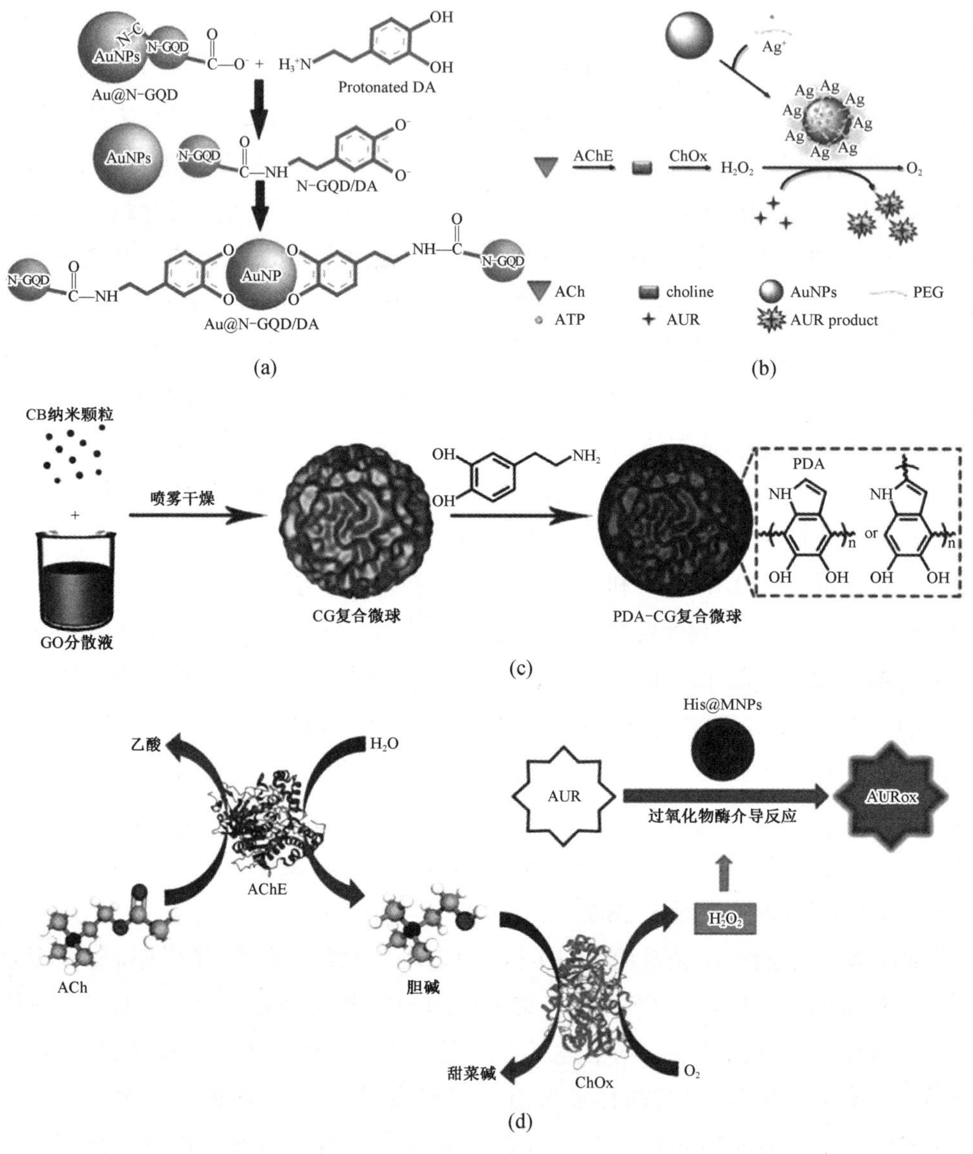

图 10.2 （a）用于感知多巴胺的 Au@N-GQD/DA 核壳纳米结构示意图；（b）制备用于荧光检测乙酰胆碱的金/银纳米颗粒示意图；（c）CG 和 PDA-CG 复合微球的分步合成；（d）多酶和过氧化物酶模拟检测乙酰胆碱的流程图（His@MNPs）

［来源：（a）Das et al.（2019）；（b）Wang et al.（2012）；（c）Xue et al.（2021）；（d）Cheon et al.（2021）.］

一种先进的基于智能手机的传感策略被用于同时灵敏检测多巴胺、抗坏血酸和尿酸，该策略使用在 SPE 上制造的石墨烯和 AuNPs 作为 POC 诊断工具（Xue et al.，2021）。Rahman 研究了石墨烯边缘的 COOH 效应，同时在存在潜在干扰抗坏血酸和尿酸分子的情况下检测多巴胺。他们结合含 26.40%氧官能团的 ECG 和含 2.35% 氧官能团的 HECG，通过电喷法对 FTO 电极进行了改性。在比较了催化性能的结果后，得出结论：石墨烯边缘的氧官能团比例较高，在确保多巴胺传感过程中的高灵敏度和低检测限方面发挥了积极作用（Mahbubur Rahman et al.,2021）。Li 等引入了不同的纳米颗粒来提高 PEC 生物传感器的性能。他们使用牛血清白蛋白包裹的 $AgInS_2$ QDs PEC 生物传感器检测多巴胺，其中金纳米棒（AuNRs）提高了光电特性，GO 提高了 BSA-$AgInS_2$ QDs/PEC 传感器对多巴胺的催化性能（Li et al.,2019）。

另一项工作报道了基于 GNPs-Naf/SPE 从人体尿液样品中快速检测 DA 和对乙酰氨基酚，最低检测限分别为 0.13 μM 和 0.25 μM（Krampa et al., 2020）。对 SPCE/CB-ERGO 传感器同时进行了多巴胺、EPI 和对乙酰氨基酚的测试，实现了一体化经济传感平台（Ibanez-Redin et al., 2018）。Hou 课题组通过喷雾干燥法制备了 PDA-CG/Pt 三维纳米材料，用于在抗坏血酸、尿酸和葡萄糖等干扰物存在的情况下，在相同电位下对多巴胺进行安培检测，如图 10.2(c)所示（Xue et al.,2021）。为了利用 PEC 传感系统进行多巴胺的选择性检测，制备了两种经过水热处理的纳米材料，银耳状 $ZnIn_2S_4$（ZISt）和花状微球 $ZnIn_2S_4$（ZISm）。与 ZISm 相比，ZISt 具有更大的比表面积和更高的光催化性能。石墨烯作为电子供体可捕获空穴并抑制电荷重组，进而促进可见光的吸收，增强电子转移以放大光电流信号（Ji et al., 2018）。锌和石墨烯的螯合作用大大提高了对多巴胺的选择性和检测灵敏度。

10.3.2 乙酰胆碱作为化学信使

乙酰胆碱在中枢神经系统和周围神经系统中发挥着重要作用，由一些神经细胞释放，是交感神经节之间的一种神经递质。记忆、血压、肌肉收缩、体温、身体分泌增强、注意力和学习等生理功能都是由这种化学信使驱动的（Gil & Metherate,2019;Chauhan et al.,2017）。任何由于乙酰胆碱水平异常而导致的神经传递或神经调节的损失都可能产生严重的神经疾病，如精神分裂症、注意力缺失症、帕金森氏疾病和进行性痴呆（Çevik et al.,2012）。由于没有任何电活性或发色团，对乙酰胆碱的检测具有挑战性，因此，要提高灵敏度和电子动力学，最重要的是要解决电极的导电性问题。为了提高导电性和增加表面积，可使用合适的导电材料或金属纳米颗粒（如石墨烯及其衍生物、碳纳米管和 AuNPs）对电极进行修饰（Asif et al.,2019;Iftikhar et al.,2021）。

10.3.3 乙酰胆碱检测

Chauhan 等(2017)将乙酰胆碱酯酶和 ChO 酶固定在经 Fe_2O_3NPs/rGO/PEDOT 纳米颗粒修饰的 FTO 电极上。生长的纳米颗粒显著增强了修饰电极的催化性能，检测真实血清样品中的乙酰胆碱响应时间小于 4 s，检出限值为 4.0 nM，线性范围从 4.0 nM~800 μM。另一组研究人员将相同的酶（乙酰胆碱酯酶和 ChO）固定在 AuNPs-GO 上，然后用生长出来的纳米颗粒修饰 ITO 涂层平板（Tyagi et al.,2019）。由于存在于边缘和面上的官能团，GO 成为合成纳米材料的主要基质。AchE-ChO/AuNPs-GO/ITO@ 玻璃电极对乙酰胆碱的检测范围为 100 pM~1 000 nM，检出限值为 100 pM。虽然两种酶基传感器的性能相当，但酶的处理、变性和对特定环境的要求等问题限制了酶基传感器的可用性。

研究人员制备了石墨烯-金纳米颗粒-壳聚糖(GR-AuNPs-CS)纳米复合材料,并将其沉积在玻碳电极上,通过电化学发光生物传感技术灵敏检测氯乙酰胆碱;下一步,制备并使用了 Fe_3O_4-TiO_2-AChE-ChO 生物复合材料。Fe_3O_4 颗粒表现出类似过氧化物酶样活性,TiO_2 提高了发光强度,AChE-ChO 水解 ATCl 生成硫代胆碱,然后催化释放 H_2O_2。制成的纳米复合材料的线性范围为 6.7 nM~0.92 mM,检出限值为 2.2 nM。电极的优异性能使该生物传感系统在胆碱检测的实际应用中具有良好的前景(Wu et al.,2014)。为了研究乙酰胆碱酯酶和乙酰胆碱的酶动力学,研究人员开发了另一种基于酶的 FET 晶体管。RGO-EnFET 具有双极性电荷转移特性,体外应用的成功使 RGO-EnFET 成为一种强大的工具,可用于药物筛选和酶动力学研究,以达到治疗目的(Chae et al.,2018)。

Beitollahi 等研究了通常由石墨丝网印刷电极(GSPE)组成的电化学装置。他们用新型镝钨酸盐 $Dy_2(WO_4)_3$纳米颗粒修饰了 GSPE,这种纳米颗粒是一种重要的稀土金属,具有出色的导电性能以及优异的催化和光学特性。DWO/SPE 用于通过 DPV 检测 EPI 和乙酰胆碱的氧化,所制备的传感器为实际样品中两种分析物的检测提供了合理的结果(Beitollahi et al.,2018)。此外,制备的 Fe_3O_4 微球/rGO、Fe_3O_4 纳米多面体/rGO 和 Fe_3O_4NSs/rGO 对典型的过氧化物酶底物 3,3′,5,5′-四甲基联苯胺的氧化具有类似过氧化物酶的活性。在这三种纳米复合材料中,Fe_3O_4NSs/rGO 表现出了特殊的过氧化物酶样活性。

由于人们选择性地制备了具有所需结构的 Fe_3O_4/石墨烯复合材料,其线性范围很宽(100 nM~10 mM),检出限值为 39 nM(Qian et al.,2014)。Wang 等利用酶模拟物金和银粒子探索了基于荧光的乙酰胆碱检测方法。为了制备 Au/Ag 纳米粒子,首先在有 ATP 和 PEG 的情况下制备了 AuNPs 与 Ag^+离子。如图 10.2(b)所示,在反应机制中,乙酰胆碱与乙酰胆碱酯酶反应生成胆碱,胆碱随后氧化成 ChOx,释放出甜菜碱和 H_2O_2。在金/银氧化物催化剂的作用下,H_2O_2 与 AUR 反应产生荧光(Wang et al.,2012)。Rehman 和 Hussain 利用制备的 ZnO/CuO 纳米叶(NLs)同时检测生物与食品样品中的乙酰胆碱及抗坏血酸。首先,使用湿化学方法(WCA)制备 ZnO/CuO 纳米叶,然后用来修饰玻碳电极。制备的 GCE/ZnO/CuO NLs/Nf 传感器被用于两种分析物的灵敏检测,并使用真实样品来验证传感器的准确性。与制作的其他电极相比,乙酰胆碱和尿酸的检测结果令人满意,检出限值为 14.7 pM、12.0 pM,定量限为 490.0 mM 和 367.0 mM,线性范围为 100.0 pM~100.0 mM,灵敏度为 317.0 $pA \cdot \mu M^{-1} \cdot cm^{-2}$、94.94 $pA \cdot \mu M^{-1} \cdot cm^{-2}$(Hussain et al.,2020)。此外,通过单步水热处理合成的 His@ MNPs 与胆碱氧化酶和乙酰胆碱酯酶相结合。

此外,如图 10.1(d)所示,通过一步水热法合成的 His@ MNPs 与作为过氧化物酶模拟物的胆碱氧化酶和乙酰胆碱酯酶相结合,可用于胆碱和乙酰胆碱这两种分析物(Cheon et al.,2021)。与原生 MNP 和其他氨基酸包被 MNP 相比,His@ MNPs 的催化活性高出 10 倍。

10.3.4 血清素(5HT)作为化学信使

血清素是一种单胺类神经递质,负责驱动社会行为,控制情绪、焦虑、食欲、攻击性、压力、消化、睡眠、记忆,并在认知和性行为中发挥重要作用(Fidalgo et al.,2013;Ashraf et al.,2021)。此外,与年龄相关的血清素波动是心血管疾病、糖尿病等老年相关疾病的原因(Crispino et al.,2020)。血清素水平的降低会促进衰老和与年龄相关的活动(Olivier,

2015),血清素合成的减少与抑郁相关疾病有关,尤其是在老年人中。由于血清素对抑郁症的治疗作用,它在医学研究中也得到了极大的关注(Lv & Liu,2017)。

10.3.5 血清素检测

由于血清素在正常生理功能中起着至关重要的作用,因此作为一种生物标志物,实时检测血清素对及时诊断和治疗与人体内血清素水平异常有关的神经紊乱或精神问题也极为重要。为此,研究人员提出了一种基于纳米复合材料的多用途、简单而新颖的传感系统,用于选择性检测血清素,所以制备了氧化石墨烯/壳聚糖纳米复合材料,并将其涂覆在丝网印刷电极上。氧化石墨烯作为羧基来源,与末端氨基共价连接,从而固定生物成分。通过使用电化学传感方法,该生物传感器检测血清素的浓度范围为 10 nM~100 mM,检出限值为 3.2 nM(Adumitrãchioaie et al. ,2019)。

另一种基于石墨烯-壳聚糖的化学电阻传感器被开发出来,用于现场快速高灵敏、选择性地检测血清素。该传感器由铂电极组成,铂电极与 2.5 μm 厚的 GO 壳聚糖薄膜(作为活性传感材料)之间有 60 μm 的间隙。传感器在合成血液等效培养基(DMEM 培养基)中进行了表征,在 0.2 μM~2 mM 的动态范围内显示出良好的电稳定性。基于 GO-壳聚糖的传感器具有生物相容性、生物可降解性和生态友好性,可应用于类癌综合征等疾病的快速现场检测(Vilouras et al. ,2018)。

在存在干扰物的情况下检测目标分析物是一项挑战,因为样品材料或生物液体中存在许多小分子,它们可能对相同的电位产生催化作用,并可能造成严重干扰,扰乱预期结果。Emily 的团队试图规避这一挑战,开发了基于纳米材料的生物传感器,即使在存在强干扰物的情况下也能同时检测两种分析物。他们采用等离子体增强气相沉积法生长出垂直排列的碳纳米纤维(CNF)用作工作电极,通过 DPV 技术在存在大量 AA 的情况下电化学检测 DA 和血清素。事实证明,这种柔性电极在灵敏度、选择性、检出限值和定量方面远远优于典型的 GCE(Rand et al. ,2013)。

Al-Graiti 研制了一种耐用且可重复使用的 rGO-PEDOT/PSS 电化学传感器,可同时检测 DA 和血清素。石墨烯与 PEDOT/PSS 的耦合可能会减少石墨烯层之间的重新堆叠问题。与其他传感器相比,带有 Nafion 的 rGO-PEDOT/PSS 显示出更好的灵敏度(Al-Graiti et al. ,2019)。他们制作了 MWCNT/GC 电化学传感器,并对其进行了氧化和还原电位处理。制备的传感器在 AA 和 UA 存在的情况下高灵敏检测 DA 与血清素时表现出极好的重现性及最低的检出限值(Bonetto et al. ,2018)。

Chandra 等利用无标记免疫测定法对血清素进行了选择性检测。他们使用了单相四硒化钼-rGO 纳米片,并对其进行了水热处理,如图 10.3(a)所示。使用氨基丙基三乙氧基硅烷进行电极功能化。制备的 BSA/抗血清素/APTES/mnMo_3Se_4@RGO/ITO 电极可检测 10~1200 nM 的血清素浓度,灵敏度高(18.4 $\mu A \cdot nM^{-1} \cdot cm^{-2}$),检出限值低至 2.5 nM(Chaudhary et al. ,2020)。构建聚(丙氨酸)/NaOH/MoS_2/MWCNTs/CPE 用于联合检测多巴胺、抗坏血酸、血清素和鸟嘌呤等分析物(Kumar et al. ,2020)。该传感器不仅在分析样品中,而且在 DA 注射液、维生素 C 片剂、鲱鱼精子 DNA 和人体血清等实际样品中,都表现出极佳的重复性、稳定性和选择性。Yang 采用一步电化学融合法制备了 NiO/CNT/PEDOT 纳米复合材料，由于 NiO、CNT 和 PEDOT 的协同效应，可同时检测血清中的 DA、5-HT 和 Trp，且无任何干扰（Sun et al.，2018）。CV 和 DPV 结果表明了特制电极在实际应用中的传感能力，为同时检测样品介质中存在的三种以上或一组分析物提供了解决途径。由于贵金属与聚吡咯纳米粒子的协同效应以及 PPy 的扩展表面积，PPy 和 AuNPs 的分析性能比其他电极高约 320 倍（Tertiş et al.，2017）。Selvarajan 等（2018）开发的 $Ag/PPy/Cu_2O$ 制造工艺如图 10.3（b）所示。利用超声化学和氧化聚合技术制备的纳米复合材料涂覆在玻璃碳电极上后，对浓度范围为 0.01~250 μM 的 5-HT 具有优异的催化活性，检出限值为 0.012 4 μM。Menon 利用银纳米粒子与 PEDOT 和 rGO 结合，制备了导电性极佳的 PEDOTNTs/rGO/AgNPs 纳米复合材料，并将其修饰在 GCE 上，用于电化学血清素传感。在 8 s 的血清素氧化反应时间内，所制备的电极即使在存在干扰物的情况下，也能达到 0.1 nM 的最低检出限值，实现检测的高灵敏度和高选择性（Sadanandhan et al.，2017）。采用聚吡啶-3-羧酸和铂涂层 CNFs 修饰 GCE，实际应用于人工生物培养基中的血清素、5-HT 及其前体 5-HIAA 的定量分析（Fredj et al.，2018）。AuAg-GR 纳米杂化物（Thanh et al.，2017）具有 1.6 nM 的检出限值和良好的耐久性，与 MIS 涂层 PtNPs 修饰的 GCE 性能相当（Yang et al.，2018）。GQDs/2D-hBN 纳米结构（Yang et al.，2018）和 Fe_3O_4-MWCNT-聚（BCG）（Ran et al.，2017）作为新型敏感材料，具有更高的比表面积、丰富的活性位点和更高的灵敏度，可在存在干扰物的情况下检测血清素。

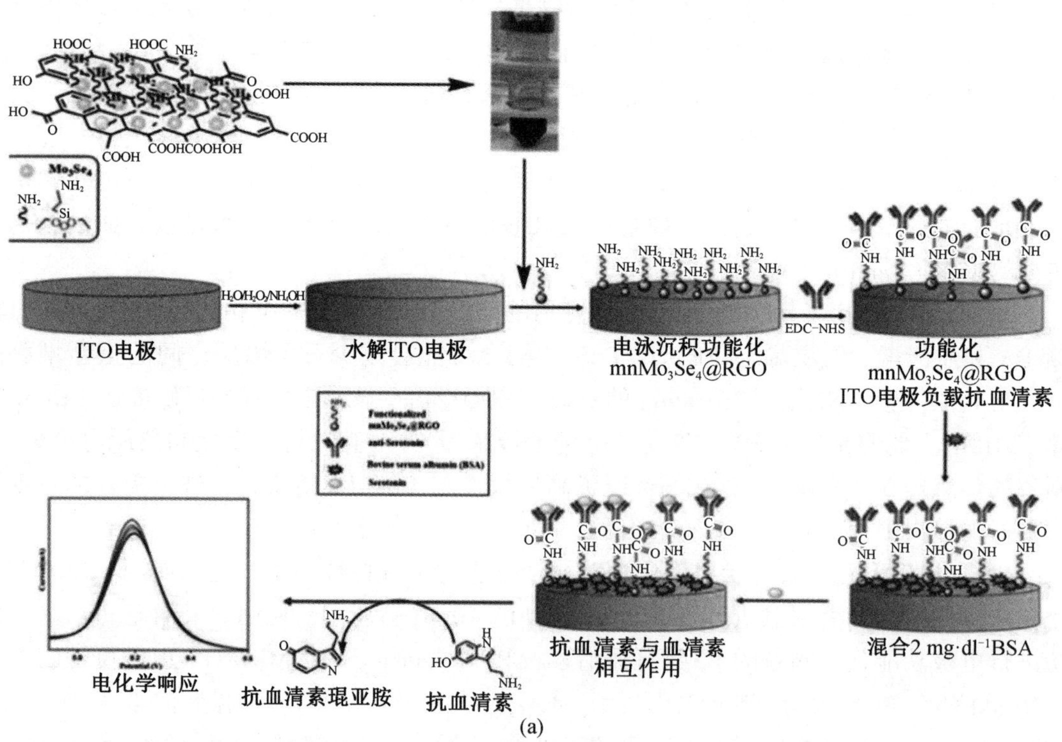

图 10.3　（a）血清素灵敏检测免疫传感器的制备步骤示意图；（b）$Ag/PPy/Cu_2O$/GC 的制备与对 5-HT 的检测；（c）柠檬酸盐包裹银纳米粒子检测 GAGB 示意图

［来源：（a）Chaudhary et al.（2020）；（b）Selvarajan et al.（2018）；（c）Jinnarak and Teerasong（2016）.］

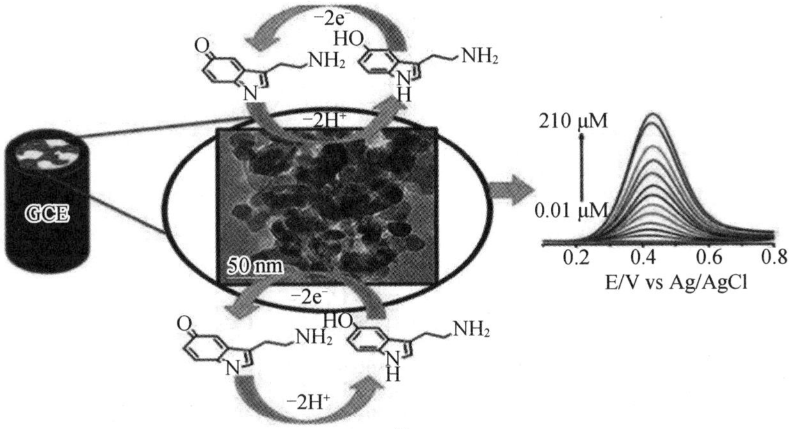

(b)

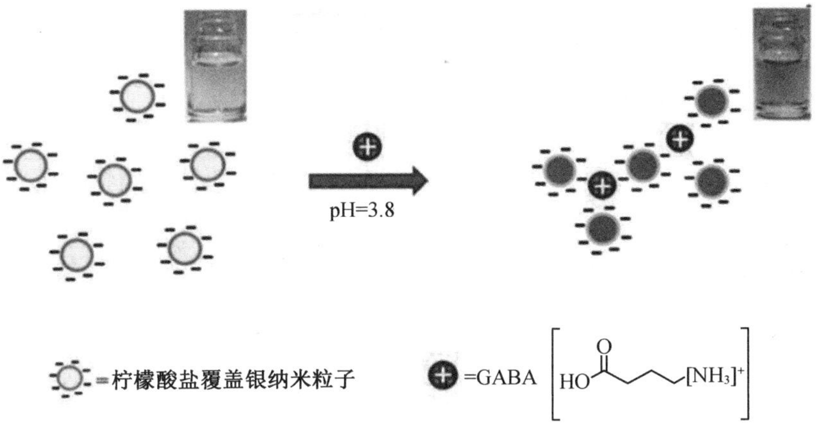

(c)

图 10.3(续)

10.3.6 γ-氨基丁酸作为化学信使

γ-氨基丁酸(GABA)在突触神经传递中的作用比任何其他神经递质都更为重要,因为它可以对递质释放起突触前抑制作用,经颅刺激引起的 GABA 的任何变化都与运动学习行为相关(Stagg et al.,2011)。GABA 也在神经发育、认知和感知行为、短期学习、记忆、抑郁、焦虑以及组织与器官的许多生理功能(尤其是肌肉张力调节)中发挥作用,视觉分辨尤其是 GABA 的一项重要任务(Kalueff & Nutt,1996;Opolski et al.,2000;Kalueff & Nutt,2007)。

10.3.7 γ-氨基丁酸检测

由于 GABA 的浓度为 5~50 nM,因此很少有基于纳米材料的传感器被开发出来。Waleed 等采用可控方法制备了金纳米双锥/聚合物核/壳结构,利用壳隔离纳米粒子增强拉曼光谱的同时检测 GABA 和 Glu。他们使用 PPy 直接聚合金纳米锥,这种传感器可以检测较宽浓度范围的 GABA。这种光学传感富集技术还可以检测作为早期检测和治疗神经系统疾病生物标志物的神经递质(El-Said et al.,2020)。

一种含有柠檬酸盐的高负电荷银纳米粒子探针已被报道用于通过 SPR 和量热法灵敏地检测 GABA，如图 10.3(c)所示。静电界面可能会减弱 SPR 光谱。由于氨基质子化作用，GABA 带有正电荷，因此带负电荷的柠檬酸盐封端 AgNPs 作为探针具有协同作用。制备的传感器显示出良好的线性范围(100~500 mg·L^{-1})，检出限值为 57.7 mg·L^{-1}，可实时应用于膳食样品的检测(Jinnarak & Teerasong，2016)。为实现无标记 GABA 检测，引入了尺寸选择性筛型阵列 Fe_3O_4@ SiO_2@ meso SiO_2 MSs，可在原位活体样品中检测低至 3.51×10^{-13} M 浓度的 GABA(Huang et al.，2017)。

树莓状介孔二氧化硅 NSs 与二氧化硅纤维被制成用作 LSPR 传感器，检出限值低至 10^{-15} M。这两种传感器的性能相当，具有极大的实时应用潜力(Huang et al.，2017)。最近，Khalid 等讨论了 GABA 的非酶电化学传感，该传感采用 GO 配体和 AuNPs，以及邻苯二甲醛和烷基硫醇试剂作为配体与 GABA 反应，从而电化学激活 GABA。其在血清和尿液等生理介质中的成功应用证明了从复杂的生物指标中检测 GABA 的可行性(Alamry et al.，2020)。

10.3.8 肾上腺素作为化学信使

肾上腺素(EPI)是一种儿茶酚胺神经递质，存在于哺乳动物的中枢神经系统(CNS)中(Pradhan et al.，2021)。它通过肾上腺皮质在肾上腺中产生并排入血液，它使人体能够进行“战斗和逃跑行动”。EPI 是一种重要的兴奋性神经递质，在中枢神经系统、心血管系统、肾脏和荷尔蒙系统的运作中发挥关键作用。此外，EPI 在体液中的任何生物浓度变化都会导致疾病，包括阿尔茨海默病、帕金森氏疾病、精神疾病、心血管疾病和神经系统疾病(Li et al.，2021)。此外，它还作为急救保健药物用于心脏组织的治疗(Yang et al.，2021)。因此，在痕量水平上对其进行快速和选择性检测应成为人类健康护理的重点。

10.3.9 肾上腺素检测

目前检测 EPI 的分析方法有很多，如高效液相色谱法、质谱法和毛细管电泳法等，但其中电化学方法因廉价、简单、快速和便携等优点而备受关注(Wu et al.，2021)。石墨烯由 sp^2杂化碳的二维蜂窝状薄片组成，具有优异的电学、热学和力学性能，它在制备纳米复合材料以构建电化学传感器方面应用广阔(Vinoth et al.，2019；Ashraf et al.，2021)。

Lavanya 等介绍了用于 EPI 检测的石墨烯基 SnO_2 纳米复合材料(NCs)。在这项工作中，人们设计了一种简单的方法将石墨烯还原和 Sn^{2+}的氧化一步完成。在石墨烯片上加入 SnO_2 NPs 有可能表现出独特的协同特性，如高表面活性、催化活性、强吸附能力，从而提高电子转移率和传感特性，实现了低至 0.017 μM 的检出限值(Lavanya et al.，2015)。上述研究表明，与其他氧化物半导体相比，SnO_2/石墨烯/GCE 的主要优势在于 SnO_2 与石墨烯协同检测目标分析物具有更高的灵敏度。Mazloum 等和 Ramu 等分别提出了基于石墨烯和 rGO 的 NiO NCs 对 GCE 进行修饰的方法。石墨烯和 rGO 在这些 NCs 中作为窗口电极材料，在石墨烯和 rGO 薄片上插入 NiO，在纳米尺度上提高了导电性、导电传感界面的粗糙度以及催化特性。该方法检测 EPI 的检出限值分别为 0.42 μM 和 10 μM(Mazloum et al.，2016；Ramu et al.，2021)。虽然 rGO 的导电性比石墨烯低，但它很容易生产，并且通过其表面的氧官能团也可以获得理想的性能,因此在全世界广受欢迎。这些传感器的优点是非贵金属材料、便宜、易得,而且石墨烯或 rGO 可以改善 NiO 的赝电容性质(Asif et al.,2021;Ashraf et al.,2019)。

Ding 等使用聚亮甲苯酚蓝修饰的石墨烯 NCs 制备电化学传感器检测 EPI,采用了简单的滴涂法和两步电聚合法,实现了均质聚合物膜的化学稳定性和厚度可控。DPV 测量的线性范围为 1~1 000 μM,检出限值为 0.24 μM(Ding et al.,2016)。这项研究表明导电聚合物在氧化还原效应和优异的导电性方面与石墨烯一起发挥着至关重要的作用,而且其制备过程几乎不需要关注石墨烯表面界面。Dong 等还提出了基于 rGO 纳米片上的四六面体(THH)金钯核壳纳米晶体的 EPI 传感器。所制备的 NCs 是重要的适配体,具有较大的比表面积、高指数晶面和优异的电催化活性。实际上,与单独的纳米材料相比,核壳双金属/石墨烯纳米片复合材料可以提高电子传输速率,改善了电催化活性。从图 10.4(a)中可以看出,研制的传感器检出限值为 0.001 2 μM(Dong et al.,2018)。

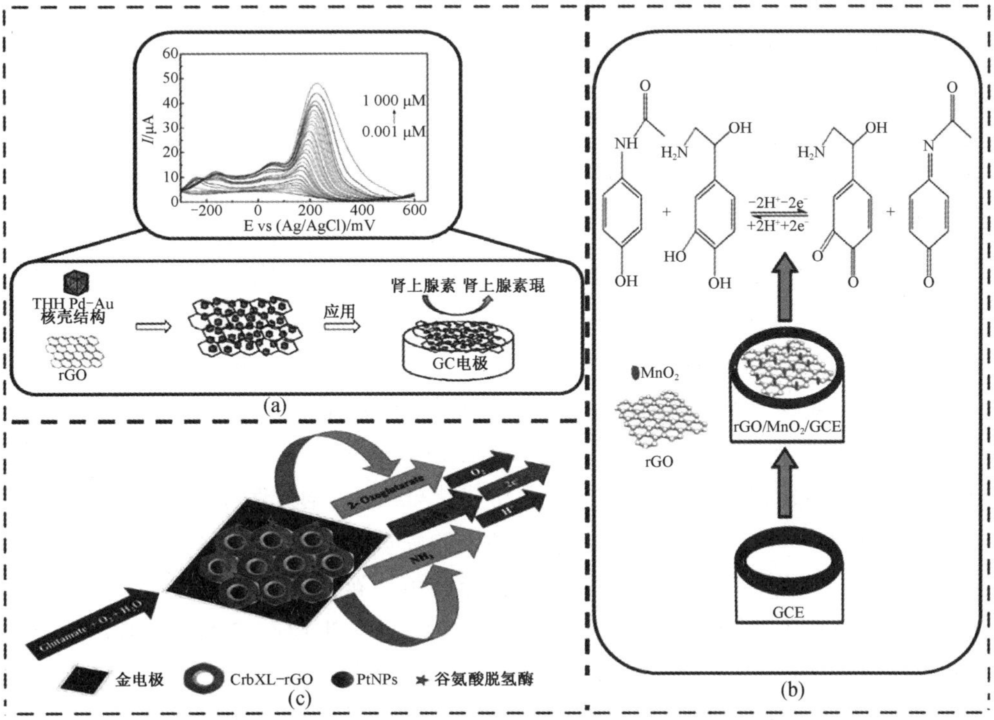

图 10.4 (a)THH-Au-Pd/rGO NCs 修饰 GCE 对 EPI 的 DPV 电化学检测;(b)MnO_2/rGO/GCE 膜电化学测定 NE 的示意图;(c)Au/CrbXL-rGO/PtNPs 修饰 GCE 通过 DPV 检测 Glu 的 NPs 示意图

由于量子约束和边缘效应,GQDs 也是很有前景的材料(Aziz et al.,2021)。Tashkhourian 等报道了壳聚糖 GQDs 复合材料修饰 CPE,其中壳聚糖作为稳定剂防止 GQDs 在水介质中溶解。GQDs 的羧基与壳聚糖的氨基之间的共轭 π—π 键使 NCs 变得稳定,检出限值为 0.000 3 μM(Tashkhourian et al.,2018)。采用碳氢化合物热分解或裂解法生产炭黑(CB),成本低廉。同样,Ibáñez-Redín 等将 rGO 的电化学传感特性与 CB 相结合,通过滴涂法修饰 SPCE。这种方法提供了均匀的分散体,沉积在电极表面的疏水性石墨烯分散体不会产生任何团聚效应。在这方面,CB 在石墨烯片之间起着间隔物的作用,因此 rGO 片和 CB 的结合在监测 EPI 方面表现出色,检出限值为 1.8 μM(Ibanez-Redin et al.,2018)。

10.3.10 去甲肾上腺素作为化学信使

去甲肾上腺素(NE)被认为是哺乳动物中枢神经系统中不可或缺的儿茶酚胺神经递质。一方面,作为一种内源性激素,它由肾上腺髓质排出;另一方面,作为一种代谢性神经递质,它从交感神经系统和大脑皮层的神经末梢释放出来(Wang et al.,2017)。抑郁和情绪障碍、血压调节和情绪唤醒都仅限于低水平的 NE。早期检测 NE 对提供最佳医疗保健至关重要。

10.3.11 去甲肾上腺素检测

与其他传统检测方法(如高效液相色谱法、气相色谱法和分光光度法)相比,电化学传感器在测定 NE 方面具有更多优势,因为它们极具创新性、快速、经济实惠,并可用于商业用途(Aziz et al.,2021;Ayesha et al.,2021)。传统方法有一些局限性,如耗时、昂贵和预处理。例如,Vilian 等开发了用于检测 NE 的电化学传感器。在这项研究中,MnO_2 NPs 结合在 rGO 表面用来修饰 GCE。由于 rGO 片材含有大量氧官能团,预计 rGO 与 MnO_2 NPs 表面的氧会发生氢键或脱水反应。rGO 较大的皱缩表面积导致 MnO_2 NPs 的大量沉积。这增强了传感器的催化活性和灵敏度,并通过方波伏安法(SWV)达到 0.002 μM 的检出限值,如图 10.4(b)所示(Vilian et al.,2014)。同样,Khudaish 等和 Anand 等也报道了 rGO 与 AuNPs 及电活性聚合物 L-精氨酸(L-Arg)复合使用检测 NE,这些 NCs 对 NE 的电氧化作用产生了协同效应。研究结果表明,传感器通过 DPV 和 SWV 测得的检出限值分别为 0.057 μM 与 0.042 μM,性能优异(Khudaish & Al-Khodouri,2020;Anand et al.,2020)。AuNPs 和聚精氨酸(L-Arg)等活性材料对 rGO 表面进行了功能化处理,协同放大了导电性和电子转移过程。Rosy 等合成了一种基于石墨烯-钯(Pd)NCs 的高灵敏电化学传感器。值得注意的是,钯的生物相容性和对生物分子的强亲和力使其能够用于石墨烯改性,通过石墨烯的二维平面六边形结构与 NE 苯基结构之间的 π-π 相互作用,进一步提高了电子转移率。此外,这种 NCs 的检出限值为 0.067 μM,可用于分析人体尿液样本中的 NE(Yadav et al.,2014)。

GQDs 被认为是一种石墨烯碎片。Fajardo 等和 Jahani 等利用含有 AuNPs 与离子液体(IL)的 GQDs 分别修饰 GCE 及 CPE,开发了用于测定 NE 的电化学传感器。GQDs/AuNPs 具有较大的表面积、与其 sp^2 杂化相关的疏水性平面以及与其亲水官能团相关的边缘效应,其检出限值为 0.15 μM(Fajardo et al.,2019)。GQDs/IL 与前者相比,检出限值低至 0.06 μM,这是因为这种 NC 中的 IL 对 GQDs 具有恒定的稳定性,并能与 CPE 表面的 GQDs 一起提供生物相容的环境、更高的电导率和良好的灵敏度,因为 CPE 在水介质中对 NE 进行电催化检测时噪声低、残留电流小(Jahani et al.,2020)。此外,杂原子掺杂是提高石墨烯材料电催化活性的另一种可行方法。在这方面,Jaiswal 等提出了使用一锅法将硫纳米点(SN)固定在 GO 上。GO 中电化学活性的降低可能是由于其片层中的 π-π 堆积造成了一定的团聚。人们通过将 SNs 掺杂到氧化石墨烯晶格中来解决这类缺陷和无序结构，并产生更多可能改善氧化石墨烯性能的活性位点用于 NE 测定，检出限值为 0.26 μM(Jaiswal & Tiwari,2021)。

10.3.12 谷氨酸作为化学信使

谷氨酸(Glu)是哺乳动物神经递质中占主导地位的氨基酸，是主要的信使分子，因为90%的神经元都利用这种氨基酸，而其他递质(EP、NE、DA 和血清素等)的神经递质比例很小(Banerjee et al.,2020)。任何形式的 Glu 浓度失调都会导致多种神经系统疾病，如癫痫、中风、帕金森氏疾病、精神分裂症、独孤症和注意力缺失症(Ratnam et al.,2020)，对其进行痕量检测是保护人类健康的重要手段之一。

10.3.13 谷氨酸的检测

许多传统方法(荧光法、色谱法、电致发光法和分光光度法)都被用于 Glu 检测，但这些方法都很费力，而且需要一些专业技能。通过电化学方法能够实现简单、廉价、易于微型化和实时的 Glu 检测(Yu et al.,2021;Asif et al.,2022)。近些年，石墨烯及其衍生物在电化学传感器中应用广泛。例如，石墨烯与金属氧化物的结合已被广泛用于为传感器提供良好的稳定性。Dalkıran 等报道了一种基于 Co_3O_4/壳聚糖/石墨烯 NCs 的新型 Glu 检测电化学传感器，其多孔和球状结构提高了氧化还原探针和工作电极之间的电子传输速率。此外，壳聚糖还可作为黏合剂，为 NCs 提供了均匀分布的基质，该方法的检出限值为 2 μM(Dalkıran et al.,2017)。

此外，Ragavan 等合成了一种基于石墨烯-钯的高稳定性 Glu 传感器。在石墨烯中加入导电钯，由于其表面积大，具有多效催化活性，同时也克服了聚集问题。该方法测得的检出限值为 49.4 μM(Ragavan et al.,2018)。Barman 等进行的一项研究中，使用羧基末端(CrbXL)rGO 复合电极测量 Glu 浓度。rGO 中的-COOH 基团通过静电和配位相互作用为 Au 与 PtNPs 提供了结合位点。这种 NCs 与 Glu 的氨基亲和形成共价键，从而提高了传感器的灵敏度、选择性和电催化效率，显示出 0.1μM 的检出限值，如图 10.4(c)所示(Barman et al.,2018)。Hu 等通过 WCA 合成了铂-石墨烯 NCs，通过形成高分散的材料来修饰 GCE。利用聚二烯丙基二甲基氯化铵对石墨烯进行官能化，使其与$[PtCl_6]^{2-}$复合物发生敏感反应。在石墨烯纳米片上添加铂显著提高了 NCs 的电催化活性，在 Glu 检测中的检出限值为 0.75 μM(Hu et al.,2014)。

10.4 结　论

神经递质在中枢和周围神经系统的行为与生理功能中起着非常重要的作用。准确检测这些神经递质对疾病诊断、病理和神经功能监测具有重要意义。石墨烯基纳米复合材料具有大比表面积、混合结构、可定制的功能位点、优异的导电性和更高的催化活性，因此有望成为传感平台的候选材料。在本章中，简要概述了用于神经递质传感的石墨烯和基于石墨烯的检测平台,总结了利用不同技术检测多巴胺、乙酰胆碱、血清素、GABA、NE、EPI 和谷氨酸的最新进展。因此,这项工作有四个值得注意的目标:第一,确定采用石墨烯基纳米材料在神经递质传感器性能方面取得的进展;第二,通过将这些传感器应用于实际分析环境,评估神经递质的有效浓度范围;第三,从活细胞或组织中检测神经递质;第四,评估用于疾病诊断的神经递质有用浓度。我们比较了这些纳米材料在检测化学信使方面的催化性能。

参考文献

Adumitrãchioaie, A., TertiTertiş, M., Suciu, M., Graur, F., & Cristea, C. (2019). A novel immunosensing platform for serotonin detection in complex real samples based on graphene oxide and chitosan. *Electrochimica* Acta, 311, 50-61.

Ahmadi, N., Bagherzadeh, M., & Nemati, A. (2020). Comparison between electrochemical and photoelectrochem ical detection of dopamine based on titania-ceria-graphene quantum dots nanocomposite. *Biosensors & Bioelectronics*, 151, 111977.

Alamry, K. A., Hussein, M. A., Choi, J.-W., & El-Said, W. A. (2020). Non-enzymatic electrochemical sensor to detect γ-aminobutyric acid with ligand-based on graphene oxide modified gold electrode. *Journal of Electroanalytical Chemistry*, 879.

Al-Graiti, W., Foroughi, J., Liu, Y., & Chen, J. (2019). Hybrid Graphene/Conducting Polymer Strip Sensors for Sensitive and Selective Electrochemical Detection of Serotonin. *ACS Omega*, 4(26), 22169-22177.

Anand, S. K., Mathew, M. R., Radecki, J., Radecka, H., & Kumar, K. G. (2020). Individual and simultaneous vol tammetric sensing of norepinephrine and tyramine based on poly (L-arginine)/reduced graphene oxide com posite film modified glassy carbon electrode. *Journal of Electroanalytical Chemistry*, 878, 114531.

Ashraf, G., Asif, M., Aziz, A., Dao, A. Q., Zhang, T., Iftikhar, T., Wang, Q., & Liu, H. (2020). Facet-energy inspired metal oxide extended hexapods decorated with graphene quantum dots: sensitive detection of bisphenol A in live cells. *Nanoscale*, 12, 9014-9023.

Ashraf, G., Asif, M., Aziz, A., Iftikhar, T., & Liu, H. (2021a). Rice-Spikelet-like Copper Oxide Decorated with Platinum Stranded in the CNT Network for Electrochemical In Vitro Detection of Serotonin. *ACS Applied Materials & Interfaces*, 13(5), 6023-6033.

Ashraf, G., Asif, M., Aziz, A., Wang, Z., Qiu, X., Huang, Q., Xiao, F., & Liu, H. (2019). Nanocomposites consisting of copper and copper oxide incorporated into MoS4 nanostructures for sensitive voltammetric determination of bisphenol A. *Microchimica Acta*, 186(6), 337.

Ashraf, G., Aziz, A., Qaisrani, R. N., Chen, W., & Asif, M. (2021b). Detecting and inactivating severe acute respiratory syndrome coronavirus-2 under the auspices of electrochemistry. *Current Research in Chemical Biology*, 1, 100001.

Asif, M., Ajmal, M., Ashraf, G., Muhammad, N., Aziz, A., Iftikhar, T., Wang, J., &

Liu, H. (2020). The role of biosensors in coronavirus disease-2019 outbreak. *Current Opinion in Electrochemistry*, 23, 174.

Asif, M., Aziz, A., Ashraf, G., Iftikhar, T., Sun, Y., & Liu, H. (2021a). Turning the Page: Advancing Detection Platforms for Sulfate Reducing Bacteria and their Perks. *Chemical Record*, 22, e202100166.

Asif, M., Aziz, A., Ashraf, G., Iftikhar, T., Sun, Y., Xiao, F., & Liu, H. (2022). Unveiling microbiologically influ enced corrosion engineering to transfigure damages into benefits: A textile sensor for H2O2 detection in clini cal cancer tissues. *Chemical Engineering Journal*, 427, 131398.

Asif, M., Aziz, A., Ashraf, G., Wang, Z., Wang, J., Azeem, M., Chen, X., Xiao, F., & Liu, H. (2018a). Facet-Inspired Core-Shell Gold Nanoislands on Metal Oxide Octadecahedral Heterostructures: High Sensing Performance toward Sulfide in Biotic Fluids. *ACS Applied Materials & Interfaces*, 10(43), 36675-36685.

Asif, M., Aziz, A., Azeem, M., Wang, Z., Ashraf, G., Xiao, F., Chen, X., & Liu, H. (2018b). A review on electro chemical biosensing platform based on layered double hydroxides for small molecule biomarkers determina tion. *Advances in Colloid and Interface Science*, 262, 21-38.

Asif, M., Aziz, A., Dao, A. Q., Hakeem, A., Wang, H., Dong, S., Zhang, G., Xiao, F., & Liu, H. (2015). Real-time tracking of hydrogen peroxide secreted by live cells using MnO2 nanoparticles intercalated layered doubled hydroxide nanohybrids. *Analytica Chimica Acta*, 898, 34-41.

Asif, M., Aziz, A., Wang, H., Wang, Z., Wang, W., Ajmal, M., Xiao, F., Chen, X., & Liu, H. (2019a). Superlattice stacking by hybridizing layered double hydroxide nanosheets with layers of reduced graphene oxide for electro chemical simultaneous determination of dopamine, uric acid and ascorbic acid. *Mikrochimica Acta*, 186(2), 61.

Asif, M., Aziz, A., Wang, Z., Ashraf, G., Wang, J., Luo, H., Chen, X., Xiao, F., & Liu, H. (2019b). Hierarchical CNTs@ CuMn Layered Double Hydroxide Nanohybrid with Enhanced Electrochemical Performance in H2S Detection from Live Cells. *Analytical Chemistry*, 91(6), 3912-3920.

Asif, M., Haitao, W., Shuang, D., Aziz, A., Zhang, G., Xiao, F., & Liu, H. (2017a). Metal oxide intercalated layered double hydroxide nanosphere: With enhanced electrocatalyic activity towards H2O2 for biological applications. *Sensors and Actuators B: Chemical*, 239, 243-252.

Asif, M., Liu, H., Aziz, A., Wang, H., Wang, Z., Ajmal, M., & Xiao, F. (2017b). Core-shell iron oxide-layered double hydroxide: High electrochemical sensing performance of H2O2 biomarker in live cancer cells with plasma therapeutics. *Biosensors & Bioelectronics*, 97, 352-359.

Asif, M., Xu, Y., Xiao, F., & Sun, Y. (2021b). Diagnosis of COVID-19, vitality of emerging technologies and preventive measures. *Chemical Engineering Journal*, 423, 130189.

Ayano, G. (2016). Common neurotransmitters: Criteria for neurotransmitters, key locations, classifications and functions. *Advances in Psychology and Neuroscience*, 1(1), 1–5.

Ayesha, A., Muhammad, A., Ghazala, A., Qiaoli, Y., & Shenqi, W. (2021). COVID-19 Impacts, Diagnosis and Possible Therapeutic Techniques: A Comprehensive Review. *Current Pharmaceutical Design*, 27(9), 1170–1184.

Aziz, A., Asif, M., Ashraf, G., Azeem, M., Majeed, I., Ajmal, M., Wang, J., & Liu, H. (2019a). Advancements in electrochemical sensing of hydrogen peroxide, glucose and dopamine by using 2D nanoarchitectures of lay ered double hydroxides or metal dichalcogenides. *A review*. *Mikrochimica Acta*, 186(10), 671.

Aziz, A., Asif, M., Ashraf, G., Farooq, U., Yang, Q., & Wang, S. (2021a). Trends in biosensing platforms for SARSCoV-2 detection: A critical appraisal against standard detection tools. *Current Opinion in Colloid & Interface Science*, 52, 101418.

Aziz, A., Asif, M., Ashraf, G., Iftikhar, T., Hu, J., Xiao, F., & Wang, S. (2021b). Boosting electrocatalytic activity of carbon fiber@ fusiform-like copper-nickel LDHs: Sensing of nitrate as biomarker for NOB detection. *Journal of Hazardous Materials*, 126907.

Aziz, A., Asif, M., Azeem, M., Ashraf, G., Wang, Z., Xiao, F., & Liu, H. (2019b). Self-stacking of exfoliated charged nanosheets of LDHs and graphene as biosensor with real-time tracking of dopamine from live cells. *Analytica Chimica Acta*, 1047, 197–207.

Banerjee, S., McCracken, S., Hossain, M. F., & Slaughter, G. (2020). Electrochemical detection of neurotransmitters. *Biosensors*, 10(8), 101.

Barman, S. C., Hossain, M., Yoon, H., & Park, J. Y. (2018). Carboxyl terminated reduced graphene oxide (Crbxl RGO) and Pt nanoparticles based ultra-sensitive and selective electrochemical biosensor for glutamate detec tion. *Journal of The Electrochemical Society*, 165(7), B296.

Beitollahi, H., Dourandish, Z., Tajik, S., Ganjali, M. R., Norouzi, P., & Faridbod, F. (2018). Application of graphite screen printed electrode modified with dysprosiumtungstate nanoparticles in voltammetric determination of epinephrine in the presence of acetylcholine. *Journal of Rare Earths*, 36(7), 750–757.

Bonetto, M. C., Muñoz, F. F., Diz, V. E., Sacco, N. J., & Cortón, E. (2018). Fused and unzipped carbon nanotubes, electrochemically treated, for selective determination of dopamine and serotonin. *Electrochimica* Acta, 283, 338–348.

Carlsson, A. (2005). Nerves as chemical messengers. *Science*, 310(5751), 1120–1121.

Çevik, S., Timur, S., & Anik, Ü. (2012). Biocentri-voltammetric biosensor for acetylcholine and choline. *Microchimica Acta*, 179(3), 299–305.

Chae, M.-S., Yoo, Y. K., Kim, J., Kim, T. G., & Hwang, K. S. (2018). Graphene-based enzyme-modified field-effect transistor biosensor for monitoring drug effects in

Alzheimer's disease treatment. *Sensors and Actuators B: Chemical*, 272, 448–458.

Chaudhary, C., Kumar, S., & Chandra, R. (2020). Monophasic molybdenum selenide-reduced graphene oxide nanocomposite sheets based immunosensing platform for ultrasensitive serotonin detection. *Microchemical Journal*, 159.

Chauhan, N., Chawla, S., Pundir, C., & Jain, U. (2017). An electrochemical sensor for detection of neurotransmitter-acetylcholine using metal nanoparticles, 2D material and conducting polymer modified elec trode. *Biosensors and Bioelectronics*, 89, 377–383.

Cheng, M., Zhang, X., Wang, M., Huang, H., & Ma, J. (2017). A facile electrochemical sensor based on well dispersed graphene-molybdenum disulfide modified electrode for highly sensitive detection of dopamine. *Journal of Electroanalytical Chemistry*, 786, 1–7.

Cheon, H., Nguyen, Q., & Kim, M. (2021). Highly Sensitive Fluorescent Detection of Acetylcholine Based on the Enhanced Peroxidase-Like Activity of Histidine Coated Magnetic Nanoparticles. *Nanomaterials*, 11, 1207.

Chicharro, M., Sánchez, A., Zapardiel, A., Rubianes, M. D., & Rivas, G. (2004). Capillary electrophoresis of neurotransmitters with amperometric detection at melanin-type polymer-modified carbon electrodes. *Analytica chimica acta*, 523(2), 185–191.

Choudhury, A., Sahu, T., Ramanujam, P. L., Banerjee, A. K., Chakraborty, I., Kumar, A., & Arora, N. (2018). Neurochemicals, behaviours and psychiatric perspectives of neurological diseases. *Neuropsychiatry*, 8(1),395–424.

Cools, R., & Arnsten, A. F. (2021). Neuromodulation of prefrontal cortex cognitive function in primates: the pow erful roles of monoamines and acetylcholine. *Neuropsychopharmacology*, 1–20.

Coppi, E., Cherchi, F., Sarchielli, E., Fusco, I., Guarnieri, G., Gallina, P., Corradetti, R., Pedata, F., Vannelli, G. B., & Pugliese, A. M. (2021). Acetylcholine modulates K 1 and Na 1 currents in human basal forebrain choliner gic neuroblasts through an autocrine/paracrine mechanism. *Journal of Neurochemistry*, 157(4), 1182–1195.

Crispino, M., Volpicelli, F., & Perrone-Capano, C. (2020). Role of the serotonin receptor 7 in brain plasticity: From development to disease. *International Journal of Molecular sciences*, 21(2), 505.

Cui, T., Qiu, H. M., Huang, D., Zhou, Q. X., Fu, X. Y., Li, H. Y., & Jiang, X. H. (2017). Abnormal levels of seven amino neurotransmitters in depressed rat brain and determination by HPLC-FLD. *Biomedical Chromatography*,31(8), e3937.

Dalkıran, B., Erden, P. E., & Kılıç, E. (2017). Graphene and tricobalt tetraoxide nanoparticles based biosensor for electrochemical glutamate sensing. *Artificial Cells, Nanomedicine, and Biotechnology*, 45(2), 340–348.

Das, R., Paul, K. K., & Giri, P. K. (2019). Highly sensitive and selective label-free detection of dopaminein human serum based on nitrogen-doped graphene quantum dots decorated on Au nanoparticles: Mechanistic insights through microscopic and spectroscopic studies. *Applied Surface Science*, 490, 318–330.

Deserno, L. , Schlagenhauf, F. , & Heinz, A. (2016). Striatal dopamine, reward, and decision making in schizophre nia. *Dialogues in Clinical Neuroscience*, 18(1), 77.

Ding, M. , Zhou, Y. , Liang, X. , Zou, H. , Wang, Z. , Wang, M. , & Ma, J. (2016). An electrochemical sensor based on graphene/poly (brilliant cresyl blue) nanocomposite for determination of epinephrine. *Journal of Electroanalytical Chemistry*, 763, 25-31.

Dong, W. , Ren, Y. , Bai, Z. , Jiao, J. , Chen, Y. , Han, B. , & Chen, Q. (2018). Synthesis of tetrahexahedral Au-Pd core-shell nanocrystals and reduction of graphene oxide for the electrochemical detection of epinephrine. *Journal of colloid and interface science*, 512, 812-818.

El-Said, W. A. , Alshitari, W. , & Choi, J. W. (2020). Controlled fabrication of gold nanobipyramids/polypyrrole for shell-isolated nanoparticle-enhanced Raman spectroscopy to detect gamma-aminobutyric acid. *Spectrochimica Acta. Part A, Molecular and Biomolecular Spectroscopy*, 229, 117890.

Fajardo, A. , Tapia, D. , Pizarro, J. , Segura, R. , & Jara, P. (2019). Determination of norepinephrine using a glassy carbon electrode modified with graphene quantum dots and gold nanoparticles by square wave stripping vol tammetry. *Journal of Applied Electrochemistry*, 49(4), 423-432.

Fidalgo, S. , Ivanov, D. K. , & Wood, S. H. (2013). Serotonin: from top to bottom. *Biogerontology*, 14(1), 21-45.

Foroughi, F. , Rahsepar, M. , & Kim, H. (2018). A highly sensitive and selective biosensor based on nitrogen-doped graphene for non-enzymatic detection of uric acid and dopamine at biological pH value. *Journal of Electroanalytical Chemistry*, 827, 34-41.

Fredj, Z. , Ali, M. , Singh, B. , & Dempsey, E. (2018). Simultaneous voltammetric detection of 5-hydroxyindole-3-acetic acid and 5-hydroxytryptamine using a glassy carbon electrode modified with conducting polymer and platinised carbon nanofibers. *Microchimica Acta*, 185 (9), 1-10.

Gil, S. M. , & Metherate, R. (2019). Enhanced sensory cognitive processing by activation of nicotinic acetylcholine receptors. *Nicotine and Tobacco Research*, 21(3), 377-382.

Goldstein, D. S. , Sullivan, P. , Holmes, C. , Mash, D. C. , Kopin, I. J. , & Sharabi, Y. (2017). Determinants of denervation-independent depletion of putamen dopamine in Parkinson's disease and multiple system atro phy. *Parkinsonism & Related Disorders*, 35, 88-91.

Gong, Q. -j, Han, H. -x, Wang, Y. -d, Yao, C. -z, Yang, H. -y, & Qiao, J. -l (2020). An electrochemical sensor for dopamine detection based on the electrode of a poly-tryptophan-functionalized graphene composite. *New Carbon Materials*, 35(1), 34-41.

Gopal, T. V. , Reddy, T. M. , Shaikshavali, P. , & Venkataprasad, G. (2021). Eco-friendly and bio-waste based hydroxyapatite/reduced graphene oxide hybrid material for synergic electrocatalytic detection of dopamine and study of its simultaneous performance with acetaminophen and uric acid. *Surfaces and Interfaces*, 24.

Hoffmeister, J. D. (2021). *The role of norepinephrine in vocal communication and anxiety in parkinson disease*. Madison: The University of Wisconsin-Madison.

Hu, J., Wisetsuwannaphum, S., & Foord, J. S. (2014). Glutamate biosensors based on diamond and graphene plat forms. *Faraday discussions*, 172, 457–472.

Huang, Y., Ding, M., Guo, T., Hu, D., Cao, Y., Jin, L., & Guan, B.-O. (2017a). A fiber-optic sensor for neurotransmitters with ultralow concentration: Near-infrared plasmonic electromagnetic field enhancement using raspberry-like meso-SiO 2 nanospheres. *Nanoscale*, 9(39), 14929–14936.

Huang, Y., Ding, M., Guo, T., Zhang, N., Tian, Z., Sun, L.-P., & Guan, B.-O. (2017b). Ultrasensitive and label-free detection of γ-aminobutyric acid using fiber-optic interferometric sensors functionalized with size-selective molecular sieve arrays. *Sensors and Actuators B: Chemical*, 244, 934–940.

Hussain, M. M., Asiri, A. M., & Rahman, M. M. (2020). Non-enzymatic simultaneous detection of acetylcholine andascorbic acid using ZnO CuO nanoleaves: Real sample analysis. *Microchemical Journal*, 159, 105534.

Hyman, S. E. (2005). Neurotransmitters. *Current biology*, 15(5), R154–R158.

Ibáñez-Redín, G., Wilson, D., Gonçalves, D., & Oliveira, O., Jr (2018). Low-cost screen-printed electrodes based on electrochemically reduced graphene oxide-carbon black nanocomposites for dopamine, epinephrine and paracetamol detection. *Journal of colloid and interface science*, 515, 101–108.

Iftikhar, T., Asif, M., Aziz, A., Ashraf, G., Jun, S., Li, G., & Liu, H. (2021a). Topical advances in nanomaterials based electrochemical sensors for resorcinol detection. *Trends in Environmental Analytical Chemistry*, 31, e00138.

Iftikhar, T., Xu, Y., Aziz, A., Ashraf, G., Li, G., Asif, M., Xiao, F., & Liu, H. (2021b). Tuning Electrocatalytic Aptitude by Incorporating α-MnO2 Nanorods in Cu-MOF/rGO/CuO Hybrids: Electrochemical Sensing of Resorcinol for Practical Applications. *ACS Applied Materials & Interfaces*.

Jahani, P. M., Jafari, M., Gupta, V. K., & Agarwal, S. (2020). Graphene quantum dots/ionic liquid-Modified Carbon Paste Electrode-Based Sensor for Simultaneous voltammetric determination of norepinephrine and acetylcholine. *International Journal of Electrochemical Science*, 15(1), 947–958.

Jaiswal, N., & Tiwari, I. (2021). Sulphur nanodots decorated graphene oxide nanocomposite for electrochemical determination of norepinephrine in presence and absence of 4-aminophenol, acetaminophen and tryptophan. *Journal of Electroanalytical Chemistry*, 881, 114956.

Ji, D., Liu, Z., Liu, L., Low, S. S., Lu, Y., Yu, X., Zhu, L., Li, C., & Liu, Q. (2018). Smartphone-based integrated voltammetry system for simultaneous detection of ascorbic acid, dopamine, and uric acid with graphene and gold nanoparticles modified screen-printed electrodes. *Biosensors & Bioelectronics*, 119, 55-62.

Jinnarak, A., & Teerasong, S. (2016). A novel colorimetric method for detection of gamma-aminobutyric acid based on silver nanoparticles. *Sensors and Actuators B: Chemical*, 229, 315-320.

Kaiser, J., Rahm, B., & Lutzenberger, W. (2008). Direct contrasts between experimental conditions may yield more focal oscillatory activations than comparing pre-versus post-stimulus responses. *Brain Research*, 1235, 63-73.

Kalueff, A., & Nutt, D. (1996). Role of GABA in memory and anxiety. *Depression and Anxiety*, 4(3), 100-110.

Kalueff, A. V., & Nutt, D. J. (2007). Role of GABA in anxiety and depression. *Depression and anxiety*, 24(7), 495-517.

Kamal Eddin, F. B., Fen, Y. W., Omar, N. A. S., Liew, J. Y. C., & Daniyal, W. (2021). Femtomolar detection of dopamine using surface plasmon resonance sensor based on chitosan/graphene quantum dots thin film. *Spectrochimica Acta. Part A, Molecularand Biomolecular Spectroscopy*, 263, 120202.

Khudaish, E. A., & Al-Khodouri, A. (2020). A Surface Network Based on Reduced Graphene Oxide/Gold Nanoparticles for Selective Determination of Norepinephrine in Real Samples. *Journal of the Electrochemical Society*, 167(14), 146516.

Krampa, F. D., Aniweh, Y., Kanyong, P., & Awandare, G. A. (2020). Graphene nanoplatelet-based sensor for the detection of dopamine and N-acetyl-p-aminophenol in urine. *Arabian Journal of Chemistry*, 13(1), 3218-3225.

Kumar, M., Wang, M., Kumara Swamy, B. E., Praveen, M., & Zhao, W. (2020). Poly(alanine)/NaOH/ MoS2/MWCNTs modified carbon paste electrode for simultaneous detection of dopamine, ascorbic acid, serotonin and guanine. *Colloids and Surfaces. B, Biointerfaces*, 196, 111299.

Lavanya, N., Fazio, E., Neri, F., Bonavita, A., Leonardi, S., Neri, G., & Sekar, C. (2015). Simultaneous electrochemical determination of epinephrine and uric acid in the presence of ascorbic acid using SnO2/graphene nanocomposite modified glassy carbon electrode. *Sensors and Actuators B: Chemical*, 221, 1412-1422.

Li, S.-J., He, J.-Z., Zhang, M.-J., Zhang, R.-X., Lv, X.-L., Li, S.-H., & Pang, H. (2013). Electrochemical detection of dopamine using water-soluble sulfonated graphene. *Electrochimica Acta*, 102, 58-65.

Li, Y., Gu, Y., Zheng, B., Luo, L., Li, C., Yan, X., Zhang, T., Lu, N., & Zhang, Z. (2017). A novel electrochemical biomimetic sensor based on poly(Cu-AMT) with reduced graphene oxide for ultrasensitive detection of dopa mine. *Talanta*, 162,80-89.

Li, Y., Li, Z., Ye, W., Zhao, S., Yang, Q., Ma, S., Xiao, G., Liu, G., Wang, Y., & Yue, Z. (2019). Gold nanorods and graphene oxide enhanced BSA-AgInS2 quantum dotbased photoelectrochemical sensors for detection of dopamine. *Electrochimica Acta*, 295, 1006–1016.

Li, Z., Guo, Y., Yue, H., Gao, X., Huang, S., Zhang, X., Yu, Y., Zhang, H., & Zhang, H. (2021). Electrochemical determination of epinephrine based on Ti3C2Tx MXene-reduced graphene oxide/ITO electrode. *Journal of Electroanalytical Chemistry*, 115425.

Liu, H., Li, N., Zhang, H., Zhang, F., & Su, X. (2018). A simple and convenient fluorescent strategy for the highly sensitive detection of dopamine and ascorbic acid based on graphene quantum dots. *Talanta*, 189, 190–195.

Lv, J., & Liu, F. (2017). The role of serotonin beyond the central nervous system during embryogenesis. *Frontiers in Cellular Neuroscience*, 11, 74.

Mahbubur Rahman, M., Liu, D., Siraj Lopa, N., Baek, J.-B., Nam, C.-H., & Lee, J.-J. (2021). Effect of the carboxyl functional group at the edges of graphene on the signal sensitivity of dopamine detection. *Journal of Electroanalytical Chemistry*, 898.

Mazloum, A. M., Farbod, F., Hosseinzadeh, L., 2016. An electrochemical sensor based on nickel oxides nanoparticle/graphene composites for electrochemical detection of epinephrine. McMahon, D. (1974). Chemical messengers in development: a hypothesis. *Science*, 185 (4156), 1012–1021.

Ochoa-de la Paz, L. D., Gulias-Cañizo, R., Ruíz-Leyja, E. D., Sánchez-Castillo, H., & Parodí, J. (2021). The role of GABA neurotransmitter in the human central nervous system. *physiology, and pathophysiology. Revista Mexicana de Neurociencia*, 22(2), 67–76.

Olivier, B. (2015). Serotonin: a never-ending story. *European journal of pharmacology*, 753, 2–18.

Opolski, A., Mazurkiewicz, M., Wietrzyk, J., Kleinrok, Z., & Radzikowski, C. (2000). The role of GABA-ergic system in human mammary gland pathology and in growth of transplantable murine mammary cancer. *Journal of Experimental & Clinical Cancer Research*, 19(3), 383–390.

Ören Varol, T., Perk, B., Avci, O., Akpolat, O., Hakli, Ö., Xue, C., Li, Q., & Anik, Ü. (2019). Fabrication of graphene/azobenzene-perylene diimide derivative modified electrochemical sensors for the dopamine detection based onfull factorial experimental design. *Measurement*, 147.

Peinado, J. M., McManus, K., & Myers, R. (1986). Rapid method for micro-analysis of endogenous amino acid neurotransmitters in brain perfusates in the rat by isocratic HPLC–EC. *Journal of neuroscience methods*, 18(3), 269–276.

Pradhan, S., Bhattacharyya Banerjee, M., Biswas, S., Aliya Hamizi, N., Das, D. K., Bhar, R., Bandyopadhyay, R., & Pramanik, P. (2021). An Efficient Simultaneous Electrochemical Detection of Nanomolar Epinephrine and Uric Acid using Low Temperature Synthesized Nano-sized Copper Telluride. *Electroanalysis*, 33(2), 383–392.

Qian, J., Yang, X., Jiang, L., Zhu, C., Mao, H., & Wang, K. (2014). Facile preparation of Fe3O4 nanospheres/reduced graphene oxide nanocomposites with high peroxidase-like activity for sensitive and selective colori metric detection of acetylcholine. *Sensors and Actuators B: Chemical*, 201, 160–166.

Ragavan, K., Egan, P., & Neethirajan, S. (2018). Multi mimetic Graphene Palladium nanocomposite based colori metric paper sensor for the detection of neurotransmitters. *Sensors and Actuators B: Chemical*, 273, 1385–1394.

Ramu, A., Umar, A., Ibrahim, A. A., Algadi, H., Ibrahim, Y. S., Wang, Y., Hanafiah, M. M., Shanmugam, P., & Choi, D. (2021). Synthesis of porous 2D layered nickel oxide-reduced graphene oxide (NiO-rGO) hybrid composite for the efficient electrochemical detection of epinephrine in biological fluid. *Environmental Research*, 111366.

Ran, G., Chen, X., & Xia, Y. (2017). Electrochemical detection of serotonin based on a poly (bromocresol green) film and Fe3O4 nanoparticles in a chitosan matrix. *RSC Advances*, 7(4), 1847–1851.

Rand, E., Periyakaruppan, A., Tanaka, Z., Zhang, D. A., Marsh, M. P., Andrews, R. J., Lee, K. H., Chen, B., Meyyappan, M., & Koehne, J. E. (2013). A carbon nanofiber based biosensor for simultaneous detection of dopamine and serotonin in the presence of ascorbic acid. *Biosensors & Bioelectronics*, 42, 434–438.

Ratnam, K. V., Manjunatha, H., Janardan, S., Naidu, K. C. B., & Ramesh, S. (2020). Nonenzymatic electrochemical sensor based on metal oxide, MO (M=Cu, Ni, Zn, and Fe) nanomaterials for neurotransmitters: An abridged review. *Sensors International*, 100047.

Sadanandhan, N. K., Cheriyathuchenaaramvalli, M., Devaki, S. J., & Menon, A. R. (2017). PEDOT-reduced graphene oxide-silver hybrid nanocomposite modified transducer for the detection of serotonin. *Journal of Electroanalytical Chemistry*, 794, 244–253.

Santos-Fandila, A., Zafra-Gomez, A., Barranco, A., Navalon, A., Rueda, R., & Ramírez, M. (2013). Quantitative determination of neurotransmitters, metabolites and derivates in microdialysates by UHPLC tandem mass spectrometry. *Talanta*, 114, 79–89.

Savransky, A., Chiappelli, J., Du, X., Carino, K., Kvarta, M., Bruce, H., Kochunov, P., Goldwaser, E., Tan, Y., & Hare, S. (2021). Association of working memory and elevated overnight urinary norepinephrine in patients with schizophrenia. *Journal of Psychiatric Research*, 137, 89–95.

Selvarajan, S., Suganthi, A., & Rajarajan, M. (2018). A novel highly selective and sensitive detection of serotonin based on Ag/polypyrrole/Cu2O nanocomposite modified glassy carbon electrode. *Ultrasonics Sonochemistry*, 44, 319–330.

She, G., Huang, X., Jin, L., Qi, X., Mu, L., & Shi, W. (2014). Electrochemical Sensors: SnO2 Nanoparticle-Coated ZnO Nanotube Arrays for High-Performance Electrochemical Sensors (Small 22/2014). *Small*, 10(22), 4684.

Stagg, C. J., Bachtiar, V., & Johansen-Berg, H. (2011). The role of GABA in human motor learning. *Current Biology*, 21(6), 480–484.

Sun, D., Li, H., Li, M., Li, C., Dai, H., Sun, D., & Yang, B. (2018). Electrodeposition synthesis of a NiO/CNT/PEDOT composite for simultaneous detection of dopamine, serotonin, and tryptophan. *Sensors and Actuators B: Chemical*, 259, 433–442.

Suzuki, S., Kaikita, K., Yamamoto, E., Jinnouchi, H., & Tsujita, K. (2021). Role of acetylcholine spasm provocation test as a pathophysiological assessment in nonobstructive coronary artery disease. *Cardiovascular Intervention and Therapeutics*, 36(1), 39–51.

Tajik, S., Dourandish, Z., Zhang, K., Beitollahi, H., Van Le, Q., Jang, H. W., & Shokouhimehr, M. (2020). Carbon and graphene quantum dots: A review on syntheses, characterization, biological and sensing applications for neurotransmitter determination. *RSC Advances*, 10(26), 15406–15429.

Tashkhourian, J., Nami-Ana, S. F., & Shamsipur, M. (2018). Designing a modified electrode based on graphene quantum dot-chitosan application to electrochemical detection of epinephrine. *Journal of Molecular Liquids*, 266, 548–556.

Tertiş, M., Cernat, A., Lacatiş, D., Florea, A., Bogdan, D., Suciu, M., Săndulescu, R., & Cristea, C. (2017). Highlselective electrochemical detection of serotonin on polypyrrole and gold nanoparticles-based 3D architecture. *Electrochemistry Communications*, 75, 43–47.

Thanh, T. D., Balamurugan, J., Van Hien, H., Kim, N. H., & Lee, J. H. (2017). A novel sensitive sensor for seroto nin based on high-quality of AuAg nanoalloy encapsulated graphene electrocatalyst. *Biosensors and Bioelectronics*, 96, 186–193.

Tian, J., & Wu, W. (2021). A novel preparation of water-dispersed graphene and their application to electrochemical detection of dopamine. *Advanced Powder Technology*, 32(2), 619–629.

Tyagi, C., Chauhan, N., Tripathi, A., Jain, U., & Avasthi, D. K. (2019). Voltammetric measurements of neurotransmitter-acetylcholine through metallic nanoparticles embedded 2-D material. *International Journal of Biological Macromolecules*, 140, 415–422.

Vilian, A. E., Chen, S.-M., Hung, Y.-T., Ali, M. A., & Al-Hemaid, F. M. (2014). Electrochemical oxidation and determination of norepinephrine in the presence of acetaminophen using MnO2 nanoparticle decorated reduced graphene oxide sheets. Analytical. *Methods*, 6(16), 6504–6513.

Vilouras, Anastasios, Ambarish, Paul, Kafi, M. A., & Dahiya, R. (2018). Graphene oxide-chitosan based ultra flexible electrochemical sensor for detection of serotonin. 2018 IEEE. *SENSORS*, 1–4.

Vinoth, V., Natarajan, L. N., Mangalaraja, R. V., Valdés, H., & Anandan, S. (2019). Simultaneous electrochemical determination of dopamine and epinephrine using gold nanocrystals capped with graphene quantum dots in a silica network. *Microchimica Acta*, 186 (10), 1–12.

Wang, C., Wang, Q., Sun, D., Chen, X., & Sun, Y. (2014). Immunogenic alteration in laparoscopic common bile duct exploration. *Journal of Surgical Research*, 187(1), 302–309.

Wang, C.-I., Chen, W.-T., & Chang, H.-T. (2012). Enzyme mimics of Au/Ag nanoparticles for fluorescent detection of acetylcholine. *Analytical chemistry*, 84(22), 9706–9712.

Wang, L., Song, Y., Zhang, Y., Xu, S., Xu, H., Wang, M., Wang, Y., & Cai, X. (2017). A microelectrode array electrodeposited with reduced graphene oxide and Pt nanoparticles for norepinephrine and electrophysiological recordings. *Journal of Micromechanics and Microengineering*, 27(11), 115001.

Wu, C., Li, J., Liu, X., Zhang, H., Li, R., Wang, G., Wang, Z., Li, Q., & Shangguan, E. (2021). Simultaneous voltammetric determination of epinephrine and acetaminophen using a highly sensitive CoAl-OOH/reduced graphene oxide sensor in pharmaceutical samples and biological fluids. *Materials Science and Engineering: C*, 119, 111557.

Wu, X., Zhong, X., Chai, Y., & Yuan, R. (2014). Electrochemiluminescence acetylcholine biosensor based on biofunctional AMs-AChE-ChO biocomposite and electrodeposited graphene-Au-chitosan nanocomposite. *Electrochimica Acta*, 147, 735–742.

Xu, N., Qiu, C., Wang, W., Wang, Y., Chai, C., Yan, Y., & Zhu, D. (2011). HPLC/MS/MS for quantification oftwo types of neurotransmitters in rat brain and application: myocardial ischemia and protection of Sheng-Mai-San. *Journal of Pharmaceutical and Biomedical Analysis*, 55(1), 101–108.

Xu, T.-Q., Zhang, Q.-L., Zheng, J.-N., Lv, Z.-Y., Wei, J., Wang, A.-J., & Feng, J.-J. (2014). Simultaneous determination of dopamine and uric acid in the presence of ascorbic acid using Pt nanoparticles supported on reduced graphene oxide. *Electrochimica Acta*, 115, 109–115.

Xue, J., Yao, C., Li, N., Su, Y., Xu, L., & Hou, S. (2021). Construction of polydopamine-coated three-dimensional graphene-based conductive network platform for amperometric detection of dopamine. *Journal of Electroanalytical Chemistry*, 886.

Yadav, S. K., Agrawal, B., Oyama, M., & Goyal, R. N. (2014). Graphene modified Palladium sensor for electro chemical analysis of norepinephrine in pharmaceuticals and biological fluids. *Electrochimica Acta*, 125, 622–629.

Yang, L., Liu, D., Huang, J., & You, T. (2014). Simultaneous determination of dopamine, ascorbic acid and uric acid at electrochemically reduced graphene oxide modified electrode. *Sensors and Actuators B: Chemical*, 193, 166–172.

Yang, X., Zhao, P., Xie, Z., Ni, M., Wang, C., Yang, P., Xie, Y., & Fei, J. (2021). Selective determination of epinephrine using electrochemical sensor based on ordered mesoporous carbon/nickel oxide nanocomposite. *Talanta*, 122545.

Yang, Y., Zeng, Y., Tang, C., Zhu, X., Lu, X., Liu, L., Chen, Z., & Li, L. (2018). Voltammetric determination of 5-hydroxytryptamine based onthe use of platinum nanoparticles coated with molecularly imprinted silica. *Mikrochim Acta*, 185(4), 219.

Yu, H., Yu, J., Li, L., Zhang, Y., Xin, S., Ni, X., Sun, Y., & Song, K. (2021).

Recent Progress of the Practical Applications of the Platinum Nanoparticle-Based Electrochemistry Biosensors. *Frontiers in Chemistry*, 9.

Zhang, H., & Liu, S. (2020). Electrochemical sensors based on nitrogen-doped reduced graphene oxide for the simultaneous detection of ascorbic acid, dopamine and uric acid. *Journal of Alloys and Compounds*, 842.

Zheng, X., Guo, Y., Zheng, J., Zhou, X., Li, Q., & Lin, R. (2015). Simultaneous determination of ascorbic acid, dopamine and uric acid using poly (l-leucine)/DNA composite film modified electrode. *Sensors and Actuators B: Chemical*, 213, 188–194.

第11章　基于适配体的合成和天然毒害物质传感方法

Jasvir Kaur[①②], Prabhat K. Singh[①③]

11.1 前　　言

科技进步给人类的生活方式带来了巨大变化。例如,农药的出现以及农业和生物技术领域的进步导致了粮食生产领域的绿色革命。此外,与防御和保护生命有关的人类活动也催生了有害的生物毒剂。除了开发有害的合成化学品,微生物的寄生进化也是对生命的另一重大威胁。生命体正通过空气、食物、水接触和摄入各种有害与有毒物质,如杀虫剂和致病毒素(He et al.,2020;Kaur and Singh,2020a;Pohanka,2019)。因此,为了提高生活质量和保护公众健康,识别和量化这些物质以评估其对生物的影响非常重要。

生物传感器已被证明是一种准确、方便、简易和快速的方法,可用于监测合成和天然有毒化合物,满足临床和诊断应用的需要(Kaur et al.,2021;Kaur and Singh,2021)。生物传感器由一个生物识别元件和一个换能器单元组成,前者可与所研究的分析物相互作用,后者则可将生物传感过程中获得的物理/化学信息转化为信号输出,最终由检测器进行监测。虽然蛋白质、酶、抗体、DNA、RNA等生物分子已被用作构建生物传感平台的识别单元,但适配体因其特异性、良好的稳定性、易于合成和修饰、结构可预测性、出色的结合亲和力和灵活的放大过程等优点而受到特别关注。

适配体是通过指数富集配体的系统进化过程,筛选组合寡核苷酸文库后获得的DNA或RNA单链序列,能够与特定的分析物结合(Blank & Blind,2005;Tuerk & Gold,1990)。适配体结合目标分析物的选择性与抗体相当,同时还具有其他优势,如工程化和制造可行性、热稳定性更好、体积小、化学用途广泛等(Song et al.,2008)。多年以来,适配体已被用于检测多种分析物,如肽、金属离子、毒素、化学毒剂、有机磷化合物等(Bala, Sharma et al.,2016;He et al.,2020;Pohanka,2019;Shkembi et al.,2021)。在这方面,为检测有毒化合物(如杀虫剂、微生物毒素等)而开发的高灵敏传感器具有重要意义,目前已有许多这方面的报道(Cunha et al.,2018;He et al.,2020;Shkembi et al.,2021;Ye et al.,2019)。不过,在本章中,我们将重点讨论基于适配体的生物传感器,也称为适配体传感器,据报道,这些传感器可通过不同的检测过程(如电化学、荧光、比色、光散射等)监测各种合成毒害物质(如杀虫剂)和天然毒素(如微生物病原体产生的有毒产物)。

① 印度,马哈拉施特拉邦,孟买,Bhabha原子研究中心,辐射与光化学部。
② 印度,旁遮普,莫哈里,加兰,昌迪加尔大学生物技术系。
③ 印度,马哈拉施特拉邦,孟买,Homi Bhabha国家学院,培训学校综合体。

11.2 适配体传感器用于农药检测

为了提高农作物的产量，农药的过度使用已引起了包括世界卫生组织在内的卫生专家对农药对生物和环境的有害影响的关注（Majdinasab et al.，2021；“杀虫剂|国际食品法典委员会 粮农组织-世卫组织”，未注明日期）。农药中毒对健康有害，会导致生殖障碍、呼吸系统和神经系统相关问题，甚至导致死亡。人们注意到，平均每年有数百万人死于农药中毒（Kaur & Singh，2020a）。为了避免出现这种令人担忧的情况，世卫组织和许多国家的政府当局已经实施了诸多政策来限制农药在农田中的使用量［世卫组织|粮农组织/世卫组织农药残留联合会议（JMPR），未注明日期］。因此，尽管剧毒农药已被禁用，但由于不了解其对健康的危害，很多国家仍在大量使用。因此，及时监测食物、水和环境中的农药污染情况非常重要。

为此，人们开发了许多生物传感、色谱和其他分析方法（Montemurro et al.，2016；Wu et al.，2018；Xu et al.，2014）。然而，由于这些方法设计复杂、价格昂贵、操作设备精密、耗时费力等原因，人们非常需要一些简单灵敏的替代方法。在这方面，简单、方便、特异和高灵敏度的适配体传感器是现场检测农药残留的合适选择。下面将根据信号转导机制对近年来开发的各种重要的农药检测适配体传感器进行分类。所有用于农药检测的适配体传感器都是在2013—2021年报道的（Hong，2019）。最近几年，大量基于荧光的适配体传感器被报道用于高灵敏、选择性地检测各种有机磷农药，如啶虫脒、氨基甲酸酯、氧化乐果、阿特拉津等（Bala et al.，2015；Huang et al.，2021；Nair et al.，2021；Wang et al.，2018）。此外，还有许多关于基于适配体的农药检测的优秀综述文章（Capoferri et al.，2018；Huang et al.，2021；Liu et al.，2019；Pérez-Fernández et al.，2020；Phopin & Tantimongcolwat，2020；Xie et al.，2022）。除光学传感器外，电化学传感器也有报道用于检测农药。因此，我们将讨论近期用于农药检测的高灵敏传感器的原理、分析性能参数和显著特征。

11.3 光学传感器

光学传感器因其检测方便、快速、简单、成本低而被广泛用于农药检测领域。光学传感器可分为荧光、比色、化学发光、表面增强拉曼散射（SERS）等基于信号的检测策略。光学检测方法的原理是监测目标分析物（即农药）与识别元件（适配体）特异性结合时发生的光学特性变化。在下面的章节中，我们将讨论一些基于各种光学信号检测方法的灵敏而常见的农药检测适配体。

11.3.1 荧光适配体传感器

基于荧光检测的生物传感器因其优异的灵敏度和简单、快速、高效的分析而一直受到青睐（Kaur & Singh，2020b；Kaur et al. n. d.）。为检测有毒农药而开发的光学适体传感器大多基于荧光共振能量转移（FRET）原理，其输出的信号要么是“打开”，要么是因检测到农药而“关闭”。FRET 是指一种分子(称为供体)的发射光谱与另一种分子(称为受体)的吸收/激发光谱重叠,从而观察到供体分子的非辐射衰减现象。此外,随着各种纳米材料的引入和各种荧光染料的开发,许多分析参数(如检测限、持续时间、线性范围等)得到改进的适配体传感器已被报道(Majdinasab et al.,2021)。

在这方面,QDs 因其突出的光物理特性,如高量子产率、宽吸收范围、尺寸可调的发射波长等,已被广泛用于开发传感器。在一份报告中,Nair 等(2021)基于掺硫石墨烯 QDs(S-GQD)的组装和拆卸,开发了一种开启式传感器,用于检测有机磷类杀虫剂氧化乐果(Nair et al.,2021)。S-GQD 在适配体存在的情况下聚集会导致荧光淬灭,而在氧化乐果的存在下恢复。氧化乐果与适配体结合并诱导其构象改变,进而导致 S-GQD 解体,从而恢复了溶液的荧光。该方法能够在 0.001~200 ppm 的浓度范围内检测出低至 0.001 ppm 的农药氧化乐果。基于 S-GQD 的传感器具有毒性小、成本低和易于合成等优点。

马拉硫磷是一种广谱杀虫剂,广泛用于控制农业和生活环境中的昆虫。Sharma 等利用各种纳米材料开发了马拉硫磷高灵敏传感器(Bala et al.,2015;Bala, Kumar et al.,2016;Bala, Sharma et al.,2016;Bala, Swami et al.,2018)。在另一份报告中,基于荧光 CdTe/CdS QDs 与阳离子均聚物聚 N-(3-胍基丙基)甲基丙烯酰胺之间的 FRET,制备了一种可淬灭 QDs 荧光的传感器(Bala, Swami et al.,2018)。然而,由于阳离子聚合物和阴离子适配体的静电结合,马拉硫磷特异性适配体的引入可恢复 QDs 的荧光。检测原理是马拉硫磷与适配体的特异性结合会阻止适配体和均聚物的静电结合,由于适配体的构象发生了改变,从而允许聚合物与 QDs 结合,并最终由于 FRET 而淬灭 QDs 的荧光(图 11.1)。该方法成功地在水和橙汁样品中检测到了低至 4 pM 的马拉硫磷,浓度为 0.01 nM~1 μM。

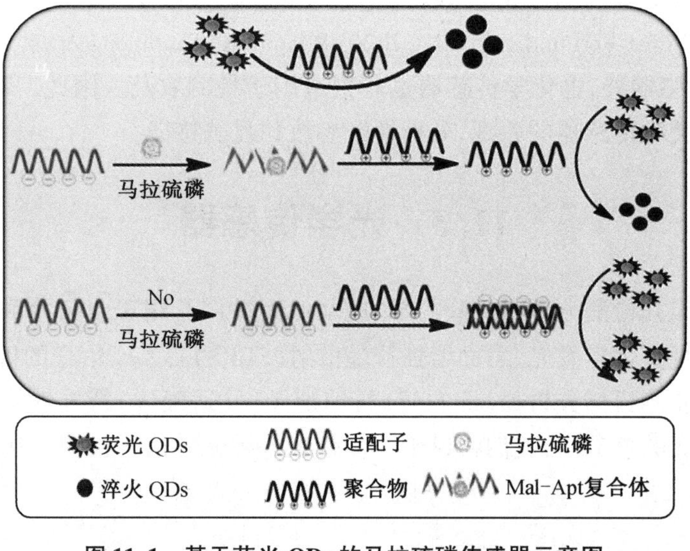

图 11.1 基于荧光 QDs 的马拉硫磷传感器示意图

[来源:Bala, R., Swami, A., Tabujew, I., Peneva, K., Wangoo, N., Sharma, R. K. (2018). Ultra-sensitive detection of malathion using quantum dots-polymer based fluorescence aptasensor. *Biosensors andBioelectronics* 104, 45-49. https://doi.org/10.1016/j.bios.2017.12.034. Copyright(2018) with permission from Elsevier.]

此外,碳纳米结构具有吸收光谱宽的特点,被广泛用于制造农药适配体传感器(Lin et al.,2016;Su et al.,2021)。Lin 等报道了基于多壁碳纳米管(MWCNT)的啶虫脒特异性检测传感器,利用掺锰 ZnS QDs(Mn-ZnS-啶虫脒)修饰的啶虫脒与 MWCNT 之间的 FRET 进行检测(Lin et al.,2016)。Mn-ZnS-啶虫脒 QDs 的荧光淬灭是由于 MWCNT 与啶虫脒适配体修饰的 QDs 发生了 π-π 堆积。在有啶虫脒存在的情况下,农药与适配体的结合会引起适配体构象的改变,从而使啶虫脒修饰的 QDs(Mn-ZnS-acetamiprid)恢复荧光。该方法能够在 0~150 nM 的浓度范围内检测到低至 0.7 nM 的啶虫脒。该方法成功地实现了农药的原位检测。由于 Mn-ZnS QDs 的低毒性,该方法与之前讨论的基于 CdTe/CdS QDs 的方法相比更具优势。啶虫脒检测灵敏度在 1.6~120 nM 的线性范围内进一步提高到 0.3 nM(Saberi et al.,2019)。

碳点(CDs)是一种尺寸小于 10 nm 的发光纳米材料,在传感技术方面具有巨大潜力。Saberi 及其合作者通过水热法合成了十六烷基三甲基溴化铵标记的 CDs(Saberi et al.,2019)。如图 11.2 所示,带正电荷的 CDs 被带负电荷的啶虫脒适配体包围,导致 CDs 聚集并降低了荧光强度。然而,在有啶虫脒杀虫剂存在的情况下,啶虫脒适配体的构象会因杀虫剂的结合而改变,从而使 CDs 解离,恢复 CDs 的荧光。

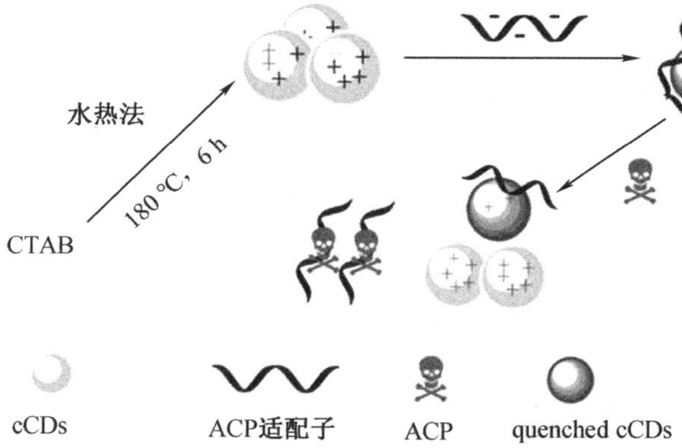

图 11.2 用于检测啶虫脒的荧光传感器示意图(Saberi et al.,2019)

[来源: Saberi, Z., Rezaei, B., Ensafi, A. A. (2019). Fluorometric label-free aptasensor for detection of the pesticide acetamiprid by using cationic carbon dots prepared with cetrimonium bromide. *Microchim Acta* 186,273. https://doi.org/10.1007/s00604-019-3378-9. Copyright Springer Nature 2016.]

除了纳米粒子外,MWCNT 还能淬灭与 G-四联体 DNA 结合的染料分子的荧光。基于这一事实,利用 MWCNT 和末端连有四配体基序两个分裂的水胺硫磷(ICP)适配体序列,构建了一种检测农药水胺硫磷的传感器(Li et al.,2018)。染料 N-甲基中卟啉 IX(NMM)(NMM)与 G-四联体序列插层后会发出强烈的荧光,当分裂的 ICP 适配体吸附在 MWCNT 表面时,染料的荧光会被淬灭。然而,当溶液中存在农药 ICP 时,两个分裂的 ICP 适配体会因序列的构象改变而夹在一起,从而阻止适配体吸附在 MWCNT 表面,并恢复染料 NMM 的荧光。该方法可检测 10~500 nM 浓度范围内的 ICP,检出限值为 10 nM。该方法可成功检测蔬菜和水果提取物中的农药。

掺杂镧系元素的上转换纳米粒子(UCNPs)是另一类用于制造光学传感器的纳米材料

(Chen et al.,2020)。UCNPs 在低能量的近红外波段激发后,发出高能量的紫外光或可见光。UCNPs 具有极佳的化学稳定性、极强的穿透力、可忽略不计的自发荧光和背景光、较长的激发态寿命。在一份报告中,Ouyang 和合作者开发了一种检测多菌灵(CBZ)农药的传感器,使用 CBZ 适配体功能化的 UCNPs 作为荧光能量的供体,MnO_2 纳米片作为能量的受体(Ouyang et al.,2021)。CBZ 适配体修饰的 UCNPs 的荧光由于 FRET 而被淬灭,在存在 CBZ 的情况下,CBZ 与适配体序列的特异性结合会诱导构象变化,从而阻止从 UCNPs 到 MnO_2 纳米片的 FRET,因此恢复 UCNPs 的荧光。该方法能够检测低至 0.05 ng · mL^{-1} 的 CBZ,浓度范围为 0.1~5000 ng · mL^{-1}。

此外,为了开发简单的检测啶虫脒的适配体传感器,Hu 等利用 UCNPs 和氯化钠溶液中的啶虫脒适配体修饰 AuNPs(Hu et al.,2016)。在没有农药的情况下,适配体吸附在含盐溶液中 AuNPs 的表面,由于排斥力的作用,AuNPs 无法聚集。在这种状态下,氨基修饰的带正电的 UCNPs 由于与吸附在 AuNPs 上的带负电的适配体相互作用,其荧光强度被淬灭。然而,在有啶虫脒存在的情况下,啶虫脒-适配体不会吸附在 AuNPs 表面,导致 AuNPs 的聚集,由于 UCNPs 与 AuNPs 之间的 FRET 减少,最终恢复 UCNPs 的荧光。在 50~1000 nM 的啶虫脒浓度范围内,该方法的检出限值为 3.2 nM。在另一份报告中,Chen 等报道了一种基于 UCNPs、聚二甲基二烯丙基氯化铵(PDDA)、AuNPs 和马拉硫磷适配体的灵敏度更高的马拉硫磷传感器(Chen et al.,2020)。该传感方案的原理是,由于 UCNPs 与阳离子 PDDA 聚合物络合的带负电的 AuNPs 之间的 FRET 作用,UCNPs 的荧光在 660 nm 波长处被淬灭。重要的是,带负电荷的 AuNPs 与带正电荷的 PDDA 复合后,在 660 nm 波长处显示出浴色偏移吸收带,而带正电荷的 PDDA 聚合物则不显示出浴色偏移吸收带。重要的是,带负电荷的 AuNPs 与带正电荷的 PDDA 络合后,在 660 nm 波长处显示出红移吸收带,而这在络合的 AuNPs 中是不存在的。在没有马拉硫磷的情况下,UCNPs 在 660 nm 波长处发出强烈的荧光,因为带负电荷的未络合的 AuNPs 在 660 nm 波长处没有吸收,这是由于无法获得 PDDA,而 PDDA 与带负电荷的适配体序列之间存在静电关联。然而,在马拉硫磷存在的情况下,马拉硫磷与适配体序列之间的特异性相互作用会增加 PDDA 和 AuNPs 静电络合的可用性,而 UCNPs 与 AuNPs 之间的 FRET 会淬灭 UCNPs 的荧光。在 0.01~1 μM 的浓度范围内,该方法能够检测低至 1.42 nM 的马拉硫磷。该方法还可用于检测真实水样中的马拉硫磷。

在各种传感策略中,人们还利用合成染料[如罗丹明 B(RhoB)]的优异荧光特性构建了相应传感器(Meng et al.,2018)。研究发现,由于静电作用而吸附在 AuNPs 表面的 RhoB 在 AuNPs 的聚集态具有强荧光,而在 AuNPs 的分散态,RhoB 的荧光会被淬灭。基于这一事实,Su 等将吸附在高浓度盐溶液中 AuNPs 上的 CBZ 适配体和 RhoB 结合在一起,设计了一种检测农药 CBZ(一种广泛使用且高度稳定的杀菌剂)的适配体传感器(Su et al.,2020)。原则上,在没有农药 CBZ 的情况下,CBZ 适配体序列通过范德华力与 AuNPs 相互作用,由于盐浓度较高,AuNPs 仍然分散在溶液中,RhoB 的荧光在这种状态下被淬灭。在 CBZ 存在的情况下,由于静电作用,CBZ 与 CBZ 适配体之间的优先结合力更强,导致 AuNPs 在高盐溶液中聚集,从而产生强荧光的 RhoB。该方法能够在 2.33~800 nM 的宽浓度范围内检测低至 2.33 nM 浓度的 CBZ。该方法的潜在应用已在实际水样中得到成功验证,回收率为

96.3%~111.2%。

11.3.2 基于表面增强拉曼散射的适配体传感器

表面增强拉曼散射(SERS)是一种功能强大的光学检测方法,分子一旦吸附在银或金NPs的粗糙金属表面上,其拉曼散射就会大大增强(~10^8倍)(Langer et al.,2020)。SERS提供的振动光谱信息有助于确定不同分子的化学成分。由于SERS技术灵敏度高、样品要求少,可进行无损分析,在开发传感器方面引起了人们极大的兴趣(Yan et al.,2018)。在这一领域,基于SERS技术的一些适配体传感器也被报道用于检测农药。在一份相关报告中,Nie等利用精胺修饰的带正电的银纳米粒子(AgNPs)和马拉硫磷适配体作为传感单元,开发了一种用于检测马拉硫磷的无标记适配体传感器(Nie et al.,2018)。带负电的马拉硫磷适配体与精胺修饰的阳离子AgNPs相互作用。为了监测农药浓度,在含有AgNPs和马拉硫磷适配体的溶液中加入马拉硫磷后,记录SERS光谱,以确定由于马拉硫磷适配体和马拉硫磷在AgNPs面的吸附而产生的新峰(图11.3)。

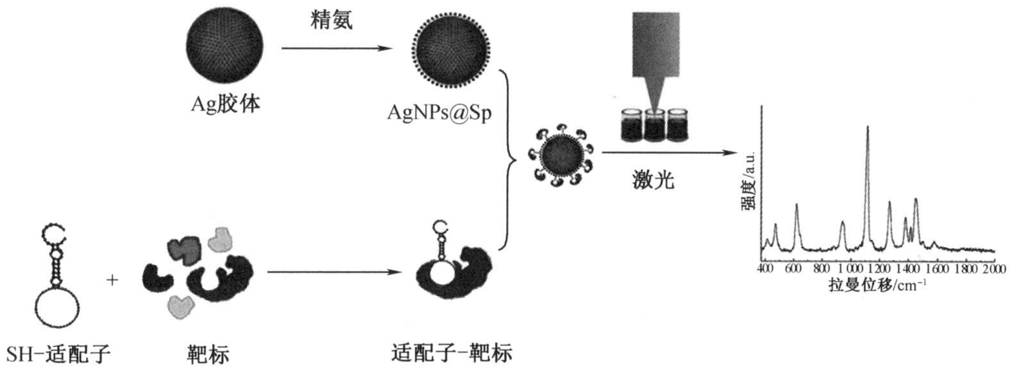

图11.3 用于检测马拉硫磷的SERS适配体传感示意图

[来源:Nie,Y.,Teng,Y.,Li,P.,Liu,W.,Shi,Q.,Zhang,Y.(2018). Label-free aptamer-based sensor for specific detection of malathion residues by surface-enhanced Raman scattering. *Spectrochimica Acta Part A: Molecular and Biomolecular Spectroscopy* 191,271-276. Copyright (2018) with permission from Elsevier.]

该传感器具有高度特异性,能够在0.5~10 μM的浓度范围内检测马拉硫磷。该灵敏传感器在实际水样中的回收率为87.4%~110.5%。然而,其在食品基质中的潜在应用和马拉硫磷检出限值计算的缺乏是相关的不足之处。为了克服这些局限性,Sun等报道了一种腈类介导的适配体传感器,成功地检测了食品基质中的农药啶虫脒,在25~250 nM的浓度范围内,检出限值为6.8 nM(Sun et al.,2019)。

为了建立一个1 800~2 800 cm^{-1}的尖锐拉曼静默光谱区,用含有4-(巯甲基)苯甲腈基团(MMBN)的腈对AuNPs进行拉曼标记(MMBN-AuNPs),并以互补DNA连接的AgNPs修饰硅片(AgNPs@Si)作为传感单元。传感器的工作原理是啶虫脒适配体吸附在MMBN-AuNPs表面,形成MMBN-AuNPs适配体复合物,由于MMBN-AuNPs适配体与互补DNA连接的AgNPs@Si之间的互补DNA相互作用,MMBN-AuNPs适配体与AgNPs@Si形成Au-AgNPs@Si复合物。由于啶虫脒与啶虫脒适配体的特异性结合阻止了Au-AgNPs@Si复合物的形成，因此在有啶虫脒存在的情况下记录了 SERS 光谱响应，用于检测农药。

11.3.3 比色适配体传感器

目标分析物与识别单元分子之间的化学作用会导致溶液颜色的变化，这种方法可以用分光光度计或肉眼测量，被称为比色检测法。由于比色法具有成本低、读取方便、检测快速简便等优点，人们设计了基于比色法检测农药的适配传感器来监测食品和水样中的农药（Abnous et al.，2018；Jokar et al.，2016；Tian et al.，2016；Wang，Su et al.，2020；Weerathunge et al.，2019）。在基于适配体传感器的农药比色检测中，AuNPs 或 AgNPs 已被广泛使用。金属纳米粒子具有独特的光学和电子特性。AuNPs 或 AgNPs 的另一个优点是易于合成和功能化。在这方面，设计基于 AuNPs 的比色传感器的工作原理是利用含有 AuNPs 的溶液在分散状态和聚集状态下的颜色变化。在一份报告中，Wang 等开发了一种基于 AuNPs 的比色适配体感应器，用于检测环境水样中的杀菌剂 CBZ（Wang，Su et al.，2020）。

由于阳离子聚电解质聚二烯丙基二甲基氯化铵（PDDA）对 AuNPs 表面电荷的电中和作用，AuNPs 的聚集使含有分散负电荷 AuNPs 的溶液的红色变为蓝色。在没有 CBZ 的情况下，AuNPs 保持分散状态，因为阳离子 PDDA 分子通过静电作用被溶液中存在的阴离子 CBZ 适配体序列捕获。然而，在溶液中加入 CBZ 会导致 CBZ 和 CBZ 适配体之间形成稳定的复合物，因此 PDDA 现在可以与 AuNPs 相互作用，诱导其聚集，从而使溶液的颜色由红色变为蓝色。在 2.2～500 nM 的线性浓度范围内，该适配体传感器的检出限值为 2.2 nM，在真实水样中的平均回收率为 94.9%～104.8%。基于类似的原理，Bala 等利用 AuNPs 和 PDDA 开发了马拉硫磷特异性适配体传感器，在 0.5～1000 pM 的线性浓度范围内，检出限值为 0.06 pM（Bala，Kumar et al.，2016）。在另一项有趣的研究中，Abnous 等基于一种非常简单的方法设计了一种灵敏的适配体传感器，在马拉硫磷存在的情况下，使用马拉硫磷特异性适配体和 DNA 的互补链构建双链 DNA（dsDNA）的发夹结构（Abnous et al.，2018）。

在生理盐水溶液中，如果没有马拉硫磷，抗马拉硫磷适配体和 DNA 的互补链会形成 dsDNA，吸附在 AuNPs 表面，防止 AuNPs 因被包裹在其表面的 dsDNA 包覆而聚集。然而，在马拉硫磷存在的情况下，马拉硫磷和马拉硫磷适配体的特异性结合会导致与互补 DNA 链形成发夹结构，从而阻止 AuNPs 的封装，导致 AuNPs 在盐的诱导下聚集，溶液的颜色由红色变为蓝色。该方法能够在 5～10 pM 的浓度范围内检测低至 1 pM 的马拉硫磷。该方法在人体血清样本中的潜在应用也已得到证实。

虽然 AuNPs 因其易于合成和修饰而广受青睐，但由于其消光系数高、光学亮度高、灵敏度高和可见性好，AgNPs 也被广泛用于构建适配体传感器。此外，与 AuNPs 相比，AgNPs 具有成本低的优势。在一份报告中，利用 AgNPs、富含赖氨酸和精氨酸的多阳离子六肽以及马拉硫磷特异性适配体序列，设计出了一种高度经济、灵敏的适配体传感器，用于检测食物和水中的马拉硫磷（Bala，Mittal et al.，2018）。工作原理是基于纳米探针各成分之间的电荷依赖性相互作用。在没有马拉硫磷的情况下，AgNPs 在溶液中呈现黄色，多肽和马拉硫磷特异性适配体相互作用，确保 AgNPs 处于分散状态。然而，在存在马拉硫磷的情况下，由于马拉硫磷特异性适配体与马拉硫磷的特异性复合物，多阳离子六肽更倾向于与阴离子

AgNPs 相互作用。这种基于紫外-可见分光光度计的光学适配体传感器灵敏度高，检出限值为 0.5 pM，且具有极佳的选择性。该方法还成功地应用于添加了马拉硫磷的真实水样和苹果汁中，回收率为 89%~120%。

11.3.4 化学发光适配体传感器

基于化学发光检测农药的适配体传感器的例子屈指可数。然而，与其他光学和电化学传感器相比，化学发光传感器因其信噪比高、操作简单、灵敏度高且无须昂贵的激发光源等优点而一直受到青睐。从原理上讲，化学发光传感器是基于多重氧化反应中的光发射。在这方面，AuNPs 因其可调的催化特性，成为构建化学发光传感器的潜在候选材料。例如，Qi 等(2016)基于 AuNPs 在聚集状态下表现出更强的催化活性这一事实，开发了一种监测农药啶虫脒的适配体传感器(图 11.4)。

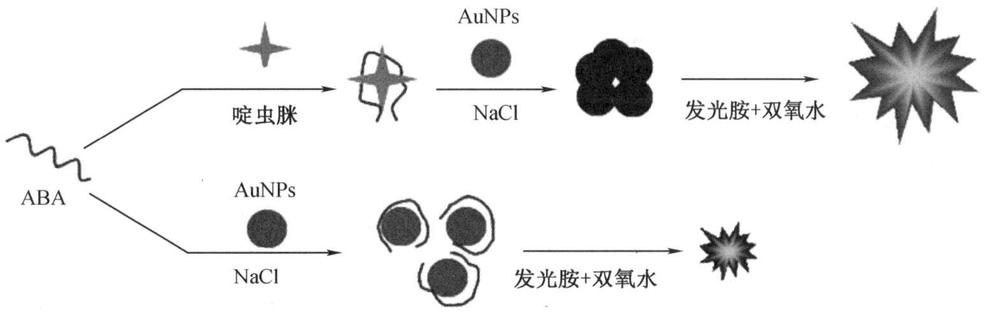

图 11.4 基于化学发光测定法的适配传感器检测啶虫脒示意图

[来源：Qi, Y., Xiu, F.-R., Zheng, M., Li, B. (2016). A simple and rapid chemiluminescence aptasensor for acetamiprid in contaminated samples: Sensitivity, selectivity and mechanism. *Biosensors and Bioelectronics* 83, 243-249. https://doi.org/10.1016/j.bios.2016.04.074. Copyright (2018) with permission from Elsevier.]

在没有啶虫脒的情况下，AuNPs 在盐溶液中保持分散状态，这是因为 AuNPs 表面吸附了啶虫脒适配体，AuNPs 表面高密度的负电荷保证了其在斥电荷作用下的分散性。然而，在有啶虫脒存在的情况下，杀虫剂与啶虫脒适配体的目标结合会改变适配体的构象，使其变成折叠结构，从而阻碍适配体在 AuNPs 表面的吸附，并导致盐诱导的 AuNPs 聚集，会产生强烈的化学发光信号。因此，与其他光学方法相比，该方法检测啶虫脒的灵敏度提高了大约 100 倍，在 800 pM~0.63 μM 的宽浓度范围内，检出限值为 62 pM。然而，该方法存在操作步骤烦琐的缺点。此外，Li 等开发了一种基于富勒烯负载的 AuNPs 与标记有适配体的 CDs 之间电致发光能量转移方法，用于呋喃丹的检测(Li et al., 2016)。在 20 pM~8 nM 的线性浓度范围内，该方法的呋喃丹检出限值为 0.88 pM。

11.4 电化学适配体传感器

电化学传感器是另一种应用非常广泛的传感器，可灵敏、特异地检测农药。电化学器件的便携性和小型化设计为生物传感提供了便利。从原理上讲，电化学检测方法通过电化学反应中的电流、电导、电势、阻抗等传感器产生电信号输出。此外，根据信号特性，电化学传感器可分为安培传感器、电位传感器和阻抗传感器（Majdinasab et al.，2021）。在过去的20年中，人们在设计用于农药检测的电化学适配体传感器方面做出了巨大努力（Li et al.，2019；Mahmoudpour et al.，2021；Rapini et al.，2016；Wang，Wang et al.，2020；Xu et al.，2021；Yu et al.，n. d.）。在这方面，纳米复合材料已被证明是设计具有更高性能的电化学传感器的一类有前途的材料。纳米复合材料由两种或两种以上的纳米材料组合而成。

在一份报告中，Xu 等利用适配体修饰的羧基功能化单壁碳纳米管和纳米氧化铜开发了纳米复合材料构成的电极，用于检测毒死蜱。毒死蜱是一种在发展中国家过量使用的剧毒农药（Xu et al.，2018）。利用化学性质稳定的氧化铜纳米花提供的三维纳米结构，以低成本扩大了电极的表面积。此外，利用碳纳米管优异的电子、机械和生物相容性，还能放大信号并提高电子传输速率。亚甲基蓝是一种对氧化还原反应敏感的染料，会积聚在适配体修饰电极上；然而，在毒死蜱存在的情况下，由于毒死蜱与适配体修饰电极的特异性结合，染料会被释放出来。为了定量检测农药浓度，在存在和不存在毒死蜱的情况下测量差分脉冲伏安法信号。该方法能够在 0.1～150 ng/mL 的线性浓度范围内，检测出低至 70 pg/mL 的毒死蜱。该方法具有良好的重现性，可用于检测芹菜、苹果和卷心菜等食品样品中的毒死蜱。使用尿素对传感器进行再生，使其具有长时间连续的性能，这是该适配体传感器的一大优势。然而，2 h 的培养时间是这种方法的缺点。

电化学阻抗光谱（EIS）也是一种用于设计农药检测适配体传感器的无标记电化学方法，包括法拉第 EIS 和非法拉第 EIS（Arya et al.，2018；Madianos，Skotadi et al.，2018；Madianos，Tsekenis et al.，2018）。基于法拉第 EIS 的检测测量的是氧化还原敏感物质存在时电极表面与溶液之间电荷转移电阻的变化，而非法拉第 EIS 则无须此类额外试剂的参与。在一份报告中，Madianos 等使用二维 PtNPs 薄膜，通过共价修饰电极表面与抗啶虫脒和阿特拉津适配体，设计出了基于法拉第 EIS 的适配体传感器（Madianos，Tsekenis et al.，2018）。为了量化溶液中农药的浓度，测量了叉指电极之间的电荷转移，当农药与适配体修饰的电极结合时，电荷转移会受到阻碍，导致电化学阻抗增加。该传感器可同时检测低至 1 pM 和 10 pM 的两种农药，即啶虫脒和阿特拉津，检测浓度范围分别为 10 pM～100 nM 和 100 pM～1μM。虽然该传感器灵敏度高、选择性好且稳定，但其潜在应用还没有在实际样品中得到验证，而且需要 1 h 的长时间工作。

此外，由于酶具有催化活性，会产生可被电化学检测的酶产物，因此也有报道称酶标记的电化学适配体可用于农药检测（Balamurugan et al.，2018；Rapini & Marrazza，2017；Wei & Feng，2017）。在一份报告中，Rapini 等通过循环伏安法在石墨丝网印刷电极表面电沉积聚苯胺薄膜和 AuNPs，构建了一种基于竞争性检测的适配体，用于啶虫脒的多重检测（Rapini et al.，2016）（图 11.5）。此外，硫醇系链的适配体序列也被固定在 AuNPs 上。为了在竞争性试验中检测啶虫脒，不同的啶虫脒溶液与固定量的生物素化互补寡核苷酸序列混合后，通过 DNA 适配体阵列进行分析，然后将溶液与链霉亲和素-碱性磷酸酶结合物一起孵育，通过催化 1-萘膦酸分解为具有电活性的酶产物 1-萘酚，最后通过差分脉冲伏安法检测。与其他已开发的电化学传感器相比，该适配体传感器灵敏度高、选择性强、操作简单，对啶虫脒的检出限值低至 0.086 μM。

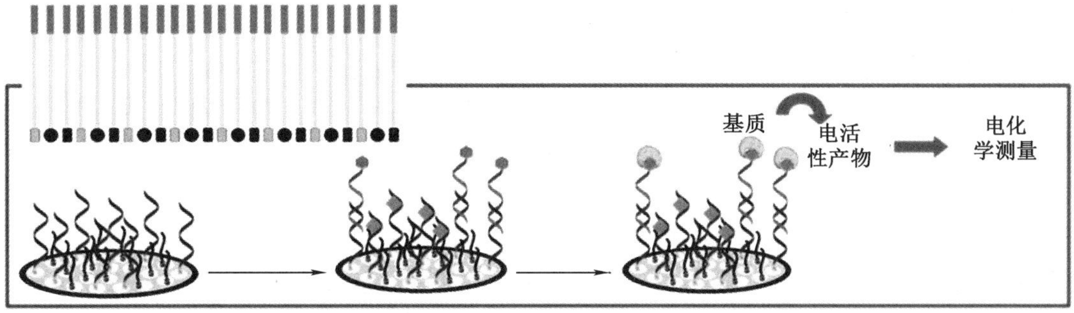

图 11.5 用于检测啶虫脒的电化学传感器示意图

[来源：Rapini, R. , Cincinelli, A. , Marrazza, G. (2016). Acetamiprid multidetection by disposableelectrochemical DNA aptasensor. *Talanta* 161,15-21. https://doi.org/10.1016/j.talanta.2016.08.026. Copyright (2016) with permission from Elsevier.]

11.5 用于检测微生物毒素的适配体传感器

真菌、细菌和藻类等各种微生物产生的毒素对食物与水系统的污染是危害人类及动物健康的严重问题(Cunha et al. ,2018;He et al. ,2020;Shkembi et al. ,2021)。因此,采用选择性和灵敏的检测方法来检测特定类别的毒素是非常重要的。在这方面,最传统的生物传感方法是采用抗体作为识别元件。然而,传统的基于抗体的生物传感器已被更新为适配体传感器,因为适配体传感器具有优于抗体的出色特性。开发适配体传感器最常用的信号转导方法包括荧光适配体传感器、比色适配体传感器和电化学适配体传感器。在本节中,我们将介绍各种微生物毒素,然后详细讨论几种重要的适配体传感器的工作原理和分析参数。根据致病微生物,各种毒素可分为以下几类:细菌毒素、霉菌毒素、海洋毒素等。

11.5.1 细菌毒素

细菌是最普遍的感染源,对公众健康的影响最大。有鉴于此,有害细菌也被用作生物战武器(Pohanka,2019)。从机理上讲,细菌毒素一旦释放到血液中,就会通过干扰信号通路和破坏结构完整性来伤害宿主细胞。细菌性疾病的常见症状包括呕吐、恶心和腹泻。细菌毒素分为两类:外毒素和内毒素,包括常见的艰难梭菌毒素、肉毒杆菌毒素、葡萄球菌毒素、志贺毒素和炭疽杆菌毒素。细菌毒素经常是食物中毒的罪魁祸首。因此,为实现对细菌毒素的高灵敏度和选择性检测,适配体传感器正受到特别关注。Zhang 等(2020)利用 DNA 修饰的银纳米簇(AgNCs)开发了一种无标记检测方法,用于监测葡萄球菌肠毒素 A(SEA),这是一种世界性的食物中毒源。DNA 修饰的 AgNCs 具有优异的光学特性,如强荧光、光稳定性和良好的生物相容性,是分析检测和生物应用领域的新型纳米探针。

DNA-AgNCs 的 5′端标记 AgNCs,另一端标记有抗 SEA 的适配体。其检测原理是,DNA-AgNCs 通过强 π-π 堆积吸附在聚吡咯纳米粒子上后,由于 AgNCs 与聚吡咯纳米粒子之间的 FRET 作用,聚吡咯纳米粒子会诱导 DNA-AgNCs 发生淬灭。然而,在存在 SEA 的情况下,基于 DNA-AgNCs 的纳米探针的抗 SEA 适配体结构域与 SEA 的靶标特异性结合会导致 DNA-AgNCs 从聚吡咯纳米粒子上解吸，从而有效地恢复荧光。这种无标记的适配体传感器是一种简单而经济有效的方法，可检测低至 0.339 3 ng · mL^{-1} 的 SEA。在另一个例子中(Zhou et al. ,2016)，基于抗 SEB 适配体和 AuNPs 依赖性生长的血红素/G-四联体 DNA 酶，开发了一种葡萄球菌肠毒素 B(SEB)监测比色适配体传感器(图 11.6)。在没有 SEB 的情况下，G-四联体探针可与 SEB 适配体杂交，不会消耗 H_2O_2，因此金离子会迅速还原，观察到的溶液呈红色。然而，在有 SEB 存在的情况下，SEB 与适配体的特异性结合会解除 G-四联体的杂交。加入血红素后，会形成活性血红素/G-四联体复合物，该复合物具有血红素过氧化物酶模拟 DNA 酶的活性。在这种情况下，H_2O_2 被还原成 H_2O，从而减缓了金离子的还原速度，结果，由于 AuNPs 在这种状态下聚集，溶液呈蓝色。该方法能用肉眼检测出低至 1 pg/mL 的 SEB，吸光度线性浓度范围为 0.1～500 pg/mL。

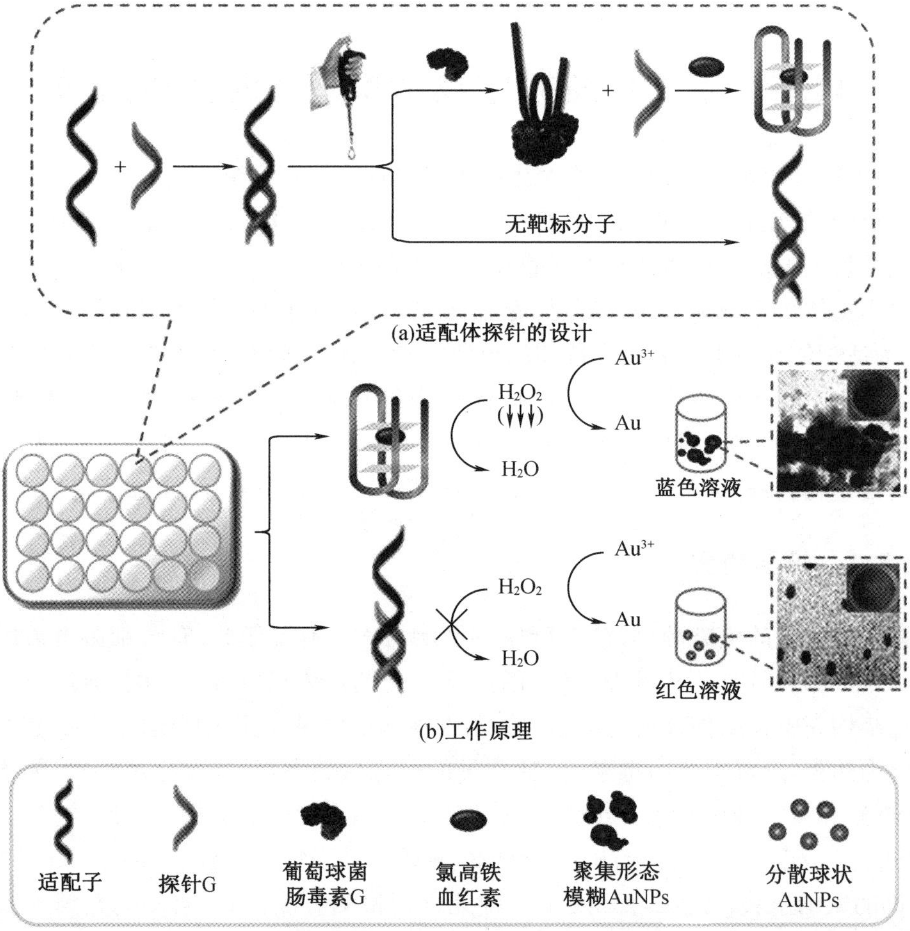

图 11.6 基于 DNA 酶定向生长的金纳米粒子开发的用于 SEB 检测的比色适配体传感器示意图

[来源：Zhou, D. , Xie, G. , Cao, X. , Chen, X. , Zhang, X. , Chen, H. (2016). Colorimetric determination of staphylococcal enterotoxin B via DNAzyme-guided growth of gold nanoparticles. *Microchimica Acta* 10, 2753-2760. https://doi. org/10. 1007/s00604-016-1919-z. Copyright Springer Nature 2016.]

11.5.2 霉菌毒素

真菌也是最受关注的致病微生物之一,如曲霉、青霉、镰刀菌和链格孢霉。根据联合国粮食及农业组织的统计,全球约有 25%的食品受到真菌释放的有毒次生代谢物(即霉菌毒素)的污染。此外,在霉菌毒素引起的各种疾病中,最危险的是因长期接触而导致的致癌、致突变和致畸效应。主要的霉菌毒素包括赭曲霉毒素、黄曲霉毒素、棒曲霉素、伏马菌素、玉米赤霉烯酮和单端孢霉烯等(Shkembi et al. ,2021)。由于本章内容广泛,不可能讨论数以百计的霉菌毒素适配体传感器,因此只讨论几个重要的例子来了解该领域的工作原理和进展。不过,感兴趣的读者可以在霉菌毒素检测的专题综述文章中了解相关细节(Guo et al. ,2020;Shkembi et al. ,2021)

世界卫生组织辖下的国际癌症研究机构把黄曲霉毒素 B1、M1 及赭曲霉毒素 A 分别列为第 1 组和第 2B 组的致癌物。黄曲霉毒素 B1 由曲霉菌产生,是各种农产品(如小麦、玉米、花生和许多其他食品)的主要污染物,对人类健康造成了危害。传统的黄曲霉毒素 B1 检测方法主要基于液相色谱-串联质谱法和高效液相色谱法(Guo et al. ,2020)。然而,与耗时的传统方法相比,要想现场快速检测黄曲霉毒素 B1,继抗体免疫分析法之后,最适合的方法是适配体传感器。Wang 等利用在黄曲霉毒素 B1 合体 3′-端用氧化还原敏感染料标记的亚甲基蓝吸附在金电极和适配体互补 DNA 链上,开发了一种电化学传感器(Wang et al. ,2019)。在没有目标毒素的情况下,适配体和互补 DNA 链之间会形成 dsDNA,使亚甲基蓝远离电极(图 11.7)。

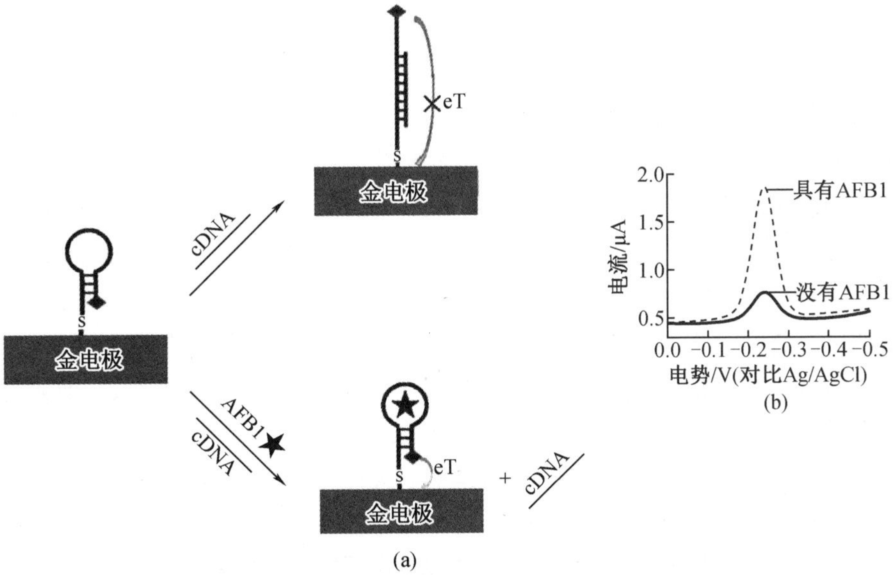

图 11.7 检测黄曲霉毒素 B1 的电化学传感器工作原理示意图

[来源:Wang,C. ,Li,Y. ,Zhao,Q. (2019). A signal-on electrochemical aptasensor for rapid detection of aflatoxin B1 based on competition with complementary DNA. *Biosensors and Bioelectronics* 144,111641. https://doi. org/10. 1016/j. bios. 2019. 111641. Copyright (2019) with permission from Elsevier.]

在溶液中加入黄曲霉毒素 B1 后，电极电流会进一步增大，这是因为当适配体与黄曲霉毒素 B1 结合并使亚甲蓝靠近电极时，会形成发夹状结构。在 2 nM～4 μM 的浓度范围内，该适配体传感器能够在 5 min 内检测出低至 2 nM 的黄曲霉毒素 B1。已在稀释的啤酒和葡萄酒样品中证明了其潜在的应用价值。在这一方向上，Xia 等基于特殊的适配体设计开发了一种更快速的适配体传感器（Xia et al.，2019）。结合双端邻近结构生成的适配体与 2 个荧光团相连，当与黄曲霉毒素 B1 分子结合时，荧光团会发光。因此，该方法是迄今为止最快速的方法，可在 1 min 内检测出低至 1.6 ng/mL 的黄曲霉毒素 B1，检测浓度范围为 1～200 ng/mL。此外，该方法还可用于豆类和花生中霉菌毒素的检测，其回收率为 90.3%～114.8%。

此外，赭曲霉毒素 A 是青霉菌和曲霉菌产生的另一种常见毒素，是葡萄酒、小麦、大麦、玉米等的常见污染物。赭曲霉毒素 A 以前是通过质谱法、色谱法和免疫测定法等各种费力、昂贵和复杂的方法进行检测。最近生物传感领域取得了进展，设计出几种适配体传感器，可以灵敏、选择性地检测赭曲霉毒素 A（Shkembi et al.，2021）。例如，最近人们开发了一种基于 Mn^{2+} 诱导 AuNPs 聚集的比色适配体，用于检测赭曲霉毒素 A。原则上，固定在磁性纳米粒子上的适配体可与一端和碱性磷酸酶（ALP）连接的互补 DNA（cDNA-ALP）链杂交。ALP 可将 2-磷酸抗坏血酸水解为抗坏血酸，进而将氧化锰纳米片还原为 Mn^{2+}，最终导致 AuNPs 聚集。然而，在赭曲霉毒素 A 存在的情况下，由于赭曲霉毒素 A 与赭曲霉毒素 A 适配体结合，cDNA-ALP 偶联物被释放出来。释放出的 ALP 通过磁分离被分离出来，用于催化 Mn^{2+} 依赖的 AuNPs 聚集。赭曲霉毒素 A 的浓度与 ALP 的活性直接相关。该方法使赭曲霉毒素 A 的最低检出限值为 5 nM，具有在葡萄汁和红葡萄酒进行检测应用的潜力。

11.5.3 海洋毒素

水生微生物产生毒素的有藻类、蓝藻、硅藻、甲藻等。海产品是主要的污染源，可导致各种疾病，如麻痹、呕吐和腹泻等。海洋毒素主要分为冈田酸、柱孢藻毒素、河豚毒素、石房蛤毒素、短裸甲藻毒素、海葵毒素、鳍藻毒素和多摩酸。在这方面，蓝藻产生的毒素根据毒性效应又分为多种类型，如神经毒素、肝毒素、皮肤毒素和细胞毒素（Cunha et al.，2018）。其中，甲藻和硅藻产生的神经毒素包括冈田酸、石房蛤毒素及其类似物与多摩酸。因此，许多国家定期监测这些毒素，以预防疾病。除此之外，海洋生态系统中还出现了许多新的毒素，可对生命构成威胁，如短裸甲藻毒素、羽鳍毒素、雪卡毒素、螺旋体毒素、痹藻毒素、河豚毒素和环亚胺（Cunha et al.，2018）。然而，监测这些毒素的检测方法却鲜有报道。目前，监测海洋毒素的主要方法包括酶联免疫吸附试验、小鼠生物测定、液相色谱质谱法和高效液相色谱法等（Shkembi et al.，2021）。然而，这些传统方法存在一些缺点，如复杂的仪器、专业的技术人员、昂贵的设备以及与动物伦理相关的问题。因此，在当前情况下，先进的生物传感器（如适配体传感器）是检测毒素的一种新方法。要深入了解这一主题，可参考 Cunha 等和 Ye 等的详细综述文章（Cunha et al.，2018；Ye et al.，2019）。本小节将讨论几个重要实例。使用双金属 AgNPs 和 AuNPs 的基于 SERS 的荧光适配体传感器用于毒素的超灵敏检测。Zhao 等开发了一种针对蓝藻产生的微囊藻毒素-LR（MC-LR）的适配体传感器，该传感器以金纳米花为核心,AgNPs 为分支,设计了 SERS 组装单元(Zhao et al.,2015),金纳米花和 AgNPs 都用 MC-LR 适配体修饰。如图 11.8 所示,在没有 MC-LR 的情况下,由于杂化作用,会形成 SERS 活性组装体,并接收到增强的 SERS 信号。然而,MC-LR 与适配体的特异性结合会导致 SERS 活性组装体解体,从而导致 SERS 信号减弱。该 SERS 适配体传感器能够检测出低至 8.6 pM 的 MC-LR,具有很高的特异性,在太湖水中的回收率为 94.48%~97.7%。

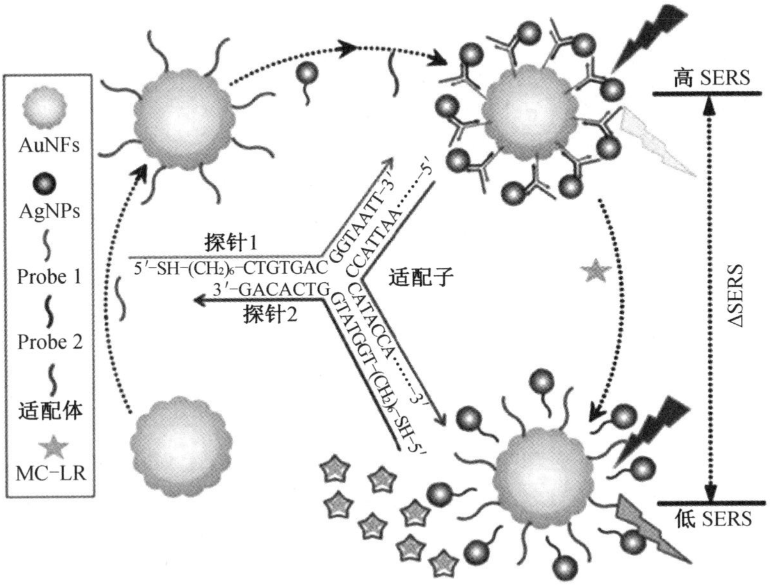

图 11.8 基于 SERS 的 AuNFs-AgNPs 核心-分支组合的 MC-LR 适配体传感器

[来源:Zhao,Y.,Yang,X.,Li,H.,Luo,Y.,Yu,R.,Zhang,L.,Yang,Y.,Song,Q.(2015). Au nanoflower Ag nanoparticle assembled SERS-active substrates for sensitive MC-LR detection. *Chem. Commun.* 51,16908-16911. https://doi.org/10.1039/C5CC05868F. Copyright Royal Society of Chemistry,2016.]

此外,基于 MC-LR 微悬臂阵列传感器的简便方法开发出了适配体传感器(Zhang et al.,2018)。MC-LR 特异性适配体被硫醇标记并固定在微悬臂的金表面。其工作原理是 MC-LR 适配体与 MC-LR 之间的目标特异性相互作用会导致构象弯曲,从而成功改变微悬臂的表面应力。该方法能在 1~50 $\mu g \cdot L^{-1}$ 的线性浓度范围内以高特异性检测 MC-LR。

11.6 结论和展望

基于适配体的传感器(也称为适配体传感器)具有许多优点,在对各种有毒化合物(如农药和微生物毒素)进行特异性分子鉴定方面发挥着至关重要的作用。过度使用不可降解的农药化合物增加了农药残留物在土壤和食物链中沉积的风险。此外,细菌、真菌和其他微生物释放的微生物毒素也会危害人类健康与水生生物。因此,适配体或化学抗体在合成或天然毒素检测方面具有巨大潜力。在本章中,首先讨论了根据各种光学和电化学信号检测技术设计的农药适配体,然后讨论了根据产生毒素的不同种类微生物(如细菌、真菌和藻类)介绍了毒素检测适配体。

每种检测技术都有其优缺点。例如,电化学适配体传感器因仪器设计简单紧凑而便于携带,灵敏度高。然而,大多数电化学适配体传感器的传感原理是将适配体固定在固体基底上,而一般来说,将适配体置于溶液中的方法更为简单,因此其比需要固定在表面上的方法更受青睐。不过,基于溶液的方法也有缺点,即溶液中的适配体也可能与检测样品一起被丢弃,因此限制了重复使用性。此外,虽然在这方面已经开发出了许多灵敏度高、选择性强的检测水中和食品中有毒化合物的适配体传感器,但大多数适配体传感器仍处于实验阶段,离实际应用还很遥远。这背后的主要原因是食品基质复杂,需要适当注意去除可能导致假阳性信号的非特异性非目标分子。此外,基于贵金属纳米材料的适配体传感器仍然依赖于先进的精密仪器,需要高精度和训练有素的操作人员,这进一步限制了其普遍应用。同时,针对各种农药和毒素选择和合成适配体序列也是当务之急。尽管如此,适配体传感器仍是监测各种毒害物质的一种前景广阔的工具。我们相信,随着这方面研究的不断深入,基于各种检测方法(如光学、电化学、化学发光等)的用于现场检测水和食品毒害物质的适配体传感器将得到蓬勃发展。

参考文献

Abnous, K., Danesh, N. M., Ramezani, M., Alibolandi, M., Emrani, A. S., Lavaee, P., & Taghdisi, S. M. (2018). A colorimetric gold nanoparticle aggregation assay for malathion based on target-induced hairpin structure assembly of complementary strands of aptamer. *Microchimica Acta*, 185.

Arya, S. K., Zhurauski, P., Jolly, P., Batistuti, M. R., Mulato, M., & Estrela, P. (2018). Capacitive aptasensor based on interdigitated electrode for breast cancer detection in undiluted human serum. *Biosensors and Bioelectronics*, 102, 106–112.

Bala, R., Kumar, M., Bansal, K., Sharma, R. K., & Wangoo, N. (2016). Ultrasensitive aptamer biosensor for malathion detection based on cationic polymer and gold nanoparticles. *Biosensors and Bioelectronics*, 85, 445–449.

Bala, R., Mittal, S., Sharma, R. K., & Wangoo, N. (2018). A supersensitive silver nanoprobe based aptasensor for low cost detection of malathion residues in water and food samples. *Spectrochimica Acta. Part A, Molecular and Biomolecular Spectroscopy*, 196, 268–273.

Bala, R., Sharma, R. K., & Wangoo, N. (2015). Highly sensitive colorimetric detection of ethyl parathion using gold nanoprobes. *Sensors and Actuators B: Chemical*, 210, 425–430.

Bala, R., Sharma, R. K., & Wangoo, N. (2016). Development of gold nanoparticles-based aptasensor for the colorimetric detection of organophosphorus pesticide phorate. *Analytical and Bioanalytical Chemistry*, 408, 333–338.

Bala, R., Swami, A., Tabujew, I., Peneva, K., Wangoo, N., & Sharma, R. K. (2018). Ultra-sensitive detection of malathion using quantum dots-polymer based fluorescence aptasensor. *Biosensors and Bioelectronics*, 104, 45–49.

Balamurugan, M., Santharaman, P., Madasamy, T., Rajesh, S., Sethy, N. K., Bhargava, K., Kotamraju, S., & Karunakaran, C. (2018). Recent trends in electrochemical biosensors of superoxide dismutases. *Biosensors and Bioelectronics*, 116, 89–99.

Blank, M., & Blind, M. (2005). Aptamers as tools for target validation. *Current Opinion in Chemical Biology*, 9,336–342.

Capoferri, D., Della Pelle, F., Del Carlo, M., & Compagnone, D. (2018). Affinity sensing strategies for the detection of pesticides in food. *Foods*, 7, 148.

Chen, Q., Sheng, R., Wang, P., Ouyang, Q., Wang, A., Ali, S., Zareef, M., & Hassan, Md. M. (2020). Ultra-sensitive detection of malathion residues using FRET-based upconversion fluorescence sensor in food. *Spectrochimica Acta Part A: Molecular and Biomolecular Spectroscopy*, 241, 118654.

Cunha, I., Biltes, R., Sales, M. G. F., & Vasconcelos, V. (2018). Aptamer-based biosensors to detect aquatic phycotoxins and cyanotoxins. *Sensors*, 18, 2367.

Guo, X., Wen, F., Zheng, N., Saive, M., Fauconnier, M.-L., & Wang, J. (2020). Aptamer-based biosensor for detection of mycotoxins. *Front. Chem.*, 0. Available from https://doi.org/10.3389/fchem.2020.00195.

He, Y., Wen, C.-Y., Guo, Z.-J., & Huang, Y.-F. (2020). Noble metal nanomaterial-based aptasensors for microbial toxin detection. *Journal of Food and Drug Analysis*, 28, 509–521.

Hong, K. L. (2019). An overview of DNA/RNA-based monitoring tools and biosensors: Benefits and applications in the environmental toxicology. *Tools, Techniques and Protocols for Monitoring Environmental Contaminants* (pp. 97–124). Elsevier.

Hu, W., Chen, Q., Li, H., Ouyang, Q., & Zhao, J. (2016). Fabricating a novel label-free aptasensor for acetamiprid by fluorescence resonance energy transfer between NH2-NaYF4: Yb, Ho@SiO2 and Au nanoparticles. *Biosensors and Bioelectronics*, 80, 398–404.

Huang, J., Xiang, Y., Li, J., Kong, Q., Zhai, H., Xu, R., Yang, F., Sun, X., & Guo, Y. (2021). A novel electrochemiluminescence aptasensor based on copper-gold bimetallic nanoparticles and its applications. *Biosensors and Bioelectronics*, 194, 113601.

Jokar, M., Safaralizadeh, M. H., Hadizadeh, F., Rahmani, F., & Kalani, M. R. (2016). Design and evaluation of an apta-nano-sensor to detect acetamiprid in vitro and in silico. *Journal of Biomolecular Structure and Dynamics*, 34, 2505–2517.

Kaur, J., Malegaonkar, J. N., Bhosale, S. V., & Singh, P. K. (2021). An anionic tetraphenyl ethylene based simple and rapid fluorescent probe for detection of trypsin and paraoxon methyl. *Journal of Molecular Liquids*, 115980.

Kaur, J., & Singh, P. K. (2020a). Enzyme-based optical biosensors for organophosphate class of pesticide detection. *Physical Chemistry Chemical Physics.* Available from https://doi.org/10.1039/D0CP01647K.

Kaur, J., & Singh, P. K. (2020b). Trypsin detection strategies: a review. *Critical Reviews in*

Analytical Chemistry, 1-19.

Kaur, J., & Singh, P. K. (2021). An AIEgen-protamine assembly/disassembly based fluorescence turn-on probe for sensingalkaline phosphatase. *Sensors and Actuators B: Chemical*, 130517.

Kaur, J., Yadav, N. S., Singh, M. K., Khan, M. J., Sen, S., Dixit, A., Choudhury, D., n. d. Role of Ser65, His148 and Thr203 in the organic solvent dependent spectral shift in green fluorescent protein. *Photochemistry and Photobiology*. https://doi. org/10. 1111/php. 13018.

Langer, J., Jimenez de Aberasturi, D., Aizpurua, J., Alvarez-Puebla, R. A., Auguié, B., Baumberg, J. J., Bazan, G. C., Bell, S. E. J., Boisen, A., Brolo, A. G., Choo, J., Cialla-May, D., Deckert, V., Fabris, L., Faulds, K., García de Abajo, F. J., Goodacre, R., Graham, D., Haes, A. J., ... Liz-Marzán, L. M. (2020). Present and future of surface-enhanced raman scattering. *ACS Nano*, 14, 28-117.

Li, F., Yu, Z., Han, X., & Lai, R. Y. (2019). Electrochemical aptamer-based sensors for food and water analysis: a review. *Analytica Chimica Acta*, 1051, 1-23.

Li, S., Wu, X., Liu, C., Yin, G., Luo, J., & Xu, Z. (2016). Application of DNA aptamers as sensing layers for detection of carbofuranby electrogenerated chemiluminescence energy transfer. *Analytica Chimica Acta*, 941, 94-100.

Li, X., Tang, X., Chen, X., Qu, B., & Lu, L. (2018). Label-free and enzyme-free fluorescent isocarbophos aptasensor based on MWCNTs and G-quadruplex. *Talanta*, 188, 232-237.

Lin, B., Yu, Y., Li, R., Cao, Y., & Guo, M. (2016). Turn-on sensor for quantification and imaging of acetamiprid residues based on quantum dots functionalized with aptamer. *Sensors and Actuators B-chemical*, 229, 100-109.

Liu, M., Khan, A., Wang, Z., Liu, Y., Yang, G., Deng, Y., & He, N. (2019). Aptasensors for pesticide detection. *Biosensors & Bioelectronics*, 130, 174-184.

Madianos, L., Skotadis, E., Tsekenis, G., Patsiouras, L., Tsigkourakos, M., & Tsoukalas, D. (2018). Impedimetric nanoparticle aptasensor for selective and label free pesticide detection. *Microelectronic Engineering*, 189, 39-45.

Madianos, L., Tsekenis, G., Skotadis, E., Patsiouras, L., & Tsoukalas, D. (2018). A highly sensitive impedimetric aptasensor for the selective detectionof acetamiprid and atrazine based on microwires formed by platinum nanoparticles. *Biosensors and Bioelectronics*, 101, 268-274.

Mahmoudpour, M., Karimzadeh, Z., Ebrahimi, G., Hasanzadeh, M., & Dolatabadi, J. E. N. (2021). Synergizing functional nanomaterials with aptamers based on electrochemical strategies for pesticide detection: current status and perspectives. *Critical Reviews in Analytical Chemistry*, 0, 1-28.

Majdinasab, M., Daneshi, M., & Louis Marty, J. (2021). Recent developments in nonenzymatic (bio)sensors for detection of pesticide residues: Focusing on antibody, aptamer and molecularly imprinted polymer. *Talanta*, 232, 122397.

Meng, Z., Wu, S., Zhong, L., Zeng, M., Sun, X., Li, L., & Zhang, S. (2018). Rhodamine B derivatives-modified upconversion nanoparticles as a fluorescent turn-off on sensor for the highly sensitive detection of Cu21 and pyrophosphate. *RSC Advances*, 8, 38075–38080.

Montemurro, M., Pinto, L., Véras, G., de Araújo Gomes, A., Culzoni, M. J., Ugulino de Araújo, M. C., & Goicoechea, H. C. (2016). Highly sensitive quantitation of pesticides in fruit juice samples by modeling fourway data gathered with high-performance liquid chromatography with fluorescence excitation-emission detection. *Talanta*, 154, 208–218.

Nair, R. V., Chandran, P. R., Mohamed, A. P., & Pillai, S. (2021). Sulphur-doped graphene quantum dot based fluorescent turn-on aptasensor for selective and ultrasensitive detection of omethoate. *Analytica Chimica Acta*, 1181, 338893.

Nie, Y., Teng, Y., Li, P., Liu, W., Shi, Q., & Zhang, Y. (2018). Label-free aptamer-based sensor for specific detection of malathion residues by surface-enhanced Raman scattering. *Spectrochimica Acta Part A: Molecular and Biomolecular Spectroscopy*, 191, 271–276.

Ouyang, Q., Wang, L., Ahmad, W., Rong, Y., Li, H., Hu, Y., & Chen, Q. (2021). A highly sensitive detection of carbendazim pesticide in food based on the upconversion-MnO_2 luminescent resonance energy transfer biosensor. *Food Chemistry*, 349, 129157.

Pérez-Fernńndez, B., Costa-García, A., Muñiz, A., & de la, E.-(2020). Electrochemical (bio)sensors for pesticides detection using screen-printed electrodes. *Biosensors*, 10, 32.

Pesticides | CODEXALIMENTARIUS FAO-WHO [WWW Document], n. d. http://www.fao.org/fao-who-codexalimentarius/codex-texts/dbs/pestres/pesticides/en/ (accessed Pct 5, 2021).

Phopin, K., & Tantimongcolwat, T. (2020). Pesticide aptasensors—state of the art and perspectives. *Sensors*, 20, 6809. Available from https://doi.org/10.3390/s20236809.

Pohanka, M. (2019). Current Trends in the biosensors for biological warfare agents assay. *Materials*, 12, 2303. Available from https://doi.org/10.3390/ma12142303.

Qi, Y., Xiu, F.-R., Zheng, M., & Li, B. (2016). A simple and rapid chemiluminescence aptasensor for acetamiprid in contaminated samples: sensitivity, selectivity and mechanism. *Biosensors and Bioelectronics*, 83, 243–249.

Rapini, R., Cincinelli, A., & Marrazza, G. (2016). Acetamiprid multidetection by disposable electrochemical DNA aptasensor. *Talanta*, 161, 15–21.

Rapini, R., & Marrazza, G. (2017). Electrochemical aptasensors for contaminants detection in food and environment: Recent advances. *Bioelectrochemistry*, 118, 47–61.

Saberi, Z., Rezaei, B., & Ensafi, A. A. (2019). Fluorometric label-free aptasensor for detection of the pesticide acetamiprid by using cationic carbon dots prepared with cetrimonium bromide. *Microchimica Acta*, 186, 273. Available from https://doi. org/10. 1007/s00604-019-3378-9.

Shkembi, X., Svobodova, M., Skouridou, V., Bashammakh, A. S., Alyoubi, A. O., & O' Sullivan, C. K. (2021). Aptasensors for mycotoxin detection: A review. *Analytical Biochemistry*, 114156

Song, S., Wang, L., Li, J., Fan, C., & Zhao, J. (2008). Aptamer-based biosensors. *TrAC Trends in Analytical Chemistry*, 27, 108-117.

Su, D., Li, H., Yan, X., Lin, Y., & Lu, G. (2021). Biosensors based on fluorescence carbon nanomaterials for detection of pesticides. *TrAC Trends in Analytical Chemistry*, 134, 116126.

Su, L., Wang, S., Wang, L., Yan, Z., Yi, H., Zhang, D., Shen, G., & Ma, Y. (2020). Fluorescent aptasensor for carbendazim detection in aqueous samples based on gold nanoparticles quenching Rhodamine B. *Spectrochimica Acta Part A: Molecular and Biomolecular Spectroscopy*, 225, 117511.

Sun, Y., Li, Z., Huang, X., Zhang, D., Zou, X., Shi, J., Zhai, X., Jiang, C., Wei, X., & Liu, T. (2019). A nitrilemediated aptasensor for optical anti-interference detection of acetamiprid in apple juice by surface-enhanced Raman scattering. *Biosensors and Bioelectronics*, 145, 111672.

Tian, Y., Wang, Y., Sheng, Z., Li, T., & Li, X. (2016). A colorimetric detection method of pesticide acetamiprid by fine-tuning aptamer length. *Analytical Biochemistry*, 513, 87-92.

Tuerk, C., & Gold, L. (1990). Systematic evolution ofligands by exponential enrichment: RNA ligands to bacteriophage T4 DNA polymerase. *Science*, 249, 505-510.

Wang, C., Li, Y., & Zhao, Q. (2019). A signal-on electrochemical aptasensor for rapid detection of aflatoxin B1 based on competition with complementary DNA. *Biosensors and Bioelectronics*, 144, 111641.

Wang, J., Wu, Y., Zhou, P., Yang, W., Tao, H., Qiu, S., & Feng, C. (2018). A novel fluorescent aptasensor for ultrasensitive and selective detection of acetamiprid pesticide based on the inner filter effect between gold nanoparticles and carbon dots. *Analyst*, 143, 5151-5160.

Wang, S., Su, L., Wang, L., Zhang, D., Shen, G., & Ma, Y. (2020). Colorimetric determination of carbendazim basedon the specific recognition of aptamer and the poly-diallyldimethylammonium chloride aggregation of gold nanoparticles. *Spectrochimica Acta Part A: Molecular and Biomolecular Spectroscopy*, 228, 117809.

Wang, W., Wang, X., Cheng, N., Luo, Y., Lin, Y., Xu, W., & Du, D. (2020). Recent advances in nanomaterialsbased electrochemical (bio)sensors for pesticides detection. *TrAC Trends in Analytical Chemistry*, 132, 116041.

Weerathunge, P., Behera, B. K., Zihara, S., Singh, M., Prasad, S. N., Hashmi, S., Mariathomas, P. R. D., Bansal, V., & Ramanathan, R. (2019). Dynamic interactions between peroxidase-mimic silver Nano Zymes and chlorpyrifos-specific aptamers enable highly-specific pesticide sensing in river water. *Analytica Chimica Acta*, 1083, 157–165.

Wei, M., & Feng, S. (2017). Amperometric determination of organophosphate pesticides using a acetylcholinesterase based biosensor made from nitrogen-doped porous carbon deposited on a boron-doped diamond electrode. *Microchimica Acta*, 184, 3461–3468.

WHO | Joint FAO/WHO Meeting on Pesticide Residues (JMPR) [WWW Document], n. d. WHO. http://www.who.int/foodsafety/areas_work/chemical-risks/jmpr/en/ (accessed Dec 28, 2019).

Wu, X., Li, W., Guo, P., Zhang, Z., & Xu, H. (2018). Rapid trace detection and isomer quantitation of pesticide residues via matrix-assisted laser desorption/ionization fourier transform ion cyclotron resonance mass spectrometry. *Journal of Agricultural and Food Chemistry*, 66, 3966–3974.

Xia, X., Wang, Y., Yang, H., Dong, Y., Zhang, K., Lu, Y., Deng, R., & He, Q. (2019). Enzyme-free amplified and ultrafast detection of aflatoxin B1 using dual-terminal proximity aptamer probes. *Food Chemistry*, 283, 32–38.

Xie, M., Zhao, F., Zhang, Y., Xiong, Y., & Han, S. (2022). Recent advances in aptamer-based optical and electrochemical biosensors for detection of pesticides and veterinary drugs. *Food Control*, 131, 108399.

Xu, G., Huo, D., Hou, C., Zhao, Y., Bao, J., Yang, M., & Fa, H. (2018). A regenerative and selective electrochemical aptasensor based on copper oxide nanoflowers-single walled carbon nanotubes nanocomposite for chlorpyrifos detection. *Talanta*, 178, 1046–1052.

Xu, G., Huo, D., Hou, J., Zhang, C., Zhao, Y., Hou, C., Bao, J., Yao, X., & Yang, M. (2021). An electrochemical aptasensor of malathion based on ferrocene/DNA-hybridized MOF, DNA coupling-gold nanoparticles and competitive DNA strand reaction. *Microchemical Journal*, 162, 105829.

Xu, M.-L., Liu, J.-B., & Lu, J. (2014). Determination and control of pesticide residues in beverages: a review of extraction techniques, chromatography, and rapid detection methods. *Applied Spectroscopy Reviews*, 49, 97–120.

Yan, X., Li, H., & Su, X. (2018). Review of optical sensors for pesticides. *TrAC Trends in Analytical Chemistry*, 103, 1–20.

Ye, W., Liu, T., Zhang, W., Zhu, M., Liu, Z., Kong, Y., & Liu, S. (2019). Marine toxins detection by biosensors based on aptamers. *Toxins*, 12, 1.

Yu, M., Chang, Q., Zhang, L., Huang, Z., Song, C., Chen, Y., Wu, X., Lu, Y. (2021). Ultra-sensitive Detecting OPsisocarbophos Using Photoinduced Regeneration of Aptamer-based Electrochemical Sensors. *Electroanalysis* https://doi.org/10.1002/elan.202100222.

Zhang, G., Li, C., Wu, S., & Zhang, Q. (2018). Label-free aptamer-based detection of microcystin-LR using a microcantilever array biosensor. *Sensors and Actuators B: Chemical*,

260, 42-47.

Zhang, X., Khan, I. M., Ji, H., Wang, Z., Tian, H., Cao, W., & Mi, W. (2020). A label-free fluorescent aptasensor for detection of staphylococcal enterotoxin a based on aptamer-functionalized silver nanoclusters. *Polymers (Basel)*, 12, E152. Available from https://doi.org/10.3390/polym12010152.

Zhao, Y., Yang, X., Li, H., Luo, Y., Yu, R., Zhang, L., Yang, Y., & Song, Q. (2015). Au nanoflower Ag nanoparticle assembled SERS-active substrates for sensitive MC-LR detection. *Chemical communications.*, 51, 16908-16911.

Zhou, D., Xie, G., Cao, X., Chen, X., Zhang, X., & Chen, H. (2016). Colorimetric determination of staphylococcal enterotoxin B via DNAzyme-guided growth of gold nanoparticles. *Microchimica Acta*, 10, 2753-2760.

第3部分　二氯苯酚的化学传感器

第12章　用于检测酚类化合物的金属-有机骨架衍生纳米结构

Ghazala Ashraf[①], Muhammad Asif[②], Aupsha Aziz[①],
Tayyaba Iftikhar[③], Bo Liu[①], Wei Chan[①], Yuan-Di Zhao[①④④]

12.1 前　　言

金属有机骨架(metal-organic frarearks,MOFs)是一类由有机金属离子或团簇组成的高结晶材料,具有长程有序和结晶度极端的特性(Dai et al.,2021;Lorignon et al., 2020)。由于化学成分多变、表面积大、形态多样和孔隙结构等固有特性,许多MOFs已被应用于电化学传感(形态ECS)、催化和储能应用(Doonan et al.,2017)。其不受欢迎的原因是,受限制的传质、低导电性、缓慢的扩散和小的客体颗粒负载是基于MOFs的ECS平台实际应用中遇到的限制(Stavila et al.,2016;Lee et al., 2015)。在最原始的成核和生长阶段,机械材料的缺乏阻碍了获得微小颗粒的制造方法的连贯设计(Qiao et al.,2020)。

然而,MOF的特性可以通过整合各种功能纳米材料(nano materials,NMs)来修饰或改善,包括金属/金属氧化物、碳纳米管(carbon nanotubes, CNTs)、导电聚合物、石墨烯(graphne,GR)和其他导电材料(Qin et al.;2021;Su et al.,2020a;Shao et al.,2020;Asil et al.,2018a, 2019)。增强的ECS可以通过功能化和补充活性位点改善电导率的集体集成来实现。此外,基于MOF的纳米结构(nanostructures,NSs)允许在热解过程中在原子和分子水平上进行元素重排(Yang et al., 2019)。因此, MOF/MOF衍生纳米复合材料(nanocompasites,NCs)可以在热处理下制造碳基纳米材料、MOF衍生纳米材料、金属化合物和单原子催化剂中发挥重要作用(图12.1(a))(Radwan et al .,2021)。MOF的煅烧热解改变了许多特性,如提高了导电性,高孔隙率,大表面积,更好的稳定性和改善的催化能力(Aziz et al.,2019a;Hao et al.,2018;Ye et al.,2020)。在过去的五年中,基于这些策略设计了各种MOF派生的NMs。

酚类化合物作为一种天然化学物质,由于其存在于环境中并对生物具有毒性而受到广

---

① 武汉国家实验室Brithan Chance生物医学光子学中心,华中科技大学生命科学与技术学院生物医学工程。

② 武汉理工大学学报(自然科学版),湖北省等离子体重点实验室,武汉材料科学与工程学院化学与先进材料。

③ 中华人民共和国湖北省武汉市,武汉理工大学(现武汉理工大学),湖北武汉,生物医学光子学重点实验室教育部,华中科技大学。

④ 中华人民共和国湖北省武汉市中国科学院能量转化与存储材料化学重点实验室,材料化学与服役失效教育部湖北省重点实验室,华中科技大学化学化工学院。

泛关注(Sakthinathan et al. ,2018;Ashraf et al. ,2020)。大多数情况下,酚类化合物包括具有一个或多个羟基的芳香环。它们的结构范围从简单的苯酚到高度聚合的酚类化合物。酚类化合物分为不同类型:酚酸、简单酚类、类黄酮、单宁、木脂素和生物酮(Harborne, 1989; Ignat et al. ,2011)。这些酚类化合物也通常用作于不同领域的溶剂,包括染料、化学品、化妆品、药品和制革工业。一些酚醛复合材料毒性极大,在几个国家已被记录为控制目标(Kokulnathan et al. ,2017)。由于酚类化合物在市场和技术上的重要作用,越来越需要高度敏感和选择性的分析方法来检测这些化合物(Kala et al. ,2016;Kula et al. ,2016)。色谱系统,如液相色谱、气相色谱和毛细管电泳,是广泛使用的检测酚类化合物的方法(Montero et al. ,2013;Simeoni et al. ,2018)。这些技术与质谱相结合,可以对草药、饮料、植物和药物中痕量的酚类化合物进行分类和测量,准确度很高。然而,这些精密的高灵敏度色谱系统通常涉及昂贵的筹备和费力的样品制备(Mustafa & Andreescu, 2018)。迄今为止,开发新型传感程序以缩短样品制备,成本效益和可管理和更快的分析的趋势正在上升。此外,为了避免烦琐的样品预处理阶段,传感器是传统诊断实践的有力替代品,因为它们的主要特点是要求高、灵敏度高、便携性强和大样本量检测(Della Pelle & Compagnone, 2018;Gałuszka et al. ,2013)。传感器的整体特性是针对与治疗相关、环境和生物医学样品中酚类化合物的定量传感。根据分析物通过生物分子、酶或抗体与检测底物的相互作用,传感器可分为 ECS、光学传感器和生物传感器(Vishnu & Kumar, 2015;Apetrei et al. ,2013;Zhang et al. ,2021)。

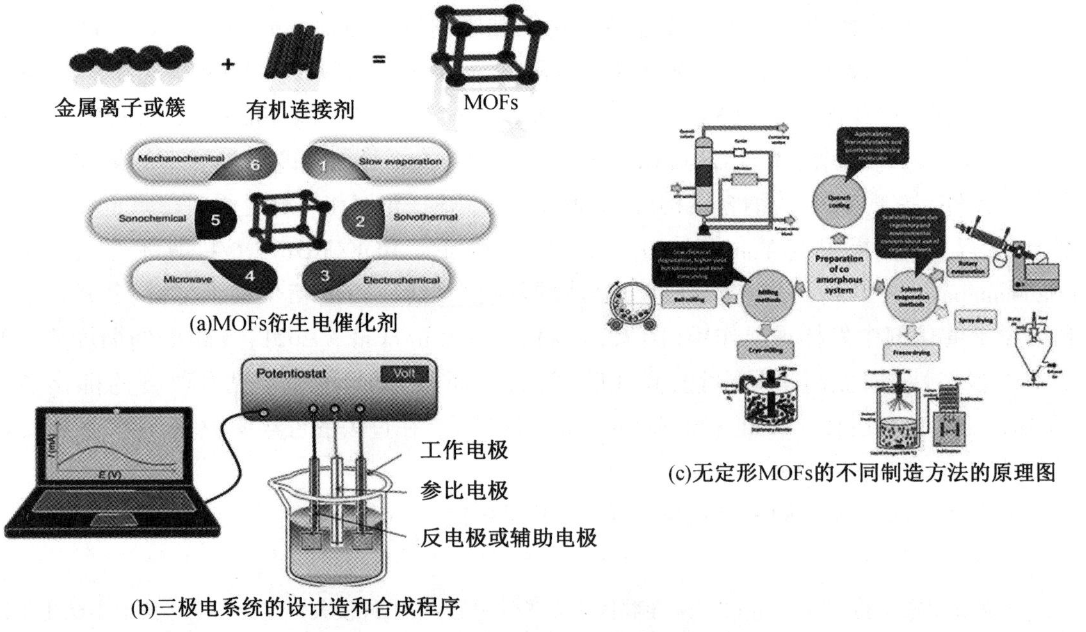

(a)MOFs衍生电催化剂

(b)三极电系统的设计造和合成程序

(c)无定形MOFs的不同制造方法的原理图

图 12.1　ECS 的合成方法和不同组件

特别是,ECS 系统因其高选择性、细微反应、成本效益、紧凑性、小型化和快速反应而成为传统分析系统的有希望的替代品(Aziz et al. ,2019b, 2021a;Ayesha et al. ,2020)。使用基于 EC 的生物传感器(Asif et al. ,2020;Ashraf et al. ,2021a)。酶促生物传感器的关键优势在于其特殊的选择性;然而,它的实现成本高、寿命短、固定过程复杂(Abdullayeva et al. ,

2020;Guo et al. ,2011)。在过去的十年中,考虑到非酶传感器由于其显著的成本效益和长期稳定性而使用了分析方法(Calaf, 2021;Huang et al. ,2021a)。因此,开发一种具有电催化能力的敏感 ECS 用于痕量分析是势在必行的。在接下来的章节中,介绍了最新的研究成果和独特的性能各种 ECS 系统的实用性识别酚络合物将被讨论。因此,本文将概述 ECS 的一些特殊特性、研究机会、进展潜力和前景,用于治疗、环境和生物医学分析。

12.1.1 电化学传感器

ECS 通常是一种检测器,用于测量系统中单个/多个分析物的定性检测,并提供所需分析物的定量数据。一种传感器包括识别元件,该识别元件允许对电阻或电阻的变化进行信号测量基于电极界面上的电子态重组而产生的电流(Balasubramanian & Burghard, 2006; Ashraf et al. ,2019;Asif et al. ,2022)。电极表面上的传感材料作为催化剂,加速生化/化学反应,并获得信号输出。ECS 不同组件的示意图如图 12. 1(b)所示(Simões & Xavier, 2017)。ECS 于 20 世纪 50 年代由 Leland C. Clark 开始,他开发了一种氧气传感器,该传感器使用薄膜隔开两个电极。这种氧传感器在环境、工业和医学领域有着广泛的应用。此外,数字通信系统的前沿技术和先进传感器的结合允许创新的诊断工具。重要的 ECS 包括有效地整合换能器(通常是 EC 单元)包含一个对电极、一个参比电极和一个工作电极)和一个识别组件(即生物或化学))(Rebelo et al. ,2021; Ashraf et al. ,2021b; Iftikharet al. , 2021a)。EC 信号是根据电阻、电位和电流的不同技术来测量的。基本的电子测量技术包括伏安法、电导法、阻抗谱法、库仑法、电容法和安培法(Simões & Xavier, 2017;Ayesha et al. ,2020;Asif et al. ,2018b)。上述方法中使用的 ECS 一般采用改良的工作电极。与其他碳质材料相比,GR 在制造 EC 传感器方面脱颖而出,成为一种卓越的改性剂。许多 ECS 都是使用原始 GR 制造的,由于其在分散介质中聚集而存在缺点(Kalambate et al. ,2019;Feng et al. ,2015;Ambrosi et al. ,2014)。为了克服这个缺点,已经报道了各种基于 GR 的纳米复合结构 NCs。基于 GR 的 NCs 通过将 GR 整合到金属、金属氧化物和聚合物中,可以制备出优异的性能检测生物分子和化学传感器(Lawal, 2019; Asif; Aziz et al. ,2021b)。

12.2 金属-有机骨架的种类

MOFs 的领域被错误地认为其只是结晶的。然而,非晶体 MOF (MOF 液体、非晶 MOFs 和 MOF 玻璃)作为替代材料在晶体 MOFs 权威领域之外还处于初步发展阶段。无论是作为创新功能材料,还是作为生产其他材料的载体,非晶体 MOFs 都具有广阔的前景。

12.2.1 非晶金属有机骨架

无定形 MOFs 是由碳基配体连接的无机金属离子,具有 2 或 3 个量级的渗透性。非晶 MOFs 保持其晶体状相应部分的基本结构连通性,因此具有比纯玻璃态更小的熵(Bennett & Horike, 2018)。然而,一方面,它们在结构内部没有表现出遥远的中断秩序,只有少量的中子衍射散射。另一方面,不透明的 MOFs 仍然显示 Bragg 波峰,可能很宽或严重凹陷(Ogawa et al. ,2020)。非晶态 MOFs 结合了晶态 MOFs,具有较高的化学和热稳定性、较大的表面积、可调节的孔径、优良的孔隙度、各向同性、晶界不可见、活性位点较多、缺陷丰富等特点。此外,非晶 MOFs 通常是在温和的环境下制造的,这使得这些材料具有广泛的实用性。迄今为止,惰性和静压压缩、加热系统、动力驱动应力和放电已被用于晶体 MOFs,以促使其崩溃并使其非晶化(Clearfield, 2016)。非晶 mof 已经通过各种制造方法制备出来(图 12.1(c))(Chavan et al. ,2016)。

12.2.2 液态金属有机框架

熔融 MOF 形成的液体,由于保留了液态和固相两侧的化学构像和配位键,被称为液态 MOF (Gaillac et al. ,2017)。在热力学中,液体和稳定状态的吉布斯自由能在临界温度下相等的固体熔体。从化学角度来看,MOFs 的熔化在很大程度上取决于有机配体和金属节点之间的界面强度(Horike & Kitagawa, 2017)。通常,连接体和金属节点之间的配位接口比连接体中的共价连接更健壮。因此,碳基配体的热分解通常发生在熔化之前(Longley et al. ,2019)。

12.2.3 金属有机框架玻璃

相应地,玻璃可分为有机、无机和金属,具有共价键、离子-共价键和金属键。第四部分是基于 MOFs 结构的玻璃,它包含同步键。如前所述,MOF 玻璃是一种非晶固体,主要是通过快速保存 MOF 液体来制造的,避免了结晶。它们保留了 MOF 液体的混沌金属配体预先排列。因此,MOF 玻璃保留了 MOF 液体有机和无机结构单元的完整性(Bender et al. ,2018)。

12.3 金属-有机骨架衍生电催化剂的设计

在 ECS 中,大量的 NMs 被用来修饰电极和负载生物分子,以提高分析信号的响应。生物分子(如酶、抗体和适体)在传感装置边缘的持续固定极大地影响了 ECS 平台。其灵敏度和准确性直接影响到几种固定化分子。在众多的纳米材料中,MOFs 具有表面积较大、渗透性高和生物相容性良好的特性,是生物分子复合物的理想支撑平台。MOFs 的这些显著特性允许更多的生物分子牢固地附着在 MOFs 上,以实现放大的 EC 信号。

12.3.1 原始金属有机框架

由于其简单的制备工艺,原始 MOFs 有望直接用作电催化剂。为此,在这一领域已经做出了许多努力(Rought et al. ,2019;Huang et al. ,2017;Li et al. ,2016)。包括 EC 活化位点、有机间隔剂和金属节点的原始 MOFs 用于涉及氧化还原的 ECS 应用。此外,位于 MOFs 孔和壳中的阳离子和阴离子使原始 MOFs 成为一组新的转移介质。纳米 MOFs 扩展了界面交换和电解质分散,离子/质子/电子传输,从而揭示了改进的 EC 行为(Sun et al. ,2016)。

12.3.2 具有氧化还原活性金属中心的金属有机骨架

具有可变氧化态的过渡金属(Ni、Mn、Fe、Cr、Co 和 Cu)是设计 EC 活性 MOFs 的较好前驱体。这些基于 MOFs 的 ECS 有望取代贵金属催化剂/酶,促进 ECS 的经济高效应用。MOF 中的开放金属位置作为 Lewis 的酸组合物,可以进一步扩大电催化过程中的 EC 活性(Jablonka et al. ,2021)。以单宁酸为改性剂制备了具有过氧化物酶样活性的 Fe_3O_4/CNC@ZIF-8 型核壳 MOF 纳米晶体。用邻苯二胺在 H_2O_2 存在下评价了其催化活性。动力学分析表明,与辣根过氧化物酶相比,Fe_3O_4/CNC@ ZIF-8 对邻苯二胺和 H_2O_2 具有更强的亲和力。采用比色法测定苯酚。此外,生产的磁性材料具有一流的稳定性,易于操作和可回收性(Hou et al. ,2021)。

12.3.3 带有混合金属中心的金属有机框架

基于特定的电子构象,不同的金属中心导致 MOFs 的 EC 行为得到改善。因此,具有各种金属中心的 MOF 可以成为实现新的 ECS 行为的良好方法。例如,基于 Mn、Co 的/MOFs/CNF 复合材料用于 α-synuclein 检测,由于 Mn 和 Co 金属在 MOF 中的协同作用,显示出出色的 ECS 能力(Guo et al. ,2020)。研究发现,不同金属的融合可以呈现出额外的功能,而这些金属的协同作用扩大了 MOFs 的生物相容性。用于 ECS 的双金属 MOFs 的相关设计仍在起步阶段,稀有双金属 MOFs 已被用于测定酚类化合物。利用酪氨酸酶生物传感器制备了一种新型的 NiZn-MOFs 基 NSs,用于检测苯酚。通过对 MOFs 中 Ni/Zn 组分的微调,二维的 MOF NSs 可以快速集中质量和电荷转移,并具有足够的活性位点用于电催化反应。优化了金属锌对电子结构、孔隙率和苯酚检测的影响。此外,ECS 在苯酚检测方面表现出色,这表明 NiZn-MOF NSs 可以成为一种创新的多用途平台,在环境分析中具有广泛的应用(Wen et al. ,2020)。

12.4 酚类化合物的氧化机理

苯酚可以通过单电子和质子转移氧化为苯氧基,它是热力学不稳定的,存在于三个同分异构体中。对于单酚类,在整个 pH 范围内是一个不可逆的过程(Cesarino et al. ,2012)。伏安法由于灵敏度高,已被有效地用于研究酚醛树脂的氧化还原行为。苯酚在一个步骤中被氧化,这个过程是不可逆的。或者,二元氧化产物如对醌和对醌以依赖 pH 值的方式可逆氧化。苯酚的氧化还原行为说明 ECS 可能用于检测酚类化合物。循环伏安法(cyclic voltamnetry,CV)测定氧化电位揭示了单酚类物质的氧化比多酚类物质更简单,而多酚类物质要复杂得多(Bortolomeazzi et al. ,2007;Iakovleva et al. ,2007)。此外,CV 还提供了关于复杂混合物中关键酚类(如没食子酸盐、儿茶素、单酚类和花青素)的程度的有价值的统计数据(Arribas et al. ,2012)。

12.5 基于金属-有机骨架的酚类化合物电化学用于纳米结构的检测

12.5.1 间苯二酚

间苯二酚(resor cinol,RC)是一种剧毒苯酚,主要用作皮肤病的软膏和防腐剂(Ameen et al.,2017)。RC 有利于去除划伤,坚硬和脱皮的皮肤。它具有防腐、溶角质和抗真菌的特性(Ngamchuea et al.,2020)。除了这些好处之外,RC 还会严重破坏活体的正常功能。它可以引起致命的疾病,如紫病、甲状腺毒症、皮炎和抽搐。RC 可以毫不费力地集成到人体皮肤和胃肠道中(Topξu, 2020)。由于 RC 的毒性和高稳定性,其在环境中的分解仍然是复杂的。需要简单、快速、灵敏的方法来立即需要准确的检测 RC。在这方面,电沉积方法制备了基于 Co-MOF/rGO NCs 的独立电极。在 rGO 纸上电沉积 Co-MOF,并用扫描电镜(scanning electron microscope,SEM)和透射电镜(transrussion electron microscope,TEM)等多种技术对其进行表征。rGO 表面被 Co-MOF 纳米棒完全覆盖,形成了电极的三维表面,具有较大的表面积。手指棒状的 Co-MOF/rGO 大大提高了 EC 活性表面积,增强了传感器的检测性能,该方法的最低检测限(detection limit,DL)为 10 nM。此外,用 Co-MOF/rGO NCs 进行的稳定性测试表明,传感器在实际环境中极有可能被用作柔性传感器(Topξu,2020)。

最近,课题组报道了一种单步水热法制备 Cu-MOF/rGO/CuO/α-MnO_2,并将其应用于 ECS。将 Cu-MOF/rGO/CuO NCs 与 EC 活性 α-MnO_2 纳米棒组织成导电载体,获得具有超 EC 能力的 Cu-MOF/rGO/CuO /α-MnO_2 NCs。所制备的 NCs 具有经济、易于制备、可生物降解、灵敏度高、在实际样品中快速检测 RC 等特点。改性甘汞玻璃电极(glass calomel electrode,GCE)对 RC 检测的线性范围为 0.2 μM,线性范围为 0.2~22 μM,具有较高的灵敏度和选择性。图 12.2(a)为 Cu-MOF/rGO/CuO/α-MnO_2 NCs 示意图及电极表面 RC 氧化机理(Iftikhar et al., 2021b)。大多数情况下,这些非酶传感器考虑得比基于酶的传感器更好,因为它们具有许多必需的特性,如良好的灵敏度、低成本、优异的催化活性和高可重复性。

因此,建立的 ECS 检测平台在染发剂和水样中具有快速、一致的检测效果,为 RC 的检测提供了良好的应用前景。MOF 衍生 Cu-MOF/rGO/CuO/α-MnO_2 纳米杂化体(nanohy brids,HHS)的合成方法为进一步修饰其他多金属氧化物 NCs 在电催化中的应用提供了一种构建方法。这些结果还强烈建议这些 NHs 用于各种环保和临床应用。类似地,利用 CV 有效地研究了 RC 在 Fe-ZIF/G/GCE 下的 EC 行为。RC 表现出不可逆转的氧化,并有 pH 依赖性峰。在优化条件下,改性 GCE 与 RC 浓度范围在 10 μM~6 mM 呈线性关系。采用波伏安法(square wave voltammetry,SWV)检测不同环境样品中的 RC,回收率为 100%。此外,Fe-ZIF/G/GCE 传感器的选择性,在水样中存在对苯二酚(hydraquinone,HQ)的情况下检测 RC,这是一种潜在的干扰。所研制的传感器验证了 RC 的分析结果,有效地处理水和工业废水(Amare & Begashaw, 2019)。采用简单的 EC 系统制备了柔性 Fe-CuMOF/rGO 纸基电极,用于 RC 的实时检测。在 rGO 纸上采用 EC 沉积法获得了柔性的双面 Fe-Cu-MOF/rGO

纳米纸(图 12.2(b))。Fe-Cu-MOF/rGO 纳米纸的结构分析显示,在 rGO 纸上存在大量的 Fe-Cu-MOF 纳米棒。所设计的传感器具有高灵敏度、包容性线性范围和低的 RC DL (2 nM)。传感器的卓越性能可以归功于锋利边缘的 Fe-Cu-MOF NCs,它提供了改善的表面积和提高电极的 EC 活性。此外,所开发的传感器在实际样品调查中显示出高选择性和高灵敏度的 RC 检测(Kiran an & topcu, 2019)。

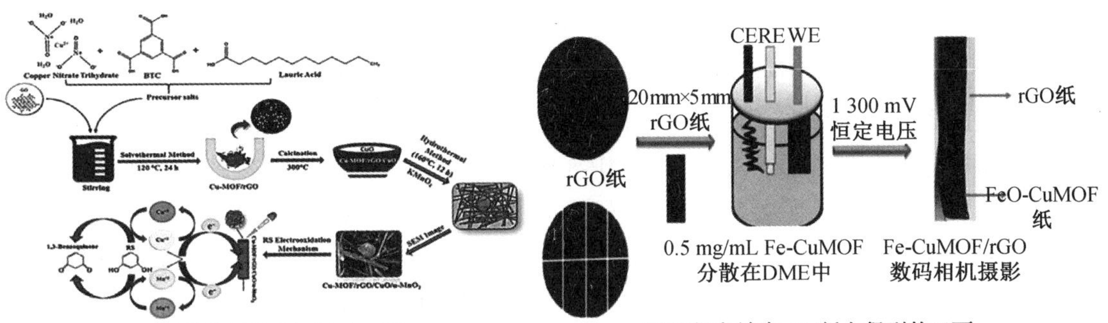

(a)Cu-MOF/rGO/ CuO/α-MnO_2 NCs 及电极表面RC氧化机理示意图　　(b)EC沉积法在rGO纸上得到的双面 FeCu-MOF/rGO NCs纸示意图

图 12.2　不同 ECS 检测酚类化合物示意图

12.5.2　儿茶酚和对苯二酚

HQ 和儿茶酚(catechol,CC)是中心酚醛树脂,广泛用于胶片显影剂、染料、杀虫剂和化妆品(Huo et al.,2011)。因此,通过制造这些产品,它们可以毫不费力地进入大气。由于其高毒性,即使是微量浓度也会对大气和人类造成巨大危害。因此,在环境分析中,快速、实用地定量测定 CC 和 HQ 是非常必要的。它们在环境中共存,因此使得很难立即分离或检测(Yuan et al.,2013)。建立一个快速,精确,敏感的系统快速检测 CC 和 HQ 是必要的。

HQ 和 CC 的 EC 检测的一个关键问题是它们的氧化电位在未修饰的 GCE 上重叠,这意味着需要新的 NMs 来修饰裸电极。最近,针对这种情况制备了几种 NMs,有效地实现了 HQ 和 CC 的即时检测,证明了用 EC 方法实时检测这两种异构体是可行的(Ma et al.,2013;Guo et al.,2014)。采用 $NaOH/H_2O_2$ 混合物处理 Ce-MOF/CNTs-NCs,同时检测 HQ 和 CC,并通过 SEM、TEM、X 射线光电子能谱(X-ray photoeletron spectroscopy,XPS)和 X 射线衍射(X-ray diffraction,XRD)对 ECS 进行了结构表征。后加工处理使 Ce-MOF 的形貌由棒状变为颗粒状结构。$Ce^{3+}/^{4+}$的双价态、MOFs 提供的高表面积和 CNTs 提供的高电导率使其对 HQ 和 CC 的检测具有很高的 EC 倾向。差分脉冲伏安法(differential pulse voltammetry,DPV)记录显示,在存在其他环境污染物的情况下,Ce-MOF/GCE 具有很高的选择性,并且从当地河水样品中获得了 HQ/CC 的高回收率(Huang et al.,2021a)。

越来越多的二维过渡金属,称为 MXenes,具有优异的导电性和天然稳定性,具有较大的研究性。然而,由于范德瓦尔斯交换和氢键两侧的 MXene 片。MXene 可以重新堆叠,这导致表面积和导电性急剧减少,限制了其 EC 性能(Shang et al.,2019)。基于异质结构(Ti_3C_2/MOF)开发了一种简化的自组装体系。这种限制将 alk-Ti_3C_2/N-PC 与 MOF-5-NH_2

衍生的氮掺杂多孔碳(N-PC)通过酸雕刻和 Ti_3C_2 的一次插层处理合成电极。该方法有效地防止了 Ti_3C_2 NSs 堆积。它使苯二醇通过氢键界面传感,通过 alk-Ti_3C_2 上丰富的-OH 功能基团和 NePC 上频繁的 Ce-N 键传递。由于 Mxene 的导电性提高和 NePC 的巨大表面积,通过苯醌/苯二醇氧化还原反应检测出 HQ 和 CC。在调节条件下,HQ 和 CC 的线性范围为 0.5~150 μM, DL 分别为 4.8 nM 和 3.1 nM。用 alk-Ti_3C_2/NePC ECs 法测定工业废水中的 HQ 和 CC,取得了满意的回收结果。因此,用 NePC 制备 alk-Ti_3C_2 是一种先进的技术,可以开发几种基于 alk-Ti_3C_2 的 NCs 来检测酚类化合物和生态分析(Huang et al. ,2020)。

为了扩大 MOFs 作为传感器的电催化活性,在仿生 MOF 外围覆盖一层可识别尺寸的 MOFs,以克服纯单体 MOF 的不足。制作一个可渗透的配位网(PCN-222)核心,并涂覆聚乙烯吡咯烷酮作为结构导向介质,然后用 ZIF-8 作为外壳进行修饰(图 12.3(a))(Cao et al. , 2021)。所研制的核壳传感器对 CC 具有较高的选择性,PCN-222@ ZIF-8 NHs 的灵敏度是前者的 10 倍。其他对照材料为 33 nM DL。因此,ZIF-8 是一种允许特定底物分散到活性核心位点(PCN-222)并补充底物的材料。此外,PCN-222@ ZIF-8 NHs 揭示了溶剂灵活性,这消除了正常 HRP 酶的缺点。这项工作为创造仿生传感器开辟了一条新的道路。同样,构建 Cu-MOF-199/SWCNTs 的简单 ECS 策略是通过在裸 GCE 上涂覆 SWCNTs 和在电极上建立电沉积 Cu-MOF。这种组合使电极具有出色的电催化能力和高稳定性。采用改进的 GCE 快速检测 HQ 和 CC,两种异构体的氧化峰电位有明显差异。在优化参数下,DPV 记录显示,与之前的报告相比,两种分析物的浓度增加,电流峰值高,DL 最低。根据以上方法所设计的传感器具有良好的抗干扰能力,对环境样品中 HQ 和 CC 的检测具有满意的回收率。这些结果表明,预期的方法经济且简单,同时为检测酚类化合物提供了一个方法(Zhou et al. , 2015)。将 MOF 衍生的碳和还原氧化石墨烯合并,对两个电极进行了修饰,用于同时测定 CC 和 HQ。通过 ZIF-8 在氧化石墨烯上的原位演化和补体同步碳化制备了 ZIF-8 和 ZIF-8C @ rGO(图 12.3(b))。获得的 ZIF-8C@ rGO 显示,与添加 ZIF-8C 相比,灵敏度显着增强,这归因于自模板 ZIF-8C 和氧化石墨烯底物的协同结果。EC 性能表明,ZIF-8C@ rGO 传感器在 CC 和 HQ 的线性范围均为 0.5~70 μM, HQ 和 CC 的 DL 分别为 70 nM 和 76 nM。所研制的 ZIF-8C@ rGO 传感器在环境样品中的应用也研究过(Chen et al. ,2019a)。

采用溶剂热法合成了基于 Cu 的 MOF-GO NCs,并将其用作检测 CC 和 HQ 的修饰电极。在 GCE 上电沉积 MOF-GO NCs,并通过 EC 还原步骤将 MOF-GO 转化为 MOF-ERGO。范围在 0.1~566 μM,两种异构体的 DPV 响应均呈线性,最低 0.1 μM DL。相关结果也证实了该方法对实际样品检测 HQ 和 CC 的有效性。此外,出色的抗干扰表现和良好的线性电流响应,其峰值电位具有实际差异。在实际样品中,对 HQ 和 CC 的有效检测表明 MOF-ERGO/GC 在实际环境中具有很好的应用前景(Chen et al. ,2017)。此外,MIL-101(Cr)-rGO NCs 被用于修饰 CPE 以量化 CC 和 HQ(图 12.3(c))。在调整后的条件下,CC 和 HQ 的峰值电位在 0.16 V 左右,明显好于之前报道的值。MIL-101(Cr)-rGO-2-CPE 在 ECS 测量中也具有较高的灵敏度,HQ 和 CC 的 DL 分别达到 0.66 μM 和 4.14 μM。此外,该电极对 CC 和 HQ 检测具有高重复性和稳定性。因此,改性 CPE 的相对容易生产及其对 CC 和 HQ 检测的吸引力一致性可能会引起更多研究关注 MOF-rGO NCs 在 ECS 中的应用(Wang et al. ,2018)。

12.5.3 对乙酰氨基酚

对乙酰氨基酚(acetaminophen,AMP)是一种高效的止痛药物,通常用于缓解中度不适,如流感、偏头痛、关节疼痛等引起的不适(Ghadimi et al.,2013)。AMP 是许多感冒药和感染药的主要成分。

AMP 通过阻碍前列腺素在中枢神经系统中的混合发挥镇痛作用,并通过麻醉下丘脑热调节中心来释放温度(Cernat et al.,2015;Karikalan et al.,2016;Kong et al.,2017)。常规剂量的 AMP 对人体有镇痛作用。但是,过度或持续使用会导致肝损伤、肾衰竭、白血病和其他致命疾病(Fan et al.,2011)。因此,AMP 在有机样品和治疗制剂中的测定受到广泛的关注。为此,系统地制备了二维导电纳米 MOFs,可用于水溶液中 AMP 的检测。NiCu-CAT 具有精确的大孔隙,丰富的活性位点,良好的导电性和水溶性。采用 CV 法和 DPV 法研究了改性 NiCu-CAT/GCE 对 AMP 的 EC 性能。在最佳条件下,NiCu-CAT/GCE 在 5 μM 的浓度范围(5~190 μM)对 AMP 进行 EC 检测。该方法为 MOF NCs 在 ECS 中用于药物分析提供了新的平台(Wang et al.,2020a)。

基于 Cu 的 NCs 离子液体偶联材料的设计用于含 Cu 化合物多价态 AMP 的比例电化学检测。此外,离子液体表现出很强的电催化能力,较大提高了传感器的灵敏度。基于 Cu-PF_6-MOF 的传感器是通过化学浴技术开发的(图 12.3(d))(Chen et al.,2021)。Cu-PF_6-MOF 的实际电催化反应揭示了巨大的活性表面积和过渡金属的特征性电导率,并显示了 AMP 与 Cu-PF_6-MOF NCs 的坚固界面。此外,Cu-PF_6-MOF/GCE 有效地应用于实际样品中 AMP 的快速检测,证明了其可靠的传感平台。尽管这种方法很有可能用于 AMP 的测定,但存在在水样中持续监测 AMP 比较麻烦的缺点。所以,需要进一步的研究来避免这个问题,使连续检测成为可能。

MOFs 主要是通过溶剂热结晶法制备的,这意味着在中等高温下,完成制备需要数小时到数天的时间。简单的 MOFs 合成对于最终理解 MOFs 的结构和实际应用至关重要。一些新方法,如超声波、微波或 EC 方法,已被应用于降低反应温度或时间,以找到实际替代 MOFs 合成方法(Kachoosangi et al.,2008;Li et al.,2009)。

由于微波制备 MOFs 具有快速结晶、片段选择性(Ni & Masel, 2006)、各种尺寸/形态、快速加热和更快的动力学等优点,因此微波制备 MOFs 已被用于 MOFs 的合成(Jhung et al.,2007),相位透明度,可重复性和先进收率(tomsett et al.,2006;Seo et al.,2009)。尽管有这些事实,关于 MOF-199 制造中使用热量的初步报告已经发布。提出了一种新的 MOF-199 微波合成方法。使用微波炉的操作温度和压力已被报道。采用溶剂热法制备 MOF-199 进行比较。用纯 MOF-199 修饰 GCE,该电极对 AMP 检测表现出优异的电催化性能。MOF-199/ Nafion-GCE 对 AMP 的 EC 活性的提高主要源于有机/无机 MOF-199 NHs 的综合特性,如表面吸收固体能力和更大的比面积。制备的 MOF-199/GCE 提高了 AMP 的检测灵敏度,DL 低至 1 μM。DPV 反应不受尿酸、抗坏血酸和多巴胺存在的影响。该方法用于测定药理学样品中 AMP 的含量,回收率令人满意。结果也进行了比较与标准高效液相色谱法相一致(Minh et al.,2018)。采用单步法制备了一种二茂铁固定化基于 MOFs 石墨电极。

在 AMP 浓度范围为 10 nM～20 μM，随着 AMP 浓度的增加，SWV 峰值电流呈现出良好的宽度，DL 的最小值为 6 nM（3σ）。将制备的电极用于治疗样品和血清样品的 AMP 测定，回收率可接受（Chang et al.，2012）。同样，Shi 等（Shi et al.，2018）报道了一种掺有 Au 的具有大比表面积的水稳定 MOF，NPs 解决 MOFs 的低电导率问题。由于 Au NPs 和 MOFs 的共同作用，MOF/AuNPs NCs 改善了 EC 信号。将 Nafion 离子涂覆在 MOF/AuNPs 修饰的 GCE 上，作为物理粘合剂和保护剂。设计的传感器证实了 AMP 的灵敏检测，LOD 为 10 fM，是早期报告中最低的记录。此外，MOF/AuNPs/GCE 可用于实际测定真实片剂样品中的 AMP。AMP 检测的 EC 研究为扩展 MOF NCs 在 EC 中的应用提供了平台。

MOFs 也被认为是配位聚合物，由于其高表面积、可改变的孔径、暴露的金属位点和组织良好的晶体组合而引起了很多研究人员的兴趣（Rowsell & Yaghi，2004）。MOFs 是研究的中心，因此近年来 MOFs 在 EC 中的应用引起了越来越多的关注（Li et al.，2013）。尽管如此，单个 MOFs 组件的应用，由于其导电性差，机械稳定性差，电催化能力弱而受到限制（Zhang et al.，2013）。预计将这些其他极导电和坚固的材料集成到 MOFs 中可以规避这些问题的缺点。因此，通过简单的超声工艺制备了具有优异分散性和稳定性的 Cu（tpa）-GO NCs。通过扫描电镜（SEM）、透射电镜（TEM）、紫外－可见光谱（UV-vis）、热重分析（thermaggrvimetric analysis，TGA）和 X 射线衍射法（XRD）对所得纳米碳的化学结构和形貌进行分类。Cu（tpa）与 GO 的结合是 π-π 堆积、Cu-O 配位和 H 键的支持界面。通过改性 GCE 考察了 Cu（tpa）-GO NCs 的 ECS 性能，并通过 EC 还原将 GO 还原为高质量导电 rGO。DPV 曲线证实，与裸 GCE 和其他对照相比，改性 GCE 显著增强了用于 AMP 检测的 EC 信号。还原氧化石墨烯的高导电性和促进 Cu（tpa）作用的独占电子的协同作用促进了电极分析物表面的电子转移。AMP 氧化峰电流与浓度为 0.6 μMDL 时的范围为 1～100 μM，呈线性增加（Wang et al.，2014）。

MOFs 可以作为仲碳前驱体和一种牺牲模型。在非活性环境下的整个碳化过程中，海绵碳的形成和 MOFs 的腐烂可以同时发生（Bhattacharyya et al.，2017；Pei et al.，2017；Yang et al.，2017）。MOF 衍生的纳米多孔碳是一种新型的碳材料，它将母体 MOF 的精确形状与巨大的表面积联系在一起以及显著的孔隙体积使 MOFs 成为 ECS 应用的理想候选者（Wang et al.，2017）。Au NPs 具有独特的光敏性和电学性质，如易于控制的尺寸分散、合理的稳定性、高生物相容性（Xu et al.，2017；Zhang et al.，2017）。利用 Au NPs 和 MOFs 基的介孔碳（NPC）材料，构建了基于配位辅助方法的纳米平台。采用一步热法制备了 Au/NPCs NHs。UiO-66-NH_2 粒子转化，Au NPs 沉积在 MOFs 内部 AA 中（Li et al.，2019a；图 12.4）。所得的 Au NPs/NPCs 与其他对照材料相比，表现出令人钦佩的 AMP 氧化电催化能力。这要归功于 Au NPs 出色的电催化能力和 NPCs 在 NHs 中的高导电性。在 Au/NPCs/GCE 改性材料上建立了高灵敏度的 AMP ECS，线性范围为 0.12～95 μM，低 DL 为 49 nM，高灵敏度为 357.62 μA mM^{-1}。Au/NPCs 的成功制备为 ECS 项目提供了巨大的前景，是鼓励创新电极材料发展的一种有利技术。

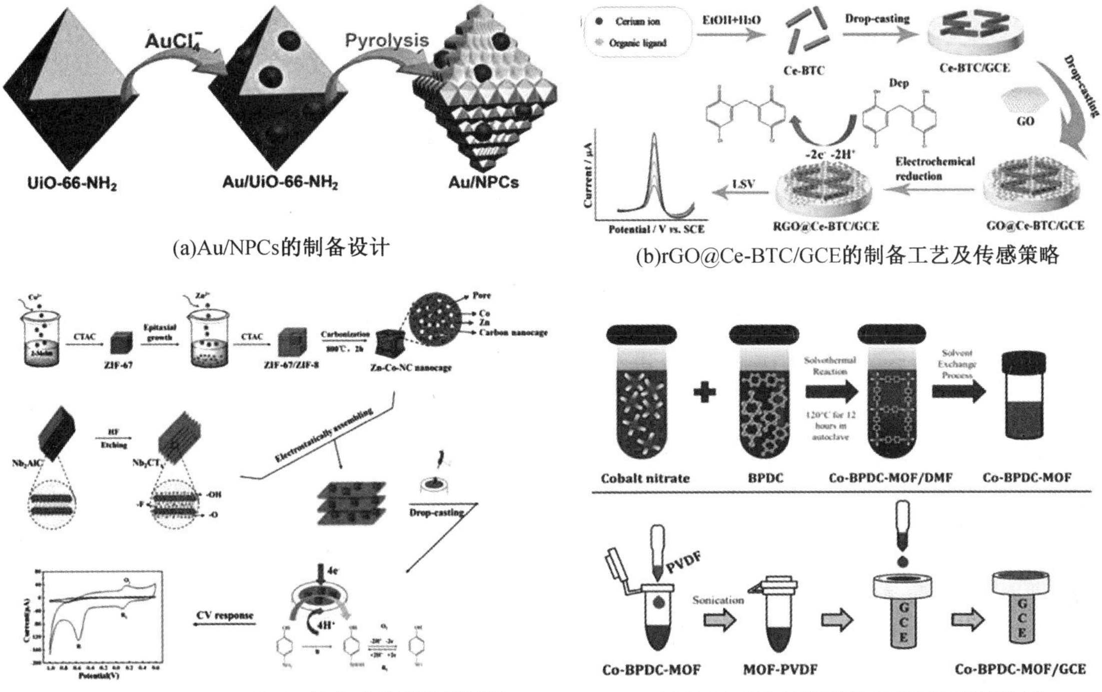

(a)Au/NPCs的制备设计

(b)rGO@Ce-BTC/GCE的制备工艺及传感策略

(c)Nb2CTx/Zn-Co-NC/GCE的合成及应用原理图

(d)Co-BPDC-MOF及其在GCE表面的涂层

图 12.4 不同 ECS 检测酚类的制作流程和工作机理

12.5.4 附加酚类化合物

酚类配合物是常见的废水污染物，毒性大，在典型情况下难以降解，严重危害人类健康。苯酚是一种典型的酚类污染物化合物，广泛来源于各种工业，包括煤炭、塑料、化学、纺织、过氧化物等。即使在微量浓度下，苯酚也会对肾脏和肺部造成损害（Shishov et al.，2020；Wang et al.，2020b）。因此，有效地测定和降解污水中的酚类具有重要意义。近年来，双金属 MOFs 在 ECS 中得到了广泛的应用，并显示出良好的电催化活性。研究发现，杂项金属的融合可以使 NMs 具有额外的功能，而多种金属元素的协同作用提高了 NMs 的生物相容性。然而，用于 ECS 的双金属 MOFs 的相干设计仍处于初级阶段，并且已经实现了稀有双金属 MOFs 来测定酚类化合物。

在应用于 EC 生物传感器时，Ni 基 MOFs 通常表现出高稳定性、电催化活性、低毒性和良好的生物相容性（Bhardwaj et al.，2017；Tian et al.，2020）。一方面，镍离子有利于吸附与酶中的 NH_2 基团强烈结合，促进了酶在电极表面的稳定性和固定化（Su et al.，2020b）。另一方面，锌离子在 MOFs 基 NMs 中是一种良性的、具有生物相容性的、高度稳定的元素，已被广泛用作异金属元素，以适应 MOFs 的良好结构和催化能力（Xue et al .，2020；Li et al.，2019b）。因此，制备了具有可调 Ni/Zn 组分的二维双金属 NiZn-MOF NSs，并将其用于酪氨酸酶生物传感器。结果表明，Zn 的加入对结构有一定的调节作用研究了 MOF NSs 的孔隙率和电子结构，并提高了它们的电子性能。因此，适当的 Zn 添加可以显著提高 NiZn-MOF NSs 传感器的酶固定化和 ECS 性能。研制成功的生物传感器具有广泛的线性范围（0.08～

58.2 mM)和 159 mA M^{-1} 的高灵敏度,具有出色的分析性能。此外,制备的 EC 生物传感方法验证了自来水样品中苯酚测定的回收率具有良好的重复性,较高的选择性,持久的稳定性和高的稳定性(Wen et al. ,2020)。Li 等(2021)选择漆酶是因为它对苯酚检测具有特殊的电催化作用。由于具有良好的亲水性,我们制备了 ZIF-90@漆酶 NCs,然后用细菌纤维素(buterial callulase,BC)和羧化的 MWCNTs 包被这些纳米碳纳米管。制造 DPV 采用 BC/c-MWCNTs/ZIF-90@laccase 传感器检测河水中的苯酚。此外,与纯漆酶传感器相比,该催化膜对苯酚的降解能力更高,连续 5 个循环的苯酚降解能力为 94。此外,所制备的传感器在酶膜反应器中有效地工作,并实地证实了相关结果。原电催化膜在酚类化合物的实时检测和降解方面具有广泛的应用前景。

酚酸在蔬菜、水果和一些传统中药中很常见。它们在抗炎、抗氧化、防腐、降脂、抗癌等方面具有坚实的药理作用,在医学研究中占有重要地位(Shahidi & Ambigaipalan, 2015)。因此,为酚酸的可定量分析创建一个精确和灵敏的过程是估计这些药物有效性的必要条件。与其他诊断程序一样,ECS 可以灵敏、快速、直接检测酚酸。因此,基于 MOF-818@rGO/MWCNTs NCs 的 ECS 可用于生物样品中咖啡酸、绿原酸和没食子酸的特异性测定报道。利用 CV 和 DPV 技术对改性电极的 EC 性能进行了评价。MOF-818@rGO/MWCNTs/GCE 在 0.2~7 μM 和 7~50 μM 的线性范围表现出优异的电催化性能,灵敏度高达 12.89 μA/μM。该传感器用于检测人体尿液和血清样本中的咖啡酸、绿原酸和没食子酸。单个复合材料的可测回收率是合理的。所提出的方法可能会激发对具有丰富活性位点的双金属 MOFs 的一般研究,以推进敏感的 ECS (Yan et al. ,2020)。

二氯酚(dichlorophan,DCP)是一种必需的酚类复合物,广泛用于驱蚊剂和药物(Sipa et al. ,2018)。然而,DCP 对海洋生物具有高度毒性,并对海洋大气产生持久影响。因此,需要找到一种易于使用的、灵敏、细致的检测分析技术(Escalada et al. ,2011)。由于 DCP 是一种电活性粒子,其检测可以通过 EC 系统实现。对于 ECS,可以通过 NMs 适当修正来补充提高识别灵敏度。电极表面 NMs 的功能性。通常,是将一些高导电性材料集成到 MOFs 中被认为是改善其 EC 性能的有效方法(Zhang et al. ,2019)。石墨烯是单原子碳基材料,具有许多优点,如优异的导电性、弹性和高表面积,这些优点使它们成为新型 MOF 材料的最高支撑(Xia et al. ,2016)。采用一种新型的大鼠包封的 Ce-MOF NCs 的绿色过程。Ce-MOF 和 GO 主要分别浇铸到 GCE 上,此时,GO 通过 EC 还原方法还原为 rGO。设计的 rGO@Ce-MOF/GCE 的凝聚结构有效地增强了 Ce-MOF 的稳定性,避免了 MOF 在溶液中的崩解(图 12.4(b))(Tu et al. ,2019)。rGO/Ce-MOF 的合并也显著促进了 NCs 的传导。然后,将制备的 rGO@Ce-MOF 纳米细胞作为电极修饰材料用于 DCP 检测。

4-氨基酚(aminoplenol,AP)是一种广泛使用的碳基化学中间体,并被认为是一种剧毒的生态污染物。它在染料、药物、显影剂、抗氧化剂和燃料稳定剂中有着广泛的用途。此外,作为 AMP 在合成过程中的重要组成部分,AP 可能会随着 AMP 的降解而缓慢扩散到大气中(Chen et al. ,2019b)。AP 具有苯酚和苯胺的双重毒性。当被皮肤吸收时,它会引起湿疹、皮炎、显著的肾毒性和致畸作用。

据此,AMP 中 AP 的测定限值为 50 ppm。同时,AP 对大气和生物具有高毒性(Mo et al. ,2018)。有一篇文章报道了 ECS 基于(ZnO/NPC)修饰电极检测 AP 的内容。MOF-5-

NH2 单步碳化制备制造出 ZnO/NPC 纳米材料。改性 ZnO/NPC/GCE 对 AP 具有优异的电催化性能，灵敏度为 31.02 μA/μM/cm^2。优化后，Ap 的氧化峰电流从 5 μM 上升到 120 μM，DL 为 0.014 μM。此外，具有更多的选择性，更大的重现性和未解决的稳定性。将 ZnO/NPC/GCE 用于工业废水中 AP 的检测，获得了阳性结果 107%的回收率，证实了平台在废水处理中实际应用的可靠性(Chen et al.,2020)。硝基酚是一种有毒的有机污染物，对生物圈造成严重危害。于是，设计了一种简单的异质结构自组装体系，在 Nb_2CTX 和 Zn-Co-ZIFs 衍生纳米笼(nanocage,NC)上制备 MXene/ZIF NC。采用 Nb_2CTX/Zn-Co-NC 修饰电极进行 4-硝基苯酚的 EC 检测(图 12.4(c))(Huang et al.,2021b)。SEM、EDS 和 XPS 证实了双金属 Zn、Co 包埋氮(N)掺杂 NC 的可行性。Nb_2CTx 优异的导电性和优异的比表面积、Zn-Co-NC 较高的电催化活性提高了 Nb_2CTx/Zn-Co-NC 传感器的 EC 性能。在优化条件下，得到的线性范围为 1~500 μM。获得了 70 nM 的低 DL 和 4.6 μA $\mu M^{-1} cm^{-2}$ 的高灵敏度。此外，Nb_2CTx/Zn-Co-NC 传感器具有高选择性和稳定性。因此，MXene/ZIF NCs 的最先进的结构和特殊的性能使它们成为许多 ECS 的替代材料，以识别其他有毒的有机污染物。

双酚 A (bisphend A,BPA)是一种酚衍生化合物，经常用于树脂、染料和塑料制造等众多行业(Yin et al.,2010)。BPA 的广泛使用已经造成了与人体和水生生物的严重接触。通过从塑料包装瓶泄漏到饮食和液体中(Wang et al.,2020c)。BPA 的化学结构与内分泌干扰激素密切相关，确切地说，是已烯雌酚和雌二醇，激活其与雌激素受体的结合。BPA 是制造聚碳酸酯和环氧树脂的关键原料，广泛应用于众多塑料产品中(Alam & Deen, 2020)。瓶子中的食物和酒在特殊物理生化条件下可生成 BPA。用溶剂热法在氨基铬纳米板上修饰了 Ni-MOF 的生长。用光谱、显微和电子能谱技术对合成的纳米碳进行了表征。FE-SEM 和 TEM 显示了片状石墨烯和球形 Ni-MOF 结构，其正常尺寸为 5.6 μm。值得注意的是，在石墨烯集成后，Ni-MOF 尺寸被压缩到 2.3 μm。

大量环氧和-OH 基团的出现作为成核中心，限制了 Ni-MOF 的无限制发展。然后将改性的 Gr-Ni-MOF/GCE NCs 用于 BPA 氧化。NCs 材料由于粒径小，EC 活性表面积高，电导率高，相对于 Ag/AgCl，在 0.38 V 处呈现出清晰的峰值，而裸 GCE 无法实现 BPA 的平滑测定。所开发的 BPA 检测传感器范围线性从 2 nM 到 10 μM 不等，最后介绍了 Gr-Ni-MOF/GCE 良好的稳定性和抗 BPA 的可重复性，将所开发的电催化剂成功应用于水生样品中 BPA 的可测量测定，并通过 HPLC 系统对所得结果进行了验证(Arul et al.,2021)。

黄酮类化合物是常见于植物中的酚醛树脂。芦丁(rutin,RT)被广泛认为是水果和叶子中的重要成分(Hosseinzadeh & Nassiri, 2014)。苹果、绿茶、杏和荞麦是 RT 来源的几个例子，具有多种功能特性，如抗癌(Cheng et al.,2013)、抗氧化(Deschner et al.,1991)、抗炎、防腐和抗糖尿病(Quettier et al.,2000; Atanassova & Bagdassarian, 2009; Ahmed et al.,2010)。RT 还保留了强大的胶原蛋白，使皮肤保持稳定和活力。除此之外，它对痔疮、动脉粥样硬化、退行性关节炎和高血压也有好处(Sharma et al.,2013; Gullón et al.,2017)。然而，服用 RT 作为补充有一些副作用，由于吸收更高和更协调的剂量。此外，一些个体对 RT 的耐受性较差，这可能会引起反感(Dar & Tabassum, 2012)。因此，精确检测 RT 浓度对于避免此类副作用和反感至关重要。Sivam 等(2021)描述了用二元碳基配体 BDC 和 BPDC

具有相同的功能片段,但在苯环上波动的分子尺寸不同。NMs 的形成证实了 Co-BPDC 和 Co-BDC MOF 的实际构建(图 12.4(d))。EC 表征旨在检测 Co-BDC-MOF/GCE 和 Co-BDC-MOF/GCE 用于 RT 测定的性能。与 Co-BDC/GCE 相比,BPDC 配体中额外的酚类片段的出现通过持久的 π-π 堆叠促进了 RT 与 Co-BPDC/GCE 的协同作用。改进的 Co-BPDC-MOF/GCE 对微量浓度下的 RT 具有良好的氧化电流响应,检测 DL 为 0.03 μM,灵敏度为 781 μA mM cm^{-2}。此外,在调整后的条件下,Co-BPDC-MOF/GCE 具有出色的重复性和良好的抗干扰能力。开发的 Co-BPDCMOF/GCE ECS 在治疗样品中对 RT 的敏感检测显示出良好的潜力。

12.6 结论和展望

在本章中,我们简要介绍了几种环境样品中酚类污染物的局部 EC 检测方法。环境保护的重要性刺激了广泛的研究,以开发合适的材料,实践方法和适合检测有毒污染物的精密传感器。因此,MOFs 由于其独特的物理化学特性,已成功地用于推进安培法和伏安法程序,以检测各种环境污染物。在本章中,我们描述了 ECS 机制、MOFs 的类型、酚的氧化机制、MOF 衍生电催化剂的设计(包括原始 MOFs),以及它们与混合金属的结合用于传感应用。然后,特别关注基于 MOFs 的纳米结构及其用于 EC 检测酚类化合物的工作原理,包括 RC, CC, HQ,BPA,RT,4-氨基酚,AMP,类黄酮和各种其他酚酸。特别地,描述了每个传感器的优点分析数字。然而,最新报道的工作已经通过快速分析和小样本获得了不错的结果,突出了 ECS 作为酚类化合物的合适量化方法的潜力。预计新发明的传感策略可以方便药理学和生物医学分析。

尽管基于 MOF 的 ECS 在环境污染物传感方面已经建立了巨大的潜力,但 MOF 化学传感器在选择性、稳定性、灵敏度、抗干扰性等方面的诊断性能还需要进一步的工作。

对 MOFs 的形状和尺寸进行精确的调控仍然具有启发意义。MOFs 的孔径大小和物理结构对各种探测领域都具有重要意义。因此,为了获得具有优异灵敏度和稳定性的基于 MOF 的 ECS,需要通过新的合成或修饰程序来微调 MOFs 结构。第一,制备结构均匀的纳米 MOF 是提高传感活性表面积和提高电子转移能力的一种具体方法。第二,财政部在水中和恶劣环境中的稳定性有待提升。大多数情况下,MOF 对水敏感;因此,MOF 中的金属-配体键易于解析。通过使用高价金属或疏水配体,MOF 的稳定性得到了改善。尽管近年来 MOF 的强度有了明显的提高,但大量 MOFs 的强度仍然相对较低的。第三,为了掌握真实样品中的食品保护,需要通过创新的功能化程序对 MOF 基 NMs 的识别和抗干扰能力进行补充修正。将新的功能片段整合到 MOFs 中,可以精确地诊断目标分析物,或者将 MOFs 与酶、适体、抗体和分子印迹聚合物等极具目标特异性的检测元件合并,可能是一种很有前途的方法。第四,通过创新的制造技术,可以开发出一系列具有新颖的光学、结构和电学特性的基于 MOF 的原始 NMs,这可能为设计具有优异识别性能的新型 ECS 提供额外的机会。第五,食品和环境中经常存在多种有害物质,因此开发基于 MOF 的传感器,实现对有毒成分的广谱识别势在必行。由于 MOFs 具有简单的功能化特性,多组分 MOFs 的多目标检测生物分子策略具有广阔的应用前景。尽管 MOFs 有望帮助构建用于快速食品和环境安全检测的

ECS,但在广泛应用于实际应用之前,仍有许多工作需要完成。在分析化学、材料科学和自然科学等众多学科的密切合作下,使用 MOFs 作为 ECS 识别界面的功能材料可以进一步提高未来环境的安全性和感知能力。

参考文献

Abdullayeva, N., Kumtepe, A., Altaf, C. T., Seckin, H., Sankir, N. D., & Sankir, M. (2020). Dual-ionomer-based device: acetylcholine transport and nonenzymatic sensing. *ACS Applied Materials & Interfaces*, *12*, 50039-50051.

Ahmed, O. M., Moneim, A. A., Yazid, I. A., & Mahmoud, A. M. (2010). Antihyperglycemic, antihyperlipidemic and antioxidant effects and the probable mechanisms of action of Ruta graveolens infusion and rutin in nicotinamide-streptozotocin-induced diabetic rats. *Diabetologia Croatica*, *39*, 15.

Alam, A. U., & Deen, M. J. (2020). Bisphenol A electrochemical sensor using graphene oxide and β-cyclodextrin functionalized multi-walled carbon nanotubes. *Analytical Chemistry*, *92*, 5532-5539.

Amare, M., & Begashaw, M. (2019). Fe(Ⅲ) doped zeolite-graphite composite modified glassy carbon electrode for selective voltammetric determination of resorcinol in water samples. *Microchemical Journal*, *146*, 900-905.

Ambrosi, A., Chua, C. K., Bonanni, A., & Pumera, M. (2014). Electrochemistry of graphene and related materials. *Chemical Reviews*, *114*, 7150-7188.

Ameen, S., Kim, E.-B., Akhtar, M. S., & Shin, H. S. (2017). Electrochemical detection of resorcinol chemical using unique cabbage like ZnO nanostructures. *Materials Letters*, *209*, 571-575.

Apetrei, I., Rodriguez-Mendez, M., Apetrei, C., & De Saja, J. (2013). Enzyme sensor based on carbon nanotubes/cobalt (Ⅱ) phthalocyanine and tyrosinase used in pharmaceutical analysis. *Sensors and Actuators B: Chemical*, *177*, 138-144.

Arribas, A. S., Martínez, M., & Chicharro, M. (2012). The role of electroanalytical techniques in analysis of polyphenols in wine, TrAC Tren. *Analytical Chemistry*, *34*, 78-96.

Arul, P., Huang, S. T., Gowthaman, N., Mani, G., Jeromiyas, N., Shankar, S., & John, S. A. (2021). Electrocatalyst based on Ni-MOF intercalated with amino acid-functionalized graphene nanoplatelets for the determination of endocrine disruptor bisphenol A. *Analytica Chimica Acta*, *1150*, 338228.

Ashraf, G., Asif, M., Aziz, A., Wang, Z., Qiu, X., Huang, Q., Xiao, F., & Liu, H. (2019). Nanocomposites consisting of copper and copper oxide incorporated into MoS4 nanostructures for sensitive voltammetric determination of bisphenol A. *Microchimica Acta*, *186*, 337.

Ashraf, G., Asif, M., Aziz, A., Dao, A. Q., Zhang, T., Iftikhar, T., Wang, Q., & Liu,

H. (2020). Facet-energy inspired metal oxide extended hexapods decorated with graphene quantum dots: sensitive detection of bisphenol A in live cells. *Nanoscale*, *12*, 9014–9023.

Ashraf, G., Asif, M., Aziz, A., Iftikhar, T., & Liu, H. (2021a). Rice-spikelet-like copper oxide decorated with platinum stranded in the CNT network forelectrochemical in vitro detection of serotonin. *ACS Applied Materials & Interfaces*, *13*, 6023–6033.

Ashraf, G., Aziz, A., Qaisrani, R. N., Chen, W., & Asif, M. (2021b). Detecting and inactivating severe acute respiratory syndrome coronavirus-2 under theauspices of electrochemistry. *Current Research in Chemical Biology*, *1*, 100001.

Asif, M., Aziz, A., Ashraf, G., Iftikhar, T., Sun, Y., & Liu, H. (2022). Turning the Page: advancing detection platforms for sulfate reducing bacteria and their perks. *The Chemical Record*, *221*, e202100166.

Asif, M., Aziz, A., Ashraf, G., Wang, Z., Wang, J., Azeem, M., Chen, X., Xiao, F., & Liu, H. (2018a). Facet-inspired soreshell gold nanoislands on metal oxide octadecahedral heterostructures: High sensing performance toward sulfide in biotic fluids. *ACS Applied Materials & Interfaces*, *10*, 36675–36685.

Asif, M., Aziz, A., Azeem, M., Wang, Z., Ashraf, G., Xiao, F., Chen, X., & Liu, H. (2018b). A review on electrochemical biosensing platform based on layered double hydroxides for small molecule biomarkers determination. *Advances in Colloid and Interface Science*, *262*, 21–38.

Asif, M., Aziz, A., Wang, Z., Ashraf, G., Wang, J., Luo, H., Chen, X., Xiao, F., & Liu, H. (2019). Hierarchical CNTs@ CuMn layered double hydroxide nanohybrid with enhanced electrochemical performance in H2S detection from live cells. *Analytical Chemistry*, *91*, 3912–3920.

Asif, M., Ajmal, M., Ashraf, G., Muhammad, N., Aziz, A., Iftikhar, T., Wang, J., & Liu, H. (2020). The role of biosensors in coronavirus disease-2019 outbreak. *Current Opinion in Electrochemistry*, *23*, 174–184.

Asif, M., Aziz, A., Ashraf, G., Iftikhar, T., Sun, Y., Xiao, F., & Liu, H. (2022). Unveiling microbiologically influenced corrosion engineering to transfigure damages into benefits: A textile sensor for H2O2 detection in clinical cancer tissues. *Chemical Engineering Journal*, *427*, 131398.

Atanassova, M., & Bagdassarian, V. (2009). Rutin content in plant products. *Journal of the University of Chemical Technology and Metallurgy*, *44*, 201–203.

Ayesha, A., Muhammad, A., Ghazala, A., Qiaoli, Y., & Shenqi, W. (2020). COVID-19 impacts, diagnosis and possible therapeutic techniques: a comprehensive review. *Curent Pharmaceutical Design*, *26*, 119.

Aziz, A., Asif, M., Ashraf, G., Azeem, M., Majeed, I., Ajmal, M., Wang, J., & Liu, H. (2019a). Advancements in electrochemical sensing of hydrogen peroxide, glucose and dopamine by using 2D nanoarchitectures of lay ered double hydroxides or metal dichalcogenides. a review. *Microchimica Acta*, *186*, 671.

Aziz, A., Asif, M., Azeem, M., Ashraf, G., Wang, Z., Xiao, F., & Liu, H. (2019b). Self-stacking of exfoliated charged nanosheets of LDHs and graphene as biosensor with real-time tracking of dopamine from live cells. *Analytical Chimica Acta*, *1047*, 197–207.

Aziz, A., Asif, M., Ashraf, G., Farooq, U., Yang, Q., & Wang, S. (2021a). Trends in biosensing platforms for SARSCoV-2 detection: A critical appraisal against standard detection tools. *Current Opinion in Colloid & Interface Science*, *52*, 101418.

Aziz, A., Asif, M., Ashraf, G., Iftikhar, T., Hu, J., Xiao, F., & Wang, S. (2021b). Boosting electrocatalytic activity of carbon fiber@ fusiform-like copper-nickel LDHs: sensing of nitrate as biomarker for NOB detection. *Journal of Hazardous Materials*, *422*, 126907.

Balasubramanian, K., & Burghard, M. (2006). Biosensors based on carbon nanotubes. *Analytical and Bioanalytical Chemistry*, *385*, 452–468.

Bender, T. A., Payne, P. R., & Gagné, M. R. (2018). Late-stage chemoselective functional-group manipulation of bioactive natural products with super-electrophilic silylium ions. *Nature Chemistry*, *10*, 85–90.

Bennett, T. D., & Horike, S. (2018). Liquid, glass and amorphous solid states of coordination polymers and metalorganic frameworks. *Nature Reviews Materials*, *3*, 431–440.

Bhardwaj, N., Bhardwaj, S. K., Mehta, J., Kim, K. H., & Deep, A. (2017). MOF bacteriophage biosensor for highly sensitive and specific detection of staphylococcus aureus. *ACS Applied Materials & Interfaces*, *9*, 33589–33598.

Bhattacharyya, S., Konkena, B., Jayaramulu, K., Schuhmann, W., & Maji, T. K. (2017). Synthesis of nano-porous carbon and nitrogen doped carbon dots from an anionic MOF: a trace cobalt metal residue in carbon dots promotes electrocatalytic ORR activity. *Journal of Materials Chemistry A*, *5*, 13573–13580.

Bortolomeazzi, R., Sebastianutto, N., Toniolo, R., & Pizzariello, A. (2007). Comparative evaluation of the antioxidant capacity of smoke flavouring phenols by crocin bleaching inhibition, DPPH radical scavenging and oxidation potential. *Food Chemistry*, *100*, 1481–1489.

Calaf, G. M. (2021). Role of organophosphorous pesticides and acetylcholine in breast carcinogenesis. *Seminars in Cancer Biology*, *76*, 206–217.

Cao, Q., Xiao, Y., Liu, N., Huang, R., Ye, C., Huang, C., Liu, H., Han, G., & Wu, L. (2021). Synthesis of yolk/shell heterostructures MOF@ MOF as biomimetic sensing platform for catechol detection. *Sensors and Actuators B: Chemical*, *329*, 129133.

Cernat, A., Tertiş, M., Săndulescu, R., Bedioui, F., Cristea, A., & Cristea, C. (2015). Electrochemical sensors based on carbon nanomaterials for acetaminophen detection: a review. *Analytica Chimica Acta*, *886*, 16–28.

Cesarino, I., Moraes, F. C., Ferreira, T. C., Lanza, M. R., & Machado, S. A. (2012). Real-time electrochemical determination of phenolic compounds after benzene oxidation. *Journal of Electroanalytical Chemistry*, *672*, 34–39.

Chang, Z. , Gao, N. , Li, Y. , & He, X. (2012). Preparation of ferrocene immobilized metal organic-framework modified electrode for the determinationof acetaminophen. *Analytical Methods*, *4*, 4037−4041.

Chavan, R. B. , Thipparaboina, R. , Kumar, D. , & Shastri, N. R. (2016). Co amorphous systems: a product development perspective. *International Journal of Pharmaceutics*, *515*, 403−415.

Chen, H. , Wu, X. , Lao, C. , Li, Y. , Yuan, Q. , & Gan, W. (2019a). MOF derived porous carbon modified rGO for simultaneous determination of hydroquinone and catechol. *Journal of Electroanalytical Chemistry*, *835*, 254−261.

Chen, Q. , Li, X. , Min, X. , Cheng, D. , Zhou, J. , Li, Y. , Xie, Z. , Liu, P. , Cai, W. , & Zhang, C. (2017). Determination of catechol and hydroquinone with high sensitivity using MOF-graphene composites modified electrode. *Journal of Electroanalytical Chemistry*, *789*, 114−122.

Chen, S. , Huang, R. , Zou, J. , Liao, D. ,Yu, J. , & Jiang, X. (2020). A sensitive sensor based on MOFs derived nanoporous carbons for electrochemical detection of 4-aminophenol. *Ecotoxicology and Environmental Safety*, *191*, 110194.

Chen, W. , Mo, J. , Du, X. , Zhang, Z. , & Zhang, W. (2019b). Biomimetic dynamic membrane for aquatic dye removal. *Water Research*, *151*, 243−251.

Chen, X. , Li, Y. , Li, X. , Li, R. , & Ye, B. (2021). Transition metal copper composite ionic liquid self-built ratiometric sensor for the detection of paracetamol. *Analytica Chimica Acta*, *1209*, 338992.

Cheng, C. , Huang, Y. , Wang, J. , Zheng, B. , Yuan, H. , & Xiao, D. (2013). Anodic electrogenerated chemiluminescence behavior of graphite-like carbon nitride and its sensing for rutin. *Analytical Chemistry*, *85*, 2601

Clearfield, A. (2016). Flexible MOFs under stress: pressure and temperature. *Dalton Transactions*, *45*, 4100−4112.

Dai, F. , Wang, X. , Zheng, S. , Sun, J. , Huang, Z. , Xu, B. , Fan, L. , Wang, R. , Sun, D. , & Wu, Z. S. (2021). Toward high-performance and flexible all-solid-state micro-supercapacitors: MOF bulk vs. MOF nanosheets. *Chemical Engineering Journal*, *413*, 127520.

Dar, M. A. , & Tabassum, N. (2012). Rutin-potent natural thrombolytic agent. *International Journal of Current Pharmaceutical*, *1*, 431−435.

Della Pelle, F. , & Compagnone, D. (2018). Nanomaterial-based sensing and biosensing of phenolic compounds and related antioxidant capacity in food. *Sensors*, *18*, 462.

Deschner, E. E. , Ruperto, J. , Wong, G. , & Newmark, H. L. (1991). Quercetin and rutin as inhibitors of azoxymethanol-induced colonic neoplasia. *Carcinogen*, *12*, 1193−1196.

Doonan, C. , Riccò, R. , Liang, K. , Bradshaw, D. , & Falcaro, P. (2017). Metal-organic frameworks at the biointerface: synthetic strategies and applications. *Accounts of Chemical*

Research, *50*, 1423–1432.

Escalada, J. P., Pajares, A., Gianotti, J., Biasutti, A., Criado, S., Molina, P., Massad, W., Amat-Guerri, F., & García, N. A. (2011). Photosensitized degradation in water of the phenolic pesticides bromoxynil and dichlorophen in the presence of riboflavin, as a model of their natural photodecomposition in the environment. *Journal of Hazardous Materials*, *186*, 466–472.

Fan, Y., Liu, J. H., Lu, H. T., & Zhang, Q. (2011). Electrochemical behavior and voltammetric determination of paracetamol on nafion/TiO_2 graphene modified glassy carbon electrode. *Colloids and Surfaces B: Biointerfaces.*, *85*, 289–292.

Feng, X., Zhang, Y., Zhou, J., Li, Y., Chen, S., Zhang, L., Ma, Y., Wang, L., & Yan, X. (2015). Three-dimensional nitrogen-doped graphene as an ultrasensitive electrochemical sensor for the detection of dopamine. *Nanoscale*, *7*, 2427–2432.

Gaillac, R., Pullumbi, P., Beyer, K. A., Chapman, K. W., Keen, D. A., Bennett, T. D., & Coudert, F. X. (2017). Liquid metal-organic frameworks. *Nature Materials*, *16*, 1149–1154.

Gałuszka, A., Migaszewski, Z., & Namiésnik, J. (2013). The 12 principles of green analytical chemistry and the significance of green analytical practices, TrAC Tre. *Analytical Chemistry*, *50*, 78–84.

Ghadimi, H., Tehrani, R. M., Ali, A. S. M., Mohamed, N., & Ab, S. (2013). Ghani, Sensitive voltammetric determination of paracetamol by poly (4-vinylpyridine)/multiwalled carbon nanotubes modified glassy carbon electrode. *Analytica Chimica Acta*, *765*, 70–76.

Gullón, B., Lú, T. A., Moreira, M. T., Lema, J. M., & Eibes, G. (2017). Rutin: A review on extraction, identification and purification methods, biological activities and approaches to enhance its bioavailability. *Trends in Food Science and Technology*, *67*, 220–235.

Guo, C., Hu, M., Li, Z., Duan, F., He, L., Zhang, Z., Marchetti, F., & Du, M. (2020). Structural hybridization of bimetallic zeolitic imidazolate framework (ZIF) nanosheets and carbon nanofibers for efficiently sensing α-synuclein oligomers. *Sensors and Actuators B: Chemical*, *309*, 127821.

Guo, D. S., Uzunova, V. D., Su, X., Liu, Y., & Nau, W. M. (2011). Operational calixarene-based fluorescent sensing systems for choline and acetylcholine and their application to enzymatic reactions. *Chemical Science*, *2*, 1722–1734.

Guo, H. L., Peng, S., Xu, J. H., Zhao, Y. Q., & Kang, X. (2014). Highly stable pyridinic nitrogen doped graphene modified electrode in simultaneous determination of hydroquinone and catechol. *Sensors and Actuators B: Chemical*, *193*, 623–629.

Hao, Y., Xu, Y., Liu, W., & Sun, X. (2018). Co/CoP embedded in a hairy nitrogen-doped carbon polyhedron as an advanced tri-functional electrocatalyst. *Materials Horizons*, *5*, 108–115.

Harborne, J. B. (1989). *Methods in plant biochemistry. Vol. 1: Plant phenolics*. Academic Press Ltd.

Horike, S., & Kitagawa, S. (2017). Unveiling liquid MOFs. *Nature Materials*, *16*, 1054–1055.

Hosseinzadeh, H., & Nassiri, M. (2014). Review of the protective effects of rutin on the metabolic function as an important dietary flavonoid. *Journal of Endocrinological Investigation*, *37*, 783–788.

Hou, C., Fu, L., Wang, Y., Chen, W., Chen, F., Zhang, S., & Wang, J. (2021). Coreshell magnetic Fe3O4/CNC@MOF composites with peroxidase-like activity for colorimetric detection of phenol. *Cellulose*, *28*, 9253–9268.

Huang, H., Chen, Y., Chen, Z., Chen, J., Hu, Y., & Zhu, J. J. (2021a). Electrochemical sensor based on Ce-MOF/carbon nanotube composite for the simultaneous discrimination of hydroquinone and catechol. *Journal of Hazardous Materials*, *416*, 125895.

Huang, L., Zhang, X., Han, Y., Wang, Q., Fang, Y., & Dong, S. (2017). In situ synthesis of ultrathin metal organic framework nanosheets: a new method for 2D metal-based nanoporous carbon electrocatalysts. *Journal of Materials Chemistry A*, *5*, 18610–18617.

Huang, L., Le, T., Huang, K., & Han, G. (2021a). Enzymatic enhancing of triplet annihilation upconversion by breaking oxygen quenching for background-free biological sensing. *Nature Communications*, *12*, 1898.

Huang, R., Liao, D., Chen, S., Yu, J., & Jiang, X. (2020). A strategy for effective electrochemical detection of hydroquinone and catechol: Decoration of alkalization-intercalated Ti3C2 with MOF-derived N-doped porous carbon. *Sensors and Actuators B: Chemical*, *320*, 128386.

Huang, R., Liao, D., Liu, Z., Yu, J., & Jiang, X. (2021b). Electrostatically assembling 2D hierarchical Nb2CTx and zifs-derivatives into Zn-Co-NC nanocage for the electrochemical detection of 4-nitrophenol. *Sensors and Actuators B: Chemical*, *338*, 129828.

Huo, Z., Zhou, Y., Liu, Q., He, X., Liang, Y., & Xu, M. (2011). Sensitive simultaneous determination of catechol and hydroquinone using a gold electrode modified with carbon nanofibers and gold nanoparticles. *Microchimica Acta*, *173*, 119–125.

Iakovleva, K., Kurzeev, S., Stepanova, E., Fedorova, T., Kuznetsov, B., & Koroleva, O. (2007). Characterization of plant phenolic compounds by cyclic voltammetry. *Applied Biochemistry and Microbiology*, *43*, 730–739.

Iftikhar, T., Asif, M., Aziz, A., Ashraf, G., Jun, S., Li, G., & Liu, H. (2021a). Topical advances in nanomaterials based electrochemical sensors for resorcinol detection. *Trends in Environmental Analytical Chemistry*, *31*, e00138.

Iftikhar, T., Xu, Y., Aziz, A., Ashraf, G., Li, G., Asif, M., Xiao, F., & Liu, H. (2021b). TuningElectrocatalytic aptitude by incorporating α-MnO_2 nanorods in cu-MOF/rGO/CuO hybrids: electrochemical sensing of resorcinol for practical applications. *ACS Applied Materials & Interfaces*, *13*, 31462–31473.

Ignat, I., Volf, I., & Popa, V. I. (2011). A critical review of methods for characterisation of polyphenolic compounds in fruits and vegetables. *Food Chemistry*, *126*, 1821–1835.

Jablonka, K. M., Ongari, D., Moosavi, S. M., & Smit, B. (2021). Using collective knowledge to assign oxidation states of metalcations in metal organic frameworks. *Nature Chemistry*, *13*, 771–777.

Jhung, S. H., Lee, J. H., Yoon, J. W., Serre, C., Férey, G., & Chang, J. S. (2007). Microwave synthesis of chromium terephthalate MIL-101 and its benzene sorption ability. *Advanced Materials*, *19*, 121–124.

Kachoosangi, R. T., Wildgoose, G. G., & Compton, R. G. (2008). Sensitive adsorptive stripping voltammetric determination of paracetamol at multiwalled carbon nanotube modified basal plane pyrolytic graphite electrode. *Analytica Chimica Acta*, *618*, 54–60.

Kala, H. K., Mehta, R., Sen, K. K., Tandey, R., & Mandal, V. (2016). Critical analysis of research trends and issues in microwave assisted extraction of phenolics: have we really done enough, TrAC Tre. *Analytical Chemistry*, *85*, 140–152.

Kalambate, P. K., Gadhari, N. S., Li, X., Rao, Z., Navale, S. T., Shen, Y., Patil, V. R., & Huang, Y. (2019). Recent advances in MXene based electrochemical sensors and biosensors. *TrAC Trends in Analytical Chemistry*, *120*, 115643.

Karikalan, N., Karthik, R., Chen, S. M., Velmurugan, M., & Karuppiah, C. (2016). Electrochemical properties of the acetaminophen on the screen printed carbon electrode towards the high performance practical sensor applications. *Journal of Colloid and Interface Science*, *483*, 109–117.

Kokulnathan, T., Raja, N., Chen, S. M., Sukanya, R., & Thirumalraj, B. (2017). Chitosan stabilized multi-walled carbon nanotubes for electrochemical determination of dihydroxybenzene isomers. *Journal of the Electrochemical Society*, *164*, H958–H966.

Kong, X., Wang, Y., Zhang, Q., Zhang, T., Teng, Q., Wang, L., Wang, H., & Zhang, Y. (2017). Ex-situ decoration of ordered mesoporous carbon with palladium nanoparticles via polyoxometalates and for sensitive detection of acetaminophen in pharmaceutical products. *Journal of Colloid and Interface Science*, *505*, 615–621.

Kula, M., Głód, D., & Krauze-Baranowska, M. (2016). Two-dimensional liquid chromatography (LC) of phenolic compounds from the shoots of Rubus idaeus 'Glen Ample' cultivar variety. *Journal of Pharmaceutical and Biomedical Analysis*, *121*, 99–106.

KIranşan, K. D., & Topçu, E. (2019). Graphene Paper with Sharp-edged nanorods of FeCuMOF as an excellent electrode for the simultaneous detection of catechol and resorcinol. *Electroanalysis*, *31*, 2518–2529.

Lawal, A. T. (2019). Graphene-based nano composites and their applications. A review. *Biosensors & Bioelectronics*, *141*, 111384.

Lee, Y. R., Jang, M. S., Cho, H. Y., Kwon, H. J., Kim, S., & Ahn, W. S. (2015). ZIF-8: A comparison of synthesis methods. *Chemical Engineering Journal*, *271*, 276–280.

Li, C., Lou, X., Shen, M., Hu, X., Guo, Z., Wang, Y., Hu, B., & Chen, Q. (2016). High anodic performance of Co 1,3,5-benzenetricarboxylate coordination polymers for Li-Ion battery. *ACS Applied Materials & Interfaces*, *8*, 15352–15360.

Li, D., Cheng, Y., Zuo, H., Zhang, W., Pan, G., Fu, Y., & Wei, Q. (2021). Dual-functional biocatalytic membrane containing laccase-embedded metal-organic frameworks for detection and degradation of phenolic pollutant. *Journal of Colloid and Interface Science*, *603*, 771–782.

Li, F., Li, R., Feng, Y., Gong, T., Zhang, M., Wang, L., Meng, T., Jia, H., Wang, H., & Zhang, Y. (2019a). Facile synthesis of Au–embedded porous carbon from metal-organic frameworks and for sensitive detection of acetaminophen in pharmaceutical products. *Materials Science and Engineering: C*, *95*, 78–85.

Li, F. L., Wang, P., Huang, X., Young, D. J., Wang, H. F., Braunstein, P., & Lang, J. P. (2019b). Large-scale, bottomup synthesis of binary metal organic framework nanosheets for efficient water oxidation. *Angewandte Chemie International Edition*, *58*, 7051–7056.

Li, Y., Huangfu, C., Du, H., Liu, W., Li, Y., & Ye, J. (2013). Electrochemical behavior of metal organic framework MIL-101 modified carbon paste electrode: an excellent candidate for electroanalysis. *Journal of Electroanalytical Chemistry*, *709*, 65–69.

Li, Z. Q., Qiu, L. G., Xu, T., Wu, Y., Wang, W., Wu, Z. Y., & Jiang, X. (2009). Ultrasonic synthesis of the microporous metal organic framework Cu3 (BTC) 2 at ambient temperature and pressure: an efficient and environmentally friendly method. *Materials Letters*, *63*, 78–80.

Longley, L., Collins, S. M., Li, S., Smales, G. J., Erucar, I., Qiao, A., Hou, J., Doherty, C. M., Thornton, A. W., Hill, A. J., Yu, X., Terrill, N. J., Smith, A. J., Cohen, S. M., Midgley, P. A., Keen, D. A., Telfer, S. G., & Bennett, T. D. (2019). Flux melting of metal-organic frameworks. *Chemical Science*, *10*, 3592–3601.

Lorignon, F., Gossard, A., & Carboni, M. (2020). Hierarchically porous monolithic MOFs: an ongoing challenge for industrial-scale effluent treatment. *Chemical Engineering Journal*, *393*, 124765.

Ma, X., Liu, Z., Qiu, C., Chen, T., & Ma, H. (2013). Simultaneous determination of hydroquinone and catechol based on glassy carbon electrode modified with gold-graphene nanocomposite. *Microchimica Acta*, *180*, 461–468.

Mao, J., Yang, L., Yu, P., Wei, X., & Mao, L. (2012). Electrocatalytic four-electron reduction of oxygen with Copper (Ⅱ)-based metal-organic frameworks. *Electrochemistry Communications*, *19*, 29–31.

Minh, T. T., Phong, N. H., Van Duc, H., & Khieu, D. Q. (2018). Microwave synthesis and voltammetric simulta neous determination of paracetamol and caffeine using an MOF-199-based electrode. *Journal of Materials Science*, *53*, 2453–2471.

Mo, J., Yang, Q., Zhang, N., Zhang, W., Zheng, Y., & Zhang, Z. (2018). A review on agro-industrial waste (AIW) derived adsorbents for water and wastewater treatment. *Journal of Environmental Management*, *227*, 395–405.

Montero, L., Herrero, M., Ibáñ ez, E., & Cifuentes, A. (2013). Profiling of phenolic compounds from different apple varieties using comprehensive two-dimensional liquid chromatography. *Journal of Chromatography A*, *1313*, 275–283.

Mustafa, F., & Andreescu, S. (2018). Chemical and biological sensors for food-quality monitoring and smart packaging. *Foods*, *7*, 168.

Ngamchuea, K., Tharat, B., Hirunsit, P., & Suthirakun, S. (2020). Electrochemical oxidation of resorcinol: mechanistic insights from experimental and computational studies. *RSC Advances*, *10*, 28454 28463.

Ni, Z., & Masel, R. I. (2006). Rapid production of metal organic frameworks via microwave-assisted solvothermal synthesis. *Journal of the American Chemical Society*, *128*, 12394–12395.

Ogawa, T., Takahashi, K., Nagarkar, S. S., Ohara, K., Hong, Yl, Nishiyama, Y., & Horike, S. (2020). Coordination polymer glass from a protic ionic liquid: proton conductivity and mechanical properties as an electrolyte. *Chemical Science*, *11*, 5175–5181.

Pei, Y., Qi, Z., Li, X., Maligal-Ganesh, R. V., Goh, T. W., Xiao, C., Wang, T., & Huang, W. (2017). Morphology inherence from hollow MOFs to hollow carbon polyhedrons in preparing carbon-based electrocatalysts. *Journal of Materials Chemistry A*, *5*, 6186–6192.

Qiao, Z., Liang, Y., Zhang, Z., Mei, D., Wang, Z., Guiver, M. D., & Zhong, C. (2020). Ultrathin low-crystallinity MOF membranes fabricated by interface layer polarization induction. *Advanced Materials*, *32*, 2002165.

Qin, W. J., Zhang, J. R., Tian, X. K., Yang, X. G., & Guo, Y. M. (2021). Donor-acceptor structure of a coordination polymer with long-lived room temperature phosphorescence and angle-dependent polarized emission. *Cryst EngComm*, *23*, 3094–3098.

Quettier, C., Gressier, B., Vasseur, J., Dine, T., Brunet, C., Luyckx, M., Cazin, M., Cazin, J. C., Bailleul, F., & Trotin, F. (2000). Phenolic compounds and antioxidant activities of buckwheat (Fagopyrum esculentum Moench) hulls and flour. *Journal of Ethnopharmacology*, *72*, 35–42.

Radwan, A., Jin, H., He, D., & Mu, S. (2021). Design engineering, synthesis protocols, and energy applications of MOF-derived electrocatalysts. *Nano-Micro Letters*, *13*, 132.

Rebelo, P., Costa, E., Seguro, I., Pacheco, J. G., Nouws, H. P. A., Cordeiro, M. N. D. S., & Delerue-Matos, C. (2021). Molecularly imprinted polymer-based electrochemical sensors for environmental analysis. *Biosensors & Bioelectronics*, *172*, 112719.

Rought, P., Marsh, C., Pili, S., Silverwood, I. P., Sakai, V. G., Li, M., Brown, M. S., Argent, S. P., Vitorica, I., Whitehead, G., Warren, M. R., Yang, S., & Schröder, M. (2019). Modulating proton diffusion and conductivity in metal organic frameworks by incorporation of accessible free carboxylic acid groups. *Chemical Science*, *10*, 1492–1499.

Rowsell, J. L., & Yaghi, O. M. (2004). Metal organic frameworks: a new class of porous materials. *Microporous and Mesoporous Materials*, *73*, 314.

Sakthinathan, S., Kokulnathan, T., Chen, S. M., Karthik, R., & Chiu, T. W. (2018). Ecofriendly preparation of graphene sheets decorated with an ethylenediamine copper(II) complex composite modified electrode for the selective detection of hydroquinone in water. Inorganic *Chemistry Frontiers*, *5*, 490-500.

Seo, Y.-K., Hundal, G., Jang, I. T., Hwang, Y. K., Jun, C. H., & Chang, J. S. (2009). Microwave synthesis of hybrid inorganic organic materials including porous Cu3(BTC)2 from Cu (Ⅱ)-trimesate mixture. *Microporous and Mesoporous Materials*, *119*, 331-337.

Shahidi, F., & Ambigaipalan, P. (2015). Phenolics and polyphenolics in foods, beverages and spices: antioxidant activity and health effects A review. *Journal of Functional Foods*, *18*, 820-897.

Shang, T., Lin, Z., Qi, C., Liu, X., Li, P., Tao, Y., Wu, Z., Li, D., Simon, P., & Yang, Q.-H. (2019). 3D macroscopic architectures from self-assembled MXene hydrogels. *Advanced Functional Material*, *29*, 1903960.

Shao, W., He, C., Zhou, M., Yang, C., Gao, Y., Li, S., Ma, L., Qiu, L., Cheng, C., & Zhao, C. (2020). Core shell structured MOF-derived 2D hierarchical nanocatalysts with enhanced fenton-like activities. *Journalof Materials Chemistry A*, *8*, 3168-3179.

Sharma, S., Ali, A., Ali, J., Sahni, J. K., & Baboota, S. (2013). Rutin: Therapeutic potential and recent advances in drug delivery. *Expert Opinion on Investigational Drugs*, *22*, 1063-1079.

Shi, Y., Zhang, Y., Wang, Y., Huang, H., & Ma, J. (2018). Amperometric sensing of paracetamol using a glassy carbon electrode modified with a composite of water stable metal organic framework and gold nanoparticles. *International Journal of Electrochemistry Science*, *13*, 7643-7654.

Shishov, A., Gagarionova, S., & Bulatov, A. (2020). Deep eutectic mixture membrane-based microextraction: HPLC-FLD determination of phenols in smoked food samples. *Food Chemistry*, *314*, 126097.

Simeoni, M. C., Pellegrini, M., Sergi, M., Pittia, P., Ricci, A., & Compagnone, D. (2018). Analysis of polyphenols in the Lamiaceae family by matrix solid-phase dispersion extraction followed by ultra-high-performance liquid chromatography tandem mass spectrometry determination. *ACS Omega*, *3*, 17610-17616.

Simões, F. R., & Xavier, M. G. (2017). 6 Electrochemical Sensors. In A. L. Da Róz, M. Ferreira, F. de Lima Leite, & O. N. Oliveira (Eds.), *Nanoscience and its applications* (*pp*. 155-178). William Andrew Publishing.

Sipa, K., Brycht, M., Leniart, A., Urbaniak, P., Nosal-Wierciństka, A., Pałecz, B., & Skrzypek, S. (2018). B-Cyclodextrins incorporated multi-walled carbon nanotubes modified electrode for the voltammetric deter mination of the pesticide dichlorophen. *Talanta*, *176*, 625-634.

Sivam, T., Gowthaman, N. S. K., Lim, H. N., Andou, Y., Arul, P., Narayanamoorthi, E., & John, S. A. (2021). Tunable electrochemical behavior of dicarboxylic acids anchored Co-MOF: Sensitive determination of rutin in pharmaceutical samples. *Colloids and Surfaces A.*, *622*, 126667.

Stavila, V., Schneider, C., Mowry, C., Zeitler, T. R., Greathouse, J. A., Robinson, A. L., Denning, J. M., Volponi, J., Leong, K., Quan, W., Tu, M., Fischer, R. A., & Allendorf, M. D. (2016). Thin film growth of nbo MOFs and their integration with electroacoustic devices. *Advanced Functional Materials*, *26*, 1699-1707.

Su, X., Sun, Y., Jin, L., Zhang, L., Yang, Y., Kerns, P., Liu, B., Li, S., & He, J. (2020b). Hierarchically porous Cu/Zn bimetallic catalysts for highly selective CO2 electroreduction toliquid C2 products. *Applied Catalysis B: Environmental*, *269*, 118800.

Su, Y., Zhang, Y., Li, C., Xu, G., & Bai, J. (2020a). Direct hybridization of Pd on metal organic framework (MOF)@PAN(C) to catalyze Suzuki reaction. *Catalysis Letters*, *150*, 3196-3205.

Sun, L., Campbell, M. G., & Dincă, M. (2016). Electrically conductive porous metal organic frameworks. *Angewandte Chemie*, *55*, 3566-3579.

Tian, K., Ma, Y., Liu, Y., Wang, M., Guo, C., He, L., Song, Y., Zhang, Z., & Du, M. (2020). Hierarchically structured hollow bimetallic ZnNi MOF microspheres as a sensing platform for adenosine detection. *Sensors and Actuators B: Chemical*, *303*, 127199.

Tompsett, G. A., Conner, W. C., & Yngvesson, K. S. (2006). Microwave synthesis of nanoporous materials, chemphyschem: Euro. *The Journal of Chemical Physics*, *7*, 296-319.

Topçu, E. (2020). Three-dimensional, free-standing, and flexible cobalt-based metal-organic frameworks/graphene composite paper: a novel electrochemical sensor for determination of resorcinol. *Materials Research Bulletin*, *121*, 110629.

Tu, X., Xie, Y., Ma, X., Gao, F., Gong, L., Wang, D., Lu, L., Liu, G., Yu, Y., & Huang, X. (2019). Highly stable reduced graphene oxide-encapsulated Ce-MOF composite as sensing material for electrochemically detectingdichlorophen. *Journal of Electroanalytical Chemistry*, *848*, 113268.

Vishnu, N., & Kumar, A. S. (2015). A preanodized 6B-pencil graphite as an efficient electrochemical sensor for mono-phenolic preservatives (phenol and meta-cresol) in insulin formulations. *Analytical Methods*, *7*, 1943-1950.

Wang, C., Chen, Y., Snizhko, D., Du, F., Ma, X., Lou, B., Li, J., & Xu, G. (2020b). Development of luminol fluorescamine-PVP chemiluminescence system and its application to sensitive tyrosinase determination. *Talanta*, *218*, 121177.

Wang, H., Hu, Q., Meng, Y., Jin, Z., Fang, Z., Fu, Q., Gao, W., Xu, L., Song, Y., & Lu, F. (2018). Efficient detection of hazardous catechol and hydroquinone with MOF-rGO modified carbon paste electrode. *Journal of Hazardous Materials*, *353*, 151-157.

Wang, J., Liu, S., Luo, J., Hou, S., Song, H., Niu, Y., & Zhang, C. (2020a).

Conductive metal-organic frameworks for amperometric sensing of paracetamol. *Frontiers in Chemistry*, *8*, 1137.

Wang, X., Wang, Q., Wang, Q., Gao, F., Gao, F., Yang, Y., & Guo, H. (2014). Highly dispersible and stable copper terephthalate metal organic framework graphene oxide nanocomposite for an electrochemical sensing application. *ACS Applied Materials & Interfaces*, *6*, 11573-11580.

Wang, X., Chen, W., Zhang, L., Yao, T., Liu, W., Lin, Y., Ju, H., Dong, J., Zheng, L., & Yan, W. (2017). Uncoordinated amine groups of metal organic frameworks to anchor single Ru sites as chemoselective cata lysts toward the hydrogenation of quinoline. *Journal of the American Chemical Society*, *139*, 9419-9422.

Wang, Y., Yin, C., & Zhuang, Q. (2020c). An electrochemical sensor modified with nickel nanoparticle/nitrogen doped carbon nanosheet nanocomposite for bisphenol A detection. *Journal of Alloys and Compounds*, *827*, 154335.

Wen, Y., Li, R., Liu, J., Zhang, X., Wang, P., Zhang, X., Zhou, B., Li, H., Wang, J., Li, Z., & Sun, B. (2020). Promotion effect of Zn on 2D bimetallic NiZn metal organic framework nanosheets for tyrosinase immobilization and ultrasensitive detection of phenol. *Analytica Chimica Acta*, *1127*, 131-139.

Xia, J., Cao, X., Wang, Z., Yang, M., Zhang, F., Lu, B., Li, F., Xia, L., Li, Y., & Xia, Y. (2016). Molecularly imprinted electrochemical biosensor based on chitosan/ionic liquid-graphene composites modified electrode for determination of bovine serum albumin. *Sensors and Actuators B: Chemical*, *225*, 305-311.

Xu, H., Li, Y., Luo, X., Xu, Z., & Ge, J. (2017). Monodispersed gold nanoparticles supported on a zirconium-based porous metalorganic framework and their high catalytic ability for the reverse water gas shift reaction. *ChemCommun.*, *53*, 7953-7956.

Xue, J., Li, Y., & Hu, J. (2020). Nanoporous bimetallic Zn/Fe N C for efficient oxygen reduction in acidic and alkaline media. Journal of Materials Chemistry A, 8, 7145-7157.

Yan, Y., Bo, X., & Guo, L. (2020). MOF-818 metal-organic framework-reduced graphene oxide/multiwalled carbon nanotubes composite for electrochemical sensitive detection of phenolic acids. *Talanta*, *218*, 121123.

Yang, C., Zhou, M., He, C., Gao, Y., Li, S., Fan, X., Lin, Y., Cheng, F., Zhu, P., & Cheng, C. (2019). Augmenting intrinsic fenton-like activities of MOF-derived catalysts via N-molecule-assisted self-catalyzed carbonization. *Nano-Micro Letters*, *11*, 87.

Yang, Y., Jin, S., Zhang, Z., Du, Z., Liu, H., Yang, J., Xu, H., & Ji, H. (2017). Nitrogen-doped hollow carbon nanospheres for high-performance Li-ion batteries. *ACS Applied Materials & Interfaces*, *9*, 14180-14186.

Ye, M. Y., Li, S., Zhao, X., Tarakina, N. V., Teutloff, C., Chow, W. Y., Bittl, R., & Thomas, A. (2020). Cobalt exchanged poly (heptazine imides) as transition metal Nx electrocatalysts for the oxygen evolution reaction. *Advanced Materials.*, *32*, 1903942.

Yin, H., Zhou, Y., Xu, J., Ai, S., Cui, L., & Zhu, L. (2010). Amperometric biosensor based on tyrosinase immobilized onto multiwalled carbon nanotubes-cobalt phthalocyanine-silk fibroin film and its application to determine bisphenol A. *Analytica Chimica Acta*, *659*, 144–150.

Yuan, X., Yuan, D., Zeng, F., Zou, W., Tzorbatzoglou, F., Tsiakaras, P., & Wang, Y. (2013). Preparation of graphitic mesoporous carbon for the simultaneous detection of hydroquinone and catechol. *Applied Catalysis B: Environmental*, *129*, 367–374.

Zhang, S., Chen, W., Song, L., Wang, X., Sun, W., Song, P., Ashraf, G., Liu, B., & Zhao, Y. D. (2021). Recent advances in ionic current rectification based nanopore sensing: a mini-review. *Sensors and Actuators Reports*, *3*, 100042.

Zhang, T., Liu, M., Zhang, Q., Wang, Y., Kong, X., Wang, L., Wang, H., & Zhang, Y. (2017). Sensitive determination of chlorogenic acid in pharmaceutical products based on the decoration of 3D macroporous carbon with Au nanoparticles via polyoxometalates. *Analyst*, *142*, 2603–2609.

Zhang, Y., Bo, X., Luhana, C., Wang, H., Li, M., & Guo, L. (2013). Facile synthesis of a Cu-based MOF confined in macroporous carbon hybrid material with enhanced electrocatalytic ability. *ChemCommun*, *49*, 6885–6887.

Zhang, Y., Sun, H., Qiu, Y., Ji, X., Ma, T., Gao, F., Ma, Z., Zhang, B., & Hu, P. (2019). Multiwall carbon nanotube encapsulated Co grown on vertically oriented graphene modified carbon cloth as bifunctional electrocatalysts for solid-state Zn-air battery. *Carbon*, *144*, 370–381.

Zhou, J., Li, X., Yang, L., Yan, S., Wang, M., Cheng, D., Chen, Q., Dong, Y., Liu, P., & Cai, W. (2015). The Cu MOF-199/single-walled carbon nanotubes modified electrode for simultaneous determination of hydroquinone and catechol with extended linear ranges and lower detection limits. *Analytica Chimica Acta*, *899*, 57–65.

第13章　碳纳米管修饰玻碳电极用于苯酚和氯酚的传感

Hulya Silah[①], Cem Erkmen[②③], Didem Nur Unal[②③], Bengi Uslu[②]

13.1　前　　言

如今,各种各样的污染物,如农药、染料、纸张、塑料、皮革、药品等,由于一些人为的、工业的、农业的活动和人口的快速增长,各种无机和有机物质污染了环境和水资源。特别是由于工业过程,酚类和酚类化合物是在废物和自然界中发现的最常见的有机污染物。

苯酚及其衍生物化合物,特别是卤代酚、烷基酚和硝基酚是合成的或天然的芳香化学物质。因为工业活动,如石油化工、塑料、油漆、制药、农药、皮革、橡胶、炼油厂和煤炭加工,苯酚及其衍生化合物在土壤、空气和水中非常普遍。此外,一些酚类化合物在自然界中大量存在,因为它们可以由植物、微生物合成,以及有机物分解(Soto-Hernández et al. ,2017a)。

酚类化合物的毒性包括胃肠道疾病、细胞通透性、皮肤刺激、细胞质凝血、循环问题、肾衰竭和肺水肿(Mendes et al. ,2018)。关于苯酚及酚类化合物对人体的介绍,其会引起人体组织腐蚀、蛋白质退化和中枢神经系统中风,还会损害其他重要器官,如肾、肝和胰腺。此外,过度接触或吸入苯酚和酚类化合物也会引起重要的健康问题,如昏迷、发绀、抽搐等(xie et al. ,2020)。

酚类及其衍生物由于其毒性和一些有害的副作用,已被美国环境保护署(Environmental Protection Agency,EPA)登记为主要污染物(Fu et al. ,2021)(Rodríguez et al. ,2000)。因此,提高一些效率,探索适宜、准确的酚类及酚类化合物的测定方法是环境安全和公众健康的重要课题。在文献中,苯酚和酚类化合物的测定已通过不同的仪器技术进行,如高效液相色谱法(HPLC;Di Corcia et al. ,1996;Montero et al. ,2013),超高效液相色谱与光电二极管阵列检测器(UHPLC-PDA)(Abu-Alsoud & Bottaro, 2021),高效液相色谱-串联质谱(HPLC-MS/MS)(Ao et al. ,2021)、HPLC (Higashi, 2017)、气相色谱-质谱(GC-Ms)(Jaber et al. ,2007)(Kim & Kim, 2000)(Gabriella et al. ,2012)、分光光度法(Tabaraki & Heidarizadi, 2019)和毛细管电泳(Cao et al. ,2004;Fukuji et al. ,2010)。虽然这些昂贵而复杂的测定酚类化合物的传统技术具有选择性和敏感性,但它们也存在一些缺点,如需要大的样本量,更多的溶剂来分离分析物,以及对某些分析物样品的预处理过程。此外,这些方法耗时且程序复杂,不适合常规分析(Pwavodi et al. ,2021)。电化学方法正在不断改进和应用于苯酚及其衍生物的测定。电化学研究具有高灵敏度和选择性、操作简单、仪器成本低、对基质效

① 土耳其比莱吉克省,比莱吉克·谢赫·埃德巴利大学,化学系,理学院。
② 土耳其安卡拉省,安卡拉大学,分析化学系,药学院。
③ 土耳其安卡拉省,安卡拉大学,健康科学研究生院。

应敏感度低、分析前不需要预处理程序、现场分析和实时分析等特性,因此具有吸引力并被认为是有前途的(Ren et al. ,2021)。因此,电分析方法已被广泛应用于测定生物或环境样品、商业配方和食品中的金属、有机和无机分子,如药物、农药、环境污染物、酶和食品添加剂(Demir et al. ,2020;Erkmen et al. ,2020)。与此同时,由于苯酚和酚类化合物的不同特征和低浓度,从环境污染源中分离出来通常很困难(Soto Hernández et al. ,2017b)。在这种情况下,电化学方法成为一种有利的替代方法。

电化学传感器的测定性能取决于工作电极,电极种类决定了所提出方法的灵敏度、选择性、重现性和效率。近年来,各种类型的经典电极材料,如碳糊、石墨、贵金属、玻碳和导电聚合物等作为相关的电化学传感器被广泛应用于各种检测领域。低成本、高导电性、电极表面的活性面积、物理和化学稳定性、对分析物的催化活性以及广泛的电位范围是选择电极时应考虑的重要因素(Demir et al. ,2020;Silah et al. ,2021)。玻碳电极在电化学领域有着广泛的应用,该电极稳定、紧凑,能够以低背景电流提供宽电位范围(Joshi et al. ,2021)。如今,随着纳米颗粒(nanoparticles,NPs)、量子点、CNTs、石墨烯等新材料在电极开发过程中的应用,电极表面可以发生变化,提供更好的分析特征。纳米材料的纳米特性及其特殊的光学、电子、机械和磁性特性通过使用具有极高灵敏度的传感器推进了许多应用的产生(Ehtesabi, 2020;Tajik et al. ,2021)。固体电极电化学氧化法测定酚类化合物的电分析方法多种多样。由于酚类化合物在其结构中至少有一个羟基,在电化学方法中它们很容易被氧化成醌结构(Fu et al. ,2021)。因此,酚类化合物的定量分析是通过电化学技术来实现的。

在本章中,我们概述了近10年来基于CNTs修饰的玻璃碳电极(glass carbon electrodes,GCE)测定苯酚和酚类化合物的电化学方法。CNTs修饰的玻璃碳电极传感器在宽传感器平台上提供敏感、选择性、可靠和可重复的酚类化合物分析。纳米材料由于其高导电性而促进电子转移,各种材料包括CNTs、NPs、MOF、氧化石墨烯、表面活性剂和聚合物已被用于修饰和制备用于测定酚类化合物的电极。本章主要介绍酚类化合物的理化性质、使用方法和测定方法,还有一些有吸引力的酚类化合物的检测例子,特别是在环境样品中广泛存在的酚、BPA、儿茶酚、对苯二酚、间苯二酚和氯酚。

13.2 苯酚和氯酚类化合物

在自然界中,酚类化合物以各种形式存在。主要化合物是苯酚,它有一种特殊的刺激性气味,也被称为二苯酚、碳酸或苯甲酸,化学式为 C_6H_5OH。酚类化合物的所有其他成员都是酚结构的衍生物(Soto-Hernández et al. ,2017a)。苯酚是一种高沸点、低熔点的水溶性结晶固体(Soto-Hernández et al. ,2017b)。苯酚主要来自不同的工业过程,包括煤转化、酚醛树脂、焦炉、石化、纺织、皮革、玻璃纤维、油漆、纸浆和造纸工业(Khan et al. ,2021)。此外,由于车辆排放废气,使得大气中可以检测到苯酚和硝基酚。这些化合物是通过光化学过程在大气中形成的有机物质,如甲苯、苯、酚和甲酚与OH自由基和 NO_2(Jaber et al. ,2007)。

酚类化合物包括直接与苯环相连的羟基;因此,它的系统名称是羟基苯(Al Mamari,2021),它们的化学结构可以从简单的酚类分子到高分子量分子高分子化合物。酚类化合物的一个重要化学性质是酚部分的酸性。苯酚的pKa值为9.9(Al Mamari, 2021)。苯酚及其衍生物可以通过动植物废物的降解自然产生(Abu Alsoud & Bottaro, 2021)。

自20世纪60年代以来,由于氯酚化合物对人类和动物,特别是大多数的水生生物的毒性以及它们在食物链中的生物积累倾向,氯酚化合物已被确定为重要的环境污染物。(Peeters et al. ,2008)。

氯酚是一类主要的酚类化学品,由于其毒性和广泛使用而成为健康和环境关注的污染物,它们具有不同的化学结构,包括单氯、二氯、三氯、四氯和五氯(Olaniran & Igbinosa, 2011)。此外,氯酚根据其化学结构分为五类,分别是单氯酚、多氯酚、氯胺酚、氯硝基酚和氯甲基酚(Arora & Bae, 2014)。氯酚类化合物已被用作合成颜料、染料、酚醛树脂、农药和其他相关化学品的起始原料和中间化合物。一些氯化苯酚也被用于生产消毒剂、防腐剂、驱虫剂、杀菌剂、霉菌抑制剂、木材防腐剂和抗牙龈剂(Kolliopoulos et al. ,2015)。因为氯化过程氯酚可以在水中被找到,特别是在饮用水中(Tabaraki & Heidarizadi, 2019)。除此之外,酚类化合物已被用作农业和家庭应用中的木材保护剂和添加剂,以阻碍各种产品(如油、粘合剂、纺织品和医药产品)中的微生物生长(Peeters et al. ,2008 年)。酚类化合物,特别是氯酚类化合物毒性大,对生物降解非常强,并且在环境基质中具有永久性。氯酚如2-氯酚、2,4-二氯酚、2,4,6-三氯酚和五氯酚具有毒性、致癌和免疫抑制特性。因此,这些化合物被列入美国环保署和欧盟的优先污染物清单(Negash et al. ,2015;Olaniran & Igbinosa, 2011)。普遍接受的水质标准规定,饮用水中总酚浓度的最大浓度为0.5 $\mu g \cdot L^{-1}$,个别浓度必须小于0.5 $\mu g \cdot L^{-1}$(Fu et al. ,2021)。

酚类化合物是对人类和其他生物具有毒性影响的原生质毒液,因此已被列入世界许多国家的主要污染物清单。这些化合物可以通过呼吸、摄入,以及与黏膜或皮肤接触进入活体(Chen et al. ,2013)。苯酚对活体局部有急性影响,如严重的组织刺激和坏死,因此必须非常小心处理。尤其是皮肤吸收后,会迅速在皮肤上产生白色水泡(Karim & Fakhruddin, 2012)。苯酚很容易被人体的胃肠系统被吸收,一旦进入系统,酚类化合物被代谢并转化为不同的活性中间化合物,明确的醌部分,很容易与蛋白质形成共价键。通过这种方式,酚类化合物在与细胞中的蛋白质相互作用后失去了效率,并将蛋白质转化为不溶性形式。这些过程导致与多糖形成复合物并沉淀蛋白质,从而对人体产生毒性作用(Chen et al. ,2013;Soto-Hernάndez et al. ,2017a)。

此外,酚类化合物作为调味剂、抗氧化剂的使用,以及在许多其他工业生产过程中提供的健康益处和许多其他机会。人类的努力是明确的(Múazu et al. ,2017)。它们可以存在于蔬菜和水果中,这些化合物是一些食品(如果汁、橄榄油、啤酒和不同浓度的葡萄酒)的感官特征的原因(Rodríguez-Delgado et al. ,2015)。酚类化合物具有广泛的生物特性和活性,如抗菌、抗氧化和抗炎(Al Mamari, 2021)。特别是,在苯环上有一个以上的酚羟基的多酚在植物中以游离和结合的形式存在,如苷或酯。许多酚类化合物作为抗氧化剂也被建议作为膳食补充剂来治疗人类健康。这些化合物通过清除自由基来改善人体健康,从而提供抗癌效果。一些研究人员建议,有序食用富含多酚的食物可以降低患心血管疾病、动脉粥样硬化、炎症和癌症的风险(Dobes et al. ,2013;Pwavodi et al. ,2021)。尽管如此,在特定的环境和生物条件下和/或特定浓度以上,一些酚类化合物即使在低浓度下也会对人类和其他生物体产生重要的不同健康影响(Múazu et al. ,2017)。在安全限度内,酚类化合物具有剧毒性质。

13.3 碳纳米管及其类型

碳除了是已知的基本元素之一外,还具有同素异形体,如石墨、金刚石和富勒烯。碳从不同的固态同素异形体中被发现,具有不同的结构和性质,如 sp^2 键合石墨和 sp^3 键合金刚石。由于碳具有不同的杂化能力,因此已经开发出完全由 sp^2 杂化碳原子组成的新型碳纳米材料,其尺寸范围从零维(0D)富勒烯和一维(1D)CNTs 到二维(2D)石墨烯(Erol et al.,2018;Li et al.,2019)。CNTs 是由 Lijima 发现的,当时使用电弧放电法生产富勒烯(其中一种同素异形体),露出管状石墨烯管(Iijima, 1991)。

CNTs 由于其独特的电学、力学和热性能,自被发现以来,在物理、化学和材料科学领域受到了广泛的关注。CNTs 是由位于 sp^2 平面的碳原子的六方碳键组成的空心圆柱形纳米材料。当石墨烯薄片弯曲时,位于 sp^2 平面上的 σ-键被移出平面,移出纳米管侧壁曲率外,导致纳米管外 π 轨道进一步位移。CNTs 的这种结构差异使纳米材料具有优异的强度、导热性和导电性(Erol et al.,2018)。

CNTs 的广泛应用,特别是在电化学传感器领域的广泛应用,主要是因为 CNTs 由独特的 sp2 碳单元组成,由于其六边形蜂窝晶格结构,具有较高的比表面积和良好的电化学导电性。

CNTs 是一种重要的纳米材料,具有以下特性:

- CNTs 的石墨状结构使其具有高导电性($10^6 \sim 10^7$ S · cm^{-1})
- 它们的导热系数高(>3 000 W · (m · K)$^{-1}$)。
- 杨氏模量为~1 000 GPa。
- 密度为~0.7~1.7 g · cm^{-3},抗拉强度为~100~200 GPa。
- 它们具有大表面积和高纵横比(Abdalla et al.,2015;Donaldsonet al.,2006)。

电弧放电(Ardo & Iijima,1993;Ebbesen & Ajayan, 1992),化学气相沉积(Che et al.,1998)和激光烧蚀(Guo et al.,1995)是 CNTs 的基本生产方法。

CNTs 的生产方法直接决定了纳米管的性质,如直径、管壁的数量和长度(Agu et al.,2008; Lawrence et al.,2005)。此外,多年来,CNTs 的合成方法具有环保和高性价比的绿色特点(Chun et al.,2021;Paul & Samdarshi, 2011;Wani et al.,2021)。

13.3.1 CNTs 类型

CNTs 根据结构的不同分为两类,根据其结构中的石墨烯层数,分为:单壁 CNTs(single-walled CNTs,SWCNTs)和多壁 CNTs(multiwalled CNTs,MWCNTs)(图 13.1)。由于具有较大的表面积和很强的范德华力,SWCNTs 易于形成可以形成膨胀梁,而 MWCNTs 由于表面积减小和较弱的范德华力,形成较大的梁往往较少。CNTs 类型也会影响其毒性(Dumitrescu et al.,2009 年)。

1. SWCNTs

SWCNTs 是一种圆柱形 CNTs,由单层石墨烯片组成,外径为 0.4~2 nm (d. b. Zhang et al.,2011)。SWCNTs 的电导率可达 106 S · cm^{-1}。SWCNTs 的手性(即 C-C 键与纳米管轴之

间的夹角)是表征 CNTs 结构和性能的另一个重要参数。SWCNTs 根据其圆柱形结构的形状可分为扶手型、手性型和之字形型(图 13.2)(Meng et al.,2012)。

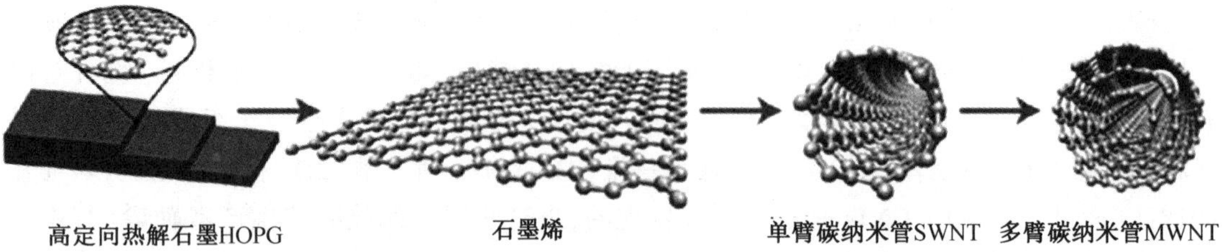

图 13.1　高定向热解石墨(HOPG)、石墨烯、SWCNTs 和 MWCNTs 之间的结构关系

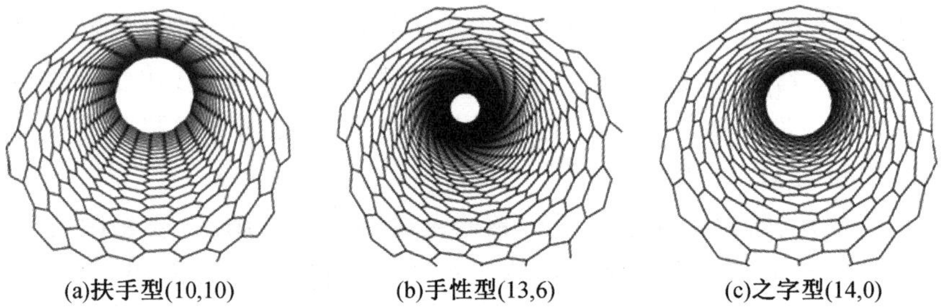

图 13.2　三种典型 SWNT 的示意图

2. MWCNTs

MWCNTs 是由多层石墨烯片组成的圆柱形 CNTs,外径为 2～100 nm (Zhang et al.,2011)。MWCNTs 的电导率可达 10^4 Scm^{-1}(Odom et al.,2000)。

13.3.2　CNTs 在电化学传感器中的应用

从过去到现在,基于 CNTs 的纳米传感器设计已经应用于许多领域,如制药(Dokur et al.,2020;Ostovar et al.,2021)、环境(Talari et al.,2021;Wu et al.,2022)食品监测(de Brito et al.,2021)、疾病诊断(Salimiyan,2021)(Rizi et al.,2021),并且 CNTs 在电化学纳米传感器设计中的使用仍在继续。

自 Britto 等(1996)1996 年首次在不需要任何表面活化过程的情况下使用 CNTs 进行多巴胺氧化以来,由于电导率高、电活性表面积大等诸多原因,电极作为改性材料在测定不同分析物中的应用仍在继续。CNTs 经常在碳糊电极等不同工作电极的改性(Ezoji et al.,2020;Siddegowda et al.,2020)、GCE (Alam et al.,2018;Chokkareddy & Redhi, 2020)、丝网印刷电极(Hua et al.,2019)和铅笔石墨电极(Pinyou et al.,2020)中遇到的问题。GCE 是最受欢迎的碳电极之一,被用作实用、经济、灵敏的检测不同化学物质和生物分子的工作电极。GCE 的纳米传感器和生物传感器吸引着科学家们的持续关注,这些传感器是用 CNTs 等各种改性材料、碳纳米材料、金属纳米粒子和聚合物等制造纳米复合材料的。通过改变 GCE,电化学传感器有望获得导电性好、稳定性好、吸收能力强、表面积生物相容性大等特点。CNTs 是碳纳米材料中常用的一种改性材料,由于其高的表面体积比,良好的导电性和结构性能,因此是气相色谱电极的材料。

13.3.3 CNTs 作为玻碳电极表面改性剂

CNTs 在水溶液、聚合物树脂和大多数其他溶剂中存在溶解问题,这就是 CNTs 被功能化的原因,即它可以通过在 CNTs 光滑的侧壁上附着一些官能团来实现。CNTs 被氨基、羟基、羧基和巯基等基团功能化(Hong et al.,2015)。色散消除了液体中功能化 CNTs 的问题,获得了生物相容性和低毒性的 CNTs(Gupta et al.,2018)。对于 CNTs 的功能化,

- 共价侧壁偶联反应(化学键形成)(Dyke & Tour, 2003)。
- 非共价外面体相互作用(物理吸收)(Dumitrescu et al.,2009)。有两种方法。这些方法在 Billing 的综述中有详细的解释(图 13.3)(Kaur Billing, 2021)。对 CNTs 进行物理或化学改性,使其具有新的、不同的性能。总的来说,CNTs 的功能化改善了电子传递速率、表面积和分布,从而提高了传感器的灵敏度。然而,CNTs 的生产成本需要进一步发展,因为分散问题使其在某些情况下难以在电化学传感器中应用(Yang et al.,2007)。

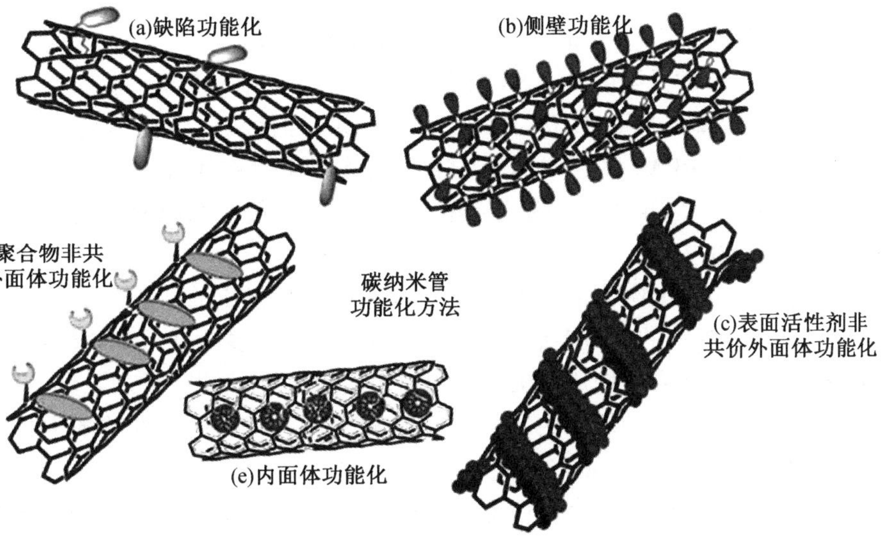

图 13.3 CNTs 的几种功能化途径

采用物理吸附、电沉积聚合、化学键合等方法对电极表面进行修饰。将制备好的 CNTs 溶液均匀滴在电极表面即可实现 CNTs 对 GCE 的修饰。Luo 等(2001)进行了首次研究,将 SWCNTs 滴入 GCE 上形成薄膜,并进行伏安分析各种各样的生物分子。在 Zhu 等(Zhu et al.,2018)测定 2、4、6-三氯苯酚和 4-氯苯酚的电化学纳米传感器研究中,将羟基化 CNTs(CNTs-OH)溶解在二甲基甲酰胺(dinethylformamide,DMF)中,然后加入到氯铂酸($H_2PtCl_6 \cdot 6H_2O$)中。将得到的溶液滴在 GCE 上干燥后,得到 CNTs-OH/GCE。官能化 CNTs 由于单键 COOH、C 单键 OH 和 C 单键 O 单键 C 基团而带负电荷(Sahoo et al.,2009)。RhB 的电化学聚合应用于 π-π,与 CNTs-羟基偶联得到均匀膜。电化学表征结果显示,随着 CNTs-OH/GCE 及峰值电流增加,这表明 CNTs-OH 提高了电导率(Zhu et al.,2018)。CNTs 修饰的玻碳电极用于苯酚和氯酚化合物的各种电化学应用将在下一节中进行总结。预计将开发出更多的传感器平台,用于 CNTs 这种非常流行的碳形式的新分析应用,这是一种非凡的

元素。

13.4 基于碳纳米管的传感器及其在苯酚和氯酚分析中的作用

由于 CNTs 的独特性质,在电化学传感器中加入 CNTs 具有以下几个优点:促进电荷转移,增加表面积,可以锚定不同的分子或生物分子,提高传感器平台的电导率和灵敏度。在本章中,利用 CNTs 修饰的 GCE 对苯酚和氯酚进行传感,总结并讨论了最相关的分析参数,如方法和传感器结构、实验条件和一些验证特性(表 13.1)。

虽然 CNTs 及其衍生物如 SWCNT 和 MWCNT 被用作改性剂,但重要的是,要注意 CNTs 可以共价或非共价化学官能化。研究结果表明,CNTs 通过适当的官能团修饰可以调节与目标化合物的静电相互作用(Sang, 2014;Tamburri et al.,2005)。2017 年,Cosio 等(2017)制备了羟基化 MWCNTs (MWCNTs-OH)修饰的 GCE 用于测定。在 GCE 表面滴入 10 μL MWCNTs-OH 悬浮液进行修饰。在选择 MWCNTs-OH/GCE 作为改性剂之前,研究人员还使用循环伏安法检测了 BPA 的反应。羧基功能化 MWCNTs (MWCNTs-COOH)和 GCE。MWCNTs-OH/GCE 的灵敏度最高,峰值电流约为裸 GCE 的 15 倍。在较低的灵敏度下得到类似的结果,在 MWCNTs-COOH/GCE 上观察 GCE,即使灵敏度仍然高。制备的 MWCNTs-OH/GCE 传感器对 BPA 氧化和电子转移的促进作用在 1~24 $\mu g \cdot L^{-1}$ 范围呈线性关系,检测限为 0.81 $\mu g \cdot L^{-1}$。此外,研制的传感器已成功用于婴儿奶瓶和饮料瓶样品中 BPA 的测定(Cosio et al.,2017)。

将金属或金属氧化物纳米粒子与碳基纳米管成功集成的新型复合材料表现出一些新的功能,具有两类材料的独特性能。因此,这些材料在许多领域得到了广泛的应用,特别是在电化学纳米传感器或生物传感器中设计。在过去的几年里,研究人员已经证明,金属或金属氧化物 NPs 与碳基纳米管的结合对于开发高灵敏度和选择性的酚类化合物传感具有几个优势(Azizi-Lalabadi et al.,2020;Cheng & Jiang, 2015)。

在 Goulart 等(2018)的研究中,他们开发了银 NPs AgNPs 和 MWCNTs 修饰的 GCE,用于同时测定对苯二酚、儿茶酚、BPA 和苯酚。制备修饰电极时,将 10 μL DMF 中的 MWCNTs 悬浮液滴在裸 GCE 上,室温干燥。然后,使用 10 个电位扫描循环将 AgNPs 电沉积到 MWCNT/GCE 上。本研究采用扫描电子显微镜(SEM)图像 MWCNT 和 AgNPs/MWCNT 传感器的形态表征研究。如图 13.4(a)所示,MWCNTs 均匀覆盖在 GCE 表面。当 AgNPs 电沉积在 MWCNTs/GCE 表面时,白色圆点为在 MWCNTs 上观察到(图 13.4(b))。这些白点是银纳米粒子作为金属粒子存在的指示。此外,在图 13.4(c)中,为了便于确认 MWCNTs/GCE 表面上的 AgNPs,研究人员还使用了 SEM 的散射模式。

在最佳条件下,MWCNTs 表现出高表面积,优异的导电性、导热性和更均匀的薄膜。此外,在 GCE 表面修饰 MWCNTs 可获得更稳定、可重复性更好的传感器。AgNPs 具有导电性好、合成速度快、成本低等特点。当在 MWCNT/GCE 上电沉积 AgNPs 时,碳膜的电导率显著提高。这种改进是由于 AgNPs 与碳材料的良好协同效应。

表 13.1 基于 CNTs 的传感器在苯酚和氯酚分析中的应用

分析物	方法	传感器机构	电解液	线性范围	检测限	应用	干扰物	参考文献
双酚 A	DPV	sWCNTs-C00-Poly-IL	0. 1 M PBS (pH=7. 0)	5.0×10^{-9} ~ 3.0×10^{-5} M	1.0×10^{-9} M	塑料瓶样品	赖氨酸、多巴胺、苯酚、对硝基苯酚、邻苯二酚和不同离子	(Chen et al,. 2013)
双酚 A	电流分析	MWCNT-MAM	0. 1 M PBS (pH=7. 0)	0. 01~40. 8 μM	0. 005 μM	真实塑料样品	苯酚、对苯二酚、羟基苯酚、4-硝基苯酚、乙醇和不同的离子	(Li et al,. 2012)
双酚 A	LSV	MWCNTs/PCV	0. 1 M PBS (pH=6. 5)	5.0×10^{-8} ~ 1.0×10^{-4} M	1.0×10^{-8} M	聚氯乙烯食品婴儿奶瓶和聚氯乙烯奶瓶	苯酚、对苯二酚、4-硝基苯酚、双酚 F、辛基	(Wang et al. , 2017)
双酚 A	DPV	BPA+SWCNT+aptamer/CDNA/Au NPs/$NH_2^-Fe_3O_4$/MWCNT	0. 1 M PBS (pH=7. 4)	1.0×10^{-9} ~ 1.0×10^{-14} M	0. 08 aM	人的血清和湖水	4-氨基苯酚、壬基苯酚、对硝基苯酚和对氯苯酚	(Zhao et al,. 2020)
双酚 A	DPV	MIP	PBS(pH=7. 0)	1.0×10^{-10} ~ 4.0×10^{-4} M	0.2×10^{-11} M	婴儿喂奶瓶提取物	双酚 F、苯酚和 1、4-二羟基苯	(Anirudhan et al,. 2018)
双酚 A	DPV	MWCNTs/$CuFe_2O_4$	0. 1 M PBS (pH=7. 0)	0. 01~120. 0 μM	3. 2 nM	水和婴儿奶瓶	对诺酚、邻硝基酚、连环酚、葡萄糖、果糖、乳糖、尿素和蔗糖	(Baghayeri et al,. 2021)

表 13.1(续 1)

分析物	方法	传感器机构	电解液	线性范围	检测限	应用	干扰物	参考文献
双酚 A	流动注射安培法	MWCNTs-OH	0.1 M 甘氨酸缓冲钠(pH=8.0)	1.0~24.0 μg L21	0.81 μg L21	塑料和婴儿奶瓶	儿茶酚、苯酚、对硝基苯酚和对苯二酚	(Cosio, Pellicanò, Brunetti, & Fuenmayor 2017)
双酚 A	DPV	AuNPs/MWCNT	BR 缓冲(pH=6.0)	0.01~7.0 μM	4.3 nM	河流和矿泉水饮用水	乙醇、对苯二酚、甲醇、苯酚和不同的离子对硝基苯酚、对(叔辛基)	(Ben Messaoud Ghica, Dridi, Ben Ali, & Brett, 2017)
双酚 A	DPV	Ce-Ni-MOF/MWCNTs	0.2 M PBS(pH=7.0)	0.1~100.0 μM	7.8 nM		苯酚和不同的离子	(Huang et al., 2020)
双酚 A	DPV	CuS-MWCNT	0.1 M PBS(pH=7.0)	0.5~100.0 μM	50.0 nM	NS	NS	(Lu et al., 2017)
双酚 A	DPV	GNPs-MWCNTs-CHT	0.1 M H_2SO_4 solution	0.1~100.0 μM	0.05 nM	伊利奶粉,蒙牛奶粉,伊利牛奶和蒙牛牛奶	苯丙氨酸、AA、邻硝基苯酚、对硝基苯胺、对甲氧基苯酚和不同的离子	(Zou et al., 2019)

表 13.1(续 2)

分析物	方法	传感器机构	电解液	线性范围	检测限	应用	干扰物	参考文献
双酚 A	DPV	CNTs-Fe_3O_4/PGA	0.1 M PBS (pH=7.0)	0.008~0.5 μM 和 0.5~50.0 μM	0.004 μM	矿泉水瓶,聚氯	苯酚、间苯二酚、对苯二酚、邻苯二酚和不同的离子	(Deng et al., 2017)
		GO-CNTs-Fe_3O_4/PGA		0.003~0.2 μM 和 0.2~30.0 μM	0.001 μM	乙烯,河水	食品包装和牛奶	
双酚 A	DPV	AuNPs-rG0-MWCNTs	0.1 M PBS (pH=7.0)	0.005–0.10 μM 和 0.10–20.0 μM	0.001 μM	河水	对苯二酚、邻苯二酚、间苯二酚、苯酚、亚硝酸盐和亚硫酸盐	(Yu et al., 2017)
双酚 B	CV	PB/MWCNTs	0.1 M PBS (pH=5.0)	0.05~175.0 μM	5.0×10^{-4} μM 0.124 3 mM	河水	不同离子	(Xing et al., 2019)
双酚 F 双酚 AF	DPV	MWCNT-COOH	0.2 M PBS (pH=6.0)	0.6~1.6 mM	0.124 3 mM~0.174 2 mM	橡胶手套和废水	对苯二酚、羟基苯酚、邻苯二酚、双酚 AP、双酚 A 和不同离子	(Yang et al,. 2014)

表 13.1(续 3)

分析物	方法	传感器机构	电解液	线性范围	检测限	应用	干扰物	参考文献
双酚 S	SWV	β-CD/MWCNTs	0.1 M ABS (pH=5.0)	0.5~60.0 μM	0.05 μM	饮用水和自来水	多巴胺,AA,UA,和不同的离子	(Filik et al., 2019)
邻苯二酚	DPV	MWCNT-COOH/Fe_2O_3	0.1 M BRB (pH=5.0)	8.0~100.0 μM	1.52 μM	地下水	不同离子	(Sawozuk et al., 2021)
邻苯二酚	DPV	MWCNT/p-DAN	0.1 M PBS (pH=7.0)	0.02~128.0 μM	0.01 μM	自来水和废水	AA、UA、对苯二酚、邻苯二酚、4-硝基苯酚和不同离子	(Abdel-Aziz et al., 2019)
多巴胺邻苯二酚	Amperometry	POxAlb laccase/ AQ-MWCNT	0.1 M phosphate/ citrate buffer (pH=5.0)	2.0~30.0 pM 0.01~90.0 μM	2.0 pM 15 nM	NS	AA 和 UA	(Sorrentino Stanzione, Piscitelli, Giardina, & Goff. 2021)
多巴胺	DPV	S-MWCNTs-GDY	0.1 M PBS (pH=6.0)	0.02~20.0 μM	8.6 nM	血清和尿液	UA、AA、葡萄糖、血清素、乙酰胆碱果糖和不同的离子	(Xiao et al., 2021)

表 13.1(续 4)

分析物	方法	传感器机构	电解液	线性范围	检测限	应用	干扰物	参考文献
多巴胺	DPV	UiO-66-NH_2/CNTs	0.1 M PBS (pH=7.0)	0.03~2.0 μM	9.0 nM	血清	对乙酰氨基酚、AA、葡萄糖、L-赖氨酸,2、4-二氯酚,UA 己烯雌酚,邻苯二酚 p-对氯酚、色氨酸和不同的离子	(Li et al.,2021)
多巴胺	SWV	SWCNTs 系列	0.1 M PBS (pH=7.4)	0.5~100.0 μM	0.19 μM	血清和尿液	UA, AA	(Yang et al.,2019)
多巴胺	Amperometry	MWCNT/CAP	0.1 M PBS (pH=7.0)	5.0~115.0 μM	1.80 μM	血清和尿液	AA、UA、NADH 和血清素	(da Silva et al.,2021)
对苯二酚	DPV	ZnO/f-MWCNT	0.05M PBS (pH=7.0)	0.1~190.0 μM	0.02 μM	自来水、湖水、海水、河水	儿茶酚、间苯二酚、硝基苯、硝基苯酚和不同的离子	(Balram et al.,2018)
对苯二酚	DPV	MWCNTs-MnO_2	0.1M PBS (pH=7.0)	0.5~80.0 μM	50.0 nM	自来水	AA、UA 和不同的离子	(Tang and Jin.,2015)
苯酚	DPV	AgHCFNPs/MWNTs/Nafion	0.1 M PBS (pH=8.0)	0.6~60.0 μM	0.2 μM	自来水和湖水	邻硝基苯酚、对硝基苯酚和不同的离子	(Yang et al.,2015)

表 13.1(续 5)

分析物	方法	传感器机构	电解液	线性范围	检测限	应用	干扰物	参考文献
对氨基本酚	DPV	AuNPs/CNTs-CONH-TAPP	0.1 M PBS (pH=7.0)	0.08~60.0 μM	0.025 μM	黄河水	葡萄糖,柠檬酸,l-抗坏血酸,苯酚,对苯二酚,多巴胺,水杨酸酸,咖啡因和不同离子	(Shi et al.,2020)
4-硝基酚	LSV	La $(OH)_3$-OxMWCNTs	0.1 M PBS (pH=7.0)	1.0~30.0 μM	0.27 μM	工业废水、湘江废水	葡萄糖,色氨酸,双酚 A,对氨基苯酚,甲硝基酚,对苯二酚,邻苯二酚和不同离子	(Yuan et al.,2020)
间苯二酚	LSV	MWCNTs-CHT	0.10 mol·L^{-1} 氨缓冲液 (pH=8.0)	0.55~21.2 mg L^{-1}	0.58 mg L^{-1}	自来水,商用染发样品	NS	(Hudari et al.,2014)
间苯二酚	DPV 和 SWV	MWCNTs	0.1 M BRB (pH=6.0)	1.2~190.0 μM	0.49 μM	废水	AA、UA、青霉素、阿司匹林和阿莫西林	(Ghoreishi et al.,2016)
对苯二酚	DPV	Nafion/MWCNTs/CDs/MWCNTs	0.1 M PBS (pH=7.0)	1.0~200.0 μM	0.07 μM	自来水、井水、河水	不同离子	(Wei et al.,2014)
邻苯二酚				4.0~200.0 μM	0.06 μM			
间苯二酚				3.0~400.0 μM	0.15 μM			

表 13.1(续 6)

分析物	方法	传感器机构	电解液	线性范围	检测限	应用	干扰物	参考文献
双酚 A	DPV	NiO/MWCNT	0.1 M PBS (pH=6.0)	2.4~46.0 μM	0.068 μM	NS	NS	(Goulart Mascaro., 2016)
对苯二酚				7.4~56.0 μM	0.039 μM			
邻苯二酚				7.4~56.0 μM	0.015 μM			
对苯二酚	DPV	NCNTFs	PP 缓冲液 (pH=6.0)	0.8~200.0 μM	0.17 μM	湖水	葡萄糖、苯酚、间苯二酚、对硝基苯酚和不同的离子	(Zheng et al., 2020)
邻苯二酚				0.8~120.0 μM	0.12 μM			
对苯二酚	DPV	MWCNT-COOH/CTF-1	0.1 M PBS (pH=7.0)	2.0~280.0μM	0.12 μM	自来水和黄河里的水	UA、AA、葡萄糖、柠檬酸、间苯三酚、苯酚、间苯二酚、双酚 A、没食子酸、邻苯三酚、	(Yang et al., 2021)
邻苯二酚					0.17 μM		壬基酚、扑热息痛、雌二醇、阿莫西霉和不同离子	

表 13.1(续 7)

分析物	方法	传感器机构	电解液	线性范围	检测限	应用	干扰物	参考文献
对苯二酚	DPV	Co_3O_4/MWCNTs	0.2 M Na_2HPO_4-CA	10.0~800.0 μM	5.6 μM	海水	苯酚、间苯二酚、4-硝基苯酚和不同的离子	(Song et al., 2019)
邻苯二酚			solution (pH=8.0)	10.0~700.0 μM	8.5 μM			
对苯二酚	DPV	Ce-MOF (TV)/CNTs	0.1 M PBS (pH=7.0)	10.0~100.0 μM	5.3 μM	河水;江水	间苯二酚、苯酚和不同离子	(Huang et al.,2021)
邻苯二酚			0.1 M PBS (pH=7.0)	5.0~15.0 μM	3.5 μM			
对苯二酚	DPV	MWCNTs-PDDAGR	0.2 M PBS (pH=7.0)	0.5~400.0 μM	0.02 μM	自来水和海水	苯酚、间苯二酚、AA、UA 和不同的离子	(Song et al., 2015)
邻苯二酚					0.018 μM			
对苯二酚	DPV	NiO/CNT	0.1 M PBS (pH=7.0)	10.0~500.0 μM	2.5 μM	自来水	UA、AA 和过氧化氢	(Zhao et al., 2018)
邻苯二酚								
对苯二酚	DPV	CNT-Au-TU	0.1 M PBS (pH=7.0)	0.01~80.0 μM	0.165 nM	废水	3-氨基酚、苯胺、间苯二酚、AA、柠檬酸和不同离子	(Atta et al., 2021)
邻苯二酚				0.01~80.0 μM	0.112 nM			
苯酚				0.01~90.0 μM	0.732 nM			

表 13.1(续 8)

分析物	方法	传感器机构	电解液	线性范围	检测限	应用	干扰物	参考文献
4-硝基酚				0.05~90.0 μM	3.687 nM			
对苯二酚	DPV	SiSg-TYR/ Fe_3O_4-MDUCNT	0.1 M PBS (pH=7.0)	1.50~40.0 μM	0.057 μM	当地自来水	不同离子	(Shaikshavali et al. ,2021)
邻苯二酚				1.50~30.0 μM	0.055 μM			
对苯二酚		AuNPs/ rGO-cMWCNT	0.01 M PBS (pH=7.0)	1.2~170.0 μM	0.39 μM		NS	
邻苯二酚		SiSG-TYR/Fe_3O_4-MWCNT		1.2~170.0 μM	0.54 μM	自来水，护肤霜		(Dominguezar-agon et al. , 2021)
间苯二酚				2.5~342.0 μM	0.61 μM			
对苯二酚	SWV	AgNP/MWCNT	PBS(pH=3.0)	2.5~260.0 μM	0.16 μM	自来水	NS	(Goulart, Conşalves, Correa, Pereira, & Mascaro, 2018)

表 13.1(续 9)

分析物	方法	传感器机构	电解液	线性范围	检测限	应用	干扰物	参考文献
邻苯二酚				20.0~260.0 μM	0.2 μM			
邻苯二酚				5.0~152.0 μM	2.4 μM			
苯酚				2.4~152.0 μM	3.0 μM			
对苯二酚	CV	CTAB-GO/MWCNT	0.1 MPBS (pH=7.0)	0.1~200.0 μM	0.03 μM	自来水	L-半胱氨酸,葡萄糖,和不同的离子	(Yang and Li, 2015)
邻苯二酚				0.1~400.0 μM	0.01 μM			
间苯二酚				1.0~100.0 μM	0.2 μM			
邻苯二酚	CV	MWCNT-CoTSAPc	PBS (pH=7.0)	0.1~30.0 μM	0.03 μM	自来水和矿泉水	O-硝基苯酚、对硝基苯酚、双酚A、苯胺和对苯二酚	(Sanna Jilani et al.,2019)
	DPV			0.1~38.0 μM	0.03 μM			
	电流分析法			0.05~20.0 μM	0.016 μM			

表 13.1(续 10)

分析物	方法	传感器机构	电解液	线性范围	检测限	应用	干扰物	参考文献
2,4-二氯苯酚	DPV	MWCNT/Nafion	PBS(pH 6.0)	1.0~150.0 μM	0.01 μM	自来水		(Al-Qasmi et al.,2019)
2,4,6-三氯苯酚	DPV	CNTs-OH/PtNPs/RhB	0.1 M PBS (pH=6.0)	5.0~175.0 μM	1.55 μM	上游和下游	邻氯苯酚、间氯苯酚、对氢苯酚、邻硝基苯酚间硝基苯酚、对硝基苯酚和不同的离子	(Zhu et al.,2018)
对氯苯酚				10.0~300.0 μM	3.59 μM			
2,4,6-对氯苯酚	DPV	PRhB/GO/MWCNTs	0.1 M PBS (pH=5.0)	4.0×10^{-9}~1.0×10^{-7} M 和 1.0×10^{-7}~1.0×10^{-4} M	8.0×10^{-10} M	当地自来水和南湖(长春)水样	葡萄糖,硝基果酚,UA,和不同的离子、邻苯二酚、对硝基苯酚、间硝基苯酚、邻硝基苯酚和不同的离子	(Zhu et al.,2016)
五氯苯酚				2.0×10^{-9}~1.0×10^{-7} M	5.0×10^{-10} M			(Zhu et al.,2016)
2-壬基苯酚	DPV	MIP/sol-gel/MWCNT -Nafion	0.1 M PBS (pH=7.0)	0.2~360.0 μM	0.06 μM	自来水、河水和土壤样本	对叔辛基苯酚,双酚,苯酚	(Zhang, Niu, Li, Luo, & Wang,2014)

表 13.1(续 11)

分析物	方法	传感器机构	电解液	线性范围	检测限	应用	干扰物	参考文献
氨基苯酚	DPV	CuO-Au/MWCNTs	0.1 M PBS (pH=7.5)	0.5~1.6 μM	0.105 μM	血清	左旋多巴、多巴胺、UA、AA 和肾上腺素	(Shaikshavali et al.,2019)
对氯苯酚	DPV	NNH-MWCNTs	0.1 M PBS (pH=4.5)	1.0~750.0 μM	0.5 μM	河流、湖泊和自来水	苯酚、3,4-二氯苯酚、3-硝基苯酚、3-氨基苯酚和不同的离子	(Zolgharnein et al.,2013)

β-cd,β-环糊精;AA,抗坏血酸; ABS,醋酸酯缓冲液;Ag、银; AgHCFNPs,六氰高铁酸银纳米颗粒;AU,黄金;AQ,蒽醌;BRB, Britton Robinson 缓冲液;CAP,辣椒素;CDs,碳点;CHT,壳聚糖;CNTs;CNTs-OH 羟基化 CNTs;CNTs-CONH-TAPP,四氨基苯基卟啉功能化多壁 CNTs;CoTSAPc,钴四取代山梨酰胺酞菁;CTAB,十六烷基三甲基溴化铵;CTF-1,共价三嗪框架;$CuFe_2O_4$,铁氧体铜;CuS,硫化铜;CuO,氧化铜;CV;循环伏安法;DPV 差分脉冲伏安法;GDY graphdiyne;GNPs,石墨烯纳米片;GO,氧化石墨烯;La(OH)3,氢氧化镧;LSV,线性扫描伏安法;MAM,三聚氰胺;分子印迹聚合物;MOF,金属有机框架;MWCNTs,多壁 CNTs;MWCNT-COOH 羧基功能化多壁 CNTs;MWCNT-OH 羟基化多壁 CNTs;NCNTFs, n 掺杂碳 CNTs 架;NiO,氧化镍;NiS_2,二硫化镍;NNH;纳米氢氧化镍;NP,纳米颗粒;NS,未说明;氧化多壁 CNTs;PB,聚(普鲁士蓝);PBS,磷酸盐缓冲溶液;PCV,聚结晶紫;聚谷氨酸(PGA);Poly-IL,聚{3-丁基-1-[3-(n-吡啶基)丙基]咪唑离子液体};PRhB,聚罗丹明 B;Pt、铂;p-DAN,聚(1、5-diaminonaphthalene);RhB,罗丹明 B;rGO 还原氧化石墨烯;S,MWCNT 缩短酸化多壁 CNTs;SiSG,硅胶溶胶凝胶;SWCNTs,单壁 CNTs;SWCNTs-COO 羧酸功能化单壁 CNTs;SWV,方波伏安图;TU,硫脲;TYR,酪氨酸;UA,尿酸;ZnO 氧化锌。

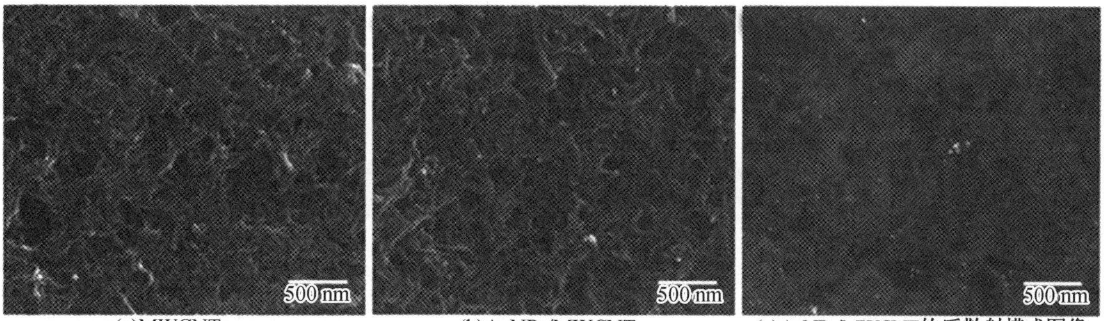

(a)MWCNTs (b)AgNPs/MWCNT (c)AgNPs/MWCNT的后散射模式图像

图 13.4 MWCNTs、AgNPs/MWCNT 和 AgNPs/MWCNT 的后向散射模式 SEM 图像

（来自 Goulart, L. A. ,Gonc, alves, R. ,Correa, A. A. ,Pereira, E. C. , & Mascaro, L. H. (2018)。纳米银和 CNTs 对同时伏安法测定苯酚、儿茶酚、BPA 和苯酚的协同效应）

该传感器对所有化合物具有较宽的线性范围，对对苯二酚、儿茶酚、BPA 和苯酚的同时测定具有良好的灵敏度。为了验证该传感器的性能和适用性，研究人员对当地自来水样品进行了测试。在实际的本地自来水样品中没有观察到化合物的电分析信号。此外，通过测量添加了已知数量物种的样品的方波伏安(square wave voltarmetry,SWV)响应，进行了峰值和回收率实验(Goulart et al. ,2018)。

当在 MWCNT/GCE 上电沉积 AgNPs 时，碳膜的电导率显著提高，具有导电性好、合成速度快、成本低等特点。这种改进是由于 AgNPs 与碳材料的良好协同效应。该传感器对所有化合物具有较宽的线性范围和良好的灵敏度，同时测定对苯二酚、儿茶酚、BPA 和苯酚。为了证明所制备的传感器的性能和适用性，对自来水样本进行了局部测试。在实际的本地自来水样品中没有观察到化合物的电分析信号。此外，通过测量添加了已知数量物种的样品的 SWV 响应，进行了峰值和回收率实验(Goulart et al. ,2018)。

在另一项研究中，Messaoud 等(2017)制作了 MWCNT 和金 NPs (AuNPs)修饰的传感器，Goulart 等将 2 μL 的 MWCNT 分散体浇铸在 GCE 表面，并在室温下完全干燥用于 BPA 的灵敏测定。然后，将 AuNPs 覆盖在 MWCNT/GCE 表面，制备 AuNPs/MWCNT/GCE。在这项研究中，研究人员利用差分脉冲伏安法(differential pulse voltammetry,DPV)和电化学阻抗谱法(electrochemical impedance spectroscopy,EIS)对改性电极进行了表征。如图 13.5 所示，在裸 GCE 处观察到 BPA 的最低峰值电流。用 AuNPs 修饰 GCE 后，双酚 A 的氧化峰电流提高了约 40%。因此，可以说，AuNPs 的沉积创造了更大的可达表面积。用 MWCNT 修饰 GCE 表面时，双酚 A 的峰值电流增加了 124%。

当 AuNPs 与 MWCNT 一起使用时，BPA 的峰值电流进一步增加，与裸 GCE 相比达到 278%。这种增加可能是由于 AuNPs 和 MWCNT 的高电活性表面积和优异的高导电性。

当 AuNPs 被涂覆在 GCE 表面时，阻抗响应降低与 GCE 相比。此外，在 GCE 表面涂覆 MWCNT 后，阻抗响应大大降低。这是由于 MWCNTs 在 GCE 表面的存在，既促进了电子转移，又增强了电导率。此外，当 AuNPs 沉积在 MWCNT/GCE 表面时，由于 AuNPs 和 MWCNT 的协同作用，进一步减少，与 DPV 结果一致。该传感器在 0.01~0.7 μM 具有良好的线性响应，BPA 的检出限值为 4 nM。该传感器还可用于采集的当地河水和矿泉水样品中 BPA 的检测(Ben Messaoud et al. ,2017)。

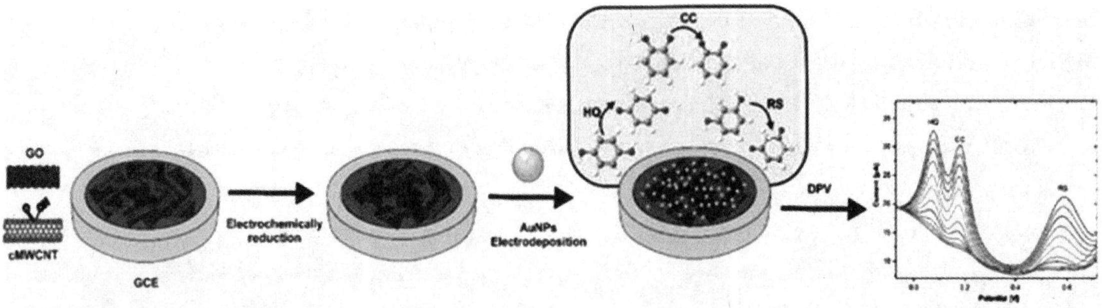

图 13.5　分步制备同时同时检测对苯二酚、儿茶酚和间苯二酚的 GCE/ErGO-cMWCNT/AuNPs 传感器方案

在纳米材料中,CNTs 和金属氧化物 NPs 的复合材料具有表面积大、导电性提高和催化性能等先进的特点,并且这些复合材料在几种化合物中有重要的应用。特别是,将电化学技术用于生产传感器或纳米传感器具有多种优势,包括环保、简化合成程序和减少试剂消耗(Azizi-Lalabadi et al. , 2020; Cheng & Jiang, 2015)。由电化学还原氧化石墨烯(electrochemically reduced graphene oxide,ErGO)和 MWCNT 组成的复合材料可以在一个简单的步骤内制备。这样就避免了层的团聚和重堆积等缺点。该纳米材料可作为改性剂制备电化学传感器。此外,ErGO-MWCNT 纳米复合材料提供了一种优良的支架,可用于金属 NPs 的沉积。(T. -w, chen, 2019; Domínguez-oragón et al. , 2021)。

Domínguez-oragón 等(2021)在研究中提出同时测定对苯二酚/儿茶酚和间苯二酚的 AuNPs/ErGO-cMWCNT/GCE 传感器。为了制备 ErGO-cMWCNT/GCE,将氧化石墨烯和将含有等量成分的纳米 CNTs 滴在表面 GCE 并晾干。在-1.5~0.5 V(100 mV s21)的电势范围内进行 20 次循环,在 0.01 M, pH 7.4 的磷酸盐缓冲溶液中同时还原氧化石墨烯-cMWCNT。最后一步,将 AuNPs 电沉积在 ErGO-cMWCNT/GCE 表面,并用蒸馏水冲洗(图 13.5)。利用循环伏安法(cyclic voltammetry, CV)和电阻抗法(EIS)研究了所制备传感器的电化学行为。

如图 13.6 所示,在$[Fe(CN)6]^{-3/-4}$氧化还原探针处,所有电极都呈现出明确的阳极和阴极峰。当研究阳极峰的电流值和峰间分离(ΔEp)时,与 GCE 和其他改性相比,ErGO-cMWCNT/AuNPs 表现出最低的 ΔEp。因此,可以说 ErGO-cMWCNT/AuNPs 促进了更快的电子转移。所有修改的 EIS 响应如图 19.7(b)所示。在未修改 GCE 时获得最大的 Rct(电荷转移电阻)值。此外,在每个修饰步骤中,特别是 GCE/ErGO-cMWCNT/AuNPs 显著降低。这些结果表明,ErGO、cMWCNT 和 AuNPs 作为修饰剂的掺入提高了电极的电导率,并提供了更快的电荷转移动力学。所有结果显示 AuNPs、ErGO 和 cMWCNT 的协同作用具有电催化特性。在最佳实验条件下,基于 ErGO cMWCNT/AuNPs 的传感器对对苯二酚和儿茶酚的检测范围为 1.2~170 μM,对间苯二酚的检测范围为 2.4~400 μM,对苯二酚、儿茶酚和间苯二酚的检测限分别为 0.39 μM、0.54 μM 和 0.61 μM。此外,开发的传感器在同时检测自来水和皮肤美白霜样品中的对苯二酚、儿茶酚和间苯二酚方面显示出巨大的潜力(Domínguez-oragón et al. , 2021)。

近年来,与单金属 MOF 相比,双金属 MOF 具有更高的增强活性、选择性和稳定性,引起了许多研究者的关注。先前的研究报道,双金属 mof 比单金属组成的 mof 具有更好的电化学性能(Kreno et al. , 2012; Qian et al. , 2016)。

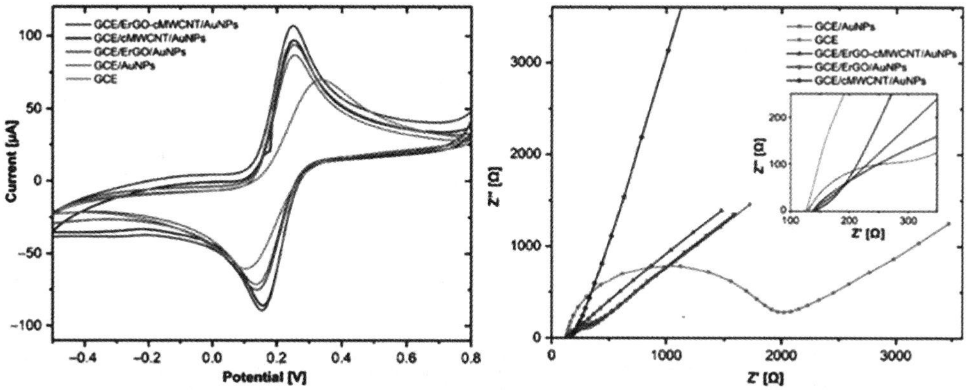

(a)5.0 mM \[Fe(CN)6\]$^{-3/-4}$的CV图，含PBS 0.01 M, 100 mV s^{-1}　　(b)5.0 mM \[Fe(CN)6\]$^{-3/-4}$的EIS图，含PBS 0.01 M

图 13.6　在[Fe(CN)6]$^{-3/-4}$氧化还原探针处，所有电极都呈现出明确的阳极和阴极峰

2020 年，Huang 等(2020)开发了一种利用双金属 Ce-Ni-MOF 和 MWCNTs 灵敏测定 BPA 的新型传感器。得到 Ce-Ni-MOF/MWCNTs 纳米复合材料，MWCNTs-cooh：Ce-Ni-MOF (5:1;v/v)通过超声波分散混合物加入到含有 0.2% Nafion 的 DMF 中。将 8 μL 的 Ce-Ni-MOF/MWCNTs 纳米复合材料滴在 GCE 表面形成薄膜。电化学表征和响应结果表明，当双金属 Ce-Ni-MOF 与 MWCNTs 作为传统导电材料结合时，得到的纳米复合材料具有优异的协同效应，并提高了导电性能、比表面积和催化位点热合。本研究采用 DPV 法测定 BPA，应用范围更广，范围在 0.1～100 μmol · L^{-1} 呈线性，检出限值为 7.8 nmol · L^{-1} 在最佳条件下。此外，所开发的传感器已成功应用于饮用水样品中 BPA 含量的测量(Huang et al.,2020)。

目前，分子印迹聚合物(molecularty imprinted polymers，MIPs)作为传感器中的识别元件受到了许多研究者的关注。MIPs 具有化学稳定性好、选择性高、制备简单、成本低等优点。在制备 MIPs 传感器的过程中还存在一些挑战。这些挑战包括分析时间长、结合动力学慢、结合能力低以及 MIPs 与传感器不兼容。

因此，为了提高所制备传感器的灵敏度和效果，将 MIPs 与不同类型的 CNTs 组合使用(Hasseb et al.,2022;Mostafiz et al.,2021)。

Zhang 等(2014)开发了 MIP/溶胶-凝胶/MWNT Nafion/GCE 传感器，用于 2-壬基酚的灵敏测定。首先在 GCE 表面浇铸 10 μL MWNT Nafion 复合材料，室温干燥；以 3-氨基丙基三乙氧基硅烷(Aminopropyl triethoxysilane, APTES)和苯基三甲氧基硅烷(phenyltrimethoxysilane，PTMS)为原料。将 2-壬基苯酚、APTES 和 PTMS 的混合物加入四乙氧基硅烷和氨水。将得到的混合物搅拌以添加添加剂，采用电沉积技术在 MWNT Nafion/GCE 表面制备印迹溶胶-凝胶。在使用前，修饰电极在室温下干燥过夜(图 13.7)。

在 GCE 下，2-壬基苯酚在+0.158 V 处有氧化峰，在+0.251 V 处有还原峰。用 MWNTs 修饰 GCE 表面后，2-壬基酚的峰值电流提高了 401%。因此，可以说，由于这种增加，获得了更有效的电子电极表面积。MWNT-Nafion 复合材料在 GCE 表面改性后，Ret 值明显高于 GCE。减少是由于优异的导电性能的 MWNT Nafion 复合材料，这有助于加速电子转移。最后，在 MIP/溶胶-凝胶/MWNT 中发现了 Ret 为 3 763 Ω。溶胶-凝胶膜在表面形成致密结构，使电子传递过程复杂化。在最佳实验条件下，浓度范围从检测范围为 0.2～360 μM，对 2-壬基酚的检测限为 0.06 μM。此外，所研制的传感器还可用于水中和水中 2-壬基酚的测定土壤样品(Zhang et al.,2014)。

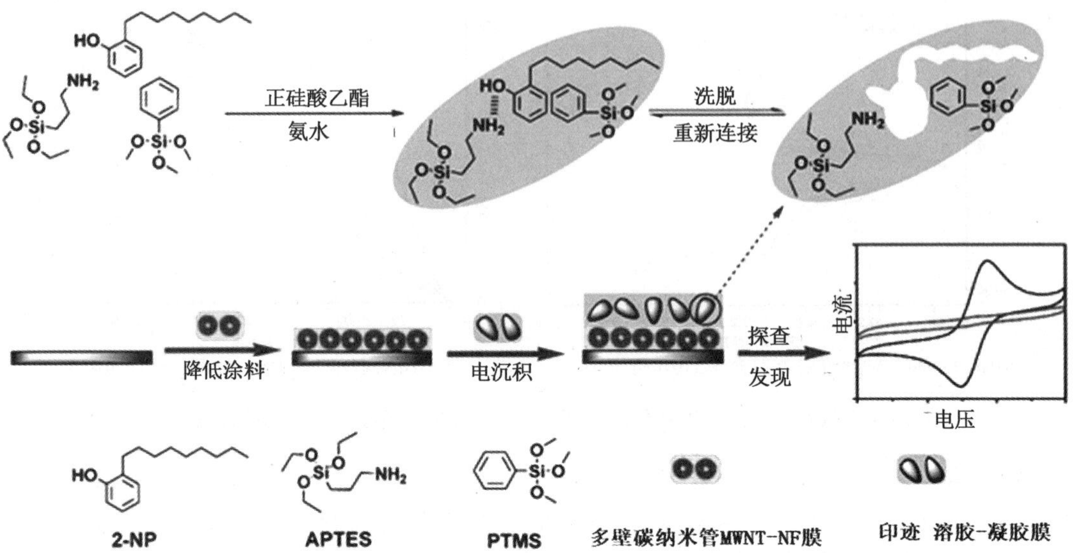

图 13.7　MIP/溶胶-凝胶/MWNT-NF/GCE 制备过程示意图(基于溶胶-凝胶技术和多壁碳纳米管-Nafion 功能层的分子印迹电化学传感器用于环境样品中 2-壬基酚的测定)

近年来,生物化合物在提高传感器的选择性和灵敏度方面发挥了重要作用。抗体、酶、核酸、细胞器或细胞已广泛用于几种化合物的敏感和选择性测定。虽然 CNTs 具有优异的导电性、良好的稳定性和巨大的表面积,但其显著的特点之一是与生物分子的生物相容性(Hasan et al.,2021;Kurbanoglu et al.,2020;Xie et al.,2022)。许多研究人员利用 CNTs 开发了基于酶或适体的传感器,用于测定酚类化合物。2021 年,Shaikshavali 等(2021)制备了 Fe_3O_4-MWCNTs 基于酪氨酸酶(tyrosinase,TYR)的生物传感器用于同时测定儿茶酚和对苯二酚。将 50 μL 的 TYR 与 100 μL 的 Fe_3O_4-MWCNTs 复合溶液混合。TYR 和 Fe_3O_4-MWCNTs 复合材料的浓度分别为 5.0 和 1.0 mg · mL^{-1}。充分摇匀 30 min 后,加入硅溶胶-凝胶(silica sol-gels,SiSG)溶液。为了制备修饰电极 SIG-TYR/Fe_3O_4-MWCNTs/GCE,将 5 μL 的 SIG-TYR/Fe_3O_4-MWCNTs 溶液滴在 GCE 表面。使用前,将修饰电极在 4 ℃干燥条件储存(图 13.8)。

在本研究中,Fe_3O_4 和 MWCNTs 的存在获得了良好的导电性、电催化性和提高的电活性表面积。同时,TYR 酶增加了层间电荷转移速率。相反,SiSG-TYR 限制了氧化还原探针的电子流。此外,还解释了由于 SiSG-TYR/Fe_3O_4-具有较高的 RCT 值,TYR 酶被成功地固定在 GCE 表面 MWCNTs/GCE 与 SiSG-Fe_3O_4-MWCNTs/GCE 的比较。通过对 pH 值、扫描速率等实验参数的优化,该传感器具有良好的线性特性在 1.5~30 μM 浓度和 1.5~40 μM 浓度范围,邻苯二酚与对苯二酚的检出限值分别为 0.055 μM 和 0.057 μM。最后,将该传感器用于当地自来水样品中儿茶酚和对苯二酚的测定(Shaikshavali et al.,2021)。

在另一项研究中,Sorrentino 等(2021)研究了蒽醌修饰的 MWCNTs 对平菇 POXA1b 的固定化作用,平菇 POXA1b 是测定儿茶酚和多巴胺的漆酶家族之一。所开发的基于漆酶的生物传感器对儿茶酚的线性响应范围为 2~30 pM 和 0.1~800 μM,对多巴胺的线性响应范围为 0.015~90 μM 和 30~30 μM。与大多数基于漆酶或酪氨酸酶的纳米结构生物传感器相比,POXA1b 修饰的 AQ-MWCNT 传感器对儿茶酚和多巴胺的灵敏度最高检测(Sorrentino et al. ,2021)。

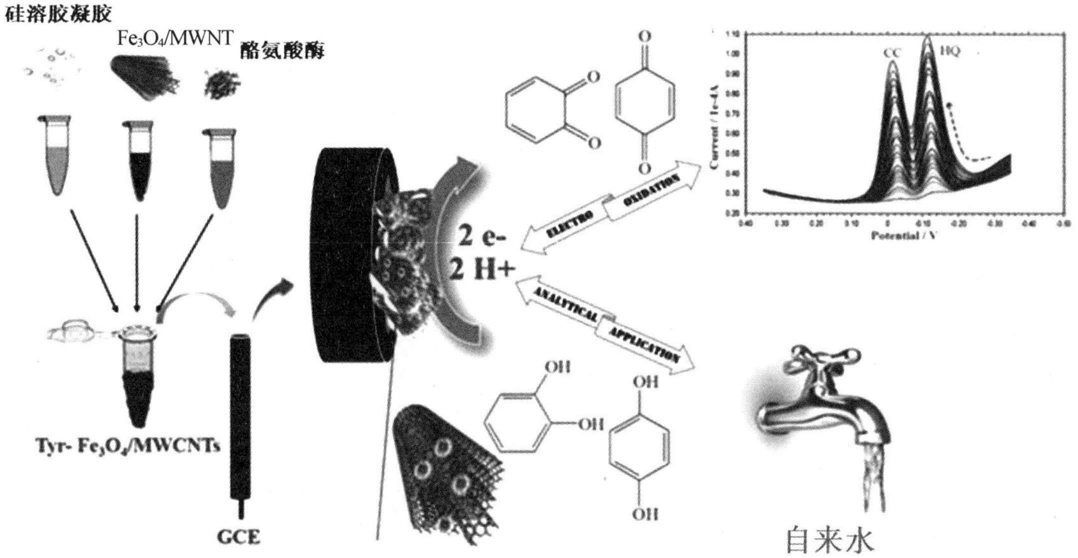

图 13.8 制备的纳米复合生物传感器(SiSG-TYR/Fe_3O_4-MWCNTs/GCE)示意图

近年来,另一个备受关注的生物分子是适体,即核酸分子。适配体具有三维构型结构,特别是与目标分子结合的能力。与抗体相比,适体更容易批量生产,体积更小,可以通过修饰不同的基团来实现功能化。因此,适配体作为设计生物传感器的生物识别分子具有几个优势(Azzouz et al. ,2021;Wang et al. ,2021)。此外,为了增强电化学反应,在许多研究中被使用可溶的功能化 CNTs。2020 年,Zhao 等(2020)利用 MWCNT 作为电催化材料,开发了一种"信号开启"的电化学传感平台,用于 BPA 的灵敏检测。第一步,使用 MWCNT 和 NH_2 功能化的 Fe_3O_4/Au NPs 修饰 GCE。使用这个平台形成高导电性的表面。第二步,电极经 N1-(乙基亚甲基)-N3 (EDC)和 N-羟基琥珀酰亚胺修饰,配以互补的 3′-NH_2 功能化 DNA (CDNA)。通过与 CDNA 杂交,将 BPA 特异性适配体序列修饰到上述传感平台上。此外,当将 SWCNTs 添加到电极中时,SWCNTs 和 DNA 修饰的电极导致传感电极的"信号接通"电流(图 13.9)。在最佳条件下,所开发的传感器的优异分析性能归功于 NPs 和 CDNA-SWCNTs 合作的双信号放大。本研究采用 DPV 法根据氧化还原探针信号测定 BPA。在 10^{-19} ~ 10^{-14} M 发现了电流和浓度之间的关系,超灵敏检测限为 0.08 aM。此外,制备的适配体传感器在检测人血清和湖水样品中的 BPA 方面具有广阔的应用前景(Zhao et al. ,2020)。

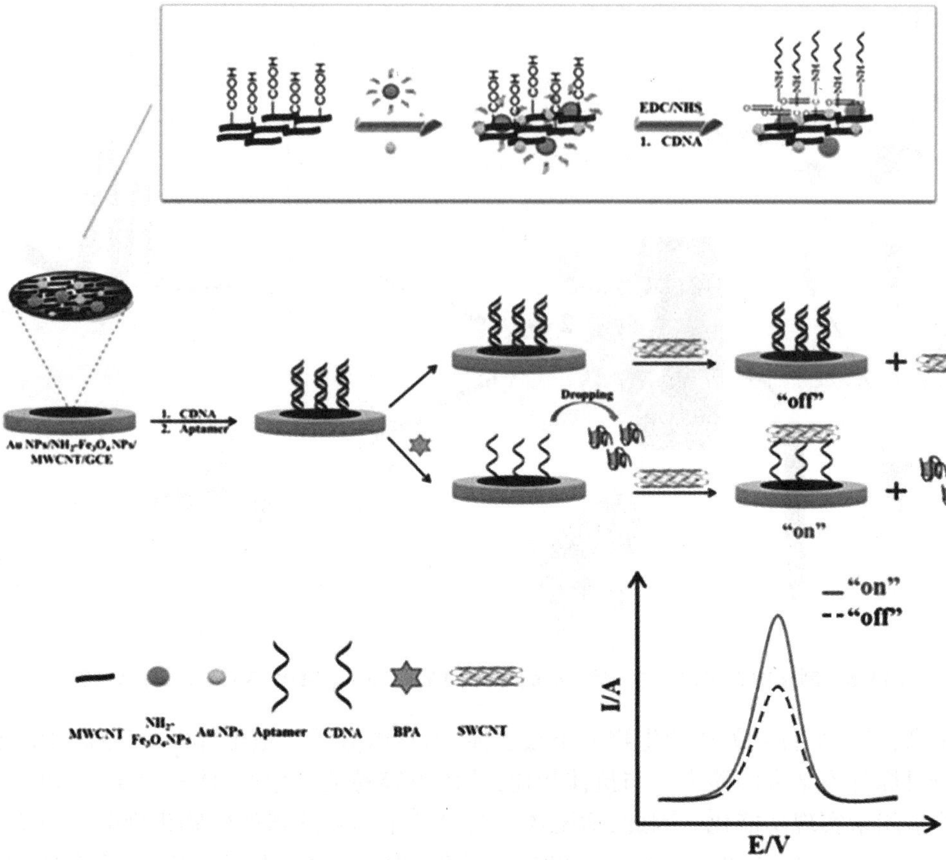

图 13.9　用于测定人血清和湖水中痕量双酚 A 的新型单臂 CNTs 放大"信号开启"电化学感应传感器

13.5　结　　论

如今,由于人类活动、工业、农业活动和人口的快速增长,各种污染物以不同的无机和有机物质污染了环境和水资源。特别是由于工业过程,酚类和酚类化合物是在废物和自然界中发现的最有机的污染物。由于苯酚及其衍生物的潜在环境危害作用和有害健康问题,需要对这些化合物进行敏感和快速的原位检测,这对健康和环境问题具有重要意义。本章介绍了近 10 年来基于 CNTs 修饰的玻碳电极的电化学方法在测定苯酚和酚类化合物方面的发展和应用进行了综述。基于玻碳电极的传感器通过使用具有独特性能的裸材料或改性材料以及开发中的技术,可以在宽传感器平台上对酚类化合物进行敏感、选择性、可靠和可重复的分析。本节讨论了各种材料,包括 CNTs、纳米粒子、MOF、氧化石墨烯、表面活性剂和聚合物,以修饰和制备电化学系统的电极,这些材料决定了电极的性能。

参考文献

Abdalla, S., Al-Marzouki, F., Al-Ghamdi, A. A., & Abdel-Daiem, A. (2015). Different technical applications of carbon nanotubes. *Nanoscale Research Letters*, *10*(1). Available from https://doi.org/10.1186/s11671-015-1056-3.

Abdel-Aziz, A. M., Hassan, H. H., Hassan, A. A., & Badr, I. H. A. (2019). A sensitive and green method for determination of catechol using multi-walled carbon nanotubes/poly(1,5-diaminonaphthalene) composite film modified glassy carbon electrode. *Journal of the Electrochemical Society*, *166*(15), B1441 B1451. Available from https://doi.org/10.1149/2.0301915jes.

Abu-Alsoud, G. F., & Bottaro, C. S. (2021). Porous thin-film molecularly imprinted polymer device for simulta neous determination of phenol, alkylphenol and chlorophenol compounds in water. *Talanta*, *223*. Available from https://doi.org/10.1016/j.talanta.2020.121727.

Agüí, L., Yáñez-Sedeño, P., & Pingarrón, J. M. (2008). Role of carbon nanotubes in electroanalytical chemistry. A review. *Analytica Chimica Acta*, *622*(12), 11–47.

Al Mamari, H. (2021). *Phenolic compounds: Classification, chemistry, and updated techniques of analysis and synthesis*. IntechOpen. Available from https://doi.org/10.5772/intechopen.98958.

Al-Qasmi, N., Tahir Soomro, M., Ismail, I. M. I., Danish, E. Y., & Al-Ghamdi, A. A. (2019). An enhanced electrocatalytic oxidation and determination of 2,4-dichlorophenol on multilayer deposited functionalized multi-walled carbon nanotube/Nafion composite film electrode. *Arabian Journal of Chemistry*, *12*(7), 946 956. Available from https://doi.org/10.1016/j.arabjc.2015.08.032.

Alam, A. U., Qin, Y., Howlader, M. M. R., Hu, N. X., & Deen, M. J. (2018). Electrochemical sensing of acetaminophen using multi-walled carbon nanotube and β-cyclodextrin. *Sensors and Actuators, B: Chemical*, *254*, 896–909.

Ando, Y., & Iijima, S. (1993). Preparation of carbon nanotubes by arc-discharge evaporation. *Japanese Journal of Applied Physics*, *32*(1 A), L107–L109. Available from https://doi.org/10.1143/JJAP.32.L107.

Anirudhan, T. S., Athira, V. S., & Chithra Sekhar, V. (2018). Electrochemical sensing and nano molar level detection of Bisphenol-A with molecularly imprinted polymer tailored on multiwalled carbon nanotubes. *Polymer*, *146*, 312–320.

Ao, J., Zhang, Q., Tang, W., Yuan, T., & Zhang, J. (2021). A simple, rapid and sensitive method for the simulta neous determination of eighteen environmental phenols in human urine. *Chemosphere*, *278*, 130494. Available from https://doi.org/10.1016/j.chemosphere.2021.130494.

Arora, P. K., & Bae, H. (2014). Bacterial degradation of chlorophenols and their derivatives. *Microbial Cell Factories*, *13*(1). Available from https://doi.org/10.1186/1475-2859-13-31.

Atta, N. F., Galal, A., & El-Gohary, A. R. M. (2021). Novel method of one pot preparation of thiourea self-assembled monolayers over gold nanoparticles-carbon nanotubes composite for sensing application of phenolic compounds. *Journal of Electroanalytical Chemistry*, *902*. Available from https://doi.org/10.1016/j.jelechem.2021.115795.

Azizi-Lalabadi, M., Hashemi, H., Feng, J., & Jafari, S. M. (2020). Carbon nanomaterials against pathogens; the antimicrobial activity of carbon nanotubes, graphene/graphene oxide, fullerenes, and their nanocomposites. *Advances in Colloid and Interface Science*, *284*, 102250.

Azzouz, A., Hejji, L., Sonne, C., Kim, K.-H., & Kumar, V. (2021). Nanomaterial-based aptasensors as an efficient substitute for cardiovascular disease diagnosis: future of smart biosensors. *Biosensors and Bioelectronics*, *193*, 113617. Available from https://doi.org/10.1016/j.bios.2021.113617.

Baghayeri, M., Amiri, A., Fayazi, M., Nodehi, M., & Esmaeelnia, A. (2021). Electrochemical detection of bisphenol a on a MWCNTs/CuFe2O4 nanocomposite modified glassy carbon electrode. *Materials Chemistry and Physics*, *261*, 124247. Available from https://doi.org/10.1016/j.matchemphys.2021.124247.

Balram, D., Lian, K. Y., & Sebastian, N. (2018). Synthesis of a functionalized multi-walled carbon nanotube decorated ruskin michelle-like ZnO nanocomposite and its application in the development of a highly sensitive hydroquinone sensor. *Inorganic Chemistry Frontiers*, *5* (8), 1950 1961. Available from https://doi.org/10.1039/c8qi00440d.

Ben Messaoud, N., Ghica, M. E., Dridi, C., Ben Ali, M., & Brett, C. M. A. (2017). Electrochemical sensor based on multiwalled carbon nanotube and gold nanoparticle modified electrode for the sensitive detection of bisphenol A. *Sensors and Actuators B: Chemical*, *253*, 513–522. Available from https://doi.org/10.1016/j.snb.2017.06.160.

Britto, P. J., Santhanam, K. S. V., & Ajayan, P. M. (1996). Carbon nanotube electrode for oxidation of dopamine. *Bioelectrochemistry and Bioenergetics*, *41*(1), 121–125.

Cao, Y. H., Wang, Y., & Yuan, Q. (2004). Analysis of flavonoids and phenolic acid in propolis by capillary electrophoresis. *Chromatographia*, *59*(12), 135–140.

Che, G., Lakshmi, B. B., Martin, C. R., Fisher, E. R., & Ruoff, R. S. (1998). Chemical vapor deposition based synthesis of carbon nanotubes and nanofibers using a template method. *Chemistry of Materials*, *10*(1), 260 267.

Available from https://doi.org/10.1021/cm970412f.

Chen, K., Zhang, Z. L., Liang, Y. M., & Liu, W. (2013). A graphene-based electrochemical sensor for rapid determination of phenols in water. *Sensors*, *13*(5), 6204–6216. Available from https://doi.org/10.3390/s130506204.

Chen, X., Ren, T., Ma, M., Wang, Z., Zhan, G., & Li, C. (2013). Voltammetric sensing of bisphenol A based on a singlewalled carbon nanotubes/poly{3–butyl–1–[3–(N-pyrrolyl)propyl] imidazolium ionic liquid} composite film modified electrode. *Electrochimica Acta*, *111*, 49–56.

Chen, T.-W. (2019). Simultaneous determination of dihydroxybenzene isomers using glass carbon electrode modified with 3D CNT-graphene decorated with au nanoparticles.

International Journal of Electrochemical Science, 7037–7046. Available from https://doi.org/10.20964/2019.08.58.

Cheng, Y., & Jiang, S. P. (2015). Advances in electrocatalysts for oxygen evolution reaction of water electrolysis from metal oxides to carbon nanotubes. *Progress in Natural Science: Materials International*, *25*(6), 545–553. Available from https://doi.org/10.1016/j.pnsc.2015.11.008.

Chokkareddy, R., & Redhi, G. G. (2020). Ionic Liquid and f-MWCNTs fabricated glassy carbon electrode for determination of amygdalin in apple seeds. *Electroanalysis*, 32(12), 3045–3053. Available from https://doi.org/10.1002/elan.202060401.

Chun, C. N. W., Tajarudin, H. A., Ismail, N., Azahari, B., Makhtar, M. M. Z., & Yan, L. K. (2021). Bacterial flagellum vs carbon nanotube: A review article on the potential of bacterial flagellum as a sustainable and green substancefor the synthesis of nanotubes. *Sustainability (Switzerland)*, *13*(1), 1–23. Available from https://doi.org/10.3390/su13010021.

Cosio, M. S., Pellicanò, A., Brunetti, B., & Fuenmayor, C. A. (2017). A simple hydroxylated multi-walled carbon nanotubes modified glassy carbon electrode for rapid amperometric detection of bisphenol A. *Sensors and Actuators B: Chemical*, *246*, 673–679. Available from https://doi.org/10.1016/j.snb.2017.02.104

de Brito, A. R., de Jesus, R. S., Tavares, I. M. d C., Silva, F. N., Santana, N. B., Barbosa Ferrão, S. P., Bilal, M., de Santana Santos, A., Salay, L. C., de Oliveira, J. R., & Franco, M. (2021). Application of the electrochemical biosensor in the detection of lactose in skimmed milk. *Surfaces and Interfaces*, *22*. Available from https://doi.org/10.1016/j.surfin.2020.100839.

da Silva, L. V., dos Santos, N. D., de Almeida, A. K. A., dos Santos, D. D. E. R., Santos, A. C. F., França, M. C., Lima, D. J. P., Lima, P. R., & Goulart, M. O. F. (2021). A new electrochemical sensorbased on oxidized capsaicin/multi-walled carbon nanotubes/glassy carbon electrode for the quantification of dopamine, epinephrine, and xanthurenic, ascorbic and uric acids. *Journal of Electroanalytical Chemistry*, *881*. Arailable from https://doi.org/10.1016/j.jolchem.zoro.114919.

Demir, E., Silah, H., & Uslu, B. (2020). Phthalocyanine modified electrodes in electrochemical analysis. *Critical Reviews in Analytical Chemistry*. Available from https://doi.org/10.1080/10408347.2020.1806702.

Deng, K., Liu, X., Li, C., Hou, Z., & Huang, H. (2017). A comparative study of different Fe_3O_4-functionalized carbon-based nanomaterials for the development of electrochemical sensors for bisphenol A. Analytical. *Methods*, *9*(37), 5509–5517. Available from https://doi.org/10.1039/c7ay01573a.

Di Corcia, A., Bellioni, A., Madbouly, M. D., & Marchese, S. (1996). Trace determination of phenols in natural waters extraction by a new graphitized carbon black cartridge followed by liquid chromatography and reanalysis after phenol derivatization. *Journal of Chromatography. A*, *733*(1 2), 383 393. Available from https://doi.org/10.1016/0021-

9673(95)00953-1.

Dobes, J., Zitka, O., Sochor, J., Ruttkay-Nedecky, B., Babula, P., Beklova, M., Kynicky, J., Hubalek, J., Klejdus, B., Kizek, R., & Adam, V. (2013). Electrochemical tools for determination of phenolic compounds in plants. A review. *International Journal of Electrochemical Science*, *8*(4), 4520 4542. Available from http://www.electro chemsci.org/papers/vol8/80404520.pdf.

Dokur, E., Gorduk, O., & Sahin, Y. (2020). Selective electrochemical sensing of riboflavin based on functionalized multi-walled carbon nanotube/gold nanoparticle/pencil graphite electrode. *ECS Journal of Solid State Science and Technology*, *9*(12). Available from https://doi.org/10.1149/2162-8777/abcdff.

Domínguez-aragón, A., Dominguez, R. B., & Zaragoza-contreras, E. A. (2021). Simultaneous detection of dihydroxybenzene isomers using electrochemically reduced graphene oxide-carboxylated carbon nanotubes/gold nanoparticles nanocomposite. *Biosensors*, *11*(9). Available from https://doi.org/10.3390/bios11090321.

Donaldson, K., Aitken, R., Tran, L., Stone, V., Duffin, R., Forrest, G., & Alexander, A. (2006). Carbon nanotubes: A review of their properties in relation to pulmonary toxicology and workplace safety. *Toxicological Sciences*, *92*(1), 5 22. Available from https://doi.org/10.1093/toxsci/kfj130.

Dumitrescu, I., Unwin, P. R., & MacPherson, J. V. (2009). Electrochemistry at carbon nanotubes: Perspective and issues. *Chemical Communications*, *45*, 6886–6901. Available from https://doi.org/10.1039/b909734a.

Dyke, C. A., & Tour, J. M. (2003). Unbundled and highly functionalized carbon nanotubes from aqueous reactions. *Nano Letters*, *3*(9), 1215–1218. Available from https://doi.org/10.1021/nl034537x.

Ebbesen, T. W., & Ajayan, P. M. (1992). Large-scale synthesis of carbon nanotubes. *Nature*, *358*(6383), 220–222. Available from https://doi.org/10.1038/358220a0.

Ehtesabi, H. (2020). Application of carbon nanomaterials in human virus detection. *Journal of Science: Advanced Materials and Devices*, *5*(4), 436–450. Available from https://doi.org/10.1016/j.jsamd.2020.09.005.

Erkmen, C., Kurbanoglu, S., & Uslu, B. (2020). Fabrication of poly(3, 4-ethylenedioxythiophene)-iridium oxide nanocomposite based Tyrosinase biosensor for the dual detection of catechol and azinphos methyl. *Sensors and Actuators B: Chemical*, *316*, 128121. Available from https://doi.org/10.1016/j.snb.2020.128121.

Erol, O., Uyan, I., Hatip, M., Yilmaz, C., Tekinay, A. B., & Guler, M. O. (2018). Recent advances in bioactive 1D and 2D carbon nanomaterials for biomedical applications. *Nanomedicine: Nanotechnology, Biology, and Medicine*, *14*(7), 2433–2454. Available from https://doi.org/10.1016/j.nano.2017.03.021.

Ezoji, H., Rahimnejad, M., & Najafpour-Darzi, G. (2020). Advanced sensing platform for electrochemical monitoring of the environmental toxin; bisphenol A. *Ecotoxicology and Environmental Safety*, *190*. Available from https://doi.org/10.1016/j.ecoenv.

2019. 110088.

Filik, H. , Avan, A. A. , & Yetimoˇglu, E. K. (2019). Multiwalled carbon nanotubes β-cyclodextrin modified electrode for electrochemical determination of bisphenol s in water samples. *Russian Journal of Electrochemistry*, *55*(2), 70–77. Available from https://doi.org/10.1134/S1023193519010038.

Fu, S. , Zhu, Y. , Zhang, Y. , Zhang, M. , Zhang, Y. , Qiao, L. , Yin, N. , Song, K. , Liu, M. , & Wang, D. (2021). Recent advances in carbon nanomaterials-based electrochemical sensors for phenolic compounds detection. *Microchemical Journal*, *171*, 106776. Available from https://doi.org/10.1016/j.microc.2021.106776.

Fukuji, T. S. , Tonin, F. G. , & Tavares, M. F. M. (2010). Optimization of a method for determination of phenolic acids in exotic fruits by capillary electrophoresis. *Journal of Pharmaceutical and Biomedical Analysis*, *51*(2), 430–438. Available from https://doi.org/10.1016/j.jpba.2009.05.014.

Gabriella, S. , Veronica, A. , Virginia, C. , Leontin, D. , & Zaharie, M. (2012). Determination of phenolic compounds from wine samples by GC/MS system. *Revista de Chimie*, *63*(9), 855–858. Available from http://www.revistadechimie.ro/archive.asp.

Ghoreishi, S. M. , Behpour, M. , Hajisadeghian, E. , & Golestaneh, M. (2016). Voltammetric determination of resorcinol on the surface of a glassy carbon electrode modified with multi-walled carbon nanotube. *Arabian Journal of Chemistry*, *9*, S1563 – S1568. Available from https://doi.org/10.1016/j.arabjc.2012.04.009.

Goulart, L. A. , & Mascaro, L. H. (2016). GC electrode modified with carbon nanotubes and NiO for the simultaneous determination of bisphenol A, hydroquinone and catechol. *Electrochimica Acta*, *196*, 48–55. Available from https://doi.org/10.1016/j.electacta.2016.02.174.

Goulart, L. A. , Gonçalves, R. , Correa, A. A. , Pereira, E. C. , & Mascaro, L. H. (2018). Synergic effect of silver nanoparticles and carbon nanotubes on the simultaneous voltammetric determination of hydroquinone, catechol, bisphenol A and phenol. *Microchimica Acta*. Available from https://doi.org/10.1007/s00604-017-2540-5.

Guo, T. , Nikolaev, P. , Thess, A. , Colbert, D. T. , & Smalley, R. E. (1995). Catalytic growth of single-walled manotubes by laser vaporization. *Chemical Physics Letters*, *243*(1–2), 49–54. Available from https://doi.org/10.1016/ 0009-2614(95)00825-O.

Gupta, S. , Murthy, C. N. , & Prabha, C. R. (2018). Recent advances in carbon nanotube based electrochemical biosensors. *International Journal of Biological Macromolecules*, *108*, 687–703. Available from https://doi.org/10.1016/j.ijbiomac.2017.12.038.

Hasan, M. R. ,Ahommed, M. S. , Daizy, M. , Bacchu, M. S. , Ali, M. R. , Al-Mamun, M. R. , Saad Aly, M. A. , Khan, M. Z. H. , & Hossain, S. I. (2021). Recent development in electrochemical biosensors for cancer biomarkers detection. *Biosensors and Bioelectronics*, *8*, 100075. Available from https://doi.org/10.1016/j.biosx.2021.100075.

Hasseb, A. A. , Abdel Ghani, N. din T. , Shehab, O. R. , & El Nashar, R. M. (2022). Application of molecularly imprinted polymers for electrochemical detection of some important biomedical markers and pathogens. *Current Opinion in Electrochemistry*, *31*, 100848. Available from https://doi. org/10. 1016/j. coelec. 2021. 100848.

Higashi, Y. (2017). Simple HPLC UV analysis of phenol and its related compounds in tap water after pre-column derivatization with 4-nitrobenzoyl chloride. *Jjournal of analytical sciences*. Methods and Instrumentation, 18–28. Available from https://doi. org/10. 4236/ jasmi. 2017. 71002.

Hong, G., Diao, S., Antaris, A. L., & Dai, H. (2015). Carbon nanomaterials for biological imaging and nanome dicinal therapy. *Chemical Reviews*, *115*(19), 10816 10906. Available from https://doi. org/10. 1021/acs. chemrev. 5b00008.

Hua, Q. T., Ruecha, N., Hiruta, Y., & Citterio, D. (2019). Disposable electrochemical biosensor based on surface modified screen-printed electrodes for organophosphorus pesticide analysis. *Analytical Methods*, *11*(27), 3439–3445.

Huang, X., Huang, D., Chen, J. Y., Ye, R., Lin, Q., & Chen, S. (2020). Fabrication of novel electrochemical sensor based on bimetallic Ce-Ni-MOF for sensitive detection of bisphenol A. *Analytical and Bioanalytical Chemistry*, *412*(4), 849–860.

Huang, H., Chen, Y., Chen, Z., Chen, J., Hu, Y., & Zhu, J.-J. (2021). Electrochemical sensor based on Ce-MOF/carbon nanotube composite for the simultaneous discrimination of hydroquinone and catechol. *Journal of Hazardous Materials*, *416*, 125895. Available from https://doi. org/10. 1016/j. jhazmat. 2021. 125895.

Hudari, F. F., de Almeida, L. C., da Silva, B. F., & Zanoni, M. V. B. (2014). Voltammetric sensor for simultaneous determination of p-phenylenediamine and resorcinol in permanent hair dyeing and tap water by composite carbon nanotubes/chitosan modified electrode. *Microchemical Journal*, *116*, 261–268.

Iijima, S. (1991). Helical microtubules of graphitic carbon. *Nature*, *354*(6348), 56–58. Available from https://doi. org/10. 1038/354056a0.

Jaber, F., Schummer, C., Al Chami, J., Mirabel, P., & Millet, M. (2007). Solid-phase microextraction and gas chromatography-mass spectrometry for analysis of phenols and nitrophenols in rainwater, as their t-butyldi methylsilyl derivatives. *Analytical and Bioanalytical Chemistry*, *387*(7), 2527–2535.

Joshi, P., Mishra, R., & Narayan, R. J. (2021). Biosensing applications of carbon-based materials. *Current Opinion in Biomedical Engineering*, *18*. Available from https://doi. org/ 10. 1016/j. cobme. 2021. 100274.

Karim, F., & Fakhruddin, A. N. M. (2012). Recent advances in the development of biosensor for phenol: A review. *Reviews in Environmental Science and Biotechnology*, *11*(3), 261–274.

Kaur Billing, B. (2021). Carbon nanotubes and its potential application in sensing. *ChemistrySelect*, *6*(36), 9571–9590.

Khan, A. S., Ibrahim, T. H., Jabbar, N. A., Khamis, M. I., Nancarrow, P., & Mjalli, F. S. (2021). Ionic liquids and deep eutectic solvents for the recovery of phenolic compounds: effect of ionic liquids structure and process parameters. *RSC Advances*, *11*

(20), 12398-12422.

Kim, K. R., & Kim, H. (2000). Gas chromatographic profiling and screening for phenols as isobutoxycarbonyl derivatives in aqueous samples. *Journal of Chromatography. A*, *866*(1), 87-96.

Kolliopoulos, A. V., Kampouris, D. K., & Banks, C. E. (2015). Indirect electroanalytical detection of phenols. *Analyst*, *140*(9), 3244-3250.

Kreno, L. E., Leong, K., Farha, O. K., Allendorf, M., Van Duyne, R. P., & Hupp, J. T. (2012). Metal-organic framework materials as chemical sensors. *Chemical Reviews*, *112*(2), 1105-1125.

Kurbanoglu, S., Erkmen, C., & Uslu, B. (2020). Frontiers in electrochemical enzyme based biosensors for food and drug analysis. *Trends in Analytical Chemistry*, *124*. Available from https://doi.org/10.1016/j.trac.2020.115809.

Lawrence, N. S., Deo, R. P., & Wang, J. (2005). Comparison of the electrochemical reactivity of electrodes modified with carbon nanotubes from different sources. *Electroanalysis*, *17*(1), 65-72.

Li, Y., Gao, Y., Cao, Y., & Li, H. (2012). Electrochemical sensor for bisphenol A determination based on MWCNT/ melamine complex modified GCE. *Sensors and Actuators, B: Chemical*, *171-172*, 726-733.

Li, Z., Wang, L., Li, Y., Feng, Y., & Feng, W. (2019). Carbon-based functional nanomaterials: Preparation, properties and applications. *Composites Science and Technology*, *179*, 10-40.

Li, Yao, Shen, Y., Zhang, Y., Zeng, T., Wan, Q., Lai, G., & Yang, N. (2021). A UiO-66-NH2/carbon nanotube nanocomposite for simultaneous sensing of dopamine and acetaminophen. *Analytica Chimica Acta*, *1158*, 338419.

Lu, X. C., Song, L., Ding, T. T., Lin, Y. L., & Xu, C. X. (2017). CuS MWCNT based electrochemical sensor for sensitive detection of bisphenol A. *Russian Journal of Electrochemistry*, *53*(4), 366-373.

Luo, H., Shi, Z., Li, N., Gu, Z., & Zhuang, Q. (2001). Investigation of the electrochemical and electrocatalytic behavior of single-wall carbon nanotube film on a glassy carbon electrode. *Analytical Chemistry*, *73*(5), 915-920.

Mendes, R. K., Dantas, M. V. C., Nogueira, A. B., Etchegaray, A., Filgueiras, P. R., & Poppi, R. J. (2018).

Simultaneous determination of different phenolic compounds using electrochemical biosensor and multivari ate calibration. *Journal of the Brazilian Chemical Society*, *29*(3), 482-489.

Meng, L., Zhang, X., Lu, Q., Fei, Z., & Dyson, P. J. (2012). Single walled carbon nanotubes as drug delivery vehicles: Targeting doxorubicin to tumors. *Biomaterials*, *33*(6), 1689-1698.

Montero, L., Herrero, M., Ibáñ ez, E., & Cifuentes, A. (2013). Profiling of phenolic compounds from different apple varieties using comprehensive two-dimensional liquid chromatography. *Journal of Chromatography. A*, *1313*, 275-283.

Mostafiz, B., Bigdeli, S. A., Banan, K., Afsharara, H., Hatamabadi, D., Mousavi, P., Hussain, C. M., Keçili, R., & Ghorbani-Bidkorbeh, F. (2021). Molecularly imprinted polymer-carbon paste electrode (MIP-CPE)-based sensors for the sensitive detection of organic and inorganic environmental pollutants: a review. *Trends in Environmental Analytical Chemistry*, *32*. Available from https://doi.org/10.1016/j.teac.2021.e00144.

Mu'azu, N. D., Jarrah, N., Zubair, M., & Alagha, O. (2017). Removal of phenolic compounds from water using sewagesludge-based activated carbon adsorption: a review. *International Journal of Environmental Research and public health*, *14*(10).

Negash, N., Alemu, H., & Tessema, M. (2015). Electrochemical characterization and determination of phenol and chlorophenols by voltammetry at single wall carbon nanotube/poly(3,4-ethylenedioxythiophene) modified screen printed carbon electrode. *International Scholarly Research Notices*, 1-11.

Odom, T. W., Huang, J. L., Kim, P., & Lieber, C. M. (2000). Structure and electronic properties of carbon nanotubes. Journal of Physical *Chemistry B*, *104*(13), 2794-2809.

Olaniran, A. O., & Igbinosa, E. O. (2011). Chlorophenols and other related derivatives of environmental concern: Properties, distribution and microbial degradation processes. *Chemosphere*, *83*(10), 1297-1306.

Ostovar, S., Maghsoudi, S., & Mousavi, M. (2021). Development of a sensitive voltammetric sensor for diltiazem determination in biological samples using MWCNT/PPy-PBA modified glassy carbon electrode. *Synthetic Metals*, *281*, 116928.

Paul, S., & Samdarshi, S. K. (2011). A green precursor for carbon nanotube synthesis. *Xinxing Tan Cailiao/New Carbon Materials*, *26*(2), 85-88. Available from https://doi.org/10.1016/S1872-5805(11)60068-1.

Peeters, K., De Wael, K., Bogaert, D., & Adriaens, A. (2008). The electrochemical detection of 4-chlorophenol at gold electrodes modified with different phthalocyanines. *Sensors and Actuators*, *B*: *Chemical*, *128*(2), 494-499.

Pinyou, P., Blay, V., Chansaenpak, K., & Lisnund, S. (2020). Paracetamol sensing with a pencil lead electrode modified with carbon nanotubes and polyvinylpyrrolidone. *Chemosensors*, *8*(4), 1-13.

Pwavodi, P. C., Ozyurt, V. H., Asir, S., & Ozsoz, M. (2021). Electrochemical sensor for determination of various phenolic compounds in wine samples using Fe3O4 nanoparticles modified carbon paste electrode. *Micromachines*, *12*(3). Available from https://doi.org/10.3390/mi12030312.

Qian, K., Deng, Q., Fang, G., Wang, J., Pan, M., Wang, S., & Pu, Y. (2016). Metal-organic frameworks supported surface-imprinted nanoparticles for the sensitive detection of metolcarb. *Biosensors and Bioelectronics*, *79*, 359-363. Available from https://doi.org/10.1016/j.bios.2015.12.071.

Ren, S., Zeng, J., Zheng, Z., & Shi, H. (2021). Perspective and application of modified electrode material technology in electrochemical voltammetric sensors for analysis and detection of illicit drugs. *Sensors and Actuators A*: *Physical*, *329*, 112821.

Rodríguez, I., Llompart, M. P., & Cela, R. (2000). Solid-phase extraction of phenols. *Journal of Chromatography. A*, *885*(1-2), 291-304.

Rodríguez-Delgado, M. M., Alemán-Nava, G. S., Rodríguez-Delgado, J. M., Dieck-Assad, G., Martínez-Chapa, S. O., Barcelo Trends in Analytical Chemistry, D., & Parra, R. (2015). *Laccase-basedbiosensors for detection of phenolic compounds. TrAC*, *74*, 21-45. Available from https://doi.org/10.1016/j.trac.2015.05.008.

Sahoo, N. G., Cheng, H. K. F., Li, L., Chan, S. H., Judeh, Z., & Zhao, J. (2009). Specific funetionalization of carbon nanotubesfor advanced polymer nanocomposites. *Advanced Functional Materials*, *19*(24), 3962-3971.

Salimiyan Rizi, K., Meshkat, Z., Chahkandi, M., Gholami, M., Sankian, M., Ghazvini, K., Farsiani, H., Aryan, E., & Rezayi, M. (2021). A PCR-free genome detection of mycobacterium tuberculosis complex in clinical samples using MWCNT/PPy/KHApNps modified electrochemical nano-biosensor. *Journal of the Electrochemical Society*, *168*(7). Available from https://doi.org/10.1149/1945-7111/ac0b29.

Sang, Y. (2014). Sign-changing solutions for nonlinear operator equations. *Journal of Operators*, *1-6*. Available from https://doi.org/10.1155/2014/379056.

Sanna Jilani, B., Mruthyunjayachari, C. D., Malathesh, P., Mounesh., Sharankumar, T. M., & Reddy, K. R. V. (2019). Electrochemical sensing based MWCNT-Cobalt tetra substituted sorbaamide phthalocyanine onto the glassy carbon electrode towards the determination of 2-Amino phenol: A voltammetric study. *Sensors and Actuators, B: Chemical*, *301*. Available from https://doi.org/10.1016/j.snb.2019.127078.

Sawczuk, R. B. S., Pinheiro, H. A., Santos, J. R. N., Alves, I. C. B., Viegas, H. D. C., Lacerda, C. A., Sousa, J. K. C., Marques, E. P., & Marques, A. L. B. (2021). A sensitive electrochemical nanosensor based on iron oxide nanoparticles and multiwalled carbon nanotubes for simultaneous determination of benzoquinone and catechol in groundwater. *International Journal of Environmental Analytical Chemistry*. Available from https://doi.org/10.1080/03067319.2021.1882446.

Shaikshavali, P., Madhusudana Reddy, T., Palakollu, V. N., Karpoormath, R., Subba Rao, Y., Venkataprasad, G., Gopal, T. V., & Gopal, P. (2019). Multi walled carbon nanotubes supported CuO-Au hybrid nanocomposite for the effective application towards the electrochemical determination of Acetaminophen and 4-Aminophenol. *Synthetic Metals*, *252*, 29-39. Available from https://doi.org/10.1016/j.synthmet.2019.04.009.

Shaikshavali, P., Madhusudana Reddy, T., Venu Gopal, T., Venkataprasad, G., Narasimha, G., Lakshmi Narayana, A., & Hussain, O. M. (2021). Development of carbon-based nanocomposite biosensor platform for the simultaneous detection of catechol and hydroquinone in local tap water. *Journal of Materials Science: Materials in Electronics*, *32*(4), 5243-5258. Available from https://doi.org/10.1007/s10854-021-05256-3.

Shi, P., Xue, R., Wei, Y., Lei, X., Ai, J., Wang, T., Shi, Z., Wang, X., Wang, Q., Mohammed Soliman, F., Guo, H., & Yang, W. (2020). Gold nanoparticles/tetraaminophenyl porphyrin functionalized multiwalled carbon nanotubes nanocomposites modified glassy carbon electrode for the simultaneous determination of p-acet aminophen and p-aminophenol. *Arabian Journal of Chemistry*, *13*(1), 1040–1051.

Siddegowda, K. S., Mahesh, B., Chamaraja, N. A., Roopashree, B., Kumara Swamy, N., & Nanjundaswamy, G. S. (2020). Zinc oxide nanoparticles supported on multi-walled carbon nanotube modified electrode for electro chemical sensing of a fluoroquinolone drug. *Electroanalysis*, *32*(10), 2183–2192.

Silah, H., Erkmen, C., Demir, E., & Uslu, B. (2021). Modified indium tin oxide electrodes: Electrochemical applications in pharmaceutical, biological, environmental and food analysis. *TrAC Trends in Analytical Chemistry*, *141*, 116289.

Song, D., Xia, J., Zhang, F., Bi, S., Xiang, W., Wang, Z., Xia, L., Xia, Y., Li, Y., & Xia, L. (2015). Multiwall carbon nanotubes-poly(diallyldimethylammonium chloride)-graphene hybrid composite film for simultaneous determination of catechol and hydroquinone. *Sensors and Actuators, B: Chemical*, *206*, 111–118.

Song, Y., Zhao, M., Wang, X., Qu, H., Liu, Y., & Chen, S. (2019). Simultaneous electrochemical determination of catechol and hydroquinone in seawater using Co3O4/MWCNTs/GCE. *Materials Chemistry and Physics*, *234*, 217–223.

Sorrentino, I., Stanzione, I., Piscitelli, A., Giardina, P., & Goff, A. L. (2021). Carbon-nanotube-supported POXA1b laccase and its hydrophobin chimera for oxygen reduction and picomolar phenol biosensing. *Biosensors and Bioelectronics: X*, *8*, 100074. Available from https://doi.org/10.1016/j.biosx.2021.100074.

Soto-Hernández, M., Palma-Tenango, M., & Garcia-Mateos, M. del R. (2017a). Phenolic compounds in water: sources, reactivity, toxicity and treatment methods. *In: Phenolic compounds Natural sources, importance and applications* (pp. 419–443). InTech. https://doi.org/10.5772/66927.

Soto-Hernández, M., Palma-Tenango, M., & Garcia-Mateos, M. del R. (2017b). Chapter 1. Chemical structure of phenols and its consequence for sorption processes. *In: Phenolic compounds Natural sources, importance and applications*. Intech open Science. https://doi.org/10.5772/66537.

Tabaraki, R., & Heidarizadi, E. (2019). Spectrophotometric determination of phenol and chlorophenols by salting out assisted liquid-liquid extraction combined with dispersive liquid-liquid microextraction. *Spectrochimica Acta Part A: Molecular and Biomolecular Spectroscopy*, *215*, 405–409.

Tajik, S., Mohammadi, S. Z., & Beitollahi, H. (2021). Sensitive determination of gliclazide in tablets and urine using modified screen-printed electrodes. *Portugaliae Electrochimica Acta*, *39*(4), 265–275.

Talari, F. F., Bozorg, A., Faridbod, F., & Vossoughi, M. (2021). A novel sensitive aptamer-based nanosensor using rGQDs and MWCNTs for rapid detection of diazinon pesticide. *Journal of Environmental Chemical Engineering*, *9*(1), 104878.

Tamburri, E., Orlanducci, S., Terranova, M. L., Valentini, F., Palleschi, G., Curulli, A., Brunetti, F., Passeri, D., Alippi, A., & Rossi, M. (2005). Modulation of electrical properties in single-walled carbon nanotube/conducting polymer composites. *Carbon*, *43* (6), 1213-1221.

Tang, J., & Jin, B. (2015). A voltammetric sensor based on multi-walled carbon nanotube-MnO_2 nanowire composite film for simultaneous determination of hydroquinone and catechol. *Analytical Methods*, *7*(21), 9218 9225.

Wang, W., Tang, J., Zheng, S., Ma, X., Zhu, J., Li, F., & Wang, J. (2017). Electrochemical determination of bisphenol a at multi-walled carbon nanotubes/poly (crystal violet) modified glassy carbon electrode. *Food Analytical Methods*, *10*(12), 3815-3824.

Wang, S., Yan, X., Yang, Y., Qi, X., Zhao, Y., Li, L., Ma, R., Wang, L., Dong, Y., Sun, J., & Mao, X. (2021). Advances and perspectives of aptasensors for the detection of tetracyclines: a class of model compounds of food analysis. *Food Chemistry*, *364*, 130361.

Wani, T. U., Mohi-Ud-din, R., Wani, T. A., Mir, R. H., Itoo, A. M., Sheikh, F. A., Khan, N. A., & Pottoo, F. H. (2021). Green synthesis, spectroscopic characterization and biomedical applications of carbon nanotubes. *Current Pharmaceutical Biotechnology*, *22* (6), 793-807.

Wei, C., Huang, Q., Hu, S., Zhang, H., Zhang, W., Wang, Z., Zhu, M., Dai, P., & Huang, L. (2014). Simultaneous electrochemical determination of hydroquinone, catechol and resorcinol at Nafion/multi-walled carbon Chemical sensor for dichlorophenolnanotubes/ carbon dots/multi-walled carbon nanotubes modified glassy carbon electrode. *Electrochimica Acta*, *149*, 237-244.

Wu, G., Zheng, H., Xing, Y., Wang, C., Yuan, X., & Zhu, X. (2022). A sensitive electrochemical sensor for environmental toxicity monitoring based on tungsten disulfide nanosheets/hydroxylated carbon nanotubes nanocomposite. *Chemosphere*, *286*, 131602. Available from https://doi. org/10. 1016/j. chemosphere. 2021. 131602.

Xiao, J., Wang, H., Li, C., Deng, K., & Li, X. (2021). A simple dopamine sensor using graphdiyne nanotubes and shortened carbon nanotubes for enhanced preconcentration and electron transfer. *Microchemical Journal*, *160*, 105755. Available from https://doi. org/ 10. 1016/j. microc. 2020. 105755.

Xie, B., Qin, J., Wang, S., Li, X., Sun, H., & Chen, W. (2020). Adsorption of Phenol on Commercial Activated Carbons: Modelling and Interpretation. *International Journal of Environmental Research and Public Health*, *17*(3). Available from https://doi. org/10. 3390/ijerph17030789.

Xie, M., Zhao, F., Zhang, Y., Xiong, Y., & Han, S. (2022). Recent advances in aptamer-based optical and electrochemical biosensors for detection of pesticides and veterinary drugs. *Food Control*, *131*, 108399.

Xing, Y., Wu, G., Ma, Y., Yu, Y., Yuan, X., & Zhu, X. (2019). Electrochemical detection of bisphenol B based on poly (Prussian blue)/carboxylated multiwalled carbon nanotubes composite modified electrode. *Measurement: Journal of the International Measurement Confederation*, *148*.

Yang, Y. J., & Li, W. (2015). Simultaneous determination of catechol, hydroquinone, and resorcinol on CTAB functionalized graphene oxide/multiwalled carbon nanotube modified electrode. *Fullerenes Nanotubes and Carbon Nanostructures*, *23*(5), 410–417.

Yang, W., Thordarson, P., Gooding, J. J., Ringer, S. P., & Braet, F. (2007). Carbon nanotubes for biological and biomedical applications. Nanotechnology, 18(41).

Yang, J., Wang, X., Zhang, D., Wang, L., Li, Q., & Zhang, L. (2014). Simultaneous determination of endocrine disrupting compounds bisphenol F and bisphenol AF using carboxyl functionalized multi-walled carbon nanotubes modified electrode. *Talanta*, *130*, 207–212.

Yang, S., Wang, G., Li, G., & Qu, L. (2015). One step controllable electrochemical deposition of silver hexacyanoferrate nanoparticles/multi-wall carbon nanotubes/Nafion modified electrode for the sensing of phenol. *Journal of Analytical Chemistry*, *70*(9), 1116–1122.

Yang, Y., Li, M., & Zhu, Z. (2019). A novel electrochemical sensor based on carbon nanotubes array for selective detection of dopamine or uric acid. *Talanta*, *201*, 295–300.

Yang, M., Guo, H., Sun, L., Wu, N., Wang, M., Yang, F., Zhang, T., Zhang, J., Pan, Z., & Yang, W. (2021). Simultaneous electrochemical detection of hydroquinone and catechol using MWCNT-COOH/CTF-1 composite modified electrode. *Colloids and Surfaces A: Physicochemical and Engineering Aspects*, *625*, 126917.

Yu, H., Feng, X., Chen, X. X., Qiao, J. L., Gao, X. L., Xu, N., & Gao, L. J. (2017). Electrochemical determination of bisphenol a on a glassy carbon electrode modified with gold nanoparticles loaded on reduced graphene oxidemulti walled carbon nanotubes composite. *Chinese Journal of Analytical Chemistry*, *45*(5), 713–720.

Yuan, M. M., Zou, J., Guan, J. F., Huang, Z. N., & Yu, J. G. (2020). Highly sensitive and selective determination of p-nitrophenol at an interpenetrating networks structure of self-assembled rod-like lanthanum hydroxide-oxidized multi-walled carbon nanotubes nanocomposite. *Ecotoxicology and Environmental Safety*, *201*.

Zhang, D. B., Akatyeva, E., & Dumitric, T. (2011). Bending ultrathin graphene at the margins of continuum mechanics. *Physical Review Letters*, *106*(25).

Zhang, J., Niu, Y., Li, S., Luo, R., & Wang, C. (2014). A molecularly imprinted electrochemical sensor based on sol-gel technology and multiwalled carbon nanotubes-Nafion functional layer for determination of 2-nonylphenol in environmental samples. *Sensors and Actuators B: Chemical*, *193*, 844–850.

Zhao, L., Yu, J., Yue, S., Zhang, L., Wang, Z., Guo, P., & Liu, Q. (2018). Nickel oxide/carbon nanotube nanocomposites prepared by atomic layer deposition for electrochemical sensing of hydroquinone and catechol. *Journal of Electroanalytical Chemistry*, *808*, 245–251.

Zhao, Z., Zheng, J., Nguyen, E. P., Tao, D., Cheng, J., Pan, H., Zhang, L., Jaffrezic-Renault, N., & Guo, Z. (2020). A novel SWCNT-amplified "signal-on" electrochemical aptasensor for the determination of trace level of bisphenol A in human serum and lake water. *Microchimica Acta*, *187*(9).

Zheng, X., Hu, Y., Li, H., Han, B., Lin, R., & Huang, B. (2020). N-doped carbon nanotube frameworks modified electrode for the selective sensing of hydroquinone and catechol. *Journal of Electroanalytical Chemistry*, *861*, 113968.

Zhu, X., Zhang, K., Lu, N., & Yuan, X. (2016). Simultaneous determination of 2,4,6-trichlorophenol and pentachlorophenol based on poly (Rhodamine B)/graphene oxide/multiwalled carbon nanotubes composite film modified electrode. *Applied Surface Science*, *361*, 72–79.

Zhu, X., Zhang, K., Wang, D., Zhang, D., Yuan, X., & Qu, J. (2018). Electrochemical sensor based on hydroxylated carbon nanotubes/platinum nanoparticles/rhodamine B composite for simultaneous determination of 2, 4, 6-trichlorophenol and 4-chlorophenol. *Journal of Electroanalytical Chemistry*, *810*, 199–206.

Zolgharnein, J., Shariatmanesh, T., & Babaei, A. (2013). Multivariate optimization of a new 4-chlorophenol sensor fabricated by modification of glassy carbon electrode using Ni(OH)2 nanoparticles-carbon nanotubes (NNHMWCNTs). *Sensors and Actuators, B: Chemical*, *186*, 536–544.

Zou, J., Yuan, M. M., Huang, Z. N., Chen, X. Q., Jiang, X. Y., Jiao, F. P., Zhou, N., Zhou, Z., & Yu, J. G. (2019). Highly-sensitive and selective determination of bisphenol A in milk samples based on self-assembled graphene nanoplatelets-multiwalled carbon nanotube-chitosan nanostructure. *Materials Science and Engineering C*, *103*.

第14章 纳米管系留漆酶生物传感器用于氯酚类物质的检测

S. Irem Kaya[①], M. Emin Corman[②], Ahmet Cetinkaya[③]
Tunca Karasu[④], Lokman Uzun[④], Sibel A. Ozkan

14.1 前 言

近年来,由于污染物和废物污染各种自然资源而造成的生态问题在全球范围内变得非常严重(Olaniran & Igbinosa, 2011)。许多化学品,从工业废料和农药到日常使用的合成产品和药品,由于其环境污染和毒性,都受到国际当局的监测和管制(Olaniran & Igbinosa, 2011)。考虑到以上问题,随着获得清洁饮用水的问题变得越来越危险,防止水资源受到污染和废水的清洁目前都在议程上(Garba et al. ,2019)。另外,保护生态平衡为所有的生命系统都是人类关注的焦点。在这种情况下,氯酚(CPs;2,3-二氯苯酚[2,3-DCP], 2,4,6-三氯苯酚[2,4,6-TCP], 4-氯苯酚[4-CP],五氯酚等),被列为有机氯化酚类污染物,被列为优先污染物和潜在的人类致癌物美国环境保护署和世界卫生组织。氯酚 CPs 是多种杀菌剂、木制品和消毒剂的成分(Garba et al. , 2019; Jyoti et al. , 2021; Kusner et al. , 1996; Olaniran & Igbinosa, 2011; Suzuki & Shoji, 2020; Yang et al. ,2021)。

在世界各地的不同介质中,如污水、地表水、土壤、食品、水生生物等,都检测到 CPs 的残留达到有毒水平(Garba et al. ,2019;Olaniran & Igbinosa, 2011)。特别是氯酚 CPs 的顽固性和持久性导致其在环境中缓慢的生物降解。因此,CPs 在环境中难以自然降解,其污染潜力非常高(Eslami et al. ,2018;Kusner et al. ,1996;Olaniran & Igbinosa, 2011)。在氯苯等不同氯化化合物的降解和生产过程中,也可能形成和处置氯酚 CPs (Kusner et al. ,1996)。其他重要的氯化石蜡来源可以被列为塑料、木材、制药、汽油和纺织行业的各种活动(Eslami et al. ,2018;Garba et al. ,2019)。DNA 损伤、组织病理学、诱变、致癌和雌激素效应以及氧化应激是氯酚 CPs 最常见的毒性作用(Garba et al. ,2019;Kusner et al. ,1996)。由于氯化石蜡的毒性,对其的检测、监测和处理是非常重要的研究课题。

酶生物传感器,特别是漆酶生物传感器,以其通用性、催化活性、效率、生态友好性和稳定性而脱颖而出。为了获得这些有利的特性,酶的固定化是至关重要的。因为酶固定为酶提供了一个可重复使用和稳定的平台。活性损失和缺乏稳定性/可重用性是酶促生物传感

---

① 土耳其安卡拉省,健康科学大学,分析化学系,古尔罕药学院。
② 土耳其安卡拉省,健康科学大学,生物化学系,古尔罕药学院。
③ 土耳其安卡拉省,安卡拉大学,分析化学系,药学院。
④ 土耳其安卡拉省,哈杰特泰佩大学,化学系,科学学院。

器开发领域最棘手的问题(Zahirinejad et al.,2021)。有几种固定酶的策略,包括吸附(物理和离子),包封,共价结合,交联和包埋。每种方法在制备、再生、成本等方面都有其优缺点,应考虑到目标应用选择最合适的方法(Tamer et al.,2016)。

不同的材料,如碳基材料、纳米材料(纳米管、纳米颗粒等)和离子液体在固定过程中被用作支撑材料(Rodrígue-Delgado et al.,2015;Zhang et al.,2017;Zhang Yang,et al.,2020)。CNTs 是一种独特的纳米材料,它以圆柱形石墨片的形式形成。CNTs 的合成方法多种多样,如激光辅助汽化、化学气相沉积(chemical vapar deposition,CVD)等。由于其生物相容性、稳定性、高表面积和许多其他有利特性,它们被用于许多不同的领域(Bilal et al.,2020;Feng & Ji,2011)。漆酶生物传感器是使用纳米管测定和修复 CPs 的首选,由于其化学结构可调节,作为支撑材料具有良好的生物相容性,可以提高酶的稳定性和催化效率(Othman & Wollenberger, 2020;Rodríguez-Delgado et al.,2015)。

CNTs 的添加,是目前发展中具有优势的一种方法,是漆酶传感器的研究的一个重要的课题。本章通过解释纳米管和酶生物传感器的一般特性,介绍了基于 CNTs 的漆酶生物传感器在环境、工业和药物分析等重要领域检测 CP 物质的一般方法。这种方法既提供了必要的基本信息,又提供了一种比较概述最新和重要研究以供进一步分析的 CPs 的测定方法。

14.2 纳 米 管

自 1991 年由 Iijima(1991)发现以来,CNTs 一直是一种有趣的材料,在多学科研究领域,包括能源储存,传感器应用,纳米技术和电子学。CNTs 具有柔韧性、巨大的强度-质量表面比、机械强度、高电子迁移率以及与目标分子的良好相互作用等显著特性,这些特性使其成为理想的材料(Pirzada & Altintas, 2019)。CNTs 也为解决漆酶应用中遇到的生物降解性和去除率问题提供了一种先进的方法(Zerva et al.,2019)。在第一部分,我们将简要介绍 CNTs 的合成和功能化应用传感器的应用。

14.2.1 合成与表征

CNTs 的发现与 Iijima 在研究 CNTs 时对富勒烯的研究有关。用电弧蒸发系统制造富勒烯(Iijima, 1991)。从这一天起,有两种类型 CNTs 通过提供更大的表面积,为生物传感器的应用提供了巨大的帮助——改善电子转移,已经可以用于合成:一个是单壁的,另一种是多壁 CNTs(MWCNTs)。电弧蒸发系统是一种以双石墨电极为基础的高度设计和广泛应用的技术。其中一个电极含有金属催化剂,两者之间的距离约为 3 mm。在合成室中,在低压(30~130 Torr 或 500 Torr)的惰性气体气氛中,在电极之间施加直流电压。产生的等离子体使碳蒸发原子被沉积在负极上。此外,电极接触瞬间,电弧就产生了(Saxena & Srivastava, 2020)。然后,生成的电弧启动 SWCNTs 和 MWCNTs 的凝聚。影响是否合成 SWCNTs 或 MWCNTs 的参数是金属催化剂的类型和惰性气体。激光辅助汽化或激光烧蚀法是另一种高质量合成 SWCNTs 的方法。在大多数情况下,Nd:YAG 和 CO_2 与 Ni 或 Co 作为催化剂一起使用。标准程序包括一块安装在石英高温反应室的中心的石墨板。然后是激光束用于气化催化剂和碳。在电弧蒸发系统中,惰性气体携带汽化的催化剂和碳。在激光烧蚀法中,系统被加热到3 000℃~3 500℃。然后,将系统冷却以形成CNTs(Saxena & Srivastava, 2020)。

最后,一种公认的CVD方法需要在温度范围550 ℃~1 000 ℃结合催化剂分解碳氢化合物,如甲烷、乙烷、乙烯、醇等。烃类分子在催化剂表面分解,随惰性气体流扩散到金属表面。该工艺的主要优点是,与前两种技术相比,MWCNTs的合成可以在更低的温度下完成。此外,通过优化生长条件也可以合成垂直排列的MWCNTs,这是一种电子增强型MWCNTs。该方法还可以通过催化剂的修饰来生产高质量的SWCNTs。然而,由于材料的缺乏,MWCNTs加热中可能会出现缺陷(Ebbesen, 1996)。

常用的光学技术,即傅里叶变换红外(FTIR)光谱、拉曼光谱和成像技术、透射电子显微镜(TEM)、和扫描电镜(SEM)对所得CNTs的性质进行了分析。除此之外,X射线衍射(XRD)也用于测定CNTs的结构性质。分散的SWCNTs和MWCNTs可通过紫外-可见(UV-Vis)光谱学测定。光谱学。230 nm处的强吸收带对应于芳香CQC键(marturn & Escarpa, 2014)。因此,也可以通过监测波段强度的变化来进行定量分析(Sun et al. ,2010)。

CNTs的官能团和漆酶的固定的FTIR光谱(Acik et al. ,2011)。主要的含氧官能团包括羧酸和羧酸,可以通过在1 719 cm^{-1}左右的拉伸来检测,1 620 cm^{-1}(Szabó et al. ,2006),1 050 cm^{-1}左右的峰值提供了关键信息漆酶的固定化研究(Zhang, Piao, et, 2020)。酰胺的峰值在1 600~1 650 cm^{-1}也证实了漆酶在纳米管上的存在(Yu Zhang,2020)。拉曼光谱也是一种振动光谱技术,提供了关于散射不同能量的散射光子的信息。在CNTs的情况下,有序的侧壁CNTs表现出而无序侧壁CNTs呈I波段。ID/IG的比率给出了一个概念CNTs的质量(Qian et al. ,2003)。ID/IG值越高,CNTs中的缺陷越高。另一个波段称为径向呼吸模式(breathing modes, ,RBMs)对应于SWCNTs (Crevillen et al. ,2019)。在160~350 cm^{-1}左右的波段是由存在产生的(Dresselhaus et al. ,2005)。然而,大直径纳米管的RBM波段如MWCNTs,则相当弱。RBM的一个特征是,SWCNTs的计算公式如下:

$$\omega_{\mathrm{RBM}}=\frac{\alpha}{d_t}$$

其中ω_{RBM}表示频率,dt表示SWCNTs的直径,α为a在Si/SiO_2衬底上分离的单壁CNTs的常数为248 cm^{-1}(Dresselhaus et al. ,2002)。

X射线光电子能谱(X-ray photoelectroscopy, XPS)是一种常用的表征技术,确定CNTs中C=C、C=O和CQO基团以及漆酶的酰胺和亚胺基团对应的氧基(Malinowski et al. ,2019)。此外,该技术还可以分析碳的氧化状态(Crevillen et al. , 2019; Dresselhaus et al. , 2002; Stankovich et al. ,2007)。在表征晶体结构和层间距离方面,XRD也适用于SWCNTs和MWCNTs。SWCNTs倾向于形成晶体束,在$2\theta\approx26$处产生信号。这样就可以找到这些SWCNTs所包含的碳束数量(Bernier et al. ,1998;Rinzler et al. ,1998;Thess et al. ,1996)。当涉及到MWCNTs时,石墨峰在$2\theta\approx26$处观察到,这表明可以监测MWCNTs的生长(Chen et al. ,2008;Xia et al. ,2007)。

热重分析(Thermogravimetric analysis, TGA)测试材料的热稳定性,提供了关于CNTs缺陷、纳米管直径和官能化引起的部分的各种信息(Bahr et al.,2001;Paredes et al.,2008),也验证了漆酶,金属颗粒残留物和无定形碳的存在(Arepalli et al.,2004)。在这种情况下,降解温度越高意味着CNTs纯度越高(Crevillen et al.,2019)。在典型的热重分析中,降解温度为高纯度SWCNTs和MWCNTs的分子量约为600 ℃(Rinzler et al.,1998)和700 ℃(Ajayan et al.,1993)。虽然,漆酶固定纳米管显示逐步退化。相应的,漆酶的降解步骤可以观察到大约300 ℃(Kashefi et al.,2019)。

最后,SEM、TEM、原子力显微镜(AFM)和扫描隧道显微镜是观察CNTs的基本工具。原子力显微镜用于研究形貌,也用于区分SWCNTs和MWCNTs(DeBorde et al.,2008)。此外,还可以研究固定的颗粒或分子(Davis et al.,2003)。扫描电镜和透射电镜提供了对其排列和漆酶修饰的见解(Meyer et al.,2007)。能量色散X射线光谱(EDX)附件也验证了漆酶。

14.2.2 纳米管生物传感器

14.2.2.1 纳米管的结构和性质

如前所述,CNTs一般分为SWCNTs和MWCNTs两大类。SWCNTs主要是单层石墨烯缠绕成圆柱形管,而MWCNTs则是多层石墨烯。尽管SWCNTs和MWCNTs具有结构相似性,但它们表现出不同的电子行为。

MWCNTs是金属性质的,而SWCNTs可能表现为金属性质或半导体性质,这是因为由纳米管组成的石墨烯层具有手性(Dresselhaus et al.,1995;Saito et al.,1992)。SWCNTs可按其手性角分为之字形、扶手椅形、和手性(Grobert, 2007)。CNTs的手性也决定了CNTs的光学性质。光子吸收就像半导体一样发生,当带隙相等时光子被吸收。CNTs的带隙与管径成正比(Saxena & Srivastava, 2020)。

结构中的碳-碳键产生较高的轴向刚度和抗拉强度,而CaC键的sp^2特性有助于电行为。电学、热学和机械性能,以及结构行为,将纳米管与金属、合金、聚合物、陶瓷等制造的大块材料区分开来(Wu et al.,2021)。

14.2.3 功能化的纳米管

新制备的CNTs由于范德瓦尔斯相互作用的疏水性,存在溶解度问题,并且在水中的CNTs和其他各种溶剂中分散也很复杂。此外,它们与分析物相互作用的选择性问题是额外的缺点以及漆酶的固定化。在过去的30年里,CNTs的功能化已经被描述为共价和非共价两个标题:共价功能化包括固定的大分子,或生物分子,通过官能团,使识别和与分析物相互作用;与共价功能化相比,非共价功能化更为有限,该技术可吸附小疏水分子或用聚合物涂层CNTs(Schroeder et al.,2019)。

共价功能化可分为氧化功能化和侧壁功能化两类。在超声波条件、臭氧和活性氧等离子体下,使用强酸如硝酸、硫酸或其混合物(分别为1:3v/v)、活性氧等离子体可以实现氧化(Norizan et al.,2020; Speranza, 2021)。因此,氧化技术引入了含氧官能团,包括羧酸、醇和醚,可以附着各种分子。由于氧化活化,常见的化学部分,如酯、硫醇、硅烷、蛋白质和聚合物可以固定在 CNTs 表面,以促进传感器应用的选择性识别(Speranza, 2021)。

然而,也应该提到一些缺点。CNTs 表面化学部分的共价附着导致碳原子再杂化,形成更多的 sp^3 特性,从而导致电子离域化的改变,干扰了它们的光学和电子性质(Moniruzzaman & Winey, 2006; Schroeder et al. ,2019)。

非共价功能化是一种关于光学和电子性质的破坏性较小的技术。这种功能化依赖于疏水分子和小分子通过相互相互作用吸附的原理(Zhou et al. ,2019)。CNTs 的聚合物涂层也是一种非共价技术,是克服溶解度问题的有用工具。然而,考虑到较弱的相互作用和较低的稳定性,这并不是一种可靠的技术(Liu, 2005)。

14.3 酶促生物传感器

由于环境中分析物浓度较低和基质的复杂性,环境中持久性化合物(persistant compounds,PCs)的鉴定和定量是相当困难的(Hernandez & Fernandez-Lafuente, 2011)。PC 测定的典型工作流程包括提取、预浓缩、清理、检测和数据分析(Armutcu et al. ,2019)。样品制备过程包括固相萃取(solid-phase extraction, SPE)和液体液体萃取(liquid-liquid extraction,LLE)是广泛用于色谱分析前的分析物提取、预浓缩和清理的方法(Fikarová et al. ,2021)。其公认的优点包括良好的目标化合物回收率,但缺点是分析时间长,有机溶剂使用量高,以及合适的 SPE 材料的成本增加(Maciel et al. ,2019)。SPE 结束后,采用稳健分析方法进一步监测化合物的分子,然后是高灵敏度的质谱(mass spectrometry, MS)检测(Suárez et al. ,2008)。液相色谱法和气相色谱法都是分析持久性化合物 PC 的最常用的方法;然而,样品的制备时间和成本限制了这种方法的使用。然而,质谱和串联质谱(MS/MS)检测器系统由于其高灵敏度和选择性的定量分析,代表了色谱分离后的常见技术(Dai et al. ,2016)。环境分析的新方法允许小型化、简化、自动化和直接分析,使它们能够取代分析技术(Farré et al. ,2010)。许多方法已经被用来通过各种物理、化学、生物和热过程去除大量的持久性化合物 PC;然而,它们只具有很小的去除效率并不适合它们(Ahmed et al. , 2021)。

与其他污染物一样,持久性化合物 PC 在水中停留的时间较长,并可能对生态系统造成潜在的毒理学影响(Gavrilescu et al. ,2015)。传统的处理方法通常不足以去除这些污染物,并导致饮用水供应中的释放(Yang et al. ,2017)。因此,迫切需要有效的方法来控制 PC 释放到环境中,最有效的方法之一是在环境条件下应用酶催化。酶催化方法由于其较低的能源需求、较温和的操作条件和无毒的副产品,已成为一种环境友好和可持续的传统催化剂替代品(Bilal et al. ,2019)。

酶生物传感器在分析化学和传感器技术中,已经成为一个非常通用的方法。特别是在化学/生化危害检测和医疗保健诊断,它具有许多优势,如高灵敏度和选择性,仪器简单,极低的背景,宽线性动态范围,稳定性和时间分辨率(Wang,2002)。此外,酶生物传感器也成为环境生物修复领域的“绿色催化剂”,因为它提供了一种污染物降解机制,使污染物成为快速、选择性和高效的污染物定量(Bilal et al. ,2018)。各种生物催化剂,如漆酶、酪氨酸酶、锰、木质素、辣根过氧化物酶和酚氧化物酶,是生物处理中最常用的氧化还原酶

(employed oxidoreductases,EC1)(Nomanet et al.,2019)。它们通过氧化并转化为更简单的中间体,有效地降解复杂系统中的有机污染物。酶的生物传感器取得了巨大的成就,能够将生物刺激转化为放大和/或转导,这被广泛应用于生物传感器的开发(Aggas & Guiseppi-Elie,2020)。酶促生物传感器通过酶的水解或氧化有机物的催化作用来确定有机污染物。在不同的酶应用中,最著名的例子当然是漆酶,它极大地提高了污染物的修复效果(Zdarta et al.,2021)。

14.3.1 漆酶的重要性

漆酶是一种蓝色多铜氧化酶或酚酶,也归类为氧化还原酶(EC1),已成为一个有前途的生物催化剂环境生物修复由于高效和经济的降解污染物(Zerva et al.,2019)。漆酶主要存在于植物、真菌、几种菌株和昆虫中(Shokri et al.,2021)。漆酶的多样性主要是关于生物学功能、分子机制和机制特性:真菌漆酶是最丰富和描述良好的MOCs,具有有趣的特性,如超过55 ℃的耐热性,从工业角度来看很有趣;植物漆酶在伤口愈合中很成熟,有趣地参与木质素形成、细胞壁形成和酚的氧化(Janusz et al.,2020);细菌漆酶与其他耐盐性和较高pI的漆酶有显著差异,它们也参与黑色素的形成和抵抗紫外线(Zhang et al.,2020);昆虫漆酶具有酸性pH和高达60 ℃~70 ℃的热稳定性特性(Solomon et al.,2014)。

漆酶分子是一种二聚体或四聚体糖蛋白,通常每个单体包含4个铜原子,与三个氧化还原位点(1型、2型和3型Cu对)结合。漆酶辅助氧化的过程是在三域结构:铜减少了底物氧化附近的T1,和电子通过Cys-His途径从Cu到T2/T3 Cu,最后,电子用于氧气还原水T2/T3点(Shokri et al.,2021)。

与其他氧化酶相比,漆酶具有广泛的底物范围,具有良好的催化性能,具有广泛的应用前景。它们可以催化多种酚类化合物和芳香族胺的氧化,同时将分子氧还原为水。因此,漆酶是许多行业中使用的优良催化剂,包括制药和食品以及新兴污染物的生物降解。然而,由于漆酶的稳定性低、对pH和温度敏感、价格高、难以回收和再利用,其在工业应用中的广泛应用通常受到限制(Arregui et al.,2019)。

14.3.2 漆酶固定化策略

虽然使用基于酶的方法提供了许多好处,但与酶相关的主要挑战仍然是大规模的生物加工(Misson et al.,2015)。虽然漆酶已被广泛用于氧化有机污染物的生物修复,但漆酶的生产过程成本高昂,有些并不经济和可持续(Li,et al.,2018)。此外,漆酶不能承受极端的实验/环境因素,如高pH值、高温、有机溶剂、抑制剂等,导致稳定性差和活性丧失(Fathali et al.,2019)。酶固定化也提出了各种问题,通过提供高稳定性、选择性和催化活性,克服了自由酶的上述挑战,在不同的工业过程中表现出非凡的性能(Meryam Sardar,2015)。固定化酶由于其较高的催化效率和用于商业工艺的适用性,已广泛应用于多个应用领域,特别是在监测设备和药物领域,以及危险化合物的生物修复和生物降解领域。例如,漆酶固定化具有较高的稳定性、可再生性、易于分离体系和巨大的经济影响,比自由酶有许多优势。有许多固定化技术见(图14.1),不同的载体已经被开发出来,包括物理(吸附、包封和封装)和化学(共价键和交联),以保持漆酶的酶活性(Shokri et al. ,2021)。

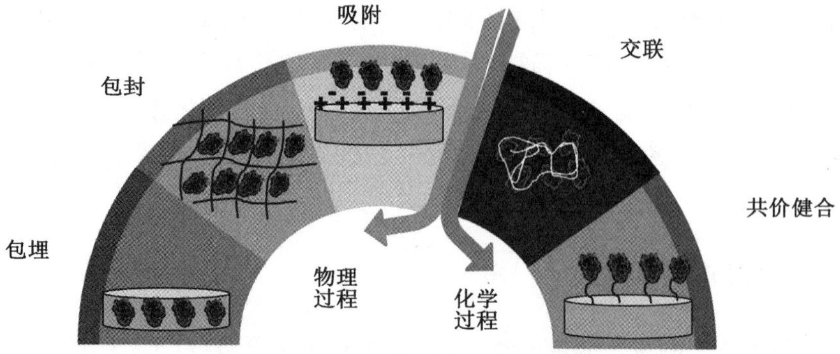

图 14.1 漆酶酶的固定化策略

14.3.2.1 物理程序

酶与不同基质的连接可以通过非共价相互作用来实现,包括疏水相互作用、静电相互作用和氢键。样品基质不需要调整;然而,由于非特异性的相互作用,酶的应用受到了限制(Hernandez & Fernandez-Lafuente, 2011)。

14.3.2.1.1 吸附

吸附固定化主要涉及两个基团,“物理吸附”和“离子吸附”,根据弱相互作用和氢键(Fernάndez-Fernάndez et al. ,2013)。基于吸附的漆酶固定化具有简单、操作成本低、在长期操作过程中可具有重复使用的优点,但缺点是由于相互作用弱、结合强度丧失、稳定性差,从载体中浸出。有机、无机和纳米材料基固定化载体(高岭石、活性炭、膨润土、硅胶、碳纳米材料、纳米片和纳米管)的多样性使其成为漆酶固定化的物理吸附和离子吸附的有效支撑材料(Zhou et al. ,2021)。固定化载体的物理吸附能稳定固定化具有高漆酶活性的漆酶,由于表面积大,机械强度大,具有较大的酶载能力(Songulashvili et al. ,2012)。考虑到离子吸附作用,固定化漆酶的热稳定性和存储稳定性得到了显著提高(Lin et al. ,2016)。虽然这些方法简单,且可兼容多种载体,但由于许多对酶固定化至关重要的因素,它们需要优化参数。

14.3.2.1.2 封装

封装是一种固定化方法,其中漆酶被封装到聚合物网络或半透膜的微凝胶网格中。常见的封装材料,包括生物分子如壳聚糖、海藻酸盐、琼脂糖凝胶和纳米材料如 CNTs,为漆酶的固定化提供了一个合适的环境,从而产生机械和操作的稳定性。该技术在不对材料进行任何化学修饰的情况下,固定化效率高,漆酶活性损失低,但也存在孔径受限、酶载量低等缺点(Voběrková et al. ,2018).

14.3.2.1.3 诱捕

此过程涉及到将酶与聚合物材料(聚丙烯酰胺、海藻酸盐等)交联。然后在酶周围进行聚合,通过在聚合物晶格中的物理捕获捕在酶的表面(Sirisha et al. ,2016)。在适当时,大小的底物可以穿透聚合物网络,产物分子可以从聚合物网络中释放,酶不能扩散出聚合物。该方法的主要优点是操作简单,不需要化学改性;另一方面,该方法的缺点是传质问题、酶泄漏、底物/产品使用尺寸小和扩散限制(Dwevedi,2016)。

14.3.2.2 化学过程

化学过程分为共价键和交联，主要通过共价键通过-氨基、-SH 和-OH 键，形成稳定和可重复使用的系统（Sheldon et al.，2021）。

14.3.2.2.1 共价结合

共价结合依赖于化学方法，在漆酶的官能团（氨基［或亚氨基］、羧基）和载体上的有机基团之间形成共价键（Costa et al.，2019）。共价结合，包括缩合、硅烷化和重氮化，增加了热稳定性和可重用性，防止了酶的浸出，从而提高了固定化效率，保持了酶的催化活性（Fopase et al.，2020）。另一方面，该方法需要在恶劣条件下的预修饰步骤和复杂的制备过程，从而导致容易失活的酶（Beloqui et al.，2018）。

14.3.2.2.2 交联

交联是一种无支持的酶固定化方法，利用双功能交联剂，如戊二醛和碳二亚胺（Zhou et al.，2021）。交联酶的形成包括将漆酶的沉淀聚集、纯化和固定化为一个单一的过程（Xu et al.，2013）。通过连续聚集和交联制备的交联漆酶比那些被载体固定化的交联漆酶具有更高的稳定性和更高的活性（Touahar et al.，2014）。然而，它需要一种高纯度的酶，这会导致大量酶的损失，以及使用不便（Fernández-Fernández et al.，2013）。

14.4 纳米管栓系漆酶生物传感器在氯酚物质测定中的应用

漆酶是固定化生物分子的替代成分，因为它们能够催化酚类和非酚类化合物的氧化，具有良好的机械性能和转移电子。此外，其在电化学领域使用不同技术的发展是由于其在电极表面的稳定性和生物相容性（Rodríguez-Delgado et al.，2015）。文献综述表明，电化学生物传感器方法是首选。电化学生物传感器是一种基于酶催化生产电子的方法。在这种方法中，由于在目标分析物和活性电极表面上发生的反应而所产生的离子可被转换为一个可测量的信号（Marco & Barceló, 1996; Thévenot et al.，2001）。根据要测量的特征，电化学生物传感器可以分为电导、电位、伏安和安培生物传感器。电导法利用离子电导法或阻抗装置测量一对金属电极之间的电导率变化。测定电极间电位差的方法是电位测量法（Thévenot et al.，2001）。另一方面，伏安/安培法是通过生化反应形成的产物的直接氧化来测量电流变化的方法（Chawla et al.，2012）。

表 14.1 总结了使用不同类型的改性电极和电化学方法测定酚类物质的研究结果。此外，还强调了修饰策略和电化学灵敏度在分析物电化学传感器生产中的重要性。我们重点研究了 2015 年至 2021 年用漆酶生物传感器测定酚类物质的最新文献应用。由于 CP 物质在漆酶生物传感器上的应用研究有限，目前也纳入了文献中对其他酚类物质的研究。

表 14.1　酚类物质的电化学生物传感器分析特性研究

分析物	传感器	方法	检测限	线性范围	样本	回收率/%	参考文献
对苯二酚	AuNPs/BOT/LCE/ CBPE	SWV-EIS	0.474 μM	2.0~56.5 μM	尿液样本 河流水	97.5~102.0 95.1~100.5	(Mattos et al.,2019)
对苯二酚	LACC/AuNPs/GNPI/SPCE	电流分析法	1.5 μM	4.0~130 μM	葡萄酒糖浆	NA	(Zrinski et al.,2020)
对苯二酚	CotA/thGP/AuNPs/GCE	电流分析法	0.3 μM	1.6~409.6 μM	湖水	96.3~101.5	(Zhang et al.,2019)
对苯二酚	PANI/CuCNFs/Lac/Nafion/GCE	电流分析法 EIS	0.24 μM	0.50~110.44 μM	湖水	96.5~103.5	(Fu et al.,2018)
对苯二酚	Nafion-TiO_2/CuCNFs/Lac/GCE	电流分析法	3.65 μM	1.0~89.8 μM	NA	NA	(Yang et al.,2016)
对苯二酚	NiCuCNF/Nafion/Lac/GCE	LSV	0.09 μM	0.4~2.37 μM	湖水	92.0~101.30	(Li et al.,2015)
对苯二酚	Nafion/BC/AuNPs/Lac/GCE	DPV	5.71 nM	30~100 nM	湖水	91.0~110.0	(Li, Sun, et al., 2016)
芦丁	CeO_2/POx/MWCNTs/CPE	DPV SWV	0.30 μM 0.16 μM	0.5~80 μM 0.2~60 μM	药用样品	97.0~102.0	(Benjamin et al., 2018)
芦丁	LBB/GCE	DPV	NA	0.01~3.5 μM	池塘样品	NA	(de Mac do et al., 2017)
芦丁	AuNPs/CD/LAC/CPE	SWV	0.17 μM	0.30~2.97 μM	药用样品	96.2~103.8	(Brugnerotto et al., 2017)
芦丁	CPL/DNA/CN	DPV	12 μM	20~140 μM	咖啡粗样品	NA	(García et al.,2015)

表 14.1(续 1)

分析物	传感器	方法	检测限	线性范围	样本	回收率/%	参考文献
芦丁	Lac_{10}/GCE	SWV	NA	0.3~0.5; 0.7~1.2 μM	药用样品	96.8~104.0	(Malinowski et al., 2018)
	Lac_{15}/GCE			0.2~0.8; 0.9~1.2 μM			
	Lac_{30}/GCE			0.1~0.7; 0.7~1.3 μM			
多巴胺	Lac/EPS/MWCNTs/ GCE	SWV	0.127 μM	2.99-38.5 μM	尿样:脑脊液	97.7~101.0 99.1~102.0	(Coelho et al.,2019)
多巴胺	GC/rGO/Lac/GCE	DPV	0.091 μM	0.1~3.0 μM	尿液样本 血清样本	98.7~103.9 97.2~104.5	(Kohori et al.,2018)
多巴胺	Fe_3O_4 @ SiO_2 @ vmSiO_2-LAC/GCE	DPV	0.17 μM	1.5~75 μM	药用样品	98.7~100.5	(Li, Zheng, et al., 2018)
多巴胺	AuNPs/PAH/Lac/CPE	SWV	0.26 μM	0.49~23 μM	药用样品	97.6~105.5	(Silva & Vieira., 2016)
多巴胺	rGO/CDBA/Lac/SPE	DPV	0.03 μM	0.1~70 μM	尿液样本	95.7~104.3	(Hua et al.,2015)
邻二苯酚	Lac-F, N-CDs/GCE	电流分析法	0.014 μM	12~450 μM	自来水湖水	NA	(Liu et al.,2019)
邻二苯酚	Lac/MWCNT-COOH/AuNPs-SDBS-PEDOT/GCE	DPV	0.11 μM	0.1~0.5 μM	实验室用水	101.61~106.59	(Albayati et al.,2019)
邻二苯酚	Lac/nano-Au/CTAB/GO/GCE	DPV	1.5 μM	0.1~5.0 μM	NA	NA	(Nazari et al.,2019)

表 14.1(续 2)

分析物	传感器	方法	检测限	线性范围	样本	回收率/%	参考文献
邻二苯酚	BOTT/Lac/GE	电流分析法	0.38 μM	0.5~25 μM	废水	NA	(Soylemez et al., 2019)
邻二苯酚	Lac/E. coli MB275/ GCE	电流分析法	0.1 μM	0.5~300 μM	红酒茶	97.1~103.8 97.8~101.1	(Zhang et al.,2018)
邻二苯酚	FYSSns-2-Lac/GCE	DPV	1.6 μM	12.5~450 μM	NA	NA	(Zheng et al.,2018)
邻二苯酚	PEDOT-GONs-Lac/GCE	DPV	32 nM	36~350 nM	自来水	99.60~101.95 103.81~107.5	(Maleki et al.,2017)
邻二苯酚	GR-CMF/Lac/SPCE	电流分析法	85 nM	0.2~209.7 μM	自来水河水	98.0~99.5 95.5~97.4	(Palanisamy et al., 2017)
邻二苯酚	Lac-α-Fe_2O_3NC-CPE	电流分析法	4.2 μM	8.0~800 μM	自来水、纺织工业废水	101.3 97.3~98.0	(Sarika et al.,2017)
邻二苯酚	Lac/GC-rGO/GCE	电流分析法	76 nM	0.2~15 μM	草药茶样	NA	(Paquin et al.,2015)
邻二苯酚	PDA-Lac-rGO-Pb/GCE	电流分析法	30 nM	0.1~263 μM	湖水	96.5~104.5	(Li, Luo, et al.,2016)
邻二苯酚	Lac/SPE	电流分析法	1.0 μM	5.0~60 μM	红茶，灯泡，商业食品补充剂	NA	(Verrastro et al.,2016)
邻二苯酚	Lac/ZNZ/GCE	CV	35 μM	0.1~100 μM	湖水	99.0~102.3 97.5~103.3	(Wang et al.,2016)
邻二苯酚	TiO_2/NAF/Lac	电流分析法 EIS	0.75 μM	0.75~150 μM	NA	NA	(Romero-Arcos et al., 2016)

表 14.1(续 3)

分析物	传感器	方法	检测限	线性范围	样本	回收率/%	参考文献
邻二苯酚	Lac co-cross-linked with BSA and glutaraldehyde	电流分析法	7 μM	10-100 μM	模拟出水样品	NA	(Sarika et al. ,2015)
邻二苯酚	PT-NH_2-g-PEG/GE	电流分析法	10 nM	2.5~500 μM	废水	101.8	(Akbulut et al. ,2015)
邻二苯酚	Nafion/Lac/A-CZUF/GCE	SWV	0.166 μM	1.0~11 μM	NA	NA	(Chen et al. ,2015)
邻二苯酚	Lac/PANI/CMC/cellulose/GCE	电流分析法 CV	0.374 μM	0.497~2277.8 μM	NA	NA	(Fu et al. ,2015)
邻二苯酚	RGO-PdCu NCs/Lac/GCE	电流分析法	1.5 μM	5~1 155 μM	茶样	98.80~102.19	(Mei et al. ,2015)
邻二苯酚	Lac/GA/PANI/GCE	DPV	2.07 μM	3.2~19.6 μM	NA	NA	(Nazari et al. ,2015)
邻二苯酚	Chitosan/ZnO-Lac/GCE	CV	0.29 μM	1.0~100 μM	湖水	97.3~102.4	(Qu et al. ,2015)
邻二苯酚	Fe_3O_4-PANI/Lac/CS/CPE	电流分析法	0.4 μM	0.5~80 μM	茶叶样品	NA	(Sadeghi et al. ,2015)
Epinephrine	GQDs/Lac/GCE	CV	83 nM	1~120 μM	药用样品	91.0~106.0	(Baluta et al. ,2018)
Epinephrine	Lac/CPE	DPV	1.84 μM	4.98~285 μM	合成脑脊液	96.0~101.0	(Moraes et al. ,2019)
17β-estradiol	Lac/PLLY/CA-GR/GCE	DPV	0.13 pM	0.4~57 pM	尿液样本	98.4~103.7	(Wang et al. ,2019)
17β-estradiol	Lac/rGO-RhNP/GCE	DPV	0.54 pM	0.9~11 pM	尿液样本	98.9~99.6	(Povedano et al. ,2017)
Estriol	Lac/rGO/Sb_2O_5/GCE	电流分析法	11 nM	0.025~1.0 μM	尿液样本	100.1~100.2	(Cincotto et al. ,2015)

表 14.1(续 4)

分析物	传感器	方法	检测限	线性范围	样本	回收率/%	参考文献
17α-炔雌醇	PVP/Chi/rGO/Lac/ FTOE	电流分析法	0.15 pM	0.25~20 pM	尿液样本	99.0~102.0	(Pavinatto et al., 2018)
醋胺酚	Lac-TiO_2@ CPE	DPV	1.0 μM	8~120 μM	药用样品	97.15	(Thomaz et al., 2018)
邻苯二酚	Cu_2+/PAA/PPEGA-Lac/HOPGE	CV	50 nM	1 mM~50 nM	血清样本	NA	(Chen et al.,2017)
丁香醛连氮	Lac/AuE	电流分析法	0.149 μM	10~200 μM	NA	NA	(Gonzalez - Rivera & Osma, 2015)
咖啡酸	Ppy/Lac/AuNPs/SPCE	电流分析法	0.83 μM	1.0~250 μM	蜂胶样品	NA	(Mohtar et al.,2019)
儿茶酸	Lac/CTS-g-N-CSIDZ-4-MBA@ GNP/GCE	电流分析法	16 nM	8.7~146 μM	工业废水	NA	(Yang et al.,2016)
肾上腺素	Lac/PQQ-GDH/O_2	电位测定法	0.1 nM	1.0~10 nM	血液样本	NA	(Molinnus et al., 2018)
2,6-二甲氧基苯酚	Lac/Nylon membrane/EE	电流分析法	0.9 μM	0.5~8.0 μM	模拟出水样品	NA	(Sarika et al.,2016)
2,6-二甲氧基苯酚	Fe_2O_3 Yolk-shell/Lac/GCE	CV	10 nM	0.025~750 μM	合成废水	98.3~99.8	(Patel et al.,2018)
4-对氯苯酚	Lac/ZnO/Chitosan/CPE	DPV	0.7 μM	1.0~5.0 μM	工业废水	NA	(Mendes et al., 2017)
4-对氯苯酚	PVA/F108/AuNPs/	CV,EIS	12.09 μM	1.0~25 μM	NA	NA	(Liu et al.,2011)

表 14.1(续 5)

分析物	传感器	方法	检测限	线性范围	样本	回收率/%	参考文献
2,4-二氯苯酚	Lac/GCE		2.709 μM				(Liu et al.,2011)
2,4,6-三氯苯酚			9.33 μM				(Liu et al.,2011)
2,4,6-三氯苯酚	PAN/PVdF/Cu EFMs/Lac/NiE	CV	NA	NA	工业废水	NA	(Xu et al.,2017)

4-MBA,4-巯基苯甲酸;AuE,金电极;AuNPs,金纳米颗粒;BC,细菌纤维素;BOT,细菌纤维素;BOTT,thienothiophene-benzoxadiazole-altbenzodithiophene;CA-GR,批评酸@石墨烯;CBPE,炭黑糊电极;CD,β-环糊精;氧化铈,氧化铈纳米颗粒;气,壳聚糖;CMC,羧甲基纤维素;CMF,纤维素微纤维;CPE,碳糊电极;CS,壳聚糖;CTAB,十六烷基三甲基溴化铵;CTS-g-N-CSIDZ,壳聚糖-n-羧甲基-2-磺基-4,52 咪唑啉酮;CuCNFs,铜 FTO,掺氟氧化锡电极;FYSSns,花形蛋黄壳二氧化硅纳米球;GCE,玻璃碳电极;GDH,葡萄糖脱氢酶;GE,石墨电极;GNP,金纳米颗粒;GNPI,石墨烯纳米片;氧化石墨烯,氧化石墨烯;氧化石墨烯纳米片;GQDs,石墨烯量子点;HOPGE,高定向热解石墨电极;LAC,漆酶;LACC,漆酶;LBB,漆酶生物传感器;LCE,漆酶;LSV,线性扫描伏安法;MWCNT,多壁 CNTs;羧化多壁 CNTs;NiE,镍电极;PAA/PPEGA、聚(丙烯酸)/聚(聚(乙二醇)丙烯酸酯)、多环芳烃、聚(盐酸烯丙胺);复合纳米纤维;CZNF,交联玉米醇溶酮纳米纤维;DPV,差分脉冲伏安法、EE、酶电极、EFMs、电纺丝纤维膜、EIS、电化学阻抗谱、EPS、胞外多糖、F、N-CDs、氟和氮共掺杂碳点。PAN/PVdF、聚丙烯腈/聚偏氟乙烯;PANI,聚苯胺;PDA、polydopamine;聚(3,4-乙烯二氧噻吩);聚乙二醇(PEG);PLLY,电聚合赖氨酸;痘,过氧化物酶粗提物来源;PPy,聚吡咯;PQQ,吡咯喹啉醌;PT, polythiophene;PVP,聚乙烯吡咯烷酮;还原氧化石墨;rGO-RhNP,还原氧化石墨烯/Rh 纳米颗粒;十二烷基苯磺酸钠;丝网印刷碳电极;方波伏安法;thGP,硫醇石墨烯;ZNZ, ZnS: Ni/ZnS;α-Fe_2O_3 nc、α-Fe_2O_3 纳米晶;β-CDBA,β-环糊精苯甲醛。

电化学传感器由于其灵敏度高、准确性高、稳定性高、成本低、应用方便,比其他分析方法有许多优点。然而,与未修饰电极相比,修饰电极允许高灵敏度的分析,检测限(limit of detection,LOD)值非常低。当研究文献中的研究时,可以看到用纳米材料修饰的传感器的催化和协同效应对分析具有独特的影响。文献中针对特异性污染物 4-CP 的生物传感器研究较少。由于在电极上形成的聚合物膜阻止了电子转移,它们导致表面钝化和酶失活。例如,Mendes 等(2017)开发了一种基于漆酶的生物传感器,用于检测 4-CP,固定在混合纳米复合材料(氧化锌纳米颗粒/壳聚糖)上,并并入碳糊电极(carbon paste electrode,CPE)。碳膏使表面易于抛光再生,这改变了这一限制。此外,由于 4-CP 的高毒性,我们采用了循环伏安法和对苯二酚来避免危险残留。经过优化后,所开发的 Lac/ZnO/壳聚糖/CPE 传感器的宽线性范围为 1.0~50 μM,采用差分脉冲伏安法对 4-CP 的检测限为 0.7 μM。在工业废水分析中也获得了较高的精度。

在另一项研究中,Liu 等(2011)为了测定 4-CP、2,4-二氯酚(2,4-DCP)和 2,4,6-三氯酚(2,4,4,6-三氯酚)等酚类化合物,提出了一种基于漆酶(Lac)的生物传感器。该生物传感器由聚乙烯醇(PVA)、Lac、聚(环氧乙烷)-聚(环氧丙烷)-聚(环氧乙烷)(PEO-PPO-PEO)(F108)和金纳米颗粒(AuNPs)的混合物制备。加入 AuNPs 以提高电催化性能,添加 F108 作为添加剂以提高酶的稳定性能。利用激光共聚焦扫描显微镜和电化学阻抗谱等技术证明了将酶封装到纳米纤维中。所开发的 lac 基生物传感器发现,酚类成分的线性范围在 1.0~25.0 μM。在最佳条件下,4-CP、2、4-DCP 和 2、4、6-TCP 的最低 LOD 分别为 12.09、2.709 和 9.33 μM。由于所生产的传感器具有优越的机械性能、传感性能、较大的表面积和生物相容性,CPs 可以很容易地粘接到 PVA/F108/AuNPs/Lac 界面上。对于 CPs,生物传感器的相对标准偏差值的重复性小于 9%,重现性小于 14.9%。Lac 在储存 30 天后保存了 65.8%的原始活性,表明电纺丝纳米纤维可用于酶固定化。

最后,Xu 等(2017)通过将纳米铜加入聚丙烯腈/聚偏氟乙烯(PAN/PVdF)的电纺丝纤维膜中,能够将漆酶固定在 PAN/PVdF/Cu EFMs 上。该制备的传感器用于从水中去除 2,4,6-三氯酚。详细研究了纳米铜对 PAN/PVdF EFMs 的漆酶固定化和 2,4,6-TCP 的消除效果。其中,通过曲线给出了纳米铜的形貌、PAN/PVdF/Cu EFMs 的表面形貌、SEM 图像、EFMs 的电化学性能、FTIR 曲线、pH、温度、稳定性和浓度对漆酶固定化的影响。纳米铜具有良好的电导率,对 PAN/PVdF EFMs 中的漆酶具有良好的物理化学性能。PAN/PVdF/Cu EFMs 上的漆酶在 270 min 后的去除效率为 95.4%,明显高于 PAN/PVdF EFMs 上的漆酶。此外,高电子转移速率、膜中固定化酶和纳米铜的加入以及保持活性的增加都有助于这一改善。漆酶固定化的 PAN/PVdF/Cu EFMs 在 7 次运行后仍能去除超过 65.9%的 2,4,6-TCP,显示了该材料的工业应用潜力。

14.5 结论和展望

CPs 是持久性污染物,被归类为潜在的人类致癌物。CPs 的检测水平可通过污染世界各地的生态资源而对所有生物体产生毒性影响。因此,开发选择性、灵敏、经济、快速、便携式测定 CPs 和其他酚类物质的传感器是一个主要问题。在这种情况下,酶促生物传感器是近年来有利的分析工具。漆酶因其固定化技术是生物传感器研究的首选,催化性能。CNTs具有稳定和生物相容性,是酶固定化的优良支撑材料。

本章对漆酶基电化学生物传感器在 CPs 和其他酚类物质中的应用研究提供了一个全面的分析视角。当对 2015—2021 年文献中最引人注目的研究进行评估时,可以看出,研究人员主要关注 CPs 和其他具有高污染特征的酚类化合物,如农药和药物。实际样本的应用通常使用地表水样本,如河流和湖水(污染和暴露的高风险)。此外,除了 CNTs 之外,其他碳基纳米材料,如石墨烯、氧化石墨烯、纳米颗粒和纳米片也被用于提高传感器性能。采用杂化纳米复合材料、多孔材料和高分子材料也可以提高固定化效率和提高电催化性能。

随着全球过度污染和污染状况的加剧,环境资源保护和修复的重要性不断增加。在未来,作为解决这个问题的一种方法,研究人员将专注于准确和现场确定的短分析时间。可携性和现场分析的可能性是酶生物传感器的各个方面,它们还有进一步改进的空间,以及固定化和可重用性问题。

参考文献

Acik, M., Lee, G., Mattevi, C., Pirkle, A., Wallace, R. M., Chhowalla, M., Cho, K., & Chabal, Y. (2011). The role of oxygen during thermal reduction of graphene oxide studied by infrared absorption spectroscopy. *Journal of Physical Chemistry C*, *115*(40), 19761-19781. Arailable from https://doi. org/10. 1021/jp2052618.

Aggas, J. R., & Guiseppi-Elie, A. (2020). *Responsive polymers in the fabrication of enzyme-based biosensors. Biomaterials Science*(Fourth Edition, pp. 1267-1286). Elsevier. Avaible from https://11doi. org/10. 1016/6978-0-12-816137-1. 00079-7.

Ahmed, S. F., Mofijur, M., Nuzhat, S., Chowdhury, A. T., Rafa, N., Uddin, M. A., Inayat, A., Mahlia, T. M. I., Ong, H. C., Chia, W. Y., & Show, P. L. (2021). Recent developments in physical, biological, chemical, and hybrid treatment techniques for removing emerging contaminants from wastewater. *Journal of Hazardous Materials*, *416* (April). Available from https://doi. org/10. 1016/j. jhazmat. 2021. 125912.

Ajayan, P. M., Ebbesen, T. W., Ichihashi, T., Iijima, S., Tanigaki, K., & Hiura, H. (1993). Opening carbon nanotubes with oxygen and implications for filling. *Nature*, *362* (6420), 522-525. Available from https://doi. org/10. 1038/3625220. 0.

Akbulut, H., Bozokalfa, G., Asker, D. N., Demir, B., Guler, E., Odaci Demirkol, D., Timur, S., & Yagci, Y. (2015). Polythiophene-g-poly (ethylene glycol) with Lateral amino groups as a novel matrix for biosensor construction. *ACS Applied Materials & Interfaces*, *7* (37), 20612 - 20622. Available from https://doi. org/10. 1021/acsami. 5604967.

Albayati, S. A. R., Kashanian, S., Nazari, M., & Rezaei, S. (2019). Novel fabrication of a laccase biosensorto detect phenolic compounds using a carboxylated multiwalled carbon nanotube on the electropolymerized support. *Bulletin of Materials Science*, *42*(4), 1–8. Available from https://doi. org/10. 1007/s12034-019-1850-0.

Arepalli, S., Nikolaev, P., Gorelik, O., Hadjiev, V. G., Holmes, W., Files, B., & Yowell, L. (2004). Protocol for the characterization of single-wall carbon nanotube material quality. *Carbon*, *42*(8 9), 1783–1791. Available from https:doi. org/10. 1016/j. carbon. 2004. 03. 038.

Armutcu, C., Özgür, E., Karasu, T., Bayram, E., Uzun, L., & C,orman, M. E. (2019). Rapid analysis of polycyclic aromatic hydrocarbons in water samples using an automated on-ine two-dimensional liquid chromatography. *Water, Air, and Soil Pollution*, *230*(10). Available from https:doi. org/10. 1007/s11270-019-4306-7.

Arregui, L., Ayala, M., Gómez-Gil, X., Gutiérrez-Soto, G., Hernández-Luna, C. E., Herrera De Los Santos, M., Levin, L., Rojo-Domínguez, A., Romero-Martínez, D., Saparrat, M. C. N., Trujillo-Roldán, M. A., & Valdez Cruz, N. A. (2019). Laccases: structure, function, and potential application in water bioremediation. *Microbialcell factories*, *18*(1), 1–33. Available from https:doi. org/10. 1186/s12934-019-1248-0.

Bahr, J. L., Yang, J., Kosynkin, D. V., Bronikowski, M. J., Smalley, R. E., & Tour, J. M. (2001). Functionalization of carbon nanotubes by electrochemical reduction of aryl diazonium salts: a bucky paper electrode. *Journal of the American Chemical Society*, *123*(27), 6536–6542. Available from https://doi. org/10. 1021/ja010462s.

Baluta, S., Lesiak, A., & Cabaj, J. (2018). Graphene quantum dots-based electrochemical biosensor for catechol amine neurotransmitters detection. Electroanalysis, 30(8), 1773 1782. Available from https://doi. org/10. 1002/elan. 201700825.

Beloqui, A., Kobitski, A. Y., Nienhaus, G. U., & Delaittre, G. (2018). A simple route to highly active single-enzyme nanogels. *Chemical Science*, *9*(4), 1006–1013. Available from https:doi. org/10. 1039/c7sc004438k.

Benjamin, S. R., Vilela, R. S., de Camargo, H. S., Guedes, M. I. F., Fernandes, K. F., & Colmati, F. (2018). Enzymatic electrochemical biosensor based on multiwall carbon nanotubes and cerium dioxide nanoparticles for rutin detection. *International Journal of Electrochemical Science*, *13*(1), 563–586. Available from https://doi. org/10. 1016/S0008-6223198700045-7.

Bernier, P., Maser, W., Journet, C., Loiseau, A., Lamy De La Chapelle, M., Lefrant, S., Lee, R., & Fischer, J. E. (1998). Carbon single wall nanotubes elaboration and properties. *Carbon*, *36*(5–6), 675–680. Available from https://doi. org/10. 1016/S0008-6223198700045-1.

Bilal, M., Anh Nguyen, T., & Iqbal, H. M. N. (2020). Multifunctionalcarbon nanotubes and their derived nano constructs for enzyme immobilization A paradigm shift in biocatalyst design. *Coordination Chemistry Reviews*, *422*. Available from https://doi. org/10. 1016/j.

ccr. 2020. 213475,213475–213475.

Bilal, M., Cui, J., & Iqbal, H. M. N. (2019). Tailoring enzyme microenvironment: State-of-the-art strategy to fulfill the quest for efficient bio-catalysis. *International Journal of Biological Macromolecules*, *130*, 186–196. Available from https://doi. org/10. 1016/j. ijbiomal. 2010. 02. 141.

Bilal, M., Rasheed, T., Iqbal, H. M. N., & Yan, Y. (2018). Peroxidases-assisted removal of environmentally-related hazardous pollutants with reference to the reaction mechanisms of industrial dyes. *Science of the Total Environment*, *644*, 1–13. Available from https://doi. org/10. 1016/j. scitotew. 2018. 06. 274.

Brugnerotto, P., Silva, T. R., Brondani, D., Zapp, E., & Vieira, I. C. (2017). Gold Nanoparticles stabilized in β-cyclodextrin and decorated with laccase applied in the construction of a biosensor for rutin. *Electroanalysis*, *29*(4), 1031–1037. Available from https://doi. org/10. 1002/elan/elan. 201600697.

Chawla, S., Rawal, R., Sharma, S., & Pundir, C. S. (2012). An amperometric biosensor based on laccase immobilized onto nickel nanoparticles/carboxylated multiwalled carbon nanotubes/polyaniline modified gold elec trode for determination of phenolic content in fruit juices. *Biochemical Engineering Journal*, *68*, 76–84. Available from https://doi. org/10. 1016/j. bej. 2012. 07. 008.

Chen, L., Liu, H., Yang, K., Wang, J., & Wang, X. (2008). The effect of reaction temperature on the diameter distribution of carbon nanotubes grown from ethylene decomposition over a Co-La-O catalyst. *Materials Chemistry and Physics*, *112*(2), 407–411. Available from https://doi. org/10. 1016/j. matchempha/s. 2008. 05. 081.

Chen, T., Xu, Y., Peng, Z., Li, A., & Liu, J. (2017). Simultaneous enhancement of bioactivity and stability of laccase by Cu 2+/PAA/PPEGA matrix for efficient biosensing and recyclable decontamination of pyrocatechol. *Analytical Chemistry*, *89*(3), 2065–2072. Available from https://doi. org/10. 1021/acs. analclem. 6b04691.

Chen, X., Li, D., Li, G., Luo, L., Ullah, N., Wei, Q., & Huang, F. (2015). Facilefabrication of gold nanoparticle on zein ultrafine fibers and their application for catechol biosensor. *Applied surface science*, *328*, 444–452. Available from https://doi. org/10. 1016/j. apsusc. 2014. 12. 070.

Cincotto, F. H., Canevari, T. C., Machado, S. A. S., Sánchez, A., Barrio, M. A. R., Villalonga, R., & Pingarrón, J. M. (2015). Reduced graphene oxide-Sb2O5 hybrid nanomaterial for the design of a laccase-based amperometric biosensor for estriol. *Electrochimica Acta*, *174*, 332–339.

Coelho, J. H., Eisele, A. P. P., Valezi, C. F., Mattos, G. J., Schirmann, J. G., Dekker, R. F. H., Barbosa-Dekker, A. M., & Sartori, E. R. (2019). Exploring the exocellular fungal biopolymer botryosphaeran for laccasebiosensor architecture and application to determine dopamine and spironolactone. *Talanta*, *204*(June), 475-483. Available from https://doi.org/10.1016/j.talacta.2019/06.033.

Costa, J. B., Lima, M. J., Sampaio, M. J., Neves, M. C., Faria, J. L., Morales-Torres, S., Tavares, A. P. M., & Silva, C. G. (2019). Enhanced biocatalytic sustainability of laccase by immobilization on functionalized carbon nanotubes/polysulfone membranes. *Chemical Engineering Journal*, *355*(August 2018), 974-985. Available from https://doi.org/10.1016/j.cej.2018.08.178.

Crevillen, A. G., Escarpa, A., & García, C. D. (2019). Chapter 1: carbon-based nanomaterials in analytical chemistry. *RSC Detection Science*, *2019-January*(*12*), 1-36. Available from https://doi.org/10.1039/1978 1788012751-00001.

Dai, X., Jia, X., Zhao, P., Wang, T., Wang, J., Huang, P., He, L., & Hou, X. (2016). A combined experimental/computational study on metal-organic framework MIL-101(Cr) as a SPE sorbent for the determination of sul phonamides in environmental water samples coupling with UPLC-MS/MS. *Talanta*, *154*, 581-588. Available from https://doi.org/10.1016/j.talenta.2016.03.042.

Davis, J. J., Coleman, K. S., Azamian, B. R., Bagshaw, C. B., & Green, M. L. H. (2003). Chemical and biochemical sensing with modified single walled carbon nanotubes. *Chemistry A European Journal*, *9*(16), 3732-3739. Available from https://doi.org/10.1002/chen.200304872.

de Macedo, I. Y. L., Garcia, L. F., Oliveira Neto, J. R., de Siqueira Leite, K. C., Ferreira, V. S., Ghedini, P. C., & de Souza Gil, E. (2017). Electroanalytical tools for antioxidant evaluation of red fruits dry extracts. *Food chemistry*, *217*, 326-331. Available from https://doi.org/10.1016/j.fordchen.2016.08.082.

DeBorde, T., Joiner, J. C., Leyden, M. R., & Minot, E. D. (2008). Identifying individual single-walled and doublewalled carbon nanotubes by atomic force microscopy. *Nano Letters*, *8*(11), 3568-3571. Available from https://doi.org/10.1021/n18011069.

Dresselhaus, Millie S., Dresselhaus, G., Saito, R., & Jorio, A. (2005). Raman spectroscopy of carbon nanotubes. *Physics Reports*, *409*(2), 47-99. Available from https://doi.org/10.1016/j.physrep.2024.10.1006.

Dresselhaus, M. S., Dresselhaus, G., Jorio, A., Souza Filho, A. G., & Saito, R. (2002). Raman spectroscopy on isolated single wall carbon nanotubes. *Carbon*, *40*(12), 2043-2061. Available from https://doi.org/10.1016/S0008-6223(02)00066-0.

Dresselhaus, M. S., Dresselhaus, G., & Saito, R. (1995). Physics of carbon nanotubes. *Carbon*, *33*(7), 883-891. Available from https://doi.org/10.1016/0008-6223195200017-8.

Dwevedi, A. (2016). Enzyme immobilization: advances in industry, agriculture, medicine, and the environment. *Enzyme Immobilization: Advances in Industry, Agriculture, Medicine, and the Environment*, 1-132. Available from https://doi.org/10.10071978-3-329-41418-8.

Ebbesen, T. W. (1996). Carbon nanotubes. *Physics Today*, *49*(6), 26–32. Available from https://doi.org/10.1063/1.881603.

Eslami, A., Hashemi, M., & Ghanbari, F. (2018). Degradation of 4-chlorophenol using catalyzed peroxymonosul fate with nano-MnO_2/UV irradiation: toxicity assessment and evaluation for industrial wastewater treatment. *Journal of Cleaner Production*, *195*, 1389–1397. Available from https://doi.org/10.1016/j.jclepro.2018.05.137.

Farré, M., Pérez, S., Gonçalves, C., Alpendurada, M. F., & Barceló, D. (2010). Green analytical chemistry in the determinationof organic pollutants in the aquatic environment. *TrAC Trends in Analytical Chemistry*, *29*(11), 1347–1362. Available from https://doi.org/10.1016.j.trac.2010.07.016.

Fathali, Z., Rezaei, S., Faramarzi, M. A., & Habibi-Rezaei, M. (2019). Catalytic phenol removal using entrapped cross-linked laccase aggregates. *International Journal of Biological Macromolecules*, *122*, 359–366. Available from https://doi.org/10.1016/j.ijbiomac.2018.10.147.

Feng, W., & Ji, P. (2011). Enzymes immobilized on carbon nanotubes. *Biotechnology Advances*, *29*(6), 889–895. Available from https://doi.org/10.1016/j.biotechadv.2011.07.007.

Fernández-Fernández, M., Sanromán, M. Á., & Moldes, D. (2013). Recent developments and applications of immobilized laccase. *Biotechnology Advances*, *31*(8), 1808–1825. Available from https://doi.org/10.1016/j.biotechadv.2012.02.013.

Fikarová, K., Horstkotte, B., Machián, D., Sklenářová, H., & Solich, P. (2021). Lab-In-Syringe for automated double-stage sample preparation by coupling salting out liquid-liquid extraction with online solid-phase extraction and liquid chromatographic separation for sulfonamide antibiotics from urine. *Talanta*, *221*(May 2020). Available from https://doi.org/10.1016/j.talanta.2020.121427.

Fopase, R., Paramasivam, S., Kale, P., & Paramasivan, B. (2020). Strategies, challenges and opportunities of enzyme immobilization on porous silicon for biosensing applications. *Journal of Environmental Chemical Engineering*, *8*(5). Available from https://doi.org/10.1016/j.jece.2020.104266, 104266.

Fu, J., Pang, Z., Yang, J., Huang, F., Cai, Y., & Wei, Q. (2015). Fabrication of polyaniline/carboxymethyl cellulose/ cellulose nanofibrous mats and their biosensing application. *Applied Surface Science*, *349*, 35–42. Available from https://doi.org/10.1016/j.apsusc.2015.04.25.

Fu, Y., An, Q., Ni, R., Zhang, Y., Li, Y., & Ke, H. (2018). Preparation of polyaniline-encapsulated carbon/copper composite nanofibers for detection of polyphenol pollutant. *Colloids and Surfaces A: Physicochemical and Engineering Aspects*, *559*(September), 289–296. Available from https://doi.org/10.1016/j.colsurfa.2018.09.065.

Garba, Z. N., Zhou, W., Lawan, I., Xiao, W., Zhang, M., Wang, L., Chen, L., & Yuan, Z. (2019). An overview of chlorophenols as contaminants and their removal from wastewater by adsorption: a review. *Journal of Environmental Management*, *241* (April), 59–75. Available from https://doi. org/10. 1016/j. jecwan. 2019. 04. 004.

Garcia, L. F., Benjamin, S. R., Marreto, R. N., Lopes, F. M., Golveia, J. C., de, S., Fernandes, N. C., Santiago, M. F., & Gil, E. de S. (2015). Laccase carbon paste based biosensors for antioxidant capacity. The effect of different modifiers. *International Journal of Electrochemical Science*, *10*(7), 5650–5660.

Gavrilescu, M., Demnerová, K., Aamand, J., Agathos, S., & Fava, F. (2015). Emerging pollutants in the environment: present and future challenges in biomonitoring, ecological risks and bioremediation. *New Biotechnology*, *32*(1), 147–156.

Gonzalez-Rivera, J. C., & Osma, J. F. (2015). Fabrication of an amperometric flow-injection microfluidic biosensor based on laccase for in situ determination of phenolic compounds. *BioMed Research International*, *2015*, 1–9. Available from https://doi. org/10. 1155. 2015. 845261.

Grobert, N. (2007). Carbon nanotubes Becoming clean. *Materials Today*, *10*(1 2), 28–35. Available from https://doi. org/10. 1016/S1369-7021(06)71789-8.

Hernandez, K., & Fernandez-Lafuente, R. (2011). Control of protein immobilization: coupling immobilization and site-directed mutagenesis to improve biocatalyst or biosensor performance. *Enzyme and Microbial Technology*, *48*(2), 107–122. Available from https:// doi. org/10. 1016/j. enzmictec. 2010. 10. 003.

Hua, Z., Qin, Q., Bai, X., Wang, C., & Huang, X. (2015). β-Cyclodextrin inclusion complex as the immobilization matrix for laccase in the fabrication of a biosensor for dopamine determination. *Sensors and Actuators B: Chemical*, *220*, 1169–1177. Available from https://doi. org/10. 1016/j. snb. 2015,06-108.

Iijima, S. (1991). Helical microtubules of graphitic carbon. *Nature*, *354*, 737–740.

Janusz, G., Pawlik, A.,Swiderska-Burek, U., Polak, J., Sulej, J., Jarosz-Wilkołazka, A., & Paszczýnski, A. (2020). Laccase properties, physiological functions, and evolution. *International Journal of Molecular Sciences*, *21*(3). Available from https://doi. org/10. 3390/ijms21030966.

Jyoti., Redondo, E., Alduhaish, O., & Pumera, M. (2021). 3D-printed nanocarbon sensors for the detection of chlorophenols and nitrophenols: Towards environmental applications of additive manufacturing. *Electrochemistry Communications*, *125* (February). Available from https://doi. org/10. 1016/j. elecom. 2021. 106984, 106984.

Kashefi, S., Borghei, S. M., & Mahmoodi, N. M. (2019). Covalently immobilized laccase onto graphene oxide nanosheets: Preparation, characterization, and biodegradation of azo dyes in colored wastewater. *Journal of Molecular Liquids*, *276*, 153–162.

Kohori, N. A., da Silva, M. K. L., & Cesarino, I. (2018). Evaluation of graphene oxide and reduced graphene oxide in the immobilization of laccase enzyme and its application in the determination of dopamine. *Journal of Solid State Electrochemistry*, *22*(1), 141-148. Available from https://doi. org/10. 1007/s100008-017-3738-5.

Kusner, D. J., Hall, C. F., & Schlesinger, L. S. (1996). Activation of phospholipase D is tightly coupled to the phagocytosis of Mycobacterium tuberculosis or opsonized zymosan by human macrophages. *Journal of Experimental Medicine*, *184*(2), 585-595. Available from https://doi. org/10. 1084/jem. 184. 2. 585.

Li, D., Lv, P., Zhu, J., Lu, Y., Chen, C., Zhang, X., & Wei, Q. (2015). NiCu alloy nanoparticle-loaded carbon nanofibers for phenolic biosensor applications. *Sensors*, *15*(11), 29419-29433. Available from https://doi. org/10. 3390/s151129419.

Li, D. W., Luo, L., Lv, P. F., Wang, Q. Q., Lu, K. Y., Wei, A. F., & Wei, Q. F. (2016). Synthesis of polydopamine functionalized reduced graphene oxide-palladium nanocomposite for laccase based biosensor. *Bioinorganic Chemistry and Applications*, 2016. Available from https://doi. org/10. 1155/2016/5360361.

Li, G., Sun, K., Li, D., Lv, P., Wang, Q., Huang, F., & Wei, Q. (2016). Biosensor based on bacterial cellulose-Au nanoparticles electrode modified with laccase for hydroquinone detection. *Colloids and Surfaces A: Physicochemical and Engineering Aspects*, *509*, 408-414. Available from https://doi. org/10. 1016/j. colsurfa. 2016. 09. 028.

Li, N., Xia, Q., Li, Y., Hou, X., Niu, M., Ping, Q., & Xiao, H. (2018). Immobilizing laccase on modified cellulose/ CF Beads to degrade chlorinated biphenyl in wastewater. *Polymers*, *10*(7). Available from https://doi. org/ 10. 3390/polym10070798.

Li, Z., Zheng, Y., Gao, T., Liu, Z., Zhang, J., & Zhou, G. (2018). Fabrication of biosensor based on core shell and large void structured magnetic mesoporous microspheres immobilized with laccase for dopamine detection. *Journal of Materials Science*, *53*(11), 7996-8008. Available from https://doi. org/10. 1007/s10853-018-2165-2.

Lin, J., Liu, Y., Chen, S., Le, X., Zhou, X., Zhao, Z., Ou, Y., & Yang, J. (2016). Reversible immobilization of laccase onto metal-ion-chelated magnetic microspheres for bisphenol A removal. *International Journal of Biological Macromolecules*, *84*, 189-199. Available from https://doi. org/10. 1016. j. ijbioval. 2015. 12. 013.

Liu, J., Niu, J., Yin, L., & Jiang, F. (2011). In situ encapsulation of laccase in nanofibers by electrospinning for development of enzyme biosensors for chlorophenol monitoring. *Analyst*, *136*(22), 4802-4808. Available from https://doi. org/10. 1039/clan 15649g.

Liu, L., Anwar, S., Ding, H., Xu, M., Yin,Q., Xiao, Y., Yang, X., Yan, M., & Bi, H. (2019). Electrochemical sensor based on F,N-doped carbon dots decorated laccase for detection of catechol. *Journal of Electroanalytical Chemistry*, *840*(January), 84-92. Available from https://doi. org/10. 1016/j. jelechem. 2019. 03. 071.

Liu, P. (2005). Modifications of carbon nanotubes with polymers. *European Polymer Journal*, *41*(11), 2693–2703. Available from https://doi.org/10.1016/j.eurpolymj.2005.05.017.

Maciel, E. V. S., de Toffoli, A. L., Neto, E. S., Nazario, C. E. D., & Lanças, F. M. (2019). New materials in sample preparation: Recent advances and future trends. *TrAC Trends in Analytical Chemistry*, *119*. Available from https://doi.org/10.1016/j.tral.2019.115633–115633.

Maleki, N., Kashanian, S., Maleki, E., & Nazari, M. (2017). A novel enzyme based biosensor for catechol detection in water samples using artificial neural network. *Biochemical Engineering Journal*, *128*, 1–11. Available from https://doi.org/10.1016/j.bej.2017.09.005.

Malinowski, S., Jaroszyńska-Wolińska, J., & Herbert, P. A. F. (2019). Theoretical insight into plasma deposition of laccase bio-coating formation. *Journal of Materials Science*, *54*(15), 10746–10763. Available from https://doi.org/10.1007/s10853-019-03641-2.

Malinowski, S., Wardak, C., Jaroszyńska-Wolińska, J., Herbert, P. A. F., & Panek, R. (2018). Cold plasma as an innovative construction method of voltammetric biosensor based on laccase. *Sensors*, *18*(12). Available from https://doi.org/10.3390/s18124086.

Marco, M. P., & Barceló, D. (1996). Environmental applications of analytical biosensors. *Measurement Science and Technology*, *7*(11), 1547–1562. Available from https://doi.org/10.1088/0957-0233/7/11/022.

Martín, A., & Escarpa, A. (2014). Graphene: The cutting-edge interaction between chemistry and electro chemistry. *TrAC Trends in Analytical Chemistry*, *56*, 13–26. Available from https://doi.org/10.1016/j.trac.2013.12.008.

Mattos, G. J., Moraes, J. T., Barbosa, E. C. M., Camargo, P. H. C., Dekker, R. F. H., Barbosa-Dekker, A. M., & Sartori, E. R. (2019). Laccase stabilized on β-D-glucan films on the surface of carbon black/gold nanoparticles: A new platform for electrochemical biosensing. *Bioelectrochemistry*, *129*, 116–123. Available from https://doi.org/10.1016.jbioelechem.2019.05.002.

Mei, L. P., Feng, J. J., Wu, L., Zhou, J. Y., Chen, J. R., & Wang, A. J. (2015). Novel phenol biosensor based on laccase immobilized on reduced graphene oxide supported palladium–copper alloyed nanocages. *Biosensors and Bioelectronics*, *74*, 347–352.

Mendes, R. K., Arruda, B. S., De Souza, E. F., Nogueira, A. B., Teschke, O., Bonugli, L. O., & Etchegaray, A. (2017). Determination of chlorophenol in environmental samples using a voltammetric biosensor based on hybrid nanocomposite. *Journal of the Brazilian Chemical Society*, *28*(7), 1212–1219.

Meryam Sardar, R. A. (2015). Enzyme Immobilization: An Overview on Nanoparticles as Immobilization Matrix. *Biochemistry & Analytical Biochemistry*, *04*(02). Available from https://doi.org/10.4172/2161-1009.1000178.

Meyer, J. C., Geim, A. K., Katsnelson, M. I., Novoselov, K. S., Obergfell, D., Roth, S., Girit, C., & Zettl, A. (2007). On the roughness of single-and bi-layer graphene membranes. *Solid State Communications*, *143*(1-2), 101-109.

Misson, M., Zhang, H., & Jin, B. (2015). Nanobiocatalyst advancements and bioprocessing applications. *Journal of the Royal Society Interface*, *12*(102). Available from https://doi.org/10.1098/rsif.2014.0891.

Mohtar, L. G., Aranda, P., Messina, G. A., Nazareno, M. A., Pereira, S. V., Raba, J., & Bertolino, F. A. (2019). Amperometric biosensor based on laccase immobilized onto a nanostructured screen-printed electrode for determination of polyphenols in propolis. *Microchemical Journal*, *144* (March 2018), 1318. Available from https://doi.org/10.1016/j.microc.2018.08.038.

Molinnus, D., Hardt, G., Siegert, P., Willenberg, H. S., Poghossian, A., Keusgen, M., & Schöning, M. J. (2018). Detection of adrenaline in blood plasma as biomarker for adrenal venous sampling. *Electroanalysis*, *30*(5), 937-942.

Moniruzzaman, M., & Winey, K. I. (2006). Polymer nanocomposites containing carbon nanotubes. *Macromolecules*, *39*(16), 5194-5205.

Moraes, J. T., Salamanca-Neto, C. A. R., ˇ Svorc, L., Schirmann, J. G., Barbosa-Dekker, A. M., Dekker, R. F. H., & Sartori, E. R. (2019). Laccase from: Botryosphaeria Rhodina MAMB-05 as a biological component in electrochemical biosensing devices. *Analytical Methods*, *11*(6), 717-720.

Nazari, M., Kashanian, S., & Rafipour, R. (2015). Laccase immobilization on the electrode surface to design a biosensor for the detection of phenolic compound such as catechol. *Spectrochimica Acta-Part A: Molecular and Biomolecular Spectroscopy 145*, 130-138.

Nazari, M., Kashanian, S. Maleki, N., & Shahabadi, N. (2019). Laccase immobilized onto graphene oxide nanosheets and electrodeposited gold-cetyltrimethylammonium bromide complex to fabricate a novel catechol biosensor. *Bulletin of Materials Science*, *42*(2). Availabel from https://doi.org/10.1007/s12034-018-1717-9

Noman, E., Al-Gheethi, A., Mohamed, R. M. S. R., & Talip, B. A. (2019). Myco-remediation of xenobiotic organic compounds for a sustainable environment: a critical review. *Topics in Current Chemistry*, *377*(3), 1-41.

Norizan, M. N., Moklis, M. H., Ngah Demon, S. Z., Halim, N. A., Samsuri, A., Mohamad, I. S., Knight, V. F., & Abdullah, N. (2020). Carbon nanotubes: functionalisation and their application in chemical sensors. *RSC Advances*, *10*(71), 43704-43732.

Olaniran, A. O., & Igbinosa, E. O. (2011). Chlorophenols and other related derivatives of environmental concern: Properties, distribution and microbial degradation processes. *Chemosphere*, *83*(10), 1297-1306.

Othman, A. M., & Wollenberger, U. (2020). Amperometric biosensor based on coupling aminated laccase to functionalized carbon nanotubes for phenolics detection. *International Journal of Biological Macromolecules*, *153*, 855–864.

Palanisamy, S., Ramaraj, S. K., Chen, S. M., Yang, T. C. K., Pan, Y. F., Chen, T. W., Velusamy, V., & Selvam, S. (2017). A novel Laccase biosensor based on laccase immobilized graphene-cellulose microfiber composite modified screen-printed carbon electrode for sensitive determination of catechol. *Scientific Reports*, *7*(1), 1–12.

Paquin, F., Rivnay, J., Salleo, A., Stingelin, N., & Silva, C. (2015). Multi-phase semicrystalline microstructures drive exciton dissociation in neat plastic semiconductors. *Journal of Materials Chemistry C*, *3*, 10715–10722.

Paredes, J. I., Villar-Rodil, S., Martínez-Alonso, A., & Tascón, J. M. D. (2008). Graphene oxide dispersions in organic solvents. *Langmuir*, *24*(19), 10560–10564.

Patel, S. K. S., Anwar, M. Z., Kumar, A., Otari, S. V., Pagolu, R. T., Kim, S. Y., Kim, I. W., & Lee, J. K. (2018). Fe2O3 yolk-shell particle-based laccase biosensor for efficient detection of 2,6-dimethoxyphenol. *Biochemical Engineering Journal*, *132*, 1–8.

Pavinatto, A., Mercante, L. A., Facure, M. H. M., Pena, R. B., Sanfelice, R. C., Mattoso, L. H. C., & Correa, D. S. (2018). Ultrasensitive biosensor based onpolyvinylpyrrolidone/chitosan/reduced graphene oxide electrospun nanofibers for 17α Ethinylestradiol electrochemical detection. *Applied Surface Science*, *458*(July), 431–437.

Peeters, K., De Wael, K., Bogaert, D., & Adriaens, A. (2008). The electrochemical detection of 4-chlorophenol at gold electrodes modified with different phthalocyanines. *Sensors and Actuators, B: Chemical*, *128*(2), 494–499.

Pirzada, M., & Altintas, Z. (2019). Nanomaterials for healthcare. *Sensors*, *19*(23), 5311–5367.

Povedano, E., Cincotto, F. H., Parrado, C., Díez, P., Sánchez, A., Canevari, T. C., Machado, S. A. S., Pingarrón, J. M., & Villalonga, R. (2017). Decoration of reduced graphene oxide with rhodium nanoparticles for the design of a sensitive electrochemical enzyme biosensor for 17β-estradiol. *Biosensors and Bioelectronics*, *89*, 343–351.

Qian, W., Liu, T., Wei, F., & Yuan, H. (2003). Quantitative Raman characterization of the mixed samples of the single and multi-wall carbon nanotubes. *Carbon*, *41*(9), 1851–1854.

Qu, J., Lou, T., Wang, Y., Dong, Y., & Xing, H. (2015). Determination of catechol by a novel laccase biosensor based on zinc-oxide sol-gel. *Analytical Letters*, *48*(12), 1842–1853.

Rinzler, A. G., Liu, J., Dai, H., Nikolaev, P., Huffman, C. B., Rodriguez-Macías, F. J., Boul, P. J., Lu, A. H., Heymann, D., Colbert, D. T., Lee, R. S., Fischer, J. E., Rao, A. M., Eklund, P. C., & Smalley, R. E. (1998). Largescale purification of single-wall carbon nanotubes: Process, product, and characterization. *Applied Physics A: Materials Science and Processing*, *67*(1), 29–37.

Rodríguez-Delgado, M. M., Alemán-Nava, G. S., Rodríguez-Delgado, J. M., Dieck-Assad,

G., Martínez-Chapa, S. O., Barcelo Trends in Analytical Chemistrý, D., & Parra, R. (2015). *Laccase-based biosensors for detection of phenolic compounds. TrAC*, *74*, 21–45.

Romero-Arcos, M., Garnica-Romo, M. G., & Martínez – Flores, H. E. (2016). Electrochemical study and charac terization of an amperometric biosensor based on the immobilization of laccase in a nanostructure of TiO_2 synthesized by the sol-gel method. *Materials*, *9*(7), 8–13.

Sadeghi, S., Fooladi, E., & Malekaneh, M. (2015). A new amperometric biosensor based on Fe_3O_4/polyaniline/laccase/chitosan biocomposite-modified carbon paste electrode for determination of catechol in tea leaves. *Applied Biochemistry and Biotechnology*, *175*(3), 1603–1616.

Saito, R., Fujita, M., Dresselhaus, G., & Dresselhaus, M. S. (1992). Electronic structure of chiral graphene tubules. *Applied Physics Letters*, *60*(18), 2204–2206.

Santos, F. J., Galceran, M. T., & Sarrion, M. N. (2002). Determination of chlorophenols by solid-phase microextraction and liquid chromatography with electrochemical detection. *Journal of Chromatography. A*, *947*, 155–165.

Sarika, C., Rekha, K., & Narasimha Murthy, B. (2015). Studies on enhancing operational stability of a reusable laccase-based biosensor probe for detection of ortho-substituted phenolic derivatives. *3 Biotech*, *5*(6), 911–924.

Sarika, C., Rekha, K., & Narasimha Murthy, B. (2016). Immobilized laccase–based biosensor for the detection of disubstituted methyl and methoxy phenols application of box behnken design with response surface meth odology for modeling and optimization of performance parameters. artificial cells. *Nanomedicine and Biotechnology*, *44*(7), 1741–1752.

Sarika, C., Shivakumar, M. S., Shivakumara, C., Krishnamurthy, G., Narasimha Murthy, B., & Lekshmi, I. C. (2017). A novel amperometric catechol biosensor based on α-Fe_2O_3 nanocrystals-modified carbon paste elec trode. Artificial Cells. *Nanomedicine and Biotechnology*, *45*(3), 625–634.

Saxena, S., & Srivastava, A. K. (2020). Carbon nanotube – based sensors and their application. *In Nano-Optics*, 265–291.

Schroeder, V., Savagatrup, S., He, M., Lin, S., & Swager, T. M. (2019). Carbon nanotube chemical sensors. *Chemical Reviews*, *119*(1), 599–663.

Sheldon, R. A., Basso, A., & Brady, D. (2021). New frontiers in enzyme immobilisation: Robust biocatalysts for a circular bio-based economy. *Chemical Society reviews*, *50*(10), 5850–5862.

Shokri, Z., Seidi, F., Karami, S., Li, C., Saeb, M. R., & Xiao, H. (2021). Laccase immobilization onto natural polysaccharides for biosensing and biodegradation. *Carbohydrate Polymers*, *262*(February). 117963.

Silva, T. R., & Vieira, I. C. (2016). A biosensor based on gold nanoparticles stabilized in poly(allylamine hydro chloride) and decorated with laccase for determination of dopamine. *Analyst*, *141*(1), 216-224.

Sirisha, V. L., Jain, A., & Jain, A. (2016). Enzyme immobilization: an overview on methods, support material, and applications of immobilized enzymes, . (1st ed., pp. 179 211). *Advances in Food and Nutrition Research*, (Vol. 79, pp. 179-211).

Solomon, E. I., Heppner, D. E., Johnston, E. M., Ginsbach, J. W., Cirera, J., Qayyum, M., Kieber-Emmons, M. T., Kjaergaard, C. H., Hadt, R. G., & Tian, L. (2014). Copper active sites in biology. *Chemical Reviews*, *114*(7), 3659-3853.

Songulashvili, G., Jimenéz-Tobón, G. A., Jaspers, C., & Penninckx, M. J. (2012). Immobilized laccase of Cerrena unicolor for elimination of endocrine disruptor micropollutants. *Fungal Biology*, *116*(8), 883-889.

Soylemez, S., Bekmezci, S. A., Goker, S., & Toppare, L. (2019). Fabrication of a novel polymeric scaffold for amperometric laccase biosensor. *Journal of Polymer Science Part A: Polymer Chemistry*, *57*(23), 2333-2339.

Speranza, G. (2021). Carbon nanomaterials: synthesis, functionalization and sensing applications. *Nanomaterials*, *11* (4). Available from https://doi. org/10. 3390/nano11040967.

Stankovich, S., Dikin, D. A., Piner, R. D., Kohlhaas, K. A., Kleinhammes, A., Jia, Y., Wu, Y., Nguyen, S. B. T., & Ruoff, R. S. (2007). Synthesis of graphene-based nanosheets via chemical reduction of exfoliated graphite oxide. *Carbon*, *45*(7), 1558-1565.

Sun, Z., Yan, Z., Yao, J., Beitler, E., Zhu, Y., & Tour, J. M. (2010). Growth of graphene from solid carbon sources. *Nature*, *468*(7323), 549-552.

Suzuki, D., & Shoji, R. (2020). Toxicological effects of chlorophenols to green algae observed at various pH and concentration of humic acid. *Journal of Hazardous Materials*, *400*(June). 123079.

Suárez, S., Carballa, M., Omil, F., & Lema, J. M. (2008). How are pharmaceutical and personal care products (PPCPs) removed from urban wastewaters? *Reviews in Environmental Science and Biotechnology*, 7(2), 125-138.

Szabó, T., Berkesi, O., Forgó, P., Josepovits, K., Sanakis, Y., Petridis, D., & Dékány, I. (2006). Evolution of surface functional groups in a series of progressively oxidized graphite oxides. *Chemistry of Materials*, *18*(11), 2740-2749.

Tamer, T., Omer, A., & Hassan, M. (2016). Methods of enzyme Immobilization. *International Journal of Current Pharmaceutical Review and Research*, 7(6), 385-392.

Thess, A., Lee, R., Nikolaev, P., Dai, H., Petit, P., Robert, J., Xu, C., Lee, Y. H., Kim, S. G., Rinzler, A. G., Colbert, D. T., Scuseria, G. E., Tomanek, D., Fischer, J. E., & Smalley, R. E. (1996). Crystalline ropes of metallic carbon nanotubes. *Science*, *273*(5274), 483-487.

Thomaz, D. V., de Oliveira, M. T., Lobón, G. S., da Cunha, C. E. P., Machado, F. B., Moreno, E. K. G., (2018). Development of Laccase-TiO_2@ carbon paste biosensor for voltammetric determination of paracetamol. *International Journal of Electrochemical Science*, *13*(11), 10884-10893.

Thévenot, D. R., Toth, K., Durst, R. A., & Wilson, G. S. (2001). Electrochemical biosensors: recommended definitions and classification. *Biosensors and Bioelectronics*, *16*(1 2), 121-131.

Touahar, I. E., Haroune, L., Ba, S., Bellenger, J. P., & Cabana, H. (2014). Characterization of combined cross-linked enzyme aggregates from laccase, versatile peroxidase and glucose oxidase, and their utilization for the elimination of pharmaceuticals. *Science of the Total Environment*, *481*(1), 90-99.

Verrastro, M., Cicco, N., Crispo, F., Morone, A., Dinescu, M., Dumitru, M., Favati, F., & Centonze, D. (2016). Amperometric biosensor based on laccase immobilized onto a screen-printed electrode by matrix assisted pulsed laser evaporation. *Talanta*, *154*, 438-445.

Voběrková, S., Solčány, V., Vršanská, M., & Adam, V. (2018). Immobilization of ligninolytic enzymes from whiterot fungi in cross-linked aggregates. *Chemosphere*, *202*, 694-707.

Wang, A., Ding, Y., Li, L., Duan, D., Mei, Q., Zhuang, Q., Cui, S., & He, X. (2019). A novel electrochemical enzyme biosensor for detection of 17β-estradiol by mediated electron-transfer system. *Talanta*, *192*(September 2018), 478-485.

Wang, J. (2002). Real-time electrochemical monitoring: Toward green analytical chemistry. *Accounts of Chemical Research*, *35*(9), 811-816.

Wang, Y., Qu, J., Li, S., & Qu, J. (2016). Catechol biosensor based on ZnS:Ni/ZnS quantums dots and laccase modified glassy carbon electrode. *Journal of Nanoscience and Nanotechnology*, *16*(8), 8302-8307.

Wu, Y., Zhao, X., Shang, Y., Chang, S., Dai, L., & Cao, A. (2021). Application-driven carbon nanotube functional materials. *ACS Nano*, *15*(5), 7946-7974.

Xia, X. H., Jia, Z. J., Yu, Y., Liang, Y., Wang, Z., & Ma, L. L. (2007). Preparation of multi-walled carbon nanotube supported TiO_2 and its photocatalytic activity in the reduction of CO_2 with H_2O. *Carbon*, *45*(4), 717-721.

Xu, R., Cui, J., Tang, R., Li, F., & Zhang, B. (2017). Removal of 2,4,6-trichlorophenol by laccase immobilized on nano-copper incorporated electrospun fibrous membrane-high efficiency, stability and reusability. *Chemical Engineering Journal*, *326*, 647-655.

Xu, R., Zhou, Q., Li, F., & Zhang, B. (2013). Laccase immobilization on chitosan/poly (vinyl alcohol) composite nanofibrous membranes for 2,4-dichlorophenol removal. *Chemical Engineering Journal*, *222*, 321-329.

Yang, J., Li, D., Fu, J., Huang, F., & Wei, Q. (2016). TiO_2-CuCNFs based laccase biosensor for enhanced electrocatalysis in hydroquinone detection. *Journal of*

Electroanalytical Chemistry, *766*, 16–23.

Yang, K., Zhao, Y., Ji, M., Li, Z., Zhai, S., Zhou, X., Wang, Q., Wang, C., & Liang, B. (2021). Challenges and opportunities for the biodegradation of chlorophenols: Aerobic, anaerobic and bioelectrochemical processes. *Water Research*, *193*.

Yang, Y., Ok, Y. S., Kim, K. H., Kwon, E. E., & Tsang, Y. F. (2017). Occurrences and removal of pharmaceuticals and personal care products (PPCPs) in drinking water and water/sewage treatment plants: A review. *Science of the Total Environment*, *596–597*, 303–320.

Yang, Y., Zeng, H., Zhang, Q., Bai, X., Liu, C., & Zhang, Y. H. (2016). Direct electron transfer and sensing performance for catechin of nano-gold particles-polymer nano-composite with immobilized Laccase. *Chemical Physics Letters*, *658*, 259–269.

Zahirinejad, S., Hemmati, R., Homaei, A., Dinari, A., Hosseinkhani, S., Mohammadi, S., & Vianello, F. (2021). Nano-organic supports for enzyme immobilization: scopes and perspectives. *Colloids and Surfaces B: Biointerfaces*, *204*(April). 111774.

Zdarta, J., Nguyen, L. N., Jankowska, K., Jesionowski, T., & Nghiem, L. D. (2021). A contemporary review of enzymatic applications in the remediation of emerging estrogenic compounds. *Critical Reviews in Environmental Science and Technology*, *0*(*0*), 1–30. Available from https://doi.org/10.1080/10643389.2021.1889283.

Zerva, A., Simic, S., Topakas, E., & Nikodinovic-Runic, J. (2019). Applications of microbial laccases: Patent review of the past decade (2009 2019). *Catalysts*, *9*(12), 1–26.

Zhang, D., Deng, M., Cao, H., Zhang, S., & Zhao, H. (2017). Laccase immobilized on magnetic nanoparticles by dopamine polymerization for 4-chlorophenol removal. *Green Energy and Environment*, *2*(*4*), 393–400.

Zhang, K., Yang, W., Liu, Y., Zhang, K., Chen, Y., & Yin, X. (2020). Laccase immobilized on chitosan-coated Fe_3O_4 nanoparticles as reusable biocatalyst for degradation of chlorophenol. *Journal of Molecular Structure*, *1220*. Available from https://doi.org/10.1016/j.molstruc.2020.128769.

Zhang, Y., Lv, Z., Zhou, J., Fang, Y., Wu, H., Xin, F., Zhang, W., Ma, J., Xu, N., He, A., Dong, W., & Jiang, M. (2019). Amperometric biosensors based on recombinant bacterial laccase CotA for hydroquinone determination. *Electroanalysis*, *32*(1), 142–148.

Zhang, Yan, Lin, D. F., Hao, J., Zhao, Z. H., & Zhang, Y. J. (2020). The crucial role of bacterial laccases in the bioremediation of petroleum hydrocarbons. *World Journal of Microbiology and Biotechnology*, *36*(8), 1–10.

Zhang, Yu, Piao, M., He, L., Yao, L., Piao, T., Liu, Z., & Piao, Y. (2020). Immobilization of laccase on magnetically separable biochar for highly efficient removal of bisphenol A in water. *RSC Advances*, *10*(8), 4795–4804.

Zhang, Z., Liu, J., Fan, J., Wang, Z., & Li, L. (2018). Detection of catechol using an electrochemical biosensor based on engineered Escherichia coli cells that surface-display laccase. *Analytica Chimica Acta*, *1009*, 65–72.

Zheng, Y., Wang, D., Li, Z., Sun, X., Gao, T., & Zhou, G. (2018). Laccase biosensor fabricated on flower shaped yolk shell SiO_2 nanospheres for catechol detection. *Colloids and Surfaces A: Physicochemical and Engineering Aspects*, *538*(August 2017), 202–209.

Zhou, W., Zhang, W., & Cai, Y. (2021). Laccase immobilization for water purification: a comprehensive review. *Chemical Engineering Journal*, *403* (April 2020). Available from https://doi.org/10.1016/j.cej.2020.126272, 126272.

Zhou, Y., Fang, Y., & Ramasamy, R. P. (2019). Non-covalent functionalization of carbon nanotubes for electro chemical biosensor development. *Sensors*, *19*(2).

Zrinski, I., Pungjunun, K., Martinez, S., Zavašnik, J., Stanković, D., Kalcher, K., & Mehmeti, E. (2020). Evaluation of phenolic antioxidant capacity in beverages based on laccase immobilized on screen-printed carbon electrode modified with graphene nanoplatelets and gold nanoparticles. *Microchemical Journal*, *152*(August 2019). 104282.

第4部分　化学毒剂对环境的影响及修复

第 15 章　有机化合物用于接触化学毒剂治疗的药物

Anirudh Pratap Singh Raman[①②], Madhur Babu Singh[①②], Vinod Kumar[③]
Kamlesh Kumari[④], Pallavi Jain[②], Prashant Singh[①]

15.1　前　　言

化学毒剂(clemical warfare,CW)制是人类制造的高度危险/有害的化学物质,可能作为气溶胶或液体、气体和药剂分散。这些化学毒剂对人类致命。许多有害物质在环境中的危害是已知的,只有少数取决于扩散后的作用速度、持久性和毒性,它们受不同于爆炸性化学物质的限制(Zhang et al. ,2014; Candel et al. ,2011; Mishra et al. ,2012)。《禁止化学武器公约》将化学武器定义为危险物质及其前体,以及设计用来与这些武器直接结合使用的设备。从中世纪以来,人们就已经知道利用从植物提取物中提取的危险化合物来制造毒素。在希腊文学中描述。列奥纳多·达·芬奇(1452—1519)提到了硫酸、乳香、柳树煮木炭、樟脑、硝石和埃塞俄比亚羊毛的配方。他还提出了在敌舰上投掷由砷、绿藻(铜盐)组成的毒药,以及浸泡在水中的细布,以保护友军士兵。这就是保护面具的想法是如何产生的。现代毒剂的诞生是在第一次世界大战中引入的,这被称为"化学家的战争"。1915 年 4 月 22 日,德国人在比利时的伊普里斯发动了氯气的袭击。硫磺、磷气和刘易斯特等致命物质在一战中造成 1.5 万人死亡和 120 万人伤亡。德国人于 1917 年 7 月 12 日第一次在法国的战争中使用了芥子气(H. S.)。它看起来很像机油,不挥发,并在物体上停留较长的时间。与其他有毒气体不同,芥子气需要对野外的人类和动物提供全身防护。在战争期间,研究人员的主要重点是发明新的毒剂。Soman(甲基氟膦酸噘那酯)($C_7H_{16}FO_2P$)是德国在 1944 年发明的(Chauhan et al. ,2008; Mott & Rez,2012;Balszuweit et al. ,2013; Jenner & Graham, 2013)。这个词可能来自拉丁语"猛击",或者来自希腊语动词"睡觉"。它最初是由理查德·库恩博士在德国实验室工作时发明的。最大的一次袭击是使用神经性毒剂造成超过 5 000 人伤亡。因此,即使是一小群人也可以在没有任何警告的情况下利用连续波造成大而广泛的人类痛苦。目前,化学恐怖主义是对全球人类安全的严重威胁。因此,为了限制化学毒剂的滥用,建立了政府间的"禁止化学武器组织(Organisation for the Prohibition of Chemical Weapons,OPCW)"。考虑到先进的技术和药物治疗,了解常见毒剂的毒性作用

① 印度,德里市,德里大学,达摩学院,化学系。
② 印度,加兹亚巴德,SRM 科学技术学院,工程技术学院,化学系。
③ 印度,德里市,贾瓦哈拉尔尼赫鲁大学,SNCS。
④ 印度,德里市,德里大学,动物系。

和治疗策略至关重要。本章介绍医疗产品在毒剂暴露的治疗中的应用(Kuča & Pohanka, 2010; Wang et al. ,2018; Gupta & il Lee, 2017; Kim et al. ,2017)。

15.2 化学毒剂的分类

化学毒剂根据它们具有独特的性质而划分不同的分类,并根据其生理、物理化学和化学特性属于不同的化合物。根据挥发性,它们被区分为持久性和非持久性,如氰化氢(氰化氢)、氯,而挥发性较强的是非持久性制剂,而挥发性较低的如芥子气是持久性制剂。一般来说,分类是基于对人类产生的生理效应。(Khan et al. ,2018; Neelam et al. ,2014; Kaur & Kaur, 2017; So et al. ,2016). 因此,化学毒剂的分类如图 15.1 所示。

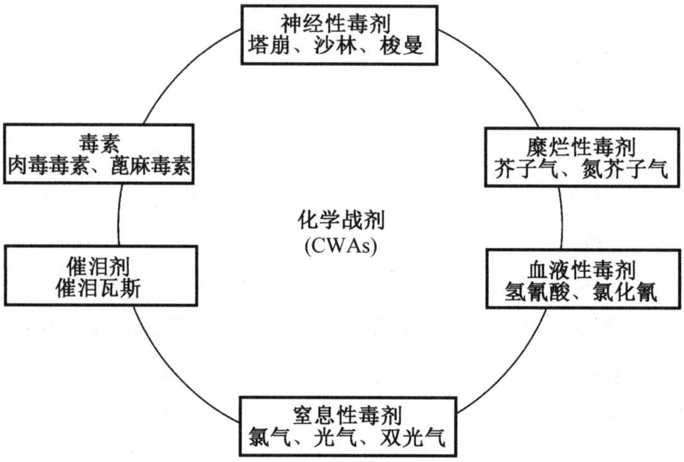

图 15.1 各类化学毒剂示意图

15.3 神经性毒剂

神经性毒剂,主要由膦酸衍生的酰胺或酯类有机化学物质组成,解剖学上与有机磷杀虫剂组成。它们被分为以下四个类别:

(1)G 类包括塔崩和 GA(N、N-二甲基磷酸基氰酸乙酯)、沙林和 GB(甲基氟膦酸异丙基),如图 15.2 所示;

(2)V 类:V 表示 VX 如 V、VM 和 VG 等毒剂;

(3)GV 系列具有 G 和 V 系列的特征,包括 GV(2-二甲氨基乙基-(二甲氨基)-氟膦酸酯);

(4)诺维乔克化合物如诺维乔克-5、A-230 和 A-234。这些化合物首先是由俄罗斯的米尔扎亚诺夫博士开发的(Black,2016)。

A 类毒剂属于磷酸化肟类,其制备可分为三个步骤。前两步将推动与三氯化磷与合适的二醇反应的合成,然后用亲核氟取代氯原子。得到的 2-氟-1,3,2-二氧磷酰烷与二氯(氟)

硝基聚烷快速反应,二氯硝基聚烷是一种与氯吡啉或三氟硝基甲烷结构相同的窒息剂。Allen 讨论了一个由磷酸盐和三卤代硝基烷烃反应生成磷酸盐肟的机理,如图 15.3 所示(Nepovimova & Kuča, 2018; Darvish Ganji et al. ,2014; Sayago et al. ,2016; Yang et al. ,2012)。

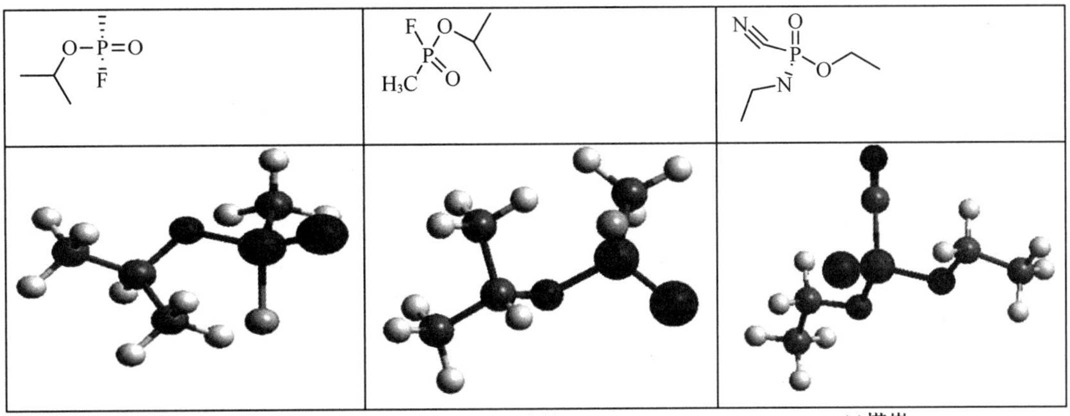

(a)梭曼　　(b)沙林　　(c)塔崩

图 15.2　G 类化合物的结构

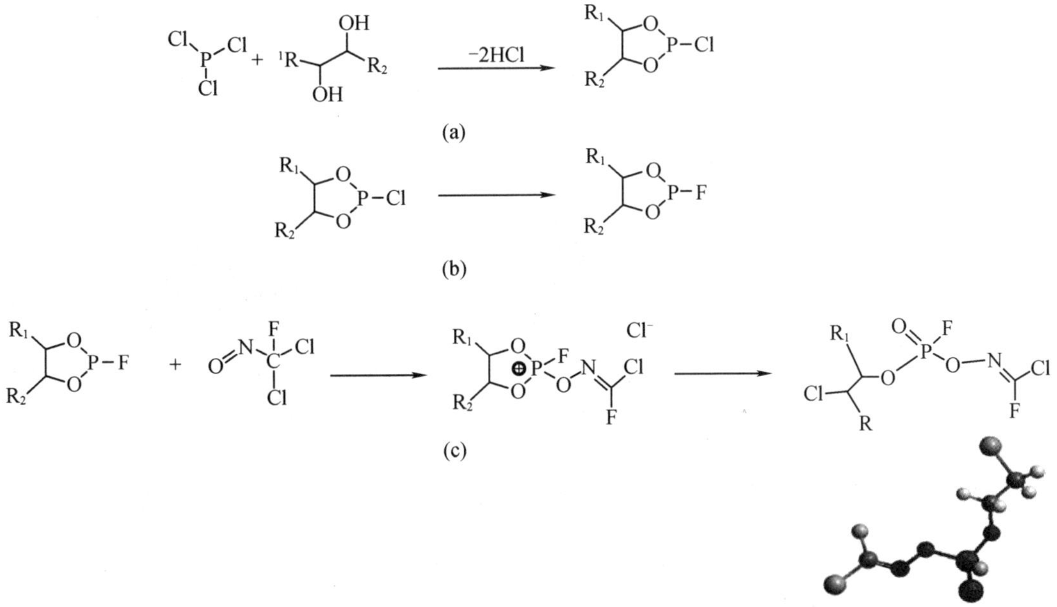

图 15.3　磷解肟合成的步骤

15.3.1　乙酰胆碱酯酶抑制剂

神经性毒剂的毒性主要抑制乙酰胆碱酯酶(acetylcholinesterase,AChE)。乙酰胆碱酯酶包括两个催化位点:“酯化”位点和“阴离子”位点。化合物与神经毒气上的磷基团结合,并将其远离酶酯位点的乙酰胆碱酯酶。这恢复了酶的酶的位置,并使神经性毒剂不活跃,如

图 15.4 所示。这些化学物质抑制乙酰胆碱酯酶的活性,导致乙酰胆碱(acetylcholine,ACh)水平升高,导致严重的胆碱能综合征、毒蕈碱和中枢神经系统(nervous system,CNS)体征和症状(Moshiri et al.,2012)。神经性毒剂,与乙酰胆碱酯酶相连在老化过程中由于水解而逐渐失去一个烷基链,增加了酶神经性毒剂复合物的稳定性。虽然像季铵肟家族这样的活化剂可以在体内恢复未老化的乙酰胆碱酯酶,但目前还没有重新激活老化乙酰胆碱酯酶的机制;因此,胆碱能功能的恢复主要依赖于新酶的产生。抗胆碱酯酶或乙酰胆碱酯酶抑制剂阻止乙酰胆碱酶和血浆胆碱酯酶分解乙酰胆碱,增加神经递质的数量和持续时间。红细胞胆碱酯酶证实神经制剂暴露,并作为神经性毒剂的敏感指标。有机磷诱导的迟发性多发性神经病变是由有机磷酯引起的罕见毒性(Wu et al.,2014; Wilhelm, n. d)。

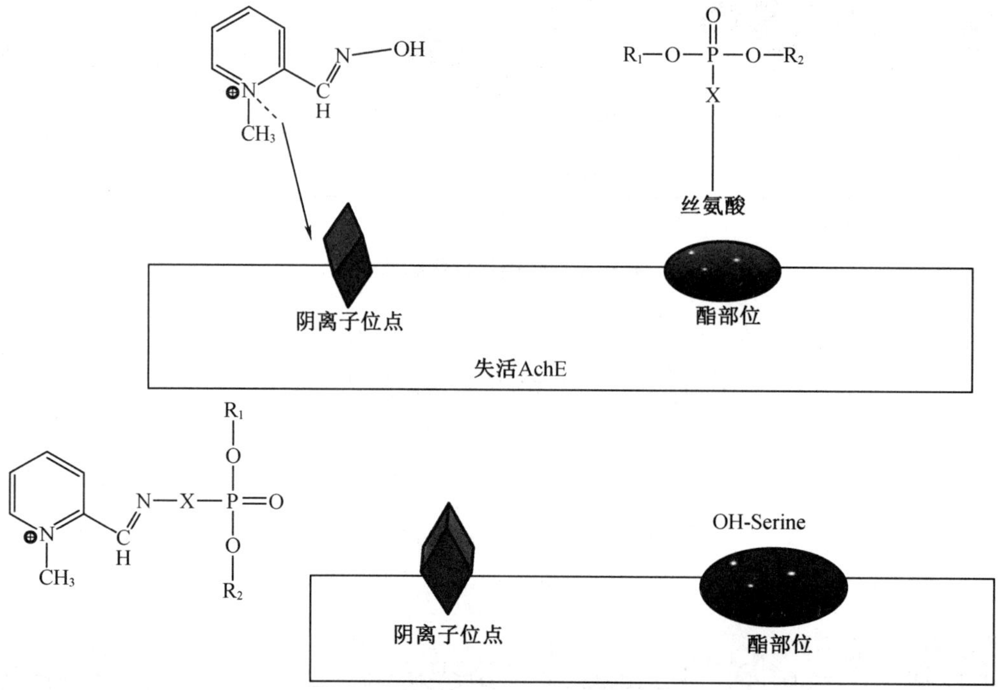

图 15.4　普利度肟对乙酰胆碱酯酶的作用机制

15.3.2　物理性质

在室温下,神经性毒剂主要是液体,具有高水溶性、分子量和低挥发性。沙林的蒸汽压挥发性最大,通过呼吸和透皮方式快速吸收。中枢神经系统逐渐发生穿孔。V 类毒剂继续在环境中持续存在。神经制剂暴露于光和水中,其持久性取决于密度和稳定性(Chai et al.,2017)。

15.3.3　毒性和潜伏期

潜伏期是神经性毒剂暴露与临床效果之间的时间间隔,由吸附和扩散特性、物质的剂量和途径决定。吸入毒性在 30~50 s 逐渐发展;然而,临床的严重程度取决于蒸汽浓度和暴露时间。它很容易进入呼吸和真皮系统并扩散。这些药物通过胃黏膜的吸收被证明是一个有自杀倾向的病例。大多数药剂以非活性形式存在，但通过生物转化过程，它通过硫醚等杂基团（如二硫酚）的氧化而转化为活性形式。转化后，这些化合物可以反应并阻碍乙酰胆碱酯酶，导致胆碱能危机。潜伏期受到温度、剂量和解剖区域的影响（快速吸附发生在真皮层较薄的地方，如眼睑和鼻子）。

15.3.4　药理特性

神经性毒剂影响循环、呼吸、代谢和胃肠道系统以及中枢和外周神经系统。抑制乙酰胆碱酯酶的药物可能直接引起胆碱能效应。因为这些药物不与受体结合，它们既不是激动剂也不是拮抗剂。相反，它们提高了所有胆碱能突触中乙酰胆碱的水平，而神经递质的作用则归因于它。它们还通过直接与谷氨酸 n-甲基-d-天冬氨酸、烟碱和心脏毒蕈碱受体结合来抑制 γ-氨基丁酸（GABA）的神经传递。（Black，2008；Picard et al.，2019；Sidell，2003；Zhu et al.，2014）.

15.3.5　临床表现

胆碱能毒性综合征或毒物中毒是神经性毒剂中毒的典型例子。支气管收缩和心动过缓、腹泻、缩小、排尿、支气管漏、呕吐、流分泌和流泪被描述为毒蕈碱特征，称为哑记忆。东京沙林袭击后，中毒的主要指标是发生有丝分裂（>90%）. 当患者暴露于心动过缓或心动过速时，心率是一个不可靠的体征，在有机磷中毒后出现了三期临床综合征。在人类中，神经性毒剂中毒持续 12 天，初级胆碱能阶段发生，而没有中间阶段。去极化的神经肌肉阻滞与之相关（由于突触内 ACh 的延长和高浓度）。用于量化有机磷中毒严重程度的排名系统，如有机磷量表，尚未得到神经性毒剂及其严重程度的证实（Zilker，2005）。

15.3.6　治疗

治疗的重点主要是提供支持。治疗急性神经性毒剂暴露的基础是气道控制、呼吸辅助、心脏监测、洗消和解毒剂给药。自我防护是所有医护人员都需要的，因为皮肤暴露是毒性的主要来源。神经性毒剂引起的最常见的死亡原因是瘫痪引起的呼吸衰竭，因此需要严格控制气道，在危急情况下必要时进行机械通气。非去极化神经肌肉阻断药物延长瘫痪，在乙酰胆碱酯酶不可逆失活后，氨基甲酸酯逆转是无效的。琥珀酰胆碱引起长时间的瘫痪，因为丁酰胆碱酯酶是犹豫的。氯胺酮应谨慎使用，因为它会增加口咽部的分泌。（McGarry et al.，2020；Munro et al.，n. d.，1999）.

15.3.6.1　吡斯的明

高竞争氨基甲酸酯酯拮抗剂的建议剂量为 30 mg/kg IV，菌株为 8 mg/kg h，持续 24~48 h，以多种方式提供帮助，包括作为解毒剂增强剂和提高神经性毒剂的耐久性。AChE 结合位点的氨甲酰化产生了一个暂时失活的乙酰胆碱酯酶池。当与普利多肟和阿托品联合使用时，连续的分离可使乙酰胆碱酯酶恢复活力，降低胆碱能危机的风险。虽然外周效应有限，但它不能穿透血脑屏障或阻碍中枢神经系统的症状。预处理改变了神经肌肉阻滞剂的药效学，需要更少的琥珀胆碱（I期阻滞）和更多的非去极化弛缓剂来实现无反应性。（Lang et al.，2018）。

15.3.6.2 阿托品

阿托品的结构如图15.5所示，导致过量乙酰胆碱的肌肉和毒蕈碱作用，但对烟碱受体影响不大，因此瘫痪没有改善。阿托平化需要每35 min给药2 mg。耐药性心动过缓输注剂量相当可观（伊朗/伊拉克战争期间120 mg/h）；然而，每24 h仅使用一次。干燥肺分泌物，纠正心动过缓是阿托品化（抗霉菌作用）的治疗目标。如心动过速、瞳孔反应和肤色等指标是无效的。0.5%托吡卡胺溶液用于治疗眼痛和缩小。可以使用含有阿托品或霍马托品的眼用溶液，尽管它们会加重视力损害（Wigenstam et al.，2021）。

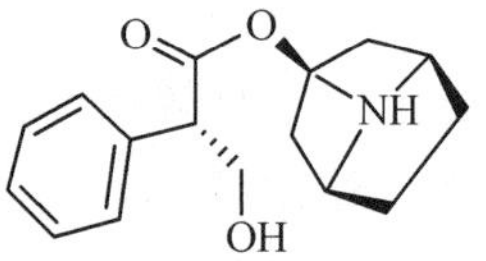

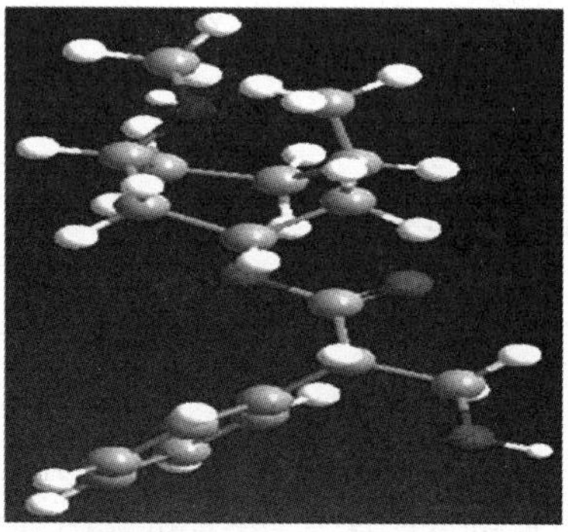

图15.5 阿托品的结构

15.3.6.3 吡啶肟

吡啶肟是单吡啶组的成员，吡啶肟（图15.6）通过与其活性位点竞争性协同再生乙酰胆碱酯酶，从而恢复尼古丁受体功能障碍，减轻瘫痪。在共价键变得不可修复之前，早期给药会破坏神经性毒剂和酶之间的结合（老化）。肟可以解毒未结合的神经性毒剂，同时也可以作为一种远端抗胆碱能剂（Geoghegan & Tong，2006）。静脉注射普拉多肟（1 530 mg/kg），并逐渐减少副作用（心动过速、肌肉僵硬、喉痉挛）。它在肾脏释放，维持治疗浓度4 mg 500 mg/h。在症状消退后，继续进行肟治疗24 h（Geoghegan & Tong，2006）。

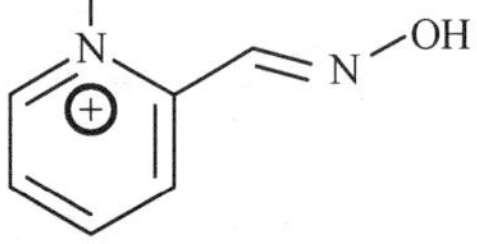

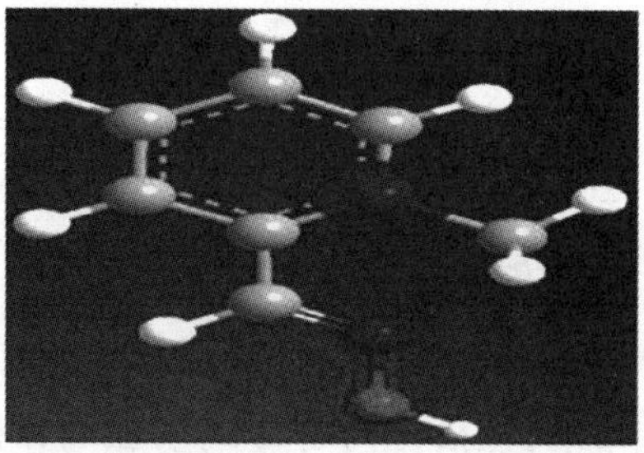

图15.6 普吡啶肟的结构

15.3.6.4 安定

如果中毒的人因神经毒物而抽搐或肌肉痉挛,应给予安定。即使在这些问题出现之前,在严重中毒时也应该考虑使用安定进行治疗。安定(图 15.7)可用于治疗曾接触过神经性毒剂的患者的抗焦虑药物。用于治疗中重度中毒,给予 25mg(10mg),避免惊厥,限制随后的脑损伤(Shea,2013)。

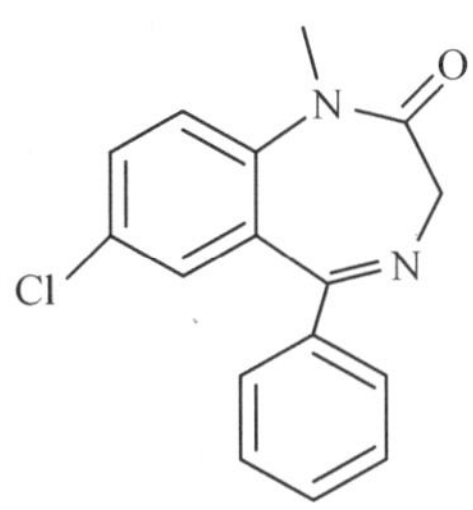

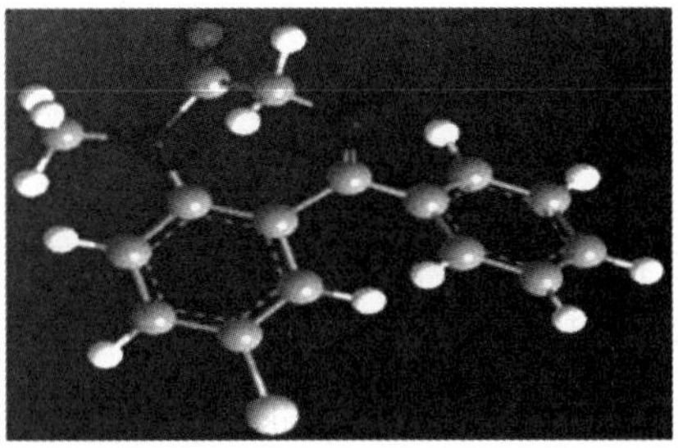

图 15.7 安定的结构

15.3.7 新治疗

可乐定被用于治疗中枢神经系统的胆碱能症状,镁减少乙酰胆碱的突触前释放。研究表明,黑格多恩肟具有抗烟碱和抗毒蕈碱的作用,并提高了重新激活衰老的乙酰胆碱的能力。此外,抗神经性毒剂对人类单克隆抗体的作用也在研究中,因为它们清除神经性毒剂并阻止它们与乙酰胆碱酯酶结合。

15.4 糜烂性毒剂

糜烂性毒剂也被称为起疱剂,主要是为了伤害而不是杀死人。然而,在某些情况下,他们的暴露可能是灾难性的(表 15.1)。水泡剂是指在与皮肤接触时诱发水泡或囊泡形成的物质(Khan et al.,2018)。如芥子气或路易氏剂;然而,它们的危害比神经性毒剂要小,但却能产生显著的影响。有三种类型的糜烂性毒剂剂:芥子气、砷类和荨麻疹剂,它们可以以烟雾和液体的形式使用(Neelam et al.,2014)。糜烂性毒剂是一种能引起炎症、水泡和正常组织破坏的物质,并被人体的各个部位吸收,包括眼睛、黏膜、肺、皮肤和造血器官。此外,毒剂的浓度和皮肤接触时间与水泡烧伤的严重程度直接相关。在任何疼痛或症状出现之前,此时细胞损伤已经发生,一些囊泡剂的作用可以在 2~24 h 被延迟(Kaur & Kaur,2017)。

表 15.1 糜烂性毒剂的分类(Nepovimova & Kuca,2018)

序号	糜烂性毒剂		化学名称
1	芥子气	芥子气	2,2-二氯乙硫醚

表 15.1(续)

序号	糜烂性毒剂		化学名称
2	氮芥子气	HN-1 HN-2 HN-3	2,2-二氯三乙基胺 2,2-二氯 N-甲基二乙胺 2,2-三氯三乙基胺
3	肟	光气肟	二氯苯肟
4	砷	路易氏剂 (PD)	二氯苯砷
5	其它	半芥子气 (Q)	1,2-二(2-氯乙硫)乙烷

此外,糜烂性毒剂可以增稠,污染船舶、地形、飞机、车辆或设备造成持续伤害。芥子气的治疗类似于烧伤,因为目前还没有特别的解毒剂。如果眼睑粘稠,应该用清水清洗,并可以涂上凡士林。每天注射 3~4 次,滴一滴 1%的阿托品溶液,可提供更多的舒适性,而注射环丙沙星滴眼液可治愈继发性感染。在使用富勒土对皮肤区域进行消毒后,必须将帧素或聚维酮碘软膏应用于芥子水泡。为了缓解瘙痒和疼痛,患者可使用全身镇痛药和抗组胺药。吸入暴露引起咽炎,可通过碱性漱口溶液缓解。可待因也可能有助于缓解持续咳嗽症状(So et al. ,2016)。

与芥子气不同,路易氏剂中毒可以通过服用英国抗 Lewisite(BAL)(化学名称:2,3-二巯基丙醇)来治疗/治愈。路易氏剂属于水泡类型,因为它在接触时导致皮肤和黏膜的水泡。它的纯形式呈油色色,不纯形式呈琥珀色黑色,是厌氧糖酵解的有效抑制剂。用 BAL 可以逆转厌氧糖酵解的作用。如果眼睛或皮肤中毒,必须立即涂抹 BAL 软膏。该处理的替代方法近似于芥子气。如果中毒非常极端或严重,应系统地给予 BAL。BAL 油(10%溶液)必须通过深度肌肉注射 4 次(0、4、8 和 12 h)。BAL 是有毒的,并存在副作用,新的解砷毒剂毒性更小,如 2,3-二巯基-1-丙磺酸(DMPS)、中二巯基琥珀酸和二,3-二硫代赤藓糖醇正在研究中(Black,2016)。

15.4.1 系统性

高剂量暴露时发生系统性骨髓抑制,随后是多态性白细胞增多和疾病,如白细胞减少、血小板减少和贫血。继发性感染和骨髓衰竭是导致死亡的原因(Wormser et al. ,2002)。

15.4.2 治疗

芥子气没有特定的系统或局部解毒剂。3 mg/kg 剂量的二聚丙醇,可结合生成 3 mg/kg 剂量的水溶性分子。

15.5 全身中毒性毒剂

氰化物是全身中毒性毒剂的成分,它通过阻碍氧气通过身体组织的正常流动来干扰生理功能。这些毒剂不会影响血液,而是会中断血液成分的产生。此外,它们通过抑制线粒体中的电子转移链来影响细胞水平(Sferopoulos,2009)。它们也被称为全身中毒性毒剂,因为它们阻碍了某些酶。氯化氰(cyanogen chloride,CNCl)和氰化氢是该类的主要毒剂。氰化氢于 1872 年被瑞典化学家发现,并被用作工业化学物质。1916 年,在索姆河战役中,法国人率先用氰化氢制造炮弹。氯化氰是另一种气体,用作化学毒剂,对窒息和松弛有强大的作用。由于它具有各种工业应用,它很容易作为一种商业产品获得。该类毒剂比任何其他气体药剂更容易渗透到防毒面具的过滤器中。氰化物与细胞色素氧化酶的三价离子相互作用形成配合物,从而破坏了氧的利用。最终,死亡会死于呼吸衰竭。症状的强度取决于吸入的浓度和暴露的持续时间。低剂量氰化氢会出现头痛、呕吐、恶心、虚弱和意识混乱,而高水平氰化氢会导致呼吸疼痛、低协调运动、昏迷和呼吸衰竭导致死亡(Sharifi-Rad et al.,2019)。

15.5.1 治疗

有各种解毒剂可用于治疗氰化物。然而,关于疗效的有争议的想法是非常正常的。通常,有人建议连续使用几种解毒剂。羟钴胺素是一种在实验中得到充分证明的解毒剂,并被认为是首选。双钴是一种有效的络合解毒剂。硫代硫酸盐应与其他氰化物解毒剂,如亚硝酸银剂量可以有效地将血红蛋白转化为高铁血红蛋白并与氰化物结合。硫代硫酸盐提供硫基团,并通过形成肝罗丹酸来启动解毒速率(表 15.2)。预防措施应注意,硫代硫酸盐不应与羟钴胺素混合物一起使用(Gupta,2020)。

表 15.2 治疗全身中毒性毒剂的解毒剂总结

作用机理	解毒剂	结构		药物	
		2-D	3-D	治疗剂量	副作用
络合剂	羟钴胺素	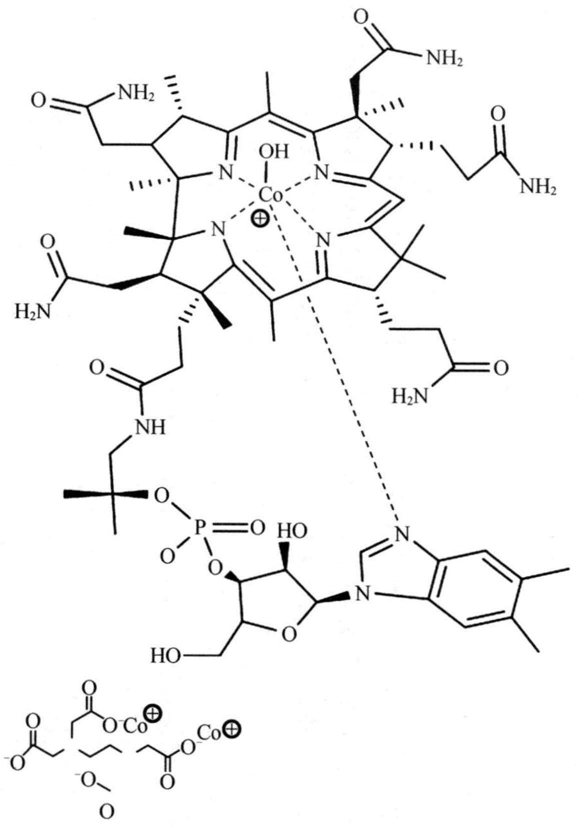		200 ml = 5 g dose (IV) over 25 to 30 min	恶心,腹泻,高血压

表 15.2(续 1)

作用机理	解毒剂	结构		药物	
		2-D	3-D	治疗剂量	副作用
络合剂	乙二胺四乙酸二钴	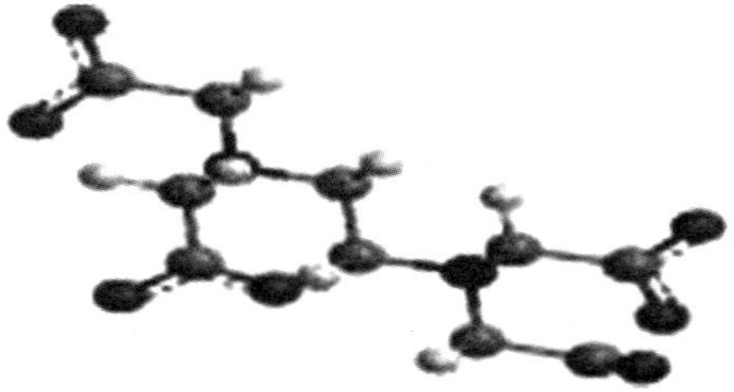		20 mL = 300 mg 静脉滴注 50 ml 高渗葡萄糖溶液	心率过速、喉水肿、荨麻疹、胸骨后疼痛
	亚硝酸戊酯	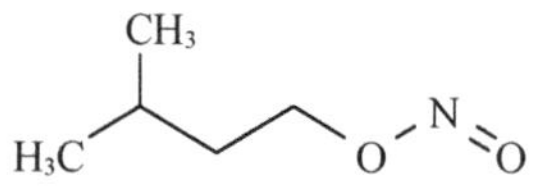	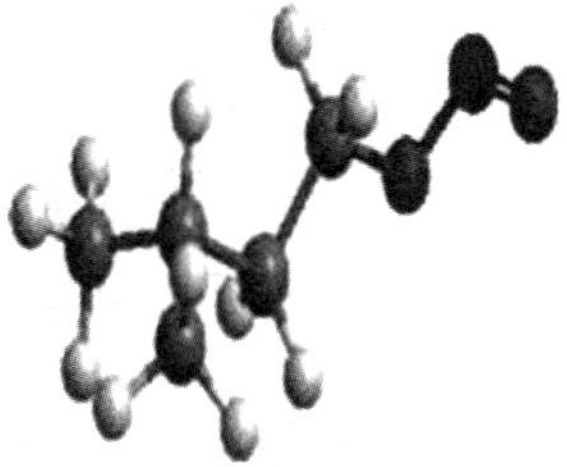	吸入一小瓶超过 0.5~3 min	呕吐、恶心、低血压、排便、低血压
	高铁血红蛋白硝酸钠	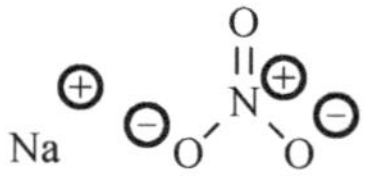	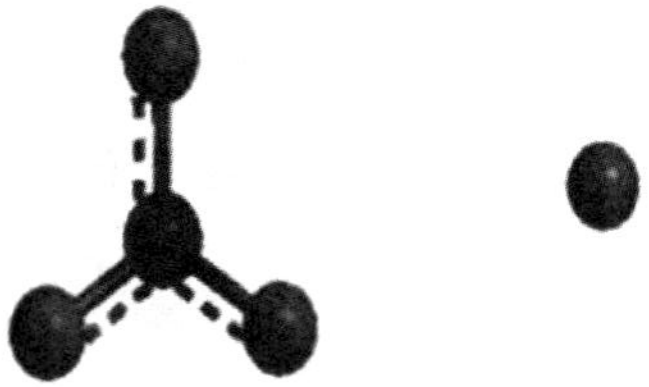	10 ml = 300 mg dose IV	焦虑、头晕、脸红

表 15.2(续 2)

作用机理	解毒剂	结构		药物	
		2-D	3-D	治疗剂量	副作用
络合剂	4-二甲基氨基苯酚盐酸盐	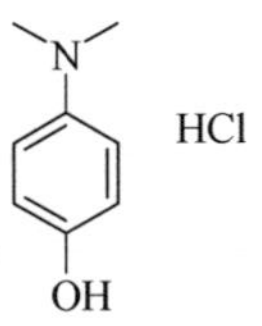	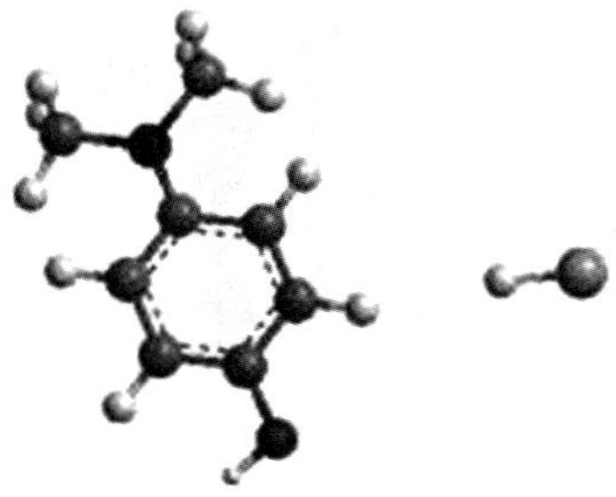	5 ml = 250 mg 一剂	过量 Met Hb
	硫氰酸转换硫代硫酸钠	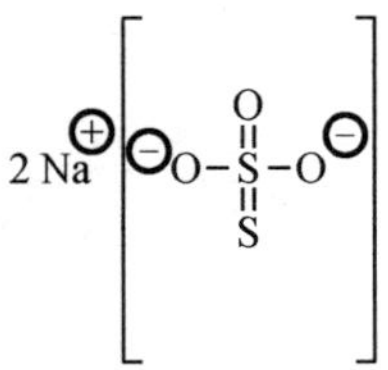	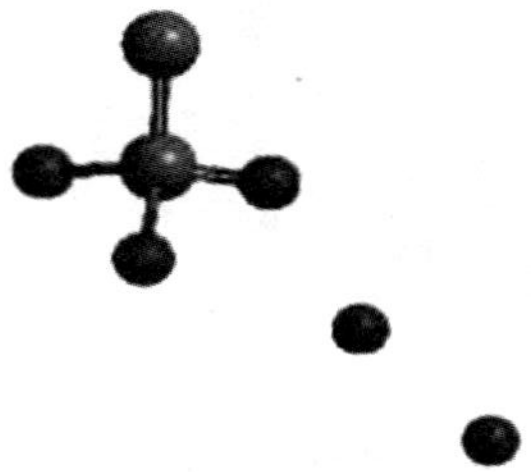	50 ml = 12.5 g 一剂	长期出血治疗、接触性皮炎、定向障碍、过敏

15.6 窒息性毒剂

第一种窒息性毒剂被广泛用于第一次世界大战,影响个人的呼吸道主要在喉咙、鼻子、肺,在极端情况下,肺膜膨胀并充满液体,导致由于缺氧而死亡。这种类型的伤亡人数被称为"旱地溺水"。氯和光在这类中最常见,一氧化氮、双光气和全氟异丁烯(perfluoroisobutylene,PFIB)也在这类中。氯气和光气比水重,一般用于工业加工过程中。控制这些化合物是相当困难的,因此可以在恐怖分子手中充当灾难性的武器。(Zellner & Eyer, 2020; Achanta & Jordt, 2021)。氯气是一种淡黄色的气体,在室温下具有酸性的性质。嗅觉阈值低于临界水平,允许进行快速暴露评估。它是一种氧化剂,与水相互作用,用来产生自由基,包括盐酸、氧和次氯酸,会导致呼吸组织的损伤。光气是一种褪色的气体,有一种类似干草的气味(Winder,2001)。虽然有毒作用发生在嗅觉极限以下,但气味给暴露的早期预警不足。光气的两个碳基具有高度的接受性,氯原子与之相连,与水缓慢相互作用产生盐酸和二氧化碳,对末端气道和肺泡-毛细血管膜造成严重的细胞损伤。然而,它只有在大量接触后才会导致死亡。在第一次世界大战中,光基因单独导致了近80%的化学暴露导致的死亡。双光气是第一次世界大战中使用的另一种毒剂,它比光气因更容易处理,而且比光气或氯气更持久。它是在顶部接枝了氯仿的光气,它可以穿透滤毒罐子。PFIB是在特氟隆过热过程中产生的副产品气体。由于其毒性更大(光气的10倍)、广泛的可用性和保护过滤器突破性,它被列为化学毒剂种中顶级有毒物质之一(Sezigen et al. ,2019;Wright et al. ,2016;Rozsypal & Kobliha,2016;Pitschmann,2014)。

15.6.1 治疗

刺激性气体产生的急性吸入性损伤没有治疗或解毒剂;直到提供支持和以症状为导向的治疗。如果最初还不知道该化学物质的确切性质,并且不能排除是否存在其他化学物质的可能性,则应将患者从有毒环境中带走,并尽早进行洗消程序。在现场的所有医务人员都必须佩戴个人防护装备。带有活性炭过滤器的防毒面具将足以接触到氯气。在气道阻塞的治疗中,1,3-二甲基黄嘌呤和前列腺素E1通过补充表面活性剂(PGE1)可用于缓解(Rozsypal & Koollha,2016)。光气中毒的唯一治疗方法是姑息治疗。治疗的主要目的是阻碍肺水肿的增加和其他缺氧相关的副作用。在三个阶段中,治疗的范围被扩大了。在接受急救时,应给予新鲜空气和保暖。治疗的结构是在暴露后尽快提供基础治疗,然后进行进一步的治疗。人工呼吸以及口服皮质醇和碳酸氢钠通过正压呼吸提供即时医疗辅助(Pitschmann, 2014; Isono et al. ,2018; Holmes et al. ,2016; Xie et al. ,2018; Udina et al. ,2012; Doroftei et al. ,2012; Mukai et al. ,2012)。咳嗽使情况更糟,但它可以用可待因来控制。附加治疗方法见15.6.2、15.6.3和15.6.4。

15.6.2 加湿氧疗

导致大多数因接触氯气而死亡的原因是窒息。增湿氧是暴露的主要治疗方法,因为它能有效地治疗呼吸困难和低氧血症。湿润氧被认为比氧更好，因为它对气道的刺激较小(Carpenter et al.,2016)。

15.6.3 机械通气

机械通气(continuous-positive-airways, CPAP)用于急性呼吸窘迫综合征(acute respiratory distress syndrome, ARDS)、肺水肿和气管切开术。如果有毒性肺水肿，应使用足够高的呼气末正压。只有危重病例才可能需要插管和机械通气。当患者暴露于氯气时，机械通气应类似于常规的ARDS和肺水肿治疗。为了减少ARDS中的肺应力和应变，我们使用了适度的潮气量(68 mL/kg)，并考虑了驱动压力和平台压力。最近的研究表明，开放肺通气不是一个高呼气末正压水平的好选择，因为它增加了死亡率。因此，常规的呼气末正压)系统预设为5~10 mbar，在一些情况下是有利的(Vajner & Lung,2013)。

15.6.4 支气管扩张剂

吸入或雾化支气管扩张剂治疗支气管痉挛。沙丁胺醇和其他拟交感神经药物可单独用于异丙托溴铵或联合使用。支气管收缩、刺激、气道和气道阻力均因此而降低。在极端情况下，支气管扩张剂从未不提供氧气，因此不确定它们是否能增加生存率。如果不能吸入，茶碱、肾上腺素或特布他林可以皮下注射或静脉注射(Rosenberg,2005)。由于七氟醚具有哮喘支气管扩张剂的特性，它被成功地用作插管患者的镇静剂。

15.7 控　暴　剂

控暴剂是一种能引起皮肤和眼睛刺激(撕裂和支气管痉挛)，迫使它们关闭，以及上呼吸道系统炎症导致暂时丧失工作能力的化学物质。刺激者、过敏者和恼人的行为者都是用来描述它们的术语。它们会产生眼睛疼痛、泪流、皮肤刺激和松弛如此强烈，以至于患者无法逻辑地做出反应，在进行协调行动时阻碍和丧失人们的能力。防暴控制剂有三类：会产生松弛和眼部问题的松弛剂，会导致打喷嚏的胸伤剂，以及呼吸道炎症和呕吐剂。三种化学品氯苯乙酮(chloroacetophevore, CN)、2-氯苯亚甲基丙二腈(chlorobenzylidenemalononitrile, CS)和二苯并氮平(clibenzoxazepine, CR)，在作为防暴控制剂的广泛化学品中具有重要意义(Philip et al.,2002; Sonter et al.,2021; Nawała et al.,2019; Yu et al.,2019)在室温下，CN、CS和CR以气溶胶颗粒的形式扩散。它们不能与水进行混溶，但可以在大多数有机溶剂中进行混溶。它们的动作迅速，动作持续时间短，安全比高。眼睛是最感觉的器官，发红、结膜炎、眼睑痉挛和松弛是出现的症状。每种急性疼痛症状最可能的作用机制是对皮肤和上皮细胞敏感受体的特定化学效应，这是由烟酰胺腺嘌呤二核苷酸氢化酶依赖的酶活性介导的。这些化合物在药理上不同于针对中枢神经系统的无活性物质，如心理化学物质，因为它们的作用部位的外周性质。如果有人接触到泪液分泌器，就需要立即净化你的衣服和眼睛。患者应被带到室外呼吸一些新鲜空气，其敏感部位应用水清洗。卡拉胺乳液可以用来缓解皮肤炎症(Tucker,2010; Olajos & Salem,2001; Vishvakarma et al.,2019; Zhang et al.,2016; Li et al.,2017; Zhou & Puttmann,2019)。

15.8 毒 素

在过去的千年里,生物毒素袭击出现在了许多重大冲突中,可以追溯到中世纪,当时尸体被用来在被围困地区传播弹射弹药。生物恐怖主义仍然是当今社会中人们关注的一个问题,世界作为一个严重的威胁(Icrc,n. d;Mishra et al. ,2021;Yang et al. ,1992)尽管使用化学武器比使用生物武器更危险,但由于其自然丰富,前者对公众的风险比化学污染更大。病毒和细菌可轻易通过接触或在当地和国际上通过空气传播,导致高死亡率(Dogaroiu,2003;Gray et al. ,2005;Kumer Vislunkerma et al. ,2020)。这些由生物体在环境中合成的天然有毒物质被称为毒素。根据人体的结构、分子量和目标进行分类。它们通常分为两类:由广泛折叠的多肽链组成的蛋白质毒素和非蛋白质毒素,它们大多是具有完全复杂的分子。根据其作用机制,可分为肝毒素、皮肤毒素、神经毒素等。破伤风毒素和肉毒杆菌毒素等神经毒素是最严重的毒素。肉毒杆菌毒素是人类迄今为止发现的最危险的毒药,因为它可以阻止人类神经系统中乙酰胆碱酯酶的释放(Delfino et al. ,2009)。它也被称为 X 剂。1 g 雾化的毒药会杀死 100 万人。如果 70 kg 的致命剂量被雾化,将导致近 100 万人死亡。对于 70 kg,个体剂量预计约为 0. 7 g 呼吸或吞咽。三价抗毒素是许多血清型的突出问题,对五价抗毒素的研究工作正在进行中。蓖麻毒素是一种植物衍生的毒素,从蓖麻油植物种子中鉴定出来。它由两种毒素(RCL Ⅲ和 RCL Ⅳ)和血凝素组成。蓖麻毒素有两条多肽链,由一个二硫键结合起来。链 A 与 28 核糖体 RNA 结合,核糖体 RNA 阻断蛋白质的合成,链 B 作用于糖蛋白表面导致死亡,根据给药方式,对人类的危险量约为 0. 1 ~ 1. 0 g/kg(Audi et al. ,2005)。它被用来暗杀,如用著名的“伞尖”暗杀保加利亚记者。伊拉克开发并武器化了许多令人难以置信的强毒素,包括黄曲霉毒素和肉毒杆菌毒素(Schwenk, 2018; Peterson & Wagner, 2014; D'agostino & Provost, 1992;Kokosa, 2013)。

15.8.1 治疗

胃洗消的治疗可在出现症状出现时使用木炭,或口服时交替洗胃。除了这些支持性治疗方法外,另一种由人类来源的治疗方法是肉毒中毒免疫球蛋白。从马制备的抗毒素可以有效测试;然而,它可能有一些副作用(Simmons et al. ,1986;1997;Kientz,1998;Mckenna et al. ,2017;Worek et al. ,2005;Giannokivdakis et al. ,2016)。

15.9 结论和展望

本章强调了一些与人类接触生物和化学毒物有关的重大事件,以及清理它们的方法。最近爆发的 COVID-19 疫情表明,正在进行的研究工作对于确定可靠的病毒株至关重要。以及与意外接触生物和化学毒素相关的有希望的解决方案(Bartelt-Hunt et al. ,2008)。预测 CW 的未来是非常具有挑战性的。尽管在过去的 40 年里,数以百万计的化合物被评估了防御和进攻的潜力,但药剂构成的威胁基本上没有改变。最严重的威胁仍然是芥子气和 G

类和 V 类的神经性毒剂。生命科学的进步正以前所未有的速度发展,人们普遍担心,如果这些突破被用于认真引入额外的代理,它们可能会对 CWC 构成威胁(Singh et al. ,2009;Guo et al. ,2016)。最后,我们强调了缩小某些有毒化合物解毒的药理学和化学反应性之间的差距的必要性,以及需要开发适当的消毒处理方法或界面,可以自我解毒,以获得更好的工作环境。

参考文献

Achanta, S. , & Jordt, S. E. (2021). Toxic effects of chlorine gas and potential treatments: a literature review. *Toxicology Mechanisms and Methods.* , *31*, 244–256.

Audi, J. , Belson, M. , Patel, M. , Schier, J. , & Osterloh, J. (2005). Ricin poisoning. *The Journal of the American Medical Association*, *294*, 2342.

Balszuweit, F. , John, H. , Schmidt, A. , Kehe, K. , Thiermann, H. , & Steinritz, D. (2013). Silibinin asa potential therapeutic for sulfur mustard injuries. *Chemico-biological Interactions*, *206*, 496 504.

Bartelt-Hunt, S. L. , Knappe, D. R. U. , & Barlaz, M. A. (2008). A review of chemical warfare agent simulants for the study of environmental behavior. *Critical Reviews in Environmental Science and Technology*, *38*, 112–136.

Black, R. (2016). Development, historical use and properties of chemical warfare agents. *Chemical Warfare Toxicology* (pp. 1–28).

Black, R. M. (2008). An overview of biological markers ofexposure to chemical warfare agents. *Journal of Analytical Toxicology*, *32*(1), 2–9.

Candel, I. , Bernardos, A. , Climent, E. , Marcos, M. D. , Martínez-Máñ ez, R. , Sancenón, F. , Soto, J. , Costero, A. , Gil, S. , & Parra, M. (2011). Selective opening of nanoscopic capped mesoporous inorganic materials with nerveagent simulants; an application to design chromo-fluorogenic probes. *Chemical Communications*, *47*, 8313–8315.

Carpenter, A. , Cox, A. T. , Marion, D. , Phillips, A. , & Ewington, I. (2016). A case of achlorine inhalation injury in an Ebola treatment unit. *Journal of the Royal Army Medical Corps*, *162*, 229–231.

Chai, P. R. , Boyer, E. W. , Al-Nahhas, H. , & Erickson, T. B. (2017). Toxic chemical weapons of assassination and warfare: nerve agents VX and sarin. *Toxicology Communications*, *1*, 21–23.

Chauhan, S. , Chauhan, S. , D' Cruz, R. , Faruqi, S. , Singh, K. K. , Varma, S. , Singh, M. , & Karthik, V. (2008). Chemical warfare agents. *Environmental Toxicology and Pharmacology*, *26*, 113–122.

D' agostino, P. A. , & Provost, L. R. (1992). Determination of chemical warfare agents, their hydrolysis products and related compounds in soil. *Journal of Chromatography A*, *589*(12), 287–294.

Darvish Ganji, M., Dalirandeh, Z., Khosravi, A., & Fereidoon, A. (2014). Aluminum nitride graphene for DMMP nerve agent adsorption and detection. *Materials Chemistry and Physics.*, *145*, 260–267.

Delfino, R. T., Ribeiro, T. S., & Figueroa-Villar, J. D. (2009). Organophosphorus Compounds as Chemical Warfare Agents: a Review. Dogaroiu, C. (2003). Chemical warfare agents, Rom. *The Journal of Legal Medicine*, *11*, 132–140.

Doroftei, C., Popa, P. D., & Iacomi, F. (2012). Synthesis of nanocrystalline La-Pb-Fe-O perovskite and methanol-sensing characteristics. *Sensors Actuators*, *B Chemical*, *161*, 977–981.

Geoghegan, J., & Tong, J. L. (2006). Chemical warfare agents. *Continuing Education in Anaesthesia*, *Critical Care and Pain*, *6*, 230–234.

Giannakoudakis, D. A., Arcibar-Orozco, J. A., & Bandosz, T. J. (2016). Effect of GO phase in $Zn(OH)_2$/GO com positeon the extent of photocatalytic reactive adsorption of mustard gas surrogate. *Applied Catalysis B: Environmental*,*183*, 37–46.

Gray, A., Knö ss, W., & Purshiana, D. C., (2005). The European Agency for the Evaluation of Medicinal Products. (n. d.). Pre-authorisation evaluation of medicines for human use. In: *EMEA/CPMP guidance document on the use of medicinal products for the treatment of patients exposed to terrorist attacks with chemical agents*. https://www.ema.europa.eu/en/human-regulatory/marketing-authorisation/pre-authorisation-guidance

Guo, W., Lv, H., Sullivan, K. P., Gordon, W. O., Balboa, A., Wagner, G. W., Musaev, D. G., Bacsa, J., & Hill, C. L. (2016). Broad-spectrum liquid-and gas-phase decontamination of chemical warfare agents by one-dimensional heteropolyniobates. *Angewandte Chemie*, *55*, 7403–7407.

Gupta, R. (2020). Handbook of Toxicology of Chemical Warfare Agents. Elsevier Publisher eBook, ISBN:9780128190906. Gupta, M., & il Lee, P. H. (2017). A dual responsive molecular probe forthe efficient and selective detection of nerve agent mimics and copper (Ⅱ) ions with controllable detection time. *Sensors Actuators*, *B Chemical*, *242*,977–982.

Holmes, W. W., Keyser, B. M., Paradiso, D. C., Ray, R., Andres, D. K., Benton, B. J., Rothwell, C. C., Hoard Fruchey, H. M., Dillman, J. F., Sciuto, A. M., & Anderson, D. R. (2016). Conceptual approaches for treatment of phosgene inhalation–induced lung injury. *Toxicology Letters*, *244*, 8–20.

Isono, O., Kituda, A., Fujii, M., Yoshinaka, T., Nakagawa, G., & Suzuki, Y. (2018). Long-term neurological and neuropsychological complications of sulfur mustard and Lewisite mixture poisoning in Chinese victims exposed to chemical warfare agents abandoned at the end of WWII. *Toxicology Letters*, *293*, 9–15.

Jenner, J., & Graham, S. J. (2013). Treatment of sulphur mustard skin injury. *Chemico-biological Interactions*, *206*, 491–495.

Kaur, R., & Kaur, N. (2017). A novel cation ensembled fluorescent organic nanoparticle for selective detection of organophosphorus insecticides. *Dyes and Pigments.*, *139*, 310–317.

Kenar, L., Karayılanoˇglu, T., Yuksel, A., Gunhan, O., Kose, S., & Kurt, B. (2005). Evaluation of protective ointments used against dermal effects of nitrogen mustard, a vesicant warfare agent. *Military Medicine*, *170*(1), 1-6.

Khan, M. S. J., Wang, Y. W., Senge, M. O., & Peng, Y. (2018). Sensitive fluorescence on-off probes for the fast detection of a chemical warfare agent mimic. *Journal of Hazardous Materials*, *342*, 10-19.

Kientz, C. E. (1998). Chromatography and mass spectrometry of chemical warfare agents, toxins and related compounds: state of the art and future prospects. *Journal of Chromatography. A*, *814*, 1-23.

Kim, Y., Jang, Y. J., Lee, D., Kim, B. S., & Churchill, D. G. (2017). Real nerve agent study assessing pyridyl reactivity: selective fluorogenic and colorimetric detection of Soman and simulant. *Sensors Actuators*, *B Chem*, *238*, 145-149.

Kokosa, J. M. (2013). Advances in solvent-microextraction techniques. TrAC-Trends Anal. *Chem*, *43*, 2-13.

Kuča, K., & Pohanka, M. (2010). *Chemical Warfare Agents*, 543-558. Available from https://doi.org/10.1007/978-3-7643-8338-1_16.

Kumar Vishvakarma, V., Bahadur, I., Chandra, R., Kumari, K., & Singh, P., (2020). *Thiazolidinones: Potential human novel coronavirus* (*SARS-CoV-2*). Available from https://doi.org/10.26434/chemrxiv.12891656.v2

Lang, S., Popp, T., Kriegs, C. S., Schmidt, A., Balszuweit, F., Menacher, G., Kehe, K., Thiermann, H., Gudermann, T., & Steinritz, D. (2018). Anti-apoptotic and moderate anti-inflammatory effects of berberine in sulfur mustard exposed keratinocytes. *Toxicology Letters*, *293*, 2-8.

Li, L., Jiang, S., Li, K., Lin, B., Wang, Z., Zhang, Z., & Fang, Y. (2017). Assessment of tris (1, 3-dichloro-2-propyl) phosphate toxicology in PC12 cells by using digital gene expression profiling. *Chemosphere*, *183*, 353-360.

Malich, G., Coupland, R., Donnelly, S., & Nehme, J. (2015). Chemical, biological, radiological and nuclear response introductory guidance for training purposes only. *International Review of the Red Cross*, *97*, 647.

McGarry, K. G., Schill, K. E., Winters, T. P., Lemmon, E. E., Sabourin, C. L., Harvilchuck, J. A., & Moyer, R. A. (2020). Characterization of cholinesterases from multiple large animal species for medical countermeasure development against chemical warfare nerve agents. *Toxicological Sciences*, *174*, 124-132.

McKenna, J., Dhummakupt, E. S., Connell, T., Demond, P. S., Miller, D. B., Michael Nilles, J., Manicke, N. E., & Glaros, T. (2017). Detection of chemical warfare agent simulants and hydrolysis products in biological samples by paper spray mass spectrometry. *Analyst*, *142*, 1442-1451.

Mishra, D., Maurya, R. R., Kumar, K., Munjal, N. S., Bahadur, V., Sharma, S., Singh,

P., & Bahadur, I. (2021). Structurally modified compounds of hydroxychloroquine, remdesivir and tetrahydrocannabinol against main protease of SARS-CoV-2, a possible hope for COVID-19: Docking and molecular dynamics simulation studies. *Journal of Molecular Liquids.*, *335*.

Mishra, N. C., Rir-Sima-Ah, J., Grotendorst, G. R., Langley, R. J., Singh, S. P., Gundavarapu, S., Weber, W. M., Pena-Philippides, J. C., Duncan, M. R., & Sopori, M. L. (2012). Inhalation of sulfur mustard causes long-term Tcell-dependent inflammation: possible role of Th17 cells in chronic lung pathology. *International Immunopharmacology*, *13*, 101–108.

Moshiri, M., Darchini-Maragheh, E., & Balali-Mood, M. (2012). Advances in toxicology and medical treatment of chemical warfare nerve agents, DARU. *Journal of Pharmaceutical Sciences*, *20*.

Mott, A. J., & Rez, P. (2012). Calculated infrared spectra of nerve agents and simulants. *Spectrochimica Acta*, *Part A*: *Molecular and Biomolecular Spectroscopy*, *91*, 256–260.

Mukai, K., Yamato, K., Asaka, K., Hata, K., & Oike, H. (2012). Actuatorof double layer film composed of carbon nanotubes and polypyrroles. *Sensors Actuators*, *B Chemical*, *161*, 1010 1017.

Munro, N. B., Ambrose, K. R., & Watson, A. P. (1994). Toxicity of the organophosphate chemical warfare agents GA, GB, and VX: Implications for public protection. *Environmental Health Perspectives*, *102*, 18–37.

Munro, N. B., Talmage, S. S., Griffin, G. D., Waters, L. C., Watson, A. P., King, J. F., & Hauschild, V. (1999). The sources, fate, and toxicity of chemical warfare agent degradation products. *Environmental Health Perspectives*, *107*, 933.

Nawała, J., Józwik, P., & Popiel, S. (2019). Thermal and catalytic methods used for destruction of chemical warfare agents. *International Journal of Environmental Science and Technology*, *16*, 3899–3912.

Neelam, V., Singh, T., & Gupta. (2014). Optical "Turn off" based selective detection and concomitant degradation of 2-chloroethyl ethyl sulfide (CEES) via Mg-porphyrazine complex immobilized on glass. *Analytica Chimica Acta*, *812*, 222–227.

Nepovimova, E., & Kuca, K. (2018). Chemical warfare agent NOVICHOK-mini-review of available data. *Food and Chemical Toxicology*: *An International Journal Published for the British Industrial Biological Research Association*, *121*, 343–350.

Olajos, E. J., & Salem, H. (2001). Riot control agents: pharmacology, toxicology, biochemistry and chemistry. *Journal of Applied Toxicology*, *21*, 355–391.

Peterson, G. W., & Wagner, G. W. (2014). Detoxification of chemical warfare agents by CuBTC. *Journal Porous Materials*, *21*, 121–126.

Phillip, P. A., Carson, A., & Mumford, C. J. (2002). *Hazardous chemicals handbook.* Butterworth-Heinemann.

Picard, B., Chataigner, I., Maddaluno, J., & Legros, J. (2019). Introduction to chemical warfare agents, relevant simulants and modern neutralisation methods. *Organic & Biomolecular Chemistry*, *17*, 6528-6537.

Pitschmann, V. (2014). Overall view of chemical and biochemical weapons. *Toxins*, *6*, 1761-1784.

Rozsypal, T., & Kobliha, Z. (2016). Objective evaluation method for chlorine detector tubes. *Defence Science Journal*, *66*, 107-112.

Sayago, I., Matatagui, D., Fernández, M. J., Fontecha, J. L., Jurewicz, I., Garriga, R., & Muñoz, E. (2016). Graphene oxide as sensitive layer in Love-wave surface acoustic wave sensors for the detection of chemical warfare agent simulants. *Talanta*, *148*, 393-400.

Schwenk, M. (2018). Chemical warfare agents. classes and targets. Toxicology Letters, 293, 253-263.

Sezigen, D. S., Ivelik, K., Ortatatli, M., Almacioglu, M., Demirkasimoglu, M., Eyison, R. K., Kunak, Z. I., & Kenar, L. (2019). Victims of chemical terrorism, a family of four who were exposed to sulfur mustard. *Toxicology Letters*, *303*, 9-15.

Sferopoulos, R. (2009). A review of chemical warfare agent (CWA) detector technologies and commercial-off-the-shelf items. Human Protection and Performance Division DSTO Defence. Science and Technology Organisation. Sharifi-Rad, J., Ozleyen, A., Tumer, T. B., Adetunji, C. O., El Omari, N., Balahbib, A., Taheri, Y., Bouyahya, A., Martorell, M., Martins, N., & Cho, W. C. (2019). Natural products and synthetic analogs as a source of antitumor drugs. *Biomolecules*, *9*. Available from https://doi. org/10. 3390/biom9110679.

Shea, D. A. (2013). Chemical Weapons: *A Summary Report of Characteristics and Effects*. 1-12. CRS Report for Congress, Prepared for Members and Committees of Congress.

Sidell, F. R. (2003). CHEMICAL WARFARE AGENTS Chapter 27, 613-625. *Textbook of Military Medicine Military Preventive Medicine*: *Mobilization and Deployment* (1). Office of The Sugeon Generalat TMM Publications.

Simmons, B. M., Stahl, P. D., & Russell, J. H. (1986). Mannose receptor-mediated uptake of ricin toxin and ricin A chain by macrophages. Multiple intracellular pathways for a chain translocation. *The Journal of Biological Chemistry*, *261*, 7912-7920.

Singh, P., Kumari, K., Katyal, A., Kalra, R., & Chandra, R. (2009). Copper nanoparticles in ionic liquid: An easy and efficient catalyst for selective carba-Michael addition reaction. *Catalysis Letters*, *127*, 119-125.

So, H. S., Angupillai, S., & Son, Y. A. (2016). Prompt liquid-phase visual detection and low-cost vapor-phase detection of DCP, a chemical warfare agent mimic. *Sensors Actuators*, *B Chem*, *235*, 447-456.

Sonter, S., Mishra, S., Dwivedi, M. K., & Singh, P. K. (2021). Chemical profiling, in vitro antioxidant, membrane stabilizing and antimicrobial properties of wild growing Murraya paniculata from Amarkantak (M. P.). *Scientific Reports*, *11*. Available from https://doi.org/10.1038/s41598-021-87404-7.

Tucker, J. B. (2010). The convergence of biology and chemistry: Implications for arms control verification. *The Bulletin of the Atomic Scientists*, *66*, 56-66.

Udina, S., Carmona, M., Pardo, A., Calaza, C., Santander, J., Fonseca, L., & Marco, S. (2012). A micromachined thermoelectric sensor for natural gas analysis: Multivariate calibration results. *Sensors Actuators*, *B Chem*, *166-167*, 338-348.

Vajner, J. E., & Lung, D. (2013). Case Files of the University of California San Francisco Medical Toxicology Fellowship: Acute Chlorine Gas Inhalation and the Utility of Nebulized Sodium Bicarbonate. Journal of medical toxicology: official journal of the American College of *Medical Toxicology*, *9*, 259-265.

Vishvakarma, V. K., Shukla, N., Reetu., Kumari, K., Patel, R., & Singh, P. (2019). A model to study the inhibition of nsP2B-nsP3 protease of dengue virus with imidazole, oxazole, triazole thiadiazole, and thiazolidine based scaffolds. *Heliyon*, *5*. Available from https://doi.org/10.1016/j.heliyon.2019.e02124.

Wang, H., Guan, J., Han, X., Chen, S. W., Li, T., Zhang, Y., Sen Yuan, M., & Wang, J. (2018). Benzothiazole modified rhodol as chemodosimeter for the detection of sulfur mustard simulant. *Talanta*, *189*, 39-44.

Wigenstam, E., Forsberg, E., Bucht, A., & Thors, L. (2021). Efficacy of atropine and scopolamine on airway contractions following exposure to the nerve agent VX. *Toxicology and Applied Pharmacology*, *419*.

Wilhelm, C. (n. d.). *Capacity of oxime therapies for cholinesterase reactivation following challenge with organophosphorus compounds*. https://doi.org/10.13140/RG.2.1.1342.4085.

Winder, C. (2001). The toxicology of chlorine. *Environmental Research*, *85*, 105-114.

Worek, F., Koller, M., Thiermann, H., & Szinicz, L. (2005). Diagnostic aspects of organophosphate poisoning. *Toxicology*, *214*, 182-189.

Wormser, U., Brodsky, B., & Reich, R. (2002). Topical treatment with povidone iodine reduces nitrogen mustard induced skin collagenolytic activity. *Archives of Toxicology*, *76*, 119-121.

Wright, L. K. M., Lee, R. B., Vincelli, N. M., Whalley, C. E., & Lumley, L. A. (2016). Comparison of the lethal effects of chemical warfare nerve agents across multiple ages. *Toxicology Letters*, *241*, 167-174.

Wu, T. H., Foyet, A., Kodentsov, A., Van Der Ven, L. G. J., & Van Benthem, R. A. T. M. (2014). G. De With, Wet adhesion of epoxy-amine coatings on 2024-T3 aluminum alloy. *Materials Chemistry and Physics.*, *145*, 342-349.

Xie, X. L., He, J. T., Wang, Z. T., Xiao, H. Q., Zhou, W. T., Du, S. H., Xue, Y., & Wang, Q. (2018). Lactulose attenuates METH-inducedneurotoxicity by alleviating the impaired autophagy, stabilizing the perturbed antioxidant system and suppressing apoptosis in rat striatum. *Toxicology Letters*, *289*, 107–113.

Yang, M., Kim, H. C., & Hong, S. H. (2012). DMMP gas sensing behavior of ZnO–coated single-wall carbon nanotube network sensors. *Materials Letters.*, *89*, 312–315.

Yang, Y.-C., Baker, J. A., & Ward, J. R. (1992). *Decontamination of Chemical Warfare Agents*. Available from https://pubs.acs.org/sharingguidelines.

Yu, X., Yin, H., Peng, H., Lu, G., Liu, Z., & Dang, Z. (2019). OPFRs and BFRs induced A549 cell apoptosis by caspase-dependent mitochondrial pathway. *Chemosphere*, *221*, 693–702.

Zellner, T., & Eyer, F. (2020). Choking agents and chlorine gas History, pathophysiology, clinicaleffects and treatment. *Toxicology Letters*, *320*, 73–79.

Zhang, C., Jia, Y., Jing, Y., Wang, H., & Hong, K. (2014). Main chemical species and molecular structure of deep eutectic solvent studied by experiments with DFT calculation: A case of choline chloride and magnesium chloride hexahydrate. *Journal of Molecular Modeling*, *20*. Available from https://doi.org/10.1007/s00894-014-2374-6.

Zhang, J., Abou-Elwafa Abdallah, M., Williams, T. D., Harrad, S., Chipman, J. K., & Viant, M. R. (2016). Gene expression and metabolic responses of HepG2/C3A cells exposed to flame retardants and dust extracts at concentrations relevant to indoor environmental exposures. *Chemosphere*, *144*, 1996–2003.

Zhou, L., & Püttmann, W. (2019). Distributions of organophosphate flame retardants (OPFRs) in three dust size fractions from homes and building material markets. *Environmental Pollution*, *245*, 343–352.

Zhu, H., Dong, K., Huang, J., Li, J., Wang, G., & Xie, Z. (2014). Reaction mechanism and mechanical properties of an aluminum-based composite fabricated in-situ from Al–SiO2 system. *Materials Chemistry and Physics*, *145*, 334–341.

Zilker, T. (2005). Medical management of incidents with chemical warfare agents. *Toxicology*, *214*, 221–231.

第16章　评估土壤中的化学毒剂：检测、分布和生态毒理学

Parya Broomandi[1][2]，Jong Ryeol Kim[1]，Andrés Rodríguez-Seijo[3][4][5]

16.1　前　言

战争和军事训练活动会对土壤系统造成物理、化学和生物干扰。一方面，从物理上讲，挖掘隧道和/或战壕、建造防御基础设施、部队和机械运输压实土壤以及炸弹空化都会干扰土壤。另一方面，化学土壤干扰将污染物引入潜在有毒元素（PTEs）、除草剂二噁英、有机磷神经性毒剂、硝基芳香炸药、放射性元素或汽油/油（Broomandi et al.，2020；Certini et al.，2013）。此外，由于军事活动对土壤的物理和/或化学特性的负面影响，或故意向人类和动物如炭疽或肉毒杆菌，土壤可能无意中受到生物干扰。因此，这些活动可以在战时和/或和平时期显著改变土壤生物学、组成和形态，而一些土壤特性可能需要数年甚至几个世纪才能完全恢复（Broomandi et al.，2020；Certini et al.，2013）。

化学毒剂（CWAs）在战争中被用来杀死、伤害和/或使其丧失行动能力。（Broomandi et al.，2020；Certini et al.，2013；Chauhan et al.，2008；Shenoi，2002）它们曾被用于第一次世界大战、第二次世界大战和冷战中。在20世纪80年代的伊伊战争期间，伊拉克使用芥子气（HD）和沙林毒气（GB）作为武器。CWAs还被用于恐怖袭击，如1995年东京地铁沙林毒气袭击和2001年美国邮政炭疽信件袭击，构成了生物和化学恐怖主义的全球威胁。（Beladowski et al.，2016；Tornero & Hanke，2016）。根据其对人类的毒性机制，将它们分为窒息剂、神经性毒剂、起疱剂、行为/丧失能力改变剂和窒息剂（Chauhan et al.，2008）。这些药剂大多含有危险的添加剂，如氯化溶剂和芳香族溶剂（HELCOM，2013）。尽管它们具有危险的性质，但目前对它们对人类和环境的负面影响、生物积累和在环境中的持久性的知识还不足。（HELCOM，2013；OSPAR，2009；Sanderson et al.，2012）关注的CWA是糜烂性毒剂：芥子气（包括H（未蒸馏芥子气）、HD（芥子气）和HD/T混合物（HT））、氮芥子气（包括HN1（乙基二乙（2-氯乙基）胺）、HN2（甲基二（2-氯乙基）胺）、叠氮酸（三（2-氯乙基）胺）和有机砷路易氏剂、四种神经性毒剂（GD（梭曼）、GA（塔崩）、GB（沙林）、GF（环沙林）和

---

① 哈萨克斯坦，哈努尔苏丹，纳扎尔巴耶夫大学，环境和资源效率集群，工程与数学科学学院，土木和环境工程系。

② 伊朗，Masjed-Soleiman市，伊斯兰阿扎德大学，化学工程系。

③ 葡萄牙，马托西纽什市，波尔图大学，海洋和环境研究中心。

④ 葡萄牙，波尔图市，波尔图大学，生物系，科学学院。

⑤ 西班牙，奥伦塞，维戈大学，科学学院，土壤氧化和农业化学区。

VX)、血液中毒性毒剂 CK(氯化氰)(Albright, 2008; Baršiene et al. ,2014; Bełdowski et al. , 2016; Broomandi et al. , 2020; Ganesan et al. , 2005; HELCOM, 2013; Kim et al. , 2016; Kroening et al. , 2011; Kuhlmeier, 2002; McDonough, 2002; Munro et al. , 1999; OSPAR, 2009; Sanderson et al. ,2012; Talmage et al. ,2007; Tornero & Hanke, 2016; Watson, 1997; Seto, 2020)。刺激剂(包括 Adamsite(二苯胺二氯嘧啶)、Clark I(氯化二苯嗪)、Clark Ⅱ(二苯嗪氰化物)、苯二氯嗪、三氯嘧啶和三苯嗪(TPA))、催泪剂(α-氯乙酮)、窒息剂:(包括氯(氯气)、光原(二氯氧化酯)、二膦)、精神行为化学活性剂[包括 LSD(麦角酸二乙酰胺)和 BZ(3-喹啉苯甲酸酯)](Baresien et al. ,2014 年;Kroening et al. ,2011 年;Talmage et al. , 2007 年;Tornero & Hanke,2016 年;Watson,1997 年;Seto,2020)表 16.1 显示了一些选定的 CWAs 的特性和理化性质(Albright,2008 年;Kim et al. ,2016 年;Munro et al. ,1999)。它们的精确重新划分取决于环境参数和污染物特性(Albright,2008 年;Broomandi et al. ,2020)。GD(梭曼)蒸气压低于 GB(沙林),但具有类似的水解途径;沙林溶解速度快(Broomandi et al. ,2020 年;Kuhlmeier,2002)。芥子气体在寒冷和潮湿的环境中是液体,但在温暖和干燥的条件下可以迅速蒸发。它大多不溶于水。氮芥子气作为烷基化剂也大多不溶于水(Chauhan et al. ,2008;Ganesan et al. ,2005)。

在水中水解路易氏剂形成盐酸。路易氏剂与碱性溶液接触可形成有毒的砷酸三钠(McDonough,2002)在受战争影响的地区,可以找到 CWAs 的分解产品(Munro et al. ,1999)。表 16.2 总结了选定 CWAs 的已知持久性或毒性降解产物(Munro et al. ,1999)。降解产物通常是在水中母体化合物缓慢水解时形成的(Broomandi et al. ,2020;Kroening et al. ,2011;munro et al. ,1999)。例如,像二苯氯砷和二苯氯砷这样的化合物大多是不溶性的。在水中,它们需要很长时间才能分解成有毒的砷产物。二苯氯砷和二苯氯砷的主要分解产物为氧化苯酸(phenyharsinic oxide, PAO)、二苯酸(dipheaylarsinic acid, DPAA)、氧化三苯酸(tripnenylarsine oriac,TPAO)、TPA 和苯酸(pherylarsonic acid,PAA)(Kroenen et al. ,2011)。CWAs 的毒性及其分解产物是暴露途径的功能,包括吸入、口服和皮肤暴露。通过吸入、口服和皮肤途径暴露后,LD_{50}(中度致死浓度)LC_{50}(中度致死剂量)<50 mg m^3,<50 mg kg^{-1},<200 mg kg^{-1} 被认为是高急性毒性(OPCW,1997)。不同单一暴露途径的 LC_{50} 或 LD_{50} 范围在 50~500 mg m^{-3}、50 500 mg kg^{-1} 和 200~500 mg kg^{-1} 之间的化合物被认为是中度急性毒性。暴露于超过上述范围的剂量被认为是低急性毒性。另一方面,长期(长期)暴露通常与各自途径的毒性值较低一个数量级有关。在表 16.3 中,总结了一些选定的化学毒剂的毒性值,包括 IDL(对生命和健康的直接危险)水平、LD_{50} 和 IC_{t50}(Fatah et al. ,2007;Ganesan et al. ,2010;Gupta,2015;Kroening et al. ,2011;Munro et al. ,1999;Sferopoulos,2009)。

分解产物通常比母体化合物的毒性更大。例如,在二苯氯砷和二苯氯砷的主要分解产物中,值得关注的降解产物是 DPAA 和二甲基甲氨酸,因为它们在与 SH 化合物相互作用时对人类细胞有毒性。

表 16.1　普通化学毒剂(CWAs)的理化性质

参数/毒剂	H/HD	HT	HN1	HN2	HN3	Lewisite	VX	GA	GB	GD	CK
化学分子式	$C_4H_8Cl_2S$	$C_4H_8Cl_2S$ $C_8H_{16}Cl_2OS_2$	$C_6H_{13}Cl_2N$	$C_5H_{11}Cl_2N$	$C_6H_{12}Cl_3N$	$C_2H_2AsCl_3$	$C_{11}H_{26}NO_2PS$	$C_5H_{11}N_2O_2P$	$C_4H_{10}FO_2P$	$C_7H_{16}FO_2P$	CNCl
CAS 号	505-60-2	63918-89-8	538-07-8	51-75-2	555-77-1	541-25-3	50782-69-9	77-81-6	107-44-8	96-64-0	506-77-4
分子量	159.08	ND	170.08	156.07	205.54	207.35	267.4	162.1	140.1	182.2	61.48
物理状态	油状液体	油状液体	液体	液体	液体	液体	油状液体	油状液体	液体	液体	挥发性液体
颜色	透明/淡黄色,如果不纯,则为黑色	琥珀色,暗棕色	无色/浅黄	无色/浅黄	无色新鲜时呈淡黄色	无色/琥珀色(陈旧)	琥珀色	无色到棕色	无色	无色	无色
熔点(℃)	13~14	1	234	2 60	23.7	2 18	239	250	256	242	26.9
沸点(℃)	215~217	>228	分解	75	230~235,分解	190	298,分解	220~246	158	198	12.8
密度,液体($g\ mL^{-1}$)	1.25 at 20 ℃	1.27 at 20 ℃	1.09 at 25 ℃	1.12	1.24	1.89 at 20 ℃	1.008 at 20 ℃	1.073 at 25 ℃	1.102 at 20 ℃	1.022 at 25 ℃	1.18
蒸气压(mmHg at 20 ℃ or 25 ℃)	0.11	0.1	0.25	0.427	0.011	0.58	0.0 007	0.037 at 20 ℃ 0.07 at 25 ℃	2.10 at 20 ℃	0.40 at 25 ℃	1.00 at 25 ℃
挥发性(mgm^{-3})	920	831	2.29	3.6	0.12	4480	10.5	610	22 000	3 900	6 132 000

表 16.1(续)

参数/毒剂	H/HD	HT	HN1	HN2	HN3	Lewisite	VX	GA	GB	GD	CK
蒸气密度(air = 1)	5.5	6.9	5.9	5.4	7.1	7.1	9.2	5.6	4.9	6.3	2.1
水溶性 ($g\ L^{-1}$)	0.92	几乎不溶	12	略溶	0.16	0.5	30	98 at 25	Miscible	21 at 20	少量溶解
水解速率 (半衰期)	25 ℃ 8 min/ 蒸馏水	ND	5 ℃12.5 天	25 ℃ 11 h	ND	ND, 快速水解	1 000 h (pH=7)	8.5 h (pH=7)	39 h (pH=7), 125 h	45 h (pH=6.6)	5.25 h (pH=8.6 和 20 ℃)
亨利常数 (H, $atm\times m^3\ mol^{-1}$) a	2.1×10^{25}	ND	ND	8.5×10^{28}	3×10^{27}	3.2×10^{24}	3.5×10^{29}	1.52×10^{27}	5.4×10^{27}	4.6×10^{26}	ND
Log K_{ow}	1.37	ND	ND	0.9	ND	ND	2.09	0.384	0.292	1.824	ND
Log K_{oc}	2.12	ND	ND	1.86	2.83	ND	2.5	2.02	1.77	1.17	ND

aValues for GGA, GB, and L arecalculated from, where is the ratio of solubility and volatility ($mg\ m^{-3}$), is gas constant (8.2×10^{-5} $atm\times m^3\ mol^{-1}\times$degrees Kelvin), and is temperature in Kelvin (293.15 K).

表 16.2 已知的毒性和/或持久性分解产物

化学毒剂	降解过程	降解产物	持久性/环境参数[a]	暴露途径
芥子气	水解	硫二甘醇	中度持续性/非挥发性,可溶于水,抗水解,可生物降解	口部
路易氏剂	脱水、水解	氯乙烯氧砷	高度持久性/不溶性的水,潜在氧化(土壤)	皮肤
VX	水解	EA 2192	中度持久/低挥发性,高溶于水,抗水解	口部
	形成 EMPA	EMPA	中度持久/低挥发性,可溶于水,抗水解,可生物降解	口部
		MPA	高持久/低挥发性,高溶于水,抗光解,抗水解,抗生物降解,在土壤中流动	口部
GB	水解	IMPA	高持久性/低蒸汽压,可溶于水,抗水解,抗生物降解	口部
	杂质	MPA	高持久/低挥发性,高溶于水,抗光解,抗水解,抗生物降解,在土壤中流动	口部
		DIMP	高持久性/低挥发性,可溶于水,抗水解,生物降解缓慢	口部
GD	水解	MPA	高持久/低挥发性,高溶于水,抗光解,抗水解,抗生物降解,在土壤中流动	口部

[a]一般来说,中等持久性意味着几周到几个月,高度持久性意味着几个月到几年。

甲基膦酸二异丙酯;EA 2192, S-(2-二异丙基氨基乙基)甲基膦硫酸;EMPA,甲基膦酸乙酯;IMPA,异丙基甲基膦酸;MPA,甲基膦酸。

表 16.3 部分选定化学毒剂(CWAs)毒性值汇总

化学毒剂	LC_{t50} 吸入(mg. min m^{-3})	LD_{50} 皮肤 (mg · kg^{-1})	IDLH (ppm)
GA (塔崩)	135~400	1~1.5	0.03
GB (沙林)	70~100	24	0.03
GD (梭曼)	70~400	10~15	0.008
VX	30	<5	0.002
GF	35	–	0.03
HD (芥子气)	1 000~1 500	100	0.0 004[a]
HN_3(氮芥子气)	1 500	10	–
L1 (路易氏剂)	1 400	30	0.0 003[b]
AC (氰化氢 e)	2 000	100 (液体)	–
CK (氯化氰)	11 000	–	–
CL (氯气)	–	–	–
CG (光气)	3 200	–	–

表 16.3(续)

化学毒剂	LC_{t50} 吸入(mg. min m^{-3})	LD_{50} 皮肤(mg · kg^{-1})	IDLH(ppm)
DP(双光气)	3 000~3 200	–	–
CN	7 000~14 000	–	–
CS	61 000	–	–
CR	–	–	–
LCD	6[c]	–	–
BZ	6[c]	–	–

[a]由于没有确定 IDLH 值,因此 HD 的值是 8 h 时间加权平均值(TWA)。

[b]因为没有确定 IDLH 值,因此 L 的值是 8 hTWA。

[c]单位为 μg mg kg^{-1}。

据报道,在人类细胞内,结构变化和细胞毒性的增加(Ochi et al.,2004)。此外,与普通的砷标准相比,降解产物(包括 TPAO、DPAA、TPA、PAA 和 PAO)对细胞死亡的影响毒性更大(Kroenning et al.,2009)。在任何暴露或攻击的情况下,有必要检测和分析云团羽流、环境污染和人类暴露。因此,在不同的基质中检测(CWAs)及其分解产物是很重要的,它们的水平从批量代理到 ppb 水平(Ganesan et al.,2010;Makarovsky et al.,2007)。

16.2 化学毒剂的检测

如果任何证实或可疑的释放,主要步骤是检测和识别化学毒剂。需要对未知的 CWAs 进行快速、定量和定性的识别,以采取足够的保护措施,绘制受污染区域的地图,并开始洗消过程。通过现场移动分析和非现场实验室可以确定未知毒剂,这可能是一个耗时的程序。此外,暴露人群的临床体征和症状可以帮助确定可能的毒剂(Brown et al.,2021;Diauudin et al.,2019;Dowling et al.,2020;Drug & Dagan,2021;Kroening et al.,2011;Li et al.,2020;Niemikoski et al.,2020;Witkiewicz et al.,2016;Seto,2020)。

许多参数在选择适当的检测方法当中具有重要的作用,如成本、假阳性率,所需的识别时间,需要选择性和灵敏度,认识到样本的多样性,收集样本的性质,受污染的蒸汽,水或土壤,以及暴露人员的体液(Murray,2013)。

对 CWAs 化学成分的检测使其成为检测的可能。基于目标化合物,现有的技术可以选择不同的化学检测机制(Brown et al.,2021;Paddle,1996;Seto,2020)。多种参数在 CWAs 分析中发挥作用,包括选择性、灵敏度、重现性、具有最小到零的样品制备的过程,以及快速分析和结果报告。一个快速的毒剂识别需要理想的设备,可以满足所有必要的要求。

大多数现场设备通常使用气体检测管、检测纸、火焰光度检测、离子迁移光谱、光电离检测、傅里叶变换红外光谱、声表面波(SAW)检测、质谱(气相色谱、气相色谱(GC)、核磁共振光谱、毛细管电泳(CE)、高效液相色谱或液相色谱(HPLC 或色谱)或气相色谱和 LC-MS/MS 组合技术(Brown et al.,2021;Pacsial-Ong & Agilar,2013)。在需要确认时,通常采用这些组合方法。它们可以通过增加选择性和减少假阳性反应来提高分析能力。此外,为了更好地检测 CWAs,生物传感器、化学传感器和 μTAS(微总分析系统)已经有了广泛的发展

(Diauudin et al. ,2019;Seto,2020)。表 16.4 总结了一些选定的 CWAs 检测方法的优缺点。只有具有高鉴别的探测器才能从巨大的化学成分中发出警报信号。这些化合物是糜烂毒剂、神经性毒剂、血液毒剂和窒息毒剂。催泪剂和催吐剂不在能检测到的化合物中,因为其不挥发性和低毒性,不可能被检测。考虑到目前恐怖主义活动的发展,在军事任务期间更需要更精确的现场探测。(Brown et al. , 2021; Dowling et al. , 2020; Drug & Dagan, 2021; Witkiewicz et al. ,2016)

表 16.4 总结了一些所选的 CWAs 检测方法的优缺点

技术	优点	缺点
GC	快速分析 最少样品制备过程 易于适应可部署的系统	需要蒸气压高 不能直接分析砷化合物
LC	对复杂样品的分离能力高, 定性能力强	离子抑制作用 等压干扰 不可预测的离子产量衰减
IMS	分析时间短 灵敏度高 便携性强 低功耗	需要湿度低 控制温度 灵敏度有限 探测器响应能破坏样品
比色生物传感器	实时检测 现场检测 最低操作成本 最低仪表需求	灵敏度有限 缺乏对化合物的特异性
电化学生物传感器	方法简单 低成本电极 方便便携式 系统快速测量	复杂的表面改性技术 由于非理想的改性形成而影响了传感器的可靠性
石英微天平(QCM)生物传感器	简单的方法 实时检测 与即使检测技术的兼容性高	对温度和湿度敏感的信噪比差
SAW 生物传感器	在涂层过程中消耗的少量化学品 易于处理 无线通信在不同工作环境下的稳定性	温度延迟对时间测量和频率响应的影响 压电衬底性质的液相阻尼问题

因此,需要进一步的调查来评估可用的现场检测设备和开发新技术。以往的研究评估了一些选定的 CWAs 探测器的性能,比较了它们的灵敏度、准确性和响应时间,如表 16.5 所示(Seto,2014;Seto et al. ,2005,2014;Seto,2020)。便宜的比色试剂盒在 CWAs 的存在下会迅速产生颜色变化。然而,低特异性和高假阳性结果是他们的主要缺点(Ganesan et al. , 2010)。

表 16.5　一些选定的 CWA 探测器及其检测性能(Seto,2014;Seto et al. ,2005,2014;Seto,2020)

检测器	气体	神经性毒剂	糜烂性毒剂	呕吐剂	误报警	响应时间
气体检测管	可检测(1 mg·m^{-3})	可检测(0.3~2 mg·m^{-3})	可检测(0.01~2 mg·m^{-3})	不可检测	需要改进	不可检测(1~7 min)
吸入式 IMS	不可检测(>300 mg·m^{-3})	可检测(0.1~0.3 mg·m^{-3})	可检测(1~10 mg·m^{-3})	不可检测	需要改进	可检测(7~11 s)
短迁移管 IMS	需要改进(10~500 mg·m^{-3})	可检测(0.3 mg·m^{-3})	可检测(0.5~10 mg·m^{-3})	需要改进	需要改进	可检测(3~20 s)
长迁移管 IMS	可检测(0.1~10 mg·m^{-3})	可检测(0.01~10 mg·m^{-3})	Acceptable(0.1~20 mg·m^{-3})	需要改进	需要改进	可检测(3~30 s)
FPD	不可检测(ND)	可检测(0.1 mg·m^{-3})	需要改进(1 mg·m^{-3})	需要改进	需要改进	可检测(2~5 s)
PID	需要改进(100 mg·m^{-3})	不可检测(100 mg·m^{-3})	需要改进(100 mg·m^{-3})	需要改进	不可检测	需要改进(5~10 s)
SAW	需要改进(50 mg·m^{-3})	不可检测(50 mg·m^{-3})	需要改进(100 mg·m^{-3})	需要改进	不可检测	需要改进(5~13 s)
FT/IR	需要改进(50 mg·m^{-3})	需要改进	需要改进(50 mg·m^{-3})	需要改进	需要改进	需要改进(Minutes)
GC-FID	不可检测	可检测	可检测	需要改进	需要改进	不可检测(5~10 min)
GC 英	不可检测	可检测	可检测	需要改进	可检测	不可检测
GC-MS 英	需要改进	需要改进(0.1 mg·m^{-3})	需要改进(0.1 mg·m^{-3})	需要改进	可检测	不可检测(10~15 min)
MS-EI	不可检测	需要改进	需要改进	不可检测	需要改进	可检测(Minutes)

GC-Ms 组合技术是毒剂检测中最可靠的分析方法(Weissberg et al.,2020)。气相色谱-MS 可以帮助检测受污染环境(土壤和水样)中的毒剂及其分解产物生物样本(如尿液和血液)(Nawala et al.,2016;Primera-Pedrozo et al.,2020)。LC-Ms/MS 可用于检测受污染土壤、尿液、干血点、唾液和水样中的 CWAs 及其水解产物,而不进行衍生化步骤(Xu et al.,2015;Yishai Aviram et al.,2018)。

大气压电离质谱 MS 能够在一小部分时间内分析自然状态的样品,样品制备量最小到零(Feider et al.,2019)。该方法可以直接检测毒剂样品,无须进行色谱分离(Kuo et al.,2020)。不同的大气压电离技术,如解吸电喷雾电离、实时低温等离子体直接分析和大气压固体分析探针,可用于各种毒剂样品和基底类型的快速现场检测。

在一些大气压电离技术中,会将电离和采样相结合,如拭子触摸喷雾电离和纸张喷雾电离(PSI)(Dowling et al.,2020;Frey et al.,2020;McBride et al.,2019)。文章还开发了一种 PSI-MS 方法,用于检测环境颗粒和生物样本中的 CWA 模拟剂(Dhummakupt et al.,2017;McKenna et al.,2017)。通过加入金属有机框架,可以增加取样过程中 CWAs 的吸附以及 PSI 分析过程中的解吸(Dhummakupt et al.,2018)。此外,在线衍生化可以通过降低挥发性和让可以捕获和保留的 PSI 技术帮助检测毒剂(McBride et al.,2019)。此过程不需要样品制备。PSI-Ms 开发的一种方法可以分析土壤样品中的 5 种水解产物和 4 种 G 类神经性毒剂的模拟剂(Fedick et al.,2018,2020)。

在批量样品需求方面,可以使用一种被称为纸锥喷雾电离(paper cone spray ionization,PCSI)的 PSI 的 3D 变体测试(Fedick et al.,2018,2020)。这种方法不需要复杂的样品制备。使用 3D 打印可以快速的成型化和增加了再现性。它不需要气动气体辅助,这使得更容易与便携式质谱仪耦合。3D-PCSI-Ms 通过提供更大的样本量、重现性、鲁棒性和稳定性,可以成为可靠的毒剂现场检测技术(Brown et al.,2021)。

尽管如此,这些仪器需要复杂的步骤,让受过良好训练的人在特定的温度和低湿度以及特定类型和数量的掺杂剂下运行(Diauudin et al.,2019;Puton & Naniésnik,2016)。一般来说,由于这些设备的大小、质量、复杂性和需要控制的环境条件,在污染地区现场使用并不方便。所需的综合技术甚至使这些设备更大,难以在受污染的地点移动。运行期间的高功耗和所需的足够高纯度气体为其现场应用增加了更多的技术问题(Diauudin et al.,2019)。

近年来,生物传感器已被开发为上述传统检测技术的可靠替代技术。有人认为,这些生物传感器需要将化学传感设备与微生物、酶、抗体等生物衍生的识别设备和/或适配体集成到一个传感器上(Mohanty & Kougianos,2006)。它们已被广泛用于检测 CWAs 和生物武器,如 VX、塔崩、梭曼、沙林和炭疽热(Kim et al.,2015;Saito et al.,2018)。生物传感器包括不同的方法,如电化学,比色法和 SAWs(Ge et al.,2014)。表 16.4 总结了这些方法的优缺点。所有这些最近开发的传感器,除了其选择性和灵敏度外,都是廉价、使用简单、易于携带、低检测限(LOD),并能够实时响应(Mondal et al.,2018;Yoon et al.,2014)。因此,对样品处理技术的任何改进和新的生物识别元素的开发都需要提高生物传感器的性能。在之前的研究中,酶促生物传感器被用于 CWA 检测(Diauudin et al.,2019)。他们注意到,由于酶对 pH 和温度的稳定性,特别是在储存过程中,它的应用可能受到限制。在大规模生产中,酶的高生产可能负担较重。此外,适配体也被用于 CWAs(液态)检测,其应用具有较高的可靠性、特异性、稳定性和可承受性。因此,建议将重点放在合成适配体上,弥补与气体毒剂特异性检测相关的空白(Brown et al. ,2021;Diauudin et al. ,2019;Li et al. ,2020)。

16.3 化学毒剂的分布

一旦毒剂被引入土壤,它们就立即开始降解和迁移。当它们被降解时,它们可能会变得无害或毒性更小。母体化合物和/或其分解产物也可在土壤、植物、沉积物和地下水中检测到(Certini et al. ,2013;Daus et al. ,2010;Thouin et al. ,2017)。微生物群落的减少是土壤中神经性毒剂的主要预期负面影响(Maslennikov et al. ,2016)。受污染的土壤可能失去全部或部分功能,含有大量 PTEs(Larennes et al. ,2015)。表 16.6(Usachppm,1999)总结了住宅和工业土壤中某些选定 CWAs 的基于健康的土壤估计值。住宅土壤和工业土壤中路易氏剂的水平分别为 0.3~7.8 $mg\cdot kg^{-1}$ 和 3.7~7.8 $mg\cdot kg^{-1}$。没有关于路易氏剂分解产物的保护和/或修复的现有指南,表 16.6 中的总结值是基于降解物 2-氯乙烯基亚砷酸、路易氏剂氧化物和砷的持久性化合物(USACHPPM,1999)。此外,还确定了加拿大和俄罗斯不同土壤中沙林的无效应浓度(NOAEC)和最低观察不良效应(LOAEC)浓度(Maslennikov et al. ,2016)。

最大可接受(NOAEC)标准参考,草原和森林土壤分别为 $3.0\times10^{-4}mg\cdot kg^{-1}$,$2.0\times10^{-3}mg\cdot kg^{-1}$,$1.0\times10^{-2}mg\cdot kg^{-1}$(Maslennikov,2016),而最大可接受(LOAEC)标准参考,草原和森林土壤 $2.5\times10^{-4}mg\cdot kg^{-1}$,$5.0\times10^{-3}mg\cdot kg^{-1}$,$3.0\times10^{-2}mg.\ kg^{-1}$ 在环境中,CWAs 的潜在代谢途径是水解、挥发、光解、吸附和微生物降解。在水溶液系统中,大多数 CWAs 的主要代谢途径是水解,据报道它的半衰期从分钟到天不等。根据以往的研究,HD、L、GA、GB 和 GD 的水解半衰期分别为 8.5 min、0.7 min、14~28 h(pH=7 和 25 ℃)、39 h(pH=7.5 和 25 ℃)、60 h(pH=6 和 25 ℃)(Albright,2008;Ganesan et al. ,2005;Munro et al. ,1999;Seto,2020)。与 G 类毒剂相比,水解速率较慢的 VX 的水解半衰期为 17~42 天(pH=7.2 和 25 ℃)。它是 pH 值、温度和水质的函数(OPCW(Bartelt-Hunt et al. ,2006,2008),1997)。例如,对于 pH 值为 7 的 GB,在 25 ℃时,水解半衰期分别为 39~41 h。在 0 ℃下,半衰期为 2 650 h。此外,pH 也会影响 CWA 的水解速率。例如,在 pH 值为 2、7.6 和 9 的条件下,酸催化的 GD 水解半衰期分别为 3 h、50 h 和 60 h(McDonough,2002)。此外,由于阳离子(如 Ca^{2+}、Mg^{2+}、Cu^{2+}、Mn^{2+}和 Al^{3+})和溶解氧的存在,GA 和 GB 的水解速率可以提高(Bartelt-Hunt et al. ,2006,2008)此外,土壤 pH 值、温度、土壤湿度、粘土或有机质含量对其吸收行为也有影响,是有机质含量的一个重要因素,因为持久性通常与有机质含量有关(Chauhan et al. ,2008;Kim et al. ,2011;Munro et al. ,1999;Talmage et al. ,2007)。

在环境中,毒剂的生物兼容性和传输性受到其吸附过程的影响。在许多情况下,有机碳含量控制着固体和水之间的分配。由于 Vx 是可离子化的($pK_a=9$),它的吸附过程将取决于溶液 pH。因此,在中性 pH 下,它主要以阳离子形式存在,使得环境介质中 VX 吸附的预测更加复杂(Haderlein et al. ,1996;Yang et al. ,1996)。

另一个控制 CWAs 代谢的环境因素是来自水相中的挥发度。亨利定律控制了气相和水相之间的分配(表16.1)。

理论上,CWAs的生物降解是可能的,但由于毒性,许多毒剂降解尚未被观察到(Bartelt-Hunt et al.,2008;Certini et al.,2013)。同样,关于CWAs的光降解率的信息并不多。由于HD不吸收290 nm以上的紫外线辐射,HD对环境的光降解受到了限制(Bartelt-Hunt et al.,2006,2008)。GB、GA、GD、HD和VX的紫外吸收光谱在290 nm以上较弱,表明光解并不是CWAs在环境中的重要代谢途径(Certini et al.,2013;Rewick et al.,1986)。

土壤粒径分布在CWAs的吸收及其降解产物中也起着重要作用。从这个意义上说,神经性毒剂的吸收是由土壤控制的颗粒尺寸(由于其较大的表面积,而被较小的颗粒吸收更多)(Gravett et al.,2014)。

在神经性毒剂中,VX由于其高吸附性能,在土壤中挥发性较低,持久性较强。根据报道,无论土壤颗粒大小分布如何,VX都可以完全降解(Certini et al.,2013)。蒸发是土壤中神经性毒剂流失的主要机制,随后是水解。由于沙林具有较高的蒸汽压,因此它比索曼更易挥发,但它们都采取了类似的水解途径。一般来说,神经性毒剂在主要厌氧条件下的排水不良的土壤中更为持久(Wagner et al.,2007)。它们的大多数分解产物比母体制剂的毒性更小,而L、VX、ED和HN2比原始化合物形成更持久的毒性中间体。BZ的失能剂在大多数表面上持续存在,在土壤中的半衰期超过一个月(Chauhan et al.,2008)。路易氏剂的起疱剂会迅速挥发,转化为路易氏剂氧化物,由于其水溶性低,可以在土壤中停留很长时间(Broomandi et al.,2020)。

对在恐怖袭击中可能使用化学武器的担忧日益增加,推动了检测、鉴定和确认化学武器的分析技术的应用和发展。因此,分析方法被广泛用于研究CWAs及其降解产物的存在(D'Agostino et al.,2004)。在法国,VX是从两种自然土壤中提取的,包括热带土壤(酸性砂质粉砂壤土)和当地土壤(中性粉砂壤土)。浓度小于10 μg g^{-1}的VX二氯甲烷溶液在土壤中上样。3个月后,将均质土壤混合物与tris缓冲液(pH 9)混合。当用二氯甲烷/正己烷(v/v85:15)进行提取时,得到的回收率最高。为了避免碱性水解,必须保持土壤缓冲液的pH值较低且接近VX的pKa值。在类似的研究中,二氯甲烷用于从土壤中提取神经性毒剂,其峰值水平分别为0.1~10 mg·g^{-1}、0.5 mg·g^{-1}和20 mg·g^{-1},其回收率分别为0.4%、8%±66%和16.2% 6±1.3%。(Kim et al.,2011;Kingery & Allen,1995;Tørnes et al.,1991,2006;Tørnero & Hanke,2016)。

用正己烷-苯混合物从土壤样品中提取沙林。通过气相色谱分离和火焰电离法检测了这些土壤样品中微量的沙林(410 mg·kg^{-1})(K. Kimet al.,2011)。为了研究CWA水解产物硫二甘醇的存在(添加值为20 μg·g^{-1}),将填充毛细管LC-ESI-MS/MS方法应用于前芥子气储存区土壤样品(D'Agostino et al.,2004)。砂质粘土壤土和壤土砂的回收率分别为85±7%和54±6%(D'Agostino et al.,2004)。TPA和二酚醚类化合物的浓度是由日本帝国军队在日本平冢市收集的受污染的土壤样品中测定的(Hanaoka et al.,2005)。在深度为0.5、1.5、2.5和3.5 m时,TPA的浓度分别为<0.05、<0.05~1.4,<0.05~0.38和0.26 mg·kg^{-1}。此外,在深度1.5、2.5和3.5 m,二苯醚化合物的浓度分别为<0.05~0.16,<0.05~0.12和0.05~0.53 mg·kg^{-1}(Hanaoka et al.,2005)。一种快速的便携式CE(毛细管电泳)污染后30 min,分别为2.34、2.28和8.72%。此外,污染3 h后,沙林、棱曼和VX的回收率分别为

7.6、5.91 和 5.11%(Kubáň et al. ,2011)。此外,研究人员还使用了光学活性醇来测定矿渣中沙林和 VX 的水平(Kim et al. ,2011)。据报道,从沥青、混凝土中提取神经剂(Groenewold et al. ,2000;Gura et al. ,2006;Waysbort et al. ,2004)。此外,GC 和 LC-MS 检测污染白芥菜 VX 中 EMPA 和 MPA 的水解产物(Gravett et al. ,2014)。这种方法可以帮助当局在未来确认环境中神经性毒剂残留物的存在(Gravett et al. ,2014)。

除了注意到利用已开发的分析技术对 CWAs 进行检测、鉴定和确认的重要性外,制定一个关于受污染碎片的处置、洗消和修复的综合计划也很重要。制定这样一个全面的计划需要有关 CWAs 在垃圾填埋场的代谢的详细信息。垃圾填埋场的行为取决于非生物转化(如水解)、吸附、生物降解以及液体和/或气相运输(如浸出和挥发)的联合效应(Bartelt-Hent et al. ,2006,2008;Raber & McGuire,2002;Sokkalingam, 2010)。因此,需要应用数学模型来估计 CWAs 在环境中的代谢路径。研究结果可以为决策者对受污染碎片的可能处置方案提供初步的见解。垃圾填埋场中有机化学物质模型用于研究城市固体垃圾填埋场中废物的代谢(Bartelt-Hunt et al. ,2006)。他们认为水解是所研究的毒剂的主要代谢途径。根据他们的模拟,GB、HN2 和 HD 的水解大多在 6 个月内完成,但水解半衰期较长的 VX 和 GD 需要更多的时间(5 年)才能基本水解。模拟结果表明,气体生成速率和水渗透等其他毒剂代谢途径对摩烂性毒剂和神经性毒剂的代谢运影响不大。大于 10 天的生物半衰期对毒剂代谢的影响可以忽略不计,因为大多数神经性毒剂和糜烂毒剂的水解半衰期为小时或分钟。相反,GD 和 VX 的剩余部分受到了无限大的生物半衰期减少到 10 天的影响,并分别减少了 8%和 40%(Bartelt-Hunt et al. ,2006)。

16.4　土壤中化学毒剂的毒性及其检测

为了保护陆地生态系统和生物多样性的生态完整性,保持土壤结构、质量和肥力至关重要。处理军事使用和受战争影响的地区,了解使用武器对土壤生态系统的潜在不利影响至关重要。土壤生态系统中的微生物是必要组成部分,其强大的发酵器官在生态系统中的物质循环中起着关键作用。CWAs 污染的土壤可以直接影响土壤生物,和/或通过破坏土壤食物链和/或影响特殊的相互作用间接影响。由于土壤生物的种群是联系在一起的,因此 CWAs 对单个物种的任何不利影响也很容易改变其他物种。因此,所有这些负面影响都会干扰必要的土壤过程,这些过程在土壤生态系统的流动、调节、养分和碳的内部循环以及土壤生态系统的不可逆退化中起着重要作用(Chmielińska et al. ,2019;Kuperman et al. ,2014,2007,1998;Medvedeva et al. ,2008;Vaezihir et al. ,2021)。例如,芥子气可根据土壤质地显著影响土壤中的微无脊椎动物群落(Certini et al. ,2013;Kuperman et al. ,2007)。

此外,几十年来,受污染的土壤继续对全球一些地点的人类健康、地表水和地下水造成急性和慢性风险(Broomandi et al. ,2021;Certini et al. ,2013)。例如,以前的研究通过调查战争影响地区的损害程度,芥子气在伊拉克-伊朗战争期间,风侵蚀发现,来自地区的污染颗粒在寒冷和温暖的时期影响陆地和海洋环境(Broomandi et al. ,2017,2018,2021)。因此,预测和调查持久性土壤污染物引起的土壤生态系统变化非常重要(Chmielińska et al. ,2019;Vaezihir et al. ,2021)。然而,用毒剂进行的生态毒理学测试研究很少,通常只关注添加到自然土壤或人工土壤(如经合组织土壤)中的毒剂的影响,而不是用毒剂使用过自然污染的土壤。

在这个意义上说,(Kuperman et al. ,2007)显示芥子气的影响微节肢动物和线虫,暴露于7天两个不同的土壤和不同的有机物含量(砂壤和4.9%有机物与淤泥壤与16%有机物)和不同浓度范围在6和1 076 mg · kg^{-1}。在这两种土壤中,微节肢动物对芥菜的敏感性均高于线虫。砂壤土和粉砂壤土中微节肢动物总数的EC50值分别为65和71 mg · kg^{-1}。砂壤土和粉砂壤土中线虫的EC50值分别为130和235 mg · kg^{-1}。结果表明,芥子气对线虫的毒性在砂壤土明显高于粉砂壤土。(Phillips et al. ,2002)在不同土壤中添加芥子气(1~125 mg · kg^{-1})的土壤中获得了类似的数据:一种人工土壤(类似于OECD土壤)和两种有机质含量在2%~4%的砂壤土。所获得的结果与(Kuperman et al. ,2007)所指出的相似,但有趣的是,在繁殖水平上的最大的毒理学效应是与这些研究一样,(Medvedeva et al. ,2008)显示了在不同有机碳水平下,芥子气水解产物(musterd gas hydrolysis products,MGHPs)和硫二甘醇对俄罗斯圣彼得堡地区土壤微生物群落(包括细菌、微菌和放线菌)的影响。土壤微生物组成和数量发生显著变化,酶活性受到抑制。MGHPs影响土壤微菌的文化和形态特征以及繁殖和生长。在真菌细胞中,线粒体活性增加,线粒体大小和数量增加。据报道,由于镁的毒性引起的不饱和脂肪酸数量的增加细胞通透性的增加。MGHP和硫二甘醇的存在也增强了色素和多糖的合成。

地下水和地表水也受到CWAs存在的影响。例如,来自德国和法国的一项研究估计了现有芥子气循环降解产物的浓度(Chmielińska et al. ,2019)。据报道,德国地下水、法国地下水和波罗的海地下水中1,4二硫烷的水平分别为1、0.8和3.4μg L^{-1}。1-氧杂-4,5-二硫丙烷的浓度分别为250、0.5和0.89 μg L^{-1}。此外,他们还测量了1,2,5-三硫丙烷的水平,分别为1、<0.2和0.76 μg L^{-1}。

由于很少了解毒剂暴露的环境,需要进一步的研究,因为有一些缺乏信息EC_{50}值,或这些污染物对土壤栖息地和保留功能通过几种生物的研究,特别是与评估阐明水生物如水蚤或藻类生态毒理学测试。此外,生态毒理学测试研究主要集中在芥子气上,而其他CWAs的一些信息缺失,这些研究可能成为当局在场地修复时提供关键决策信息。

16.5 化学毒剂造成的土壤污染:修复和处理

尽管一些CWAs有一个相对较短的寿命,可以通过蒸发和水解自然降解,其中一些可能会留在环境中几年或几十年后,根据环境条件,如土壤pH,有机质,粘土含量或温度,特别是在低温(4℃)高持久性VX(超过1年)(Certini et al. ,2013;Groenewold et al. ,1999;Talmage et al. ,2007)。此外,由于在战争或恐怖事件中使用,它们可能是一个环境问题,因为它们在战争中被几个国家储存多年,而它们的清毁是一个重要的问题。传统上(Russell et al. ,2003;Singh & Walker,2006;Talmage et al. ,2007)。大量储存的碳由于通过焚烧是最推荐的技术,具有成本低、应用简单等优点。然而,焚烧有一些环境风险如酸雨副产品和土壤污染,无机和有机污染物释放,第一次世界大战后燃烧(二苯氯砷和二苯氰砷)毒剂销毁污染了比利时和法国土壤(Thouin et al. ,2019)。因此,CWAs可能意味着局部和扩散的环境和人类健康风险污染。因此，已经开发了几种方法来减少社区对环境的污染，但有环境和经济上可行的解决方案。(Singh & Walker,2006;Talmage et al.,2007)。

传统方法，军事活动和战争影响后修复和处理污染土壤的开发技术集中在物理、化学和生物方法，如土壤清洗、化学固定化、焚烧和热降解、土壤微生物或光降解的生物修复(Gómez-Sagasti et al.,2021;Lewis et al.,2004;Robinson et al.,2008)。此外，由于CWAs所处的土壤环境中一些特定条件(土壤的降解、迁移或吸收物质)，修复和处理需要适应这些问题。(Certini et al.,2013;Russell et al.,2003;Talmage et al.,2007;Trenque et al.,2019)。

除焚烧外，土壤清洗技术是最常用的环境去污技术，重点是用热水水解和液相氧化>90 ℃、次氯酸盐、氢氧化钠、碳酸钠、过硼酸钠、过氧化氢、过氧化氢、钼酸钾和/或高锰酸钾溶液，然后用石灰中和(Amos & Leake, 1994; Babievsky & Aleksandrov, 2007; David & Seiber,1999;Jacquet et al.,2016;Baresien et al.,2014;Osovsky et al.,2014;Russell et al.,2003;Talmage et al.,2007)。除了这些土壤洗涤技术，还使用固体吸附材料固定污染物，包括单独应用或结合土壤洗涤技术：铁粘土结合过硼酸钠(Carniato et al.,2018)、肟粘土复合材料(Osovsky et al.,2020)和/或硅酸盐水泥(Walling et al.,2019)。最近，纳米材料被认为是土壤中CWAs洗消的新兴材料，如磁性和/或金属氧化物纳米材料(Bromberg & Hatton, 2005; Nagpal & Kakkar, 2019; Trenque et al.,2019)。最后，热催化和光催化技术由于处理速度快，也已成功用于土壤去污(Nawała et al.,2019;Osovsky et al.,2013;Svab et al.,2019;Wang et al.,2016)。一般来说，经过化学洗涤和/或土壤改良剂处理后，所得到的化合物是比母体化合物无毒或毒性更小的产物。但是，它们可能会出现以下问题：

(1)依赖环境特性；

(2)对材料具有腐蚀性；

(3)不稳定或易燃；

(4)较高浓度有毒；

(5)需要敏感设备或人员；

(6)在较大的污染区域使用过于昂贵；

(7)仅在实验室条件和自然条件下应用，其结果低于实验室条件下(Robinson et al.,2008;Singh et al.,2008;Trenque et al.,2019;Walling et al.,2019)。

从这个意义上说，生物方法(如植物修复或酶和土壤微生物的生物降解)由于其低成本、无毒和适用于更广泛的领域，在过去几年中已被证明是有用的方法(Russell et al.,2003;Singh & Walker,2006;Thakur et al.,2019)。

植物修复技术(植物稳定剂、植物提取物等)被广泛用于军事领域由于其低成本，可持续的循环经济的方法，他们的能力可用在广泛的领域，如训练营或战区，处理无机和有机污染物，包括铅、核废料、高能炸药、燃料等。(Gómez-Sagasti et al.,2021;Lewis et al.,2004;Nagar et al.,2021;Pidlisnyuk et al.,2019;Robinson et al.,2008;Rodríguez-Seijo et al.,2016;Sharma et al.,2015)。尽管它们在军事领域被广泛使用，但对其污染土壤的植物修复研究却很少。然而，一些研究表明，植物能够在其组织中吸收和积累CWAs，并且绿皮粪便能够从污染区域修复神经性毒剂。类似的例子还有(Zakharova et al.,2000)描述了燕麦对土壤中芥子气的积累能力(Arao et al.,2009)，阐明了水稻吸芳砷降解产物芳香砷的能力，而

(Gravett et al.,2014;Sarvin et al.,2019)研究表明,芥白和三叶草分别可用于VX积累。

然而,植物修复技术不能应用于所有情况,而且这是一项周期很长的技术。由于这些原因,利用酶技术或微生物物种的生物修复已被证明是一种有效和快速的工具,因为它们能够降解有机磷(organophosphates,OP)毒剂,包括CWAs(Russell et al.,2003;Thakur et al.,2019)。几种酶已被鉴定为具有OP降解能力,并具有快速水解、环保、不易燃或腐蚀性的优点,可以通过发酵大规模生产(Russell et al.,2003;Thakur et al.,2019)。在这方面,几篇论文(Cho et al.,2000;Jacquet et al.,2016;Manco et al.,2018;Prokop et al.,2006;Thakur et al.,2019)显示最成功的酶的生物修复例子。一些化学剂(如沙林、梭曼、环沙林、塔崩、VX、DEVX和DMVX)转基因大肠杆菌中分离有机水解酶(OPH)和从欧洲鱿鱼中分离二异丙基氟磷酸酯。同样,对于植物修复技术,如降解速度较慢。由于这些原因,工程微生物为开发特定化合物方面具有优势(Singh et al.,2008),但仍需要一些研究。

16.6 结　　论

由于在战争和军事活动中使用,CWAs会带来环境问题。然而,关于它们对人类和生物群、生物积累和在环境中的持久性的负面影响,我们确实没有足够的信息,特别是在真实的环境条件下。由于大多数论文都是实验性的,只关注CWAs的回收率,因此缺乏自然条件下CWAs分布的回收率及其降解产量。这个问题就像理解它们的生物积累、持久性或修复能力,因为研究通常是在人工添加CWAs的土壤中进行的,而不是自然污染,通常是由于在CWAs影响后很难从田间收集土壤样本。此外,也没有可用的保护和补救CWAs及其分解产品影响的指导方针。生态毒理学论文过于稀少,只有一些生物群组研究,主要是一些陆生生物。与此同时,对水生生物或微观生态系统实验的研究也太少了。

参考文献

Albright, R. D. (2008). 5-Chemical warfare material. In R. Albright (Ed.), *Cleanup of chemical and explosive munitions* (pp. 47-75). William Andrew Publishing.

Amos, D., & Leake, B. (1994). Clean-up of chemical warfare agents on soils using simple washing or chemical treatment processes. *Journal of Hazardous Materials*, *39*(1), 107-117.

Arao, T., Maejima, Y., & Baba, K. (2009). Uptake of aromatic arsenicals from soil contaminated with diphenylarsinic acid by rice. *Environmental Science and Technology*, *43*(4), 1097-1101.

Babievsky, K., & Aleksandrov, E. (2007). Mobile systems for chemical weapons demilitarisation: recovery, identification and disposal. In W. Spyra, & M. Katzsch (Eds.), *Environmental Security and Public Safety*, *NATO Security through Science Series* (pp. 71-80).

Bartelt-Hunt, S. L., Barlaz, M. A., Knappe, D. R. U., & Kjeldsen, P. (2006). Fate of chemical warfare agents and toxic industrial chemicals in landfills. *Environmental Science and Technology*, *40*(13), 4219-4225.

Bartelt-Hunt, S. L., Knappe, D. R. U., & Barlaz, M. A. (2008). A review of chemical warfare agent simulants for the study of environmental behavior. *Critical Reviews in Environmental Science and Technology*, *38*(2), 112-136.

Baršienė, J., Butrimavičiene, L., Grygiel, W., Lang, T., Michailovas, A., & Jack unas, T. (2014). Environmental genotoxicity and cytotoxicity in flounder (Platichthys flesus), herring (Clupea harengus) and Atlantic cod (Gadus morhua) from chemical munitions dumping zones in the southern Baltic Sea. *Marine Environmental Research*, *96*, 56-67.

Bełdowski, J., Klusek, Z., Szubska, M., Turja, R., Bulczak, A. I., Rak, D., Brenner, M., Lang, T., Kotwicki, L., Grzelak, K., Jakacki, J., Fricke, N., Ö stin, A., Olsson, U., Fabisiak, J., Garnaga, G., Nyholm, J. R., Majewski, P., Broeg, K., & Schmidt, B. (2016). Chemical munitions search & assessment—an evaluation of the dumped munitions problem in the Baltic Sea. *Deep Sea Research Part II: Topical Studies in Oceanography*, *128*, 85-95.

Bromberg, L., & Hatton, T. A. (2005). Nerve agent destruction by recyclable catalytic magnetic nanoparticles. Industrial and Engineering Chemistry Research, 44(21), 7991-7998.

Broomandi, P., Dabir, B., Bonakdarpour, B., & Rashidi, Y. (2017). Identification of dust storm origin in South-West of Iran. *Journal of Environmental Health Science and Engineering*, *15*(1), 1-14.

Broomandi, P., Dabir, B., Bonakdarpour, B., Rashidi, Y., & Akherati, A. (2018). Simulation of mineral dust aerosols in southwestern Iran through numerical prediction models. *Environmental Progress and Sustainable Energy*, *37*(4), 1380-1393.

Broomandi, P., Guney, M., Kim, J. R., & Karaca, F. (2020). Soil contamination in areas impacted by military activities: A critical review. *Sustainability*, *12*(21), 9002.

Broomandi, P., Karaca, F., Guney, M., Fathian, A., Geng, X., & Kim, J. R. (2021). Destinations frequently impacted by dust storms originating from southwest Iran. *Atmospheric Research*, *248*, 105264.

Brown, H. M., McDaniel, T. J., Doppalapudi, K. R., Mulligan, C. C., & Fedick, P. W. (2021). Rapid,: In situ detection of chemical warfare agent simulants and hydrolysis products in bulk soils by low-cost 3D-printed cone spray ionization mass spectrometry. *The Analyst*, *146*(10), 3127-3136.

Carniato, F., Bisio, C., Evangelisti, C., Psaro, R., Dal Santo, V., Costenaro, D., Marchese, L., & Guidotti, M. (2018). Iron-montmorillonite clays as active sorbents for the decontamination of hazardous chemical warfare agents. *Dalton Transactions*, *47*(9), 2939-2948.

Certini, G., Scalenghe, R., & Woods, W. I. (2013). The impact of warfare on the soil environment. *Earth-Science Reviews*, *127*, 1-15.

Chauhan, S., Chauhan, S., D'Cruz, R., Faruqi, S., Singh, K. K., Varma, S., Singh,

M., & Karthik, V. (2008). Chemical warfare agents. *Environmental Toxicology and Pharmacology*, *26*(2), 113–122.

Chmielińska, K., Hube, D., Bausinger, T., Simon, M., Rivière, G., Fauser, P., & Sanderson, H. (2019). Environmental contamination with persistent cyclic mustard gas impurities and transformation products. *Global Security: Health, Science and Policy*, *4*, 14–23.

Cho, T. H., Wild, J. R., & Donnelly, K. C. (2000). Utility of organophosphorus hydrolase for the remediation of mutagenicity of methyl parathion. *Environmental Toxicology and Chemistry*, *19*(8), 2022–2028.

D'Agostino, P. A., Hancock, J. R., & Chenier, C. L. (2004). Packed capillary liquid chromatography-electrospray ionization (tandem) mass spectrometry of mustard hydrolysis products in soil. *Journal of Chromatography A*, *1058*(1–2), 97–105.

Daus, B., Hempel, M., Wennrich, R., & Weiss, H. (2010). Concentrations and speciation of arsenic in groundwater polluted by warfare agents. *Environmental Pollution*, *158*(11), 3439–3444.

David, M. D., & Seiber, J. N. (1999). Accelerated hydrolysis of industrial organophosphates in water and soil using sodium perborate. *Environmental Pollution*, *105*(1), 121–128.

Dhummakupt, E. S., Carmany, D. O., Mach, P. M., Tovar, T. M., Ploskonka, A. M., Demond, P. S., DeCoste, J. B., & Glaros, T. (2018). Metal-organic framework modified glass substrate for analysis of highly volatile chemical warfare agents by paper spray mass spectrometry. *ACS Applied Materials and Interfaces*, *10*(9), 8359–8365.

Dhummakupt, E. S., Mach, P. M., Carmany, D., Demond, P. S., Moran, T. S., Connell, T., Wylie, H. S., Manicke, N. E., Nilles, J. M., & Glaros, T. (2017). Direct analysis of aerosolized chemical warfare simulants captured on a modified glass-based substrate by /paper-spray/ ionization. *Analytical Chemistry*, *89*(20), 10866–10872.

Diauudin, F. N., Rashid, J. I. A., Knight, V. F., Wan Yunus, W. M. Z., Ong, K. K., Kasim, N. A. M., Abdul Halim, N., & Noor, S. A. M. (2019). A review of current advances in the detection of organophosphorus chemical warfare agents based biosensor approaches. *Sensing and Bio-Sensing Research*, *26*, 100305.

Dowling, S., McBride, E. M., McKenna, J., Glaros, T., & Manicke, N. E. (2020). Direct soil analysis by paper spray mass spectrometry: Detection of drugs and chemical warfare agent hydrolysis products. *Forensic Chemistry*, *17*, 100206.

Drug, E., & Dagan, S. (2021). Selective screening for "unknown" phosphorous-containing compounds using high resolution accurate-mass LC-MS. *International Journal of Mass Spectrometry*, *462*, 116530.

Fatah, A., Arcilesi., Peterson, J., Lattin, C., Wells, C., & McClintock. (2007). *Guide for the Selection of Chemical Detection Equipment for Emergency First Responders Guide*.

Fedick, P., Fatigante, W., Lawton, Z., O'Leary, A., Hall, Seth, Bain, R., Ayrton, S.,

Ludwig, J., & Mulligan, C. (2018). A low-cost, simplified platform of interchangeable, ambient ionization sources for rapid, forensic evidence screening on portable mass spectrometric instrumentation. *Instruments*, *2*, 5.

Fedick, P. W., Morato, N. M., Pu, F., & Cooks, R. G. (2020). Raman spectroscopy coupled with ambient ionization mass spectrometry: a forensic laboratory investigation into rapid and simple dual instrumental analysis techniques. *International Journal of Mass Spectrometry*, *452*, 116326.

Feider, C. L., Krieger, A., Dehoog, R. J., & Eberlin, L. S. (2019). Ambient ionization mass spectrometry: recent developments and applications. *Analytical Chemistry*, *91*(7), 4266-4290.

Frey, B. S., Damon, D. E., & Badu-Tawiah, A. K. (2020). Emerging trends in paper spray mass spectrometry: Microsampling, storage, direct analysis, and applications. *Mass Spectrometry Reviews*, *39*(4), 336-370.

Ganesan, K., Malhotra, R. C., & Sekhar, K. (2005). Reaction of elemental sulfur in ethylenediamine with sulfur mustard. *Journal of Sulfur Chemistry*, *26*(4-5), 353-357.

Ganesan, K., Raza, S., & Vijayaraghavan, R. (2010). Chemical warfare agents. *Journal of Pharmacy and Bioallied Sciences*, *2*, 166-178.

Ge, X., Asiri, A. M., Du, D., Wen, W., Wang, S., & Lin, Y. (2014). Nanomaterial-enhanced paper-based biosensors. *TrAC-Trends in Analytical Chemistry*, *58*, 31-39.

Gravett, M. R., Hopkins, F. B., Self, A. J., Webb, A. J., Timperley, C. M., & Baker, M. J. (2014). Evidence of VX nerve agent use from contaminated white mustard plants. *Proceedings of the Royal Society A: Mathematical, Physical and Engineering Sciences*, *470*(2168), 20140076.

Groenewold, G. S., Appelhans, A. D., Gresham, G. L., Olson, J. E., Jeffery, M., & Weibel, M. (2000). Characterization of VX on concrete using ion trap secondary ionization mass spectrometry. *Journal of the American Society for Mass Spectrometry*, *11*(1), 69-77.

Groenewold, G. S., Appelhans, A. D., Gresham, G. L., Olson, J. E., Jeffery, M., & Wright, J. B. (1999). Analysis of VX on soil particles using ion trap secondary ion mass spectrometry. *Analytical Chemistry*, *71*(13), 2318-2323.

Gupta, R. C. (2015). Handbook of toxicology of chemical warfare agents. *Handbook of toxicology of chemical warfare agents* (2nd ed., pp. 1-1184).

Gura, S., Tzanani, N., Hershkovitz, M., Barak, R., & Dagan, S. (2006). Fate of the chemical warfare agent VX in asphalt: a novel approach for the quantitation of VX in organic surfaces. *Archives of Environmental Contamination and Toxicology*, *51*(1), 1-10.

Gómez-Sagasti, M., Anza., Hidalgo, J., Artetxe, Garbisu, Becerril, J. M., et al. (2021). Recent trends in sustainable remediation of pb-contaminated shooting range soils: rethinking waste management within a circular economy. *Processes*, *9*(4), 572.

Haderlein, S. B., Weissmahr, K. W., & Schwarzenbach, R. P. (1996). Specific adsorption of nitroaromatic explosives and pesticides to clay minerals. *Environmental Science and Technology*, *30*(2), 612-622.

Hanaoka, S., Nagasawa, E., Nomura, K., Yamazawa, M., & Ishizaki, M. (2005). Determination of diphenylarsenic compounds related to abandoned chemical warfare agents in environmental samples. *Applied Organometallic Chemistry*, *19*(2), 265-275.

HELCOM. (2013). *Report of the ad hoc Expert Group to Update and Review the Existing Information on Dumped Chemical Munitions in the Baltic Sea (HELCOM MUNI)*.

Jacquet, P., Daude, D., Bzdrenga, J., Masson, P., Elias, M., & Chabrière, E. (2016). Current and emerging strategies for organophosphate decontamination: special focus on hyperstable enzymes. *Environmental Science and Pollution Research*, *23*(9), 8200-8218.

Kim, J., Gedi, V., Lee, S. C., Cho, J. H., Moon, J. Y., & Yoon, M. Y. (2015). Advances in anthrax detection: overview of bioprobes and biosensors. *Applied Biochemistry and Biotechnology*, *176*(4), 957-977.

Kim, K., Tsay, O. G., Atwood, D. A., & Churchill, D. G. (2011). Destruction and detection of chemical warfare agents. *Chemical Reviews*, *111*(9), 5345-5403.

Kim, S., Thiessen, P. A., Bolton, E. E., Chen, J., Fu, G., Gindulyte, A., Han, L., He, J., He, S., Shoemaker, B. A.,

Wang, J., Yu, B., Zhang, J., & Bryant, S. H. (2016). PubChem substance and compound databases. *Nucleic Acids Research*, *44*(1), D1202-D1213.

Kingery, A. F., & Allen, H. E. (1995). The environmental fate of organophosphorus nerve agents:*A review. Toxicological & Environmental Chemistry*, *47*(3 4), 155-184.

Kroening, K. K., Easter, R. N., Richardson, D. D., Willison, S. A., & Caruso, J. A. (2011). Toxicity of chemical warfare agents and their degradation products. *Analysis of Chemical Warfare Degradation Products*, 19-57.

Kroening, K. K., Solivio, M. J. V., García-López, M., Puga, A., & Caruso, J. A. (2009). Cytotoxicity of arsenic containing chemical warfare agent degradation products with metallomic approaches for metabolite analysis. *Metallomics*, *1*(1), 59-66.

Kubáň, P., Seiman, A., Makarõtseva, N., Vaher, M., & Kaljurand, M. (2011). In situ determination of nerve agents in various matrices by portable capillary electropherograph with contactless conductivity detection. *Journal of Chromatography A*, *1218*(18), 2618-2625.

Kuhlmeier, P. D. (2002). Fate of chemical releases into the environment. *Clinics in Occupational and Environmental Medicine*, *2*(2), 313-326.

Kuo, T. H., Dutkiewicz, E. P., Pei, J., & Hsu, C. C. (2020). Ambient ionization mass spectrometry today and tomorrow: embracing challenges and opportunities. *Analytical Chemistry*, *92*(3), 2353-2363.

Kuperman, R. G., Checkai, R. T., Phillips, C. T., Simini, M., & Anthony, J. S. (2014). An emerging energetic soil contaminant, CL-20, can affect the soil invertebrate community in a sandy loam soil. *Applied Soil Ecology*, *83*, 210-218.

Kuperman, R. G., Phillips, C. T., & Checkai, R. T. (2007). Toxicity of chemical warfare agent HD (mustard) to the soil microinvertebrate community in natural soils with contrasting properties. *Pedobiologia*, *50*(6), 535-542.

Kuperman, R. G., Williams, G. P., & Parmelee, R. W. (1998). Spatial variability in the soil foodwebs in a contaminated grassland ecosystem. *Applied Soil Ecology*, *9*(1-3), 509-514.

Lawrence, M. J., Stemberger, H. L. J., Zolderdo, A. J., Struthers, D. P., & Cooke, S. J. (2015). The effects of modern war and military activities on biodiversity and the environment. *Environmental Reviews*, *23*(4), 443-460.

Lewis, T. A., Newcombe, D. A., & Crawford, R. L. (2004). Bioremediation of soils contaminated with explosives. *Journal of Environmental Management*, *70*(4), 291-307.

Li, B., Kong, J., Yang, L., Zhang, L., Zhang, Z., & Li, C. (2020). Direct detection of chemical warfare agent simulants in soil by thermal desorption-low temperature plasma-mass spectrometry. *International Journal of Mass Spectrometry*, *451*, 116320.

Makarovsky, I., Markel, G., Hoffman, A., Schein, O., Finkelstien, A., Brosh-Nissimov, T., Tashma, Z., Dushnitsky, T., & Eisenkraft, A. (2007). Osmium tetroxide: a new kind of weapon. *Israel Medical Association Journal*, *9*(10), 750-752.

Manco, G., Porzio, E., & Suzumoto, Y. (2018). Enzymatic detoxification: a sustainable means of degrading toxic organophosphate pesticides and chemical warfare nerve agents. *Journal of Chemical Technology and Biotechnology*, *93*(8), 2064-2082.

Maslennikov, A. A., Filatov, B. N., Demidova, S. A., Samuleev, P. V., Creber, K. A. M., & Andrews, W. S. (2016). Maximum acceptable concentration levels of the chemical agent sarin in Canadian and Russian soil types. *Canadian Journal of Civil Engineering*, *43*(8), 735-740.

McBride, E. M., Mach, P. M., Dhummakupt, E. S., Dowling, S., Carmany, D. O., Demond, P. S., Rizzo, G., Manicke, N. E., & Glaros, T. (2019). Paper spray ionization: Applications and perspectives. *TrAC-Trends in Analytical Chemistry*, *118*, 722-730.

McDonough, J. H. (2002). Performance impacts of nerve agents and their pharmacological countermeasures. *Military Psychology*, *14*(2), 93-119.

McKenna, J., Dhummakupt, E. S., Connell, T., Demond, P. S., Miller, D. B., Michael Nilles, J., Manicke, N. E., & Glaros, T. (2017). Detection of chemical warfare agent simulants and hydrolysis products in biological samples by paper spray mass spectrometry. *The Analyst*, *142*(9), 1442-1451.

Medvedeva, N., Polyak, Y., Kuzikova, I., Orlova, O., & Zharikov, G. (2008). The effect of mustard gas on the biological activity of soil. *Environmental Research*, *106*(3), 289-295.

Mohanty, S. P., & Kougianos, E. (2006). Biosensors: a tutorial review. *IEEE Potentials*, *25*(2), 35-40.

Mondal, B., Ramlal, S., Lavu, P. S., Bhavanashri, N., & Kingston, J. (2018). Highly sensitive colorimetric biosensor for staphylococcal enterotoxin B by a label-free aptamer and gold nanoparticles. *Frontiers in Microbiology*, *9*, 179.

Munro, N. B., Talmage, S. S., Griffin, G. D., Waters, L. C., Watson, A. P., King, J. F., & Hauschild, V. (1999). The sources, fate, and toxicity of chemical warfare agent degradation products. *Environmental Health Perspectives*, *107*(12), 933-974.

Murray, G. M. (2013). Detection and screening of chemicals related to the chemical weapons convention. *Encyclopedia of Analytical Chemistry*. Available from https://doi.org/10.1002/9780470027318.a0403.pub2, Wiley.

Nagar, S., Anand, S., Chatterjee, S., Rawat, C. D., Lamba, J., & Rai, P. K. (2021). A review of toxicity and biodegradation of octahydro-1,3,5,7-tetranitro-1,3,5,7-tetrazocine (HMX) in the environment. *Environmental Technology & Innovation*, *23*, 101750.

Nagpal, M., & Kakkar, R. (2019). Use of metal oxides for the adsorptive removal of toxic organic pollutants. *Separation and Purification Technology*, *211*, 522-539.

Nawała, J., Czuprynski, K., Popiel, S., Dziedzic, D., & Bełdowski, J. (2016). Development of the HS-SPME-GC MS/MS method for analysis of chemical warfare agent and their degradation products in environmental sam ples. *Analytica Chimica Acta*, *933*, 103-116.

Nawała, J., Józwik, P., & Popiel, S. (2019). Thermal and catalytic methods used for destruction of chemical warfare agents. *International Journal of Environmental Science and Technology*, *16*(7), 3899-3912.

Niemikoski, H., Straumer, K., Ahvo, A., Turja, R., Brenner, M., Rautanen, T., Lang, T., Lehtonen, K. K., & Vanninen, P. (2020). Detection of chemical warfare agent related phenylarsenic compounds and multibiomarker responses in cod (Gadus morhua) from munition dumpsites. *Marine Environmental Research*, *162*, 105160.

Ochi, T., Suzuki, T., Isono, H., & Kaise, T. (2004). In vitro cytotoxic and genotoxic effects of diphenylarsinic acid, a degradation product of chemical warfare agents. *Toxicology and Applied Pharmacology*, *200*(1), 64-72.

OPCW. (1997). *Technical Secretariat of the Organisation for Prohibition of Chemical Weapons.*

Osovsky, R., Kaplan, D., Nir, I., Rotter, H., Elisha, S., & Columbus, I. (2014). Decontamination of adsorbed chemical warfare agents on activated carbon using hydrogen peroxide solutions. *Environmental Science and Technology*, *48*(18), 10912-10918.

Osovsky, R., Kaplan, D., Rotter, H., Nir, I., & Columbus, I. (2013). Hydrothermal degradation of chemical warfare agents on activated carbon: Rapid chemical-free decontamination. *Industrial and Engineering Chemistry Research*, *52*(28), 9705-9708.

Osovsky, R., Cherf, S., Karagach, S., Aviram, L., & Mishael, Y. (2020). Decontamination of sarin in water by designed oxime-clay composites. *Applied Clay Science*, *192*, 105620.

OSPAR. (2009). *Assessment of the Impact of Dumped Conventional and Chemical Munitions.*

Pacsial-Ong, E. J., & Aguilar, Z. P. (2013). Chemical warfare agent detection: a review of current trends and future perspective. *Frontiers in Bioscience-Scholar*, *5*(2), 516-543.

Paddle, B. M. (1996). Biosensors for chemical and biological agents of defence interest.

Biosensors and Bioelectronics, *11*(11), 1079–1113.

Phillips, C. T., Kuperman, R. G., & Checkai, R. T. (2002). Toxicity of chemical-warfare agent HD to Folsomia candida in different soil types. *European Journal of Soil Biology*, *38*(3 4), 281–285.

Pidlisnyuk, V., Erickson, L., Stefanovska, T., Popelka, J., Hettiarachchi, G., Davis, L., & Trögl, J. (2019). Potential phytomanagement of military polluted sites and biomass production using biofuel crop miscanthus x giganteus. *Environmental Pollution*, *249*, 330–337.

Pitschmann, V., Matějovsky, L., Lobotka, M., Dědič, J., Urban, M., & Dymák, M. (2018). Modified biosensor for cholinesterase inhibitors with Guinea green B as the color indicator. *Biosensors*, *8*(3), 81.

Primera-Pedrozo, O. M., Fraga, C. G., Breton-Vega, A., Zumbach, M. M., Wilkins, B. P., Mirjankar, N. S., & Kennedy, Z. C. (2020). Sorption and desorption study of a nerve-agent simulant from office materials for forensic applications. *Forensic Chemistry*, *20*, 100260.

Prokop, Z., Opluštil, F., DeFrank, J., & Damborsky, J. (2006). Enzymes fight chemical weapons. *Biotechnology Journal*, *1*(12), 1370–1380.

Puton, J., & Namieśnik, J. (2016). Ion mobility spectrometry: current status and application for chemical warfare agents detection. *TrAC-Trends in Analytical Chemistry*, *85*, 10–20.

Raber, E., & McGuire, R. (2002). Oxidative decontamination of chemical and biological warfare agents using L-Gel. *Journal of Hazardous Materials*, *93*(3), 339–352.

Rewick, R. T., Schumacher, M. L., & Haynes, D. L. (1986). UV absorption spectra of chemical agents and simulants. *Applied Spectroscopy*, *40*(2), 152–156.

Robinson, B. H., Bischofberger, S., Stoll, A., Schroer, D., Furrer, G., Roulier, S., Gruenwald, A., Attinger, W., & Schulin, R. (2008). Plant uptake of trace elements on a Swiss military shooting range: uptake pathways and land management implications. *Environmental Pollution*, *153*(3), 668–676.

Rodríguez-Seijo, A., Lago-Vila, M., Andrade, M. L., & Vega, F. A. (2016). Pb pollution in soils from a trap shooting range and the phytoremediation ability of Agrostis capillaris L. *Environmental Science and PollutionResearch*, *23*(2), 1312–1323.

Russell, A. J., Berberich, J. A., Drevon, G. F., & Koepsel, R. R. (2003). Biomaterials for mediation of chemical and biological warfare agents. *Annual Review of Biomedical Engineering*, *5*, 1–27.

Saito, M., Uchida, N., Furutani, S., Murahashi, M., Espulgar, W., Nagatani, N., Nagai, H., Inoue, Y., Ikeuchi, T., Kondo, S., Uzawa, H., Seto, Y., & Tamiya, E. (2018). Field-deployable rapid multiple biosensing system for detection of chemical and biological warfare agents. *Microsystems and Nanoengineering*, *4*(1), 17083.

Sanderson, H., Fauser, P., Thomsen, M., & Larsen, J. B. (2012). Weight-of-evidence environmental risk assessment of dumped chemical weapons after WWII along the Nord-

Stream gas pipeline in the Bornholm Deep. *Journal of Hazardous Materials*, 215–216, 217–226.

Sarvin, B., Himmelsbach, M., Baygildiev, T., Shpigun, O., Rodin, I., Stavrianidi, A., & Buchberger, W. (2019). Nerve agent markers screening after accumulation in garden cress (Lepidium sativum) used as a model plant object. *Journal of Chromatography A*, *1597*, 214–219.

Seto, Y. (2014). Review: On-site detection in a countermeasure to chemical warfare/terrorism. *Forensic Science Review*, *26*, 23–51.

Seto, Y., Kanamori-Kataoka, M., Tsuge, K., Ohsawa, I., Matsushita, K., Sekiguchi, H., Itoi, T., Iura, K., Sano, Y., & Yamashiro, S. (2005). Sensing technology for chemical-warfare agents and its evaluation using authentic agents. *Sensors and Actuators, B: Chemical*, *108*(2), 193–197.

Seto, Y., Sekiguchi, H., Maruko, H., Yamashiro, S., Sano, Y., Takayama, Y., Sekioka, R., Yamaguchi, S., Kishi, S., Satoh, T., Sekiguchi, H., Iura, K., Nagashima, H., Nagoya, T., Tsuge, K., Ohsawa, I., Okumura, A., Takada, Y., Ezawa, N., & Hashimoto, H. (2014). Sensitive and comprehensive detection of chemical warfare agents in air by atmospheric pressure chemical ionization ion trap tandem mass spectrometry with counterflow introduction. *Analytical Chemistry*, *86*(9), 4316–4326.

Seto, Y. (2020). Chapter 57-On-site detection of chemical warfare agents. *Handbook of Toxicology of Chemical Warfare Agents*. (3rd ed. pp. 983–1003).

Sferopoulos, R. (2009). *A review of chemical warfare agent (CWA) detector technologies and commercial-off-the-shelf items*. Human Protection and Performance Division, DSTODefence Science and Technology Organisation, Department of Defence, Australian Government. https://apps.dtic.mil/sti/pdfs/ADA502856.pdf

Sharma, S., Singh, B., & Manchanda, V. K. (2015). Phytoremediation: role of terrestrial plants and aquatic macro phytesin the remediation of radionuclides and heavy metal contaminated soil and water. *Environmental Science and Pollution Research*, *22*(2), 946–962.

Sheet, S. K., Sen, B., & Khatua, S. (2019). Organoiridium(Ⅲ) complexes as luminescence color switching probes for selective detection of nerve agent simulant in solution and vapor phase. *Inorganic Chemistry*, *58*(6), 3635–3645.

Shenoi, R. (2002). Chemical warfare agents. *Clinical Pediatric Emergency Medicine*, *3*(4), 239–247.

Singh, B. K., & Walker, A. (2006). Microbial degradation of organophosphorus compounds. *FEMS Microbiology Reviews*, *30*(3), 428–471.

Singh, S., Kang, S. H., Mulchandani, A., & Chen, W. (2008). Bioremediation: environmental clean-up through pathway engineering. *Current Opinion in Biotechnology*, *19*(5), 437–444.

Sokkalingam, N. (2010). *Molecular Modeling of Energetic Materials and Chemical Warfare Agents*.

Svab, M., Masin, P., Krouzek, J., Durdak, V., & Kubinova, P. (2019). Thermal desorption of chemical warfare agents surrogate from polluted materials: from laboratory to pilot scale. *International Journal of Environmental Science and Technology*, *16*(10), 5917-5926.

Talmage, S. S., Watson, A. P., Hauschild, V., Munro, N. B., & King, J. (2007). Chemical warfare agent degradation and decontamination. *Current Organic Chemistry*, *11*(3), 285-298.

Thakur, M., Medintz, I. L., & Walper, S. A. (2019). Enzymatic bioremediation of organophosphate compounds—progress and remaining challenges. *Frontiers in Bioengineering and Biotechnology*, *7*, 289.

Thouin, H., Battaglia-Brunet, F., Gautret, P., Le Forestier, L., Breeze, D., Séby, F., Norini, M. P., & Dupraz, S. (2017). Effect of water table variations and input of natural organic matter on the cycles of C and N, and mobility of As, Zn and Cu from a soil impacted by the burning of chemical warfare agents: a mesocosm study. *Science of the Total Environment*, *595*, 279-293.

Thouin, Hugues, Battaglia-Brunet, F., Norini, M.-P., Joulian, C., Hellal, J., Le Forestier, L., Dupraz, S., & Gautret, P. (2019). Microbial community response to environmental changes in a technosol historically contaminated by the burning of chemical ammunitions. *Science of the Total Environment*, *697*, 134108.

Tornero, V., & Hanke, G. (2016). Chemical contaminants entering the marine environment from sea-based sources: a review with a focus on European seas. *Marine Pollution Bulletin*, *112*(1-2), 17-38.

Trenque, I., Magnano, G. C., Bolzinger, M. A., Roiban, L., Chaput, F., Pitault, I., Briançon, S., Devers, T., Masenelli-Varlot, K., Bugnet, M., & Amans, D. (2019). Shape-selective synthesis of nanoceria for degradation of paraoxon as a chemical warfare simulant. *Physical Chemistry Chemical Physics*, *21*(10), 5455-5465.

Tørnes, J. A., Opstad, A. M., & Johnsen, B. A. (2006). Determination oforganoarsenic warfare agents in sediment samples from Skagerrak by gas chromatography-mass spectrometry. *Science of the Total Environment*, *356*(1-3), 235-246.

Tørnes, J. A., Opstad, A. M., & Johnsen, B. A. (1991). Use of solid-phase extraction in determination of chemical warfare agents. *International Journal of Environmental Analytical Chemistry*, *44*(4), 227-231.

USACHPPM. (1999). Derivation of health-based environmental screening levels for chemical warfare agents, a technical evaluation. U. S. army center for health promotion and preventive medicine.

Vaezihir, A., Pirkhezranian, A., Sehati, N., Hosseinzadeh, M. R., Salehi-Lisar, S. Y., &

Sanderson, H. (2021). Investigation of long-term hazards of chemical weapon agents in the environment of Sardasht area, Iran. *Environmental Science and Pollution Research*, *29*, 498–508.

Valdez, C. A., Leif, R. N., Hok, S., & Hart, B. R. (2018). Analysis of chemical warfare agents by gas chromatography-mass spectrometry: Methods for their direct detection and derivatization approaches for the analysis of their degradation products. *Reviews in Analytical Chemistry*, *37*(1), 20070001.

Wagner, G. W., Sorrick, D. C., Procell, L. R., Brickhouse, M. D., Mcvey, L. F., & Schwartz, L. I. (2007). Decontamination of VX, GD, and HD on a surface using modified vaporized hydrogen peroxide. *Langmuir*, *23*(3), 1178–1186.

Walling, S. A., Notman, S., Watts, P., Govan, N., & Provis, J. L. (2019). Portland cement based immobilization/destruction of chemical weapon agent degradation products. *Industrial and Engineering Chemistry Research*, *58*(24), 10383–10393.

Wang, A., Teng, Y., Hu, X., Wu, L., Huang, Y., Luo, Y., & Christie, P. (2016). Photodegradation of diphenylarsinic acid by UV-C light: Implication for its remediation. *Journal of Hazardous Materials*, *308*, 199–207.

Watson, K. (1997). Chemical warfare agents: toxicology and treatment. *Medical History*, *41*, 258.

Waysbort, D., Manisterski, E., Leader, H., Manisterski, B., & Ashani, Y. (2004). Laboratory setup for long-term monitoringof the volatilization of hazardous materials: preliminary tests of O-Ethyl S-2-(N, N-Diisopropylamino)ethyl methylphosphonothiolate on asphalt. *Environmental Science & Technology*, *38*(7),2217–2223.

Weissberg, A., Madmon, M., & Dagan, S. (2020). Derivatization and modification of chemical warfare agents and their related compounds for LC-MS-based analytical applications. *Encyclopedia of analytical chemistry*, 1–17.

Witkiewicz, Z., Sliwka, E., & Neffe, S. (2016). Chromatographic analysis of chemical compounds related to the chemical weapons convention. *TrAC-Trends in Analytical Chemistry*, *85*, 21–33.

Xu, B., Zong, C., Nie, Z., Guo, L., & Xie, J. (2015). A novel approach for high sensitive determination of sulfur mustard by derivatization and isotope-dilution LC-MS/MS analysis. *Talanta*, *132*, 245–251.

Yang, Y. C., Szafraniec, L. L., Beaudry, W. T., Rohrbaugh, D. K., Procell, L. R., & Samuel, J. B. (1996). Autocatalytic hydrolysis of V-type nerve agents. *Journal of Organic Chemistry*, *61*(24), 8407–8413.

Yishai Aviram, L., Magen, M., Chapman, S., Neufeld Cohen, A., Lazar, S., & Dagan, S. (2018). Dry blood spot sample collection for post-exposure monitoring of chemical warfare agents in vivo determination of phos phonic acids using LC-MS/MS. *Journal of Chromatography B*, *1093–1094*, 60–65.

Yoon, Y. J., Li, K. H. H., Low, Y. Z., Yoon, J., & Ng, S. H. (2014). Microfluidics biosensor chip with integrated screen-printed electrodes for amperometric detection of nerve agent. *Sensors and Actuators, B: Chemical*, *198*, 233-238.

Zakharova, E. A., Kosterin, P. V., Brudnik, V. V., Shcherbakov, A. A., Ponomaryov, A. A., Shcherbakova, L. F., Mandich, V. G., Fedorov, E. E., & Ignatov, V. V. (2000). Soil phytoremediation from the breakdown products of the chemical warfare agent, Yperite. *Environmental Science and Pollution Research*, *7*(4), 191-194.

第 17 章 根据国际公约评估海洋中化学武器处置的影响

Marcelo Carneiro dos Santos[①], Patrick Musyoki Shem[②]
Tanos Celmar Costa França[①③], Rohan Prasantha Perera[④], Victor Barros Correia[⑤]

17.1 前 言

用化学品制造武器(Chemical weapons,CW)已经被埃及、印度和中国等古代文明使用了几个世纪(Bełdowski et al. ,2016)。化学武器也被用于最近世界各地的冲突。CW 使人类和动物丧失行动能力或造成永久伤害或死亡。根据《禁止开发、生产、储存和使用化学武器及其销毁公约》(《化学武器公约》,CWC),CW 定义为"有毒化学品及其前体,除非用于公约不禁止的目的,否则只要类型、数量和目的符合这些物质"(联合国条约,2018)。该定义包括所有化学品,而不考虑其来源或生产方法,其中包括弹药、设备和其主要目的是用于部署禁止化物公约(CWC)中规定的弹药和设备。

CW 在第一次和第二次世界大战之前大量生产,并在第一次世界大战中广泛使用。处理第二次世界大战中未使用的库存对有关国家提出了挑战。寻求快速、低成本和"安全"的方法来处理剩余的库存 CW。在海洋中倾倒 CW 被认为是一种切实可行的解决办法。人们相信,大量的水会吸收和稀释可能泄漏的 CW。1945—1985 年,美国、德国、苏联、法国、日本和英国以及其他国家将数十万吨的连续倾倒在海洋、海洋和世界各地的海洋(Broadus & Vartanov,1994)。倾倒这些化学品的方法各不相同。有整艘船沉没法,在其他情况下,CW 被包裹在木制或金属容器中,然后被扔到海里。还有一些则作为零星的弹药被扔进了海水中。也报道了船只在到达指定倾倒点之前沉没的案例(Greenberg et al. ,2016)。

CW 的倾倒发生在世界上所有的海洋中。未知数量的 CW 被倾倒在澳大利亚海岸(Plunkett,2003)。南亚得里亚海(地中海)被用作大量 CW 的倾倒场(Alcaro et al. ,2012;Amato et al. ,2006)。连接爱尔兰海和大西洋的北海峡被英国用来倾倒了 100 万吨 CW,包括芥子气、塔崩和 14 500 吨含光气的火箭(比利时社会事务公共卫生和环境部,2002)。北冰洋也被用于大规模倾倒 CW 和核废料(Lott,2015)。据估计,苏联将 115 000 吨芥子气和路易氏剂,以及多达 32 000 吨塔崩和沙林倾倒在北冰洋(MEDEA,1997)。

① 巴西,里约热内卢,军事工程学院,分子建模实验室应用于化学和生物防御。
② 肯尼亚,内罗毕市,肯尼亚技术大学,化学和材料科学学院。
③ 捷克共和国,赫拉德茨-克拉洛韦市,赫拉德茨-克拉洛韦大学,科学学院,化学系。
④ 斯里兰卡,科伦坡市,安全与安保管理顾问。
⑤ 荷兰,莱顿大学,历史研究所-公共政策和海洋管理顾问。

太平洋、印度洋和大西洋也被用作日本和美国化学毒剂的倾倒场,其中包括路易氏剂和芥子气(Bearden,2007;The National Survey on Toxic Gas of Former Army,2004)。在欧洲,大量不同的化学毒剂,包括神经性毒剂塔崩、光气和芥子气、二苯氯砷和二苯氰砷、芳烃、氯乙酮、砷化合物被倾倒在波罗的海(Glasby,1997)。值得注意的是,波罗的海相对较浅,与北海的水交换有限。在波罗的海沉积物中,包裹容器的腐蚀和分解导致环境的泄漏和污染(Missiaen et al. ,2010;Schulz-Ohlbeg et al. ,2002)。

第二次世界大战期间,盟国在意大利的福贾和巴里镇附近有 CW 仓库。除了这些 CW 波武器之外,剩余的武器也被倾倒在亚得里亚海(Alcaro et al. ,2012)。装载 CW 的船只也在亚得里亚海沉没。倾倒在该地区的化学毒剂包括芥子气和路易氏剂(Amato et al. ,2006)。其他的包括光气、氰化氢、氯化氰,以及德国军方在意大利乌尔比诺和佩萨罗海岸倾倒的、不明的化学毒剂(Wilkinson,2018)。报告显示,至少有 2 万吨 CW 被倾倒在亚得里亚海南部(Alcaro et al. ,2012)。

倾倒的化学毒剂对细胞和环境有不同的影响。芥子气(Yperite)能够穿透细胞,烷基化 DNA、RNA 和蛋白质,从而影响细胞功能(Papir meister et al. ,1991)。波罗的海部分地区沉积物中存在三苯胺和二氯苯砷化合物是 CW 腐蚀和泄漏的明确证据(Valskien et al. ,2018)。根据海水水解特性的不同,不同 CW 的毒性也不同。因此,CW 由于其不同的化学性质,在海水中构成了不同的风险。这就提出了一系列的健康和环境挑战。例如,存在着化学物质可能进入食物链的危险。黑腹玫瑰鱼和欧洲海螺,在已知在亚得里亚海捕捞的地区捕获,皮肤和器官出现病变和溃疡(Della Torre et al. ,2010)。数以百万计的死鱼和其他被冲到白海上岸的海洋生物都是由于在北极倾倒化学物质(Yufit et al. ,1997)。

详细说明倾倒的类型和数量的记录被销毁,这一事实阻碍了补救工作。这使得确定 CW 的确切数量、类型和位置变得更加困难。随着海洋经济活动的增加,包括渔业、油气开采和管道建设,对环境和人类健康面临的潜在风险是巨大的。据报道,大约有 500 人因意外接触海洋中的化学毒剂而受伤(Brewer & Nakayama,2008)。对海洋资源的破坏可能会对波罗的海和亚得里亚海海岸线的不同国家造成严重的经济后果。

波罗的海是倾倒毒剂污水最多的水体之一(Belgium Ministry of Social Affairs Public Health and the Enviroment,2002)。大量的毒剂也被倾倒在亚得里亚海。倾倒在两个海的不同类型的 CW 包括芥子气、路易氏剂、神经性毒剂、有机砷、全身中毒星毒剂、窒息性毒剂。据估计,多达数十万吨这样的 CW 被倾倒在波罗的海,多达 2 万吨被倾倒在亚得里亚海。CW 被倾倒在浅水区,因此很容易被冲上岸,就像在意大利一样。此外,CW 也可以在这些活跃的渔场捕鱼时被沾染,或在人类活动中接触,例如,在钻探天然气和石油或铺设电缆时。这可能会导致无意中的人类暴露。如果要避免意外的人为接触,那么就需要尽量减少或在特定的倾倒区完全停止经济活动。作为人类食物的海洋生物也可能暴露于 CW 及其降解产物中。食用这种受污染的海产品对人类造成的风险程度尚未确定。

在波罗的海和亚得里亚海倾倒的大量 CW,对人类健康和环境构成了威胁。人类意外接触 CW 有可能产生严重的短期和长期健康影响,如在意大利亚得里亚海的情况。此外,由于尚未确切了解倾倒的位置和数量。由于洋流将毒剂转移到最初没有发生倾倒的地区的可能性仍然存在,但可以确定了以下问题:缺乏关于 CW 对海洋生物特别是生殖细胞毒性影响的信息。

• 释放率和连续水分解率无法准确确定，因为所涉及的变量，包括海水 pH 值、影响水中氧浓度的倾倒深度、影响水混合的洋流、连续水外壳的生锈或降解率未知以及 CW 位置的不确定性。

• 一些毒剂，特别是有机砷在环境中是持久的。

• 海洋生物已显示出慢性毒性。

• 在波罗的海和亚得里亚海的经济活动，如捕鱼、铺设通讯电缆、钻探石油和天然气、海底科学研究，都可能导致接触 CW。为了减少暴露的机会，该地区的经济活动。

• 需要评估连续对海洋的影响。

17.2 国际公约

在第一次世界大战之后和接下来的几十年里，毒剂已经停止使用了，世界上的主要大国通过将大量捕获、损坏和废弃的 CW 材料扔进海洋(Wilkinson，2018)。这种活动发生在好几个海洋中。1958 年，随着《公海公约》的出现，国际社会第一次开始出现了对它的国际关注。在接下来的几年里，还签订了其他协定、会议和条约，但大多数协定在预防海洋污染方面几乎没有实际作用。

17.2.1 联合国海洋法

公约会议的主要目的是编纂与保护公海有关的国际法规则。它还打算关于技术、生物、经济和政治方面的问题。除此之外，它还应该讨论所谓的内陆国家的自由进入海洋的问题。联合国海洋法会议(会议)于 1958 年 2 月 24 日至 4 月 27 日在日内瓦举行，有 86 个国家出席。其最后行动以及所附决议的全文已在同一地点完成，并于 1958 年 4 月 29 日签署。但是，它只在 1962 年 9 月 30 日才生效。关于污染问题，该条约在其第 24 条中包括了从船舶、管道、勘探和开采排放石油造成污染的规定。更具体地说，该条约在其第 25 条中规定了各国必须加以预防的要求。

任何放射性物质或其他有害物质的活动造成的海洋或空气空间的污染。1960 年，第二次展开行动在日内瓦举行，进行了为期六周的活动，但没有达成任何新的协议。第三次会议开始于 1973 年，一直持续到 1982 年，有 160 多个国家参加。在这些年中，对主要的权利和义务进行了广泛的辩论，最后在批准该条约一年后于 1994 年 11 月 16 日生效的《公约》中结束。虽然第 210 条没有明确表示关切，但第 210 条包含了各国关于倾销的规则和指导方针，如下所示(联合国条约，2018)。

(1)各国应当采取法律、法规，防止、减少和控制倾倒垃圾污染海洋环境。

(2)各国应当采取其他必要的措施，以预防、减少和控制这种污染。

(3)该法律、法规和措施应确保未经国家主管当局许可，不得进行倾销。

(4)各国应特别通过主管的国际组织或外交会议采取行动，努力制定全球和区域规则、标准和建议的做法和程序，以预防、减少和控制这种污染。这些规则、标准和建议的做法和程序应在必要的时候重新审查。

(5)未经领海国家明确批准,不得在领海和专属经济区或大陆架上进行倾销。沿海国家在与因地理状况可能受到不利影响的其他国家在适当考虑后,有权允许、管制和控制这种倾销。

(6)国家的法律、法规和措施应当采取措施。

17.2.2 海底武器控制条约

这是"关于禁止在海底、海床及其地下放置核武器和其他大规模杀伤性武器的条约"。它是为了和平保护海床目的,经过两年多的谈判,于1970年12月7日联合国大会批准了最终草案(Amato et al.,2006)。它在其第一段中定义如下:本条约缔约国承诺不在第二条界定的海底区域的地下植入或放置任何核武器或任何其他类型的大规模毁灭性武器以及结构、发射设施或任何其他专门用来储存、测试或使用此类武器的设施。

在主要的倾销国家中,其中三个在1971年2月11日签署了该条约,美国,英国和苏联,随后超过在1972年5月18日生效之前的其他20个国家。德国于1971年6月8日签署了该协议。

17.2.3 防止倾倒废物和其他物质的海洋污染公约–伦敦公约

防止倾倒废物和其他物质污染海洋公约被认为是结束CW海洋倾倒的责任。尽管自20世纪60年代以来,以前的国家立法和国际协议已经发展了相当多,这使得这种活动极为罕见,但直到1975年所谓的《伦敦公约》生效时,这种做法才被完全禁止(Wilkinson,2018)。《伦敦公约》于1972年举行,将倾倒定义为"故意处置船舶、飞机、平台或其他人造结构的废物或其他物质"(International Martime Organization,1972)。它将废物分为以下三类(Arison,2010;United Nations Treaty,2018;International Martime Organization,1972)。

(1)"黑名单"包括有机卤素化合物、汞、镉、石油和放射性废物等物质,完全禁止倾倒。

(2)"灰色列表"中的物质,如砷、铅、杀虫剂和有机硅化合物就包括在这个列表中。对于这些物质,每一次倾销都需要获得指定的国家当局的特别许可,并满足某些条件(United Nations Treaty,2018)。

(3)其他废物这类废物包括前两个清单中未包括的废物。尽管它们比黑色和灰色名单上的那些危险要小得多,但它们仍然需要事先获得倾倒许可证。

在第一版中,《伦敦公约》没有包括任何关于海上化学废物焚烧的评论。与此同时,美国烧毁了越南战争遗留下来的40多吨橙剂(Arison,2013)。1996年,《伦敦公约》缔约方开会通过根据联合国环境与发展会议(1992年首脑会议)指出的《1972年公约1996年的议定书》。这样方法是以某种方式插入"预防方法"和"污染者付费"的原则。这是通过用"反向清单"替换前三个被禁止的废物。此后,双方并没有禁止所列危险品的倾倒,而是同意禁止所有未列入附件1的"反向清单"(Arison,2013)。此外,任何倾倒物都需要符合附件2,这是关于废物评估的。

上面描述的两个原则可以在第3条的一般义务中看到。缔约方应对环境保护采取预防措施。污染者原则上应该承担污染的成本。该议定书还禁止在海上焚烧和向非缔约方出口废物。今天,87 个国家签署了《伦敦公约》,其中 50 个是该公约的缔约国。

17.2.4　公约保护海洋环境的波罗的海地区——赫尔辛基公约

赫尔辛基委员会(HELCOM)成立于 1974 年,目的是保护波罗的海的海洋环境通过政府间合作(United Nations Treaty,2018)。在接下来的 18 年里,《赫尔辛基公约》于 2000 年 1 月 17 日生效,批准文书由欧洲共同体、德国、拉脱维亚和瑞典于 1994 年,1995 年由爱沙尼亚和芬兰,1996 年由丹麦,1997 年由立陶宛,波兰和俄罗斯于 1999 年 11 月。(http://www.helcom.fi/about-us/convention)。

为了实现这一目标,HELCOM 除了担任政策制定者、信息提供者、主管和协调员外,还提出了来自其他国际组织的建议和措施。《伦敦公约》在其第三条中表达了其基本原则和其缔约方的义务。重点是关于预防和消除污染的立法和行政措施(第一段),预防原则(第二段),促进使用最佳环境做法和最佳可用技术(第三段),像《伦敦公约》(第四段)一样适用污染者付费原则,正确衡量排放和污染(第五段),并确保公约的执行不会在波罗的海以外的其他地区造成污染(第六段)。必要时进行修订,最新修正案于 2014 年 7 月 1 日生效(http://www.helcom.fi/about-us/convention)。

17.3　倾倒在海洋中的化学武器

在第一次世界大战后的几十年里停止了对 CW 的使用,尽管 CW 的生产在第二次世界大战之前一直进行。第二次世界大战后,大量被不同的、损坏的和过时的化学战材料被扔进海洋(Wilkinson,2018)。大量这些武器从纳粹军火库中缴获,盟国需要为他们找到快速的解决方案。英国、法国、苏联和美国当局报告称,大约有 30 万吨,来自不同的占领区(HELCOM,2013a)。受灾最严重的海洋之一是波罗的海。它位于北欧,与芬兰、瑞典、俄罗斯、爱沙尼亚、拉脱维亚、波兰、立陶宛、德国、丹麦和几个小岛接壤。

1994 年,波罗的海倾倒化学弹药(Chemical Munitions in the Baltic Sea,CHEMU)工作组的一份报告指出,该地区至少倾倒了 4 万吨化学战材料(HELCOM,2013a)。这些材料被用于特定目的或运往装港的船只倾倒在指定地区。不幸的是,关于这些活动的信息并不准确,也并不完整。因此,对于 CW 的数量、位置和类型仍有很多不确定性。

即使远离偏远地区,这些 CW 也会对人民和环境构成相当大的威胁。人类在海洋中的活动正在迅速增加,例如,海上风电场的发展、海上电缆和石油管道的放置等活动。捕鱼或海浴,即使发生在浅水区,也会受到这些风险的危险影响。根据 HELCOM CHEMU 的报告,渔民已经发现了一些战争材料,作为紧急措施被重新安置或被当局销毁(HELCOM,2013a)。在处理被抛弃的 CW 问题时,一些事实可以作为最相关的事实(Arison,2013)。

关于倾倒的类型、数量和地点对毒剂的急性影响了解很多,但对人类健康和环境的延迟影响知之甚少。一些理论考虑和模型已经用于这个目的,人们对毒剂的水解知之甚少,也不知道它在海水中的相互作用神经剂水解并很快变得无害,但芥子气不溶于水,导致渔民的主要事故。

同样,根据 HELCOM CHEMU 的最后报告,二战后,大约 4 万吨化学弹药被倾倒到波罗的海,其中应含有约 1.3 万吨化学毒剂。有三个地点被认为是主要的倾倒区:哥特兰东南部(利帕加西南)、波恩霍尔姆东部(HELCOM,2013a)。关于倾倒在波罗的海和亚得里亚海的化学毒剂类型,其分类见表 17.1。

表 17.1 已倾倒的主要化学毒剂

催泪剂	氯苯乙酮
鼻喉刺激物	二苯氯砷、二苯氰砷、二苯胺氯胂
肺刺激物	光气、双光气
糜烂性毒剂	芥子气、氮芥子气、路易氏剂
神经性毒剂	塔崩

17.4 在波罗的海和亚得里亚海倾倒化学武器的影响

对人类和其他生物产生严重的生物影响。大量的毒剂已经泄漏到环境中。毒剂导致海洋倾倒场的汞和砷浓度升高,因为炸弹和炮弹中含有这两种元素。例如,据报道,博恩霍尔姆盆地的总砷含量很高(Bełdowski et al.,2016)。倾倒在海洋中的毒剂要么在水和氧气的存在下水解,而芥子气和砷化合物则被氧化(Popiel et al.,2014)。研究发现,毒剂和降解产物的污染范围比之前预测的面积更大(Bełdowski et al.,2016)。毒剂的降解产物对人类和其他生物也表现出毒性作用(Papirmeister et al.,1991),并影响整个食物网。表 17.2 显示了倾倒在波罗的海的部分 CW 的降解产物。

从表 17.2 中可知,CW 的降解产物对人类、海洋动物和环境具有毒性。这些降解产物可能通过洋流分布在大面积区域内,并与环境相互作用。在此过程中,它们经历了化学转化,导致其化学性质和毒性效应的变化(Mazurek et al.,2001)。CW 的降解产物表现出不同程度的毒性,而其他的降解产物则被生物放大(Hart,2008)。因此,有必要对降解产品对人类和海洋动植物的影响进行调查。

表 17.2 倾倒在波罗的海的化学毒剂和可能的降解产物(Hart,2008)

化学毒剂	降解产物
二苯胺氯胂	HCl,二苯氧砷
氯气	HCl, HOCl
氯化氰	HCl, CNOH
氰化氢	NH_3, NCOOH
路易氏剂	HCl,氯乙烯氧砷

表 17.2(续)

化学毒剂	降解产物
芥子气	HCl, $(CH_2CH_2OH)_2S$
芥子气(蒸馏芥子气)	HCl, $(CH_2CH_2OH)_2S$
芥子气/路易氏剂混合	HCl, (($CH_2CH_2OH)_2S$,氯乙烯氧砷
光气	HCl, CO_2
沙林	HF,异丙醇
梭曼	HF
塔崩	HCN, H_3PO_4

从表 17.2 中可知,CW 的降解产物对人类、海洋动物和环境具有毒性。这些降解产物可能通过洋流分布在大面积区域内,并与环境相互作用。在此过程中,它们经历了化学转化,导致其化学性质和毒性效应的变化(Mazurek et al.,2001)。CW 的降解产物表现出不同程度的毒性,而其他的降解产物则被生物放大(Hart,2008)。因此,有必要对降解产品对人类和海洋动植物的影响进行调查。

17.4.1 对人类的影响

被倾倒的 CW 直接影响了人类。据报道,在波罗的海已有渔民捕获未爆炸的毒剂炸弹的案例(HELCOM,2013b)。1946 年至 1996 年期间,意大利有 200 名渔民因在捕鱼期间捕获的炸弹泄漏,对呼吸系统造成急性和长期影响而住院(Amato et al.,2006;Assennato et al.,1997)。图 17.1 显示了 1946 年至 1997 年在亚得里亚海因意外发现毒剂而受伤的渔民人数。

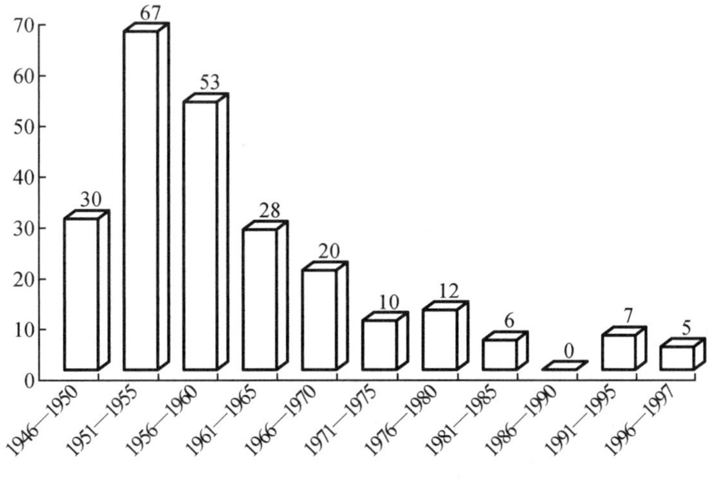

图 17.1 1946—1997 年,在亚得里亚海因意外发现毒剂而受伤的渔民人数

除了第二次世界大战后一些国家在亚得里亚海倾倒的不明毒剂外，倾倒场位置的不确定性给该地区的渔民带来了永远存在的危险。在亚得里亚海地区，在环境中长期存在的降解产物是最大的问题（Amato et al.，2006）。

砷类的 CW 包括二苯氯砷（DA，Clark Ⅰ）和二苯氰砷（DC，Clark Ⅱ）的组成部分（Kroening et al.，2009）。污染土壤和地下水中发现有降解产物三苯胺（TPA）和三苯二氧化物（TPAO）（Daus et al.，2008）。其他砷有砷酸钠、$Na_2HA_sO_4$、亚砷酸钠、NaA_sO_2、二甲甲酸（DMA）、甲基甲酸（MMA）、二苯酸（DPAA）和苯甲酸（PAA）。CW DA 和 DC 的化学产物及其化学结构如图 17.2 所示。

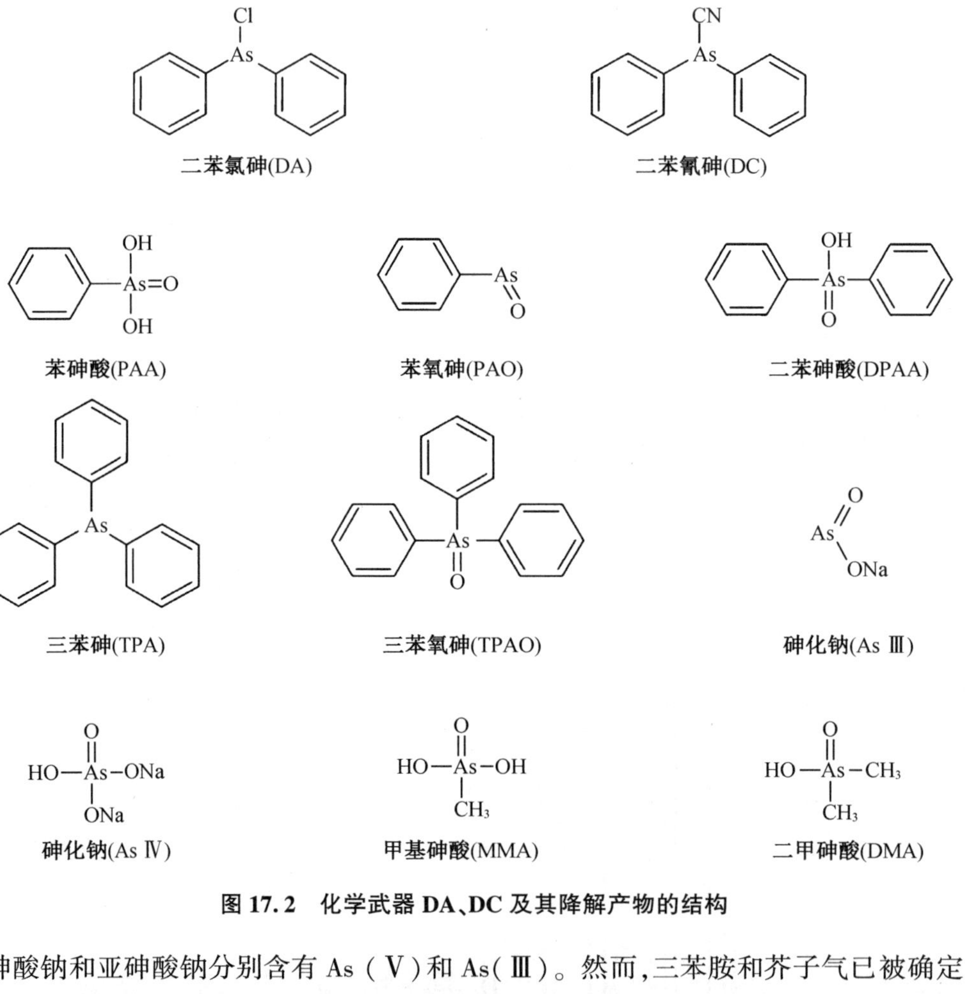

图 17.2　化学武器 DA、DC 及其降解产物的结构

砷酸钠和亚砷酸钠分别含有 As（Ⅴ）和 As（Ⅲ）。然而，三苯胺和芥子气已被确定为对人类健康构成最大的间接风险，污染影响了鱼类的消费（Sanderson et al.，2009）。这些 CW 在水中的降解产物的存在导致了人们对海产品砷污染的担忧（Sanderson et al.，2008）。在受污染的海洋中捕获的鱼类中检测到砷水平升高（Alcaro et al.，2012）。在波罗的海，研究表明，博恩霍尔姆地区的鱼类面临着接触有机砷的风险，特别是接触有机砷。在亚得里亚海的一个倾倒区捕获的鱼被发现含有汞（Alcaro et al.，2012）。因此，在这个地区捕获的鱼对人类食用不安全的。这一发现的含义是，在调查倾倒的毒剂泄漏时，应该监测倾倒区中汞以及砷和其他微量元素的存在。

在日本卡米苏市的地下水和土壤中发现了二苯砷酸(DPAA)和PAA(Ishii et al.,2004;Nakamiya et al.,2007)。DPAA和PAA比原毒剂更容易溶于水,并且是更危险的神经毒素和基因毒素(Nakamiya et al.,2007)。在卡米苏市消耗受污染地下水的人遭受了严重的健康问题(Ishii et al.,2004)。Arao等(2009)的一项研究发现,土壤中的苯甲酸和PAA被土壤中生长的水稻植株吸收,并在稻粒中检测到。克罗宁等(2009)的研究表明,该化学物质降解产物的细胞毒性高于无机砷化合物。在本研究中,与亚砷酸钠、砷酸钠相比、PAA、PAA、PAA、DPAA、PAA、TPA和TPAO具有更高的杀伤能力。这表明,在土壤、地下水和鱼类中发现的降解产物对人类、动植物的健康构成了严重威胁。

17.4.2 对海洋动植物的影响

研究表明,在倾倒的连续波附近,大型动物和小型动物的数量较波罗的海的参考区域较低(Bełdowski et al.,2016)。对倾倒场附近的鳕鱼和贻贝的研究表明毒剂的影响。长期的基因组和细胞毒性研究表明,CW倾倒场附近的鱼类的反应增加(Valskien et al.,2018)。有些物种在倾倒场中缺乏代表。在亚得里亚海,与参考区的鱼相比,倾倒区捕获的鱼表现出外部和内部损伤以及肝脏和脾脏损伤(Alcaro et al.,2012;Della Torre et al.,2010)。

研究还表明,癌症和遗传疾病等慢性疾病会影响长期暴露于低浓度毒素中的规模更大、更长寿的海洋生物形式(HELCOM,2013b)。很难指出一种单一的化学毒剂是在生活在垃圾场附近的海洋动物中观察到的条件的原因。然而,现有数据表明,在这些条件、毒剂和水中的沉积物之间存在着合理的关系。

17.4.3 对渔业的经济影响

毒剂倾倒场的捕鱼限制阻碍了波罗的海的捕鱼(Sanderson et al.,2009)。这些限制是为了保护渔民不接触倾倒在这些地区的毒剂。尽管如此,渔民还是报道有大约700次未爆炸和腐蚀的毒剂物质(HELCOM,2013)。这说明了这些设备意外暴露的危险。这些事件造成的结果是意外接触芥子气,导致受害者的长期健康问题。Ishii等(2004)在日本发现的土壤和地下水中存在有毒降解产物,表明降解产物会对农业活动产生负面影响,因为受污染的土壤可能会用于种植人类和动物的食物。在日本的案例中,食用受污染地下水的人所面临的长期健康问题给医疗保健系统带来了负担。在这些情况下,医疗保健的费用以及工作时间的损失,对经济产生了负面影响。

17.5 结　　论

本项目的研究结果表明,大量的毒剂弹药被倾倒在波罗的海和亚得里亚海。事实上,被倾倒的确切数字并没有得到证实。波罗的海的估计有4~22万吨不等,亚得里亚海的估计有2万多吨。众所周知,洋流会将毒剂弹药运到远离倾倒场的地区,使这些地区面临意外暴露的风险增加。在倾倒区对经济活动所施加的限制对经济不利。由于倾倒的确切位置和毒剂的性质也不清楚,因此,对毒剂和降解产物的影响进行管理的复杂性明显存在。毒剂的降解产物,特别是那些含有砷和磷的降解产物,已被发现时间很长,这意味着它们在环境中停留的时间更长,并有进入食物链的风险。据报告,土壤和地下水遭到污染,损害了人类健康。还确定了毒剂和降解产物对海洋生物的有害影响。值得关注的是,降解产物在人类体内的细胞毒性和遗传毒性尚未确定。

据报道,渔民意外接触到倾倒的毒剂,导致长期的不良健康问题。毒剂也构成了安全风险,因为携带完整炸药的毒剂弹药被波罗的海的渔船和拖网渔船捕获。在恐怖主义加剧的时代,这些携带完整的雷管和炸药的拖网弹药可能会落入恐怖分子的手中。总之,毒剂及其降解产物对环境产生了不利影响,从而损害了人类、动物和植物的健康。应采取措施处理未爆炸毒剂弹药和降解产品的环保管理方法。其中一种方法是利用细菌和真菌等微生物将有毒和长期降解为无害的形式。

大多数倾销国家签署并实施了《伦敦公约》,其中许多国家也遵守了《伦敦议定书》。这是为了确保如果发生进一步的倾倒活动,将得到严格控制,减少到最低限度,并且只使用被认为对海洋环境无害的材料。这一事实使我们有可能关注目前的情况,而不是处理未来倾销的问题。此外,关于波罗的海,由《赫尔辛基公约》设立的赫尔辛基委员会确保政府间合作,不仅要预防而且要消除目前在经济上如此重要的地区发现的污染。干扰物在低浓度降解产物分析过程中的影响阻碍了对毒剂中大量降解产物的识别。因此,应开发区分低浓度环境中其他无机砷物种的降解产物的方法。应继续开发用于识别降解产物的固定和便携式的传感器。

还需要进一步的研究,以确定毒剂的长期影响,特别是长期降解产物对人类和海洋生物的长期影响。应进行细胞毒性和遗传毒性的研究。据日本报道,这些有毒降解产物污染土壤,影响了食用的谷物。利用微生物将有害的毒剂降解产品降解为无害的产品,应作为一种补救受污染的土壤、沉积物和水的环保方法。现有的主要议定书和公约,特别是《伦敦议定书》和《赫尔辛基公约》,需要根据关于预防和消除海洋污染的最新知识不断修订和更新。

参 考 文 献

Alcaro, L. , Torre, C. D. , Petochi, T. , Sammarini, V. , Matiddi, M. , Corsi, I. , Baroni, D. , Giordano, P. , Marino, G. , Focardi, S. , & Amato, E. (2012). Studies on environmental effects of underwater chemical munitions in the southern Adriatic Sea (Mediterranean Sea). *Marine Technology Society Journal*, *46*(3), 10-20.

Amato, E. , Alcaro, L. , Corsi, I. , Della Torre, C. , Farchi, C. , Focardi, S. , Marino, G. , & Tursi, A. (2006). An integrated ecotoxicological approach to assess the effects of pollutants released by unexploded chemical ordnance dumped in the southern Adriatic (Mediterranean Sea). *Marine Biology*, *149*(1), 17-23.

Arao, T. , Maejima, Y. , & Baba, K. (2009). Uptake of Aromatic Arsenicals from Soil Contaminated with Arison, H. L. , Ⅲ (2013). Diphenylarsinic Acid by Rice.

Environmental Science & Technology, *43*(4), 1097–1101.

Arison, H. L., Ⅲ(2013). *European Disposal Operations The Sea Disposal of Chemical Weapons. Create Space Independent* (Vol. II). Publishing Platform.

Assennato, G., Ambrosi, F., & Sivo, D. (1997). Possibili effetti a lungo termine sull' apparato respiratorio della esposizione ad iprite tra pescatori. *La Medicina del Lavoro*, *88*(2).

Bearden, D. M. (2007). *U. S. disposal of chemical weapons in the ocean: Background and issues for congress. CRS report for congress*. Washington, DC: CRS.

Bełdowski, J., Klusek, Z., Szubska, M., Turja, R., Bulczak, A. I., Rak, D., Brenner, M., Lang, T., Kotwicki, L., Grzelak, K., Jakacki, J., Fricke, N., Östin, A., Olsson, U., Fabisiak, J., Garnaga, G., Nyholm, J. R., Majewski, P., Broeg, K., ... Schmidt, B. (2016). Chemical munitions search & assessment—An evaluation of the dumped munitions problem in the Baltic Sea. *Deep Sea Research Part II: Topical Studies in Oceanography*, *128*, 85–95.

Belgium Ministry of Social Affairs Public Health and the Environment. (2002). *Chemical munitions dump sites in coastal environments*. Brussels, Belgium: Belgium Ministry of Social Affairs Public Health and the Environment.

Brewer, P. G., & Nakayama, N. (2008). What lies beneath: a plea for complete information. *Environmental Science & Technology*, *42*(5), 1394–1399.

Broadus, J. M., & Vartanov, R. V. (1994). *The Oceans and Environmental Security: Shared U. S. and Russian Perspectives*. Washington DC: Island Press.

Daus, B., Mattusch, J., Wennrich, R., & Weiss, H. (2008). Analytical investigations of phenyl arsenicals in groundwater. *Talanta*, *75*(2), 376–379.

Della Torre, C., Petochi, T., Corsi, I., Dinardo, M. M., Baroni, D., Alcaro, L., Focardi, S., Tursi, A., Marino, G., Frigeri, A., & Amato, E. (2010). DNA damage, severe organ lesions and high muscle levels of As and Hg in two benthic fish species from a chemical warfare agent dumping site in the Mediterranean Sea. *Science of The Total Environment*, *408*(9), 2136–2145.

Glasby, G. P. (1997). Disposal of chemical weapons in the Baltic Sea. *Science of The Total Environment*, *206*(2),267–273.

Greenberg, M. I., Sexton, K. J., & Vearrier, D. (2016). Sea-dumped chemical weapons: environmental risk, occupational hazard. *Clinical Toxicology*, *54*(2), 79–91.

Hart, J. (2008). An introduction to the political and technical challenges posed by sea dumped chemical and conventional weapons: the case of the Baltic Sea. In *Directorate-General for External Policies of the Union*. Brussels: European Parliament.

HELCOM. (2013a). *Chemical munitions dumped in the Baltic Sea. Report of the ad hoc Expert Group to Update and Review the Existing Information on Dumped Chemical Munitions in the Baltic Sea*, (*HELCOM MUNI*) *Baltic Sea Environment Proceeding* (*BSEP*) *No. 142*.

HELCOM. (2013b). *Chemical munitions dumped in the Baltic Sea. Report of the ad hoc expert group to update and review the existing information on dumped chemicalmunitions in the Baltic Sea (HELCOM MUNI)*. Helsinki, Finland.

HELCOM. (2013). *HELCOM manual on co-operation in response to marine pollution. HELCOM response manual, 1*.

Ishii, K., Tamaoka, A., Otsuka, F., Iwasaki, N., Shin, K., Matsui, A., Endo, G., Kumagai, Y., Ishii, T., Shoji, S. I., Ogata, T., Ishizaki, M., Doi, M., & Shimojo, N. (2004). Diphenylarsinic acid poisoning from chemical weapons in Kamisu, Japan. *Annals of Neurology*, *56*(5), 741-745.

Kroening, K. K., Solivio, M. J. V., García-López, M., Puga, A., & Caruso, J. A. (2009). Cytotoxicity of arsenic containing chemical warfare agent degradation products with metallomic approaches for metabolite analysis. *Metallomics*, *1*(1), 59-66.

Lott, A. (2015). Pollution of the marine environment by dumping: legal framework applicable to dumped chemical weapons and nuclear waste in the arctic ocean. *Nordic Environmental Law Journal*, *1*, 57.

Mazurek, M., Witkiewicz, Z., Popiel, S., & Sliwakowski, M. (2001). Capillary gas chromatography atomic emission spectroscopy mass spectrometry analysis of sulphur mustard and transformation products in a block recovered from the Baltic Sea. *Journal of Chromatography. A*, *919*(1), 133-145.

International Maritime Organization. (1972). London Convention. Available at: https://www.imo.org/en/OurWork/Environment/LCLP/Pages/default.aspx (accessed 30 September 2018).

United Nations Treaty Series. United Nations Convention on the Law of the Sea. Available at: https://treaties.un.org/pages/ViewDetailsIII.aspx? src 5 TREATY & mtdsg_no 5 XXI-6 & chapter 5 21 & Temp 5 mtdsg3 & clang 5 _en (accessed 13 September 2018).

MEDEA. (1997). *Ocean dumping of chemical munitions: Environmental effects in arctic seas*. McLean, VA: MEDEA.

Missiaen, T., Söderström, M., Popescu, I., & Vanninen, P. (2010). Evaluation of a chemical munition dumpsite in the Baltic Sea based on geophysical and chemical investigations. *The Science of the Total Environment*, *408*(17), 3536-3553.

Nakamiya, K., Nakayama, T., Ito, H., Edmonds, J. S., Shibata, Y., & Morita, M. (2007). Degradation of arylarsenic compounds by microorganisms. *FEMS Microbiology Letters*, *274*(2), 184-188.

Papirmeister, B. F., Alan, J., & Robinson, S. I. (1991). *Medical Defense Against Mustard Gas: Toxic Mechanisms and Pharmacological Implications*. Boca Raton (Fla.): CRC press.

Plunkett, G. (2003). *Chemical warfare agent sea dumping off Australia*. Canberra, Australia: Defense Publishing Service, Australia Department of Defense.

Popiel, S., Nawała, J., Dziedzic, D., Söderström, M., & Vanninen, P. (2014).

Determination of mustard gas hydrolysis products thiodiglycol and thiodiglycol sulfoxide by gas chromatography-tandem mass spectrometry after trifluoroacetylation. *Analytical Chemistry*, *86*(12), 5865–5872.

Sanderson, H., Fauser, P., Thomsen, M., & Sørensen, P. B. (2009). Human health risk screening due to consumption of fish contaminated with chemical warfare agents in the Baltic Sea. *Journal of Hazardous Materials*, *162*(1), 416–422.

Sanderson, H., Fauser, P., Thomsen, M., & Sørensen, P. B. (2008). Screening level fish community risk assessment of chemical warfare agents in the Baltic Sea. *Journal of Hazardous Materials*, *154*(1), 846–857.

Schulz-Ohlberg, J., Lemke, W., & Tauber, F. (2002). Tracing Dumped Chemical Munitions in Pomeranian Bay (Baltic Sea) at Former Transport Routes to the Dumping Areas off Bornholm Island. *Chemical Munition Dump Sites in Coastal Environments*.

The National Survey on Toxic Gas of Former Army. (2004). *Japanese Ministry of the Environment*, *13*.

Valskienė, R., Baršienė, J., Butrimavičienė, L., Grygiel, W., Stunžėnas, V., Jokšas, K., & Stankevičiūtė, M. (2018). Environmental genotoxicity and cytotoxicity levels in herring (Clupea harengus), flounder (Platichthys flesus) and cod (Gadus morhua) inhabiting the Gdansk Basin of the Baltic Sea. *Marine Pollution Bulletin*, *133*, 65–76.

Yufit, S. S., Miskevich, I. V., & Shtemberg, O. N. (1996). Chemical Weapons Dumping and White Sea Contamination. In A. V. Kaffka (Ed.), *Sea-Dumped Chemical Weapons: Aspects, Problems and Solutions*. Dordrecht: Kluwer Academic Publishers.

United Nations Treaty Collection. Convention on the Prohibition of the Development, Production, Stockpiling and Use of Chemical Weapons and on their Destruction. Available at: https://www.opcw.org/chemical weapons-convention/download-convention (accessed 2 September 2018).

Wilkinson, I. Chemical Weapon Munitions Dumped at Sea: An Interactive Map. Middlebury Institute of International Studies at Monterrey. Available at: https://nonproliferation.org/chemical-weapon-munitions dumped-at-sea/ (accessed 13 September 2018).

第 18 章　化学毒剂:前所未有的环境威胁

Amine Elbouzidi, Mohamed Addi[①]

18.1　前　　言

化学毒剂(CWAs)在联合国大会批准的一份报告(1989 年)中描述的“化学物质,无论它们对人、动物和植物有直接毒性”。在战争中使用化学品有着悠久的历史(Lukey et al.,2007)。与化学品的使用如何有助于文明的发展类似,使用化学品来帮助战胜冲突的概念一直持续了数千年(Smart,1997)。来自植物或动物的天然毒素是 CWAs(Clabn,2004)。这些通常被称为“箭头毒药”,因为它们被用来覆盖箭头。在战争和冲突中使用化学品的例子可以追溯到古代。自公元前 5 世纪伯罗奔尼撒战争期间,斯巴达人和防暴控制人员(RCAs)就开始使用,当时斯巴达人利用燃烧煤、硫磺和沥青的烟雾暂时使雅典要塞居民的能力(Gupta,2015)。为了打败敌人,斯巴达人还使用了硫磺和投掷炸弹。罗马人利用刺激性的气团将对手从隐藏的洞穴中赶走开(Chauhan et al.,2008)。自第一次世界大战以来,人们一直在使用 CWAs 和丧失行动能力的制剂。所有战斗弹药和大多数狩猎弹药中都存在有毒和/或污染成分或制剂。排放或未燃烧弹药的毒性是战后环境污染专家日益关注的问题之一(Bełdowski et al.,2016;Walsh et al.,1973)。除了实验动物的毒理学数据(表明非常高的急性毒性)外,由于明显的原因,普遍缺乏相关的生态毒理学数据,其中包括连续战制剂对生态系统影响的信息。本章试图收集有关环保署对环境构成的前所未有威胁的信息。

18.2　化学毒剂的分类

CWAs 化学毒剂具有不同的性质,属于具有不同物理化学、生理和化学性质的不同化学组(Gupta,2015;prentiss,1937)。因此,它们的分类方式有很多种。根据其挥发性,它们被分为持久性和非持久性 CW。一种 CW 蒸发和扩散的速度越快,其挥发性就越大。挥发性较强的药剂,如氯气、光气和氰化氢,是不持久性的,但挥发性较低的药剂,如芥子气和 Vx 是持久性的(Ganesan et al.,2010;Marrs et al.,2007)。CWAs 也可以根据其化学结构进行分类。它们被分为四种类型:有机磷类、有机硫和有机氟类,以及砷类。几十年来,根据化学毒剂对人类诱导的生理效应的分类一直被采用。因此,在战斗中使用的化学毒剂被归类为在图 18.1 和图 18.2。

---

① 摩洛哥,乌伊达市,穆罕默德大学理学院,生物系,农业生产改进、生物技术和环境实验室。

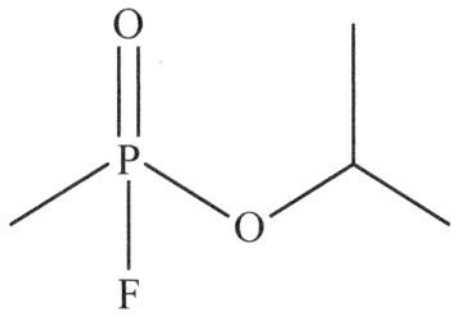

沙林
甲基氟磷酸异丙酯

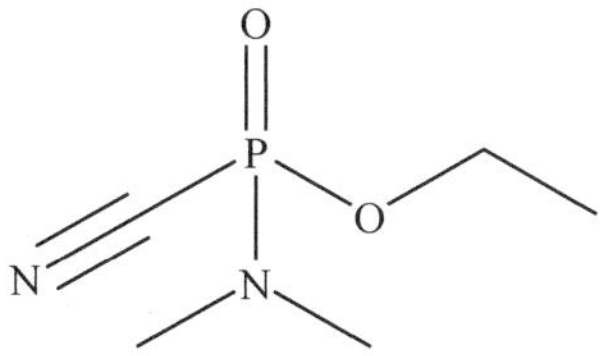

塔崩
二甲氨基氰膦酸乙酯

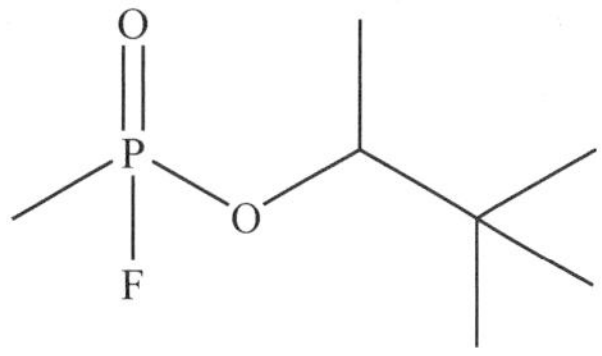

梭曼
甲基氟磷酸频哪酯

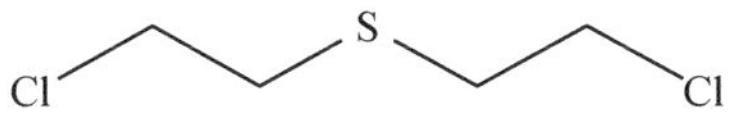

芥子气
二氯二乙硫醚

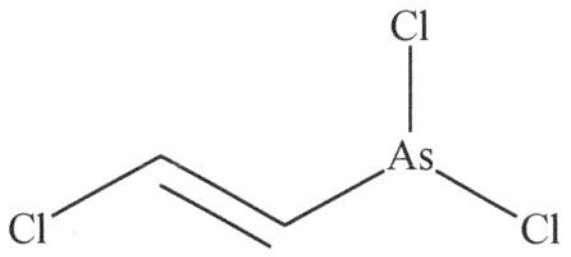

路易氏剂
2-氯乙烯基二氯胂

图 18.1　化学毒剂的类别,包括神经性毒剂、糜烂性毒剂,以及每种类别的示例

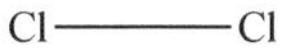

氯气

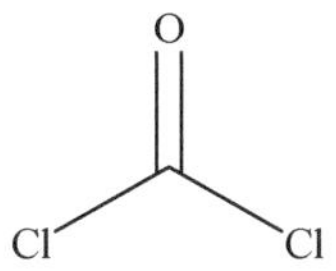

光气

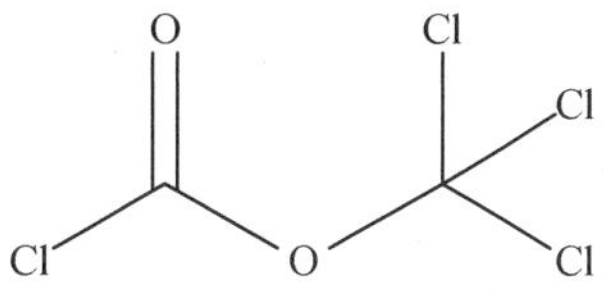

双光气

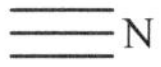

氢氰酸

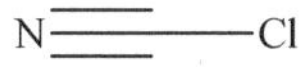

氯化氰

图 18.2　化学战毒剂的类别,包括窒息性毒剂和全身中毒性剂,以及每个类别的示例

18.3　化学毒剂对环境的影响

战时武器的使用和测试会造成巨大的环境破坏,它们对土壤、水和生物多样性的下降以及可能的物种灭绝的影响已经被记录在案。

18.4　化学毒剂对土壤的影响

土壤退化的影响往往是导致杀害或使人丧失行动能力、破坏基础设施或作物或阻碍部队训练的军事活动后的结果(Gupta,2015)。人们大量迁移到更安全的地方是几次军事战争的结果。人类在目的地的压力增加可能导致重大的环境困难,因为这往往意味着对其环境资产的过度开发。严重的森林砍伐、沙漠化、不可持续的地下水开采、土壤和地下水污染,都是流离失所者在人口密集的营地附近可以看到的影响。(Gorsevski et al. ,2013;Hagenlocher et al. ,2012)。

在冲突发生后很长一段时间里,未爆炸的弹药仍在被炸毁的地点,如果不收集,它们在土壤中逐渐恶化,并污染土壤(D'Agostino & Provost,1992;Hanaoka et al.)。化学废物的处理可能会改变土壤中的动物区系和植物区系,从而导致土壤的物理化学性质的巨大退化

(Logan,1990)。化学废物的处理可能会改变土壤中的动物区系和植物区系,从而导致土壤的物理化学性质的巨大退化(Logan,1990)。

18.5 化学毒剂对水的影响

化学危险物质通常是液体或固体,很少是气态的。它们在战时以蒸汽和气溶胶的形式被使用。液体毒剂的蒸汽通常比空气重。排放 CW 的行为由其物理化学性质和各种外部环境参数决定,其中最重要的是溶解度(Andrulewicz,2007;Kasperek,1999)。蒸汽的性质,如比重、挥发性、沸点和凝固点差异比较大。脂肪和有机溶剂可溶于大多数有害物质中。除了少数例外,它们很少溶于水(Kasperek,1999)。CWA 与水的水解反应产生了新的化合物,其特性和毒性不同于原来的 CWA(Szarejko & Namiésnik,2009)。

溶解度和生物降解性低的物质可能对环境造成严重威胁。一些研究主要是为了确定 CWAs 对海洋生态系统的生态毒理学影响(Brzeziński et al.,2020;Czub et al.,2021;Sanderson et al.,2008)。第二次世界大战后,美国、苏联和其他国家向海上释放了大量的化学毒剂。这些物质的常见是芥子气、含砷化学物质和氰化氢。其中一些化合物会随着时间的推移而分解,由此产生的产品可能是危险的,并对水生栖息地构成威胁。然而,研究人员警告说,必须定期检查处置地点的变化,因为影响仍然不清楚和意想不到,特别是在受影响地区的捕鱼活动增加的情况下(Curry,2016)。

18.6 化学毒剂对野生动物的影响

野生动物毒理学的历史可以追溯到 19 世纪末和 20 世纪初。由于消耗废铅弹和捕获控制剂,鸟类的碱中毒和意外的死亡是第一次观察(Rattner,2009)。野生动物在其自然环境中具有经济价值,包括观赏体验、业余和专业的摄影、研究、遗传变异和自然生态系统的保护。

所有的环境都是野生动物的家园。野生动物在不同的地方分布在沙漠、森林、热带雨林、平原、草原和其他地区,甚至是最发达的大都市地区。通常表示不受人类力量影响的生物,但大多数科学家认为,人类活动对大部分野生动物都有影响(Harris & Brown,2009)。无论是在战争中还是在恐怖袭击期间,CWAs 都可能直接或间接地影响野生动物(Felbab-Brown,2018)。例如,有机磷除了对人类和一般野生动物的长期影响外,还可能产生严重的环境影响。有机磷等杀虫剂对草原草原生态系统具有各种亚致死影响,其持续时间比有害化学物质更长(Sox et al.,2000)。这种破坏可能会产生重大的意想不到的后果,如由于自然捕食者的流失而出现新的害虫控制问题,蜜蜂的蜂蜜产量减少,以及由于植物传粉者数量的减少而导致的作物欠收(Al Naggar et al.,2015)。

对于沙林、塔崩和梭曼等神经性毒剂,长期影响预计是最严重的(Figueiredo et al.,2018)。有机磷农药的惊人作用可与神经性毒剂相媲美。由于接触神经性毒剂而出现急性症状的动物和人类,神经肌肉功能改变,脑电图异常,以及持续至少一年的精神运动表现下降。因此,环境中的慢性神经性毒剂会引起生态变化,导致经济和粮食生产短缺。由于大多数神经性毒剂的生物半衰期比滴滴涕等杀虫剂短,急性症状或无症状暴露后,致突变、致畸和致癌性的长期后遗症风险较低,但反复暴露后可能会增加(Ragnarsdottir,2000)。

众所周知,野生森林保护区不可挽回地破坏了大量的森林生态系统,影响了各种动物物种的栖息地。根据研究,越南政府花了数年时间才对被破坏地区进行生态修复,特别是红树林等自然生态系统(Meding & Hang Tai,2017)。因此,越南战争是美国进行的环境战争的典型例子,最终导致了 1977 年《禁止军事或其他敌对使用环境改造技术公约的形成》(ENMOD,1977)。

18.7 结　论

环保方案必须根据其复杂的社会经济、安全和环境环境来考虑。CW 已经使用了数千年,但人们对其环境危害特征仍知之甚少。此外,必须改进检测环境中化学毒剂和实验室的分析方法(Sun & Ong,2004)。此外,由于收集和处理标准和参比材料的问题,制定这些非法化学品的分析程序和检测废物特征是困难的,这增加了问题。在战场上,以及实验室、试点项目、化学药剂生产、储存和拆除地点,洗消对于消除废物的威胁至关重要(Yang et al.,1992)。

参考文献

Al Naggar, Y., Codling, G., Vogt, A., Naiem, E., Mona, M., Seif, A., & Giesy, J. P. (2015). Organophosphorus insecticides in honey, pollen and bees (Apis mellifera L.) and their potential hazard to bee colonies in Egypt. *Ecotoxicology and Environmental Safety*, *114*, 1-8.

Andrulewicz, E. (2007). *Chemical weapons dumped in the Baltic Sea. Assessment of the Fate and Effects of Toxic Agents on Water Resources*(pp. 299-319). Springer.

Bełdowski, J., Klusek, Z., Szubska, M., Turja, R., Bulczak, A. I., Rak, D., Brenner, M., Lang, T., Kotwicki, L., & Grzelak, K. (2016). Chemical munitions search & assessment—An evaluation of the dumped munitions problem in the Baltic Sea. *Deep Sea Research Part II: Topical Studies in Oceanography*, *128*, 85-95.

Brzeziński, T., Czub, M., Nawała, J., Gordon, D., Dziedzic, D., Dawidziuk, B., Popiel, S., & Maszczyk, P. (2020). The effects of chemical warfare agent Clark I on the life histories and stable isotopes composition of Daphnia magna. *Environmental Pollution*, *266*, 115142.

Chauhan, S., Chauhan, S., D'Cruz, R., Faruqi, S., Singh, K. K., Varma, S., Singh, M., & Karthik, V. (2008). Chemical warfare agents. *Environmental Toxicology and Pharmacology*, *26*(2), 113-122.

Claborn, D. M. (2004). Environmental mimics of chemical warfare agents. *Military Medicine*, *169*(12), 958 961.

Curry, A. (2016). Chemical weapons dumped in the ocean after world war ii could threaten waters worldwide. *Smithsonian Magazine*. https://www. smithsonianmag. com/science-nature/decaying-weapons-world-war-Ⅱ threaten-waters-worldwide-180961046/.

Czub, M., Nawała, J., Popiel, S., Brzezinski, T., Maszczyk, P., Sanderson, H., Maser, E., Gordon, D., Dziedzic, D., & Dawidziuk, B. (2021). Acute aquatic toxicity of arsenic-based chemical warfare agents to Daphnia magna. *Aquatic Toxicology*, *230*, 105693.

D'Agostino, P. A., & Provost, L. R. (1992). Determination of chemical warfare agents, their hydrolysis products and related compounds in soil. *Journal of Chromatography A*, *589*(1-2), 287-294.

ENMOD. (1977). *Convention on the prohibition of military or any other hostile use of environmental modification techniques*. United Nations Office for Disarmament Affairs. 〈https://www. un. org/disarmament/enmod/〉.

Felbab-Brown, V. (2018). Wildlife and drug trafficking, terrorism, and human security. *Prism*, *7*(4), 124-137.

Figueiredo, T. H., Apland, J. P., Braga, M. F., & Marini, A. M. (2018). Acute and long-term consequences of exposure to organophosphate nerve agents in humans. *Epilepsia*, *59*, 92-99.

Ganesan, K., Raza, S. K., & Vijayaraghavan, R. (2010). Chemical warfare agents. *Journal of Pharmacy & Bioallied Sciences*, *2*(3), 166-178.

Gorsevski, V., Geores, M., & Kasischke, E. (2013). Human dimensions of land use and land cover change related to civil unrest in the Imatong Mountains of South Sudan. *Applied Geography*, *38*, 64-75.

Gupta, R. C. (2015). *Handbook of toxicology of chemical warfare agents*. Academic Press.

Hagenlocher, M., Lang, S., & Tiede, D. (2012). Integrated assessment of the environmental impact of an IDP camp in Sudan based on very high resolution multi-temporal satellite imagery. *Remote Sensing of Environment*, *126*, 27-38.

Hanaoka, S., Nagasawa, E., Nomura, K., Yamazawa, M., & Ishizaki, M. (2005). Determination of diphenylarsenic compounds related to abandoned chemical warfare agents in environmental samples. *Applied Organometallic Chemistry*, *19*(2), 265-275.

Harris, J. D., & Brown, P. L. (2009). *Wildlife: Destruction, conservation and biodiversity*. Nova Science Publishers.

Kasperek, T. (1999). *Chemical weapons dumped in the Baltic Sea*. Ministry of National Defence, Department of International Security.

Logan, T. J. (1990). *Chemical degradation of soil*(pp. 187-221). New York: Springer.

Lukey, B. J., Romano, J. A., Jr, Romano, J. A., Salem, H., & Lukey, B. J. (2007). *Chemical warfare agents: chemistry, pharmacology, Toxicology, and Therapeutics*. CRC Press.

Marrs, T. T., Maynard, R. L., & Sidell, F. (2007). *Chemical warfare agents: toxicology and treatment*. Wiley.

Meding, V. J., & Hang Thai, T. M. (2017). *How U. S. chemical warfare in Vietnam unleashed an enduring disaster*. Phys. org. https://phys. org/news/2017-10-chemical-warfare-vietnam-unleashed-disaster. html

Prentiss, A. M. (1937). *Chemicals in War. A treatise on chemical warfare*. Wiley.

Ragnarsdottir, K. V. (2000). Environmental fate and toxicology of organophosphate pesticides. *Journal of the Geological Society*, *157*(4), 859–876.

Rattner, B. A. (2009). History of wildlife toxicology. *Ecotoxicology*, *18*(7), 773–783.

Sanderson, H., Fauser, P., Thomsen, M., & Sørensen, P. B. (2008). Screening level fish community risk assessment of chemical warfare agents in the Baltic Sea. *Journal of Hazardous Materials*, *154*(1–3), 846–857.

Smart, J. K. (1997). *History of chemical and biological warfare: an American perspective. Medical Aspects of Chemical and Biological Warfare*(pp. 9–86). Washington, DC: Office of the Surgeon General.

Sox, H. C., Liverman, C. T., & Fulco, C. E. (2000). *Gulf war and health: Volume 1: depleted uranium, sarin, pyridostigmine bromide, and vaccines* (1). National Academies Press.

Spiers, E. M., & Spiers, E. M. (1989). *Chemical Warfare Agents*(pp. 1–19). UK: Palgrave Macmillan. Available from https://doi. org/10. 1007/978-1-349-19881-8_1.

Sun, Y., & Ong, K. Y. (2004). *Detection technologies for chemical warfare agents and toxic vapors*. CRC Press.

Szarejko, A., & Namiésnik, J. (2009). The Baltic Sea as a dumping site of chemical munitions and chemical warfare agents. *Chemistry and Ecology*, *25*(1), 13–26.

Walsh, J. T., Chalk, R. C., Merritt, C. (1973). Application of liquid chromatography to pollution abatement studies of munition wastes. *Analytical Chemistry*, *45*(7), 1215–1220.

Yang, Y. C., Baker, J. A., & Ward, J. R. (1992). Decontamination ofchemical warfare agents. *Chemical Reviews*, *92*(8), 1729–1743.

第 19 章　化学毒剂毒性的临床症状，芥子气、卤化肟、砷和毒素中毒

Panagiotis Stefanopoulos①, Stavros Aloizos②, Maria Tsironi③

19.1 前　言

军队和武装分子用作武器的有毒化学品包括一组不同的物质，它们具有共同特征，即在释放时通过产生致命或其他破坏活组织造成多次伤亡。这些效应包括吸入或接触皮肤和结膜后的有毒或强烈的刺激作用，以及不太为人所知的延迟和长期效应，如免疫效应（如致敏）和致癌作用（Domres et al.，2021）。其中某些武器的武器化可以追溯到第一次世界大战，导致了“化学战争”一词的引入，这意味着为军事目的使用致命的和丧失能力的化学品（Giannakoudakis & Bandosz, 2018）。

一般来说，显示出直接毒性而可有效造成伤害或丧失能力的化学毒剂包括（DHS, 2015; Hendrickson & Hedges, 2005）

- 化合物主要作为军事武器开发的有毒工业产品，
- 用于商业用途的生物源化学毒素，
- 如细胞毒素蓖麻毒素

化学毒剂受《化学武器公约》（chemical weapons convention, CWC）的控制，该公约是 1993 年正式签署的《禁止发展、生产、储存和使用化学武器及其销毁的公约》（OPCW, 2020c）。

化学毒剂的重要性是根据其毒性和战术使用的概率来确定的（Kuča & Pohanka, 2010）。根据它们对受害者的主要影响，它们通常被分为四类（Bogucki & Weir, 2002; Campbell et al.，2021 年; Mishra & Geiling, 2019, Fischer et al.，2017; Kueca & Pohanka, 2010）。

- 神经性毒剂；
- 糜烂性毒剂；
- 窒息性毒剂；
- 全身中毒性毒剂。

最有可能用于化学攻击的两类是高度致命的神经性毒剂，它通过短路神经元突触起作用，以及芥子气，它产生化学烧伤和全身毒性（Richardt & Dierstein, 2008）。

丧失能力和防暴剂是化学毒剂的单独类别（Parrish & Bradshaw, 2004），具有广泛的安

---

① 希腊，雅典，希腊军队，医疗保健管理学院。
② 希腊，雅典，军队股份基金医院，雅典退伍军人医院，特护病房。
③ 希腊，特里波利斯，伯罗奔尼撒大学，护理系。

全性(Balali-Mood et al. ,2019),因为它们不打算造成永久性伤害(尽管某些丧失能力的药剂在高剂量下可能危及生命);但它们通常包括在化学制剂分类中,通常不被认为是化学武器(Bogucki & Weir, 2002; Fry,2006; RAMC, 2002a; Schwenk, 2018)。

化学和生物战元素的范围可以被定义为一个化学毒剂,从经典的化学毒剂的一头延伸到传统的生物毒剂(Emmett & Blain,2020;Pearson, 2011)。在这个谱系中,化学毒剂和生物毒剂之间存在重叠,从而产生了所谓的中间谱系毒剂,包括毒素、生物调节剂和多肽(Pearson,2007),如图 19. 1 所示。

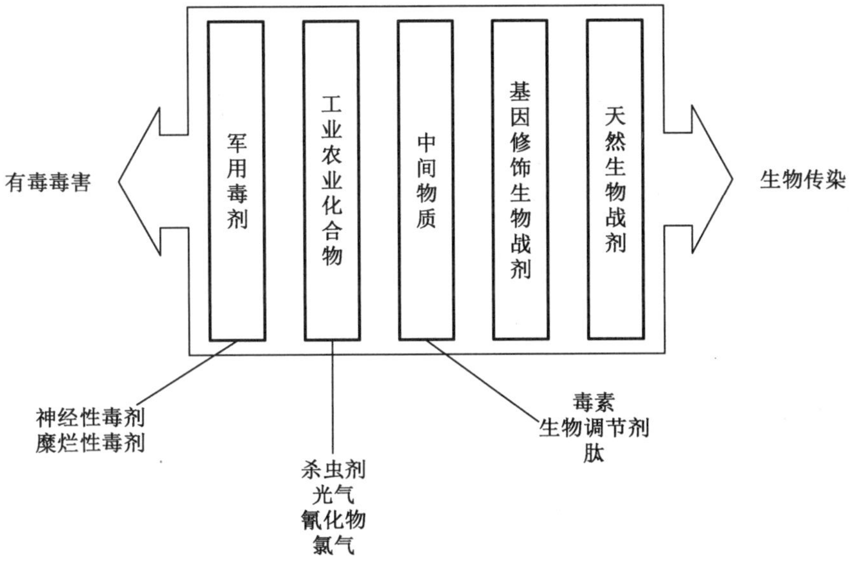

图 19. 1 化生战威胁谱从化学制剂(左侧)延伸到生物传染病制剂(右侧为细菌和病毒)(Modified from Pearson, G. S. (2007). The total prohibition of chemical weapons. In T. C. Marrs, R. L. Maynard, & F. R. Sidell (Eds.), Chemical warfare agents: Toxicology and treatment (2nd ed., pp. 633-662).)

毒素,是自然产生的生物物质,但与其他生物毒剂,它们是有毒的而不是传染性,由于它们在数小时内发挥作用,它们在出现症状时类似于化学毒剂(Domres et al. ,2021; Weinstein & Alibek, 2003)。

19. 2 化学毒剂的性能和特性分析

化学毒剂可能以固体、液体或气态形式存在,其中一些同时存在于多个状态(Giannakopoulos & Karystinos, 2013;Weinstein & Alibek, 2003)。由于对广泛接触最有效的一种是气体形式,挥发性是化学毒剂的一个关键性质,挥发性是一种固体或液体形式的物质在周围环境中产生蒸汽的趋势。有些化学毒剂挥发性很高,而另一些则挥发性较低,作为化学武器,它们可以在爆炸后以细滴或蒸汽的形式分散。除氰化氢(氰化氢)外,所有化学毒剂的蒸汽密度都比空气重,而且它们倾向于集中在地面附近(Hoenig,2007)。

军用毒剂可分为持久性和非持久性。持久性是指药剂在其释放区域保持活性的能力(Cambell et al. ,2021;Riley,2003)。虽然这主要是挥发性的函数,挥发性更强的物质持续时间较短,但持久性也受到环境气象条件的影响(RAMC,2002a)。

在研究化学毒剂的内部毒性方面具有重要意义的两种主要暴露途径是吸入和吸收,后者通过与皮肤和眼睛接触(Cambelel et al. ,2021;World Health Organization,2004)。对于非持久性药物,它在作为空气中的颗粒、液体或气体释放后迅速分散,中毒通常继发于吸入。持久性制剂可在较长时间内保持活性,但可通过保持代表接触危险的形式或产生有毒蒸汽,从而产生吸入危险(RAMC,2002a)。

实际上,所有的化学毒剂都可以作为气道和肺的毒物(Nicholson Roberts et al. ,2015;Sciato & Kodavacti,2020)。吸入毒性是由窒息或化学毒剂的刺激作用引起的。化学窒息剂的作用是通过降低血红蛋白的载氧能力,如肌嘧啶的影响,或通过干扰细胞对氧气的利用(细胞呼吸),如氰化物的情况。刺激性气体对呼吸道造成损伤,其模式与水溶性有关;如氯气和光气,两者都是窒息性毒剂 (Holland, 2007)(图 19.2)。

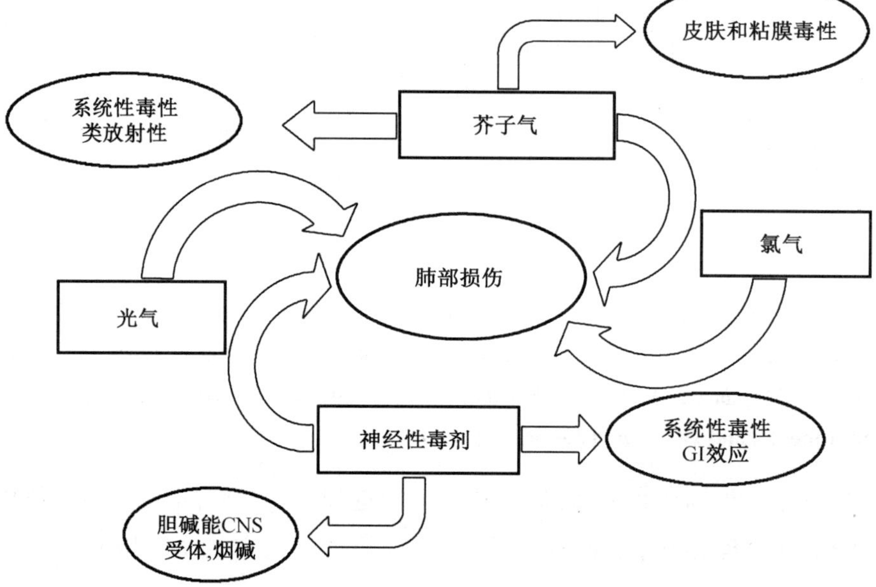

图 19.2 产生直接肺损伤的化学毒剂

化学毒剂的毒性作用可以立即发展,也可能作为暴露的延迟表现出现。直接毒性是氰化氢和神经性毒剂的一个特征。由于它们对心血管、呼吸和神经系统的毒性,接触高剂量的这些药物可在几分钟内导致死亡。化学毒剂的延迟效应可能需要数月到数年才能发展出来;致癌性就是这种延迟毒性的一个例子 (Aleksunes & Eaton, 2019)。

致死率被定义为暴露的受害者的百分比。它通常表示为中位数致死剂量(LD_{50},预计杀死 50%的暴露个体或动物的剂量),以每公斤体重物质的毫克(R. L. Maynard,2007a,2007b)。某种化学剂的 LD_{50} 可能因暴露途径的不同而有所不同 (Weinstein & Alibek,2003)。

19.3 神经性毒剂

军事神经性毒剂与化学上用作农业杀虫剂的有机磷化合物有关,这种化合物来源于二战期间的化学技术,导致了神经性毒剂作为化学武器的发展。虽然为了方便起见,这两个基团通常被称为有机磷,但这个术语是指磷酸酯(磷酸)酯,它有它有三个通过氧原子与磷原子相连的取代基(Chambers & Meek, 2012; Eddleston, 2019; Marrs, 2001),而神经性毒剂通常是膦酸(亚磷酸)的酯类衍生物(Fischer et al. ,2017;Young et al. ,2020)。

神经性毒制剂是已知化学毒剂中毒性最高的(Jabbour et al. ,2021;Newmark,2009)。由于它们的过度毒性,出于研究目的的安全原因,它们没有被常规使用,为此已经开发了各种模拟剂(Kim et al. ,2011)。两次恐怖袭击为神经性毒剂沙林奥姆真理教在日本1994年和1995年使这些毒剂(Yanagisawa et al. ,2006)直到来自非军事组织成功释放毒剂产生大规模伤亡(Campbell et al. ,2021)。神经性毒剂通常分为两类:G类("G"来自德国,他们第一次开发在二战之前和期间),即塔崩(军事代码:GA),沙林(GB),梭曼(GD)和环沙林(GF),通常被称为第二代化学毒剂,以区别于那些在第一次世界大战期间,和挥发性较小的V类(据称"V"为"有毒")(Hoenig,2007;Weir et al. ,2020)。神经性毒剂有一个取代基(离去基)通过氟原子(G类,除塔崩外)或硫原子(V剂,VG除外);塔崩含有氰化物作为离去基团。(Maynard & Beswick,1992;Young et al. ,2020)。

所有的神经性毒剂都是黏性无色液体,但它们的持久性不同(Hoenig,2007)。它们可以在化学攻击中以蒸汽或液体的形式传播(Kuča & Pohanka,2010)。沙林主要是一种蒸汽危害,因为其高挥发性,而VX,唯一著名的V类毒剂,是非常持久的,主要代表一种接触危害(Campbell et al. ,2021;Hoenig,2007)。V类毒剂剂通常被归类为非蒸汽危害,但这可能是误导,因为如果它们黏附在灰尘和雾颗粒上,可能会被吸入(Sciuto & Kodavanti,2020)。由于VX具有亲脂性,因此能够快速穿透皮肤,由于其低挥发性而成为主要的进入途径,是一种特别危险的暴露模式(Moyer et al. ,2014;Rice,2016;van der Schans et al. ,2019)。众所周知,VX是所有化学毒剂中毒性最大的一种(CDC, 2018;Pohanish, 2017),这可能是它作为大规模杀伤性化学武器出现在几部流行电视剧和好莱坞动作片中的原因(Latchman,2017)。它已被有限规模地用作针对目标个人的暗杀武器(Tu,2020)。

A类毒剂或Novichok(俄语意为"新来者")是先进的"第四代"神经性毒剂,由前苏联从20世纪60年代到90年代早期开发,代号为"Foliant"(Hoenig, 2007;Spiers, 2021)。据报道,这一系列毒剂的设计是为了避免北大西洋公约组织(Atlantic Treaty Organization,NATO)技术的探测,并绕过CWC提出的限制(Nepovimova & Kuca,2020);(OPCW禁止化学武器组织,2020a)。它们的作用机制尚不清楚,可能与传统神经性毒剂的作用机制不尽相同。它们的作用机制尚不清楚,可能与传统神经性毒剂的作用机制不尽相同,其中包括诱发不可逆的神经病变。有人认为,用解毒剂治疗有机磷暴露的标准方法在诺维乔克中毒事件中可能不太有效(Kloske & Witkiewicz,2019)。然而,最近对这些毒剂受害者的治疗经验表明,在大多数情况下都取得了成功(Hulse et al. ,2019)。

神经性毒剂是乙酰胆碱酯酶的有效抑制剂,通常水解神经递质乙酰胆碱(acetylcholine,

ACh）（Chambers & Meek, 2012）在神经肌肉连接和自主神经节的烟碱胆碱能受体和毒蕈碱胆碱能受体（Eddleston,2019;Mercey et al. ,2012）。ACh 在神经肌肉交界处运动端板的快速水解在不到一毫秒的时间内发生，限制了递质的横向扩散，并促进了肌肉反应的快速控制（Westfall et al. ,2017）。乙酰胆碱酯酶通过磷酸化其活性位点上的氨基酸丝氨酸而被有机磷化合物失活（Ehlert,2019; Lotti, 2010; Mercey et al. ,2012; Worek et al. ,2016）。由于它是一种快速高效的酶，且不大量存在，抑制其作用会通过放大乙酰胆碱的作用，产生危及生命的胆碱能危机，这解释了可预测的神经性毒剂中毒后遗症（Blum et al. ,2018;Newmark,2009）。由这些抗胆碱酯酶形成的非活性磷酸化酶是如此稳定，以至酶抑制实际上是不可逆的，在酶活性恢复之前必须合成新的分子（Ehlert,2019）。在有毒物质与乙酰胆碱酯酶的复合物开始抵抗再激活物之前，使用肟作为解毒剂，去除酶上的磷酸基团（去磷酸化）可以重新激活，这一过程被称为“老化”（Gunderson et al. ,1992; Moyer et al. ,2014）。

神经性毒剂产生的症状出现和严重程度取决于暴露的途径、持续时间和暴露量。吸入蒸汽剂可立即发作（几秒至几分钟内），因为吸入的物质迅速吸收（Cetaruk,2007;Sejvar,2020），而在轻度至中度皮肤暴露于少量液体中，可能出现显著的潜伏期，出现体征和症状（Bogucki & Weir,2002;Garcia et al. ,2011）。严重的皮肤接触的症状类似于大规模吸入暴露，但发病延迟至 30 min（Bogucki & Weir,2002;Weinstein & Alibek, 2003）。1995 年东京沙林袭击导致 12 人死亡和 999 名住院患者的报告可以提供关于神经性毒剂产生的症状的细节，以及深入了解有机磷中毒标准治疗的疗效（Okumura et al. ,2007）。

神经性毒剂毒性的临床影响可分为影响中枢神经系统（central nervous system,CNS）的影响和影响周围神经系统中毒蕈碱和烟碱胆碱能受体的影响（Lotti,2010;Sejvar,2020），如图 19. 3 所示。

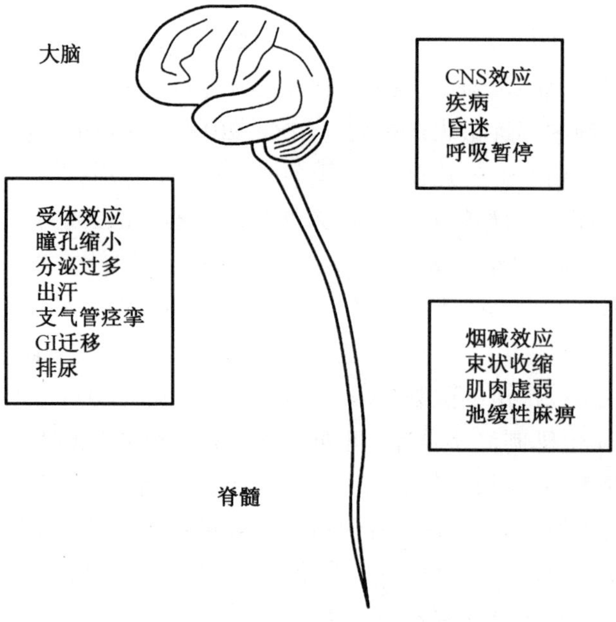

图 19. 3 有机磷中毒的临床效果

中枢神经系统受损会导致注意力不集中、意识混乱和睡眠障碍，更严重的暴露会导致昏迷、惊厥（癫痫）和呼吸暂停（呼吸抑制）（henretalg et al. ,2019）。广义的中枢神经系统效应是由于胆碱能束在大脑中的广泛分布，所有的突触都被神经性毒剂同时激活（Chen,2012；Newmark,2009）。癫痫发作和呼吸抑制是两种情况在足够高的暴露水平下的两种症状，有机磷中毒的主要临床效应（Chen,2012；Morris et al. ,2014；Okumura et al. ,2020）。呼吸抑制是严重暴露后患者急性死亡的主要原因（Chen,2012；Morris et al. ,2014）。其机制尚不清楚，这可能的原因是过量的 Ach 改变了呼吸中心的正常功能（Hulse et al. ,2014）。癫痫发作可能发生于大脑中毒蕈碱受体的过度刺激，但有机磷介导的癫痫活动的维持可能涉及谷氨酸的过度释放，这是中枢神经系统的主要兴奋性神经递质，谷氨酸能突触（Collombet,2011；Young et al. ,2020）。

副交感神经自主系统过度刺激引起的毒蕈碱效应通常首先出现，其外观表现为轻度至中度暴露，尽管它们并不总是存在（Okumura et al. ,2020；Vale & Bradberry,2017）。暴露于最低空气蒸汽浓度的神经性毒剂中观察到的早期影响包括瞳孔缩小（瞳孔收缩）、流鼻子和胸区压力增加的感觉（胸闷）。在这种情况下，它们代表了因蒸汽局部吸收产生的直接局部效应（Reutter,1999），因此，早期观察到的胸闷和瞳孔缩小都不是暴露严重程度的可靠指标（Vale & Bradberry,2017）。

出现瞳孔放大是因为眼部接触了汽化的神经性毒剂，而这些毒剂在未发生变化的情况下通过角膜被吸收，从而影响瞳孔肌肉（Newmark, 2009）。瞳孔缩小症的发生是由于眼部接触了蒸发的神经性毒剂，这些毒剂会通过角膜不加改变地吸收，从而影响眼部的瞳孔肌，但也可能是由于毒剂对中枢神经系统的毒性而引起的（Newmark,2009）。除了瞳孔缩小和视力模糊的症状外，毒蕈碱效应还包括平滑肌收缩增加、毒蕈碱效应还包括平滑肌和外分泌腺活动增加，导致过度流涎和流泪、排尿、排便或腹泻、胃痉挛、呕吐），统称为缩写词“SLUDGE”。（Campbell et al. ,2021；Henretig et al. ,2019；Mishra & Geiling,2019）。胃肠道症状通常是首先遇到的（Newmark, 2009; Vale & Bradberry, 2017）。出汗（过度出汗）也表现为汗腺交感胆碱能刺激的结果（Cetaruk,2007）。鼻部症状（流鼻涕和充血）随后是来自下呼吸道的进行性症状，包括粘液分泌物增加、咳嗽、喘息、呼吸困难、呼吸急促和胸部紧绷（Sciuto & Kodavanti,2020）。随着暴露程度的增加，会出现严重的呼吸症状，支气管痉挛（由于支气管平滑肌细胞上的毒蕈碱受体的过度刺激）也表现为喘息和呼吸窘迫，在缺乏护理的情况下，在几分钟内发展为呼吸暂停（Cetaruk,2007）。

尼古丁效应主要是由于神经肌肉连接处过度的胆碱能活动导致肌肉收缩、无力和弛缓性瘫痪（Newmark,2009）。它们主要是中重度症状患者的临床表现（Okumura et al. ,2020；Vale & Bradberry,2017）。

呼吸系统是神经性毒剂急性中毒最严重的后遗症部位，如果不及时治疗，会导致死亡。G 类毒剂的呼吸作用在吸入后几分钟内发生，类似于危及生命的哮喘发作的症状（Sciuto & Kodavanti,2020）。死亡通常发生在气道损害（由于粘液分泌物的积累和支气管痉挛）、大脑中毒蕈碱和烟碱作用引起的中枢呼吸暂停以及伴随的癫痫发作和呼吸肌肉瘫痪（Newmark, 2009）。急性呼吸窘迫综合征（Acute respiratory distress syndrome, ARDS）最近才被认为是有机磷杀虫剂中毒的潜在并发症，是重症监护病房治疗的受害者的可能死亡原因（Akgü et al. ,2008;Kass et al. ,1991),鉴于神经性毒剂能引起急性呼吸效应,但暴露后的发生率尚不清楚,吸入 VX、梭曼和沙林毒剂暴露的实验动物已证明能诱发 ARDS(Hulse et al. ,2014)。

心动过缓通常被列入神经性毒剂中毒的症状列表,但它并不是一个一致的特征,因为神经性毒剂对心动过速或心动过缓的心脏影响是不可预测的(Newmark, 2009; Schecter & Fry, 2005)。神经性毒剂对心脏毒性的进展分为三个阶段(Zoltani,2020):首先,烟碱期高血压和窦性心动过速,其次是副交感神经(迷走神经)毒蕈碱受体激活导致窦性心动过缓和心律紊乱,最后阶段出现尖扭转型室性心动过速,可能导致室性心动过速和/或停搏,随后发生心源性猝死。

虽然有机磷化合物的神经毒性是公认的,神经毒性效应观察只有在动物暴露于高剂量大大超过 LD_{50}(动物保护代理的致命影响的阿托品和肟)(Maynard & Chilcott, 2009)。特别是,有机磷酯诱发人类延迟神经病变(organophosphate estor-incluced delayed neuroathy, OPIDN),与暴露于一些有机磷化合物,似乎不产生的 G 类亚致死浓度(Reutter, 1999),而 VX 没有显示神经毒理学测试国内母鸡,OPIDN-敏感的动物(Young et al. ,2020)。目前尚不清楚暴露于神经性毒剂后的持续神经症状是否可归因于它们的神经毒性作用,因为毒剂诱导的长时间癫痫发作也可能导致脑损伤(继发于缺氧)。然而,东京沙林袭击的受害者都经历了严重的接触(显示在初始治疗时血清乙酰胆碱酯酶水平低)据报道,磁共振成像检测到的特定脑区的离散结构变化磁共振成像检测到的特定脑区的离散性结构变化,这可能解释了他们的躯体症状(Yamasue,2020)。

神经性毒剂中毒的诊断取决于胆碱能毒物的典型症状,对暴露的临床评估基于其严重程度(Cetaruk,2007;Worek et al. ,2016),见表 19.1。

表 19.1　神经性毒剂中毒的临床表现

症状	暴露
胆碱能眼部症状(视力缩小、视力模糊)、流涎、流泪、出汗	轻微的
喘息、呼吸窘迫(支气管痉挛)、严重的胃肠道症状(腹泻、呕吐)、肌肉痉挛、肌肉无力	中等
中枢神经系统症状(癫痫发作、呼吸暂停、昏迷)、呼吸停止	严重

雾化是蒸汽暴露于神经性毒剂的最早和最常见的迹象(Liu et al. ,2020;Okumura et al. ,2020),但皮肤暴露后可能缺失或延迟(Cieslak & Newmark,2020)。在吸入后中毒的早期阶段,也有一个模糊的意识和浓度的损失由于中枢神经系统的影响有毒的化合物,再加上视力的损失造成的眼部暴露的影响,可以迅速导致定向障碍(Morris et al. ,2014)。与呼吸困难、分泌物增加(流鼻涕)、出汗和全身抽搐或痉挛有关,高度缩瞳提示神经性毒剂中毒(Okumura et al. ,2020)。在中度皮肤暴露的情况下,有早期胃肠道症状表明全身毒性(恶心、呕吐、腹泻)和全身虚弱,这些症状有助于与皮肤接触后出现的轻度病例的初步区别(Bogucki & Weir,2002)。据报道,暴露于有机磷复合中毒的儿童较少出现毒蕈碱介导的分泌物增加,但他们可能表现出明显的中枢神经系统受累的早期迹象,如昏迷(Cetaruk, 2007; Cieslak & Newmark, 2020)。

根据相关症状，神经性毒剂暴露引起的毒物被定义为轻度（有局部毒蕈碱作用的门诊患者）、中度（呼吸窘迫的喘息患者、尿便失禁和束状反应）和重度（有中枢神经系统症状的患者）（Schecter & Fry，2005）。沙林暴露在1995年东京攻击治疗的圣卢克医院（627例）被划分为严重的癫痫或呼吸停止需要机械通气，中度与呼吸窘迫或收缩，和轻微时涉及眼睛症状（Okumura et al.，2020）。

两种化学毒剂能够导致突然丧失意识和癫痫，即神经性毒剂和氰化物，成为化学攻击下一个主要诊断判据（Cieslak & Newmark，2020），只有神经性毒剂产生增加分泌物和缩小瞳孔，而在氰化物中毒的学生出现扩张或正常（Newmark，2009；Nicholson-Roberts et al.，2015）。此外，发绀被认为是由神经性毒剂引起的呼吸衰竭的结果，在轻度至中度氰化物中毒病例中，尽管存在明显的呼吸困难（Henretig et al.，2019；Mishra & Geiling，2019），因为组织根本无法利用氧气，使静脉血保持含氧和红色（Cieslak & Newmark，2020）。暴露于神经性毒剂和肉毒杆菌毒素中毒（瘫痪、分泌过多）之间有一些共同的特征，但肉毒杆菌中毒与癫痫发作无关，同时它会引起瞳孔扩张（Fry，2006）。

对神经性毒剂暴露的管理包括洗消，去除衣服（在蒸汽暴露的情况下可以继续除气）和对底层皮肤的解毒。具体治疗包括维持通气、使用解毒剂（阿托品和氯化普利多肟，一种用作乙酰胆碱酯酶再激活剂的肟，可改善烟碱毒性）、必要时抗惊厥治疗和监测心功能的支持性护理（Baka et al.，2009；Campbell et al.，2021；Sejvar，2020）。

19.4 糜烂性毒剂

糜烂性毒剂的特点是产生以起疱为表现形式的化学灼伤。这类毒剂主要分为两大类芥子气和砷类，后者包括路易氏剂和其他二氯胺化合物（Altmann et al.，2019）。第三类是荨麻剂，主要以光气肟为代表，它会产生类似荨麻疹的皮损（Balali-Mood et al.，2013；Jabbour et al.，2014）。

芥子气通过作为烷基化和炎症剂引起细胞损伤（Pechura & Rall，1993；Scarfone et al.，2021）。两种芥子气分别是芥子气和氮芥子气（Baka et al.，2009）。尽管被称为“芥子气”（据称是因为蒸馏芥子气化合物的芥末或大蒜气味），但这是用词不当，因为所有芥子气在一起都是室温下挥发性差的油性液体（Balali-Mood & Hefazi，2005；Steinritz & Thiermann，2017）。硫芥通常被称为HD，这是蒸馏化合物的军事象征（Hoenig，2007；Oxford et al.，2018）。氮芥子有三种形式，HN-1、HN-2和HN-3，已被证明不适合军事用途（Galatas，2011；Steinritz & Thiermann，2017）。有趣的是，HN-2（甲氯乙胺）被发现作为实验性抗肿瘤治疗有效，该药物成为烷基化抗癌药物的原型，基本上启动了现代癌症化疗（Wellstein et al.，2017）。路易氏剂的毒性了解较少，被认为是通过化合物的三价砷与关键细胞酶中的硫醇基反应产生的影响（Pechura & Rall，1993；Scarfone et al.，2021）。

接触这些药物的主要途径是皮肤、眼部和吸入。由于它们的亲脂性，它们甚至可以通过完整的皮肤迅速渗透（Young & Bast，2020）。除了对皮肤的影响外，囊泡剂还会在与皮肤接触到的上皮表面产生急性炎症反应，特别是眼睛和呼吸道，一旦被血液循环吸收，它们也会引起这些反应全身毒性（Jabbour et al.，2014；Shakarjian et al.，2010）。对皮肤和眼部病变的快速消毒是优先事项,也是暴露于这些药物的伤员的主要治疗方法(Scarfone et al.,2021)。一种解毒剂只用于砷螯合剂英国抗路易氏剂中毒,通常称为二丙醇,由于其显著毒性,只用于严重暴露(呼吸道症状或所谓"lewisite 休克"迹象)(Balali-Mood et al.,2019;Marrs & Maynard, 2007)。

19.4.1 芥子气

芥子气液体的纯液态是无色的,但它作为一种化学产品分配给化学战(军需品级)是浅黄色到深棕色(Hoenig,2007;Steinritz & Thiermann,2017)。如果它以喷雾剂的形式释放,或通过炮弹或炸弹的爆炸,它可以以气溶胶的形式释放(Borak & Sidell,1992;Campbell et al.,2021)。芥子气在表面停留的时间超过 24 h,因此它被认为是一种持久性的化学制剂,尽管在高温下,它往往会蒸发,造成吸入危险(Galatas,2011)。芥子气是第一次世界大战期间部署的最有效的化学武器;虽然在此期间后期(1917 年 7 月)引入,但它造成的残疾伤亡比当时使用的所有其他化学毒剂(氯、氯和氯氰)更多,接受医疗护理的受害者死亡率不到 5%(Hurst et al.,2008)。暴露于大量芥子气中可能是致命的,因为一旦被系统吸收,它会导致骨髓抑制,产生全血细胞减少,增加对入侵微生物的易感性;如果芥子气中的肺化学损伤导致继发性呼吸道感染,则可能导致死亡(Malaviya et al.,2019;Papirmeister et al.,1991)。芥子气仍然是对军队和平民的潜在威胁(Fuchs et al.,2021;Graham & Schoneboom,2013;Shakarjian et al.,2010)由于它的多功能性、易于生产和储存的稳定性;此外,它会引起延迟效应,不会产生暴露的迹象和症状,直到产生广泛的损害,而其气味检测是不可靠的,其治疗没有解毒剂(Augerson,2000)。在日本发动沙林袭击的几个月前,奥姆真理教制造了200 kg 芥子气但是没有使用(Tu,2018)。芥子气的细胞毒性的关键反应是其分子的每个 2-氯乙基侧链的分子内环化(Greenfield et al.,2002),这解释了观察到其毒性作用的典型延迟。环化导致高活性磺和碳阳离子的形成,立即与鸟嘌呤相互作用,并与腺嘌呤相互作用(Dacre & Goldman, 1996; Kehe & Szinicz, 2005; Shakarjian et al.,2010)由此产生的 DNA 烷基化损伤导致细胞周期阻滞,主要影响快速繁殖的细胞(Gray et al.,2020)。聚(腺苷二磷酸核糖)聚合酶 1 型(PARP-1),染色质结合酶,这是由于 DNA 损伤促进修复 DNA 链,负责随后的细胞损伤由于抑制糖酵解,后者出现的间接影响细胞内烟酰胺腺嘌呤二核苷酸(NAD1)存储酶(Ghanei & Harandi,2016a;Papirmeister et al.,1991;Ruszkiewicz et al.,2020;Shakarjian et al.,2010;Steinritz & Thiermann,2017)。通过这种机制消耗 NAD1 在暴露后 1 h 内开始,在大约 4 h 后达到峰值(Borak & Sidell,1992)。此外,芥子气的生物转化产物似乎介导了细胞毒性(tous et al.,2020)。也有证据表明,暴露于硫芥子引起的氧化应激和由此产生的严重炎症反应在导致细胞损伤和死亡的毒物体中起着重要作用。相关机制涉及硫醇化合物的消耗,特别是谷胱甘肽,导致细胞凋亡和自由基影响细胞膜的脂质过氧化(Malaviya et al.,2019; Papirmeister et al.,1991; Paromov et al.,2007; Rose et al.,2018)。

暴露于芥子气会产生局部和全身效应,可能是急性或晚期(Papirmeister et al.,1991;Saladi et al.,2006)。接触液体或蒸汽会影响皮肤和眼睛的暴露区域,而吸入则会损害上呼吸道和下呼吸道。全身毒性表现为急性期的恶心、呕吐、发烧和不适,通常与摄入有关,皮肤接触芥子气也有报道(Henretig et al.,2019;Kehe & Szinicz,2005)。在这种情况下,与皮肤接触的大约 80%的芥子气会蒸发（Chan，1987；Chilcott，2010；Dacre & Goldman，1996；Papirmeister et al.，1991）；在被吸收的部分，只有 10%~20%固定在皮肤中（Chan，1987；Kehe & Szinicz，2005；Steinritz & Thiermann，2017），很可能产生一个皮肤水疱（Chilcott，2010），其余部分通过水解作用进入循环，可产生全身效应（Augerson，2000；Chan，1987；Papirmeister et al.，1991）。致癌作用是芥子气中毒的长期后果（Ghanei & Harandi，2007；Pechura & Rall，1993；Shakarjian et al.，2010）。

芥子气的皮肤效应特征是在暴露后 2~24 h 明显延迟发作，这取决于遇到的药剂形式（Ghanei & Harandi，2016b；Papirmeister et al.，1991；Shakarjian et al.，2010）。晒伤样红斑是伴随瘙痒或刺痛感的皮肤损伤（红斑期）是最早迹象（Oxford et al.，2018；Saladi et al.，2006）。经过数小时后，受影响面积扩大，随后发展为囊泡和水疱形成（囊泡期）（Oxford et al.，2018；Saladi et al.，2006）。由于角质细胞产生的退行性变化导致液化坏死。坏死细胞灶在表皮-真皮交界处合并成微水泡，最终形成表皮与真皮分离产生的大（Papirmeister et al.，1991；Shakarjian et al.，2010）。典型的疱状病变（大泡）直径为 5 mm 或更大，周围有红斑。

疱状液最初薄而透明或略带稻草色，但后来变为黄色，不含该剂，也不代表二次暴露风险（Hurst et al.，2008）。大的水泡在 48 h 后开始自发破裂，留下溃疡表面，而新的水泡持续形成 2~3 天（Papirmeister et al.，1991），如表 19.2 所示。

表 19.2　芥子气的临床效果

暴露时间	急性皮肤损伤的病史	相关的眼睛和呼吸道症状
1~3 h	红斑、瘙痒和灼烧感	眼睛刺激，灼痛
4~12 h	红斑病变周围的水肿形成、水泡化	结膜炎、眼睑痉挛、畏光、角膜上皮水泡、流泪、流泪、流涕、出血、喉咙痛、声音嘶哑、咳嗽、气管支气管炎、假膜形成、+/-发热
16~48 h	大水泡形成合并的小泡，+/-皮肤坏死，皮肤色素沉着	眼部症状的最大强度，-咳嗽，咳出脱落的组织
>48 h	大水泡破裂，溃疡，新的水泡形成	改善眼部症状、肺水肿和支气管肺炎
6~9 天	皮肤表面，破裂水泡开始愈合（除非继发感染）	ARDS，呼吸道感染（重症患者）

轻度病例可能未进展为起泡形成（Augerson，2000；Oxford et al.，2018；Saladi et al.，2006），红斑在数天至数周内逐渐消失（Momeni et al.，1992）。更大的损伤出现在潮湿的区域，如腋窝和腹股沟（Augerson，2000；Momeni et al.，1992；Papirmeister et al.，1991）。

在最初的几天，疼痛不是一个持续的特征，即使在严重的情况下；后来，皮肤损伤变得疼痛，特别是水泡破裂时，有时需要使用镇静剂或局部麻醉药来缓解（Momeni et al.，1992；Willems，1989）。短暂的皮肤色素沉着，然后去角质（剥落）离开正常的皮肤的症状出现（Willems，1989）。

皮肤症状的潜伏期是与剂量相关的和可变的，从小时到 1~2 天不等。

皮肤损伤的愈合取决于严重程度和解剖位置;红斑在几天内消退,而水疱病变需要2~周,更严重的病变可能需要数周到数月才能愈合(Shakarjian et al.,2010;Willems,1989)。暴露于高剂量的皮肤,如接触液体芥子气,会导致皮肤凝固性坏死(坏死期),周围有可能起疱。坏死病变需要更长的时间愈合,容易继发感染(Galatas,2011;Papirmeister et al.,1991;Willems,1989)。

随着急性损伤的愈合,皮肤发展为慢性病变(Ghasemi et al.,2013)。慢性皮肤损伤最常见于出现水疱的患者(Hejazi et al.,2016;Steinritz & Thiermann,2017)。最典型的慢性疾病是受影响皮肤的色素过度或色素减退(Goswami et al.,2018;Pita & Vidal-Asensi,2010),色素沉着发生率更高(Steinritz & Thiermann,2017)。其他慢性表现包括瘙痒(皮肤发痒)、皮肤干燥、萎缩、湿疹、脂溢性皮炎、银屑病、慢性荨麻疹、白癜风、多发性樱桃血管瘤和毛细血管扩张(Goswami et al.,2018;Hejazi et al.,2016;Steinritz & Thiermann,2017)。也可能发生恶性皮肤肿瘤,其中大部分发生在芥子气暴露而造成的疤痕(Ghasemi et al.,2013),见表19.3。

表19.3 芥子气对眼睛、皮肤和呼吸系统的急性和慢性影响

	急性	慢性/晚发
眼睛的	刺激、结膜注射、流泪、水疱、角膜侵蚀、眼睑痉挛、畏光、暂时性失明	“芥子气性角膜病”、灼烧感、流泪、畏光、睑缘炎、复发性溃疡性角膜炎、混浊、角膜新生血管
皮肤的	晒伤样红斑、起泡、坏死、鳞片、过度/色素减退	色素减退/减退,湿疹,瘙痒,樱桃血管瘤,毛细血管扩张,恶性皮肤肿瘤
呼吸的	上呼吸道:鼻部刺激、喉咙痛、声音嘶哑、咳嗽、呼吸困难;下呼吸道:支气管痉挛、支气管炎、肺炎、假膜形成、脱落、肺水肿/ARDS	上呼吸道:鼻部刺激、喉咙痛、声音嘶哑、咳嗽、呼吸困难;下呼吸道:支气管痉挛、支气管炎、肺炎、假膜形成、脱落、肺水肿/ARDS

眼睛是最容易感染的器官,也是最容易受到芥子气影响的器官(Henretig et al.,2019)。眼部损伤的程度与暴露时间有关从轻度结膜炎到慢性晚期角膜损伤和失明(McManus & Huebner,2005)。这种影响可能早在暴露20 min~1 h就出现了(Solberg et al.,1997;Weinstein & Alibek, 2003),流泪和眼睛刺激的阈值症状浓度低于皮肤或呼吸道症状的10倍(McManus & Huebner, 2005)。这种过度的敏感性归因于角膜上皮细胞的高周转率和代谢活性的增加,以及化学毒剂的亲脂性行为,它倾向于集中在油性泪液中增加的数量。泪液层和角膜表面之间的界面是由泪膜的黏液相形成的,它被认为是污染物长期作用的蓄水池(Solberg et al.,1997)。轻度暴露可导致结膜注射和眼部刺激,无过度流泪,也无角膜受累(Fuchs et al.,2021;Solberg et al.,1997)。预计几天内将完全恢复(Solberg et al.,1997)。中度暴露影响眼睑、结膜和角膜,角膜上皮出现水疱和侵蚀,眼睑痉挛和眼部检查的畏光。荧光素染色的裂隙灯检查显示主要在睑裂有斑点状病变。这些症状通常在48 h后开始改善,角膜病变在4~5天后发生愈合,完全恢复可能需要26周(Shoeibi et al.,2015;Solberg et al.,1997)。短暂的视力丧失,通常在几天内消退。严重暴露,除眼部症状外,还伴有呼吸道、皮肤和胃肠道症状,其特征是损伤延伸到角膜深层和角膜缘血管;还有持续畏光、视力模糊、眼色表层炎和更严重的眼睑受累,而更严重的角膜损伤可能导致永久性视力丧失(Shoeibi et al.,2015;Solberg et al.,1997)。

严重暴露于芥子气后发生的慢性或再次出现的角膜炎症病例统称为芥子气角膜病(MGK)。慢性MGK在急性期后立即发展,而迟发性或潜伏型可在急性损伤明显恢复后1~40年后出现。症状和可能的常见病理生理机制,即患者经历灼烧感、畏光、睑缘炎和流泪。该疾病的特征是复发性溃疡性角膜炎,伴有角膜新生血管混浊和进行性变性,可能导致视力损害或丧失(Fuchs et al.,2021;Shoeibi et al.,2015;Steinritz & Thiermann,2017)。

芥子气的肺毒性是毒性中最关键的方面,占暴露受害者的发病率和死亡率的很大一部分(Malaviya et al.,2020)。伤害呼吸道的雾化或气溶胶是由于直接吸入损伤,主要影响喉和气管支气管黏膜表面,以及氧化应激产生的间接影响,但它可能是由于皮肤接触引起的芥子气化合物的全身吸收(Henretig et al.,2019;Papirmeister et al.,1991)。与芥子气暴露的大多数其他症状一样,呼吸道损伤从上呼吸道开始,并随着暴露的增加逐渐影响下呼吸道(Bogucki & Weir, 2002; Galatas, 2011; Ghasemi et al.,2013)。然而,试图将这一进展与各自症状的潜伏期联系起来,并没有得到有力的证实(Papirmeister et al.,1991)。不典型症状,包括与鼻刺激(即打喷嚏、流泪、鼻漏)、喉咙痛、声音嘶哑、咳嗽和粘液流涕相关的症状,由于上呼吸道暴露较多时,在46 h内出现,随后演变为喉痉挛、支气管痉挛和呼吸困难(McManus & Huebner,2005;Papirmeister et al.,1991;Parrish & Bradshaw,2004)。轻度至中度吸入暴露足以引起气道黏膜水肿和坏死,导致黏膜脱落、假膜和纤维蛋白管的形成,导致急性气道阻塞、低氧血症和呼吸衰竭(Papirmeister et al.,1991;White et al.,2016;Willems,1989)。由于长期暴露影响下呼吸道而引起的更强烈的炎症反应在几天内发展为支气管炎和肺炎。在严重病例中,可能出现非心源性肺水肿(Papirmeister et al.,1991;Willems,1989)。因此,呼吸并发症导致的死亡分为两波:第一波出现在前2~3天,而第二波出现在事件发生后1~3周,由于ARDS、肺栓塞或感染(Pita & Vidal-Asensi, 2010; Willems,1989)。

急性肺部损伤可导致慢性呼吸系统问题。由芥子气引起的晚发性肺病,通常最初是亚临床症状(没有急性症状),可能代表了一种独特的症状,称为“芥子气肺”。它首次在两伊战争期间接触芥子气的伊朗退伍军人中观察到,其特征是咳嗽、咳痰和呼吸困难三联症状,临床表现包括喘息(最常见的体征)、爆裂声、肺音减少、杵状病和发绀(Balali-Mood,2020)。慢性支气管炎占大多数患者,常并发支气管肺炎。芥子气肺与慢性阻塞性肺疾病非常相似,最常见的症状是继发于吸入性损伤的闭塞性毛细支气管炎(BO)(Balali-Mood,2020;Ghabili et al.,2010;Ghasemi et al.,2013)。芥子气的慢性影响导致的肺部疾病会随着时间的推移而恶化(Gsharbi et al.,2010)。支气管扩张伴随恶性膨胀(呼气时空气滞留)出现BO(Steinritz & Thiermann,2017),严重病例见气管支气管狭窄(Ghanei & Harandi,2016b)。受伤者体内发生感染呼吸组织是这一亚组患者发病和死亡的重要原因(Ghabili et al.,2010;Papirmeister et al.,1991;Willems,1989)。

肠道黏膜对芥子气毒性非常敏感,可能由于摄入受污染的食物,或吞咽受污染的唾液导致胃肠道出血(Pita & Vidal-Asensi,2010;Willems,1989)。这些症状在皮肤或吸入毒剂患者中很罕见(Momeni et al. ,1992)。暴露后数小时内的恶心和呕吐被归因于芥子气的胆碱能作用,通常是自限制性(Augerson, 2000; Bogucki & Weir,2002)。这些症状的延迟发作被认为是全身毒性的表现,因为芥子气模仿接触放射性物质后的放射性效应。较高程度接触芥子气类似放射性效应诱导骨髓抑制,导致白细胞减少、血小板减少,有时导致全血细胞减少(Momeni et al. ,1992;Willems,1989),在第 7 天至第 14 天达到峰值(Bogucki & Weir,2002)。白细胞(WBC)计数小于 200/μL 与致命结局相关;暴露后 6 h 内出现的呼吸道症状(Bogucki & Weir,2002)。

接触芥子气可能会导致神经精神疾病,包括抑郁、焦虑、失眠和创伤后应激障碍。造成急性神经精神疾病和长期疾病在战斗人员中也有报道,而且在非战斗条件下也有报道,而且它们并不总是高剂量接触的结果(Young & Bast,2020)。当暴露量极高时,中枢神经系统兴奋可发生惊厥,随后出现中枢神经系统抑制(Kehe & Szinicz,2005;Willems,1989)。

由于身材较小,儿童可能比成年人接触更高浓度的化学蒸汽,因为几乎所有这些毒剂都比空气重,并会在低洼地区积累(Cieslak & Newmark,2020)。儿童呼吸频率高于成人导致更大的接触雾化毒剂,因为儿童皮肤薄,更容易渗透皮肤单位体积表面积,他们也被认为更容易受到芥子气和其他起疱剂的影响(Cieslak & Newmark, 2020; Pita & Vidal-Asensi,2010)。来自两伊战争的报告表明,芥子气引起的儿童面部皮肤损伤和颈部损伤的临床表现而在成人中不太常见(Momeni & Aminjavaheri,1994),而且儿童比成人发展更频繁和更严重的肺部症状(Khateri et al. ,2003;Momeni 和 Aminjavaheri,1994)。

19.4.2 砷

路易氏剂(2-氯乙烯基二氯胺)是最重要的含砷糜烂剂(Li et al. ,2016;Marrs & Maynard,2007)。这些是有机砷化合物,具有三氯化砷($AsCl_3$)的基本化学结构,其中一个氯原子被有机部分取代(Byrnes et al. ,2003;Srivastava et al. ,2020)。除了路易氏剂,它们还包括其他三种二氯砷(Byrnes et al. ,2003;Hoenig,2007),也被称为"Dicks"(Marrs & Maynard,2007):乙基二氯砷(ED)、甲基二氯砷(MD)和苯二氯砷(PD)。含砷糜烂剂包括用作化学毒剂的有机砷之一,另一组用于刺激物(防暴控制和呕吐剂)(Cullen,2008; Marrs & Maynard, 2007)。

19.4.3 路易氏剂

路易氏剂于 1918 年春天开发,试图将光气等非起疱剂的致死作用与芥子气的作用结合起来(Jenner,2016)。它的外观是一种油性液体,纯形式无色,但最常见的是不纯产品,具有琥珀到黑色和明显的天竺葵状气味(Angelini et al. ,2014;Hoenig,2007)。路易氏剂比芥子气更挥发性(Angelini et al. ,2014),可以与后者混合产生更有效的毒物名为 HL,结合两种物质属性,凝点低于纯芥子气,可以使用混合物在寒冷的气候使用(Angelini et al. ,2014;Marrs & Maynard,2007)。作为液体使用,路易氏剂通常被认为比蒸汽更危险(Jabbour et al. ,2014)。它可以被炮弹、炸弹或火箭雾化,也可以从飞机上喷洒(Marrs & Maynard,

2007）。由于路易氏剂是如此致命，在第一次世界大战期间，它的开发者设想它像晨露的小滴一样到达地面，这导致了流行的绰号“死亡露水”（Vilensky, 2005）。尽管在第一次世界大战期间由于生产延迟而从未使用过，但路易氏剂被认为是当时最好的毒剂（Goldman & Dacre, 1989）。

路易氏剂中的三价砷和类似的化合物具有起疱作用。被认为是造成皮肤和全身毒性的原因（Angelinn et al.，2014；Jenner，2016；Li et al.，2016）。这涉及结合到硫辛酸，二硫醇丙酮酸脱氢酶的成分，和细胞代谢的损伤（Marrs & Maynard, 2007），以及其他机制包括与谷胱甘肽反应，氧化应激和脂质过氧化，细胞钙稳态失调，随后损害细胞膜和细胞死亡（Li et al.，2016）。然而，路易氏剂的临床效果显现迅速，以及其他砷化合物缺乏起疱活性，表明路易氏剂不依赖于其砷原子的其他毒性机制（Jenner，2016；Srivastava et al.，2016）。

与芥子气一样，路易氏剂对皮肤、眼睛和呼吸系统有毒，同时摄入时也会产生急性胃肠道症状，以及全身影响（Angelini et al.，2014；Hoenig，2007）。路易氏剂（蒸汽或液体）的吸收迅速通过皮肤和黏膜（Jenner, 2016; Marrs & Maynard, 2007），皮肤吸收发生在3～5 min，而通过相同途径吸收等量的芥子气需要20～30 min。在相同的条件下，被吸收的路易氏剂也比芥子气能分布在更广泛的区域内（Hurst et al.，2008）。虽然路易氏剂产生的皮肤损伤与芥子气产生的皮肤损伤相似，但芥子气损伤的情况下，它们最初是无痛的，直到出现红斑，而路易氏剂能引起即时烧痛，描述为刺痛，在接触药物后没有潜伏期（Bellamy & Zajtchuk, 1991；Goldran & Dacre，1989）。对于路易氏剂，有更广泛的水肿、炎症和血管血栓形成（Li et al.，2016），而水疱形成和皮肤坏死也发生得更快，尽管据报道在病变进展过程中引起的疼痛比芥子气造成类似的损伤严重得多（Goldman & Dacre，1989）。

最初，一个小水泡出现在受影响皮肤的中心，扩大到覆盖整个红斑区域，而在芥子气伤害的情况下，水疱开始于病变周围的“一串珍珠”，最终合并（Hurst et al.，2008）。路易氏剂产生一种更不透明的疱液（Jabbour et al.，2014），与芥子气病变相比，它含有活性起疱剂，可能在未受影响的皮肤中起泡。在暴露36～48 h期间，路易氏剂蒸汽产生的烧伤严重程度增加，6天至2周完全愈合（Young & Bast，2020）。液体路易氏剂产生皮肤变白或灰白，随后在15～30 min形成红斑；12 h内出现水泡，发展为形成一个大水泡，周围有微小的小泡。损伤的严重程度一直增加到第四天，从第7天开始愈合，在第4周结束时完成（Goldman & Dacre，1989）。路易氏剂造成的皮肤损伤往往比芥子气所产生的损伤愈合得更快（Jenner, 2016）。

路易氏剂毒性的眼部症状几乎立即出现，而且比芥子气更严重（Marrs & Maynard, 2007）。疼痛和结膜刺激会引起眼睑痉挛，从而减少进一步暴露（Jenner，2016；McManus & Huebner，2005）。然而，如果不进行早期洗消，造成的损害可能会导致永久性失明（Li et al.，2016；Marrs & Maynard，2007）。眼睑水肿与结膜、角膜和虹膜有关，可能导致眼睛在暴露1小时内闭上眼睛（Weinstein & Alibek, 2003）。

吸入性暴露的特征是呼吸道黏膜坏死导致脱落（Marrs & Maynard，2007）。早期症状出现在上呼吸道，包括灼烧感、鼻出血、喉咙痛、咳嗽和喉炎，这些症状进展为与假膜形成相关的坏死性气管支气管炎（Weinstan & Alibek，2003）。在严重病例中，可能发生化学性肺炎并出现肺水肿（Angelini et al.，2014；Weinstein & Alibek，2003）。急性死亡通常由肺损伤的后遗症引起(Young & Bast,2020)。最近,在路易氏剂皮肤暴露的小鼠中,已经发现了大量的急性肺损伤,导致了与 ARDS 相一致的变化(Manzoor et al.,2020)。路易氏剂的慢性影响可能涉及呼吸系统,而不是皮肤(Angelini et al.,2014)。

路易氏剂的全身毒性大于芥子气。当通过皮肤或吸入吸收时,路易氏剂对毛细血管表现出特别的毒性作用(Goldman & Dacre,1989)。与芥子气不同,路易氏剂对骨髓没有显著影响(Jabbour et al.,2014;McManus & Huebner,2005)。急性皮肤暴露导致的死亡可能是由于毛细血管损伤和相关的毛细血管壁通透性增加,导致低血容量、低血压和休克(Bellamy & Zajtchuk,1991)。由此产生的液体流失非常严重,与严重烧伤类似,这可能导致一种被称为路易氏剂休克的"严重状态"(Goldman & Dacre,1989;McManus & Huebner,2005;Srivastava et al.,2020)。而肺毛细血管对路易氏剂的毒性作用最为敏感,其损伤可引起高渗透性肺水肿(Golman & Dacre,1989),肝脏排泄的吸收剂的氧化产物对肝胆系统有毒性,导致局灶性肝坏死和胆道黏膜坏死(Bellamy & Zajtchuk,1991)。肝或肾衰竭可能导致延迟的致命结局(Li et al.,2016)。

19.4.4 其他砷类

MD,甲基二氯砷,具有起疱特性的肺刺激物。当皮肤暴露于液体时,会出现类似芥子气产生的水泡,长时间暴露会导致骨髓损伤的全身毒性。吸入蒸汽 MD 会导致严重的疼痛和呼吸道黏膜损伤,与眼睛接触会导致严重的不适(Byrnes et al.,2003)。

PD,苯二氟砷,是一种相当有效的起疱剂,也是呕吐化合物(Jabbour et al.,2014),在第一次世界大战期间被用作化学武器,产生严重刺激呼吸道(Marrs & Maynard,2007)。PD 蒸汽对眼睛也有直接影响(Srivastava et al.,2020),该毒剂被归类为一种军事毒气(Lewis,2012)。据报道,在意外的职业暴露后,帕金森病会产生严重的水疱,以及腹泻、呕吐和轻微黄疸(Marrs & Maynard,2007)。而在开放地形时 PD 中毒症状主要呕吐,其极高的蒸汽密度(7.7 倍的空气)导致高浓度的毒剂在低洼的封闭区域如隧道、沟和地下室蓄积,它是高效的有毒物质(Byrnes et al.,2003)。

ED 是第一次世界大战中使用的一种起疱剂,在皮肤充分暴露于蒸汽或接触液体后,在 2~4 h 出现红斑导致延迟水泡(Byrnes et al.,2003;Li et al.,2016)。它的起疱症状被认为是类似于但不如路易氏剂。ED 对肺组织的损害尤其严重,而且在高剂量吸入时可能会致命。它对骨髓和内分泌系统也有毒性,可能是由于其乙基基团所致(Li et al.,2016)。

19.4.5 荨麻剂

荨麻剂是卤代肟类化合物,已知会造成严重的组织损伤和坏死。它们是第一次世界大战后不久研制的第二代化学毒剂。而更有效的二卤代甲肟(即光气肟(二氯甲肟)、二溴甲肟和二碘甲肟)则是在 20 世纪 20 年代末和 30 年代初生产的。过去曾对这些毒剂进行过军事用途评估,据说还进行了储存,但从未在战争中使用过(Ellison,2008)。

19.4.6 光气肟

光气肟(CX)是目前被认为使用恐怖使用的荨麻疹中唯一的化合物(Wismer,2018)。它是一种无色的结晶固体(低于39 ℃)一种非持久性毒剂(Hoenig,2007),具有高蒸汽压,允许足够的蒸发,在环境温度下引起症状(NIOSH,2011e)。液体形式(39 ℃以上),呈黄褐色外观,气味强烈(Goswami et al.,2018;Hoenig,2007)。它溶解于水,水解产生二氧化碳、盐酸(盐酸)酸和羟胺(Hoenig,2007)。

这种毒剂是起疱剂类别中毒性最大的(Singh et al.,2021),它被归类为起疱剂,因为它具有强烈的皮肤、眼睛和呼吸道刺激物,尽管它在接触时产生皮肤风团而不是水泡(Young & Bast,2020)。它的特点是其作用的迅速开始,引起立即的极端疼痛,随后是快速的局部组织坏死(Hurst et al.,2008)。其作用机制尚不清楚(NIOSH,2011e),各种理论表明了组织毒性的直接和间接机制(Hurst et al.,2008)。前者涉及水解过程中产生的盐酸中酸的直接坏死效应,以及亲电母体化合物与巯基和胺基等亲核试剂对生物分子的反应,导致氧化应激和DNA损伤(Hurst et al.,2008;SLU,2002),而组织损伤的间接机制被认为是更多的延迟性效应(即肺水肿)(Augerson,2000)。目前,由该物质引起的炎症反应的作用和肥大细胞的相关激活是一个有待研究的主题(Singh et al.,2021)。

光气肟在几秒钟内完全从皮肤吸收,会比任何其他起疱剂造成更严重的组织损伤,这是与强酸产生的腐蚀性损伤(Hurst et al.,2008)。光气肟穿透衣服和橡胶的速度要快得多(Goswami et al.,2018)。在皮肤和粘液表面暴露后,会立即出现剧烈疼痛和与强烈瘙痒相关的刺激(Augerson,2000)。在几秒钟到几分钟内,暴露的皮肤变得苍白和水肿,周围有一个红斑环,使病变呈现小麦状(荨麻疹)外观(Tewari Singh et al.,2017)。随后,组织开始坏死,形成一个黑色的焦痂,随后愈合开始缓慢(Hurst et al.,2008)。疼痛持续3~4 h,但可能复发几天(Augerson,2000)。

光气肟蒸汽对眼睛非常刺激,产生类似于路易氏剂的症状,包括疼痛、刺激、流泪、结膜炎和结角膜炎(Augerson,2000)。吸入导致上呼吸道局部组织破坏(暴露量低时),而与高暴露量相关的肺部主要并发症是肺水肿,可能伴有坏死性毛细支气管炎和肺小静脉血栓形成。即使在皮肤接触大量光基因肟后,也可能在数小时内出现肺水肿(Hurst et al.,2008)。

光基因肟似乎主要通过其对血管系统的影响来发挥其全身毒性(Hurst et al.,2008)。在无毛小鼠中,皮肤暴露后,这些效应已被证明会影响肺、肝、肾、脾脏和心脏组织,诱导血管扩张,从而导致全身性低血压、休克和死亡(Tewari-Singh et al.,2017)。与路易氏剂一样,光气肟似乎不会影响骨髓(Garcia et al.,2011)。

19.5 肺中毒(窒息性)毒剂

窒息性毒剂,也被称为肺损伤剂,是一种有毒气体,通过诱导肺内液体的积聚,从而阻碍呼吸功能,最终导致高渗透性肺水肿(Henderson et al.,2019)。该组包括光气(CG)、氯气(Cl)、DP和氯吡啉(PS),均在第一次世界大战期间作为化学武器使用(Balali-Mood et al.,

2019;RAMC,2002b)。专门针对呼吸系统的化学毒剂是肺部刺激物(Sciuto & Kodavanti, 2020)与此类化学品共享肺损伤机制,包括破坏气道上皮屏障的完整性(Hobson et al., 2021;RAMC,2002b)。通过这种机制,它们都可以产生延迟的 ARDS(Henderson et al., 2015;Suchard,2019)。

对于所有刺激气体,决定由此产生的呼吸道损伤的时间和解剖水平的关键特征是该物质的水溶性程度(Nelson & Odujebe, 2019; Sciuto & Kodavanti, 2020)。由于呼吸道黏膜的水分,吸入的水溶性气体很容易溶解并从气道中清除(Guidotti,2007;Holland,2007)。因此,相对可溶性气体,如氨和二氧化硫,穿透不良,因为他们导致早期刺激,主要是气道,表现为支气管痉挛或急性支气管(Guidotti, 2007),症状作为警告,提示暴露的人避免污染区域的进一步伤害(Greenfield et al.,2002;Henretig et al.,2019)。光气的水溶性较低,这是一种深度渗透性吸入剂的典型例子(Kuschner & Blanc, 2022)。它到达终末细支气管和肺泡,在那里产生其主要特征,即中毒性肺水肿(Guidotti,2007),而上呼吸道较少的急性症状可能延长暴露并增加随后的呼吸损伤(Henretig et al.,2019;Hobson et al.,2021)。氯气的中间溶解度可影响上(中央)和下(外围)气道(Evans,2005;Hurst et al.,2014)。

氯气和光气代表着工业和职业危害(光基因是化学工业的重要中间体),由于它们的可用性,与潜在的武器一样重要(Sciuto & Kodavanti,2020)。这些药剂是在标准温度和压力下的气体,它们作为化学武器的早期使用确立了术语"战争气体"和"气体战争"(Spiers, 2021)。光基因作为一种化学试剂的效力是氯的两倍(Hurst et al.,2014)。他们的主要暴露途径是吸入(Henderson et al.,2015;Henretig et al.,2019),临床表现特征是其对眼睛、鼻黏膜和气道的刺激作用(Garcia et al.,2011)。这种刺激,就像由防暴控制剂引起的刺激一样,一旦病人能够呼吸干净的空气,就会停止,在这一点上,区分这两种暴露可能相当困难。当怀疑吸入肺,可能直到肺水肿导致延迟呼吸窘迫时,患者必须在绝对休息的同时进行密切的医学观察(Garcia et al.,2011)。目前,还没有有效的解毒剂来接触这些药物,而旨在缓解症状和预防并发症的支持性治疗是唯一可用的治疗方法(Nelson & Odujebe,2019)。

19.5.1 氯气

氯气和其他卤素一样,有液体和气体形式(Hoenig,2007)。它是一种黄绿色的气体,或一种透明的黄褐色液体(液化时),带有明显的、刺鼻的漂白剂气味(Campbell et al.,2021; Evans,2005;Hoenig,2007)。据报道,氯在叙利亚内战期间被广泛使用,而且由于它比空气重,它往往集中在战壕、掩体和地下室,平民躲避传统的枪战(Schneider & Luetkefend, 2019)。当它接触到水蒸气时,就像在潮湿的空气环境中一样,它会迅速水解,产生盐酸和次氯酸(Bogucki & Weir, 2002; Evans, 2005; Squadrito et al.,2010)。次氯酸通常被认为是氯的细胞毒性的原因,因为它慢慢分解成次氯酸盐离子,穿过细胞膜产生自由基(Squadrito et al.,2010)。也有证据表明,氯的直接作用导致呼吸道表面的小分子量抗氧化剂的消耗,如谷胱甘肽,是其毒性的起始事件(Squadrito et al.,2010)。次氯酸通常被认为是氯的细胞毒性的原因,因为它慢慢分解成次氯酸盐离子,穿过细胞膜产生自由基(Squadrito et al., 2010)。也有证据表明,氯的直接作用导致呼吸道表面的小分子量抗氧化剂的消耗,如谷胱甘肽,是其毒性的起始事件(Squadrito et al. ,2010)。另一方面,由于肺液的大缓冲能力和丰富的血液流向肺的补充缓冲剂,盐酸酸的释放量与母体化合物的毒性相比并不显著。盐酸中酸的刺激性大约是氯的33倍,这一事实支持了酸的不重要性(Squadrito et al. ,2010)。

暴露于黏膜的毒剂的典型症状包括结膜刺激、流泪、流漏、喉咙痛、声音嘶哑、咳嗽、呼吸窘迫、窒息感和头痛。胸闷可能是早期症状,可能是较高的暴露量(Bogucki & Weir, 2002; Weinstein & Alibek, 2003)。对支气管的感觉刺激会产生反射性支气管痉挛,旨在减少进一步接触刺激剂 (Sciuto & Kodavanti, 2020; Winder, 2001)。一旦氯气及其水解产物开始与气道内衬层和底层细胞表面相互作用,上皮细胞就会发生脱落。随着长时间或更强烈的暴露,ARDS 伴肺水肿的发展。中度暴露可在 2~4 h 产生肺水肿,而重度暴露则可在 30~60 min 出现(Bogucki & Weir,2002)。黏膜下层强烈炎症浸润导致的气道沿线细胞坏死可能导致下呼吸道完整性的破坏,并导致与肺炎类似的呼吸功能的丧失。大量接触会在几分钟内死亡,原因是喉痉挛(Bogucki & Weir,2002)或窒息(高浓度氯可以通过稀释取代空气中的氧气)。

一旦停止接触氯气,其一些作用可能会被逆转,而另一些则会继续导致纤维化和肺泡功能的破坏,表现为肺气肿。刺激性哮喘称为反应性气道功能障碍综合征,它是由以前健康的人单一接触刺激性气体或烟雾引起的,也有报道后吸入氯后引起(Evans,2005)。

19.5.2 光气

在肺部中毒的毒剂中,光气是研究最充分的(Nelson & Odujebe,2019)。光气(氯化碳)是由一氧化碳和氯气的反应产生的(Li & Pauluhn,2014)。在 8.2 ℃以上是一种无色气体(Pohanish, 2017; Russell et al. ,2006),有一种难闻的气味,让人想起发霉或新鲜修剪的干草,较高浓度会令人窒息 (Maynard, 2007)。除了作为一种主要的工业化学物质,光基因还可以通过加热或燃烧几种常见的化学物质或溶剂而释放出来(Hurst et al. ,2014)。光气被认为是第一次世界大战期间使用的最致命的化学战化合物。然而,由于它经常与氯气在充满液体的炮弹中相结合,其使用造成的真正死亡率很难定义 (Li & Pauluhn, 2014)和通常引用估计这种毒剂占所有化学气体死亡率的 80%~85%(Henderson et al. ,2015; Holland, 2007)可能被夸大了(Hobson et al. ,2021)。

光气中毒的临床影响主要涉及肺部和呼吸系统,但气体也会攻击黏膜,可能是皮肤,接触较高浓度可能产生化学烧伤(Hoenig,2007)。该药剂与人体组织的化学反应至少以两种方式发生,即水解和酰化(Grainge & Rice, 2010),后者被认为在光基因暴露的病理生理学中更重要(Grainge & Rice,2010;Oxford et al. ,2018)。在产生盐酸酸时,水解只产生少量的水解(由于药剂的低水溶性)(Grainge & Rice, 2010),这可以很容易地冲洗(Diller,1985; Holmes et al. ,2016)。因此,人们认为这种机制只能导致眼睛症状,出现在毒剂相对较高的浓度(Grainge & Rice, 2010),而只有在更高浓度暴露可以生成盐酸中酸的作用更重要,导致肺损伤(Maynard & Chilcott, 2009)。光气本身的毒性是盐酸的 800 多倍(Capacio et al. , 2019)。

光气作为一种酰化剂(>C=O)会与呼吸道末端的组织和细胞成分一起发生酰化反应,

包括亲核目标，如氨基、羟基、巯基和巯基（Capacio et al.，2019；Henderson et al.，2015；Holmes et al.，2016）。这些似乎比光与水的反应发生得更快，增加了血液空气屏障（肺泡-毛细血管膜）的渗透性。通过脂质过氧化改变了内皮的完整性和表面活性剂的功能通过脂质过氧化（Diller，1985；Holmes et al.，2016；Li & Pauluhn，2014）。这种效应导致液体渗漏入肺间质，最初由淋巴流出补偿，但后来随着淋巴引流逐渐淹没，肺实质因液体积聚而变硬，肺顺应性降低（Li & Pauluhn，2014；RAMC，2002b）。这表明光气引起的肺损伤的潜在非心源性病理类似 ARDS（Pauluhn，2007），丧失代偿可能原因是光气中毒相对无症状或潜伏期特征（Li & Pauluhn，2014；RAMC，2002b）。临床上，最终的肺泡洪水剥夺了机体的氧交换的重要区域，由于其机制与溺水相似，光气中毒导致的情况被称为“干地溺水”（Hoenig，2007；Onford et al.，2018）。

暴露于光气后的临床症状序列可分为三个阶段，即非特异性症状的初始阶段，相对无症状的潜伏期和以肺水肿为特征的终末期（Borak & Diller，2001； Diller， 1985； Oxford et al.，2018）。吸入的光基因通常在最初触发一种短暂的生物保护性迷走神经反射，继发于刺激支气管树内的感觉受体。这导致浅水、快速呼吸降低动脉氧分压，并伴有心动过缓。这种反应的强度与吸入剂量并不严格相关，而是在个体之间有所不同，一旦暴露停止，它就会在数小时内缓慢退化（Diller，1985）。还有一些与眼睛和黏膜刺激相关的症状，如氯的影响所述（Weinstein & Alibek，2003）。这是由于在覆盖眼、鼻、喉和支气管黏膜表面的水膜中水解后产生的少量盐酸中酸对三叉神经感觉受体的刺激作用（Diller，1985）。随着较高浓度的暴露，可能会出现呼吸困难（Weinstein & Alibek， 2003）。在吸入极高浓度光气的罕见情况下，由于右侧心脏急性超载而导致急性肺心病而死亡（Diller，1985）。

接下来的临床潜伏期通常可以通过吸入小到中等剂量的药物来观察到。这一阶段的持续时间与剂量成反比（Hobson et al.，2021），剂量较大时，范围从 1 到 4 h，而吸入小剂量后可能从 8 h 延长到 24 h（Diller，1985）。

第三阶段的特征是出现临床明显的肺水肿，因为患者开始经历逐渐恶化的呼吸窘迫症状和呼吸困难，以或没有胸闷为主。随着肺部液体的增加，干咳演变为咳痰并产生泡沫痰（Diller，1985；Oxford et al.，2018；RAMC，2002b）。最初没有来自肺部的听诊结果；后来在肺基部出现细裂，随着病情恶化，粗裂和粗裂在整个肺部变得明显（RAMC，2002b）。由于液体在肺部的积聚阻碍向肺泡毛细血管输送氧气，这可能导致低氧血症，含氧血红蛋白（氧血红蛋白）下降，表现为发绀（Borak & Diller，2001；RAMC，2002b）。此外，肺中的血浆源性渗出物可能导致血管内液体隔离到血管外间隙，导致低血容量和低血（Cambell et al.，2021；Sciuto & Hurt，2004）。死亡可发生于呼吸衰竭、窒息、低氧血症导致的呼吸中心瘫痪或心脏衰竭（Borak & Diller， 2001； Diller， 1985； Sciuto & Hurt， 2004）。潜伏期的长度可能是一个滞后指标，因为较短的潜伏期意味着滞后不严重（Borak & Diller，2001）。

19.5.3 氯化苦

氯化苦是一种挥发性、无色的浅绿色油性液体，具有强烈的穿透性气味（Henderson et al.，2015）。它的毒性比氯气更大，但比光气毒性更小（Hoenig，2007）。它是一种严重的肺刺激物(Henderson et al.,2015;Hoenig,2007),在第一次世界大战期间被用作毒剂,有时与芥子气混合以降低其凝点(Henderson et al.,2015)。现在氯化苦被归类为防暴控制和催泪剂(Henderson et al.,2015;Pohanish,2017)。因此,1955—1971 年,美国陆军在室内进行了试验,据报道是为了测试防毒面具的功能,没有急性中毒被记录下来的(Brown,2009)。尽管它不再被授权用于军事用途(Raman,2014),但 2004 年在保加利亚索非亚发生了一起使用氯化苦的毒气袭击,影响了 40 人(Henderson et al.,2015)。其在民用部门的主要用途是作为土壤熏蒸剂(Pesonen et al.,2010;Pohanish,2017),目前,氯化苦暴露(通过吸入或皮肤接触)的主要来源是职业性的(Pesonen et al.,2010;Raman,2014)。

氯化苦对暴露的黏膜、包括肺泡在内的呼吸道和眼睛具有局部毒性作用(Zuckerman,2017),这些作用在暴露于该药物后迅速发生(NIOSH,2011b)。据报道,咳嗽、呼吸困难、流泪、眼睛有烧灼感的刺激和胸痛等症状,在附近地区可能受氯化苦的影响(Pesonen & Vähäkangas, 2020; Sorg, 2020)。摄入后,由于该物质的腐蚀作用,可能会出现恶心和呕吐(Zuckerman, 2017),可能会持续数周(NIOSH,2011b)。皮肤接触可产生化学烧伤或皮炎,而长期的眼睛暴露可能导致失明(Henderson et al.,2015)。严重暴露于毒剂蒸汽中可能会导致死亡。在一个喷洒药剂后的杀人中毒的病例中,尸检发现严重的肺水肿、瞳孔散张和皮肤斑点变色(Gonmori et al.,1987)。没有针对氯化苦暴露的解毒剂(Henderson et al.,2015;NIOSH,2011b)。

19.6 全身中毒性毒剂

全身中毒性毒剂(Greenfield et al.,2002;Hoenig,2007)是氰化物或砷化物。它们是有毒物质,通过干扰血细胞(肌酸)的氧运输或组织水平的氧化代谢(氰化物)来影响身体,在后一种情况下产生类似窒息剂的窒息效应(Henden et al.,2019;Suchard,2019)。术语“全身中毒性”是相当过时的,因为它最初用于第一次世界大战中氰化物的使用,表明他们的系统性影响,(Mongan & Winkley,2006)。此外,这类化学毒剂包含具有明显不同毒性活性的物质。氰化物包括氰化氢(军事名称 AC)和氯化氰(CK)(Garcia et al.,2011;Kuča & Pohanka,2010)。砷化氢(SA)被认为是一种气态砷,被认为是毒性最强的砷形式(Pigott & Liebelt,2007)。

氰化氢出现在第一次世界大战,但它作为化学武器很快就放弃了,因为蒸汽密度在 20 ℃时是 0.99,它比空气轻(Hoenig,2007)及其挥发性影响了在开阔战场上形成致命的空气浓度。然而,氰化物蒸汽在封闭空间是高度致命的,证明其广泛使用的纳粹死亡集中营在大屠杀期间,以 ZyklonB(Schecter & Fry,2005),专利商标的 HCN 在德国,最初用作啮齿动物的熏蒸剂。Zyklon B 缓慢地释放氰化氢,增加了暴露的人或动物吸入的机会,因为如果没有这种释放方法,气态的氰化氢就会迅速漂浮起来(Garrett & Hart,2007)。

砷化氢已被研究作为一种可能的化学武器,尽管它从未被使用过(Li et al.,2016;Pakulska & Czerczak,2006),很大程度上被其有机衍生物如路易氏剂所超越。它被认为是一种工业危险,但其一些特性仍可能使其成为大规模杀伤性武器(Li et al.,2016),包括密度为 2.69 的蒸汽密度,使其密度比空气大两倍多(Hoenig,2007;Pullen-James & Woods,2006;

Rancourt et al. ,2020)。

全身中毒性毒剂是一种非持久性物质。预防进一步的污染和支持性治疗是对暴露受害者的主要治疗方法。就氰化物而言,是用药物治疗中毒的速度是最重要的因素,因为它们的作用速度很快。解毒剂只能用于氰化物的治疗中(Kuča & Pohanka,2010)。

19.6.1 氰化物

一般来说,氰化物主要用于含有氰基(CN)基团的无机化合物。在化学毒剂中,氰化物是指氰化物阴离子(CN^-),或其酸性形式,氰化氢(Mongan & Winkley,2006)。在氰化物中毒的情况下,(CN^-)阴离子,是这些物质的常见代谢副产物(Sciuto & Kodavanti,2020)。氰化物与神经性毒剂一起,是已知的唯一能在几秒到几分钟内杀死人的化学武器(Campbell et al. ,2021;Cieslak & Newmark,2020;Garcia et al. ,2011)。然而,短期暴露于低浓度的氰化物只会产生暂时的影响(Garcia et al. ,2011)。氰化物存在主要职业危害(Campbell et al. ,2021),因为他们用于珠宝和金属电等许多工业过程 (Curry & Spyres, 2017),同时他们也在纺织和塑料工厂使用(Guidotti, 2006),烟雾吸入结构火灾中氰化物暴露也是常见的场景(Borron & Bebarta,2015)。氰化物是法医学中遇到的两种主要的化学窒息剂之一,另一种是一氧化碳(Milroy,2013)。尽管氰化物在战术上的重要性不那么重要,但由于其高毒性和容易获得,它们代表了潜在的恐怖主义威胁(Braitberg,2020;Pita,2015)。

氰化氢也被称为氰化氢或氰酸,尽管这两个术语最好都局限于毒剂的水溶液(Henderson et al. ,2019)。纯氰化氢是一种无色、不持久、挥发性高的液体,有类似苦杏仁的微弱气味 (Pulster & Hillman, 2015),尽管即使在致命浓度下也难以被检测到(Curry & Spyres, 2017)。作为化学武器使用的氰化物可以通过气溶胶或气体传播,或用于污染食物和水(NIOSH, 2011c, 2011d)。急性接触主要通过吸入和摄入发生,但甚至可经皮吸收(Balali-Mood et al. ,2019;Pulster & Hillman,2015)。氰化氢由于其分子量小,具有良好的脂质和水溶性,容易穿透生物膜(Allen et al. ,2015),并作用于细胞内,主要以未解离分子的形式(Borowitz et al. ,2000)。

氰化物的主要毒性作用是由于抑制氧化磷酸化途径中的线粒体酶细胞色素氧化酶(复合物Ⅳ)而破坏细胞对氧的利用(Allen et al. ,2015;Curry & Spyres,2017;Zuhra & Szabo, 2021)。由于复合物Ⅳ是电子传递链的最终位点(分子氧作为末端电子受体),由此产生的损伤无法绕过(Frizzell & Stillway, 2019),因此氰化物阻断整个链,终止氧消耗和三磷酸腺苷(ATP)的形成。这导致厌氧代谢,糖酵解增加,导致乳酸在组织中积累(Curry & Spyres, 2017;Keim, 2006),因为这是细胞在不消耗氧气的情况下形成一些 ATP 的唯一途径(Meisenberg & Simmons,2017)。由此产生的组织毒性缺氧,患者窒息不是因为无法接受氧气,而是因为无法使用氧气(Hall & Hall,2021;Vogel et al. ,1981)。由于组织酸化和溶酶体酶的激活,乳酸的过量产生会导致细胞死亡(Meisenberg & Simmons,2017)。由于活性氧(reactive oxygen species,ROS)是作为电子传递过程中的副产物,抑制电流会导致这些化学物质的积累,导致氧化应激和细胞功能障(Levesley et al. ,2008),并诱导细胞凋亡(Zuhra & Szabo,2021)。

急性氰化物中毒的特征是中枢神经系统、呼吸系统和心血管系统产生症状，也会导致代谢性酸中毒(Braitberg,2020)。心脏和大脑是特别受影响的器官，因为它们对ATP产生的抑制导致的能量剥夺很敏感(Curry & Spyres,2017)。除了抑制氧化代谢外，中枢神经系统对氰化物的脆弱性可能与某些神经化学过程的激活有关，而氰化物诱导的钙稳态失调是这种选择性神经毒性的关键组成部分(Isom & Borowitz,2015;Zuhra & Szabo,2021)。

轻度至中度接触氰化物剂会刺激眼睛和呼吸道，产生中枢神经系统影响，包括头痛、焦虑、头晕和精神错乱，以及脸红、心悸、心动过速或心动过缓等心血管症状，通常伴有轻度短暂性高血压(Curry & Spyres, 2017; Greenfield et al. ,2002)。由于相对较低的氰化物浓度刺激颈动脉体受体，呼吸深度和频率也会出现短暂增加(过度通气)(Hurst et al. ,2014)(Borowitz et al. ,2000;Curry & Spyres,2017)。

严重接触后，最初的症状迅速发展为恶心、呕吐、嗜睡、癫痫发作、意识丧失、昏迷和呼吸衰竭。吸入后，症状通常迅速出现(Braitberg,2020)，暴露者可能突然崩溃并死于心脏或呼吸骤停(Mishra & Geiling, 2019; Weinstein & Alibek, 2003)。摄入一定剂量的氰化物，出现前症状有15 min至1 h的潜伏期，也可能在几分钟内失去意识(Keim,2016)。固定瞳孔扩张是氰化物中毒的晚期特征(Borron & Bebarta,2015;Braitberg & Vanderpyl,2000)，通常意味着预后不良(Mishra & Geill,2019)。心律失常以及3%的极低生存率相关(Mishra & Geiling,2019)。乳酸性酸中毒的严重程度与氰化物中毒的严重程度相关(Braitberg & Vanderpyl, 2000; Braitberg, 2020)。长期接触氰化物(与饮食、工业和环境来源有关)可能导致甲状腺毒性，神经系统疾病、皮炎和呼吸道刺激(Pulster & Hillman, 2015)。

暴露于氯化氰会产生氰化物中毒的典型症状，但眼睛、鼻子和呼吸道的黏膜表面有更强烈的氯气样刺激，产生强烈的刺激和窒息效应，这可能使毒性物质更容易被受害者检测到(Garcia et al. ,2011;Keim,2016;Weinstein & Alibek,2003)。

在与暴露环境没有适当相关性的情况下，氰化物中毒的诊断具有挑战性(Parker-Cote et al. ,2018)。当昏迷或惊厥与代谢性酸中毒和严重缺氧相关时，应怀疑氰化物暴露(Baud, 2007; Curry & Spyres, 2017; Greenfield et al. ,2002; Mishra & Geiling, 2019)。解毒和氰化物排泄的解毒剂包括亚硝酸钠和硫代硫酸钠，而羟基钴胺素，维生素B12的前体，可以作为替代品(Beasley & Glass, 1998; Borron & Bebarta, 2015; Henretig et al. ,2019; Mishra & Geiling, 2019)。

19.6.2 砷化氢

砷化氢是一种无刺激性的无色气体，不会立即产生症状，而且，由于它的大蒜样气味不是其存在的特征，暴露不会产生警告信号(Pakulska & Czerczak, 2006; Pohanish, 2017)。砷化氢毒性的机制不同于其他砷化合物。砷化氢在急性或慢性暴露后作为一种强大的溶血剂(Fowler et al. ,2022)。砷化氢气体在足够高的浓度下可能是致命的，同时它也是一种公认的致癌物(Bogucki & Weir, 2002; Pohanish, 2017)。严重的吸入暴露可能导致25%的死亡率相关，主要是由于肾脏损伤(Kato et al. ,2014)。目前还没有关于通过皮肤或眼睛吸收的毒性作用的研究信息(Kato et al. ,2014;NIOSH,2011a)。接触液化(压缩)的毒气会导致冻伤(NIOSH,2011a)。

吸入的砷化氢通过肺部被吸收,穿过毛细血管-肺泡膜进入血液,其浓度迅速增加(Pakulska & Czerczak,2006)。它进入红细胞(红细胞)并优先与血红蛋白结合,从而干扰向组织的氧气输送,而其毒性的主要特征是产生大量溶血,即红细胞膜的破坏(Pakulska & Czerczak,2006; Pullen-James & Woods, 2006)。造成这种效应的确切原因尚不清楚。砷化氢诱导溶血的推测机制包括与膜巯基反应,谷胱甘肽消耗引起的氧化应激,特别是砷化氢与氧血红蛋白(氧血红蛋白)的相互作用和砷化氢加合物的形成(Hatlelid & Carter, 1997; Pakulska & Czerczak, 2006; Rael et al. ,2006)。

急性嘧碱中毒的特点是损伤红细胞释放血红蛋白相关的三种临床表现(Flora,2013):血尿(早期迹象导致尿液变色)、腹痛、溶血性黄疸与皮肤古铜色出现在第二天或第三天。潜伏期存在于暴露和症状出现之间,这是剂量依赖性的,从 2~24 h,随着暴露的增加,发作更急性,病情更严重(Pullen-James & Woods,2006)。肉眼血尿可能与头痛、头晕、口渴、不适、恶心、呕吐、呼吸困难和精神错乱有关(Hocken & Bradshaw, 1970)。腹部表现包括肝脏增大和压痛,还有异常的肝功能检查(Hocken & Bradshaw, 1970; Pullen-James & Woods, 2006)。心脏效应导致心动过速和心律失常很可能与溶血引起的高钾血症有关(Pigott & Liebelt,2007)。急性肾损伤(AKI)与血尿相关,但也可能是直接肾毒性的结果(Lee et al. , 2013;Pakulska & Czerczak,2006),导致少尿和无尿,是暴露致死后的常见死亡原因(National Research Council, 2000)。如果没有适当的治疗,急性砷化氢暴露通常是致命的。由于没有解毒剂,最终的治疗是症状,呼吸和心血管支持,以及肾脏替代治疗的 AKI。在严重中毒的情况下可能是有益的(Ibrahim et al. ,2006; Roberts & Reigart, 2013)。

慢性心嘧啶毒性,通常与环境或职业暴露有关,产生类似于在急性中毒中观察到的症状。其特点是具有较长的潜伏期(Pakulska & Czerczak, 2006),临床效果还包括肾损伤和神经疾病,如周围多发性神经病变和脑病(Pigott & Liebelt, 2007; Sciuto & Kodavanti, 2020)

19.7 生物毒素作为化学武器

毒素一直被用作武器,而且仍然是作为生物恐怖主义特工的潜在威胁。生化武器同时包含药剂和传播装置(Russmann & Richardt,2008)。由于传播方面的问题,大多数毒素更适合作为暗杀工具,而不是作为大规模杀伤性武器(Wilson & Ho,2015)。从军事和生物安全的角度来看,最有可能被用作化学武器的重要毒素包括以下内容(Greenfield et al. ,2002; Madsen, 2021; Russmann & Richardt, 2008; Wilson & Ho, 2015):

- 肉毒杆菌毒素;
- 蓖麻毒素;
- 贝类毒素;
- 葡萄球菌肠毒素 B;
- T-2 毒素。

19.7.1 肉毒杆菌毒素

肉毒杆菌毒素是由厌氧、革兰氏阳性芽孢杆菌和其他三种梭状芽孢杆菌产生的7种抗原类型(A～G)(Madsen,2001;Rossetto et al.,2014),其中A、B、E型主要导致人类疾病(Maslanka,2014;Min et al.,2021)。肉毒杆菌毒素,是已知的最有效的毒药之一(Horowitz,2017; Kozlovac & Hawley, 2017),都包含在生物体的孢子中(Cherington,2004;Villar et al.,2006)。与不耐热的毒素不同,孢子具有相对的耐热性,并且可以在极端天气和温度条件下存活(Cherington, 2004)。

肉毒杆菌产生毒物体的主要作用是一种危及生命的神经肌肉麻痹,临床称为肉毒中毒(Kozlovac & Hawley,2017)。这是典型的原发性中毒,即通过食用被细菌污染的食物来摄入预先形成的毒素,代表了所有形式的疾病的模型(Bigalke & Rummel, 2005; Simpson, 2004)。自然产生的毒素与伴随的蛋白质形成一个复合物,提供保护、防止酸和胃肠道消化酶的作用(Bigalke & Rummel,2005)。其他形式的疾病包括罕见的伤口肉毒中毒(主要与注射药物使用有关),以及由摄入孢子萌发产生毒素引起的肠道肉毒中毒(Bigalke & Rummel, 2005; Simpson, 2004)。

由于肉毒杆菌素毒素的极高效力,肉毒杆菌中毒目前被认为是一个主要的潜在生物恐怖主义威胁(ECDC,2017)。吸入毒素代表一个潜在的暴露途径,如果是故意释放气溶胶的假设场景的生物恐怖袭击(Garcia et al.,2011),尽管尚不清楚有效的毒素在这种情况下,由于低稳定性在某些环境条件下(Villar et al.,2006)。故意污染食品也是其作为武器使用的另一种手段。毒素不会穿透完整的皮肤(Villar et al.,2006)。

所有肉毒杆菌毒素通过阻断神经肌肉连接处的胆碱能神经传递产生弛缓性麻痹(Kozlovac & Hawley, 2017; Lam & Jin, 2015);产生自主神经(副交感神经)功能障碍(Arnon et al.,2001;Pellett,2016)。虽然毒素与神经末梢的相互作用已被广泛研究,但胃肠道黏膜吸收毒素的确切机制尚不清楚(Lam & Jin,2015;Simpson,2004)。肉毒杆菌毒素是一种A-B毒素,由两个多肽亚基(Kozlovac & Hawley,2017)、一个重B链和一个由二硫桥连接在一起的轻a链组成;这两条链对其毒性都是必要的(Bigalke & Rummel,2005)。重链负责其绑定到突触前神经元的特定受体,可能涉及毒素的双受体锚固神经节苷脂和蛋白质受体占其高神经特异性(Bigalke & Rummel,2005),以及随后的受体介导的内吞作用(Villar et al.,2006)。肉毒杆菌毒素的神经特异性是其高毒性的一个重要方面(Rummel,2013)。轻链是一种锌内肽酶,它可以切割神经末端三种可溶性N-乙基甲酰亚胺敏感融合蛋白附着受体(SNARE)蛋白中的一个或多个上的肽键(Pellett,2016)。这些蛋白质对于含有乙酰胆碱的突触囊泡与细胞膜的融合是必要的,细胞膜允许神经递质释放到突触间隙并兴奋肌纤维。通过灭活这些蛋白,肉毒杆菌毒素减少乙酰胆碱的释放,显著影响神经肌肉反应(Arnon et al.,2001;Lam & Jin,2015),因为在这种情况下,肌肉纤维膜上产生的电势太弱,不能引起肌肉收缩(Hall & Hall,2021)。

典型的肉毒中毒神经病变表现出下行性弛缓性麻痹(Cherington, 2004)。在摄入毒素的情况下,症状通常在18～24 h后出现,双侧颅神经麻痹表现为视觉障碍、无法吞咽和说话障碍(Kozlovac & Hawley,2017),随后是上肢和下肢对称性无力。7%的病例可能出现单侧定位或上行性麻痹的非典型病程(Birch & Bleck,2020)。在食源性肉毒中毒中,特别是由B型和E型毒素产生时,神经系统表现可能出现恶心、呕吐和腹泻(Birch & Bleck,2020;Sobel,2005)。在实验室事故之后,吸入接触也会产生症状,潜伏期大大缩短(ECDC,2017)。

颅神经麻痹,通常总结为4“Ds”(复视、构音障碍、发音困难和吞咽困难)(Arnon et al.,2001),是该疾病临床表现中不可分割的一部分,它们的缺失排除了它的发生(Sobel,2005)。最初症状通常影响眼睛,因瞳孔扩张(副交感神经受累)或颅神经Ⅲ(动眼肌)、Ⅳ(滑车)和Ⅵ(外展)导致视力模糊,导致复视(复视)(Birch & Bleck,2020;Sobel,2005)。眼睑下垂因Ⅲ型颅神经麻痹而突出,面神经麻痹(颅神经Ⅶ麻痹)导致无表情(Arnon et al.,2001;Sobel,2005)。参与下颅神经Ⅸ(舌咽)、Ⅹ(迷走神经)、Ⅺ和Ⅻ(舌下)的运动通路,产生吞咽困难(吞咽困难)、构音障碍(言语产生困难)、发音困难(参与喉肌肉引起的安静或嘶哑的声音)和舌头无力(Arnon et al.,2001;Sobel,2005)。这种情况被称为球部麻痹,是危及生命的(Rea,2015)。吞咽困难,可能出现反流,可能导致吸入的食物和液体由于减少呕吐反射(Arnon et al.,2001),而减弱的声门可能损害气道通畅 (Birch & Bleck, 2020)需要插管即使没有无力的呼吸肌肉(Sobel,2005)。弛缓性下行对称性瘫痪,影响上下肢肌肉,严重的情况下可能导致膈肌和副呼吸肌受累(Cherington, 2004; Sobel, 2005)。随着疾病的进展,深部肌腱反射可能减少或消失(Arnon et al.,2001;Sobel,2005)。虽然肉毒杆菌毒素可以进入中枢神经系统,但没有感觉障碍,有症状的中枢神经系统(Birch & Bleck,2020)。除瞳孔异常外,自主神经的体征和症状还包括口干、便秘、尿潴留、心率紊乱和体位性低血压。恢复正常的自主神经功能可能比恢复神经肌肉功能需要更长的时间(Cherington, 2004)。疾病的持续时间取决于暴露的剂量和毒素的血清型,A型中毒需要的时间最长。这是因为当神经末梢内的毒素轻链降解为非活性片段时,恢复就开始了,这使得新合成的陷阱蛋白保持完整并重新激活膜融合(Bigalke & Rummel,2005)。

临床诊断主要基于发热性患者进行性对称性下行麻痹的表现,足以开始治疗和通知公共卫生当局(Greenfield et al.,2002)。治疗方法包括:支持性护理、神经系统评估和在呼吸衰竭风险病例中需要选择性插管的评估。七价马抗毒素可用于预防疾病的进展(Green et al.,2019;Henretig et al.,2019;Stanek & Saunders,2020)。

19.7.2 蓖麻毒素

蓖麻毒素是CWC附表1A列出的唯一蛋白质毒素(Barceloux, 2008; OPCW, 2020c),以及非蛋白蛤毒素(Balali-Mood et al.,2019;OPCW,2020c)。蓖麻毒素的名字来源于蓖麻油植物,蓖麻毒素的所有部分都含有毒素,其种子含有最高的含量(Crews & Clarke, 2014; Spivak & Hendrickson, 2005)。蓖麻毒素是一种细胞毒素,通过抑制蛋白质合成导致细胞死亡;它的效力比肉毒杆菌毒素低1 000倍(Balali-Mood et al.,2019;Hoenig,2007),但比VX高5倍(Campbell et al.,2021)。

纯化的蓖麻毒素是水溶性的白色粉末(Audi et al.,2005)。接触的途径包括吸入、注射和摄入。这些种子(蓖麻豆)在吞咽时通常是无害的,除非它们被咀嚼或以其他方式打破,从而释放出毒素(Crews & Clarke,2014)。在发生化学物质攻击的情况下,吸入是最有可能的暴露途径(Henderson et al. ,2016; Reisler & Smith, 2012)。由于蓖麻毒素挥发性低,需要通过空中分散进行雾化,这意味着技术困难,限制了其作为大规模生物恐怖制剂的潜在用途（Bigalke & Rummel, 2005;Pilch, 2020; Schep et al. ,2009)。它被用于对付孤立个人的情况(Reisler & Smith, 2012),1978 年在伦敦,有例子使用伞状武器注射据说含有毒素的物质方法暗杀保加利亚记者乔治马尔科夫(Bradberry et al. ,2007;Nepovimova & Kuca,2019; Papaloucas et al. ,2008)。最近,含有蓖麻毒素的信件被寄给了当时的美国总统巴拉克·奥巴马和唐纳德·特朗普(Balsamo et al. ,2020;Cieslak & Newmark,2020)。

从生物化学角度来讲,蓖麻毒素是一种 2 型核糖体失活蛋白(RIP),与 1 型 RIP 由一个酶链组成相比,1 型酶链包含两个亚基,一个 A 链(相当于 1 型 RIPs 的酶链)通过二硫键与凝集素 B 链相连(Barceloux,2008;Bradberry et al. ,2007;Stirpe & Battelli,2006)。链 B 与细胞表面成分上的半乳糖残基结合,这些凝集素结合位点的丰富程度解释了对蓖麻毒素表现出敏感性的细胞系的多样性。这种结合促进蓖麻毒素通过内吞作用进入细胞,只有一小部分到达内质网（Bigalke & Rummel, 2005; Spivak & Hendrickson, 2005; Stirpe & Battelli, 2006),链 A 催化灭活蛋白质合成,最终通过坏死或凋亡导致细胞死亡（Barceloux, 2008; Stirpe & Battelli, 2006)。

蓖麻毒素吸入后毒性最大(Balali-Mood et al. ,2019),而口服蓖麻毒素的毒性大约比非注射或吸入时低 700~10~1 000 倍(Barceloux, 2008; Challoner & McCarron, 1990)与摄入相关的毒性降低是由于胃肠道吸收不良,可能是消化酶降解蛋白质(Spivak & Hendrickson, 2005)。

在严重中毒的情况下,胃肠道的急性症状发展为危及生命的体液和电解质损失、周围血管塌陷和死亡(Challoner & McCarron, 1990)。抑制蛋白质合成,虽然可能影响任何器官,但对肝脏和肾脏都有很强的影响(Barceloux, 2008; Bigalke & Rummel, 2005)。然而,蓖麻毒素中毒常见的肝细胞和肾坏死可能更与相关的血管损伤和组织灌注受损有关,而不是该物质的直接毒性（Bradberry et al. ,2007; Spivak & Hendrickson, 2005)。

食用蓖麻豆是最常见的蓖麻毒素摄入方式,它会产生口咽刺激、严重胃肠炎伴腹痛、恶心、呕吐和腹泻的前驱症状,平均发病时间为 1~3 h(Barceloux, 2008)。根据剂量的不同,出现恢复或症状可能进展为出血性胃炎和胃肠道局部坏死,并伴有低血容量和低血压。死亡发生于长期脱水和血管衰竭,对治疗无效(Balali-Mood et al. ,2019;Challoner & McCarron, 1990)。静脉注射蓖麻毒素,除了注射部位局部疼痛、淋巴结病和组织坏死,还会诱发发热、胃肠道出血、多器官衰竭和休克为特征的脓毒症样综合征(Balali-Mood et al. , 2019; Barceloux,2008)。死亡通常发生于心脏骤停。静脉输注蓖麻毒素作为一种潜在的化疗药物引起的内皮细胞损伤可产生血管渗漏综合征,包括液体和蛋白质丢失、肺水肿、肾功能不全和心力衰竭(Barceloux,2008;Bradberry et al. ,2007)。

关于吸入后蓖麻毒素毒性作用的数据主要来自动物研究,表明它们主要局限于呼吸道,没有明显的吸收产生全身毒性（Audi et al. ,2005; Barceloux, 2008)。基于这些研究,人类接触蓖麻毒素预计会出现呼吸道症状,如咳嗽、呼吸困难、胸痛、紧绷,46 h 后(Audi et al. ,2005),而肺损伤可能导致死亡的条件包括高渗透性肺水肿、ARDS 和呼吸衰竭

（Campbell et al. ,2021；Greenfield et al. ,2002）。蓖麻毒素中毒没有解毒剂存在，治疗是支持性的。（Audi et al. ,2005；Spivak & Hendrickson, 2005）。

19.7.3 石房蛤毒素毒素

贝类毒素有50多种已知的类似物，是最有效的天然神经毒素之一，会产生一种危及生命的情况，称为麻痹性贝类中毒（paralytic shellfish poisoning，PSP）（Wiese et al. ,2010）。石房蛤毒素这个术语来源于黄油蛤，这是一种海洋软体动物，首次被发现（Balali-Mood et al. ,2019；Gestal Otero,2014）。沙克西毒素是热稳定的水溶性物质（Gestal Otero,2014）。大多数人类中毒病例发生在摄入海洋贝类之后，这些贝类通过海洋食物链积累藻微生物（鞭毛藻）产生的蛤毒素（Otero,2014；Wiese et al. ,2010），相关死亡率为15%（VanDolah,2000）。淡水中的蓝藻也产生毒素（Gestal Otero,2014）。

蛤蚌毒素毒性的机制是通过选择性但可逆结合高亲和力受体网站1的电压门控钠通道（“快速”钠通道，VGSCs），负责动作电位的产生和传播在可兴奋的细胞，导致孔块，抑制通道电导（Llewellyn,2006；Stevens et al. ,2011）。通过这种方式，毒素阻碍了神经冲动的传递，导致神经肌肉麻痹，从而导致因呼吸停止而死亡（Christensen & Khan, 2020）。毒素也作用于电压门控钾通道（通过修改而不是阻断它们）。此外，它还会导致1型钙通道（“慢”钙通道）的不完全阻断（Lewellyn,2006；Seymour et al. ,2015），与VGSCs一起负责心肌动作电位的产生（Hall & Hall,2021）。

毒素从胃肠道的吸收速度很快（Garcia et al. ,2011）。PSP的临床表现取决于毒素吸收的量，而症状的发作也从几分钟到72 h不等（Malik et al. ,2020），通常发生在摄入后6 090 min内（de Carvalho et al. ,1998）。感觉障碍通常出现得较早，随后是以下降的外周和中心性瘫痪为特征的瘫痪综合征（Seymour et al. ,2015）。轻度病例表现为口腔周围感觉异常，经典描述为涉及嘴唇和舌头的刺痛感或麻木（Christensen & Khan, 2020; Gessner & Middaugh, 1995; Hurley et al. ,2014），暴露程度越大，就会迅速扩散，影响到面部、喉咙和指尖（Balali-Mood et al. ,2019）。由于石房蛤毒素穿过血脑屏障，会引起中枢神经系统效应，包括头痛、嗜睡、典型的“漂浮感觉”、运动控制丧失（共济失调）和言语不连贯（Gessner & Middaugh,1995）。构音障碍和吞咽困难（Hurley et al. ,2014）表明颅神经受累，被认为是毒性的重要表现（Knaack et al. ,2016）。胃肠道症状相对常见，包括恶心、呕吐和腹泻（Gessner & Middaugh,1995；Knaack et al. ,2016）。

在较大剂量的暴露后，神经症状延伸到四肢，产生麻木、肢体无力或瘫痪和感觉共济失调。涉及膈肌的瘫痪，从而阻碍呼吸运动，导致呼吸窘迫，可在暴露水平升高，212 h后发生，代表中毒的晚期（Garcia et al. ,2011；Gestal Otero,2014）。呼吸衰竭导致的死亡（O'Neill et al. ,2016；Seymour & Pereira,2020）。在关键的前12 h内存活下来的受害者有望完全康复（Llewellyn, 2006）。这种情况发生在2~5天以上，而虚弱可能会持续数周（Seymoar & Pereira,2020）。毒素还产生心血管毒性，据报道，暴露于毒素剂量明显高于引起呼吸抑制的动物中，低血压前的快速心脏骤停（Seymour et al. ,2015）。临床神经毒性在暴露后212 h内进展为肌肉瘫痪，并伴有胃肠道症状，高度提示蛤蚌毒素中毒（Balali-Mood et al. ,2019）。

没有解毒剂，药物治疗是支持性的（Hurley et al.，2014；Seymour & Pereira，2020）。

一种天然海洋毒素，如石房蛤毒素，列为 CWC 附表 1 的化学武器，很大程度上是由于制造毒素的可能性，其化学合成于 1977 年实现。此前，它是由美国中央情报局储备的，其中一些是尼克松时期和 1969 年宣布破坏生物武器，最终进入了研究实验室（Llewellgn，2015）。萨克斯毒素由于其高效和相对持久性，是一种潜在的生物恐怖威胁剂（Garcia et al.，2011）。由于这种物质的生产限制，使用气溶胶攻击被认为是不可能的，食品供应的污染仍然是最可能的化学威胁模式，自然污染的新鲜贝类作为载体（Poli & Withers，2018）。尽管动物实验表明吸入石房蛤毒素可在几分钟内缩短导致死亡的临床症状的进展，但吸入暴露对人类的确切影响尚不清楚（Donaghy，2006）。

19.7.4 葡萄球菌肠毒素 B

葡萄球菌肠毒素 B（staphylocal enterotoxin B，SEB）是金黄色葡萄球菌产生的至少 15 种不同的肠毒素之一，这些肠毒素被认为是超抗原，以及摄入后引起的呕吐作用（Que & Moreillon，2020）。这些蛋白质可以绕过易感患者的正常过程免疫系统被传统抗原激活，刺激大量的 T 淋巴细胞，从而诱导大量细胞因子释放，导致压倒性的炎症反应和多器官衰竭可能死亡（Que & Moreillon，2020；Saikh et al.，2018；Varshney et al.，2014）。然而，SEB 主要是一种丧失能力的毒素（Ahanotut et al.，2016），而且，与大多数毒素不同，它没有直接的细胞毒性（Hale，2012）。SEB 的超抗原特性被认为在其吸入毒性的发病机制和葡萄球菌中毒性休克综合征（toxic shock syndrome，TSS）的潜在发展中发挥了重要作用（Saikh et al.，2018），这是一种罕见但经常致命的疾病（Hale，2012）。该毒素被认为是一种严重的生物恐怖主义威胁（Bhaskar & Sant，2020）。而主要关注的是其使用作为气溶胶（Greenfield et al.，2002），金黄色葡萄球菌的全球分布和胃肠道症状的常见发生，如合成，在其他几种类似的疾病使生物恐怖袭击使用这种代理食品污染可能在各种不同的场景和检测特别问题（Ahanotu et al.，2016；Garcia et al.，2011；Hale，2012）。

与葡萄球菌肠毒素 A 相比，SEB 是葡萄球菌食物中毒的一种较少见的原因（Que & Moreillon，2020）。毒素是热稳定的，它们不会被烹饪破坏，这只会杀死细菌（Fries & Varshney，2013；Que & Moreillon，2020）。冷藏和加热不足是导致食品中金黄色葡萄球菌增殖的最常见原因。从各种食物中分离出的金黄色葡萄球菌菌株高达 50%产生肠毒素，但毒素的形成通常直到细菌种群达到每克食物物质 106 个菌落形成单位时才发生（Byerroux，2008）。在食用受污染的食物后，症状通常在 26 h 后突然出现，并出现全身不适、恶心、呕吐、腹痛和腹泻（Greenfield et al.，2002；Que & Moreillon，2020）。较短的潜伏期通常可以帮助区分致病因素与其他细菌和通常产生食物中毒的病毒。无发热，但 10%～15%患者的症状严重到需要收容医院治疗。在大多数情况下，葡萄球菌食物中毒是自限性的，症状在 6～12 h 内自行消失（Hale，2012；Que & Moreillon，2020）。特别是在婴儿和老年患者中，主要的风险是严重的脱水。总体死亡率为 5%，主要影响肺水肿和呼吸衰竭的患者，而其他健康患者死于胃肠炎通常是由于大量毒素剂量超过 1 mg（Greenfield et al.，2002）。

吸入毒素产生的症状与与食物中毒相关的症状明显不同（Greenfield et al.，2002。在大鼠中,气道暴露于 SEB 已被证明会引起急性肺部炎症,在气管内注射该药物后,在 4 h 内,这是由炎症介质引起的症状显著产生(Desouza et al. ,2006)。来自实验室意外接触 SEB 的有限临床数据表明,吸入会导致严重丧失工作能力(Rusnak et al. ,2004;Saikh et al. ,2018)。在大多数情况下,症状出现在 12 h 内,包括发烧、发热、寒战、肌痛、疲劳、不适、头痛和肺损伤的症状(非干咳、胸痛,在严重的情况下为呼吸困难)。还有上呼吸道刺激的症状,包括喉咙痛、流鼻、大量后滴鼻、充血、鼻炎、声音嘶哑、咽部和鼓膜症状等。严重的吸入暴露导致急性哮喘性支气管炎。胸片可能显示早期肺水肿的改变(Rusnak et al. ,2004)。可能会出现胃肠道症状,即典型的 SEB 食物中毒,如恶心、呕吐和腹泻,这可能是由于吸入暴露后二次摄入毒素引起的结果。急性疾病通常持续 3~5 天(Rusnak et al. ,2004)。

在恒河猴身上研究了严重吸入毒素的影响,使用大剂量会产生一种双相临床综合征,包括 24 h 内的腹泻和呕吐,随后是嗜睡、呼吸困难和休克。所有受试者均出现弥漫性严重肺水肿,可能是由于细胞因子产生引起的内皮细胞损伤和血管通透性改变。

吸入性损伤可演变为伴有多器官功能衰竭的葡萄球菌性 TSS(Hale,2012;Que & Moreillon,2020)。尽管增加抗 SEB 抗体滴度可以保护 SEB,但似乎不能防止后续发作(Saikh et al. ,2018)。总体而言,吸入 SEB 的死亡率很低,可能低于 2%(Garcia et al. ,2011;Russmann & Richardt,2008)。

在眼部暴露有限的情况下,应在 39 h 内出现结膜刺激,并伴有较厚的、黏液、黄色或脓性分泌物,随后出现眼睑和面部肿胀。无全身性症状,胃肠道症状可能并存可能与毒素的全身吸收或通过泪道引流后的摄入有关。眼部症状在第 4 天或第 5 天消失(Rusnak et al. ,2004)。

SEB 中毒的治疗是支持性的,需要维持或替代液体和电解质治疗(Fries & Varshney,2013;Greenfield et al. ,2002;Saikh et al. ,2018)。目前还没有被许可用于人类的特定治疗药物(Fries & Varshney,2013;Varshney et al. ,2014)。抗生素适用于活动性感染或脓毒症(Greenfield et al. ,2002;Hale,2012)。如果暴露于雾化毒素,则需要进行呼吸监测(Saikh et al. ,2018)。

19.7.5 T-2 霉菌毒素

霉菌毒素是真菌的次生代谢物,由约 400 种已知化合物组成,其中 30 种被认为是对人类和动物的健康的重要威胁 (Agriopoulou et al. ,2020; Bennett & Klich, 2003; Paterson, 2006)。在主要的霉菌毒素类群中,单端孢霉烯族毒素类,主要是关于它们在很大程度上污染食品和动物饲料产品的潜力,这一直是一个全球问题,具有重大的健康和经济后果(Polak-Sliwnska & Paszczyk, 2021)。

单端孢霉烯是一个庞大的家族,目前已确定的成员有 200 多个,化学上可分为四类(A~D)。这些物质的共同特征是有一个 12,13-环氧环(在 12 和 13 个碳位上有环氧化物),被认为是毒性的关键(Bennett & Klich,2003;Li et al. ,2005)。Bennett & Klich,2003;Li et al. ,2011;Madsen,2001)。它们是不挥发性化合物,可抵抗环境因素(光、温度、正常食品)的降解。(光、温度)、正常食品加工、高压灭菌或紫外线的作用而降解(Henghold,2004;

Sudakin,2003、2004);Sudakin,2003)。它们可用作生物武器,以结晶粉末或液体形式制造(Charlton,2004;Sudakin,2003)。粉末或液体形式制造(Charlton & Holstege,2010),并以粉尘、液滴或气溶胶形式输送(Evans,2009)。

由于单端孢霉烯分子量低且具有两亲性,它们可以被动地穿过细胞膜,很容易被胃肠道黏膜吸收(Agriopoulou et al.,2020),也很容易被皮肤吸收(McGover et al.,1999)。(Agriopoulou et al.,2020),也可被皮肤吸收(McGovern et al.,1999)。而在生物活性毒素中,它们是唯一能直接造成皮肤毒性的毒素(Bennett & Klich,2003;Evans,2009)。在临床上,其影响最明显的特征是胃炎、出血和血肿、出血以及骨髓抑制导致的血液系统疾病(Parent-Massin,2004)。

T-2 毒素是一种主要由镰刀菌产生的 A 型毛菌毒素,由于其急性毒性,是研究最广泛的毛菌家族成员(Li et al.,2011),也因为它过去被认为是有效的生物菌(Henghold,2004;paterson,2006)。尽管目前被认为作为一种军事利益的生化剂的重要性较小,但其在战争或恐怖袭击期间的潜在滥用仍然是一种威胁(Fung,2016;Hospenthal,2004)是急性接触最可能的原因(Evans,2009)。虽然 T-2 毒素最容易通过呼吸道吸收(Charlton & Holstege, 2010),但通过皮肤或口服暴露途径吸收也会产生全身毒性(Hospenthal, 2004; Paterson & Lima, 2010)。在皮肤毒性方面,T-2 毒素,根据(USAMRICD,2001),据报道它的绝对效力比芥子气强 100~400 倍(Wannemacher & Wiener,1997),但由于其在室温下的物理状态,效果不如后者(Ler et al.,2006)。除了抑制蛋白质合成外,该毒素还会对细胞膜功能产生不利影响,并被认为会增加 ROS 的产生,诱导脂质过氧化和凋亡(Ren et al.,2020;Zhang et al.,2020)。

T-2 霉菌毒素产生的临床疾病可能是急性或慢性的,前者是该药物引起生化威胁的主要问题(Wannemacher & Wiener,1997)。早期症状大多是局部的,主要是针对暴露途径的(Madsen,2001)。人与人之间的污染也可能是直接通过皮肤接触受害者皮肤或衣服上的残留毒素 (Weinstein & Alibek, 2003)。皮肤暴露的症状可能在几分钟内开始,包括灼烧痛、红斑、起泡和皮肤坏死(Henghold,2004;McGovern et al.,1999)。后者在实验动物中是剂量依赖性的,其产生的损伤从受影响皮肤的深红色或紫色外观到真皮层的广泛凝固性坏死和表皮脱落(Bamburg & Strong,1971)。有一例意外接触 T-2 毒素,泄漏到防护塑料手套中,尽管彻底洗手,4 h 后发现手指有灼烧感,随后数小时强度增加,24 h 后出现麻木。3 天后,暴露的手指的敏感性完全丧失,4~5 天后,他们的皮肤变白变硬。皮肤部位在第二周发生脱落,随着新的皮肤取代了受影响的区域,敏感性也开始恢复(Bamburg & Strong,1971)。

与眼睛暴露会导致眼部疼痛、发红、流泪和视力受损(Garcia et al.,2011;Weinstein & Alibek ,2003)。上呼吸道暴露表现为鼻刺激和疼痛、打喷嚏、鼻漏和鼻出血,而肺部受累则引起咳嗽、呼吸困难、胸痛、气喘和咳血(Garcia et al.,2011;Henpenthal,2004)。胃肠道毒性的症状通常由急性毒素摄入引起,但也可通过所有暴露途径发生,包括腹痛、恶心、呕吐和带血腹泻 (Charlton & Holstege, 2010; Evans, 2009)。高剂量的毒素会导致胃肠道黏膜出血和坏死(Haschek & Voss,2013)。

除了这些途径特异性效应外,T-2 毒素还表现出神经毒性,当毒素穿过血脑屏障时,可能直接影响大脑(Zhang et al.,2020)。中枢神经系统受累会产生厌食、倦怠、恶心,以及引起低血压和休克的血管效应(Evans,2009)。全身毒性表现为头晕、精神错乱、共济失调、虚弱和体弱等症状(Evans,2009;Hospenthal,2004)。对造血系统快速分裂细胞的细胞毒性作用是拟放射性的(Evans,2009),导致血小板减少、白细胞减少和免疫抑制,从而增加对感染的易感性(Fung,2016)。这些可能是与低水平接触单端孢霉烯相关的最敏感的效应(Haschek & Voss,2013)。T-2 毒素还能引起肾上腺皮质、肾脏和肝脏的坏死(Haschek & Voss,2013;Joffe,1971)。中毒所致的死亡可在数分钟、数小时或数天内发生,通常伴有体温过低、低血压和心动过速(Evans,2009)。

在生物战中使用这些化合物不会导致长期暴露于亚急性剂量的毛发霉菌毒素。最常见的人类毛发霉菌毒素,与通过食用受污染的谷物接触有关,是消化道毒性白中毒(alimentary toxic aleukra,ATA),之所以命名是因为毒素对胃肠道和骨髓的影响,导致 WBCs(白细胞)显著减少(Cope, 2018; Hospenthal, 2004)。这种情况类似于严重的辐射损伤(Augerson,2000)。1942—1947 年,在西伯利亚西部的奥伦堡地区记录了一次因食用镰刀菌而引起的 ATA 大爆发(Bennett & Klich,2003;Joffe,1971),然后发现了 T-2 霉菌毒素作为化学武器的潜力(Cope, 2018;Holstege et al. ,2007)。这种疾病有四个阶段,持续几个月(Joffe,1971;mayer,1953),包括急性胃肠炎,胃和肠黏膜炎症引起呕吐、腹泻和腹痛,随后是亚临床阶段。在后者期间,该毒素对骨髓发挥其拟放射性的细胞毒性作用,最终导致血小板减少,临床表现为皮肤和黏膜表面的斑点性出血。一旦出现这些病变,如果没有中断食用受污染的食物或在大剂量暴露的情况下,就会突然过渡到下一个阶段。第三阶段表现为急性发热性疾病,口腔和喉部有溃疡和坏死病变,与严重的骨髓抑制相关,包括引起出血性素质的血液病,鼻、口腔、胃和肠黏膜出血,易受感染。死亡通常发生于肺部感染或喉部水肿。最后,当患者进入第四阶段时,一个缓慢的恢复过程开始,持续 2 个月或更长时间才能恢复正常(Joffe,1971;Mayer,1953)。

T-2 中毒的治疗是支持性的,因为没有特定的解毒剂或治疗方案(Evans,2009;Stanek & Saunders,2020)。

19.8 结　　论

化学毒剂和类似的有毒化合物,包括某些可能被恐怖主义组织和民兵滥用的生物毒素,尽管严格禁止它们作为化学武器,但仍然构成威胁。虽然不同的化学结构和性质导致毒性效应差异很大,这些代理可以分组根据暴露的主要途径和一般的行动模式,他们产生的症状的发作,以及他们是否主要是致命的或丧失能力,见表 19.4。

表 19.4 重要化学毒剂和毒素的毒性总结

毒剂	暴露	致死性	机制	目标组织	作用时间	威胁生命	中毒征状
神经性毒剂	G 类毒剂:吸入性 VX:透皮注射	高	抗胆碱酯酶活性	神经肌肉接点	蒸汽:即时 液体:分钟/小时	几秒到几分钟(呼吸停止)	胆碱能危象:中毒、流泪、呕吐、呼吸困难、癫痫发作;吸入性损伤
芥子气	经皮、吸入	低	烷基化、氧化应激	眼睛,皮肤,呼吸道,骨髓	延迟(小时)	天数到数周(暴露较高)	膀胱出血、眼伤、吸入性损伤;全身:拟放射性作用
路易氏剂	经皮、吸入	未确定	砷毒性,氧化应激	眼睛,皮肤,呼吸道,肝脏,血管系统	立即疼痛	未确定	膀胱出血、皮肤坏死、眼部损伤、吸入性损伤;路易氏剂休克
光气肟	经皮、吸入	未确定	盐酸毒性,氧化应激,DNA 损伤	盐酸毒性,氧化应激,DNA 损伤	立即性疼痛;延迟性疼痛:肺水肿	未确定	荨麻疹,皮肤坏死,眼外伤,肺水肿
氯气	吸入	未确定	氯细胞毒性、氧化损伤、肺刺激物(中间水溶性)	上部(中央)和下部(外围)气道	小时	小时	眼部刺激,咳嗽,呼吸困难,胸闷,肺水肿
光气	吸入	未确定	酰化、水解(盐酸形成)、肺刺激物(低水溶性)	肺黏膜	小时	小时	最初症状如氯、无症状潜伏期(小时);肺水肿
氰化物	吸入、摄入	高	抑制细胞呼吸,酸中毒	心脏、大脑、肺	立即(秒)	秒至分钟	头晕,呼吸过度,癫痫发作,崩溃,呼吸暂停
三氢化砷	吸入	高	与血红蛋白的相互作用,大量溶血	血液、肾脏	几分钟到几小时	未确定(天)	血尿、腹痛、黄疸、肾功能衰竭、肺水肿
篦麻毒素	吸入、摄入	吸入量:高	蛋白质合成抑制	胃肠道,血管系统	小时	小时	摄入:胃肠道坏死、MOF、血管塌陷;吸入:急性呼吸道症状、呼吸衰竭

表 19.4(续)

毒剂	暴露	致死性	机制	目标组织	作用时间	威胁生命	中毒征状
肉毒杆菌毒素	吸入、吸入	高	神经毒性	神经肌肉关节	小时	小时	肉毒杆菌中毒:下行麻痹,呼吸停止
蛤蚌毒素	吸入、吸入	中等	神经毒性	神经肌肉关节	分钟(30~60)	小时	瘫痪、胃肠道症状、呼吸停止
葡萄球菌肠毒素 B	吸入、吸入	低	胃肠道毒性,超抗原	胃肠道,血管系统	小时	天	摄食:恶心、呕吐、腹泻;吸入:发热、MOF、急性肺部疾病
T-2 霉菌毒素	吸入、透皮、摄入	中等	蛋白质合成抑制	皮肤,胃肠道,造血器官	分钟到小时	天	咳嗽、咯血、呕吐、腹泻、ATA、水泡;全身:共济失调,拟放射效应

ATA、消化道毒性白斑、胃肠道、胃肠道、MGK、芥子气角膜病、MOF、多器官功能衰竭、NMJ、神经肌肉关节、PSP、麻痹性贝类中毒、SEB、葡萄球菌肠毒素 B

了解这毒物是在大规模化学攻击时准备和减轻后果的基本知识。除了可以对受害者进行快速分诊和建立有效治疗外，对临床表现的准确判断能够及时识别事件的性质，并有助于找到病因。

参考文献

Agriopoulou, S., Stamatelopoulou, E., & Varzakas, T. (2020). Advances in occurrence, importance, and mycotoxin control strategies: prevention and detoxification in foods. *Foods*, *9*(2), 137.

Ahanotu, E., Alvelo-Ceron, D., Ravita, T., & Gaunt, E. (2016). Staphylococcal enterotoxin b as a biological weapon: recognition, management, and surveillance of staphylococcal enterotoxin. *Applied Biosafety*, 120-126.

Akgür, S. A., Veral, A., & Ege, B. (2008). Adult respiratory distress syndrome in human organophosphate poisoning cases. *Toxicological and Environmental Chemistry*, *90*(3), 493-499.

Aleksunes, L. M., & Eaton, D. L. (2019). Principles of toxicology. In C. D. Klaassen (Ed.), *Casarett & Doull's toxicology: the basic science of poisons*(9th edition, pp. 25-64).

Allen, A. R., Booker, L., & Rockwood, G. A. (2015). Acute cyanide toxicity. In A. H. Hall, G. E. Isom, & G. A.

Rockwood (Eds.), *Toxicology of cyanides and cyanogens: experimental, applied and clinical aspects*(pp. 1-20).

Altmann, H.-J., Oelze, S., & Niemeyer, B. (2013). Chemical agents small molecules with deadly properties. In B. Andre Richardt, B. Hülseweh, Niemeyer, & F. Sabath (Eds.), *CBRN protection*(pp. 69-101).

Angelini, D. J., Cole, S. D., Dorsey, R. M., & Salem, H. (2014). Lewisite. In (3rd (ed.)P. Wexler (Ed.), *Encyclopedia of toxicology*(Vol. 3Academic Press).

Arnon, S. S., Schechter, R., Inglesby, T. V., Henderson, D. A., Bartlett, J. G., Ascher, M. S., Eitzen, E., Fine, A. D., Hauer, J., Layton, M., Lillibridge, S., Osterholm, M. T., O'Toole, T., Parker, G., Perl, T. M., Russell, P. K., Swerdlow, D. L., & Tonat, K. (2001). Botulinum toxin as a biological weapon: medical and public health management. *Journal of the American Medical Association*, *285*(8), 1059-1070.

Audi, J., Belson, M., Patel, M., Schier, J., & Osterloh, J. (2005). Ricin poisoning a comprehensive review. *Journal of the American Medical Association*, *294*(18), 2342-2351.

Augerson, W. (2000). A review of the scientific literature as it pertains to gulf war illnesses: chemical and biological warfare agents. *RAND Corporation*, *5*.

Baka, A., Andriopoulou, E., Galatas, I., Tavoulari, E., Alexopoulos, E., Riza, E., & Linos, A. (2009). How to respond to radiological, biological and chemical threats: a guide for the European Front-Line Health Professional. *National and Kapodistrian University of Athens*. http://How to respond to radiological, biological and chemical threats: Available from https://www. cbrne-terrorism-newsletter. com%9Bresour.

Balali-Mood, M., & Hefazi, M. (2005). The pharmacology, toxicology, and medical treatment of sulphur mustard poisoning. *Fundamental and Clinical Pharmacology*, *19*(3), 297–315.

Balali-Mood, Mahdi (2020). Early and delayed effects of sulfur mustard in Iranian veterans after the Iraq Iran conflict. In R. C. Gupta (Ed.), *Handbook of toxicology of chemical warfare agents*(3rd (ed.), pp. 55–65).

Balali-Mood, Mahdi, Mathews, R., Pita, R., Rice, P., Romano, J., Thiermann, H., & Willems, J. (2019). Practical guide for medical management of chemical warfare casualties. *Organisation for the Prohibition of Chemical Weapons (OPCW), International Cooperation and Assistance Division, Assistance and Protection Branch*. from https://www. opcw. org/resources/assistance-and-protection/practical-guide-medical-managementchemical-warfare-casualties.

Balsamo, M., Tucker, E., & Long, C. (2020). Arrest in case of ricin letters sent to White House, Texas. Available from https://apnews. com/article/new-york-arrests-canada-donald-trump-2a1c3de40cebc39dab6a4e04d342e631.

Bamburg, J. R., & Strong, F. M. (1971). 12,13-Epoxytrichothecenes. In S. Kadis, A. Ciegler, & S. J. Ajl (Eds.), *Algal and fungal toxins*(pp. 207–292).

Barceloux, D. G. (2008). *Medical toxicology of natural substances: foods, fungi, medicinal herbs, plants, and venomous animals*. Wiley.

Baud, F. J. (2007). Cyanide: critical issues in diagnosis and treatment. *Human and Experimental Toxicology*, *26*(3),191–201.

Beasley, D. M. G., & Glass, W. I. (1998). Cyanide poisoning: Pathophysiology and treatment recommendations. *Occupational Medicine*, *48*(7), 427–431.

Bellamy, R., & Zajtchuk, R. (1991). *Conventional warfare: ballistic, blast, and burn injuries.* Washington DC: Office of the Surgeon General, Walter Reed Army Medical Center.

Bennett, J. W., & Klich, M. (2003). Mycotoxins. *Clinical Microbiology Reviews*, *16*(3), 497–516.

Bhaskar, A. S. B., & Sant, B. (2020). Toxins as biological warfare agents. In S. J. S. Flora, & V. Pachauri (Eds.),*Handbook on biological warfare preparedness*(pp. 33–64).

Bigalke, H., & Rummel, A. (2005). *Medical aspects of toxin weapons. Toxicology*, *214*(3), 210–220.

Birch, T. B., & Bleck, T. P. (2020). Botulism(*Clostridium botulinum*). In (9th (ed.)J. E. Bennett, R. Dolin, & M. J. Blaser (Eds.), *Mandell, Douglas, and Bennett's principles and practice of infectious diseases*(Vol. 2Elsevier.)

Blum, M.-M., Mamidanna, M., & Gregg, H. (2018). Conducting analysis of biomedical samples to assess exposure to organophosphorus nerve agents. In J. E. Forman, W. Alwan, F. N. Izzati, S. Sun, & V. Suri (Eds.), *A visual guide to science and technology relevant to the chemical weapons convention.* OPCW. Available from https://www. opcw. org/sites/

default/files/documents/Science-Technology/Visual-Guide-to-OPCW _ Science-and-Technology. pdf.

Bogucki, S. , & Weir, S. (2002). Pulmonary manifestations of intentionally released chemical and biological agents. *Clinics in Chest Medicine*, *23*(4), 777-794.

Borak, J. , & Diller, W. F. (2001). Phosgene exposure: Mechanism of injury and treatment strategies. *Journal of Occupational and Environmental Medicine*, *43*(2), 110-119.

Borak, J. , & Sidell, F. R. (1992). Agents of chemical warfare: sulfur mustard. *Annals of Emergency Medicine*, *21*(3), 303-308.

Borowitz, J. L. , Isom, G. E. , & Baskin, S. I. (2000). Acute and chronic cyanide toxicity. In S. M. Somani, & J. A. Romano (Eds.), *Chemical warfare agents: toxicity at low levels* (pp. 301-320).

Borron, S. W. , & Bebarta, V. S. (2015). Asphyxiants. *Emergency Medicine Clinics of North America*, *33*(1), 89-115.

Bradberry, S. M. , Lord, J. M. , Rice, P. , & Vale, J. A. (2007). Ricin and abrin poisoning. In T. C. Marrs, R. L. Maynard, & F. R. Sidell (Eds.), *Chemical warfare agents: toxicology and treatment*(2nd (ed.), pp. 613-631).

Braitberg, G. , & Vanderpyl, M. M. J. (2000). Treatment of cyanide poisoning in Australasia. *Emergency Medicine*, *12*(3), 232-240.

Braitberg, George (2020). Cyanide. In P. Cameron, M. Little, B. Mitra, & C. Deasy (Eds.), *Textbook of adult emergency medicine* (5th ed. , pp. 778-781).

Brown, M. (2009). Military chemical warfare agent human subjects testing: part 1— history of six-decades of military experiments with chemical warfare agents. *Military Medicine*, *174* (10), 1041-1048.

Byrnes, M. E. , King, D. A. , & Tierno, P. M. , Jr. (2003). *Nuclear, chemical, and biological terrorism: emergency response and public protection*. Lewis Publishers.

Campbell, J. E. , Heiskell, L. E. , Smith, J. , & Wipfler, E. J. , Ⅲ (2021). *Tactical Medicine Essentials*(2nd ed.). Jones & Bartlett Learning.

Capacio, B. R. , Smith, J. R. , diTargiani, R. C. , Pennington, M. R. , Gordon, R. K. , Haigh, J. R. , Barr, J. R. , Lukey, B. J. , & Noort, D. (2019). Clinical detection of exposure to chemical warfare agents. In B. J. Lukey, J. A. Romano, Jr. , & H. Salem (Eds.), *Chemical warfare agents: biomedical and psychological effects, medical countermeasures, and emergency response*(3rd (ed.), pp. 401-441).

CDC. (2018). *Facts About VX*. Available from https://emergency. cdc. gov/agent/vx/basics/facts. asp.

Cetaruk, E. W. (2007). Nerve Agents. In M. W. Shannon, S. W. Borron, & M. J. Burns (Eds.), *Haddad and Winchester's clinical management of poisoning and drug overdose*(4th (ed.), pp. 1487-1500).

Challoner, K. R. , & McCarron, M. M. (1990). Castor bean intoxication. *Annals of Emergency*

Medicine, *19*(10),1177-1183.

Chambers, J. E., & Meek, E. C. (2012). Mammalian metabolism of insecticides. In T. C. Marrs (Ed.), Mammalian toxicology of insecticides (pp. 14-36).

Chan, P. (1987). *Proceedings of the vesicant workshop*, February 1987 (USAMRICD-SP-87-03). US Army Medical Research Institute of Chemical Defense. https://apps.dtic.mil/sti/pdfs/ADA188222.pdf.

Charlton, N. P., & Holstege, C. P. (2010). The myco-agents of bioterrorism. In M. Rai, & A. Varma (Eds.), *Mycotoxins in food, feed and bioweapons* (pp. 353-365).

Chen, Y. (2012). Organophosphate-induced brain damage: Mechanisms, neuropsychiatric and neurological consequences, and potential therapeutic strategies. *Neurotoxicology*, *33*(3), 391-400.

Cherington, M. (2004). Botulism: update and review. *Seminars in Neurology*, *24*(2), 155-163.

Chilcott, R. P. (2010). Dermal toxicity of sulfur mustard. In N. A. Monteiro-Riviere (Ed.), *Toxicology of the Skin*(pp. 398-409).

Christensen, V. G., & Khan, E. (2020). Freshwater neurotoxins and concerns for human, animal, and ecosystem health: A review of anatoxin-a and saxitoxin. *Science of The Total Environment*, *736*, 139515.

Cieslak, T. J., & Newmark, J. (2020). Biologic and chemical terrorism. In R. M. Kliegman, J. W. St Geme, III, N. J. Blum, S. S. Shah, R. C. Tasker, K. M. Wilson, & R. E. Behrman (Eds.), *Nelson textbook of pediatrics* (Vol. 2 (21sted.), pp. 3806-3815).

Collombet, J.-M. (2011). Nerve agent intoxication: recent neuropathophysiological findings and subsequent impact on medical management prospects. *Toxicology and Applied Pharmacology*, *255*(3), 229-241.

Cope, R. B. (2018). Trichothecenes. In R. C. Gupta (Ed.), *Veterinary toxicology* (3rd (ed.), pp. 1043-1053).

Crews, C., & Clarke, D. (2014). Natural toxicants: naturally occurring toxins of plant origin. In Y. Motarjemi (Ed.),*Encyclopedia of food safety* (Vol. 2, pp. 261-268).

Cullen, W. R. (2008). *Is arsenic an aphrodisiac? The sociochemistry of an element*. Cambridge: The Royal Society of Chemistry.

Curry, S. C., & Spyres, M. B. (2017). Cyanide: hydrogen cyanide, inorganic cyanide salts, and nitriles. In J. Brent, K. Burkhart, P. Dargan, B. Hatten, B. Megarbane, R. Palmer, & J. White (Eds.), *Critical care toxicology* (2nd (ed.),pp. 1929-1949).

Dacre, J. C., & Goldman, M. (1996). Toxicology and pharmacology of the chemical warfare agent sulfur mustard. *Pharmacological Reviews*, *48*(2), 289-326.

de Carvalho, M., Jacinto, J., Ramos, N., de Oliveira, V., Pinho e Melo, T., & de Sá, J. (1998). Paralytic shellfish poisoning: clinical and electrophysiological observations. *Journal of Neurology*, *245*(8), 551-554.

Desjardins, A. E., Hohn, T. M., & McCormick, S. P. (1993). Trichothecene biosynthesis in Fusarium species: Chemistry, genetics, and significance. *Microbiological Reviews*, *57* (3), 595–604.

Desouza, I. A., Franco-Penteado, C. F., Camargo, E. A., Lima, C. S. P., Teixeira, S. A., Muscará, M. N., De Nucci, 7., & Antunes, E. (2006). Acute pulmonary inflammation induced by exposure of the airways to staphylococcal enterotoxin type B in rats. *Toxicology and Applied Pharmacology*, *217*(1), 107–113.

DHS. (2015). Chemical attack fact sheet: warfare agents. *Industrial Chemicals, and Toxins*. Available from https://www.dhs.gov/publication/chemical-attack-fact-sheet.

Diller, W. F. (1985). Pathogenesis of phosgene poisoning. *Toxicology and Industrial Health*, *1* (2), 7–15.

Domres, B., Taalab, Y. M., & Hecker, N. (2021). CBRNE and decontamination. In E. Pikoulis, & J. Doucet (Eds.), *Hot Topics in acute care surgery and trauma* (pp. 463–478).

Donaghy, M. (2006). Neurologists and the threat of bioterrorism. *Journal of the Neurological Sciences*, *249*(1), 55–62.

Donaghy, M. (2006). Neurologists and the threat of bioterrorism. *Journal of the Neurological Sciences*, *249*(1), 55–62.

Eddleston, M. (2019). Insecticides: organic phosphorus compounds and carbamates. In L. S. Nelson, M. A. Howland, N. A. Lewin, S. W. Smith, L. R. Goldfrank, & R. S. Hoffman (Eds.), *Goldfrank's toxicologic emergencies* (11th (ed.), pp. 1486–1502).

Ehlert, F. J. (2019). Muscarinic agonists, cholinesterase inhibitors, and their clinical uses. In L. Wecker, D. A. Taylor, & R. J. Theobald, Jr. (Eds.), *Brody's human pharmacology: mechanism-based therapeutics* (6th (ed.), pp. 64–73).

Ellison, D. H. (2008). *Handbook of chemical and biological warfare agents* (2nd ed.). CRC Press.

Emmett, S. R., & Blain, P. G. (2020). *Chemical terrorism. Medicine (United Kingdom)*, *48* (3), 182–184.

Evans, R. B. (2005). Chlorine: State of the art. *Lung*, *183*(3), 151–167.

Evans, R. G. (2009). Biological toxins in warfare and terrorism. In (3rd (ed.) B. Ballantyne, T. C. Marrs, & T. Syversen (Eds.), *General and applied toxicology* (Vol. 5Wiley. Available from https://doi.org/10.1002/9780470744307.gat134.

Feinberg, B., & McLaughlin, C. S. (1989). Biochemical mechanism of action of trichothecene mycotoxins. In V. R. Beasley (Ed.), *Trichothecene mycotoxicosis: pathophysiologic effects* (Vol. 1, pp. 27–35). CRC Press.

Fischer, E., Blum, M.-M., Alwan, W. S., & Forman, J. E. (2017). Sampling and analysis of organophosphorus nerve agents: analytical chemistry in international chemical disarmament. *Pure and Applied Chemistry*, *89*(2), 249–258.

Flora, S. J. S. (2013). Arsenic in Pathological Conditions. In R. H. Kretsinger, V. N.

Uversky, & E. A. Permyakov (Eds.), *Encyclopedia of metalloproteins* (pp. 123–131).

Fowler, B. A., Chou, C.-H. S. J., Costa, M., & Chen, C.-J. (2022). Arsenic. In G. F. Nordberg, & M. Costa (Eds.), *Handbook on the toxicology of metals: Volume Ⅱ: specific metals* (5th (ed.), pp. 41–89).

Fries, B. C., & Varshney, A. K. (2013). Bacterial toxins-staphylococcal enterotoxin B. *Microbiology Spectrum*, *1*(2). Available from https://doi.org/10.1128/microbiolspec.AID-0002-2012.

Frizzell, N., & Stillway, L. W. (2019). Bioenergetics and oxidative metabolism. In J. W. Baynes, & M. H. Dominiczak (Eds.), *Medical Biochemistry* (5th (ed.), pp. 93–110).

Fry, D. E. (2006). Chemical threats. *Surgical Clinics of North America*, *86*(3), 637–647.

Fuchs, A., Giuliano, E. A., Sinha, N. R., & Mohan, R. R. (2021). Ocular toxicity of mustard gas: a concise review. *Toxicology Letters*, *343*, 21–27.

Fung, F. (2016). T-2 Toxin (trichothecene mycotoxins) attack. In G. R. Ciottone (Ed.), *Ciottone's disaster medicine* (2nd (ed.), pp. 801–803).

Galatas, I. (2011). *Hospital management of health casualties following exposure to mustard gas* [in Greek]. https://www.cbrne-terrorism-newsletter.com/resources/Νοσοκομειακη%20Αντιμετωπιση%20AY%20απο%20Μουστ αρδα.pdf

Garcia, A. F., Rand, D., & Rinard, J. H., Jr. (2011). *Jane's CBRN response handbook* (4th ed.). IHS.

Garrett, B. C., & Hart, J. (2007). *Historical dictionary of nuclear. Biological, and chemical warfare*. Scarecrow Press.

Gessner, B. D., & Middaugh, J. P. (1995). Paralytic shellfish poisoningin Alaska: a 20-year retrospective analysis. *American Journal of Epidemiology*, *141*(8), 766–770.

Gestal Otero, J. J. (2014). Epidemiology of marine toxins. In L. M. Botana (Ed.), *Seafood and freshwater toxins: pharmacology, physiology, and detection* (3rd (ed.), pp. 123–195). CRC Press.

Ghabili, K., Agutter, P. S., Ghanei, M., Ansarin, K., & Shoja, M. M. (2010). Mustard gas toxicity: the acute and chronic pathological effects. *Journal of Applied Toxicology*, *30*(7), 627–643.

Ghanei, M., & Harandi, A. A. (2007). Long term consequences from exposure to sulfur mustard: a review. *Inhalation Toxicology*, *19*(5), 451–456.

Ghanei, Mostafa, & Harandi, A. A. (2016a). *Biochemical and cellular molecular mechanisms of injury from mustard gas. Mustard lung: diagnosis and treatment of respiratory disorders in sulfur mustard injured patients* (pp. 15–34).

Ghanei, Mostafa, & Harandi, A. A. (2016b). *Signs and symptoms of exposure to mustard gas. Mustard lung: diagnosis and treatment of respiratory disorders in sulfur mustard injured patients* (pp. 55–75). Academic Press. Available from https://doi.org/10.1016/B978-0-12-803952-6.00005-8.

Ghasemi, H., Owlia, P., Jalali-Nadoushan, M. R., Pourfarzam, S., Azimi, G., Yarmohammadi, M. E., Shams, J., Fallahi, F., Moaiedmohseni, S., Moin, A., Yaraee, R., Vaez-Mahdavi, M. R., Faghihzadeh, S., Mohammad Hassan, Z., Soroush, M. R., Naghizadeh, M. M., Ardestani, S. K., & Ghazanfari, T. (2013). A clinicopathological approach to sulfur mustard-induced organ complications: a major review. *Cutaneous and ocular toxicology*, *32*(4), 304 324. Available from https://doi. org/10. 3109/15569527. 2013. 781615.

Giannakopoulos, V., & Karystinos, G. (2013). *Chemical and biological weapons—existing asymmetrical threat*, [in Greek].

Giannakoudakis, D. A., & Bandosz, T. J. (2018). *Chemical warfare agents (CWAs). Detoxification of chemical warfare agents* (pp. 1-3).

Goldman, M., & Dacre, J. C. (1989). Lewisite: Its chemistry, toxicology, and biological effects. *Reviews of Environmental Contamination and Toxicology*, *110*, 75-115.

Gonmori, K., Muto, H., Yamamoto, T., & Takahashi, K. (1987). A case of homicidal intoxication by chloropicrin. *American Journal of Forensic Medicine and Pathology*, *8*(2), 135-138.

Goswami, D. G., Agarwal, R., & Tewari-Singh, N. (2018). Phosgene oxime: Injury and associated mechanisms compared to vesicating agents sulfur mustard and lewisite. *Toxicology Letters*, *293*, 112-119.

Graham, J. S., & Schoneboom, B. A. (2013). Historical perspective on effects and treatment of sulfur mustard injuries. *Chemico-biological Interactions*, *206*(3), 512-522.

Grainge, C., & Rice, P. (2010). Management of phosgene-induced acute lung injury. *Clinical Toxicology*, *48*(6), 497-508.

Gray, J. P., Shakarjian, M. P., Gerecke, D. R., & Casillas, R. P. (2020). Dermal toxicity of sulfur mustard. In R. C. Gupta (Ed.), *Handbook of toxicology of chemical warfare agents* (3rd (ed.), pp. 613-639).

Green, M. S., LeDuc, J., Cohen, D., & Franz, D. R. (2019). Confronting the threat of bioterrorism: realities, challenges, and defensive strategies. *The Lancet Infectious Diseases*, *19*(1), e2-e13.

Greenfield, R. A., Brown, B. R., Hutchins, J. B., Iandolo, J. J., Jackson, R., Slater, L. N., & Bronze, M. S. (2002). Microbiological, biological, and chemical weapons of warfare and terrorism. *American Journal of the Medical Sciences*, *323*(6), 326-340.

Guidotti, T. (2006). Acute cyanide poisoning in prehospital care: new challenges, new tools for intervention. prehospital and disaster. *Medicine*, *21*(2), s40-s48.

Guidotti, T. L. (2007). Respiratory tract irritants. In W. N. Rom, & S. B. Markowitz (Eds.), *Environmental and occupational Medicine* (4th (ed.), pp. 543-555).

Gunderson, C. H., Lehmann, C. R., Sidel, F. R., & Jabbari, B. (1992). Nerve agents: a review. *Neurology*, *42*(5), 946-950.

Hale, M. L. (2012). Staphylococcal enterotoxins, staphylococcal enterotoxin b and bioterrorism. In S. A. Morse(Ed.), *Bioterrorism* (pp. 41–64).

Hall, J. E., & Hall, M. E. (2021). *Guyton and Hall Textbook of Medical Physiology* (14th ed.). Elsevier.

Haschek, W. M., & Voss, K. A. (2013). Mycotoxins. In (3rd (ed.)W. M. Haschek, C. G. Rousseaux, & M. A. Wallig(Eds.), *Haschek and Rousseaux's handbook of toxicologic pathology* (Vol. 2Academic Press. Available from https://doi.org/10.1016/B978-0-12-415759-0.00039-X.

Hatlelid, K. M., & Carter, D. E. (1997). Reactive oxygen species do not cause arsine-induced hemoglobin damage. *Journal of Toxicology and Environmental Health*, *50*(5), 463 474. Available from https://doi.org/10.1080/00984109708984002.

Hejazi, S., Soroush, M., Moradi, A., Khalilazar, S., Mousavi, B., Firooz, A., & Younespour, S. (2016). Skin manifestations in sulfur mustard exposed victims with ophthalmologic complications: Association between early and late phase. *Toxicology Reports*, *3*, 679–684. Available from https://doi.org/10.1016/j.toxrep.2016.08.007.

Henderson, T. J., Dorsey, R. M., Emmett, G., & Salem, H. (2016). The structural biology and biochemistry of the ricin toxin and the military use and inhalation toxicology of ricin aerosols. In H. Salem, & S. A. Katz (Eds.), *Aerobiology: the toxicology of airborne pathogens and toxins* (pp. 186–218). The Royal Society of Chemistry.

Henderson, T. J., Elsayed, N. M., & Salem, H. (2015). Chemical warfare agents and nuclear weapons. In H. Salem, & S. A. Katz (Eds.), *Inhalation toxicology* (3rd (ed.), pp. 489–522). CRC Press.

Henderson, T. J., Petrikovics, I., Kikilo, P., Ternay, A. L., Jr., & Salem, H. (2019). Chemistries of chemical warfare agents. In B. J. Lukey, J. A. Romano, Jr., & H. Salem (Eds.), *Chemical warfare agents: biomedical and psychological effects, medical countermeasures, and emergency response* (3rd (ed.), pp. 17–38). CRC Press.

Hendrickson, R. G., & Hedges, J. R. (2005). Introduction-What critical care practitioners should know about terrorism agents. *Critical CareClinics*, *21*(4), 641–652.

Henghold, W. B. (2004). Other biologic toxin bioweapons: Ricin, staphylococcal enterotoxin B, and trichothecene mycotoxins. *Dermatologic Clinics*, *22*(3), 257–262.

Henretig, F. M., Kirk, M. A., & McKay, C. A. (2019). Hazardous chemical emergencies and poisonings. *New England Journal of Medicine*, *380*(17), 1638–1655.

Hocken, A. G., & Bradshaw, G. (1970). Arsine poisoning. *British Journal of Industrial Medicine*, *27*(1), 56–60.

Hoenig, S. L. (2007). *Compendium of chemical warfare agents*. Springer.

Holland, M. G. (2007). Pulmonary toxicology. In M. W. Shannon, S. W. Borron, & M. J. Burns (Eds.), *Haddad and Winchester's clinical management of poisoning and drug overdose* (4th (ed.), pp. 167–190). Saunders.

Holmes, W. W., Keyser, B. M., Paradiso, D. C., Ray, R., Andres, D. K., Benton, B. J., Rothwell, C. C., HoardFruchey, H. M., Dillman, J. F., Sciuto, A. M., & Anderson, D. R. (2016). Conceptual approaches for treatment of phosgene inhalation-induced lung injury. *Toxicology Letters*, *244*, 8–20.

Holstege, C. P., Bechtel, L. K., Reilly, T. H., Wispelwey, B. P., & Dobmeier, S. G. (2007). Unusual but potential agents of terrorists. *Emergency Medicine Clinics of North America*, *25*(2), 549–566.

Horowitz, B. Z. (2017). Botulism. In J. Brent, K. Burkhart, P. Dargan, B. Hatten, B. Megarbane, R. Palmer, & J. White (Eds.), *Critical care toxicology: diagnosis and management of the critically poisoned patient* (2nd (ed.), pp. 2609–2625).

Hospenthal, D. R. (2004). Mycotoxins. In M. J. Roy (Ed.), *Physician's guide to terrorist attack* (pp. 189–196).

Hulse, E. J., Davies, J. O. J., Simpson, A. J., Sciuto, A. M., & Eddleston, M. (2014). Respiratory complications of organophosphorus nerve agent and insecticide poisoning: Implications for respiratory and criticalcare. *American Journal of Respiratory and Critical Care Medicine*, *190*(12), 1342–1354.

Hulse, E. J., Haslam, J. D., Emmett, S. R., & Woolley, T. (2019). Organophosphorus nerve agent poisoning: managing the poisoned patient. *British Journal of Anaesthesia*, *123*(4), 457–463.

Hurley, W., Wolterstorff, C., MacDonald, R., & Schultz, D. (2014). Paralytic shellfish poisoning: a case series. *Western Journal of Emergency Medicine*, *15*(4), 378–381.

Hurst, C. G., Petrali, J. P., Barillo, D. J., Graham, J. S., Smith, W. J., Urbanetti, J. S., & Sidell, F. R. (2008). Vesicants. In S. D. Tuorinsky (Ed.), *Medical aspects of chemical warfare* (pp. 259–309). Borden Institute. Available from https://ckapfwstor001.blob.core.usgovcloudapi.net/pfw-images/borden/chemwarfare/CH8_Pgs259-310.pdf.

Hurst, G., Stich, J., Byrne, T., Lenhart, M. K., Boehm, D., Rimpel, L., & Hall, G. (2014). *Medical management of chemical casualties handbook* (5th ed.). Borden Institute. Available from https://medcoe.army.mil/borden-tb-medmgmt-chemical-casualties.

Ibrahim, D., Froberg, B., Wolf, A., & Rusyniak, D. E. (2006). Heavy metal poisoning: clinical presentations and pathophysiology. *Clinics in Laboratory Medicine*, *26*(1), 67–97.

Isom, G. E., & Borowitz, J. L. (2015). Biochemical mechanisms of cyanide toxicity. In A. H. Hall, G. E. Isom, & G. A. Rockwood (Eds.), *Toxicology of cyanides and cyanogens: experimental, applied and clinical aspects* (pp. 70–81).

Jabbour, C. R., Parker, L. A., Hutter, E. M., & Weckhuysen, B. M. (2021). Chemical targets to deactivate biological and chemical toxins using surfaces and fabrics. *Nature Reviews Chemistry*, *5*(6), 370–387.

Jabbour, R., Salem, H., Ballantyne, B., & Katz, S. A. (2014). Arsenical vomiting agents. In (3rd (ed.) P. Wexler (Ed.), *Encyclopedia of toxicology* (Vol. 1Academic Press.

Available from https://doi. org/10. 1016/B978-0-12-386454-3. 00587-X.

Jabbour, R. E., Salem, H., & Sidell, F. R. (2014). Blister agents/vesicants. In (3rd (ed.) P. Wexler (Ed.), *Encyclopedia of toxicology* (Vol. 1Academic Press. Available from https://doi. org/10. 1016/B978-0-12-386454-3. 00590-X.

Jenner, J. (2016). Toxicology of Vesicants. In F. Worek, J. Jenner, & H. Thiermann (Eds.), *Chemical warfare toxicology: Volume 1: Fundamental aspects* (Issue 26, pp. 29-80).

Joffe, A. Z. (1971). Alimentary toxic aleukia. In S. Kadis, A. Ciegler, & S. J. Ajl (Eds.), *Algal and fungal toxins*(pp. 139-189). Academic Press.

Kass, R., Kochar, G., & Lippman, M. (1991). Adult respiratory distress syndrome from organophosphate poisoning. *American Journal of Emergency Medicine*, *9*(1), 32-33.

Kato, K., Yamanaka, K., Shimoda, Y., Yamano, Y., Nagano, K., Hata, A., Endo, Y., Tachikawa, M., & Endo, G. (2014). Arsine toxicity is induced by inhalation but not by percutaneous exposure in hairless mice. *The Journal of Toxicological Sciences*, *39*(2), 301-310.

Kehe, K., & Szinicz, L. (2005). Medical aspects of sulphur mustard poisoning. *Toxicology*, *214*(3), 198-209.

Keim, Mark E. (2016). Cyanide Attack. In G. R. Ciottone (Ed.), *Ciottone's Disaster Medicine* (2nd (ed.), pp. 664-670.

Keim, M. E. (2006). Terrorism involving cyanide: The prospect of improving preparedness in the prehospital setting. *Prehospital and Disaster Medicine*, *21*(2), s56-s60.

Khateri, S., Ghanei, M., Reza Soroush, M., & Haines, D. (2003). Mustard gas exposure in pediatric patients (longterm health status of mustard-exposed children 14 years after chemical Bombardment of Sardasht). *Prehospital and Disaster Medicine*, S22-S23.

Kim, K., Tsay, O. G., Atwood, D. A., & Churchill, D. G. (2011). Destruction and detection of chemical warfare agents. *Chemical Reviews*, *111*(9), 5345-5403.

Kloske, M., & Witkiewicz, Z. (2019). Novichoks the A group of organophosphorus chemical warfare agents. *Chemosphere*, *221*, 672-682.

Knaack, J. S., Porter, K. A., Jacob, J. T., Sullivan, K., Forester, M., Wang, R. Y., Trainer, V. L., Morton, S., Eckert, G., McGahee, E., Thomas, J., McLaughlin, J., & Johnson, R. C. (2016). Case diagnosis and characterization of suspected paralytic shellfish poisoning in Alaska. *Harmful Algal Blooms and Public Health*, *57*, 45-50.

Kozlovac, J. P., & Hawley, R. J. (2017). Biological toxins: safety and science. In D. P. Wooley, & K. B. Byers (Eds.), *Biological safety: principles and practices* (5th (ed.), pp. 247-268).

Kuschner, W. G., & Blanc, P. D. (2022). Acute responses to toxic exposures. In (7th (ed.) V. C. Broaddus, J. D. Ernst, T. E. King, Jr., S. C. Lazarus, K. F. Sarmiento, L. M. Schnapp, R. D. Stapleton, & M. D. Gotway (Eds.), *Murray and Nadel's textbook of respiratory medicine* (Vol. 2Elsevier).

Kuča, K., & Pohanka, M. (2010). Chemical warfare agents. In A. Luch (Ed.), *Molecular, clinical and environmental toxicology* (Vol. 2, pp. 543–558).

Lam, K.-H., & Jin, R. (2015). Architecture of the botulinum neurotoxin complex: a molecular machine for protection and delivery. *Current Opinion in Structural Biology*, *31*, 89–95.

Latchman, D. (2017). *VX nerve agent and the science of' The Rock.* '. Available from https://sciencevshollywood.com/vx-nerve-agent-and-the-science-of-the-rock/.

Leavesley, H. B., Li, L., Prabhakaran, K., Borowitz, J. L., & Isom, G. E. (2008). Interaction of cyanide and nitric oxide with cytochrome c oxidase: Implications for acute cyanide toxicity. *Toxicological Sciences*, *101*(1),101–111.

Lee, J. Y., Eom, M., Yang, J. W., Han, B. G., Choi, S. O., & Kim, J. S. (2013). Acute kidney injury by arsine poisoning: the ultrastructural pathology of the kidney. *Renal Failure*, *35*(2), 299–301.

Ler, S. G., Lee, F. K., & Gopalakrishnakone, P. (2006). Trends in detection of warfare agents. Detection methods for ricin, staphylococcal enterotoxin B and T-2 toxin. *Journal of Chromatography A*, *1133*(1–2), 1–12.

Lewis, E. J., Sr. (2012). *Sax's dangerous properties of industrial materials* (12th ed.). Wiley.

Li, C., Srivastava, R. K., & Athar, M. (2016). Biological and environmental hazards associated with exposure to chemical warfare agents: arsenicals. *Annals of the New York Academy of Sciences*, *1378*(1), 143–157.

Li, W., & Pauluhn, J. (2014). Mechanisms involved in the inhalation toxicity of phosgene. In H. Salem, & S. A. Katz (Eds.), *Inhalation toxicology* (3rd (ed.), pp. 459–487).

Li, Y., Wang, Z., Beier, R. C., Shen, J., Smet, D. D., De Saeger, S., & Zhang, S. (2011). T-2 toxin, a trichothecene mycotoxin: Review of toxicity, metabolism, and analytical methods. *Journalof Agricultural and Food Chemistry*,*59*(8), 3441–3453.

Liu, J., Wright, L. K., & Pope, C. N. (2020). Chemical warfare agents and the nervous system. In R. C. Gupta (Ed.),*Handbook of toxicology of chemical warfare agents* (3rd (ed.), pp. 481–498).

Llewellyn,L. E. (2006). Saxitoxin, a toxic marine natural product that targets a multitude of receptors. *Natural Product Reports*, *23*(2), 200–222.

Llewellyn, L. E. (2015). Marine biotoxins in history: misuse and mayhem. In L. Mahdi Balali-Mood, Llewellyn, & B. R. Singh (Eds.), *Biological toxins and bioterrorism* (pp. 571–588).

Lotti, M. (2010). Clinical toxicology of anticholinesterase agents in humans. In (3rd (ed.)R. Krieger (Ed.), *Hayes' handbook of pesticide toxicology* (*Vol. 2Academic Press*. Available from https://doi.org/10.1016/B978-0-12-374367-1.00072-0.

Madsen, James M. (2021). *Toxins as Mass-Casualty Weapons*. Available from https://www.

msdmanuals. com/professional/injuries-poisoning/mass-casualty-weapons/toxins-as-mass-casualty-weapons.

Madsen, J. M. (2001). Toxins as weapons of mass destruction: a comparison and contrast with biological-warfare and chemical-warfare agents. *Clinics in Laboratory Medicine*, *21* (3), 593-605.

Malaviya, R., Laskin, J. D., & Laskin, D. L. (2020). Long-term respiratory effects of mustard vesicants. *Toxicology Letters*, *319*, 168-174.

Malaviya, Rama, E. Heck, D., Casillas, R. P., Laskin, J. D., & Laskin, D. L. (2019). Mustard Vesicants. In B. J. Lukey, J. A. Romano, Jr., & H. Salem (Eds.), *Chemical warfare agents: biomedical and psychological effects, medical countermeasures, and emergency response* (3rd (ed.), pp. 131-143).

Malik, J. K., Bharti, V. K., Rahal, A., Kumar, D., & Gupta, R. C. (2020). Cyanobacterial (blue-green algae) toxins. In R. C. Gupta (Ed.), *Handbook of toxicology of chemical warfare agents* (3rd (ed.), pp. 467-478).

Manzoor, S., Mariappan, N., Zafar, I., Wei, C. C., Ahmad, A., Surolia, R., Foote, J. B., Agarwal, A., Ahmad, S., Athar, M., Antony, V. B., & Ahmad, A. (2020). Cutaneous lewisite exposure causes acute lung injury. *Annals of the New York Academy of Sciences*, *1479*(1), 210-222.

Marrs, T. C. (2001). *Organophosphates: history, chemistry, pharmacology. Organophosphates and health* (pp. 1 36). Imperial College Press. Available from https://doi. org/10. 1142/9781848161443_0001.

Marrs, T. C., & Maynard, R. L. (2007). Organic arsenicals. In T. C. Marrs, R. L. Maynard, & F. R. Sidell (Eds.), *Chemical warfare agents: toxicology and treatment* (2nd (ed.), pp. 467 475). Wiley.

Maslanka, S. E. (2014). Botulism as a disease of humans. In K. A. Foster (Ed.), *Molecular aspects of botulinum neurotoxin* (pp. 259 289). Springer. Available from https://doi. org/10. 1007/978-1-4614-9454-6_12.

Mayer, C. F. (1953). Endemic panmyelotoxicosis in the russian grain belt: part one: the clinical aspects of alimentary toxic Aleukia (ATA)—a comprehensive review. *Military Surgeon*, *113* (3), 173 189. Available from https://doi. org/10. 1093/milmed/113. 3. 173.

Maynard, R. L. (2007a). The physicochemical properties and general toxicology of chemical warfare agents. In T. C. Marrs, R. L. Maynard, & F. R. Sidell (Eds.), *Chemical warfare agents: toxicology and treatment* (Second Edition (2nd (ed.), pp. 21 65). Wiley. Available from https://doi. org/10. 1002/9780470060032. ch2.

Maynard, Robert L. (2007b). Phosgene. In T. C. Marrs, R. L. Maynard, & F. R. Sidell (Eds.), *Chemical warfare agents: toxicology and treatment* (2nd (ed.), pp. 477-494). Wiley.

Maynard, Robert L., & Beswick, F. W. (1992). Organophosphorus compounds as chemical warfare agents. In B. Ballantyne, & T. C. Marrs (Eds.), *Clinical and experimental toxicology of organophosphates and carbamates*(pp. 373-385). Butterworth-Heinemann.

Maynard, Robert L., & Chilcott, R. P. (2009). Toxicology of chemical warfare agents. In (3rd (ed.) B. Ballantyne, T. C. Marrs, & T. Syversen (Eds.), *General and applied toxicology* (Vol. 5Wiley. Available from https://doi. org/10. 1002/9780470744307. gat131.

McGovern, T. W., Christopher, G. W., & Eitzen, E. M. (1999). Cutaneous manifestations of biological warfare and related threat agents. *Archives of Dermatology*, *135*(3), 311 322. Available from https://doi. org/10. 1001/archderm. 135. 3. 311.

McManus, J., & Huebner, K. (2005). Vesicants. *Critical Care Clinics*, *21*(4), 707 718. Available from https://doi. org/10. 1016/j. ccc. 2005. 06. 005.

Meisenberg, G., & Simmons, W. H. (2017). *Principles of medical biochemistry* (4th ed.). Elsevier.

Mercey, G., Verdelet, T., Renou, J., Kliachyna, M., Baati, R., Nachon, F., Jean, L., & Renard, P. Y. (2012). Reactivators of acetylcholinesterase inhibited by organophosphorus nerve agents. Accounts of Chemical Research, 45(5), 756-766. Available from https://doi. org/10. 1021/ar2002864.

Milroy, C. M. (2013). Asphyctic deaths overview and pathophysiology. In J. A. Siegel, P. J. Saukko, & M. M. Houck (Eds.), *Encyclopedia of forensic sciences* (2nd (ed.), pp. 15-18).

Min, M., Bai, L., Peng, X., Guo, L., Wan, K., & Qiu, Z. (2021). An outbreak of botulinum types A, B, and E associated with vacuum-packaged salted fish and ham. *Journal of Emergency Medicine*, *60*(6), 760-763.

Mishra, R., & Geiling, J. (2019). Chemical agents in disaster: care and management in the intensive care unit. *Critical Care Clinics*, *35*(4), 633-645.

Momeni, A. Z., & Aminjavaheri, M. (1994). Skin manifestations of mustard gas in a group of 14 children and teenagers: a clinical study. *International Journal of Dermatology*, *33*(3), 184-187.

Momeni, A.-Z., Enshaeih, S., Meghdadi, M., & Amindjavaheri, M. (1992). Skin manifestations of mustard gas: a clinical study of 535 patients exposed to mustard gas. *Archives of Dermatology*, *128*(6), 775-780.

Mongan, P. D., & Winkley, J. (2006). Nerve and chemical agents. In J. H. McIsaac, Ⅲ (Ed.), *Hospital preparation for bioterror: a medical and biomedical systems approach* (pp. 73-88).

Morris, C. M., Savy, C., Judge, S. J., & Blain, P. G. (2014). Acute toxicity of organophosphorus compounds. In M. Mahdi Balali-Mood, & Abdollahi (Eds.), *Basic and clinical toxicology of organophosphorus compounds* (pp. 45-78).

Moyer, R. A., Sidell, F. R., & Salem, H. (2014). Nerve agents. In (3rd (ed.)P. Wexler (Ed.), *Encyclopedia of toxicology* (Vol. 3Academic Press. Available from https://doi.org/10.1016/B978-0-12-386454-3.00635-7.

National Research Council. (2000). *Acute exposure guideline levels for selected airborne chemicals: volume 1*. The National Academies Press. Available from https://doi.org/10.17226/10043.

Nelson, L. S., & Odujebe, O. A. (2019). Simple asphyxiants and pulmonary irritants. In L. S. Nelson, M. A. Howland, N. A. Lewin, S. W. Smith, L. R. Goldfrank, & R. S. Hoffman (Eds.), *Goldfrank's toxicologic emergencies*(11th (ed.), pp. 1651–1662).

Nepovimova, E., & Kuca, K. (2019). The history of poisoning: from ancient times until modern ERA. *Archives of Toxicology*, *93*(1), 11–24.

Nepovimova, Eugenie, & Kuca, K. (2020). Novichoks. In R. C. Gupta (Ed.), *Handbook of toxicology of chemical warfare agents* (3rd (ed.), pp. 143–148).

Newmark, J. (2009). Nerve agents. In M. R. Dobbs (Ed.), *Clinical neurotoxicology: syndromes, substances, environments* (pp. 646–659).

Nicholson-Roberts, T. C., Hulse, E. J., & Croll, S. M. (2015). Anesthesia following chemical, biological, radiological, and nuclear exposure. In C. Buckenmaier, Ⅲ, & P. F. Mahoney (Eds.), *Combat anesthesia: the first 24 hours* (pp. 505–524). Borden Institute. Available from https://ckapfwstor001.blob.core.usgovcloudapi.net/pfwimages/dbimages/Anes%20Ch%2046.pdf.

NIOSH. (2011a). Arsine (SA): systemic agent. centers for disease control and prevention. *National Institute for Occupational Safety and Health*. Available from https://www.cdc.gov/niosh/ershdb/emergencyresponsecard_29750014.html.

NIOSH. (2011b). Chloropicrin (PS): lung damaging agent. *Centers for Disease Control and Prevention*, *National Institute for Occupational Safety and Health*. Available from https://www.cdc.gov/niosh/ershdb/emergencyresponsecard_29750034.html.

NIOSH. (2011c). Cyanogen chloride (CK): systemic agent. *Centers for Disease Control and Prevention*, *National Institute for Occupational Safety and Health*. Availablefrom https://www.cdc.gov/niosh/ershdb/emergencyresponsecard_29750039.html.

NIOSH. (2011d). Hydrogen cyanide (AC): systemic agent. centers for disease control and prevention. *National Institute for Occupational Safety and Health*. Available from https://www.cdc.gov/niosh/ershdb/emergencyresponsecard_29750038.html.

NIOSH. (2011e). Phosgene oxime (CX): blister agent. centers for disease control and prevention. *National Institute for Occupational Safety and Health*. Available from https://www.cdc.gov/niosh/ershdb/emergencyresponsecard_29750009.html.

Okumura, T., Nomura, T., Suzuki, T., Sugita, M., Takeuchi, Y., Naito, T., Okumura, S., Maekawa, H., Ishimatsu, S., Takasu, N., Miura, K., & Suzuki, K. (2007). The dark morning: the experiences and lessons learned fromthe tokyo subway sarin attack. In T.

C. Marrs, R. L. Maynard, & F. R. Sidell (Eds.), *Chemical warfare agents: toxicology and treatment* (2nd (ed.), pp. 277-285). Wiley. Available from https://doi.org/10.1002/9780470060032.ch13.

Okumura, T., Yoshioka, T., Yoshida, T., Kuroiwa, Y., & Satoh, T. (2020). Sarin attacks in Japan. Part 2. Tokyo sarin attack: acute health effects. In R. C. Gupta (Ed.), *Handbook of toxicology of chemical warfare agents* (3rd (ed.), pp. 43-47). Academic Press. Available from https://doi.org/10.1016/B978-0-12-819090-6.00004-0.

O'Neill, K., Musgrave, I. F., & Humpage, A. (2016). Low dose extended exposure to saxitoxin and its potential neurodevelopmental effects: a review. *Environmental Toxicology and Pharmacology*, *48*, 7-16. Available from https://doi.org/10.1016/j.etap.2016.09.020.

OPCW. *OPCW issues report on technical assistance requested by Germany*. (2020a). https://www.opcw.org/mediacentre/news/2020/10/opcw-issues-report-technical-assistance-requested-germany OPCW. OPCW provides technical assistance to Germany regarding allegations of chemical weapons use against alexei navalny. (2020b). https://www.opcw.org/media-centre/news/2020/09/opcw-provides-technical-assistancegermany-regarding-allegations-chemical.

OPCW. (2020c). *Chemical weapons convention*. Organisation for the Prohibition of Chemical Weapons (OPCW). https://www.opcw.org/chemical-weapons-convention.

Oxford, S., LaViolet, L., Bishop, K., Burr, J., Curling, C., Danakia, L., & et al. (2018). Technical reference manual to allied medical publication 7.5 (AMedP-7.5) NATO planning guide for the estimation of CBRN casualties. In: *SRD AMedP*-7.5-1, *Edition A*, *Version 1*. Alexandria, VA: Institute for Defense Analyses.

Pakulska, D., & Czerczak, S. (2006). Hazardous effects of arsine: a short review. *International Journal of Occupational Medicine and Environmental Health*, *19*(1), 36-44.

Papaloucas, M., Papaloucas, C., & Stergioulas, A. (2008). Ricin and the assassination of Georgi Markov. *Pakistan Journal of Biological Sciences*, *11*(19), 2370-2371.

Papirmeister, B., Feister, A. J., Robinson, S. I., & Ford, R. D. (1991). *Medical defense against mustard gas: toxic mechanisms and phamacological implications*. CRC Press.

Parent-Massin, D. (2004). Haematotoxicity of trichothecenes. *Toxicology Letters*, *153*(1), 75-81. Available from https://doi.org/10.1016/j.toxlet.2004.04.024.

Parker-Cote, J. L., Rizer, J., Vakkalanka, J. P., Rege, S. V., & Holstege, C. P. (2018). Challenges in the diagnosis of acute cyanide poisoning. *Clinical Toxicology*, *56*(7), 609-617. Available from https://doi.org/10.1080/15563650.2018.1435886.

Paromov, V., Suntres, Z., Smith, M., & Stone, W. L. (2007). Sulfur mustard toxicity following dermal exposure: role of oxidative stress, and antioxidant therapy. *Journal of Burns and Wounds*, 7, *e7*.

Parrish, J. S., & Bradshaw, D. A. (2004). Toxic inhalational injury: Gas, vapor and vesicant exposure. *Respiratory Care Clinics of North America*, *10*(1), 43-58.

Paterson, R. Russell (2006). Fungi and fungal toxins as weapons. *Mycological Research*, *110* (9), 100-1010.

Paterson, R. R. M., & Lima, N. (2010). The weaponisation of mycotoxins. In M. Rai, & A. Varma (Eds.), *Mycotoxins in food, feed and bioweapons* (pp. 367-384). Springer.

Pauluhn, J., Carson, A., Costa, D. L., Gordon, T., Kodavanti, U., Last, J. A., Matthay, M. A., Pinkerton, K. E., & Sciuto, A. M. (2007). Workshop summary: Phosgene-induced pulmonary toxicity revisited: Appraisal of early and late markers of pulmonary injury from animal models with emphasis on human significance. *Inhalation Toxicology*, *19*(10), 789-810.

Pearson, G. S. (2007). The total prohibition of chemical weapons. In T. C. Marrs, R. L. Maynard, & F. R. Sidell(Eds.), *Chemical warfare agents: toxicology and treatment* (2nd (ed.), pp. 633-662). Wiley.

Pearson, G. S. (2011). Bioterrorism preparedness: the United Kingdom approach. In R. Katz, & R. A. Zilinskas (Eds.), *Encyclopedia of bioterrorismdefense* (2nd (ed.), pp. 113-129). Wiley.

Pechura, C. M., & Rall, D. P. (1993). *Veterans at risk: the health effects of mustard gas and lewisite*. The National Academies Press.

Pellett, S. (2016). Pathogenesis of clostridium botulinum in humans. In Sunit Kumar Singh (Ed.), *Human emerging and re-emerging infections: viral and parasitic infections* (Vol. 1, pp. 821-839). Wiley.

Pesonen, M., & Vähäkangas, K. (2020). Chloropicrin-induced toxicity in the respiratory system. *Toxicology Letters*, *323*, 10-18.

Pesonen, M., Vähäkangas, K., Halme, M., Vanninen, P., Seulanto, H., Hemmilä, M., Pasanen, M., & Kuitunen, T. (2010). Capsaicinoids, chloropicrin and sulfur mustard: possibilities for exposure biomarkers. *Frontiers in Pharmacology*, *DEC*. Available from https://doi.org/10.3389/fphar.2010.00140.

Pigott, D. C., & Liebelt, E. L. (2007). Arsenic and arsine. In M. W. Shannon, S. W. Borron, & M. J. Burns (Eds.), *Haddad and Winchester's clinical management of poisoning and drug overdose* (4th (ed.), pp. 1147-1156).

Pilch, R. (2020). *The threat and control of ricin as a weapon*. Available from https://nonproliferation.org/the-threatand-control-of-ricin-as-a-weapon/.

Pita, R., & Vidal-Asensi, S. (2010). Cutaneous and systemic toxicology of vesicant (blister) warfare agents. *Actas DermoSifiliográficas (English Edition)*, *101*(1), 7-18.

Pita, Rene(2015). Cyanide in chemical warfare and terrorism. In A. H. Hall, G. E. Isom, & G. A. Rockwood (Eds.), *Toxicology of cyanides and cyanogens: experimental, applied and clinical aspects* (pp. 195-208). Wiley.

Pohanish, R. P. (2017). *Sittig's handbook of toxic and hazardous chemicals and carcinogens* (7th ed.). Elsevier.

Polak-Sliwińska, M., & Paszczyk, B. (2021). Trichothecenes in food and feed, relevance to human and animal health andmethods of detection: a systematic review. *Molecules*, *26*(2), 454.

Poli, M. A., & Withers, M. R. (2018). Marine algal toxins of concern as intentional contaminants. In J. Bozue, C. K. Cote, & P. J. Glass (Eds.), *Medical aspects of biological warfare* (pp. 461–477).

Pullen-James, S., & Woods, S. E. (2006). Occupational arsine gas exposure. *Journal of the National Medical Association*, *98*(12), 1998–2001. Available from https://pubmed.ncbi.nlm.nih.gov/17225850.

Pulster, E. L., & Hillman, J. V. (2015). Cyanide. In R. D. Harbison, M. M. Bourgeois, & G. T. Johnson (Eds.), *Hamilton & hardy's industrial toxicology* (6th (ed.), pp. 331–339). Wiley.

Que, Y.-A., & Moreillon, P. (2020). Staphylococcus aureus (including staphylococcal toxic shock syndrome). In (9th (ed.) J. E. Bennett, R. Dolin, & M. J. Blaser (Eds.), *Mandell, Douglas, and Bennett's principles and practice of infectious diseases* (Vol. 2Elsevier).

Rael, L. T., Ayala-Fierro, F., Bar-Or, R., Carter, D. E., & Barber, D. S. (2006). Interaction of arsine with hemoglobin in arsine-induced hemolysis. *Toxicological Sciences*, *90*(1), 142–148.

Raman, P. (2014). Chloropicrin. In (3rd (ed.) P. Wexler (Ed.), *Encyclopedia of toxicology* (Vol. 1Academic Press. Available from https://doi.org/10.1016/B978-0-12-386454-3.00282-7.

RAMC. (2002a). Special issue—Chemical casualties. Introduction. *Journal of the Royal Army Medical Corps*, *148*(4), 329–331.

RAMC. (2002b). Special issue—Chemical casualties. Lung damaging agents (choking agents). *Journal of the Royal Army Medical Corps*, *148*(4), 377–382.

Rancourt, R. C., Richardson, J. R., Laskin, D. L., & Laskin, J. D. (2020). Chemical weapons. In M. Lippmann, & G. D. Leikauf (Eds.), *Environmental toxicants: human exposures and their health effects* (4th (ed.), pp. 261–284).

Rea, P. (2015). Essential anatomy and function of the brain. *Essential clinical anatomy of the nervous system* (pp. 51–76). Academic Press. Available from https://doi.org/10.1016/B978-0-12-802030-2.00002-9.

Reisler, R. B., & Smith, L. A. (2012). The need for continued development of ricin countermeasures. *Advances in Preventive Medicine*, 1–4. Available from https://doi.org/10.1155/2012/149737.

Ren, Z., He, H., Zuo, Z., Xu, Z., Wei, Z., & Deng, J. (2020). ROS: Trichothecenes' handy weapon? *Food and Chemical Toxicology*, 142, 111438.

Reutter, S. (1999). Hazards of chemical weapons released during war: new perspectives.

Environmental Health Perspectives, *107*(12), 985–990.

Rice, H. (2016). Toxicology of organophosphorus nerve agents. In F. Worek, J. Jenner, & H. Thiermann (Eds.), *Chemical warfare toxicology: Volume 1: Fundamental aspects* (Issue 26, pp. 81–116).

Richardt, A., & Dierstein, R. (2008). Monitoring and new threats of chemical/biological weapons. In: A. Richardt, & M.-M. Blum (Eds.), *Decontamination of warfare Agents: Enzymatic methods for the removal of B/C weapons*(pp. 21–33). Wiley.

Riley, B. (2003). The toxicology and treatment of injuries from chemical warfare agents. *Current Anaesthesia & Critical Care*, *14*(3), 149–154.

Roberts, J. R., & Reigart, J. R. (2013). *Recognition and management of pesticide poisonings* (6th ed.). United States Environmental Protection Agency. Available from http://npic.orst.edu/RMPP/rmpp_main2a.pdf.

Ruszkiewicz, J. A., Bürkle, A., & Mangerich, A. (2020). NAD 1 in sulfur mustard toxicity. *Toxicology Letters*, *324*,95–103.

Saikh, K. U., Ulrich, R. G., & Krakauer, T. (2018). Staphylococcal enterotoxin b and related toxins produced by staphylococcus aureus and streptococcus pyogenes. In J. Bozue, C. K. Cote, & P. J. Glass (Eds.), *Medical aspects of biological warfare* (pp. 403–414). Borden Institute. Available from https://ckapfwstor001.blob.core.usgovcloudapi.net/pfw-images/dbimages/Bio%20Ch%2017.pdf.

Saladi, R. N., Smith, E., & Persaud, A. N. (2006). Mustard: a potential agent of chemical warfare and terrorism. *Clinical and Experimental Dermatology*, *31*(1), 1–5.

Scarfone, R. J., Madsen, J. M., Cieslak, T. J., & Eitzen, E. M., Jr. (2021). Chapter 132-biological and chemical terrorism [e-content]. In K. N. Shaw, R. G. Bachur, J. Chamberlain, J. Lavelle, J. Nagler, & J. E. Shook (Eds.), *Fleisher & ludwig's textbook of pediatric emergency medicine* (8th ed.). Wolters Kluwer.

van der Schans, M. J., Benschop, H. P., & Whalley, C. E. (2019). Toxicokinetics of nerve agents. In B. J. Lukey, J. A. Romano, Jr., & H. Salem (Eds.), *Chemical warfare Agents* (3rd (ed.), pp. 39–58). CRC Press.

Schecter, W. P., & Fry, D. E. (2005). The surgeon and acts of civilian terrorism: chemical agents. *Journal of the American College of Surgeons*, *200*(2), 128–135.

Schep, L. J., Temple, W. A., Butt, G. A., & Beasley, M. D. (2009). Ricin as a weapon of mass terror-Separating fact from fiction. *Environment International*, *35*(8), 1267–1271.

Schneider, T., & Lütkefend, T. (2019). *Nowhere to Hide: The Logic of Chemical Weapons Use in Syria*. Available from https://www.gppi.net/2019/02/17/the-logic-of-chemical-weapons-use-in-syria.

Schwenk, M. (2018). Chemical warfare agents. Classes and targets. *Toxicology Letters*, *293*, 253–263.

Sciuto, Alfred M., & Kodavanti, U. P. (2020). The respiratory toxicity of chemical warfare agents. In R. C. Gupta (Ed.), *Handbook of toxicology of chemical warfare agents* (3rd (ed.), pp. 515-544). Academic Press.

Sciuto, A. M., & Hurt, H. H. (2004). Therapeutic treatments of phosgene-induced lung injury. *Inhalation Toxicology*, *16*(8), 565-580.

Sejvar, J. J. (2020). Neurochemical and neurobiological weapons. *Neurologic Clinics*, *38*(4), 881-896.

Seymour, B., Andreosso, A., & Seymour, J. (2015). Chapter 7-cardiovascular toxicity from marine envenomation. In M. Ramachandran, & P. Thirumalaikolundusubramanian (Eds.), *The heart and toxins* (pp. 203-223).

Seymour, J., & Pereira, P. (2020). Marine injury, envenomation and poisoning. In P. Cameron, M. Little, B. Mitra, & C. Deasy (Eds.), *Textbook of adult emergency medicine* (5th ed., pp. 831-834). Elsevier.

Shakarjian, M. P., Heck, D. E., Gray, J. P., Sinko, P. J., Gordon, M. K., Casillas, R. P., Heindel, N. D., Gerecke, D. R., Laskin, D. L., & Laskin, J. D. (2010). Mechanisms mediating the vesicant actions of sulfur mustard after cutaneous exposure. *Toxicological Sciences*, 5-19.

Shoeibi, N., Abrishami, M., & Eslampoor, A. (2015). *Ocular injury by mustard gas; early and late complications*(pp. 253-272). Springer International Publishing.

Simpson, L. L. (2004). Identification of the major steps in botulinum toxin action. *Annual Review of Pharmacology and Toxicology*, *44*, 167-193.

Singh, Satyendra K., Klein, J. A., Wright, H. N., & Tewari-Singh, N. (2021). Phosgene oxime: a highly toxic urticant and emerging chemical threat. *Toxicology Mechanisms and Methods*, *31*(4), 288-292.

SLU. (2002). Chemical terrorism fact sheet. In: *Vesicant/blistering agents Halogenated oxime* agents: phosgene oxime. St. Louis University School of Public Health: Centers for the Study of Bioterrorism and Emerging Infections. https://www. google. com/url? sa5t & rct5j & q5 & esrc5rja & uact58 & ved52ahUKEwjS6ujEx4j0AhWW8LsIHVriAIcQFnoECAIQAQ & url 5 https%3A%2F%2Ferplan. net%2FWMD%2FChemFiles%2FLinks%2FChemicalAgents%2FFactSheets%2FPhosgeneOximeFS. pdf & usg 5 AOvVaw0W77Skswil6nJ-C3rveih_Sobel, J. (2005). Botulism. Clinical Infectious Diseases, 41(8), 1167-1173.

Solberg, Y., Alcalay, M., & Belkin, M. (1997). Ocular injury by mustard gas. *Survey of Ophthalmology*, *41*(6),461-466.

Sorg, L. (2020). *PW investigates: Lack of transparency, scrutiny involving state agency's pesticide section*. NC Policy Watch. https://ncpolicywatch. com/2020/05/07/pw-investigates-lack-of-transparency-scrutiny-involving state-agencys-pesticides-section/

Spiers, E. M. (2021). *Agents of war: a history of chemical and biological weapons* (2nd). London: Reaktion Books.

Spivak, L., & Hendrickson, R. G. (2005). Ricin. *Critical Care Clinics*, *21*(4), 815-824.

Squadrito, G. L., Postlethwait, E. M., & Matalon, S. (2010). Elucidating mechanisms of chlorine toxicity: Reaction kinetics, thermodynamics, and physiological implications. *American Journal of Physiology-Lung Cellular and Molecular Physiology*, *299*(3), L289-L300.

Srivastava, R. K., Li, C., Weng, Z., Agarwal, A., Elmets, C. A., Afaq, F., & Athar, M. (2016). Defining cutaneous molecular pathobiology of arsenicals using phenylarsine oxide as a prototype. *Scientific Reports*, 6.

Srivastava, S., Flora, S. J. S., & Gupta, R. C. (2020). *Chapter 21-Arsenicals: toxicity, their use as chemical warfare agents, and possible remedial measures* (pp. 303-319). Academic Press.

Stanek, S. A., & Saunders, D. (2020). *USAMRIID's medical management of biological casualties handbook* (9th ed.). U. S. Army Medical Research Institute of Infectious Diseases. https://www.usamriid.army.mil/education/bluebookpdf/USAMRIID's%20Blue%20Book%209th%20edition%20-%20PDF%20format.pdf.

Steinritz, D., & Thiermann, H. (2017). Sulfur mustard. In J. Brent, K. Burkhart, P. Dargan, B. Hatten, B.

Megarbane, R. Palmer, & J. White (Eds.), *Critical care toxicology: diagnosis and management of the critically poisoned patient* (2nd (ed.), pp. 2683-2712).

Stevens, M., Peigneur, S., & Tytgat, J. (2011). *Neurotoxins and their binding areas on voltage-gated sodium channels*, . *Frontiers in Pharmacology* (2, p. 71).

Stirpe, F., & Battelli, M. G. (2006). Ribosome-inactivating proteins: progress and problems. *Cellular and Molecular Life Sciences*, *63*(16), 1850-1866.

Suchard, J. R. (2019). Chemical weapons. In L. S. Nelson, M. A. Howland, N. A. Lewin, S. W. Smith, L. R. Goldfrank, & R. S. Hoffman (Eds.), *Goldfrank's toxicologic emergencies* (11e, pp. 1741-1752).

Sudakin, D. L. (2003). Trichothecenes in the environment: Relevance to human health. *Toxicology Letters*, *143*(2), 97-107.

Tewari-Singh, N., Goswami, D. G., Kant, R., Croutch, C. R., Casillas, R. P., Orlicky, D. J., & Agarwal, R. (2017). Cutaneous exposure to vesicant phosgene oxime: Acute effects on the skin and systemic toxicity. *Toxicology and Applied Pharmacology*, *317*, 25-32.

Tsoutsoulopoulos, A., Brockmöller, S., Thiermann, H., & Steinritz, D. (2020). Comparison of the toxicity of sulfur mustard and its oxidation products in vitro. *Toxicology Letters*, *321*, 69-72.

Tu, A. (2018). *Chemical and biological weapons and terrorism*. CRC Press.

Tu, A. T. (2020). The use of VX as a terrorist agent: action by aum shinrikyo of japan and the death of kim jongnam in malaysia: four case studies. global security: health. *Science and Policy*, *5*(1), 48-56.

USAMRICD. (2001). *Chemical-warfare agents: an overview*. Available from https://www.

hsdl. org/? abstract & did 51100.

Vale, J. A., & Bradberry, S. M. (2017). Organophosphate and carbamate insecticide. In J. Brent, K. Burkhart, P. Dargan, B. Hatten, B. Megarbane, R. Palmer, & J. White (Eds.), *Critical care toxicology: diagnosis and management of the critically poisoned patient* (2nd (ed.), pp. 1829-1853).

Van Dolah, F. M. (2000). Marine algal toxins: origins, health effects, and their increased occurrence. *Environmental Health Perspectives*, *108*(1), 133-141.

Varshney, A. K., Wang, X., MacIntyre, J., Zollner, R. S., Kelleher, K., Kovalenko, O. V., Pechuan, X., Byrne, F. R., & Fries, B. C. (2014). Humanized Staphylococcal Enterotoxin B (SEB) specific monoclonal antibodies protect fromseb intoxication and staphylococcus aureus infections alone or as adjunctive therapy with vancomycin. *The Journal of Infectious Diseases*, *210*(6), 973-981. Available from https://doi. org/10. 1093/infdis/jiu198.

Vilensky, J. A. (2005). *Dew of death: The story of Lewisite, America's World War I weapon of mass destruction*. Indiana University Press.

Villar, R. G., Elliott, S. P., & Davenport, K. M. (2006). Botulism: the many faces of botulinum toxin and its potential for bioterrorism. *Infectious Disease Clinics of North America*, *20*(2), 313-327.

Vogel, S. N., Sultan, T. R., & Ten Eyck, R. P. (1981). Cyanide poisoning. *Clinical Toxicology*, *18*(3), 367-383.

Wannemacher, R. W., Jr., & Wiener, S. L. (1997). Trichothecene mycotoxins. In F. R. Sidell, E. T. Takafuji, & D. R. Franz (Eds.), *Medical aspects of chemical and biological warfare* (pp. 655-676). Borden Institute.

Weinstein, R. S., & Alibek, K. (2003). Chemical terrorism: a guide for healthcare providers and first responders. Thieme. Weir, A. G. A., Makin, S., & Breeze, J. (2020). Nerve agents: emergency preparedness. *BMJ Mil Health*, *166*(1), 42.

Wellstein, A., Giaccone, G., Atkins, M. B., & Sausville, E. A. (2017). Cytotoxic drugs. In L. L. Brunton, R. HilalDandan, & B. C. Knollmann (Eds.), *Goodman & Gilman's: the pharmacological basis of therapeutics* (13th (ed.), pp. 1167-1201).

Westfall, T. C., Macarthur, H., & Westfall, D. P. (2017). Neurotransmission: the autonomic and somatic motor nervous systems. In L. L. Brunton, R. Hilal-Dandan, & B. C. Knollmann (Eds.), *Goodman & Gilman's: the pharmacological basis of therapeutics* (13th (ed.), pp. 115-147). McGraw-Hill.

White, C. W., Rancourt, R. C., & Veress, L. A. (2016). Sulfur mustard inhalation: mechanisms of injury, alteration of coagulation, and fibrinolytic therapy. *Annals of the New York Academy of Sciences*, *1378*, 87-95.

Wiese, M., D'Agostino, P. M., Mihali, T. K., Moffitt, M. C., & Neilan, B. A. (2010). Neurotoxic alkaloids: Saxitoxin and its analogs. *Marine Drugs*, *8*(7), 2185-2211.

Willems, J. (1989). Clinical management of mustard gas casualties. *Annales Medicinae Militaris Belgicae*, *3*, S1-S61.

Wilson, B. A., & Ho, M. (2015). The biosecurity threat posed by biological toxins. In P. Gopalakrishnakone, M.

Balali-Mood, L. Llewellyn, & B. R. Singh (Eds.), *Biological toxins and bioterrorism* (pp. 141-183). Springer.

Winder, C. (2001). The toxicology of chlorine. *Environmental Research*, *85*(2), 105-114. Wismer, T. (2018). Chemicals of terrorism. In R. C. Gupta (Ed.), *Veterinary toxicology: basic and clinical Principles* ((3rd (ed.), pp. 71-88). Academic Press, https://doi.org/10.1016/B978-0-12-811410-0.00005-2.

Worek, F., Wille, T., Koller, M., & Thiermann, H. (2016). Toxicology of organophosphorus compounds in view of an increasing terrorist threat. *Archives of Toxicology*, *90*(9), 2131-2145. Available from https://doi.org/10.1007/s00204-016-1772-1.

World Health Organization. (2004). *Public health response to biological and chemical weapons: WHO guidance* (2nd ed.). World Health Organization. Available from https://apps.who.int/iris/handle/10665/42611.

Yamasue, H. (2020). Sarin attacks in Japan. Part 3 structural changes in the human brain related to sarin exposure. In R. C. Gupta (Ed.), *Handbook of Toxicology of Chemical Warfare Agents* (3rd (ed.), pp. 47-53). Academic Press.

Yanagisawa, N., Morita, H., & Nakajima, T. (2006). Sarin experiences in Japan: acute toxicity and long-term effects. *Journal of the Neurological Sciences*, 249(1), 76-85.

Young, R. A., & Bast, C. B. (2020). Blister agents. In R. C. Gupta (Ed.), *Handbook of Toxicology of Chemical Warfare Agents* (3rd (ed.), pp. 149-169).

Young, R. A., Watson, A., & Gupta, R. C. (2020). *Chapter 8-organophosphate nerve agents*, 97-126. Available from https://doi.org/10.1016/B978-0-12-819090-6.00008-8, Academic Press.

Zhang, J., You, L., Wu, W., Wang, X., Chrienova, Z., Nepovimova, E., Wu, Q., & Kuca, K. (2020). The neurotoxicity of trichothecenes T-2 toxin and deoxynivalenol (DON): Current status and future perspectives. *Food and Chemical Toxicology*, *145*, 111676.

Zoltani, C. K. (2020). The cardiovascular system as a target of chemical warfare agents. In R. C. Gupta (Ed.), *Handbook of toxicology of chemical warfare agents* (3rd (ed.), pp. 545-565). Academic Press.

Zuckerman, M. (2017). Fumigants. In J. Brent, K. Burkhart, P. Dargan, B. Hatten, B. Megarbane, R. Palmer, & J. White (Eds.), *Critical care toxicology: diagnosis and management of the critically poisoned patient* (2nd (ed.), pp. 1797-1809). Springer.

Zuhra, K., & Szabo, C. (2021). The two faces of cyanide: an environmental toxin and a potential novel mammalian gasotransmitter. *FEBS Journal*.

第 20 章　有机磷神经性毒剂和化学毒剂神经性毒剂的靶向治疗进展

Doodipala Samba Reddy[①]

20.1　前　　言

有机磷(organophosphate,OP)农药和 OP 神经性毒剂对身体和大脑都产生严重的、快速的作用。神经制剂是已知的毒性最大的化学制剂之一。塔崩(GA)、沙林(GB)、梭曼(GD)、环沙林(GF)和 VX 作为化学战武器或作为针对平民的生物恐怖制剂(图 20.1)。这些化合物的液态和气态形式都有危险,在几分钟内导致人体死亡。化学攻击正在成为世界各地真正的威胁,因为许多国家拥有制造这些致命武器的技术。

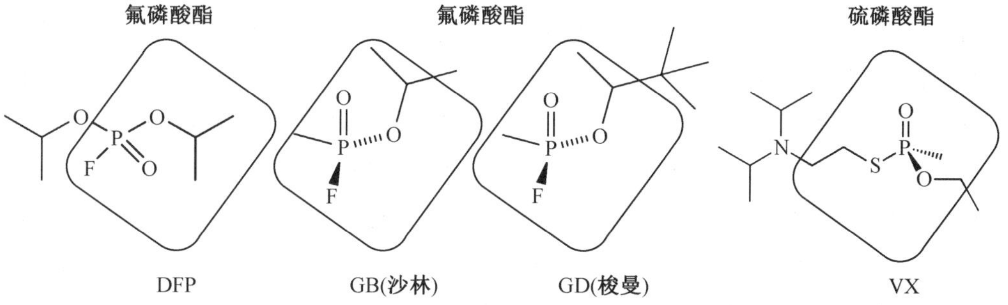

图 20.1　有机磷和神经性毒剂的化学结构(有机磷包括氟磷酸二异丙酯(DFP),神经性毒剂包括沙林(GB)、梭曼(GD)和 VX)

最近的三个例子涉及沙林和 VX。2013 年,约有 1 400 名平民死于叙利亚的沙林袭击(Dolgin,2013),十多年前,东京平民在地铁上接触到沙林毒气(Okumura et al.,1996)。2017 年,VX 被用来在马来西亚的一个机场暗杀金正男。最近,被称为诺维乔克的化合物,在俄语中的意思是“新来者”,已经开始发挥作用。诺维科克,是一种比沙林或 VX 更危险和复杂的神经性毒剂。这些化合物被认为是有史以来最致命的化学武器之一,由于其成分不明确,难以识别。媒体对英国索尔兹伯里发生的一起诺维乔克曝光事件进行了广泛报道。虽然该物质无法被标准的检测设备检测到,但患者对某些解毒剂的反应证实了它类似于 OP 的毒性。除了 OP 神经性毒剂的威胁外,全世界每年还因自杀或农业事故而发生数千次的 OP 农药中毒事件(Jokanovic & Kosanovic,2010)。OP 农药,如单环磷、对硫磷、毒死

① 美国,德克萨斯州,布莱恩,德州农工大学健康科学中心医学院神经科学和实验治疗系。

蜱、对氧磷和氟磷酸二异丙酯(disopropylfluorophosphate,DFP)也被认为是有危胁的物质。本章概述了目前了解的毒理学机理和基于机理的治疗,以有效治疗 OP 神经毒性。

OP 农药和神经性毒剂通过共同的机制产生致命的神经毒性(图 20.2),主要通过不可逆(永久)抑制血浆、红细胞、组织和大脑中的乙酰胆碱酯酶(acetylchdinesterase,AChE)来引起神经毒性(Abou-Donia et al.,2016; Chen, 2012; McDonough & Shih, 1997)。这反过来又导致了乙酰胆碱(acetylcholine,ACh)在外周系统和中枢神经系统(central nervous systems,CNS)的突触间隙中的过度积累。在一个正常、健康的人身上,乙酰胆碱在神经元和肌肉之间的连接处被释放,通过允许大脑收缩肌肉,充当一个"打开"的开关。因此,每当有人想要行走或呼吸时,乙酰胆碱就会被释放,导致某些肌肉收缩,促进运动。当身体需要停止收缩肌肉时,乙酰胆碱酯酶就会充当"关闭"开关。乙酰胆碱酯酶基本上将乙酰胆碱切割成胆碱和醋酸盐,使肌肉停止收缩。当一个人暴露于 OPs 时,它会阻塞 AChE。因此,乙酰胆碱大量积累,并引起广泛的神经兴奋和肌肉收缩。如果没有一个"关闭"的开关,大脑就会过度兴奋,身体的肌肉开始持续收缩,缺乏放松的能力(胆碱能危机)。这将导致肌肉痉挛、抽搐、持续癫痫发作、呼吸停止,并最终死亡(Ciottone,2018;Reddy & Colman,2017)。如果一个人能够在 OP 攻击中存活下来,他们很可能会由于严重的继发性神经元损伤而造成严重的脑损伤(图 20.2)。

有机磷农药和神经性毒剂会产生急性和长期的神经毒性。这两类药物的作用主要机制是对乙酰胆碱酯酶(AChE)的不可逆抑制,导致突触连接处乙酰胆碱(ACh)毒性水平的积累,从而诱导毒蕈碱和烟碱受体的刺激,以及许多其他途径。此外,OPs 可以快速穿过血脑屏障(BBB)并诱发严重的癫痫发作,最初是通过过度刺激胆碱能通路。癫痫发作可以可逆地打开血脑屏障的通透性,并在大脑中引发大量的炎症反应。随着癫痫持续状态(SE)的进展,谷氨酸能网络被招募,并可能发生其他一些变化。SE 和非癫痫发作活动的继发性事件,如神经元坏死、细胞死亡和轴突变性,都可能导致严重的脑损伤。

接触这些化合物的初始影响取决于暴露的剂量和途径(Ciottone, 2018; Reddy & Colman,2017)。吸入(快速吸收)、口服(培养基吸收)和皮肤(缓慢吸收)的暴露途径是最常见的。螨虫中毒和鼻漏是暴露于 OP 制剂的早期迹象。然而,OPs 的主要作用是对骨骼肌,产生肌肉束状和抽搐。OP 药物引起支气管收缩和气道腺体分泌物增加,经常引起胸闷。呼吸停止发生在毒性症状出现后后期。暴露的严重中枢神经系统迹象是意识丧失、癫痫发作活动和呼吸暂停。癫痫持续状态(status epilepticus,SE)发生在暴露后的几分钟内,并可持续高达 30 min 或更长时间。SE 是一种危及生命的紧急情况,个体在不恢复意识的情况下,经历长时间、持续的抽搐状态。如果不是这种医疗紧急情况可能导致悲惨的后果,导致广泛的脑损伤或死亡(Reddy et al.,2020b)。因此,迫切需要为 OP 攻击设计有效的医疗对策(medical countermeasures,MCMs)。

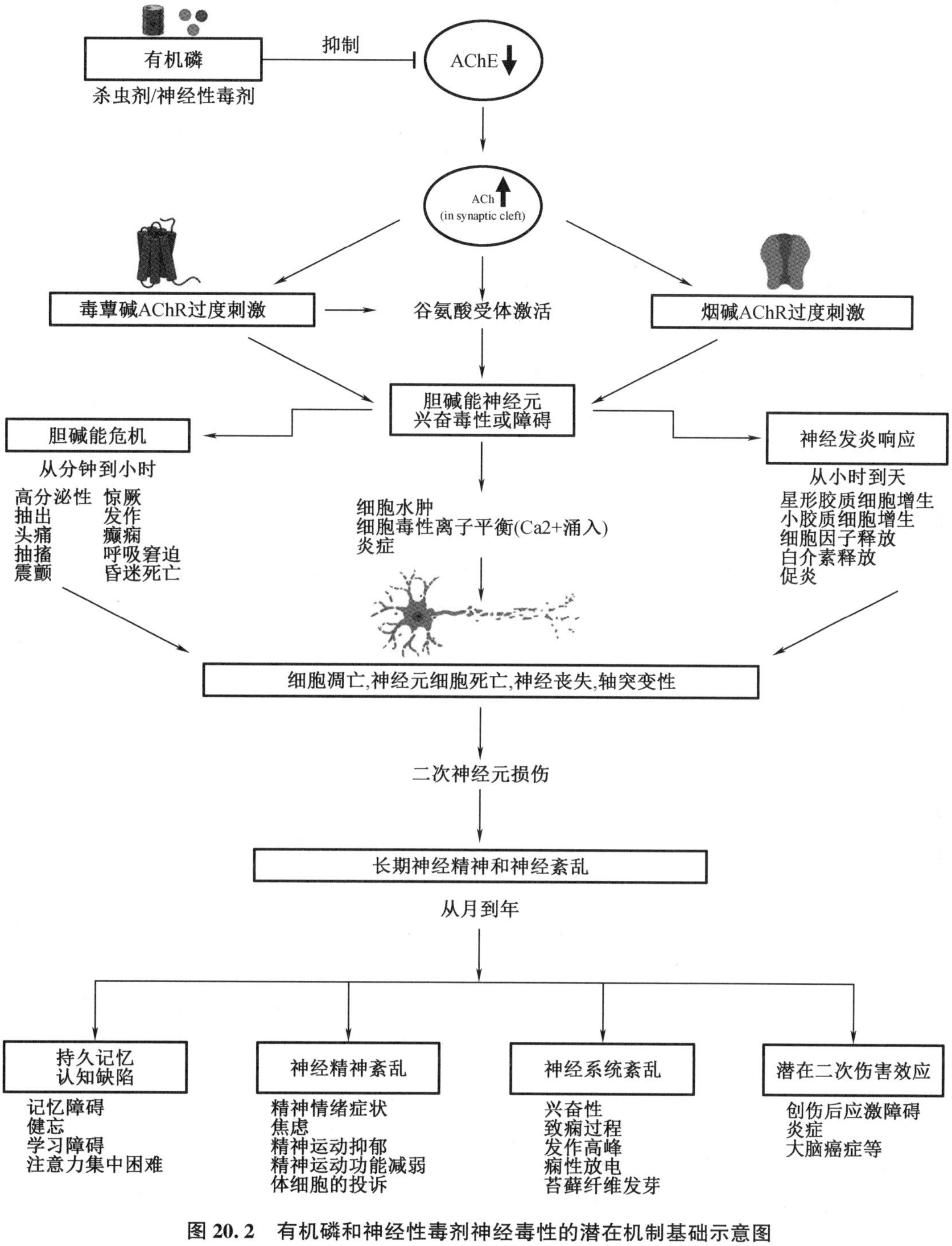

图 20.2 有机磷和神经性毒剂神经毒性的潜在机制基础示意图

20.2 有机磷中毒的医疗对策

管理一个因 OP 而中毒的个人包括洗消、通风和医疗对策 MCM 的管理。在本章中将只讨论医疗对策 MCM。有三种方法用于治疗 OP 中毒。第一种被称为预处理,第二种是暴露后治疗,第三种是一种完整的治疗方法。

"预处理"MCM 是指在暴露之前进行的预处理。军队从预处理的 MCM 中获益最大,因为它是唯一能够根据军队部署情况预测潜在威胁的人员,例如,在一个容易发生化学战争的地区。在这种情况下,部队将被告知接触神经性毒剂的风险,并提供溴化吡啶斯的明(pyridostignine bronide,PB)。PB 是一种可逆的胆碱酯酶抑制剂,首次被批准作为一种用于治疗重症肌无力的药物。在 OP 暴露场景中,PB 作为预处理是有效的,因为它可逆地与 AChE 结合。这使得结合部分被"保护",免受以后暴露于神经性毒剂,从而不可逆地与乙酰胆碱酯酶结合。

"暴露后"MCM 将在已知或有时怀疑的神经性毒剂暴露后立即进行。暴露后时间定义为暴露于 OP 后约 30 min 后的时间。目前,有两种 FDA 批准的药物用于暴露后治疗来控制 OP 神经毒性。地西泮和咪达唑仑是苯二氮卓类抗惊厥药物,可预防 OP 引起的癫痫发作和急性脑损伤。两种药物在暴露 OP 后 30 min 内都是有效的抗惊厥药物,但如果在暴露后超过一到两小时则没有太大效果。在化学战争和意外的平民生物恐怖主义的背景下,这不是一个现实的时间表。因此,在大多数情况下,惊厥发作和 SE 会导致严重的永久性脑损伤,导致神经元损伤或死亡。脑损伤不仅可以通过癫痫发作相关的兴奋性毒性发生,还可以通过独立于癫痫发作的机制,如小胶质细胞、星形胶质细胞和细胞炎症(Banks & Lein,2012;de Araujo Furtado et al.,2012)。OP 中毒的影响是长期的,造成长期神经和认知缺陷的风险更大(de Araujo Furtado et al.,2012;Flannery et al.,2016;McDonough et al.,1999)。

当确认接触和/或某人表现出 OP 接触症状时,将进行"治疗"MCM。有三种治疗 MCMs 在暴露后使用超过 30 min 时有效。这些解毒剂包括硫酸阿托品(阿托品)、氯化普利肟(2-PAM)和地西泮(Bajgar,2004;McDonough et al.,1999)。该方案是一种化学包(具有自动注射器的神经性毒剂解毒剂的可部署容器)。阿托品是一种毒蕈碱受体拮抗剂,在阻断外周部位过量的乙酰胆碱的作用方面非常有效。由于它难以进入大脑,因此它对中枢神经系统的影响有限。阿托品可减少分泌过多,缓解支气管收缩,使呼吸更容易。值得注意的是阿托品不会改善 OPs 的烟碱效应(如痉挛和束状痉挛)。2-PAM 是一种乙酰胆碱酯酶的再活化剂,它可以打破药剂-酶键,释放游离的乙酰胆碱酯酶。与阿托品一样,2-PAM 的大脑穿透较差。因此,尽管阿托品和 2-PAM 治疗,过量的乙酰胆碱仍不受控制,导致包括癫痫发作和 SE(图 20.2)。如前所述,地西泮是一种抗惊厥药物,在下面的"苯二氮卓类药物"部分有详细描述。

虽然士兵们经常携带化学包解毒剂工具包,以防神经性毒剂发作时供个人使用,但平民无法随时获得抗惊厥药物。对大多数平民来说,需要去医院接受所需的药物治疗。根据桌面场景,去医院并服用药物的过程最有可能至少需要 40 min(Apland et al.,2014;Reddy & Colman,2017)。这代表了关键的时期,这意味着用于这些 OP 化学癫痫发作的任何抗惊厥解毒剂在 OP 暴露后 40 min(或更长时间)时必须有效。然而,这个时间轴在许多紧急情况下往往不实用。因此,耳素诱导的神经毒性可导致化学攻击幸存者的长期脑损伤和毁灭性的神经精神功能障碍。在松本和东京使用神经性毒剂沙林发作五年后,接触沙林的个体报告了毁灭性的神经和精神疾病(Miyaki et al. ,2005;Ohtani et al. ,2004;Yamasue et al. ,2007)。同样,叙利亚数千名接触沙林的幸存者可能会继续度过余生。

20.3 抗惊厥药物治疗:苯二氮卓类药物

苯二氮卓类药物是用于治疗 SE 的主要类药物和目前的护理标准。苯二氮卓类药物是突触 GABA-A 受体的正变构调节因子(图 20.3)。神经类固醇通过与“神经类固醇结合”位点结合来增强突触外和突触外 GABA-A 受体的功能,这些位点与 GABA、苯二氮卓类和巴比妥类药物的位点不同。GABA-A 受体有两种亚型:由 2α2βγ 亚基组成的突触受体;以及由 2α2βδ 亚基组成的突触外受体,主要有助于紧张性抑制。苯二氮卓类药物与突触 GABA-A 受体结合,促进阶段性抑制。苯巴比妥是一种突触 GABAA 受体的变构调节剂。神经类固醇可显著增强阶段性抑制和紧张性抑制,从而促进大脑的最大抑制。这可能导致强大的抗惊厥药物和神经保护剂的作用。这些药物不能结合或激活突触外受体。它们是治疗 SE 中使用最广泛的抗癫痫药物。有强有力的证据表明地西泮和咪达唑仑具有难治性,这限制了它们的有效性(McDonough et al. ,2010;Reddy et al.)。研究了苯二氮卓类有机磷中毒后难治性癫痫发作的机制基础,并提出了两项研究。在动物模型中暴露于 DFP 后,给予地西泮或咪达唑仑。首先,我们评估了药物抑制癫痫发作或是否预防 SE 的效率。其次,这两种药物对脑损伤的保护作用是如何有效的。这两项研究的结果都显示,地西泮和咪达唑仑在暴露后给予 10 min 时,在控制癫痫发作、神经退行性变和神经炎症方面非常有效。然而,这两种药物在暴露后 60 min 或 120 min 给药时均完全无效(Reddy & Reddy,2015)。延迟治疗(40 min)是一种模拟急救者或住院治疗窗口的方法,与降低癫痫发作保护和神经保护相关(Kuruba et al. ,2018;Wu et al. ,2018)。这些结果有力地重申了 OP 诱导的癫痫发作和脑损伤对地西泮或咪达唑仑的延迟治疗逐渐产生耐药性的观点。这种情况被称为“由 OP 暴露引起的苯二氮卓类难治性 SE”(de Araujo Furtado et al. ,2012;Wu et al. ,2018)。由于苯二氮卓类药物是突触 GABA-A 受体的正变构激动剂(Reddy et al. ,2015),多种机制可能导致其疗效降低,包括药效学(受体的丢失或内化),而不是药代动力学机制(Deeb et al. ,2012;Goodkin et al. ,2005;Naylor et al. ,2005;Reddy et al. ,2015)。

在 OP 诱导的癫痫发作 10~20 min,超过 50%的神经元中消失(Naylor et al. ,2005)。因此,当苯二氮卓被给予 40 min 时,50%的苯二氮卓受体已经消失或在神经元膜靶点上没有发挥作用。虽然苯二氮卓类药物确实与其余的受体结合,但它们所能产生的最大效果取决于可用的受体的数量,而不管给了多少剂量。因此需要反复服用地西泮来部分控制癫痫发作,最终导致不必要的副作用,如镇静、呼吸抑制和受害者的耐受性。

OP 中毒还会杀死苯二氮卓类药物受体所在的神经元。大量脑细胞死亡加剧了受体缺乏的问题,从主神经元和中间神经元的大量神经退行性变可以证明(Kuruba et al. ,2018;Wu et al. ,2018)。该细胞必须是活性的,这样药物才能与目标受体结合。抑制性中间神经元的丢失,阻止了过度的神经元兴奋和同步,从而表现为癫痫发作,产生了一个自我维持的癫痫发作回路。最后,OP 中毒会导致大脑持续的神经炎症。星形胶质细胞增生和小胶质细胞增生已经证明了这一点(Kuruba et al. ,2018;Wu et al. ,2018),这将导致更多的细胞死亡和更多的受体的丢失。综合起来,这些证据形成了为什么苯二氮卓类药物在野外环境中"较晚"使用时失败的机制原因。

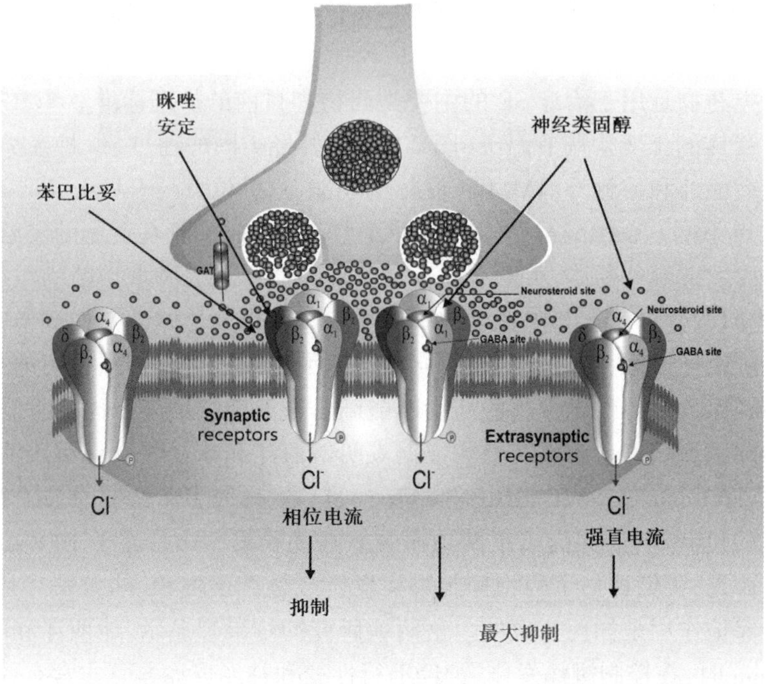

图 20.3　苯二氮卓类、苯巴比妥和神经类固醇在脑内的神经元作用机制

我们得出的结论是,苯二氮卓类药物在较准的时间点并不能控制癫痫发作,而不是因为它们无法以足够高的数量进入大脑(Reddy & Reddy,2015)。相反,它被认为更有可能是由于靶受体的丢失、神经元的丢失和损伤诱导的炎症。很可能是 OP 暴露以某种方式影响受体靶点,导致地西泮和咪达唑仑无法找到它们的受体,并减少癫痫发作回路。

这些研究为开发比苯二氮卓类药物更好的下一代抗惊厥药物提供了更深入的见解。苯二氮卓类受体只存在于突触后连接中。然而,在突触周围和突触外位点发现了一种新的 GABA-A 受体(图 20.3)(Chuang & Reddy,2018)。虽然 OP 分子可以破坏包含苯二氮卓类受体的"突触"形式,但它们并不影响 GABA-A 受体的"突触外"形式。这些 GABA-A 受体应该是新药的靶标,因为它们不会在 OP 暴露后的 10~20 min 消失。通过靶向突触外受体,有更好的机会来控制癫痫发作和停止神经元的丢失。本质上,这些药物的使用就像打破了回路。

20.4 抗惊厥药物治疗:苯巴比妥

苯巴比妥是一种巴比妥类药物和治疗癫痫持续状态(SE)的二线药物。它是突触GABA-A受体的正变构调节因子(图20.3),也可以打开氯离子通道。它通常在苯二氮卓类药物(例如,地西泮或咪达唑仑)之后使用。在一个延迟治疗模型中研究了苯巴比妥的有效性。神经性毒剂DFP是一种OP农药,可诱导大鼠发生急性难治性SE。在评估癫痫活动和脑损伤的延迟治疗范式中,DFP暴露40 min后给予苯巴比妥(Reddy et al.,2020a)。苯巴比妥产生了剂量依赖性的癫痫发作保护作用。神经病理学结果显示,高剂量组在与SE相关的脑区有显著的神经保护作用,尽管这最终与提高生存率无关。不幸的是,在高剂量组中出现了不良副作用,如昏迷和在某些情况下出现死亡。因此,苯巴比妥可能是OP中毒治疗替代抗惊厥药物屈光性SE,它应该在医院环境中使用,在无法仔细监测患者的大规模伤亡情况下,它不太可能是一种替代方法。也有临床试验评估了苯巴比妥的有效性(Trinka et al.,2015)。与在动物研究中观察到相同的中枢抑郁效应:镇静、呼吸抑制和低血压。甚至有证据表明死亡风险增加,特别是那些已经服用了多剂量地西泮的人(Crawley et al.,2000)。虽然大多数数据表明,由于严重的不良事件,苯巴比妥的临床用途有限,但有一项临床试验将其与苯妥英作为儿科使用的二线药物进行了比较。该研究得出的结论是,管理惊厥性SE的有效性保证了其可继续使用(Burman et al.,2019)。

总的来说,苯巴比妥应作为医院环境中一种可选的治疗干预。必须密切监测严重的副作用,特别是如果在苯巴比妥之前使用了苯二氮卓类药物,这大大限制了在大规模伤亡和/或院前环境中的使用。

20.5 抗惊厥药物治疗:神经类固醇

最近,我们发现神经类固醇是治疗OP中毒和癫痫发作的一类新型强效抗惊厥药物(Reddy,2016,2019b)。神经类固醇是一种在大脑内合成的类固醇。一些神经类固醇有:异孕酮(异孕酮)、孕酮、雄烯二醇和异体四氢脱氧皮质酮(THDOC)。神经类固醇具有一种独特的作用机制,即通过与非基因组膜受体的相互作用来快速改变神经元的兴奋性。它们是突触和突触外GABA-A受体的正变构调节剂和直接激活因子(图20.3),没有传统的激素效应。与苯二氮卓类药物不同,神经类固醇可以在低微摩尔浓度下直接打开受体氯离子通道。此外,神经类固醇作用于大脑中所有GABA-A受体亚型,并具有广谱抗惊厥活性,具有治疗癫痫性疾病的临床潜力(Reddy & Estes,2016)。它们与受体通道上的"神经类固醇结合位点"结合,这与苯二氮卓类和GABA结合位点不同(Carver & Reddy,2013)。

因为神经类固醇调节神经元兴奋性和神经可塑性(Reddy,2010,2017),它们有可能比苯二氮卓类药物更有效、更安全地阻止癫痫发作(Kuruba & Reddy,2011;Reddy,2008;Briyal & Reddy,2008)。GABA-A突触外受体在癫痫持续状态(SE)期间不内化,因此这种治疗是一种更有效的SE治疗方法。此外,神经类固醇可能通过分流引起神经元损伤和神经炎症的不成比例的兴奋性水平来提供神经保护。因此,其中一些产品正在开发以供美国

FDA 批准,这可能对军人和神经性毒剂攻击的平民受害者都具有重要作用(Reddy & Estes,2016;Reddy,2018;Reddy et al.,2019)。

异孕诺酮、THDOC 和甘纳索酮已在皮罗卡品诱导的胆碱能 SE 啮齿动物模型中进行了测试(Reddy et al.,2019;Rogawski et al.,2013;Saporito et al.,2019)和梭曼(Althaus et al.,2017;Reddy,2019b)。在这些大鼠中,在 OP 暴露后 40 min 或之后给予神经类固醇有效。它们能快速有效地控制 SE 和神经元损伤(Reddy,2019b;Reddy et al.,2019)。总的来说,即使是在低剂量下,神经类固醇作为抗惊厥药物和神经保护剂比咪达唑仑更有效。

20.6 最新发展和未来的影响

开发治疗 OP 中毒的一个相对较新的靶点是谷氨酸受体。有三种类型的离子型谷氨酸受体[AMPA,红藻酸和 n-甲基-d-天冬氨酸(NMDA)],它们在大脑中上调,特别是在神经性毒剂诱导的癫痫持续状态(SE)中。识别新的 AMPA 受体拮抗剂的 MCM 可能具有广谱抗癫痫活性(Rogawski et al.,2016;Twele et al.,2015)。

含有 GluK1 亚基的红酸受体通过突触后和突触前机制调节神经元的兴奋性(Braga et al.,2003;Rodriguez-Moreno et al.,2000)。最近的一项研究表明,AMPA 和 GluK1 受体拮抗剂对神经性毒剂诱发的癫痫发作有效,并在动物模型中提供神经保护(Aroniadou-anderjaskaa et al.,2020)。这种化合物 LY293558 很容易穿过血脑屏障,这是其他一些正在开发中的 MCM 治疗 OP 中毒的一个障碍。

此外,AMPA/红酸盐受体拮抗剂(LY293558)和 NMDA 受体拮抗剂(卡拉米芬)的联合使用已被证明在抑制 OP 癫痫发作方面比咪达唑仑更有效(Apland et al.,2018)。NMDA 受体拮抗剂,如氯胺酮,正在被研究可能作为“新的”MCM,以增加 OP 暴露的治疗库。一项研究调查了在目前的标准护理 MCM(2-PAM 和阿托品)和咪达唑仑中添加氯胺酮是否会对慢性神经生物学结果提供保护。研究得出的结论是,即使暴露于沙林后 50 min,大鼠模型的神经生物学后果也会减少(lewnewine et al.,2018)。有趣的是,氯胺酮也可能对神经性毒剂暴露的慢性行为影响,如抑郁,如在 DFP 大鼠模型中所示(Zhu et al.,2020)。然而,氯胺酮对 OP 中毒的效力尚不清楚。

20.7 结论和展望

预处理(pretreatment,PB)、暴露后(地西泮或咪达唑仑)或治疗性(阿托品和 2-PAM)方案(化疗包)并不能有效预防或减轻神经性毒剂中毒的所有症状。苯二氮卓类药物(地西泮和咪达唑仑)抗惊厥药物有显著的局限性,因为最近关于 OP 中毒模型的机制研究已经证明(Reddy & Reddy,2015)。目前,还没有 FDA 批准的暴露后 MCM 可用于减轻 OP 中毒的所有影响(Younus & Reddy,2017)。总的来说,对于新型和创新的抗惊厥药和解毒剂的迫切医疗需求未得到满足,以保护平民和士兵免受 OP 神经性毒剂的副作用。

目前正在有许多努力来解决改善 OP 神经性毒剂和农药暴露的必要性。神经类固醇被认为是比苯二氮卓类药物更有效的抗惊厥解毒剂(Reddy,2016,2019b)。它们似乎在控制癫痫发作方面更有效，即使在 OP 暴露后很晚给药，并可以与咪达唑仑联合产生协同保护，使它们成为 OP 攻击的实用 MCM。谷氨酸受体拮抗剂是 MCM 正在发展的另一个药物靶区。他们提供了广谱的癫痫发作保护，并显示出了减少暴露于 OP 神经性毒剂的受害者的短期和长期脑损伤的希望。

参考文献

Abou-Donia, M. B., Siracuse, B., Gupta, N., & Sobel Sokol, A. (2016). Sarin (GB, O-isopropylmethyl-phosphonofluoridate) neurotoxicity: critical review. *Critical Reviews in Toxicology*, *46*, 845–875.

Althaus, A. L., McCarren, H. S., Alqazzaz, A., Jackson, C., McDonough, J. H., Smith, C. D., Hoffman, E., Hammond, R. S., Robichaud, A. J., & Doherty, J. J. (2017). The synthetic neuroactive steroid SGE-516 reduces status epilepticus and neuronal cell death in a rat model of soman intoxication. *Epilepsy & Behavior*, *68*, 22–30.

Apland, J. P., Aroniadou-Anderjaska, V., Figueiredo, T. H., De Araujo Furtado, M., & Braga, M. F. M. (2018). Full protection against soman-induced seizures and brain damage by LY293558 and caramiphen combination treatment in adult rats. *Neurotoxicity Research*, *34*(3), 511–524.

Apland, J. P., Aroniadou-Anderjaska, V., Figueiredo, T. H., Rossetti, F., Miller, S. L., & Braga, M. F. (2014). The limitations of diazepam as a treatment for nerve agent-induced seizures and neuropathology in rats: comparison with UBP302. *The Journal of Pharmacology and Experimental Therapeutics*, *351*, 359–372.

Aroniadou-Anderjaskaa, V., Figueiredoa, T., Apland, J., & Braga, M. (2020). Targeting the glutamatergic system to counteract organophosphate poisoning: a novel therapeutic strategy. *Neurobiology of Disease*, *133*, 1–11.

Bajgar, J. (2004). Organophosphates/nerve agent poisoning: mechanism of action, diagnosis, prophylaxis, and treatment. *Advances in Clinical Chemistry*, *38*, 151–216.

Banks, C. N., & Lein, P. J. (2012). Non-cholinesterase mechanisms of organophosphate-induced neurotoxicity. *Neurotoxicology*, *33*, 575–584.

Braga, M., Aroniadou-Anderjaska, V., & Li, H. (2003). Bidirectional modulation of GABA release by presynaptic glutamate receptor 5 kainate receptors in the basolateral amygdala. *The Journal of Neuroscience*, *23*, 442–452.

Briyal, S., & Reddy, D. S. (2008). Neuroactive steroid therapy of status epilepticus in epilepsy rats. *Epilepsia*, *49*(Suppl 7), 3055–3355.

Burman, R., Ackermann, S., Shapson-Coe, A., Ndondo, A., Buys, H., & Wilmshurst, J. (2019). A Comparison of parenteral phenobarbital vs. parenteral phenytoin as second-line management for pediatric onvulsive status epilepticus in a resource-limited setting. *Frontiers in Neurology*, *10*, 506.

Carver, C. M., & Reddy, D. S. (2013). Neurosteroid interactions with synaptic and extrasynaptic GABA-A receptors: Regulation of subunit plasticity, phasic and tonic inhibition, and neuronal network excitability. *Psychopharmacology*, *230*, 151–188.

Chen, Y. (2012). Organophosphate-induced brain damage: mechanisms, neuropsychiatric and neurological consequences, and potential therapeutic strategies. *Neurotoxicology*, *33*, 391–400.

Chuang, S.-H., & Reddy, D. S. (2018). Genetic and molecular regulation of extrasynaptic GABA-A receptors in the brain: therapeutic insights for epilepsy. *Journal of Pharmacology and Experimental Therapeutics*, *364*, 180–197.

Ciottone, G. R. (2018). Toxidrome recognition in chemical-weapons attacks. *The New England Journal of Medicine*, *378*, 1611–1620.

Crawley, J., Waruiru, C., Mithwani, S., Mwangi, I., Watkins, W., Ouma, D., Winstanley, P., Peto, T., & Marsh, K. (2000). Effect of phenobarbital on seizure frequency and mortality in childhood cerebral malaria: a randomised, controlled intervention study. *The Lacet*, *355*(9205), 701–706.

de Araujo Furtado, M., Rossetti, F., Chanda, S., & Yourick, D. (2012). Exposure to nerve agents: from status epilepticus to neuroinflammation, brain damage, neurogenesis and epilepsy. *Neurotoxicology*, *33*, 1476 1490.

Deeb, T. Z., Maguire, J., & Moss, S. J. (2012). Possible alterations in GABAA receptor signaling that underlie benzodiazepine-resistant seizures. *Epilepsia*, *53*(Suppl 9), 79–88.

Dolgin, E. (2013). Syrian gas attack reinforces need for better anti-sarin drugs. *Nature Medicine*, *19*, 1194 1195.

Flannery, B. M., Bruun, D. A., Rowland, D. J., Banks, C. N., Austin, A. T., Kukis, D. L., Li, Y., Ford, B. D., Tancredi, D. J., Silverman, J. L., Cherry, S. R., & Lein, P. J. (2016). Persistent neuroinflammation and cognitive impairment in a rat model of acute diisopropylfluorophosphate intoxication. *Journal of Neuroinflammation*, *13*, 267.

Goodkin, H. P., Yeh, J. L., & Kapur, J. (2005). Status epilepticus increases the intracellular accumulation of GABAA receptors. *The Journal of Neuroscience*, *25*, 5511–5520.

Jokanovic, M., & Kosanovic, M. (2010). Neurotoxic effects in patients poisoned with organophosphorus pesticides. *Environmental Toxicology and Pharmacology*, *29*, 195–201.

Kuruba, R., & Reddy, D. S. (2011). Neuroprotective effects of GABAergic agents (diazepam and THDOC) in the rat model of refractory status epilepticus. *Society for Neuroscience Abstracts*, *338/08 (C45)*.

Kuruba, R., Wu, X., & Reddy, D. S. (2018). Benzodiazepine-refractory status epilepticus, neuroinflammation, and neurodegeneration after acute organophosphate intoxication. *Biochimica et Biophysica Acta*, *1864*(9 Pt B), 2845–2858.

Lewine, J., Weber, W., Gigliotti, A., McDonald, J., Doyle-Eisele, M., Bangera, N., Paulson, K., Magcalas, C., Hamilton, D., Garcia, E., Raulli, R., & Laney, J. (2018). Addition of ketamine to standard-of-care countermeasures for acute organophosphate poisoning improves neurobiological outcomes. *Neurotoxicology*, *69*, 37-46.

McDonough, J. H., Jr, McMonagle, J., Copeland, T., Zoeffel, D., & Shih, T. M. (1999). Comparative evaluation of benzodiazepines for control of soman-induced seizures. *Archives of Toxicology*, *73*, 473-478.

McDonough, J. H., Jr, & Shih, T. M. (1997). Neuropharmacological mechanisms of nerve agent-induced seizure and neuropathology. *Neuroscience and Biobehavioral Reviews*, *21*, 559-579.

McDonough, J. H., McMonagle, J. D., & Shih, T. M. (2010). Time-dependent reduction in the anticonvulsanteffectiveness of diazepam against soman-induced seizures in Guinea pigs. *Drug and Chemical Toxicology*, *33*, 279-283.

Miyaki, K., Nishiwaki, Y., & Maekawa, K. (2005). Effects of sarin on the nervous system of subway workers seven years after the Tokyo subway sarin attack. *Journal of Occupational Health*, *47*, 299-304.

Naylor, D. E., Liu, H., & Wasterlain, C. G. (2005). Trafficking of GABA-A-receptors, loss of inhibition, and a mechanism for pharmacoresistance in status epilepticus. *The Journal of Neuroscience*, *25*, 7724-7733.

Ohtani, T., Iwanami, A., Kasai, K., Yamasue, H., Kato, T., & Sasaki, T. (2004). Post-traumatic stress disorder symptoms in victims of Tokyo subway attack: a 5-year follow-up study. *Psychiatry and Clinical Neurosciences*, *58*, 624-629.

Okumura, T., Takasu, N., Ishimatsu, S., Miyanoki, S., Mitsuhashi, A., Kumada, K., et al. (1996). Report on 640 victims of the Tokyo subway sarin attack. *Annals of Emergency Medicine*, *28*, 129-135.

Reddy, D. S. (2016). Neurosteroids for the potential protection ofhumans against organophosphate toxicity. *Annals of the New York Academy of Sciences*, *1378*(1), 25-32.

Reddy, D. S. (2017). Sex differences in the anticonvulsant neurosteroids. *Journal of Neuroscience Research*, *95*,661-670.

Reddy, D. S. (2018). GABA-A receptors mediate tonic inhibition and neurosteroid sensitivity in the brain. *Vitamins and Hormones*, *107*, 177-191.

Reddy, D. S. (2008). Gender differences in antiseizure sensitivity of neurosteroids in the pilocarpine model of status epilepticus. *Epilepsia*, *50*(Suppl. 11), 126.

Reddy, D. S. (2010). Neurosteroids: endogenous role in the human brain and therapeutic potentials. *Progress in Brain Research*, *186*, 113-137.

Reddy, D. S., & Colman, E. (2017). A comparative analysis of human organophosphate poisonings usingsocial media. *Clinical and Translational Science*, *10*(3), 225-230.

Reddy, D. S., & Estes, W. (2016). Clinical potential of neurosteroids for CNS disorders. *Trends in Pharmacological Sciences*, *37*(7), 543-561.

Reddy, D. S. (2019a). Method of treating organophosphate intoxication by administration of neurosteroids. U. S. *Patent*, *#10172870*, 1-42.

Reddy, D. S. (2019b). Mechanism-based novel antidotes for organophosphate neurotoxicity.

Current Opinion in Toxicology, *14*, 35–45.

Reddy, D. S., Carver, C. M., Clossen, B., & Wu, X. (2019). Extrasynaptic GABA–A receptor-mediated sex differences in the antiseizure activity of neurosteroids in status epilepticus and complex partial seizures. *Epilepsia*, *60*(4), 730–743.

Reddy, D. S., Perumal, D., Golub, V., Habib, A., Kuruba, R., & Wu, X. (2020). Phenobarbital as alternate anticonvulsant for organophosphate induced benzodiazepine-refractory status epilepticus and neuronal injury. *Epilepsia*, *5*, 198–212.

Reddy, S. D., & Reddy, D. S. (2015). Midazolam as an anticonvulsant antidote for organophosphate intoxication: a pharmacotherapeutic appraisal. *Epilepsia*, *56*(6), 813–821.

Reddy, S. D., Wu, X., Kuruba, R., Sridhar, V., & Reddy, D. S. (2020). Magnetic resonance imaging analysis of long-term neuropathology after exposure to the nerve agent soman: correlation with histopathology and neurological dysfunction. *Annals of the New York Academy of Sciences*, *1480*(1), 116–135.

Reddy, S. D., Younus, I., Clossen, B., & Reddy, D. S. (2015). Antiseizure activity of midazolam in mice lacking delta-subunit extrasynaptic GABA-A receptors. *The Journal of Pharmacology and Experimental Therapeutics*, *353*, 517–528.

Rodriguez-Moreno, A., Lopez-Garcia, J., & Lerma, J. (2000). Two populations of kainate receptors with separate signaling mechanisms in hippocampal interneurons. *Proceedings of the National Academy of Sciences of the United States of America*, *97*, 1293–1298.

Rogawski, M., Lö scher, W., & Rho, J. (2016). Mechanisms of action of antiseizure drugs and the ketogenic diet. *Cold Spring Harbor Perspectives in Medicine*, *6*(5), a022780.

Rogawski, M. A., Loya, C. M., Reddy, K., Zolkowska, D., & Lossin, C. (2013). Neuroactive steroids for the treatment of status epilepticus. *Epilepsia*, *54*(Suppl. 6), 93–98.

Saporito, M. S., Gruner, J. A., DiCamillo, A., Hinchliffe, R., Barker-Haliski, M., & White, H. S. (2019). Intravenously administered ganaxolone blocks diazepam-resistant lithium-pilocarpine-induced status epilepticus in rats: comparison with allopregnanolone. *The Journal of Pharmacology and Experimental Therapeutics*, *368*, 326–337.

Trinka, E., Höfler, J., Leitinger, M., & Brigo, F. (2015). Pharmacotherapy for status epilepticus. *Drugs*, *75*, 1499–1521.

Twele, F., Bankstahl, M., Klein, S., Römermann, K., & Löscher, W. (2015). The AMPA receptor antagonist NBQX exerts anti-seizure but not antiepileptogenic effects in the intrahippocampal kainate mouse model of mesial temporal lobe epilepsy. *Neuropharmacology*, *95*, 234–242.

Wu, X., Kuruba, R., & Reddy, D. S. (2018). Midazolam-resistant seizures and neuronal injuryfollowing acute intoxication with diisopropylfluorophosphate, an organophosphate pesticide and surrogate for nerve agents. *Journal of Pharmacology and Experimental Therapeutics*, *367*, 302–321.

Yamasue, H., Abe, O., Kasai, K., Suga, M., Iwanami, A., Yamada, H., Tochigi, M.,

Ohtani, T. , Rogers, M. A. , & Sasaki, T. (2007). Human brain structural change related to acute single exposure to sarin. *Annals of Neurology*, *61*, 37–46.

Younus, Y. , & Reddy, D. S. (2017). A resurging boom in new drugs for epilepsy and brain disorders. *Expert Review of Clinical Pharmacology*, *11*, 27–45.

Zhu, J. , Hawkins, I. , Phillips, K. , & Deshpande, L. (2020). Assessment of ketamine and its enantiomers in an organophosphate-based rat model for features of gulf war illness. *International Journal of Environmental Researchand Public Health*, *17*(13), 4710.

第5部分　神经性毒剂的治疗方法

第 21 章　乙酰胆碱酯酶可逆抑制剂作为抗神经性毒剂中毒的预处理方法

Maja D. Vitorović-Todorović[1], Tamara Vujatović-Velimirov[1]

21.1　神经性毒剂的毒性作用机制和重要的生物靶点

有机磷化合物(Organophosphorous compounds,OP)是一种具有广泛应用范围的物质,如增塑剂、表面活性剂、熏蒸剂、润滑剂添加剂、药物、杀虫剂和神经性毒剂。后两类化合物具有可分别由正磷酸和磷酸衍生出来的特征结构。更具体地说,有机磷农药被认为是正磷酸的三烷基酯,即有机磷酸盐,而神经性毒剂被认为是甲基膦酸的烷基酯,即有机膦酸盐。根据直接连接到磷原子上的离去基团的性质,神经性毒剂可进一步分为两类,即所谓的 G-毒剂或甲基氟磷酸烷基酯和 V-毒剂或二烷基氨基硫磷酸烷基酯。

杀虫剂和神经性毒剂主要代表的结构如图 21.1 所示。虽然神经性毒剂具有固有的共同结构特性,但它们之间的结构差异导致其在物理、化学和 它们在物理、化学和毒理学特性方面存在重要差异。

神经性毒剂和农药的主要生物学靶点是乙酰胆碱酯酶(AChE,EC 3.1.1.7.),一种对胆碱能神经传递所必需的羧酸酯酶。当一个电脉冲到达突触前神经元的末端时,它会触发乙酰胆碱(ACh)从囊泡释放到突触中。乙酰胆碱穿过突触,并与突触后的烟碱(nAChR)和毒蕈碱受体(mAChR)结合薄膜,这使得钠离子进入突触后细胞,使细胞更积极,在突触后神经元中产生一个产生电位,并允许一个电信号沿着该神经元向下移动。之后,乙酰胆碱酯酶水解突触间隙中的乙酰胆碱,终止神经脉冲传递,使神经元可供另一个脉冲到来。乙酰胆碱以一般的酸性碱机制,通过四面体酶-底物中间体水解为乙酸和胆碱(图 21.2)。

神经性毒剂和杀虫剂通过与催化的 Ser203 残基结合,导致乙酰胆碱酯酶的积累,从而迅速抑制乙酰胆碱酯酶的活性乙酰胆碱受体的过度刺激导致毒蕈碱(中毒、唾液分泌过多、心动过缓、腹泻和支气管收缩)、烟碱(抽搐、肌肉痉挛和肌肉功能障碍)和中毒的中枢体征和症状,最终导致呼吸衰竭死亡。如图 21.3 所示,有机磷与催化的 Ser203 残基结合,形成一个类似于 ACh 水解过程中形成的乙酰化酶的共价复合物。这个复合物不能立即被水分子水解,事实上,这是一个非常缓慢的过程。在某些情况下,根据与 AChE 结合的神经性毒剂的结构,会发生脱烷基化,即乙酰神经性毒剂复合物离开烷氧基,产生带负电荷的脱烷基 AChE-OP 复合物。这一过程被称为“老化”,对于含有支链烷氧基的神经性毒剂尤其快,如梭曼(soman)(Michel et al.,1967)。对于乙酰胆碱酯酶的老化,梭曼形成复合物非常快,约

---

① 塞尔维亚,贝尔格莱德军事技术研究所化学和核保护部。

2.5 min。在老化之前,治疗干预是可能的,有机磷可以通过肟(吡肟)从乙酰胆碱酯酶活性中心去除,但如果发生老化,乙酰胆碱酯酶会被永久抑制,任何方式都不能恢复。

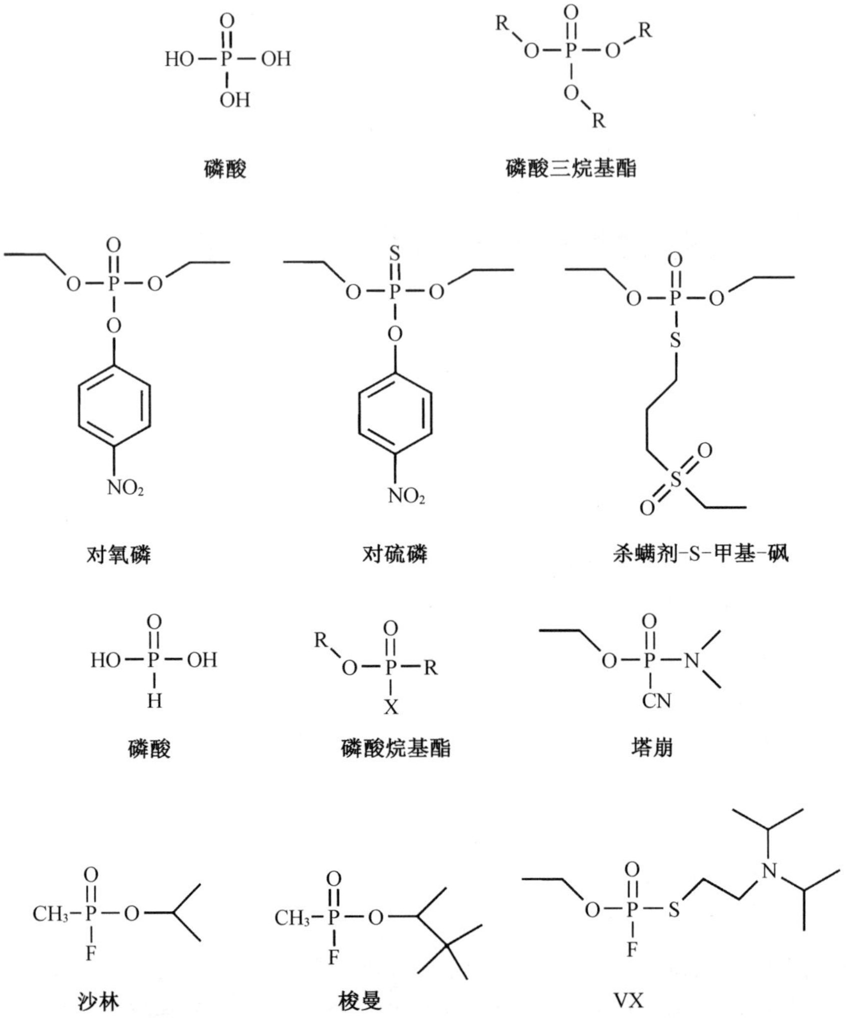

图 21.1　具有代表性的有机磷农药和神经性毒剂的结构

另一种被称为丁酰胆碱酯酶的胆碱酯酶(EC 3.1.1.8)也是神经性毒剂和杀虫剂的靶点(Darvesh et al.,2003)。它也能水解乙酰胆碱和许多其他酯类物质,但其生理作用尚不清楚。这两种胆碱酯酶的组织分布也有所不同:乙酰胆碱酯酶在大脑、肌肉和红细胞膜中含量丰富,而 BChE 在血浆、肝脏、肠道、心脏和肺中有更大的活性。BChE 的广泛底物特异性及其在肝脏和肾脏中的丰度表明,这种酶可能用于解毒。它也可以被认为是 OP 化合物的内源性生物清除剂,因为血浆中的 BChE 与 OP 结合没有任何可见的生理效应,减少了胆碱能突触中可能达到 AChE 的神经性毒剂和农药的数量。

除了胆碱能系统外,其他神经递质系统也可能在神经性毒剂中毒时受到影响。谷氨酸是参与中枢神经系统多种功能的主要兴奋性神经递质。但当谷氨酸过量存在时,它具有神经毒性,并在脑损伤中起作用。急性 OP 中毒期间,中枢神经系统中 mAChR 的过度刺激导致谷氨酸能神经元过度释放谷氨酸,导致突触后神经元中钙离子的分泌过多,从而进一步导致细胞外毒性病变(Lallement et al.,1991)。进行性神经元病变的级联继续,甚至在中毒发生后几天或几个月。

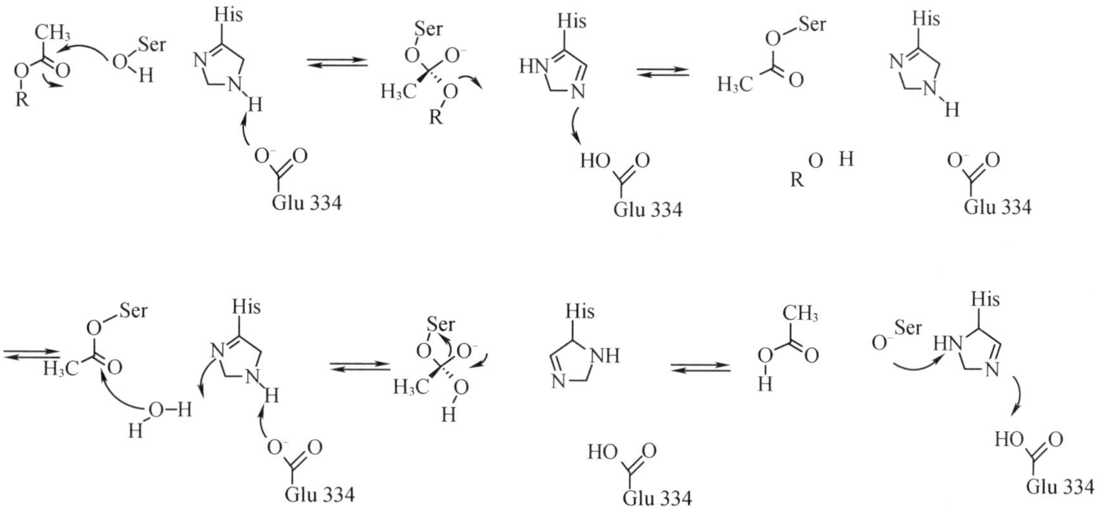

图 21.2 催化水解

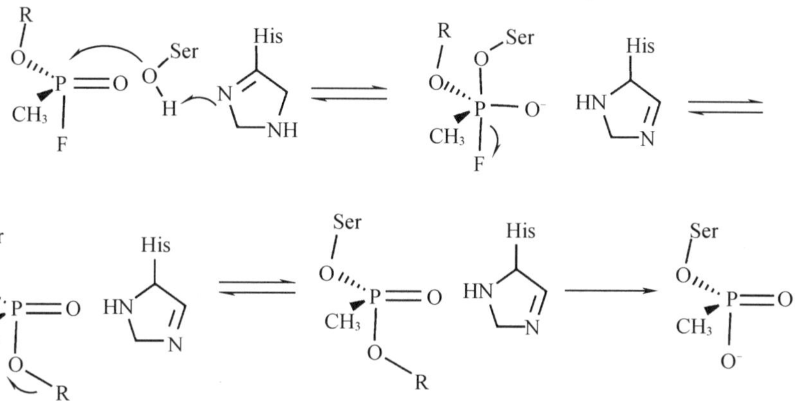

图 21.3 神经性毒剂对乙酰胆碱酯酶的共价抑制和随后的老化反应

21.2 目前对神经性毒剂中毒的治疗方法和预处理方案

目前批准的治疗神经性毒剂中毒的药物主要包括三类药物:抗胆碱能药物、肟或再活化剂和一种抗惊厥药物。硫酸阿托品或柠檬酸被用作抗胆碱能药物,因为它与乙酰胆碱竞争毒蕈碱受体,保护它们免受乙酰胆碱过量,并缓解毒蕈碱中毒症状。阿托品是 OP 中毒的主要和最重要的解毒剂。肟在一定程度上能够重新激活不可逆抑制的乙酰胆碱酯酶并恢复其活性。反应通过肟分子的负电荷氧亲核攻击 OP-AChE 复合物的磷原子,导致 P-O 键断裂,游离酶和磷酸化肟释放,如图 21.4 所示。在过去的几十年里,人们合成了大量的肟,其中只有两种,普吡肟(2-PAM)和双复磷,被批准用于人类(图 21.5)。2-PAM 有四种盐的形式:盐酸盐、甲基碘化酯、硫酸甲酯和甲磺酸盐,这些都对被沙林或 VX 抑制的乙酰胆碱酯酶有效,但塔崩和梭曼抑制的乙酰胆碱酯酶具有高度抗性(Eyer et al. ,2003;Worek et al. ,2004)。奥比多肟不仅对 VX 和沙林抑制的乙酰胆碱酯酶的活化有效,而且提高了禁忌抑制时的活化效率。其他一些肟类,如 HLö-7,K027 和 HI-6 正在被研究用于人类,并在某些情况下提高了再活化效果。然而,在梭曼中毒的情况下,所有的肟都被认为是不够有效的,主要是由于与酶结合的神经性毒剂的快速老化(即脱烷基化),从而阻止其重新激活。人们还假设,2-PAM 的另一个缺点可能是,重新活化的产物,磷酰肟,可以很容易地重新抑制该酶(Ashani et al. ,2003;Kiderlen et al. ,2005)。此外,这些肟质是永久带正电荷的物种,很难穿过大脑血液屏障(BBB),并在少量上重新激活中枢神经系统 AChE。抗惊厥类药物地西泮或其前药阿维扎丰通常用于阻断神经性毒剂引起的癫痫发作。

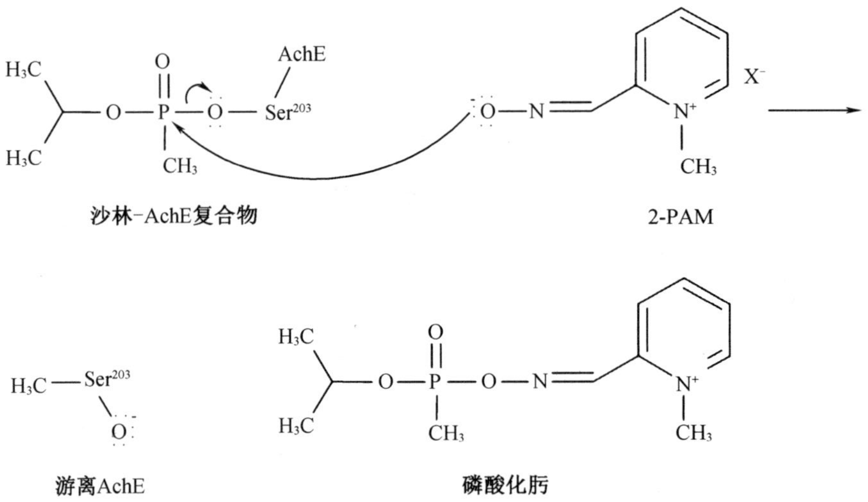

图 21.4　吡肟重新激活 OP 抑制乙酰胆碱酯酶

目前批准的神经性毒剂暴露治疗在危及生命的情况下并不完全有效(Levy et al. ,2000)。造成其无效的原因是多种多样和多方面的。首先,为了更有效,治疗必须在暴露发生后尽快进行,这在战场条件下或在任何大规模伤亡场景(事故和恐怖袭击)的情况下都可能是相当复杂的。并不是所有的肟对所有的神经性毒剂都同样有效,而且由于老化反应,没有一种对梭曼中毒有效。目前的疗法不能有效阻断神经性毒剂诱发的癫痫发作(Gilat et al. ,2003;McDonough et al. ,1999),这可能导致严重和长期的脑损伤(Kadar et al. ,1992;Petras,1994),因此应引入其他更有效的抗惊厥疗法。

鉴于上述标准处理的缺点,已经提出了所谓的"预处理"方案。当化学攻击的可能性较高时(这本身代表一种困境),对健康个体进行预处理。预处理通常包括一种或多种药物:一种假不可逆或可逆乙酰胆碱酯酶抑制剂和一种抗胆碱能药物(缩氨基、胆碱或司多胺)。在一些研究中,肟也被认为用于预处理混合物。可逆乙酰胆碱酯酶抑制剂在预处理混合物中的作用是暂时抑制酶的部分,保护其不受 OP 的不可逆、永久抑制。从这个意义上说,当神经性毒剂从受害者体内消除时,乙酰胆碱酯酶的部分保持完整,保持胆碱能功能。当整个可用的乙酰胆碱酯酶池被共价抑制破坏时,该酶必须在体内从头生物合成,这是一个持续数周的过程,因此患者的恢复更加困难。这可能在梭曼中毒的情况下特别重要,因为乙酰胆碱酯酶的重新激活是不可能的。预处理的另一个优点是,如果发生中毒,可用的治疗药物已经存在于靶组织中。此外,预处理组合方法将给其自身提供一定程度的保护,并可以延长对伤亡人员的抗剂量治疗的时间。

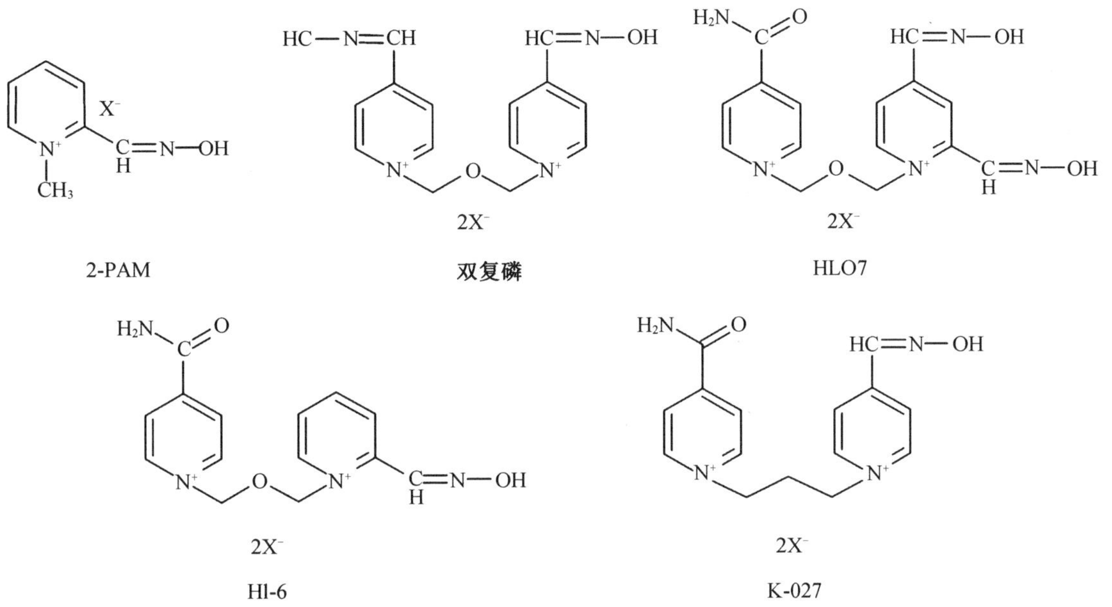

图 21.5　用于有机磷抑制乙酰胆碱酯酶的最重要的肟的结构

为了安全有效,预处理应具有以下性能。

(1)它对所有可用的神经性毒剂都有效,其疗效不应依赖于治疗后。

(2)良好的安全性和最小的副作用是最关重要的;这是非常重要的;由于为了提供乙酰胆碱酯酶的保护,预防性化合物也需要具有神经活性,因此它们有可能改变心理功能。

(3)预防性化合物应有适当的给药方案,以确保在较长时间内有足够的保护水平。

(4)预防性化合物不应与 BChE 相互作用,以保持其生物清除剂的作用,即它们应对乙酰胆碱酯酶具有高度选择性。

用于抗神经性毒剂暴露预处理的乙酰胆碱酯酶抑制剂可分为两大类化合物:乙酰胆碱酯酶抑制剂和真正可逆的乙酰胆碱酯酶抑制剂。我们将在以下方面讨论它们作为神经性毒剂暴露预处理的潜力,以及它们的优缺点。

21.3　氨基甲酸盐溴吡斯的明和扁豆碱预处理神经性毒剂暴露的体内研究

氨基甲酸酯的总体结构如图 21.6 所示。这些化合物可以看作是氨基甲酸的烷基酯或芳基酯。它们还通过与丝氨酸 203 结合,形成一个氨基甲酰化的中间体,与乙酰胆碱酯酶形成共价键。但与邻丙酰胆碱酯共价配合物相反，氨甲酰化乙酰胆碱酯酯不耐水解。这个自发的水解或脱氨基甲酰基化的时间约为 30~40 min。这就是为什么它们被称为伪不可逆抑制剂，因为它们只与酶形成一个短暂的共价复合物。

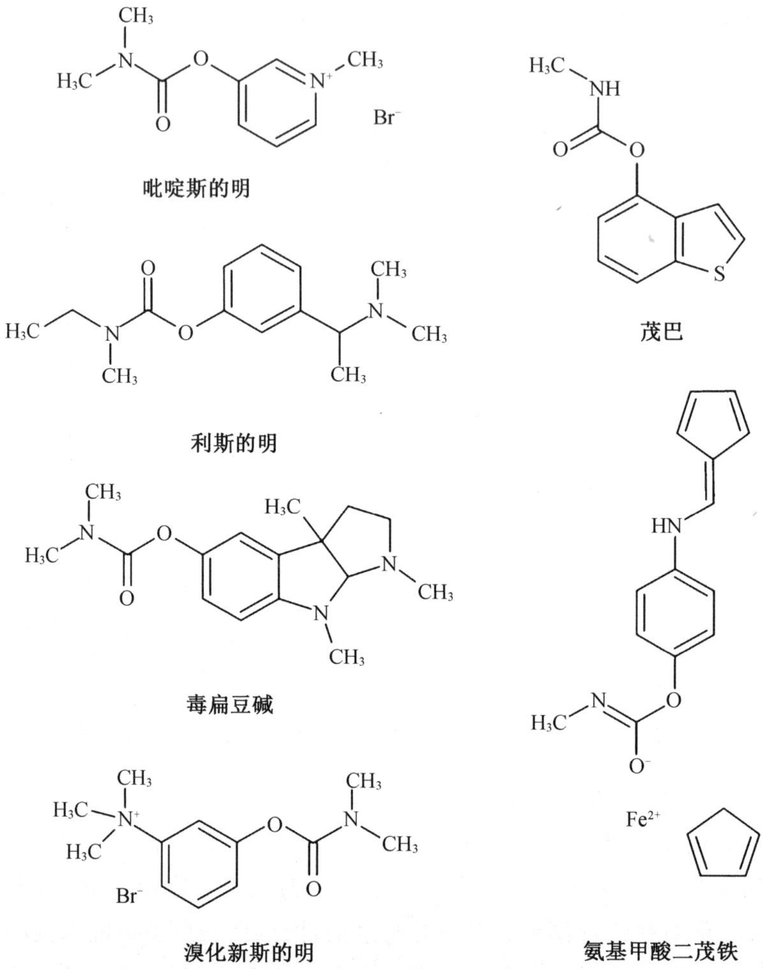

图 21.6　将最重要的氨基甲酸盐作为抗神经性毒剂暴露的预处理剂进行测试

治疗神经性毒剂中毒的两种主要氨基甲酸盐是吡啶斯的明-溴化和毒扁豆碱。植豆碱的保护作用首次被观察到是(Koster,1946)在 1946 年，为一例猫因二丙基氟磷酸(DFP)，同年，Koelle(1946)证明体外使用鼠脑匀浆，植豆碱的保护作用是由于乙酰胆碱酯酶对 DFP 不可逆的抑制。从那时起直到现在，大量使用不同的动物模型(Wistar 大鼠、豚鼠和恒河猴)、给药途径，没有或使用胆碱溶解剂(非丙苯和司多胺)研究了氨基甲酸盐对神经性毒剂的保护作用，通常是梭曼、沙林、VX 和塔崩。一些全面的综述很好地总结了这些研究的发现(Dunn et al. ,1997;Masson & Nachon,2017;Stojiljkovic et al.)。我们将简要地强调下面几行中最重要的方面。在所有这些研究中，动物对神经性毒剂中毒的保护作用通常通过所谓的保护比(PR)进行定量评估，PR 代表经预处理和未预处理确定的致死剂量、LD_{50} 或致死浓度 LCt_{50} 的比率。PR 为 1 表示预处理完全无效。PR 为 5 或更高被认为代表预处理方案的一个合理的有效性水平。这个值是根据对战场条件的分析来估计的,并且考虑到他们的防护装备不够严密,士兵可能会暴露于五种致命剂量的神经性毒剂中的情况(Dunn & Sidell,1989)。

吡啶斯的明最初被提出用于预处理,因为它用于治疗重症肌无力,一种神经肌肉传递的疾病。它是一种永久带电的分子,实际上不能穿透中枢神经系统,所以它只能保护神经肌肉连接处的乙酰胆碱酯酶。对实验动物的研究表明,吡斯的明联合胆碱溶解剂(司多胺和阿普芬)预处理可提高沙林或梭曼后抗剂量治疗的疗效(Berry & Davies,1970;Dirnhuber et al.,1979;Harris et al.,1980;Leadbeater et al.,1985)。此外,相反的给药顺序,第一神经性毒剂,第二氨基甲酸酯只增强胆碱能毒性作用(Takahashi,1987),因为氨基甲酸酯抑制了被神经性毒剂不抑制的乙酰胆碱酯酶部分。在所有这些研究中获得的PRs差异很大,在1.5到甚至40之间,这取决于动物模型、实验方案、给药方案、所使用的神经性毒剂和治疗后的类型。在Dunn(1997)的综述中,梭曼的PR值最高,在豚鼠预处理后的吡斯的明和随后的阿托平和安定后治疗,也在Kluwe的研究中(1987)等在恒河猴身上进行,提供的保护水平甚至大于40。

在许多使用吡啶斯的明进行的研究中,很快就发现,由于缺乏血脑屏障通透性,吡啶斯的明无法保护中枢神经系统突触连接中的乙酰胆碱酯酶,因此预处理动物存活后遭受了相当大的脑损伤和显著的性能丧失。因此,建议用植扁豆碱作为一种不带电的化合物,能够跨越血脑屏障,并与不同的抗胆碱能药物相结合。抗胆碱能药物在这里有拮抗的潜力用植物扁豆碱预处理时可能出现的失效中心效应。与吡啶斯的明相比,植扁豆碱的唯一缺点是半衰期较短,因此通过微型渗透泵或透皮贴片连续给药是可取的。在过去的20年里,对实验动物(比格犬、大鼠和豚鼠)的研究一致而令人信服地证明,当用扁豆碱预处理与抗胆碱能药物(阿托品、阿酚碱、多胺、原环利定、苯那嗪等)联合使用时,用扁豆碱预处理。通过不同的给药途径(微渗透泵维持、静脉、单剂量或经皮途径),可以提供相当大的保护,防止包括沙林、梭曼和VX等多种致命剂量的神经性毒剂,而且植斯的明作为预处理比吡斯的明好得多(Harris et al.,1980;Lennox et al.,1992;Meshulam et al.,2001,1995)。在这些研究中,与吡斯的明相比,植斯的明对梭曼有更好的保护作用。在其中一些研究中,植扁豆碱联合抗胆碱能药物(蛇碱),而无须任何其他治疗,能够降低梭曼中毒的实验动物的死亡率(Harris et al.,1980;Lennox et al.,1992)然而,在其他一些国家却没有这样做(philippens,2000)。此外,对脑损伤和丧失工作能力的保护作用是明显的。最近的体内研究是专门设计来监测预处理方案不仅对死亡率的影响,而且对惊厥的发生、意识丧失,以及对学习、记忆障碍和身体丧失能力的影响的影响。一些预处理方案包括植豆碱和原环利定,作为联合胆碱能和谷氨酸能拮抗剂用于预防癫痫发作,被证明用于梭曼挑战是有效的。其中两只包括大鼠(Choi et al.,2004)和豚鼠(leadbet et al.,1985),最近的一项研究包括比格犬(Kim et al.,2005)。在后者中,植扁豆碱和原环利定在梭曼中毒前两天通过经皮贴片注射。这种预处理保护了小猎犬对梭曼甚至4倍 LD_{50} 的死亡和癫痫发作。当贴片预处理与阿托品和HI-6肟治疗后联合使用时,保护作用可达6倍 LD_{50}。Cho等最近进行的一项研究调查了植臭碱和原环利丁的预处理通过透皮贴片对随后梭曼染毒恒河猴的影响。结果表明,经阿托品和肟 HI-6 处理后,动物对 5 倍 LD_{50} 梭曼剂量的有保护作用(Cho et al. ,2012)。

由于这些广泛的体内研究,溴化吡啶斯的明被引入作为几个西方军队的预处理使用。捷克军队开发了 PANPAL 作为预处理剂,其中包括两片,PANPAL A 含有两种脂溶性抗胆碱能药物,盐酸苯那嗪和三己苯基,以及含有溴化吡啶斯的明的 PANPAL B。此外,捷克军队还开发并引入了用于肟 HI-6 的皮肤给药的转化剂(Bajgar et al. ,2015)。美国陆军引进了神经性毒剂吡斯的明预处理组(NAPPS),其中含 21 片溴化吡斯的明,足够进行一周的预处理。

从对氨基甲酸酯类药物吡啶斯的明和酞丁斯的明进行的所有研究中可以明显看出,预处理概念是对抗神经性毒剂毒性的一个重要选择,而且还可以通过改变几个参数对其进行大量改进。包括用药的途径(口服或连续通过经皮途径)和选择抗胆碱能药物的包括在内。研究表明同时对烟碱和毒蕈碱 AChR 具有活性的抗胆碱能药物(如 或具有包括谷氨酸能拮抗作用在内的额外作用的抗胆碱能药物(如 普罗环利定)比纯粹的抗毒蕈碱类药物更具优势。此外,在预处理疗法中加入高效肟(如 HI-6)也有很大优势,因为如果发生中毒,靶组织中已经存在肟。因此,我们应该期待在可预见的将来,有可能推出新型和改进的活性药物组合,用于预处理治疗。因此,我们应该期待在可预见的将来,有可能推出新型和改进的活性药物组合,用于神经性毒剂中毒的预处理。其他几种氨基甲酸酯类药物也被视为预处理药物,包括利伐斯的明(Lavon et al. ,2015), mobam (Gordon et al. ,1978), decarbofuran (Harris & Stitcher, 1984)、新斯的明,但这些药物的效果都不如波司的明。

21.4 可逆乙酰胆碱酯酶抑制剂对神经性毒剂暴露的体内研究

从以往对吡啶斯的明溴化物和吡斯的明(单独使用或与抗胆碱能药物联合使用)的研究中可以看出,在各种动物模型中,几乎所有研究过的预处理无疑都提高了后处理的效率。但氨基甲酸酯类药物的一些缺点也很明显:吡啶斯的明对中枢乙酰胆碱酯酶缺乏保护作用,以及随后出现的脑损伤和能力丧失、吡咯斯的明的半衰期短,因此保护作用的持续时间相对较短。由于吡啶斯的明的中枢作用,可能会出现不良副作用。由于波司的明具有中枢作用,可能会产生不良副作用,因此需要同时使用胆碱能药物,如东莨菪碱、丙环利定或阿朴芬等(Dunn & Sidell, 1989 & Sidell,1989)。由于上述氨基甲酸酯类药物的缺点,人们一直在寻找更好的可逆性 AChE 抑制剂,用于神经性毒剂中毒的预处理。最合理的选择是具有抗胆碱酯酶活性的化合物(图 21.7)。

21.4.1 石杉碱甲

石杉碱甲是研究最广泛的预处理化合物。它是一种天然产物,是从中国石莲花中分离出来的生物碱。随后,Kozikowski 合成了这种物质(Kozikowski et al. ,1991)。动力学研究表明,它是一种缓慢可逆的 AChE 高效抑制剂,其速率常数为 $k_{on} = 10^6\ M^{-1}min^{-1}$(Ashani et al. ,1992)。石杉碱甲是比一种更有效的乙酰胆碱酯酶抑制剂,在大鼠和人类中具有更长的生物半衰期,可穿透血脑屏障(Laganiére et al.,1991;Tang et al.,1989)。天然石杉碱甲是立体化学纯的,用(-)表示,而合成的代表两种异构体的混合物。(-)石杉碱甲是(1)类乙酰胆碱酯酶抑制剂的几倍。Grunwald 是第一个研究石杉碱甲对乙酰胆碱酯酶不可逆抑制的保护作用的人(Grunwald et al.,1994)。该研究合成外消旋石杉碱甲,在体外显示,石杉碱甲对胎牛血清乙酰胆碱酯酶的抑制 90%保护了约 50%的酶活性位点,即使在超过 4 倍摩尔的梭曼孵育两小时后。格伦沃尔德显示 0.5 mg/kg 石杉碱甲在小鼠体内对乙酰胆碱酯酶的抑制作用稳定,在给药后的前 6 h 内在 40%~50%,血浆 BChE 未受到抑制。同样剂量的 PR 为 2,表明石杉碱甲可能成为一种安全、长期的抗神经性毒剂暴露的预处理。另一项在大鼠身上的研究进一步证实了这些发现(Tonduli et al.,2001)。

Lallement(1997)也进行了一项类似的研究,将豚鼠作为更适合的神经性毒剂暴露的动物模型。这项研究还包括监测癫痫病发作和神经元损伤的发生情况。在 $2\times LD_{50}$ 刺激前注射,0.5 mg/kg 可保证所有动物中毒后存活 24 h,没有神经元损伤或癫痫发作。相反,所有用 0.2 mg/kg 溴化吡啶斯的明预处理的动物均表现出癫痫活动,6 只动物中有 5 只因观察到的神经病理改变而死亡。本研究证实,石杉碱甲具有中枢抗胆碱酯酶活性,不仅能够保证梭曼中毒后动物的存活,而且还能防止癫痫发作和神经元损伤的发生。在另一项研究中,Lallmement 等对豚鼠使用不同的给药方案(亚慢性预处理),研究和比较溴化吡斯的明、植斯的碱(单独或与吡多胺联合使用)和石杉碱甲(Lallent et al.,2001)的保护作用。四种预处理方案都通过皮下微型渗透泵给予 6 天,提供约 30%的乙酰胆碱酯酶抑制。之后,每 10 min 注射 3 剂。在这种情况下,所有的动物使用东莨菪碱 1 作为预处理或使用石杉碱甲对惊厥的影响较小。在这种实验情况下,东莨菪碱能最好地防止动物死亡,而石杉碱甲只能延缓动物死亡。作者得出结论认为,在神经性毒剂暴露前的预处理中,结合使用东莨菪碱和石杉碱甲可能是更好的选择。与目前使用的吡啶斯的明、东莨菪碱和石杉碱甲相比,它们可能更适合用于暴露于神经性毒剂后的预处理和标准后治疗(阿托品、地西泮和肟)比目前使用的溴化吡啶斯的明更好。同一研究小组还对作为动物模型的灵长类动物进行了类似的研究(Lallement et al.,2002)。虽然仅限于 4 只动物,但研究表明,与溴化吡斯的明相比,梭曼刺激前的石杉碱甲预处理在减少惊厥和癫痫活动,增加诱导这些作用略好。

一些研究考虑了在抗神经性毒剂暴露的预处理中引入[+]-石杉碱甲。这种异构体是乙酰胆碱酯酶的 38 倍效抑制剂,也不抑制血浆 BChE(McKinney et al.,1991)。因此,它的毒性比同类的要小。研究表明,石杉碱甲的两种异构体以相似的亲和力与 NMDA 受体结合,因此,它们可以防止神经性毒剂暴露期间发生的谷氨酸毒性(Gordon et al.,2001)。Coleman 等证明[+]-石杉碱甲(3 mg/kg)治疗前和治疗后可保护大鼠免受 NMDA 诱发的癫痫(Coleman et al.,2008)。基于这些发现,我们假设相当高剂量的[+]-石杉碱甲,由于其较低的毒性和抗胆碱酯酶活性,可以单独作为对抗神经性毒剂暴露的预处理,或与低剂量的[-]-贺石杉碱甲联合使用。高剂量的[+]异构体将有助于预防神经性毒剂引起的癫痫发作,低剂量的[-]异构体可以保护乙酰胆碱酯酶免受神经性毒剂的不可逆抑制。事实上,这已经证明了相当高剂量的[+]-石杉碱甲(20~40 mg/kg)增加了梭曼暴露大鼠的($1.2\times LD_{50}$)的存活率,减少了中毒的神经行为体征和癫痫发作减少,比目前接受的预处理溴化吡的明更有效(Wang et al.,2011)。同一组的另一项研究测试了异构体 40 mg/kg 的[+]和

0.3 mg/kg 的[-]在豚鼠治疗梭曼($1.2\times LD_{50}$)的结果与单独使用[+]异构体在生存率和行为异常方面的结果更好(Wang,2013)。Pibiri 等的另一项研究证明,共同使用低剂量石杉碱甲(0.05 mg/kg)和咪唑(2 mg/kg)、GABA 受体、防止抽搐、神经元损伤和死亡率,并确保小鼠在氟磷酸二异丙酯(DFP)中毒后 24 h 内完全恢复(Pibiri et al.,2008)。这种组合也被用于阿托品治疗后,并表明相同剂量的石杉碱甲和咪唑,结合阿托品,对小鼠 DFP 中毒比阿托品更有效,也防止癫痫发作,确认具有协同作用。

21.4.2 多奈哌齐

多奈哌齐由 Eisai & Co 设计,作为一种可逆的乙酰胆碱酯酶抑制剂,用于姑息治疗轻度至中度阿尔茨海默病。多奈哌齐的体外实验表现突出对乙酰胆碱酯酶的选择性高于 BChE 的选择性比超过 1 000(Sugimoto et al.,2000),这种选择性也在大鼠动物模型体内中得到了证实(Yamanishi et al.,1990)。多奈哌齐的其他优点还包括相对较长的生物半衰期,约为 60 h(Shigeta & Homma,2001),以及其通过 nAChR 的神经保护作用(Takada-Takatori et al.,2008)。Janowsky 研究了多奈哌齐预处理对 DFP 中毒后症状发生的影响(Janowsky et al.,2004,2005)。这些研究旨在给大鼠注射相对较低的亚致死剂量的 DFP,并监测体温、动力学和诱导腹泻的作用。结果表明,急性预处理多奈哌齐(2 mg/kg)单独或结合东莨菪碱,或中毒前 10 天慢性给药多奈哌齐,可显著拮抗 DFP 中毒大鼠的上述症状。作者证实了这些结果是很有希望的,但还需要其他的研究,包括更高剂量的毒性更大的梭曼。

在另一项研究中,Haug 等(2007)证明了多奈哌齐(2.5 mg/kg)联合普环啶(3~6 mg/kg)对梭曼($1.6\times LD_{50}$)的 Wistar 大鼠具有显著的保护作用。在梭曼中毒 48 h 后,用该联合用药治疗的大鼠中未发现神经病理改变。梭曼暴露 6 h 后,脑乙酰 ChE 活性和乙酰胆碱(ACh)浓度分别为对照组的 5%和 188%。作者的结论是,多奈哌齐和原环利丁的联合使用可能被证明是目前使用的预防神经性毒剂中毒的一种替代方法。

21.4.3 加兰他敏

加兰他敏,一种植物生物碱分离球常见的雪花莲和一些苋科植物,长期被用于麻醉药逆转神经肌肉麻痹由于肌肉松弛剂和已批准在几个国家的对症治疗阿尔茨海默病(Sramek et al.,2000)。加兰他敏是一种中枢作用的高效选择性乙酰胆碱酯酶可逆抑制剂,对 BChE 的效力低 50 倍(Thomsen & Kewitz,1990)。此外,它还具有抗惊厥特性(Dreyer,1968)和预防神经退行性变的能力(Arias et al.,2004;Pereira et al.,2002)。所有这些特性使其成为一种抗神经性毒剂中毒的预处理剂的候选药物。阿尔伯克基是第一个研究加兰他敏对神经性毒剂引起的豚鼠中毒的保护作用的人(Albuquerque et al.,2006)。研究表明,所有经不同剂量加兰他敏(512 mg/kg)预处理和 10 mg/kg 阿托品后处理的动物在沙林和梭曼($1.5\times LD_{50}$)剂量下存活,暴露前或暴露后均无毒性迹象。加兰他敏和阿托品之间的协同作用明显,将加兰他敏的剂量从 5 mg/kg 增加到 8 mg/kg,减少了保护动物免受梭曼或沙林毒性作用所需的阿托品剂量。此外,与常规剂量的溴化吡斯的明或石杉碱甲相比,加兰他敏在预防梭曼中毒后动物致死方面更优越。常见的由躯体中毒引起的脑损伤,如神经元萎缩,海马体水肿,以及杏仁核和梨状皮质的实质海绵状状态在加兰他敏预处理和阿托品后处理的动物中没有。相反,在仅用阿托品治疗的动物中,所有这些神经毒性的迹象都是可见的,这表明甘氨胺是预处理的重要组成部分。同一研究小组显示,在暴露于梭曼($1\times LD_{50}$)30 min前接受加兰他敏(8 mg/kg)治疗的豚鼠能够在没有任何其他治疗后治疗的情况下存活(Pereira et al.,2010)。他们还证明,与单独使用阿托品或单独使用加兰他敏相比,加兰他敏和阿托品的联合治疗,在梭曼刺激后给予30 min,成功地预防了死亡率。加兰他胺也可以防止梭曼($1\times LD_{50}$)刺激豚鼠海马谷氨酸能传递的下降,这可能是预防急性暴露于神经性毒剂后长期出现的认知缺陷的一种可能机制(Aleandrova et al.,2014)。另一项研究(Hilmas et al.,2009)研究了加兰他敏作为阿托品和2-PAM对豚鼠VX治疗后的补充。暴露后使用硫酸阿托品(1~10 mg/kg)和盐酸铂(0.5 mg/kg)和盐酸铂(25 mg/kg)治疗,与致死剂量的VX($2\times LD_{50}$)相比,生存率呈剂量依赖性增加。甘蓝胺10 mg/kg剂量保证豚鼠100%存活,减少癫痫发作持续时间。在食蟹猴中进一步研究了甘氨胺作为抗梭曼暴露的预处理方法(Lane et al.,2020)。研究表明,口服甘氨胺(3.0 mg/kg)、超高剂量梭曼($4\times LD_{50}$)和常规解毒剂阿托品(0.4 mg/kg)、普利肟(30 mg/kg)和咪达唑仑(0.32 mg/kg)的动物在中毒后24 h内存活。这些研究的发现强烈支持加兰他明作为一种抗神经性毒剂中毒的辅助预处理的发展。

从上面描述的所有研究很明显,扁豆碱、碱和甘氨胺有效预防神经性毒剂中毒,但他们提供的防护很大程度上取决于研究设计和几个重要的变量,包括动物模型,给药方案,给药路线,治疗后的变化等。这就是为什么在相同的条件下,同时比较几种预处理药物的效果的研究是非常有价值的。据我们所知,只有少数这样的研究,他们的发现将在下面几行中进行描述。Mikler等(2007)研究了石杉碱甲(0.25 mg/kg)单独或结合加兰他敏(100 mg/kg)、加兰他敏(8 mg/kg)单独或联合相同剂量的加兰他敏、植豆碱(0.5 mg/kg)联合多胺(5 mg/kg)对抗豚鼠梭曼毒性($1.5\times LD_{50}$)。选择卡拉米芬作为预处理的补充,因为其强大的抗毒活性和额外的抗惊厥和神经保护特性。首先研究了单独预处理组合的耐受性,并观察了动物连续7天的毒性迹象、体重变化和胆碱酯酶活性。

结果表明,石杉碱甲与卡拉米芬联合使用优于其他所有组合,仅引起轻微的不良反应。在梭曼的研究中,单独使用加兰他胺优于单独使用石杉碱甲,因为它可以防止五分之三的动物的死亡,而石杉碱甲只能防止六分之一的动物的死亡。这两种药物与卡拉米芬联合使用的效果几乎相同,并显著降低了中毒动物的致死率。

另一项研究比较了四种可逆乙酰胆碱酯酶抑制剂——多奈哌齐、利凡斯的明、石杉碱甲和加兰他敏——对梭曼挑战引起的致死的保护作用(Aracava et al.,2009)。所有动物经加兰他敏(68 mg/kg)或多奈哌齐(6 mg/kg),在梭曼($1.5\times LD_{50}$)后存活,服用阿托品(10 mg/kg),这四种抑制剂之间无显著差异,仅加兰他敏的耐受性最好。然而,如果不提供术后治疗,只有加兰他敏能够提供显著的保护,并降低对致命剂量的梭曼的致死率。本研究证明加兰他敏优于其他三种可逆乙酰胆碱酯酶抑制剂。

一些研究提出使用其他轻度的、临床批准的可逆乙酰胆碱酯酶抑制剂进行预处理,并提出与溴化吡斯的明或毒扁豆碱相比,这些化合物可能用于更高的剂量,副作用更少。这些研究调查了甲氧氯普胺(Petroianu et a.,2005)、5-HT3受体拮抗剂和5-HT4受体激动剂作为止吐药、硫必利(Petroianu et al. ,2006)、具有抗焦虑作用的选择性 D2 和 D3 受体拮抗剂以及组胺 H2 受体拮抗剂(G. A. Petroianu et al. ,2005)。以对羟基苯磺隆或特丁磷砜为神经性毒剂暴露模型,对大鼠进行了几项体内比较研究。暴露于神经性毒剂的模型化合物,同时研究了这些化合物和已有的强效 AChE 抑制剂,包括吡啶斯的明、他克林、7-甲氧他嗪 这些化合物与已有的强效 AChE 抑制剂(包括吡啶斯的明、他克林、7-甲氧他克林和肟 K-27)一起进行了研究(Lorke et al. ,2002),Lorke et al. ,2014;Petroianu et al. ,2007,2013)。在这些研究中,与替必利相比,使用吡啶斯的明进行预处理的效果更好。而在另一项研究中,最有希望的预处理药物是吡斯的明和肟 K-27,而他克林虽然是强效 AChE 抑制剂,但只能提供中等程度的保护。他克林的适度保护作用可能部分归因于它对两种胆碱酯酶的非选择性抑制。对两种胆碱酯酶的非选择性抑制,因此阻断了 BChE 对有机磷的内源性清除作用。BChE 对有机磷的内源性清除作用。Fricke 等(1994)对小鼠进行的另一项研究证明小鼠进行的另一项研究证明,他克林作为预处理只能起到一定的保护作用。

21.5 可逆乙酰胆碱酯酶抑制剂对神经性毒剂不可逆抑制的体外与体内保护作用的关系

如前所述,许多体内临床前研究表明,假不可逆或可逆乙酰胆碱酯酶抑制剂在各种动物模型和研究设计中对神经性毒剂暴露的有效性,但这些化合物的评估受到阻碍,因为人类临床研究,由于临床开发的化合物的物种差异,对人类动物研究的外推往往非常困难。然而,在有机磷中毒中,可逆性乙酰胆碱酯酶抑制剂治疗疗效的潜在机制仍需进一步研究。目前尚不清楚在中毒急性期增加乙酰胆碱酯酶活性是否能提高实验动物的存活率,即可逆抑制是否影响乙酰胆碱酯酶的速率和程度对酶或其他因素的不可逆抑制可能涉及其中。因此,研究体外可逆的乙酰胆碱酯酶抑制潜在的预处理剂和检查这些过程的影响的不可逆抑制酶的神经性毒剂可能提供线索的理解潜在的保护机制和提供指导未来合理设计和选择的预处理剂。

Green (1983)是第一个提出动力学因素乙酰胆碱酯酶之间的反应与预处理药物和神经性毒剂管理氨基甲酸酯的保护作用对神经性毒剂的毒性作用,基于理论动力学分析的主要反应可能发生在乙酰胆碱酯酶暴露于这两种类型的抑制剂的生物。对保护程度最重要的两个主要因素是生物体生存所需的最低胆碱酯酶活性和定义的“酶保护指数”,即 k_2/k_3P_0,其中 k_2 是乙酰胆碱酯酶脱氨基化的速率常数,k_3 是乙酰胆碱酯酶磷酸化的速率常数,p0 是生物体中神经性毒剂的起始浓度(即剂量)。根据这一理论分析,保证游离 AChE 量的酶脱甲酰化越快,AChE 磷酸化越慢,酶对不可逆 AChE 抑制的保护作用越高。考虑到所有这些因素,Green 发现所提出的理论模型与在各种动物模型上确定的保护指标的体内实验结果之间有较好的一致性。

很少有研究对可逆性 AChE 抑制剂进行体外研究,但对于这些化合物 动物模型的体内数据却很少。例如,Radić 和 Taylor(1999)研究了几种外周位点可逆性 AChE 抑制剂,几种外周位点可逆性 AChE 抑制剂(加兰他敏、D-筒箭毒碱、丙啶、阿托品和香豆素衍生物)对几种有机磷化合物的不可逆 AChE 抑制率的影响。几种有机磷化合物(包括对氧磷、氯磷吡喃酮、DDVP 和中性及阳离子烷基甲基硫磷酸酯)对不可逆 AChE 抑制率的影响。有趣的是,大多数外周部位可逆抑制剂实际上在亚摩尔浓度下使不可逆抑制率增加了约 6 倍,而在较高浓度下,降低了不可逆抑制常数,但在最好的情况下,才能达到没有可逆抑制剂的常数水平。本研究中没有给出实验细节,特别是关于乙酰胆碱酯酶抑制的序列,即是否在有机磷加入孵育混合物之前稍微添加外周位点配体,或者是否同时添加两种抑制剂。因此,在这个实验设计中,这些外周位点配体在体外都不能提供任何保护。Jett 等(1999)进行的另一项研究研究了多环芳香烃苯并(a)芘、蒽和氟蒽对有机磷农药毒死蜱不可逆乙酰胆碱酯酶抑制的影响。这三种碳氢化合物都是中等有效的、微摩尔可逆的乙酰胆碱酯酶抑制剂,在含有乙酰胆碱酯酶的培养混合物中同时添加农药会导致酶的添加剂抑制作用。

因此,在体外研究中,可逆抑制剂保护酶免受有机磷的不可逆抑制可能取决于所使用的实验设置和条件,特别是添加抑制剂的顺序。这与在体内实验中获得的观察结果一致,在神经性毒剂中毒后用氨基甲酸盐治疗实验动物只会增强毒性,而不能提供任何保护。

Petroianu 等(Petroianu et al. ,2003,2000;Petroianu,Arafat et al. ,2005)研究了几种中等有效的可逆乙丙胆碱酯酶抑制剂,包括胃复胺、雷尼替丁和 L-乳酸对有机磷农药对氧磷和米帕福的不可逆抑制率的影响。在存在和不存在乙酰胆碱酯酶可逆抑制剂的情况下,根据对氧磷的半抑制浓度位移来估计其保护作用。用这些可逆抑制剂预孵育乙酰胆碱酯酶提供了一定程度的体外保护,以防止对氧松的不可逆抑制。在这些实验中确定的半抑制浓度位移是适度的,在存在可逆抑制剂的情况下,对氧磷酸的半抑制浓度值比没有可逆抑制剂时确定的半抑制浓度值大 1.5~2 倍。此外,由于可逆抑制剂浓度的增加导致对氧磷酸的半抑制浓度位移增加,因此显示了剂量依赖性的保护。雷尼替丁在体内进行了试验(Petroianu et al. ,2006);对氧磷暴露前 30 min 给予雷尼替丁可提高雄性 Wistar 大鼠的存活率,但吡斯的明的效果要好得多。观察到的胃复安和雷尼替丁的保护作用由 Bartling 等进行了进一步的研究(Bartling et al. ,2005)。在本研究中,作为乙酰胆碱酯酶的来源,使用无血红蛋白的人红细胞膜,并在添加 VX(1-40 nM)前 1 min 与临床相关浓度的胃复安(0.5~2 μM)或雷尼替丁(0.5~5 μM)预孵育。这两种化合物都没有增加 VX 的半抑制浓度值,即它们作为对 VX 不可逆抑制的保护剂无效。只有在相当高的浓度下,在添加 VX 前 15 min 约 100 μM,这两种化合物都能够以剂量依赖的方式增加 VX 的半抑制浓度值。作者的结论是,胃复安和雷尼替丁作为抗神经性毒剂暴露的预处理可能效率低下。

上述体外调查的影响可逆抑制剂乙酰胆碱酯酶的不可逆抑制酶可能在某种程度上是不现实的,主要是因为反应物的浓度的变化和积累的产品随着时间的反应。考虑到这一点,Eckert 等(2007)开发了一个动态工作的体外模型,用于估计可逆抑制剂的保护作用。他们开发的生物反应器基于人类红细胞作为乙酰胆碱酯酶的来源颗粒过滤器,不断灌注介质含有乙酰碘化硫胆碱、显色原(DTNB),可逆抑制剂(溴化吡斯的明、扁豆碱和石杉碱甲),以及对氧磷作为神经性毒剂的模型化合物。用光度计以 1.6 s 的短时间间隔连续监测 AChE 活性。在仅使用可逆抑制剂的实验中,毒扁豆碱的甲酰化或活化的时间为 16.9 min,溴化吡斯的明为 27 min,对于非酰化可逆抑制剂石杉碱甲,酶活性快速恢复,半衰期为 4.4 min。在进一步的一系列实验中,这三种化合物的乙酰胆碱酯酶活性可逆抑制水平在 20%~90%,对氧磷的残余活性在 1%~4%,这取决于可逆预抑制水平和特定的可逆抑制剂水平。这一水平的残留活性明显高于没有可逆抑制剂的情况,约为0.3%。在从系统中去除对氧酸和可逆抑制剂后,10%的乙酰胆碱酯酶活性恢复,这也取决于可逆抑制剂的预抑制水平。它还表明当酶被预抑制80%时,AChE的残留活性达到最大,而最大残留活性的水平取决于可逆抑制剂的类型。石杉碱甲的残余活性最高,为4.4%,扁豆碱和溴化吡斯的明的残余活性略低,分别为3.9%和3.4%。根据理论动力学模型,结果表明,乙酰胆碱酯酶的活性强烈依赖于再活化速率常数。在较低的预抑制水平下,较低水平的乙酰胆碱酯酶残留活性水平较低,而在较高的预抑制水平下,较高水平的乙酰胆碱酯酶残留活性水平较高。对于活化速度较慢的化合物,如溴化斯的明和毒扁豆碱,情况则相反。本研究证明,在不可逆抑制剂存在的情况下,用可逆抑制剂预处理可产生更高的乙酰胆碱酯酶活性,而可逆抑制剂的不同动力学行为决定了乙酰胆碱酯酶残留活性的水平,从而决定了保护作用。

在同一作者的另一项研究(Eckert et al.,2007)中,进行了一组类似的实验,使用梭曼作为一种不可逆抑制剂,而不是对氧磷抑制剂。观察到两种化合物之间的显著差异;在乙酰胆碱酯酶预抑制水平下,毒扁豆碱和溴化吡啶斯的明释放了28.5%的AChE活性,去除抑制剂80 min后,而石杉碱甲仅释放了7%。作者解释了这种变化与石杉碱甲与乙酰胆碱酯酶的再活化(解离)速率,这比氨基甲酸酯快得多,因此受保护的酶被释放得更快,可能被梭曼不可逆地抑制,容易老化。然而,作者并没有排除这样一种可能性,即当梭曼负荷更高且在较短的时间内出现时,石杉碱甲可能比氨基甲酸盐等缓慢解离的抑制剂提供更好的保护。另外两项类似的研究(Herkert et al.,2008,2011)证明,来自不同物种(恒河猴、猪和豚鼠)的肌肉乙酰胆碱酯酶和红细胞乙酰胆碱酯酶也可以用于开发的动态体外模型,用于估计可逆抑制剂的保护作用。

一些研究设计了新型可逆高效乙酰胆碱酯酶抑制剂,并在体外测试了它们的保护潜力。基于先前导出的3D-QSAR模型(Vitorović-Todorovićet al.,2012),维多维等人设计并合成了三种新型双结合乙酰乙酯酶抑制剂(Vitorović-Todorović et al.,2012)。Vitorović-Todorović 等(2019)设计并合成了三种新型双结合乙酰胆碱酯酶抑制剂。化合物由他克林和芳酰丙烯酸酰胺片段组成,由连接的8个亚甲基单元连接,如图21.7所示,针对乙酰胆碱酯酶上两个不同的拓扑分离的阴离子区域。针对乙酰胆碱酯酶上两个不同的拓扑分离的阴离子区域。芳基丙烯酸在碎片(Vitorović-Todorović et al.,2013),因为它之前证实其低微摩尔活性和非竞争性的绑定模式(Vitorović-Todorović et al.,2010, 2014),他克林在体内比吡啶斯的明显示更好的保护作用(Petroianu et al.,2013)。这三种化合物是三种胆碱酯酶(HuAChE、HuBChE和EeAChE)的高效低纳摩尔抑制剂。更有效的抑制剂是在芳基苯环(RI1)上没有取代基的化合物或有小取代基的化合物芳酰苯环(RI3),如图21.7所示。可逆抑制的平衡几乎立即达到,在剩余的反应时间内,残留的酶活性是恒定的。稀释实验表明,HuAChE和HuBChE的抑制也完全可逆。研究了三种神经性毒剂塔崩、梭曼和VX在化合物RI1-RI3情况下的抑制动力学,以评估可逆抑制剂对神经性毒剂不可逆抑制的保护作用。所确定的保护指标(PI)计算为神经性毒剂在有无可逆抑制剂时的二级抑制速率常数的比值。实验表明,在高化合物浓度100 nM和化合物RI3浓度5 nM下,化合物能够部分免受神经性毒剂的抑制。在较低的化合物浓度下,由于略高于各自的半抑制浓度值,其影响只是边际的。随后在100 nM处进行测试,但对塔崩、梭曼和VX不可逆抑制的保护作用与5 nM时的效果相似。

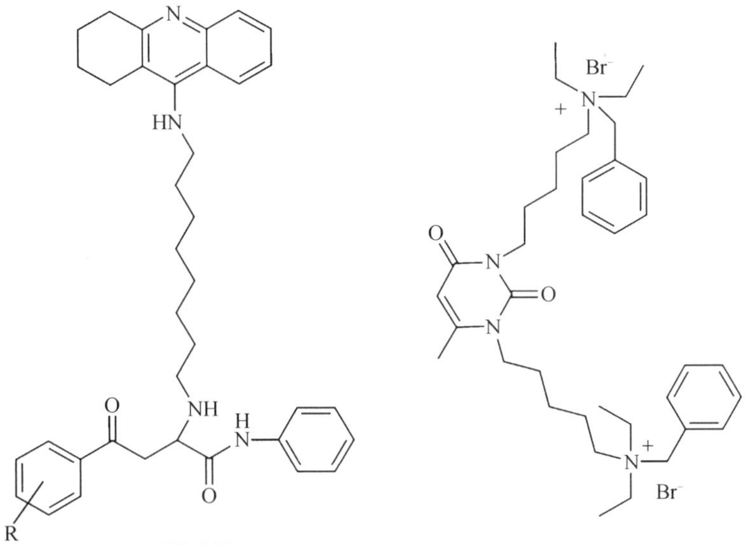

RI1-RI3　　　　C547

图 21.7　新型可逆性乙酰胆碱酯酶抑制剂作为抗神经性毒剂中毒的预处理进行了研究(RI1:R 5 H、RI2:R 5 4-iPr、RI3:R 5 3,4-diMe)

因此,较高浓度的可逆抑制剂并不一定对神经性毒剂的不可逆抑制有更好的保护作用。值得注意的是,不同的化合物虽然在结构、效价和可逆抑制模式上非常相似,但对不同的有机膦酸盐提供了不同的保护。与其他两种化合物(PI 约为 3)相比,化合物 RI3 对不可逆抑制的作用(PI 约为 4)的保护作用略好。化合物 RI1 对不可逆抑制的保护作用要好得多。与 RI2 和 RI3 相比,梭曼(PI 约为 5)。在 VX 不可逆抑制的情况下,化合物 RI1 和 RI2 的保护作用(PI 约为 5.5)远远优于化合物 RI3,后者虽然是最有效的亚纳摩尔可逆抑制剂,但仅提供了边界保护。这表明,不仅抑制作用对神经性毒剂的不可逆抑制具有有效的保护作用,而且可能与其他因素有关。

最近,Lenina 等(2020)提出,慢结合可逆乙酰胆碱酯酶抑制剂与酶分离缓慢,停留时间长,在神经肌肉连接等微观解剖室中停留的时间较长,与其他可逆乙酰胆碱酯酶抑制剂相比,可能显示出更好的保护作用。从这个意义上说,我们设计并研究了新型高效可逆乙酰胆碱酯酶抑制剂,6-甲基尿嘧啶腈衍生物 C547(图 21.7)。C547 的结合动力学特征是在乙酰胆碱酯酶(τ=20 min)上停留时间长,在神经肌肉连接处扩散速度慢。这使得 C547 与乙酰胆碱酯酶的重结合成为可能,从而从神经肌肉连接中缓慢消除。作者研究了在 C547 缺失和存在的情况下,对氧磷抑制乙酰胆碱酯酶的体外动力学。在 C547 为 0.5 nM 的 C547 作用下,对氧磷对乙酰胆碱酯酶的不可逆抑制速度慢了 3 倍,抑制时间为 33.1 min,而没有可逆抑制剂的情况下时间为 10.1 min。在同一项研究中,我们也对小鼠进行了体内效应的研究。在对氧磷暴露前 30 min 注射 0.1 mg/kg 的 C547 和阿托品治疗后(如 15 mg/kg),可提高小鼠的存活率。C547 预处理后的小鼠存活率为 88%,显著高于阿托品预处理后 46% 的小鼠存活率。在对氧磷攻击前 24 和 48 h 给予 C547 时,动物的存活率也很高。相比之下,在对氧磷刺激前 24 h 给予溴化吡啶斯的明(0.15 mg/kg)对对氧磷的毒性作用没有任何保护作用。作者的结论是,长期慢结合可逆乙酰胆碱酯酶抑制剂如 C547 可以被认为是新的潜在药物,以增加 OP 中毒暴露前治疗的时间。

21.6 结论和展望

于上述研究,我们可以得出关于乙酰胆碱酯酶可逆抑制剂抗神经性毒剂暴露的发展和选择的结论。关于乙酰胆碱酯酶可逆抑制剂的动力学行为,似乎具有较低解离率和在酶中停留时间较长的化合物将显示出更高的保护作用,特别是在代谢消除半衰期较长的神经性毒剂中毒的情况下。从这个意义上说,慢结合的真正可逆乙酰胆碱酯酶抑制剂比氨基甲酸酯型抑制剂有优势,因为后者被乙酰胆碱酯酶水解并更快地从生物体中清除。除此之外,这种持久性可逆性乙酰胆碱酯酶抑制剂的给药方案将更容易确定。此外,可能的预处理剂应该能够穿透血脑屏障,这样中枢神经系统中的乙酰胆碱酯酶也可以保护其免受 OP 的不可逆抑制。因此,这种治疗将大大减少脑损伤和丧失能力效应的发生。石杉碱甲和加兰他敏药理学所表现出的神经保护作用,以及与其他一些生物靶点的相互作用,如胆碱能和谷氨酸能拮抗作用,对于单纯和简单地抑制乙酰胆碱酯酶具有很大的优势。

参考文献

Albuquerque, E. X., Pereira, E. F. R., Aracava, Y., Fawcett, W. P., Oliveira, M., Randall, W. R., Hamilton, T. A.,Kan, R. K., Romano, J. A., & Adler, M. (2006). Effective countermeasure against poisoning by organophosphorusinsecticides and nerve agents. *Proceedings of the National Academy of Sciences of the United States of America*, 103 (35), 13220-13225.

Alexandrova, E. A., Alkondon, M., Aracava, Y., Pereira, E. F. R., & Albuquerque, E. X. (2014). Galantamine prevents long-lasting suppression of excitatory synaptic transmission in CA1 pyramidal neurons of somanchallenged guinea pigs. *Neurotoxicology*, 44, 270-278.

Aracava, Y., Pereira, E. F. R., Akkerman, M., Adler, M., & Albuquerque, E. X. (2009). Effectiveness of donepezil, rivastigmine, and (6)huperzine A in counteracting the acute toxicity of organophosphorus nerve agents: Comparison with galantamine. *Journal of Pharmacology and Experimental Therapeutics*, 331(3), 1014-1024.

Arias, M. G., Ales, E., Gabilan., Cano-Abad, N. H., Villaroya, M. F., Garcia, M., & Lopez, A. G. (2004). Galanthamine prevents apoptosis induced by beta-amyloid and thapsigargin: involvent of nicotinic acetylcholine receptors. *Neuropharmacology*, 46.

Ashani, Y., Bhattacharjee, A. K., Leader, H., Saxena, A., & Doctor, B. P. (2003). Inhibition of cholinesterases with cationic phosphonyl oximes highlights distinctive properties of the charged pyridine groups of quaternary oxime reactivators. *Biochemical Pharmacology*,

66(2), 191-202.

Ashani, Y., Peggins, J. O., & Doctor, B. P. (1992). Mechanism of inhibition of cholinesterases by huperzine A. *Biochemical and Biophysical Research Communications*, 184(2), 719-726.

Bajgar, J., Fusek, J., Kassa, J., Kuca, K., & Jun, D. (2015). *Pharmacological Prophylaxis Against Nerve Agent Poisoning*, 979-987.

Bartling, A., Thiermann, H., Szinicz, L., & Worek, F. (2005). Effect of metoclopramide and ranitidine on the inhibition of human AChE by VXin vitro. *Journal of Applied Toxicology*, 25(6), 568-571.

Berry, W. K., & Davies, D. R. (1970). The use of carbamates and atropine in the protection of animals against poisoning by 1, 2, 2-trimethylpropyl methylphosphonofluoridate. *Biochemical Pharmacology*, 19(3), 927-934. Available from https://doi. org/10. 1016/0006-2952(70)90256-X.

Chen, J., Pan, H., Chen, C., Wu, W., Iskandar, K., He, J., Piermartiri, T., Jacobowitz, D. M., Yu, Q. S., McDonough, J. H., Greig, N. H., & Marini, A. M. (2014). (-)-Phenserine attenuates soman-induced neuropathology. *PLoS One*, 9(6).

Cho, Y., Kim, W. S., Hur, G. H., & Ha, Y. C. (2012). Minimum effective drug concentrations of a transdermal patch system containing procyclidine and physostigmine for prophylaxis against soman poisoning in rhesus monkeys. *Environmental Toxicology and Pharmacology*, 33(1), 1-8.

Choi, E. K., Park, D., Yon, J. M., Hur, G. H., Ha, Y. C., Che, J. H., Kim, J., Shin, S., Jang, J. Y., Hwang, S. Y., Seong, Y. H., Kim, D. J., Kim, J. C., & Kim, Y. B. (2004). Protection by sustained release of physostigmine and procyclidine of soman poisoning in rats. *European Journal of Pharmacology*, 505(1-3), 83-91.

Coleman, B. R., Ratcliffe, R. H., Oguntayo, S. A., Shi, X., Doctor, B. P., Gordon, R. K., & Nambiar, M. P. (2008). [+]-Huperzine A treatment protects against N-methyl-d-aspartate-induced seizure/status epilepticus in rats. *Chemico-biological Interactions*, 175(1-3), 387-395.

Darvesh, S., Hopkins, D. A., & Geula, C. (2003). Neurobiology of butyrylcholinesterase. *Nature Reviews Neuroscience*, 4(2), 131-138.

Dirnhuber, P., French, M. C., Green, D. M., Leadbeater, L., & Stratton, J. A. (1979). The protection of primates against soman poisoning by pretreatment with pyridostigmine. *Journal of Pharmacy and Pharmacology*, 31(1),295-299.

Dreyer, R. (1968). Epilepsiebehandlung mit Nivalin? *Munchener Medizinische Wochenschrift*, 110(24), 1481.

Dunn, Hackley, B. E., & Sidell, F. R. (1997). Pretreatment for nerve agent exposure. *Textbook of military medicine: Medical aspects of chemical & biological warfare* (pp. 181-196). Walter Reed Army Medical Center.

Dunn, M. A., & Sidell, F. R. (1989). Progress in medical defense against nerve agents. *JAMA: The Journal of the American Medical Association*, 262(5), 649-652.

Eckert, S., Eyer, P., & Worek, F. (2007). Reversible inhibition of acetylcholinesterase by carbamates or huperzine A increases residual activity of the enzyme upon soman challenge. *Toxicology*, 233(1-3), 180-186.

Eyer, V., Kiderlen., & Meischner. (2003). The current status of oximes in the treatment for OP-comapring two regimes. *Journal of Toxicology*. Clinical Toxicology, 41, 441-443.

Fricke, R. F., Koplovitz, I., Scharf, B. A., & Rockwood, G. A. (1994). Efficacy of tacrine as a nerve agent pretreatment. *Drug and Chemical Toxicology*, 17(1), 15-34.

Gilat, E., Goldman, M., Lahat, E., Levy, A., Rabinovitz, I., Cohen, G., Brandeis, R., Amitai, G., Alkalai, D., & Eshel, G. (2003). Nasal midazolam as a novel anticonvulsive treatment against organophosphate-induced seizure activity inthe guinea pig. *Archives of Toxicology*, 77(3), 167-172.

Gordon, J. J., Leadbeater, L., & Maidment, M. P. (1978). The protection of animals against organophosphate poisoning by pretreatment with a carbamate. *Toxicology and Applied Pharmacology*, 43(1), 207-216.

Gordon, R. K., Nigam,S. V., Weitz, J. A., Dave, J. R., Doctor, B. P., & Ved, H. S. (2001). The NMDA receptor ion channel: a site for binding of Huperzine A. *Journal of Applied Toxicology*: JAT, 21, S47-S51.

Green, A. L. (1983). A theoretical kinetic analysis of the protectiveaction exerted by eserine and other carbamate anticholinesterases against poisoning by organophosphorus compounds. *Biochemical Pharmacology*, 32(11),1717-1722.

Grunwald, J., Raveh, L., Doctor, B. P., & Ashani, Y. (1994). Huperzine A as a pretreatment candidate drug against nerve agent toxicity. *Life Sciences*, 54(14), 991-997.

Harris, L., & Stitcher, D. (1984). Protection against diisopropylfluorophosphate intoxication by pyridostigmine and physostigmine in combination with atropine and mecamylamine. *Naunyn-Schmiedeberg's Archives of Pharmacology*, 327(1), 64-69.

Harris, L. W., Stitcher, D. L., & Heyl, W. C. (1980). The effects of pretreatments with carbamates, atropine and mecamylamine on survival and on Soman-induced alterations in rat and rabbit brain acetylcholine. *Life Sciences*, 26(22), 1885-1891.

Haug, K. H., Myhrer, T., & Fonnum, F. (2007). The combination of donepezil and procyclidine protects against soman-induced seizures in rats. *Toxicology and Applied Pharmacology*, 220(2), 156-163.

Herkert, N. M.,Eckert, S., Eyer, P., Bumm, R., Weber, G., Thiermann, H., & Worek, F. (2008). Identical kinetics of human erythrocyte and muscle acetylcholinesterase with respect to carbamate pre-treatment, residual activity upon soman challenge and spontaneous reactivation after withdrawal of the inhibitors. *Toxicology*, 246(2-3),188-192.

Herkert, N. M., Thiermann, H., & Worek, F. (2011). In vitro kinetic interactions of pyridostigmine, physostigmine and soman with erythrocyte and muscle acetylcholinesterase from different species. *Toxicology Letters*, 206(1), 41–46.

Heyl, W. C., Harris, L. W., & Stitcher, D. L. (1980). Effects of carbamates oil whole blood cholinesterase activity: Chemical protection against Soman. *Drug and Chemical Toxicology*, 3(3), 319–332.

Hilmas, C. J., Poole, M. J., Finneran, K., Clark, M. G., & Williams, P. T. (2009). Galantamine is a novel postexposure therapeutic against lethal VX challenge. *Toxicology and Applied Pharmacology*, 240(2), 166–173.

Inns, R. H., & Leadbeater, L. (1983). The efficacy of bispyridinium derivatives in the treatment of organophosphonate poisoning in the guinea-pig. *Journal of Pharmacy and Pharmacology*, 35(7), 427–433.

Janowsky, D. S., Davis, J. M., & Overstreet, D. H. (2004). Antagonism of anticholinesterase (DFP) toxicityby donepezil plus scopolamine: A preliminary study. In. *Pharmacology, Biochemistry, and Behavior*, 77(2), 337–343.

Janowsky, D. S., Davis, J. M., & Overstreet, D. H. (2005). Anticholinesterase (DFP) toxicity antagonism by chronic donepezil: A potential nerve agent treatment. *Pharmacology, Biochemistry, and Behavior*, 81(4), 917–922.

Jett, D. A., Navoa, R. V., & Lyons, M. A. (1999). Additive inhibitory action of chlorpyrifos and polycyclic aromatic hydrocarbons on acetylcholinesterase activity in vitro. *Toxicology Letters*, 105(3), 223–229.

Kadar, T., Cohen, G., Sahar, R., Alkalai, D., & Shapira, S. (1992). Long-term study of brain lesions following soman, in comparison to dfp and metrazol poisoning. *Human & Experimental Toxicology*, 11(6), 517–523.

Kiderlen, D., Eyer, P., & Worek, F. (2005). Formation and disposition of diethylphosphoryl-obidoxime, a potent anticholinesterase that is hydrolyzed by human paraoxonase (PON1). *Biochemical Pharmacology*, 69(12),1853–1867.

Kim, W. S., Cho, Y., Kim, J. C., Huang, Z. Z., Park, S. H., Choi, E. K., Shin, S., Nam, S. Y., Kang, J. K., Hwang,S. Y., & Kim, Y. B. (2005). Protection by a transdermal patch containing physostigmine and procyclidine of soman poisoning in dogs. *European Journal of Pharmacology*, 525(1–3), 135–142.

Kluwe, W. M. (1987). Efficacy of pyridostigmine against soman intoxication in a primate model. *Proceedings of the 6th Medical Chemical Defense Bioscience Review*, 227–234.

Koelle, G. B. (1946). Protection of cholinesterase against irreversible inactivationby di-isopropyl fluorophosphate in vitro. *The Journal of Pharmacology and Experimental Therapeutics*, 88(3), 232–237.

Koster, R. (1946). Synergism and antagonism between physostigmine and di-isopropyl fluorophosphate in cats. *The Journal of Pharmacology and Experimental Therapeutics*, 88.

Kozikowski, A. P., Xia, Y., Reddy, E. R., Tü ckmantel, W., Kozikowski, A. P., Hanin,

I., & Tang, X. C. (1991). Synthesis of Huperzine A and Its Analogues and Their Anticholinesterase Activity. *Journal of Organic Chemistry*, 56(15), 4636–4645.

Laganiere, S., Corey, J., Tang, X. C., Wülfert, E., & Hanin, I. (1991). Acute and chronic studies with the anticholinesterase huperzine a: Effect on central nervous system cholinergic parameters. *Neuropharmacology*, 30(7), 763–768.

Lallement, G., Carpentier, P., Collet, A., Pernot-Marino, I., Baubichon, D., & Blanchet, G. (1991). Effects of somaninduced seizures on different extracellular amino acid levels and on glutamate uptake in rat hippocampus. *Brain Research*, 563(1–2), 234–240.

Lallement, G., Demoncheaux, J. P., Foquin, A., Baubichon, D., Galonnier, M., Clarençon, D., & Dorandeu, F. (2002). Subchronic administration of pyridostigmine or huperzine to primates: compared efficacy against soman toxicity. *Drug and Chemical Toxicology*, 25(3), 309–320.

Lallement, G., Foquin, A., Dorandeu, F., Baubichon, D., & Carpentier, P. (2001). Subchronic administration of various pretreatments of nerve agent poisoning. II. Compared efficacy against soman toxicity. *Drug and Chemical Toxicology*, 24(2), 165–180.

Lallement, G., Veyret, J., Masqueliez, C., Aubriot, S., Burckhart, M. F., & Baubichon, D. (1997). Efficacy of huperzine in preventing soman-induced seizures, neuropathological changes and lethality. *Fundamental and Clinical Pharmacology*, 11(5), 387–394.

Lane, M., Carter, D., Pescrille, J. D., Aracava, Y., Fawcett, W. P., Basinger, G. W., Pereira, E. F. R., & Albuquerque, E. X. (2020). Oral pretreatment with galantamine effectively mitigates the acute toxicity of a supralethal dose of soman incynomolgus monkeys posttreated with conventional antidotes. *Journal of Pharmacology and Experimental Therapeutics*, 375(1), 115–126.

Lavon, O., Eisenkraft, A., Blanca, M., Raveh, L., Ramaty, E., Krivoy, A., Atsmon, J., Grauer, E., & Brandeis, R. (2015). Isrivastigmine safe as pretreatment against nerve agents poisoning? A pharmacological, physiological and cognitive assessment in healthy young adult volunteers. *Neurotoxicology*, 49, 36–44. Available from https://doi.org/10.1016/j.neuro.2015.05.003.

Leadbeater, L., Inns, R. H., & Rylands, J. M. (1985). Treatment of poisoning by soman. *Toxicological Sciences*, 5(6), 225–231.

Lenina, K. A., Zueva, O. A., Zobov, I. V., Semenov, V. V., Masson, V. E., & Petrov. (2020). Slow binding reversibleinhibitor of acetylcholinesterase with long lasting action for prophylaxis of organophosphate poisoning. *Scientific Reports*, 10.

Lennox, W. J., Harris, L. W., Anderson, D. R., Solana, R. P., Murrow, M. L., & Wade, J. V. (1992). Successful pretreatment/therapy of soman, sarin and vx intoxication. *Drug and Chemical Toxicology*, 15(4), 271–283.

Levy, E., Cohen, G., & Gilat. (2000). Therapeutic vs prophylactic treatment strategies against nerve-agent induced brain injuries. *Proc Med Def Biosci Rev US-AMRMC*, 280–290.

Lorke, D. E., Nurulain, S. M., Hasan, M. Y., Kuča, K., & Petroianu, G. A. (2014). Prophylactic administration of nonorganophosphate cholinesterase inhibitors before acute exposure to organophosphates: Assessment using terbufos sulfone. *Journal of Applied Toxicology*, 34(10), 1096-1103.

Masson, P., & Nachon, F. (2017). Cholinesterase reactivators and bioscavengers for pre-and post-exposure treatments of organophosphorus poisoning. *Journal of Neurochemistry*, 142, 26-40.

McDonough, J. H., McMonagle, J., Copeland, T., Zoeffel, D., & Shih, T. M. (1999). Comparative evaluation of benzodiazepines for control of soman-induced seizures. *Archives of Toxicology*, 73(8-9), 473-478.

McKinney, M., Miller, J. H., Yamada, F., Tuckmantel, W., & Kozikowski, A. P. (1991). Potencies and stereoselectivities of enantiomers of huperzine A for inhibition of rat cortical acetylcholinesterase. *European Journal of Pharmacology*, 203(2), 303-305.

Meshulam, Y., Cohen, G., Chapman, S., Alkalai, D., & Levy, A. (2001). Prophylaxis against organophosphate poisoning by sustained release of scopolamine and physostigmine. *Journal of Applied Toxicology*: JAT, 21, S75-S78.

Meshulam, Y., Davidovici, R., Wengier, A., & Levy, A. (1995). Prophylactic transdermal treatment with physostigmine and scopolamine against soman intoxication in guinea-pigs. *Journal of Applied Toxicology*, 15(4), 263-266.

Michel, H. O., Hackley, B. E., Berkowitz, L., List, G., Hackley, E. B., Gillilan, W., & Pankau, M. (1967). Ageing and dealkylation of soman (pinacolylmethylphosphonofluoridate)-inactivated eel cholinesterase. *Archives of Biochemistry and Biophysics*, 121(1), 29-34. Mikler, T. W., Stewart, J. R., Bohnert, C. S., Williamson, S. T. C., Frew, K. N., & Sawyer, R. (2007). Comparison of Pre-Treatment Regimens Against Soman: In Vivo and in Vitro Analysis of Treatment Tolerability and Efficacy. In Defence against the Effects of Chemical Hazards: Toxicology, Diagnosis and Medical Countermeasures.

Pereira, E. F. R., Aracava, Y., Alkondon, M., Akkerman, M., Merchenthaler, I., & Albuquerque, E. X. (2010). Molecular and cellular actions of galantamine: Clinical implications for treatment of organophosphorus poisoning. *In Journal of Molecular Neuroscience*, 40(1-2), 196-203.

Pereira, E. F. R., Hilmas, C., Santos, M. D., Alkondon, M., Maelicke, A., & Albuquerque, E. X. (2002). Unconventional ligands and modulators of nicotinic receptors. *Journal of Neurobiology*, 53(4), 479-500.

Petras, J. M. (1994). Neurology and Neuropathology of Soman-Induced Brain Injury: An Overview. *Journal of the Experimental Analysis of Behavior*, 61(2), 319-329.

Petroianu, G., Arafat, K., Kosanovic, M., Saleh, A., Camasamudram, V., & Hasan, M. Y. (2003). In vitro protection of red blood cell acetylcholinesterase by metoclopramide from inhibition by organophosphates (paraoxon and mipafox). *Journal of Applied Toxicology*, 23(6), 447-451.

Petroianu, G., Beha, U., Roth, C., Bergler, W., & Rüfer, R. (2000). L-lactate protects in vitro acetylcholinesterase (AChE) from inhibition by paraoxon (E 600). *Journal of Applied Toxicology*, 20(4), 249–257.

Petroianu, G. A., Arafat, K., Schmitt, A., & Hasan, M. Y. (2005). Weak inhibitors protect cholinesterases from strong inhibitors (paraoxon): In vitro effect of ranitidine. *Journal of Applied Toxicology*, 25(1), 60–67.

Petroianu, G. A., Hasan, M. Y., Nurulain, S. M., Arafat, K., Shafiullah, M., & Naseer, O. (2005). Protective agents in acute high-dose organophosphate exposure: comparison of ranitidine with pralidoxime in rats. *Journal of Applied Toxicology*, 25(1), 68–73.

Petroianu, G. A., Hasan, M. Y., Nurulain, S. M., Arafat, K., Shafiullah, M., & Sheen, R. (2006). Tiapride pretreatment in acute exposure to paraoxon: comparison of effects of administration at different points-in-time in rats. *Molecular and Cellular Biochemistry*, 285 (1–2), 79–86.

Petroianu, G. A., Hasan, M. Y., Nurulain, S. M., Arafat, K., Sheen, R., & Nagelkerke, N. (2007). Comparison of two pre-exposure treatment regimens in acute organophosphate (paraoxon) poisoning in rats: Tiapride vs. pyridostigmine. *Toxicology and Applied Pharmacology*, 219(2–3), 235–240.

Petroianu, G. A., Hasan, M. Y., Nurulain, S. M., Shafiullah, M., Sheen, R., & Nagelkerke, N. (2006). Ranitidine in acute high-dose organophosphate exposure in rats: effect of the time-point of administration and comparison with pyridostigmine. basic and clinical. *Pharmacology and Toxicology*, 99(4), 312–316.

Petroianu, G. A., Nurulain, S. M., Shafiullah, M., Hasan, M. Y., Kuˇca, K., & Lorke, D. E. (2013). Usefulness of administration of non-organophosphate cholinesteraseinhibitors before acute exposure to organophosphates: Assessment using paraoxon. *Journal of Applied Toxicology*, 33(9), 894–900.

Petroianu, Georg A., Hasan, M. Y., Nurulain, S. M., Arafat, K., Sheen, R., Saleh, A., & Schmitt, A. (2005). Protective drugs in acute large-dose exposure to organophosphates: a comparison of metoclopramide and tiapride with pralidoxime in rats. *Anesthesia & Analgesia*, 100(2), 382–386.

Philippens, I. H. C. H. M., Melchers, B. P. C., Olivier, B., & Bruijnzeel, P. L. B. (2000). Scopolamine augments the efficacy of physostigmine against soman poisoning in guinea pigs. *Pharmacology, Biochemistry, and Behavior*, 65(1), 175–182.

Pibiri, F., Kozikowski, A. P., Pinna, G., Auta, J., Kadriu, B., Costa, E., & Guidotti, A. (2008). The combination of huperzine A and imidazenil is an effective strategy to prevent diisopropyl fluorophosphate toxicity in mice. *Proceedings of the National Academy of Sciences of the United States of America*, 105(37), 14169–14174.

Radić, Z., & Taylor, P. (1999). The influence of peripheral site ligands on the reaction of symmetric and chiral organophosphates with wildtype and mutant acetylcholinesterases. *In*

Chemico-Biological Interactions, Vols. 119-120, 111-117.

Shigeta, M., & Homma, A. (2001). Donepezil for alzheimer's disease: pharmacodynamic, pharmacokinetic, and clinical profiles. *CNS Drug Reviews*, 7(4), 353-368.

Sramek, J. J., Frackiewicz, E. J., & Cutler, N. R. (2000). Review of the acetylcholinesterase inhibitor galanthamine. *Expert opinion on investigational drugs*, 9(10), 2393-402.

Stojiljković, R., Jokanović, M. P., Lončar-Stojiljković, M., & Škrbić, D. (n. d.). Prophylactic and therapeutic measuresin nerve agents poisonings. In Handbook of Toxicology of Chemical Warfare Agents.

Sugimoto, H., Yamanish, Y., Iimura, Y., & Kawakami, Y. (2000). Donepezil Hydrochloride (E2020) and Other Acetylcholinesterase Inhibitors. *Current Medicinal Chemistry*, 7(3), 303-339.

Takada-Takatori, Y., Kume, T., Ohgi, Y., Izumi, Y., Niidome, T., Fujii, T., Sugimoto, H., & Akaike, A. (2008). Mechanism of neuroprotection by donepezil pretreatment in rat cortical neurons chronically treated with donepezil. *Journal of Neuroscience Research*, 86(16), 3575-3583.

Takahashi, H., Kato, A., Yamashita, E., Naito, Y., Tsuda, S., & Shirasu, Y. (1987). Potentiations of Nmethylcarbamate toxicities by organophosphorus insecticides in male mice. *Toxicological Sciences*, 8(2), 139-146.

Tang, X., De Sarno, P., Sugaya, K., & Giacobini, E. (1989). Effect of huperzine a, a new cholinesterase inhibitor, on the central cholinergic system of the rat. *Journal of Neuroscience Research*, 24(2), 276-285.

Thomsen, T., & Kewitz, H. (1990). Selective inhibition of human acetylcholinesterase by galanthamine in vitro and in vivo. *Life Sciences*, 46(21), 1553-1558.

Tonduli, L. S., Testylier, G., Masqueliez, C., Lallement, G., & Monmaur, P. (2001). Effects of huperzine used as pre-treatment against soman-induced seizures. *Neurotoxicology*, 22(1), 29-37.

Vitorović-Todorović, M. D., Cvijetić, I. N., Juranić, I. O., & Drakulić, B. J. (2012). The 3D-QSAR study of 110 diverse, dual binding, acetylcholinesterase inhibitors based on alignment independent descriptors (GRIND-2). the effects of conformation on predictive power and interpretability of the models. *Journal of Molecular Graphics and Modelling*, 38, 194-210.

Vitorović-Todorović, M. D., Erić-Nikolić, A., Kolundžija, B., Hamel, E., Ristić, S., Juranić, I. O., & Drakulić, B. J. (2013). (E)-4-Aryl-4-oxo-2-butenoic acid amides, chalcone-aroylacrylic acid chimeras: Design, antiproliferative activity and inhibition of tubulin polymerization. *European Journal of Medicinal Chemistry*, 62, 40-50.

Vitorović-Todorović, M. D., Juranić, I. O., Mandić, L. M., & Drakulić, B. J. (2010). 4-Aryl-4-oxo-N-phenyl-2-aminylbutyramides as acetyl-and butyrylcholinesterase inhibitors.

Preparation, anticholinesterase activity, docking study, and 3D structure-activity relationship based on molecular interaction fields. *Bioorganic and Medicinal Chemistry*, 18 (3), 1181-1193.

Vitorović-Todorović, M. D., Koukoulitsa, C., Juranić, I. O., Mandić, L. M., & Drakulić, B. J. (2014). Structural modifications of 4-aryl-4-oxo-2-aminylbutanamides and their acetyl-and butyrylcholinesterase inhibitory activity. Investigation of AChE-ligand interactions by docking calculations and molecular dynamics simulations. *European Journal of Medicinal Chemistry*, 81, 158-175.

Vitorović-Todorović, M. D., Worek, F., Perdih, A., Bauk, S., Vujatović, T. B., & Cvijetić, I. N. (2019). The in vitro protective effects of the three novel nanomolar reversible inhibitors of human cholinesterases against irreversible inhibition by organophosphorous chemical warfare agents. *Chemico-biological Interactions*, 309.

Wang, Y., Wei, Y., Oguntayo, S., Doctor, B. P., & Nambiar, M. P. (2013). A combination of [1] and [-]-Huperzine A improves protection against soman toxicity compared to [1]-Huperzine A in guinea pigs. In. *Chemicobiological Interactions*, 203(1), 120-124. Available from https://doi.org/10.1016/j.cbi.2012.10.016.

Wang, Y., Wei, Y., Oguntayo, S., Jensen, N., Doctor, B. P., & Nambiar, M. P. (2011). [1]-Huperzine a protects against soman toxicity in guinea pigs. *Neurochemical Research*, 36(12), 2381-2390.

Worek, F., Thiermann, H., Szinicz, L., & Eyer, P. (2004). Kinetic analysis of interactions between human acetylcholinesterase, structurally different organophosphorus compounds and oximes. *Biochemical Pharmacology*, 68(11),2237-2248.

Yamanishi, Y., Ogura, H., Kosasa, T., Uchikoshi, K., Sawa, Y., & Yamatsu, K. (1990). Inhibitory action of E2020, anovel acetylcholinesterase inhibitor, on cholinesterase in aged rats. In. *European Journal of Pharmacology*, 183(5), 1935.

第 22 章　预防神经性毒剂中毒的潜在药物:对氧磷酶 1

A. R. Satvik Iyengar[①], Prakashkumar Dobariya[②], Abhay H. Pande[②]

22.1 前　　言

22.1.1 化学战争和有机磷神经性毒剂的威胁

化学武器的使用可以追溯到公元 400 年,在斯巴达和雅典的战争,使用硫蒸汽记录(Kloske & Witkiewicz,2019)。最近的一个例子是第一次世界大战,使用化学毒剂(CWAs)导致了大量伤亡(Kloske & Witkiewicz, 2019)。

有机磷神经性毒剂(OPNAs)是化学毒剂的众多类别之一(Kloske & Witkiewicz,2019)。OPNAs 是一种神经毒性化学物质,已被广泛用于化学战争、恐怖袭击和暗杀(Iyengar & Pande,2016;Iyengar & Pande,2019)。OPNAs 被归类为 G 类和 V 类,然而,最近的事件证明存在一种新的诺维乔克神经性毒剂(表 22.1)(Chai et al. ,2018;Costanzi et al. ,2018;Iyengar & Pande,2016;Iyengar & Pande,2019;Jeong & Choi,2019;Kloske & Witkiewicz,2019)。OPNAs 不可逆地抑制乙酰胆碱酯酶(AChE),导致乙酰胆碱(ACh)积累,从而引起各种毒性作用并最终导致死亡(Balali-Mood & Saber, 2012; Iyengar & Pande, 2016; Iyengar & Pande,2019; Masson & Nachon, 2017)。

表 22.1　有机磷神经性毒剂(OPNAs)的分类

(Bigley & Raushel, 2019; Costanzi et al. , 2018; Iyengar & Pande, 2019; Nachon et al. , 2013; Stone, 2018; Thiermann et al. ,2013)。

有机磷神经性毒剂	例子
G 类神经性毒剂	沙林(GB) 梭曼(GD)
V 类神经性毒剂	VX,VR
诺维乔克类神经性毒剂	A-232,A-234

需要注意的是,针对裁军和不扩散和销毁库存的化学武器的国际条约,称为化学武器公约于 1997 年生效,在 193 个国家生效,为执行该条约,设立了禁止化学武器公约组织

① 印度中央邦乌贾因。
② 印度,旁遮普省,莫哈里,国家药学与教育研究所。

(OPCW)。(Balali-Mood & Saber, 2012; Forman & Timperley, 2019; Iyengar & Pande, 2019; King & Aaron, 2015; Manco et al. ,2018;Timperley, Forman, et al. ,2019)。虽然条约在世界上相当数量的国家,各种事件的使用这些有机磷神经性毒剂(OPNAs)自过去十年以来重新讨论的威胁与使用有机磷神经性毒剂 OPNAs,似乎加强了寻找治疗方法来抵消 OPNA 中毒的影响(Costanzi et al. ,2018;Dolgin,2013;Iyengar & Pande,2019;Masson & Nachon,2017;Stone,2018;Timperley,Abdollahi et al. ,2019;Vale et al. ,2018)。

22.1.2 治疗 OPNA 中毒的对策及其局限性

目前可用的对抗 OPNA 中毒的主要治疗方法包括阿托品(一种乙酰胆碱受体拮抗剂)、普拉吡肟(一种乙酰胆碱酯酶再激活剂)和地西泮(一种抗惊厥药)的组合 (Balali-Mood & Saber, 2012; Iyengar & Pande, 2016; Iyengar & Pande, 2019; Masson & Nachon, 2017; Moshiri et al. ,2014)。其他辅助方法包括使用镁、可乐定、碳酸氢钠、谷氨酸和 NMDA 受体拮抗剂、可逆性乙酰胆碱酯酶阻滞剂(Aracava et al. ,2009;Gill et al. ,2011;Iyengar & Pande, 2016;Iyengar & Pande,2019;Moshiri et al. ,2014)。主要治疗的每一种成分都有一些副作用,如阿托品作为一种乙酰胆碱受体拮抗剂,会导致瞳孔分散和唾液分泌和排尿减少。(Balali-Mood & Saber, 2012; Boyd & Boyd, 1961; Costanzi et al. ,2018; Doctor & Saxena, 2005; Iyengar & Pande, 2016; Jokanovic & Prostran, 2009)普拉利多肟的血脑屏障渗透性较差,长期使用地西泮治疗可能会导致长期耐受性和依赖性。(Buckley et al. ,2005;Calesnick et al. , 1967;Costanzi et al. , 2018;Iyengar & Pande, 2016;Iyengar & Pande, 2019;Masson, 2011;Soukup et al. ,2010;Worek et al. ,1997)。然而,用于对抗 OPNA 中毒的各种现有治疗方法的主要缺点是,它们只处理症状学,因此,在这种情况下,迫切需要开发有能力中和 OPNAs 的对策 (Balali-Mood & Saber, 2012; Iyengar & Pande, 2016; Iyengar & Pande, 2019; Moshiri et al. ,2014)。

22.2 有机磷神经性毒剂中毒的预防对策

预防性药物应能够在最短的时间内中和或降解 OPNAs,从而使 OPNA 中毒不会显现(Iyengar & Pande,2019)。目前设计了几种预防即将发生的 OPNA 中毒的方法,其中之一是开发含有可逆性乙酰乙酯酶阻断剂、吡斯的碱和抗胆碱能药、三己苯和苯并嗪的 PANPAL 片(Bajgar et al. ,2009;Kassa,2006;Timperley,Abdollahi et al. ,2019)。此外,还开发了含有肟 HI-6 的透皮贴片(Bajgar et al. ,2009;Timperley,Abdollahi et al. ,2019)。这两种方法的缺点是,它们只专注于症状缓解,而不能中和 OPNAs。

22.2.1 酶作为预防有机磷神经性毒剂 OPNA 中毒的对策

除了使用上述方法外,酶等生物分子也被研究用于预防有机磷神经性毒剂 OPNA 中毒(Iyengar & Pande,2016;Iyengar & Pande,2019)。这些酶被称为生物清除剂,它们可以通过化学计量学上的结合(如丁基胆碱酯酶(BChE))来中和 OPNA;或者能够催化降解 OPNAs

(如对氧磷酶1和磷磷三酯酶(PTEs)(Cerasoli et al. ,2005;Cerasoli et al. ,2020;Goldsmith & Ashani,2018;Iyengar & Pande,2016;Iyengar & Pande,2019;Masson & Nachon,2017;Masson,2011;Nachon et al. ,2013)。重要的是,BChE作为一种抗OPNA毒性的保护剂,也进行了1期临床试验(NCT00744146)(https://clinicaltrials. gov/ct2/show/NCT00744146)并于2006年获得新药研究资质(Iyengar & Pande,2019;Reed et al. ,2017)。然而,作为一种生物清除剂,可能需要实用高剂量的BChE,因此成本巨大。(Egelkrout et al. ,2017;Geyer et al. ,2010;Iyengar & Pande,2016;Iyengar & Pande,2019;Iyer & Iken,2015;Masson,2011;Reed et al. ,2017)。

22.2.2 有机磷水解酶

我们将具有降解有机磷神经性毒剂OPNAs能力的酶称为有机磷水解酶(OPHEs)(Iyengar & Pande,2016;Iyengar & Pande,2019)。由于OPHEs能够导致OPNAs的催化降解,因此非常适合用于对OPNAs的预防性治疗(Iyengar & Pande,2019)。在人体中其他物种和微生物发现了对氧酶1(PON1)、磷酯酶（PTE),如有机磷水解酶（OPH)、二异丙基氟磷酸酶（DFPase)。(Goldsmith & Ashani, 2018; Iyengar & Pande, 2016;Iyengar & Pande, 2019)这些酶已经在几篇综述中进行了详细的讨论(Bigley & Raushel, 2013; Goldsmith & Ashani, 2018; Iyengar & Pande, 2016; Iyengar & Pande, 2019)得注意的是,一些PON1和其他OPHEs的突变体已经被开发出来,其中一些已经能够在各种动物模型中对OPNA中毒提供相当大的保护（Bigley & Raushel, 2019; Bigley et al. ,2019; Goldsmith & Ashani, 2018; Iyengar & Pande, 2019)。然而,由于发展免疫和更高的清除率,使用非人类口服疫苗可能不适合预防(Goldsmith & Ashani, 2018; Iyengar & Pande, 2019; Jun et al. ,2010)。由于PON1是一种人类起源的OPHE,因此它最适合预防OPNA中毒(Bajaj et al. ,2014;Iyengar & Pande,2019)。

22.3 对氧磷酶1作为预防有机磷神经性毒剂的预防对策

PON1是一种约43 kDa的糖蛋白,在肝脏中合成,具有芳酯酶、内酯酶和磷酸三酯酶活性(Bajaj et al. ,2014)。PON1及其突变体已经在各种有机磷神经性毒剂OPNA中毒的动物模型中进行了广泛的研究(Goldsmith & Ashani, 2018; Iyengar & Pande, 2019)。

理想的预防性OPHE的理想性能值为k_{cat}/K_M值$>5\times10^7\ M^{-1}min^{-1}$对OPNAs,据了解,这个幅度的值将可以使95%或以上的OPNAs在不到10 s内降解（Goldsmith & Ashani, 2018; Iyengar & Pande, 2016; Iyengar & Pande, 2019; Worek et al. ,2016)在2019年的一篇论文中,OPCW的科学顾问委员会概述了一些其他可取的特征预防OPHE,比如它也应该有广谱的催化能力能够降低解多种有机磷(Timperley,Abdollhi,2019)。此外,它应该在催化时或催化后不会引起或产生非常低的免疫反应,它应该有相当长的循环半衰期,并且应该具有较好的成本效益(Timperley,Abdollahi et al. ,2019)。

PON1满足了上述几个标准。如PON1的突变体4E9、IIG1和1-I-F11对G类毒性更强

的异构体具有 10^7 级的活性(Goldsmith & Ashani,2018;Goldsmith et al. ,2012;Gupta et al. ,2011;Iyengar & Pande,2019)。虽然 PON1 是一种真核蛋白,但 PON1 及其突变体已在大肠杆菌表达系统中表达出了相当高的产量(Bajaj et al. ,2015;Goldsmith et al. ,2012;Gupta et al. ,2011;Iyengar & Pande,2019;Stevens et al. ,2008;Tawfik et al. ,2010)此外,众所周知,有机磷和 OPNA 中毒会导致氧化应激和炎症的发展,在这方面,由于 PON1 具有抗炎和抗氧化特性,使用其进行预防可能具有优势(Aharoni et al. ,2013;Banks & Lein,2012;Dhote et al. ,2007;Flannery et al. , 2016; Li et al. , 2015; Mahrooz, 2016; Pearson-Smith & Patel, 2020; Timperley,Abdollahi et al. ,2019)。

22.4 进一步开发对氧磷酶 1 以预防有机磷神经性毒剂中毒

尽管 PON1 具有几个可取的特征,但使用 PON1 作为有效预防 OPNA 中毒的药物仍有一些局限性需要克服(Iyengar & Pande,2019)。例如,PON1 对 V 类毒剂的活性明显较低,需要进一步尝试利用诱变等技术来改进 PON1 的变体,以提高 PON1 的活性,以达到治疗 V 类毒剂的理想效果 (Bigley & Raushel, 2019; Goldsmith & Ashani, 2018; Gupta et al. ,2011; Iyengar & Pande, 2016; Iyengar & Pande, 2019; Kirby et al. ,2013; Packer & Liu, 2015)。值得注意的是,磷酯酶 PTEs 的混合已被证明对 OPNAs 有效,同样也可以尝试使用 PON1 的变体,以实现广泛的活性(Despotovic et al. ,2019)。通过以包涵体的形式表达 PON1,然后在体外重折叠,可以进一步提高 PON1 的产量(Bajaj et al. ,2015; Baneyx & Mujacic, 2004; GarciaFruitos et al. ,2012; Iyengar & Pande, 2016; Iyengar & Pande, 2019; Mayer & Buchner, 2004),此外,还可以进一步探索其他表达系统,如酵母,以实现高产成本效益的 PON1 生产(Madhavan et al. ,2021)。

虽然 PON1 的 IIG1 突变体在豚鼠体内 3 h 的过程中显示出稳定的血浆浓度,但仍有必要对 PON1 的循环半衰期进行测试(Iyengar & Pande, 2019; Worek et al. et al. ,2016)。治疗时分子量小于 50 kDa 的治疗用蛋白质会迅速排出体外。而 PON1 的分子量约为 43 kDa,因此在给药后可能会被迅速清除(Bajaj et al. ,2014; Kontermann, 2016)。如前所述,治疗有机磷神经性毒剂 OPNA 中毒的理想治疗候选药物应该具有高循环半衰期和低免疫反应,因此应该大量研究开发具有药代动力学特性和低免疫原性的 PON1 变体(Iyengar & Pande, 2019)。为此,通过蛋白嵌合开发治疗性融合蛋白的几种方法可以用来增加 PON1 的半衰期(Alconcel et al. ,2011;Iyengar & Pande,2016;Iyengar & Pande,2019;Iyengar et al. ,2019;Kontermann,2016;Strohl,2015)。有趣的是,表位预测可能有助于降低免疫原性(Iyengar et al. ,2019;Strohl,2015)。在这方面,利用 PTE 和聚(羧基甜菜碱)的变体开发的纳米传感器可提供长达 7 天的沙林防护(Bigley & Raushel,2019;Zhang et al. ,2019)。PON1 也可以采用类似的方法。PON1 的嵌合体可用于血脑屏障渗透(Boado et al. ,2008)。由于治疗蛋白会引起固有的免疫反应,因此对开发的 PON1 嵌合体进行严格的免疫原性、安全性和毒性测试也很重要。(De Groot & Scott,2007;Fernandez et al. ,2018;Schellekens,2010)。

22.5 结论和展望

缺乏有效的有机磷神经性毒剂 OPNA 中毒对策是目前一个令人担忧的问题。我们认为 PON1 非常适合预防有机磷神经性毒剂 OPNA 中毒的预防治疗。然而，为了根据本章中所要求的标准来生成 PON1，还需要进行很多研究。此外，由于用于检测的 OPNAs 的获取途径有限，开发和使用无毒的 OPNAs 显色类似物和神经性毒剂模拟剂可以加速更好的 PON1 催化变体的开发（Chambers et al.，2015；Iyengar & Pande，2019；Meek et al.，2012；Nagao et al.，1997；Ohta et al.，2006；Samir et al.，2019）。此外，USFDA 引入的动物疗效规则的应用可以为迅速批准 PON1 作为预防药物（Aebersold，2012；Iyengar & Pande，2019；Pereira et al.，2014；Reed et al.，2017）。开发 PON1 作为预防有机磷神经性毒剂 OPNA 中毒的药物，需要世界各地的主要研究人员、专家和政府机构需要共同合作。

参考文献

Aebersold, P. (2012). FDA experience with medical countermeasures under the animal rule. *Advances in Preventive Medicine*, 2012, 2090-3499, 507571.

Aharoni, S., Aviram, M., & Fuhrman, B. (2013). Paraoxonase 1 (PON1) reduces macrophage inflammatory responses. *Atherosclerosis*, 228, 353-361.

Alconcel, S. N. S., Baas, A. S., & Maynard, H. D. (2011). FDA-approved poly(ethylene glycol) protein conjugate drugs. *Polymer Chemistry*, 2, 1442-1448.

Aracava, Y., Pereira, E. F., Akkerman, M., Adler, M., & Albuquerque, E. X. (2009). Effectiveness of donepezil, rivastigmine, and (1/-) huperzine A in counteracting the acute toxicity of organophosphorus nerve agents: comparison with galantamine. *The Journal of Pharmacology and Experimental Therapeutics*, 331, 1014-1024.

Bajaj, P., Tripathy, R. K., Aggarwal, G., & Pande, A. H. (2014). Human paraoxonase 1 as a pharmacologic agent: limitations and perspectives. *The Scientific World Journal*, 2014, 854391.

Bajaj, P., Tripathy, R. K., Aggarwal, G., & Pande, A. H. (2015). Expression and purification of biologically active recombinant human paraoxonase 1 from inclusion bodies of Escherichia coli. *Protein Expression and Purification*, 115, 95-101.

Bajgar, J., Fusek, J., Kassa, J., Kuca, K., & Jun, D. (2009). Chemical aspects of pharmacological prophylaxis against nerve agent poisoning. *Current Medicinal Chemistry*, 16, 2977-2986.

Balali-Mood, M., & Saber, H. (2012). Recent advances in the treatment of organophosphorous poisonings. *Iranian Journal of Medical Sciences*, 37, 74-91.

Baneyx, F., & Mujacic, M. (2004). Recombinant protein folding and misfolding in Escherichia coli. *Nature Biotechnology*, 22, 1399 1408.

Banks, C. N., & Lein, P. J. (2012). A review of experimental evidence linking neurotoxic organophosphorus compounds and inflammation. *Neurotoxicology*, 33, 575–584.

Bigley, A. N., & Raushel, F. M. (2013). Catalytic mechanisms for phosphotriesterases. *Biochimica et Biophysica Acta*, 1834, 443–453.

Bigley, A. N., & Raushel, F. M. (2019). The evolution of phosphotriesterase for decontamination and detoxification of organophosphorus chemical warfare agents. *Chemico-Biological Interactions*, 308, 80–88.

Bigley, A. N., Desormeaux, E., Xiang, D. F., Bae, S. Y., Harvey, S. P., & Raushel, F. M. (2019). Overcoming the challenges of enzyme evolution to adapt phosphotriesterase for v-agent decontamination. *Biochemistry*, 58,2039–2053.

Boado, R. J., Zhang, Y., Zhang, Y., Wang, Y., & Pardridge, W. M. (2008). IgG-paraoxonase-1 fusion protein for targeted drug delivery across the human blood-brain barrier. *Molecular Pharmaceutics*, 5, 1037–1043.

Boyd, C. E., & Boyd, E. M. (1961). The acute toxicity of atropine sulfate. *Canadian Medical Association Journal*, 85,1241–1244.

Buckley, N. A., Eddleston, M., & Szinicz, L. (2005). Oximes for acute organophosphate pesticide poisoning. Cochrane Database of Systematic Reviews, CD005085.

Calesnick, B., Christensen., & Richter, M. (1967). Human toxicity of various oximes. 2-Pyridine aldoxime methyl chloride, its methane sulfonate salt, and 1,1'-trimethylenebis-(4-formylpyridinium chloride). *Archives of Environmental Health*, 15, 599–608.

Cerasoli, D. M., Armstrong, S. J., Reeves, T. E., Hodgins, S. M., Kasten, S. A., Lee-Stubbs, R. B., Cadieux, C. L.,Otto, T. C., Capacio, B. R., & Lenz, D. E. (2020). Butyrylcholinesterase, a stereospecific in vivo bioscavenger against nerve agent intoxication. *Biochemical Pharmacology*, 171, 113670.

Cerasoli, D. M., Griffiths, E. M., Doctor, B. P., Saxena, A., Fedorko, J. M., Greig, N. H., Yu, Q. S., Huang, Y.,Wilgus, H., Karatzas, C. N., Koplovitz, I., & Lenz, D. E. (2005). In vitro and in vivo characterization of recombinant human butyrylcholinesterase (Protexia) as a potential nerve agent bioscavenger. *Chemico-Biological Interactions*, 157–158, 363–365.

Chai, P. R., Hayes, B. D., Erickson, T. B., & Boyer, E. W. (2018). Novichok agents: a historical, current, and toxicological perspective. *ToxicologyCommunications*, 2, 45–48.

Chambers, J. E., Chambers, H. W., Meek, E. C., Funck, K. E., Bhavaraju, M. H., Gwaltney, S. R., & Pringle, R. B. (2015). Novel nucleophiles enhance the human serum paraoxonase 1 (PON1)-mediated detoxication of organophosphates. *Toxicological Sciences: an Official Journal of the Society of Toxicology*, 143, 46–53.

Costanzi, S., Machado, J. H., & Mitchell, M. (2018). Nerve agents: what they are, how they work, how to counter them. *ACS Chemical Neuroscience*, 9, 873–885.

De Groot, A. S., & Scott, D. W. (2007). Immunogenicity of protein therapeutics. Trends in

Immunology, 28, 482–490.

Despotovic, D., Aharon, E., Dubovetskyi, A., Leader, H., Ashani, Y., & Tawfik, D. S. (2019). A mixture of three engineered phosphotriesterases enables rapid detoxification of the entire spectrum of known threat nerve agents. Protein Engineering, *Design & Selection: PEDS*, 32, 169–174.

Dhote, F., Peinnequin, A., Carpentier, P., Baille, V., Delacour, C., Foquin, A., Lallement, G., & Dorandeu, F. (2007). Prolongedinflammatory gene response following soman-induced seizures in mice. *Toxicology*, 238, 166–176.

Doctor, B. P., & Saxena, A. (2005). Bioscavengers for the protection of humans against organophosphate toxicity. *Chemico-Biological Interactions*, 157–158, 167–171.

Dolgin, E. (2013). Syrian gas attack reinforces need for better anti-sarin drugs. *Nature Medicine*, 19, 1194–1195.

Egelkrout, E., Hayden, C., Wales, M., Walker, J., Novikov, B., Grimsley, J., & Howard, J. (2017). Production of the bioscavenger butyrylcholinesterase in maize. *Molecular Breeding*, 37, 136.

Fernandez, L., Bustos, R. H., Zapata, C., Garcia, J., Jauregui, E., & Ashraf, G. M. (2018). Immunogenicity in protein and peptide based-therapeutics: an overview. *Current Protein & Peptide Science*, 19, 958–971.

Flannery, B. M., Bruun, D. A., Rowland, D. J., Banks, C. N., Austin, A. T., Kukis, D. L., Li, Y., Ford, B. D., Tancredi, D. J., Silverman, J. L., Cherry, S. R., & Lein, P. J. (2016). Persistent neuroinflammation and cognitive impairment in a rat model of acute diisopropylfluorophosphate intoxication. *Journal of Neuroinflammation*, 13, 267.

Forman, J. E., & Timperley, C. M. (2019). Is there a role for green and sustainable chemistry in chemical disarmament and nonproliferation? current opinion in greenand sustainable. *Chemistry (Weinheim an der Bergstrasse, Germany)*, 15, 103–114.

Garcia-Fruitos, E., Vazquez, E., Diez-Gil, C., Corchero, J. L., Seras-Franzoso, J., Ratera, I., Veciana, J., & Villaverde, A. (2012). Bacterial inclusion bodies: making gold from waste. *Trends in Biotechnology*, 30, 65–70.

Geyer, B. C., Kannan, L., Garnaud, P. E., Broomfield, C. A., Cadieux, C. L., Cherni, I., Hodgins, S. M., Kasten, S. A., Kelley, K., Kilbourne, J., Oliver, Z. P., Otto, T. C., Puffenberger, I., Reeves, T. E., Robbins, N., 2ND, Woods, R. R., Soreq, H., Lenz, D. E., Cerasoli, D. M., & Mor, T. S. (2010). Plant-derived human butyrylcholinesterase, but not an organophosphorous-compound hydrolyzing variant thereof, protects rodents against nerve agents. *Proceedings of the National Academy of SciencesUnited States of America*, 107, 20251–20256.

Gill, K. D., Flora, G., Pachauri, V., & Flora, S. J. S. (2011). Neurotoxicity of organophosphates and carbamates. Anticholinesterase pesticides (pp. 237 265). Hoboken, NJ: John Wiley & Sons, Inc.. Goldsmith, M., & Ashani, Y. (2018). Catalytic bioscavengers as countermeasures against organophosphate nerve agents. *Chemico-Biological Interactions*, 292, 50–64.

Goldsmith, M., Ashani, Y., Simo, Y., Ben-David, M., Leader, H., Silman, I., Sussman, J. L., & Tawfik, D. S. (2012). Evolved stereoselective hydrolases for broad-spectrum G-type nerve agent detoxification. *Chemistry & Biology*, 19, 456–466.

Gupta, R. D., Goldsmith, M., Ashani, Y., Simo, Y., Mullokandov, G., Bar, H., Ben-David, M., Leader, H., Margalit, R., Silman, I., Sussman, J. L., & Tawfik, D. S. (2011). Directed evolution of hydrolases for prevention of G-type nerve agent intoxication. *Nature Chemical Biology*, 7, 120–125.

Iyengar, A. R., & Pande, A. H. (2016). Organophosphate-hydrolyzing enzymes as first-line of defence against nerve agent-poisoning: perspectives and the road ahead. *The Protein Journal*, 35, 424–439.

Iyengar, A. R. S., & Pande, A. H. (2019). Is Human paraoxonase 1 the saviour against the persistent threat of organophosphorus nerve agents? *Protein and Peptide Letters*, 26, 471–478.

Iyengar, A. R. S., Gupta, S., Jawalekar, S., & Pande, A. H. (2019). Protein chimerization: a new frontier for engineering protein therapeutics with improved pharmacokinetics. *The Journal of Pharmacology and Experimental Therapeutics*, 370, 703–714.

Iyer, R., & Iken, B. (2015). Protein engineering of representative hydrolytic enzymes for remediation of organophosphates. *Biochemical Engineering Journal*, 94, 134–144.

Jeong, K., & Choi, J. (2019). Theoretical study on the toxicity of 'Novichok' agent candidates. *Royal Society open science*, 6, 190414. 8.

Jokanovic, M., & Prostran, M. (2009). Pyridinium oximes as cholinesterase reactivators. Structure-activity relationship and efficacy in the treatmentof poisoning with organophosphorus compounds. *Current Medicinal Chemistry*, 16, 2177-2188.

Jun, D., Musilova, L., Link, M., Loiodice, M., Nachon, F., Rochu, D., Renault, F., & Masson, P. (2010). Preparationand characterization of methoxy polyethylene glycol-conjugated phosphotriesterase as a potential catalytic bioscavenger against organophosphate poisoning. *Chemico-Biological Interactions*, 187, 380–383.

Kassa, J. (2006). Therapeutic and neuroprotective efficacy of pharmacological pretreatment and antidotaltreatment of acute tabun or soman poisoning with the emphasis on pretreatment drug PANPAL. *Arh za higijenu rada i toksikologiju*, 57, 427–434.

King, A. M., & Aaron, C. K. (2015). Organophosphate and carbamate poisoning. *Emergency Medicine Clinics of North America*, 33, 133–151.

Kirby, S. D., Norris, J. R., Richard Smith, J., Bahnson, B. J., & Cerasoli, D. M. (2013). Human paraoxonase double mutants hydrolyze V and G class organophosphorus nerve agents. *Chemico-Biological Interactions*, 203, 181–185.

Kloske, M., & Witkiewicz, Z. (2019). Novichoks-The A group of organophosphorus chemical warfare agents. *Chemosphere*, 221, 672–682.

Kontermann, R. E. (2016). Half-life extended biotherapeutics. *Expert Opinion on Biological Therapy*, 16, 903 915.

Li, Y., Lein, P. J., Ford, G. D., Liu, C., Stovall, K. C., White, T. E., Bruun, D. A., Tewolde, T., Gates, A. S., Distel, T. J., Surles-Zeigler, M. C., & Ford, B. D. (2015). Neuregulin-1 inhibits neuroinflammatory responses in a rat model of organophosphate-nerve agent-induced delayed neuronal injury. *Journal of Neuroinflammation*, 12, 64.

Madhavan, A., Arun, K. B., Sindhu, R., Krishnamoorthy, J., Reshmy, R., Sirohi, R., Pugazhendi, A., Awasthi, M. K., Szakacs, G., & Binod, P. (2021). Customized yeast cell factories for biopharmaceuticals: from cell engineering to process scale up. *Microbial Cell Factories*, 20(1), 124.

Mahrooz, A. (2016). Pharmacological interactions of paraoxonase 1 (PON1): A HDL-bound antiatherogenic enzyme. *Current Clinical Pharmacology*, 11, 259–264.

Manco, G., Porzio, E., & Suzumoto, Y. (2018). Enzymatic detoxification: a sustainable means of degrading toxic organophosphate pesticides and chemical warfare nerve agents. *Journal of Chemical Technology & Biotechnology*, 93, 2064–2082.

Masson, P., & Nachon, F. (2017). Cholinesterase reactivators and bioscavengers for pre-and post-exposure treatments of organophosphorus poisoning. *Journal of Neurochemistry*, 142 (Suppl 2), 26–40.

Masson, P. (2011). Evolution of and perspectives on therapeutic approaches to nerve agent poisoning. *Toxicology Letters*, 206, 5. 13.

Mayer, M., & Buchner, J. (2004). Refolding of inclusion body proteins,. *Methods in molecular medicine* (94, pp. 239 254). Springer.

Meek, E. C., Chambers, H. W., Coban, A., Funck, K. E., Pringle, R. B., Ross, M. K., & Chambers, J. E. (2012). Synthesis and in vitro and in vivo inhibition potencies of highly relevant nerve agent surrogates. *Toxicological Sciences: an Official Journal of the Society of Toxicology*, 126, 525–533.

Moshiri, M., Alizadeh, A., & Balali-Mood, M. (2014). Clinical management of organophosphorus nerve agents' poisonings. In M. Balali-Mood, & M. Abdollahi (Eds.), Basic and Clinical Toxicology of Organophosphorus Compounds. London: Springer.

Nachon, F., Brazzolotto, X., Trovaslet, M., & Masson, P. (2013). Progress in the development of enzyme-based nerve agent bioscavengers. *Chemico-Biological Interactions*, 206, 536–544.

Nagao, M., Takatori, T., Matsuda, Y., Nakajima, M., Niijima, H., Iwase, H., Iwadate, K., & Amano, T. (1997). Detection of sarin hydrolysis products from sarin-like organophosphorus agent-exposed human erythrocytes. *Journal of Chromatography B: Biomedical Sciences and Applications*, 701, 9–17.

Ohta, H., Ohmori, T., Suzuki, S., Ikegaya, H., Sakurada, K., & Takatori, T. (2006).

New safe method for preparation of sarin-exposed human erythrocytes acetylcholinesterase using non-toxic and stable sarin analogue isopropyl p-nitrophenyl methylphosphonate and its application to evaluation of nerve agent antidotes. *Pharmaceutical Research*, 23,2827–2833.

Packer, M. S. , & Liu, D. R. (2015). Methods for the directed evolution of proteins. *Nature Reviews Genetics*, 16(7), 379–394.

Pearson-Smith, J. N. , & Patel, M. (2020). Antioxidant drug therapy as a neuroprotective countermeasure of nerve agent toxicity. *Neurobiology of Disease*, 133, 104457.

Pereira, E. F. R. , Aracava, Y. , DeTolla, L. J. , Jr. , Beecham, E. J. , Basinger, G. W. , Jr. , Wakayama, E. J. , & Albuquerque, E. X. (2014). Animal models that best reproduce the clinical manifestations of human intoxication with organophosphorus compounds. *Journal of Pharmacology and Experimental Therapeutics*, 350(2),313–321. Available from https://doi. org/10. 1124/jpet. 114. 214932.

Reed, B. A. , Sabourin, C. L. , & Lenz, D. E. (2017). Human butyrylcholinesterase efficacy against nerve agent exposure. *Journal of Biochemical and Molecular Toxicology*, 31.

Samir, F. D. A. C. , Alessandro, B. C. S. , & Kamil, K. (2019). Nerve agents' surrogates: invaluable tools for development of acetylcholinesterase reactivators. *Current Organic Chemistry*, 23, 1539–1559.

Schellekens, H. (2010). The immunogenicity of therapeutic proteins. *Discovery Medicine*, 9, 560–564.

Soukup, O. , Tobin, G. , Kumar, U. K. , Binder, J. , Proska, J. , Jun, D. , Fusek, J. , & Kuca, K. (2010). Interaction of nerve agent antidotes with cholinergic systems. *Current Medicinal Chemistry*, 17, 1708–1718.

Stevens, R. C. , Suzuki, S. M. , Cole, T. B. , Park, S. S. , Richter, R. J. , & Furlong, C. E. (2008). Engineered recombinant human paraoxonase 1 (rHuPON1) purified from Escherichia coli protects against organophosphate poisoning. *Proceedings of the National Academy of Sciences*, 105, 12780–12784.

Stone, R. (2018). U. K. attack puts nerve agent in the spotlight. Strohl, W. R. (2015). Fusion proteins for half-life extension of biologics as a strategy to make biobetters. *Science* (New York, N. Y.), 359, 1314–1315.

BioDrugs: Clinical Immunotherapeutics, Biopharmaceuticals and Gene Therapy, 29, 215–239.

Tawfik, D. S. , Aharoni, A. , Gaydukov, L. , Sussman, J. L. & Silman, I. (2010). Pon polypeptides polynucleotides encooing same and compositions and methods utilizing same. August 31, 2010.

Thiermann, H. , Worek, F. , & Kehe, K. (2013). Limitations and challenges in treatment of acute chemical warfare agent poisoning. *Chemico-Biological Interactions*, 206, 435–443.

Timperley, C. M. , Abdollahi, M. , Al-Amri, A. S. , Baulig, A. , Benachour, D. , Borrett, V. , Carino, F. A. , Geist, M. , Gonzalez, D. , Kane, W. , Kovarik, Z. , Martinez-Alvarez, R. , Fusaro Mourao, N. M. , Neffe, S. , Raza, S. K. ,Rubaylo, V. , Suarez, A.

G. , Takeuchi, K. , Tang, C. , . . . Suri, V. (2019). Advice on assistance and protection from the Scientific Advisory Board of the Organisation for the Prohibition of Chemical Weapons: Part 2. On preventing and treating health effects from acute, prolonged, and repeated nerve agent exposure, and the identification of medical countermeasures able to reduce or eliminate the longer term health effects of nerve agents. *Toxicology*, 413, 13-23.

Timperley, C. M. , Forman, J. E. , Abdollahi, M. , Al-Amri, A. S. , Baulig, A. , Benachour, D. , Borrett, V. , Carino, F. A. , Geist, M. , Gonzalez, D. , Kane, W. , Kovarik, Z. , Martinez-Alvarez, R. , Mourao, N. M. F. , Neffe, S. , Raza, S. K. , Rubaylo, V. , Suarez, A. G. , Takeuchi, K. , . . . Holen, S. (2019). Advice on assistance and protection provided by the scientific advisory board of the organisation for the prohibition of chemical weapons: part 1. on medical care and treatment of injuries from nerve agents. *Toxicology*, 415, 56-69.

Vale, J. A. , Marrs, T. O. , & Maynard, R. C. (2018). Novichok: a murderous nerve agent attack in the UK. *Clin Toxicol (Phila)*, 56, 1093-1097.

Worek, F. , Backer, M. , Thiermann, H. , Szinicz, L. , Mast, U. , Klimmek, R. , & Eyer, P. (1997). Reappraisal of indications and limitations of oxime therapy in organophosphate poisoning. *Human & Experimental Toxicology*, 16, 466-472.

Worek, F. , Seeger, T. , Goldsmith, M. , Ashani, Y. , Leader, H. , Sussman, J. S. , Tawfik, D. , Thiermann, H. , & Wille, T. (2014). Efficacy of the rePON1 mutant IIG1 to prevent cyclosarin toxicity in vivo and to detoxify structurally different nerve agents in vitro. *Archives of Toxicology*, 88, 1257-1266.

Worek, F. , Thiermann, H. , & Wille, T. (2016). Catalytic bioscavengers in nerve agent poisoning: A promising approach? *Toxicology Letters*, 244, 143-148.

Zhang, P. , Liu, E. J. , Tsao, C. , Kasten, S. A. , Boeri, M. V. , Dao, T. L. , Debus, S. J. , Cadieux, C. L. , Baker, C. A. , Otto, T. C. , Cerasoli, D. M. , Chen, Y. , Jain, P. , Sun, F. , Li, W. , Hung, H. C. , Yuan, Z. , Ma, J. , Bigley, A. N. , . . . Jiang, S. (2019). Nanoscavenger provides long-term prophylactic protection against nerve agents in rodents. *Science Translational Medicine*, 11.

第23章 神经性毒剂中毒潜在的替代治疗方法和给药途径

Mutasem Rawas-Qalaji①②③, Hnin Ei Thu②, Zahid Hussain①,②

23.1 前 言

有机磷(OP)化合物最初是在100多年前发现的,目前,它们已成为全球用于害虫控制的最有前途的杀虫剂类型。OP化合物在第二次世界大战后开始商业使用,到目前为止,这些制剂在国内、工业和化学战争中被广泛使用。OP化合物也被广泛应用于兽医实践和公共卫生领域(Jaga & Dharmani,2003;Wilson,2005)。由于其广泛使用,OP化合物是导致急性和慢性中毒的最普遍的毒物之一,特别是在发展中国家(Costanzi et al.,2018)。据估计,大约50%的中毒入院是由于OP中毒(Mohapatra & Rath,2014)。令人担忧的是,每年约发生300万例OP中毒病例,估计有30万人死亡,在过去30年里,导致500万人死亡(Eddleston & Chowdhury, 2016; Robb & Barker, 2020)。OP暴露可能通过多种途径发生,包括胃肠道、皮肤和/或吸入途径(Kumar et al.,2018)。

哺乳动物的OP毒性是通过不可逆地抑制神经末梢和神经肌肉连接处的乙酰胆碱酯酶(AChE)的活性而引起的。最终导致乙酰胆碱(ACh)的积累。乙酸胆碱在中枢和外周神经系统的各种神经末梢的过度积累会产生胆碱能毒性(Kwong,2002)。多种治疗药物正在临床上用于OP中毒的治疗,其中,阿托品一直是一个金标准(Kumar et al.,2018)。尽管在OP中毒的管理方面已经取得了巨大的进展(Eddleston & Chowdhury, 2016);然而,许多研究人员也探索了各种新的配方和创新的给药方法的治疗意义,以克服与现有的方案相关的现有问题。在本书中,我们总结了与OP相关的毒性和并发症,当前的常规治疗方法和相关的挑战,以及最近的进展,以克服与使用常规治疗OP中毒相关的问题。

23.2 有机磷作为潜在的毒物

OP化合物具有剧毒,通常以酯类、硫醇或磷酸、膦酸或膦酸的酰胺的形式产生(Carullo et al.,2015)。OP化合物的一般化学结构如图23.1所示(取自之前的出版物)。大多数用作农药的OP化合物是含有硫代磷酸键(P=S)的硫代磷酸酯,它在体内进行生物活化及磷酸化(P=O),而大多数用作神经性毒剂(NA)的OP化合物含有生物活性磷酸键(P=O)键。

---

① 阿拉伯联合酋长国,沙迦,沙迦大学药学院。
② 阿拉伯联合酋长国,阿拉伯联合酋长国沙迦大学医学和健康科学研究所。
③ 美国,劳德代尔堡,诺瓦东南大学,基兰·帕特尔博士对抗疗法医学院。

OP 化合物根据其化学结构被分为 13 个亚类(表 23.1)(Gupta,2005);美国环境保护署根据其 LD_{50} 将其划分为轻度到高毒性(Roberts & Routt,2013)。

与氯化烃类化合物相比,OP 化合物更环保,在农业中更适合用作杀虫剂(Gupta,2005)。OP 的广泛职业使用(慢性暴露)可能导致各种有害影响(Munoz-Quezada et al.,2016;Ross et al.,2013)。除了职业接触外,OP 农药也被误用于自杀企图或故意伤害,因为它们易于进入农业场所(农场)(Eddleston,2019)。根据世界卫生组织,每年报告约 300 万中毒病例和 22 万人死亡死于食用含磷农药的自杀企图(Eddleston et al.,2005a,2005b;Sogorb et al.,2004)。通过确保提供给专业的人员,可以减少与故意 OP 自我中毒有关的死亡人数,特别是在发展中国家(Rajpal et al.,2009)。

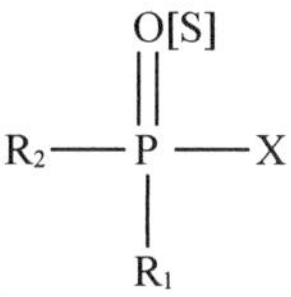

图 23.1 OP 化合物的一般化学结构(每种有机磷剂(OP)具有不同的烷基取代基。当 OP 与乙酰胆碱酯酶(AChE)酶的活性位点结合时,离去基(X)被取代)

表 23.1 OP 化合物的分类及相关的毒理学性质

分类	化学结构	举例	大鼠口服 LD_{50} (mg/kg)	家兔皮肤 LD_{50} (mg/kg)
磷酸盐	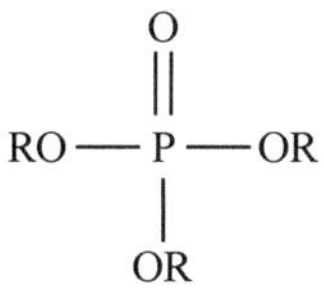	毒虫畏	12	3 200
		敌敌畏	25	59
		久效磷	8	354
		对氧磷	1.8	0.23
膦酸盐	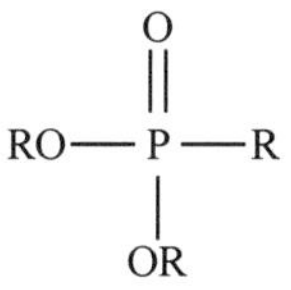	敌百虫	630	>2 100
亚膦酸盐	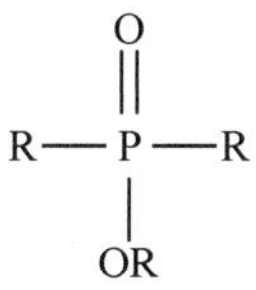	草铵膦	2 000	>4 000
硫代磷酸盐 (S=)	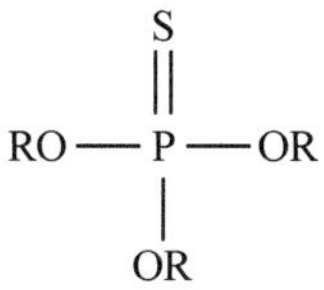	溴硫磷	1 600	2 188
		二嗪农	300	379
		倍硫磷	255	330
		对硫磷	3	6.8

表 23.1(续 1)

分类	化学结构	举例	大鼠口服 LD_{50} (mg/kg)	家兔皮肤 LD_{50} (mg/kg)
硫代膦酸盐(S=)	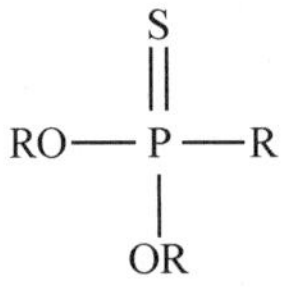	EPN	7	30
		对溴磷	19	800
硫代磷酸盐(S-取代)	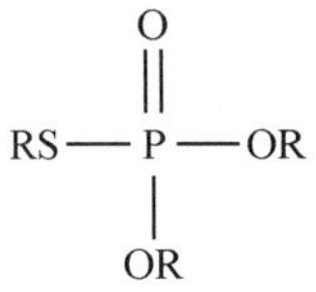	德姆顿-甲基异硫酸酯	NA	NA
硫代膦酸盐(S-取代)	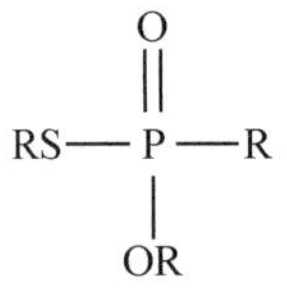	VX	NA	NA
二硫代磷酸盐	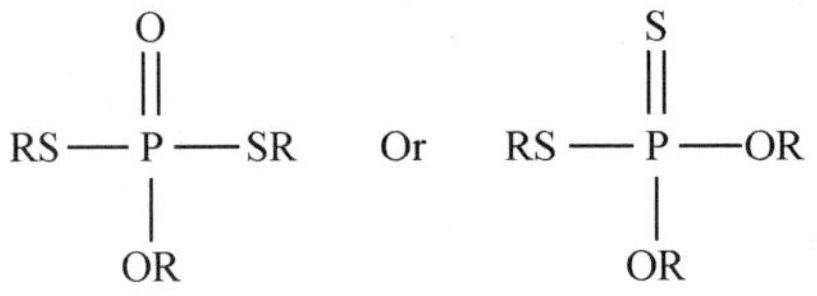	偶氮磷-乙基	13	250
		谷硫磷	5	220
		乐果	250	400
		乙拌磷	2	6
		马拉息昂	885	4 000
		杀扑磷	25	200
三硫代磷酸盐	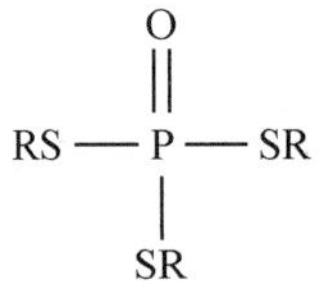	DEF(脱叶磷)	NA	NA
磷酸酰胺	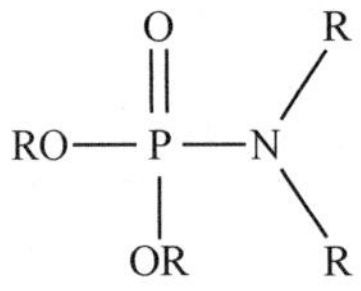	克线磷	15.3	NA
胺基硫代磷酸酯	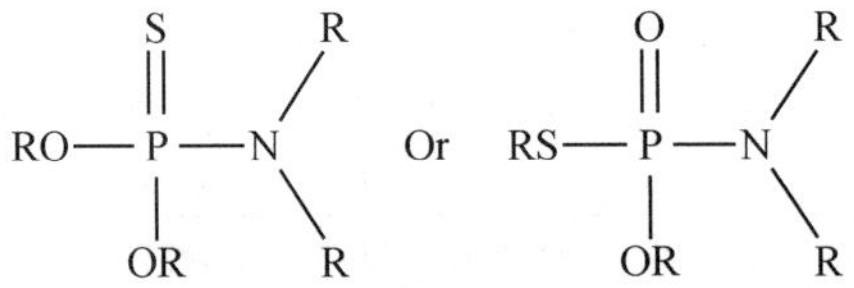	亚甲基胺磷	13	110
			32	162
氟磷酸酯	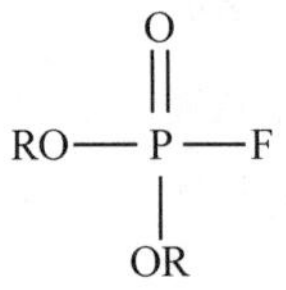	氟磷酸二异丙酯(DFP)	NA	NA

表 23.1(续 2)

分类	化学结构	举例	大鼠口服 LD_{50} (mg/kg)	家兔皮肤 LD_{50} (mg/kg)
氟膦酸酯	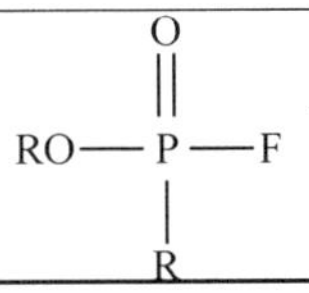	环沙林	NA	NA
		沙林	0.55	0.925
		梭曼	NA	NA

NA,相应化合物没有 LD_{50} 信息;“高毒性”包括口服 LD_{50} 值小于 50 mg/kg 的化合物(大鼠);“中毒性”包括口服 LD_{50} 值在 50~500 mg/kg 之间的化合物(大鼠)。

由于其更大的毒性,OP 化合物也被广泛用作化学毒剂(神经毒气)。据报道,这些毒剂比杀虫剂的 OP 化合物更致命(Marrs,2007)。由于其致死潜力,一些 OP 化合物(如沙林、梭曼、塔崩和 VX)已被广泛用于战争和国内恐怖袭击(Costanzi et al. ,2018;Rice et al. ,2015)。由于在化学战争中使用的巨大风险,禁止国家武器进行大规模破坏(1925 年日内瓦议定书)(Abou-Donia et al. ,2016;Barth et al. ,2017)。后来,在 1997 年,《化学武器公约》(CWC)还强制禁止大规模生产、开发、储存和使用毒剂,但在研究、医疗、药品和保护方面的小规模使用除外。1997 年 CWC 的成立被认为成功地废除了毒剂的大规模生产、开发和使用;然而,在 2013 年叙利亚内战期间出现了相关证据,在 7 年的战争中,使用沙林毒气导致 13 000 人受伤,3 415 人死亡(Brooks et al. ,2018)。另一组名为“诺维乔克”或“新来者”,最初由苏联在 1971—1993 年开发,也被公众所知(Chai et al. ,2018)。这些毒剂被认为比 VX 气体更有效,可以作为固体或液体使用,可以以一元或二元形式使用(Chai et al. ,2018)。

23.3 有机磷毒性:病理生理学和毒物动力学

通过不同途径(即口服、吸入、皮肤等)摄入或接触后,OP 化合物倾向于抑制各种酯酶,如羧酸酯酶(CEs)以及血浆中的丁基胆碱酯酶(BuChEs)和神经元突触中的乙酰胆碱酯酶。CEs 在水解含有酯、酰胺和/或硫酯键的化合物中发挥重要作用,这些键导致 OP 化合物的代谢(解毒)(CaseyLaizure et al. ,2013)。同样,BuChEs 是一类“孤儿酶”,被认为没有生理功能,但后来被发现会影响情绪行为(Brimijoin et al. ,2016)。OP 的主要作用是竞争性阻断乙酰胆碱酯酶,乙酰胆碱酶引起神经突触代谢(水解)(图 23.2),从而调节神经传递(图 23.3)(Brady et al. ,2011;Iyer et al. ,2015)。由于其与乙酰胆碱(乙酰胆碱酯酶的正常底物)的结构相似,OP 化合物通过与其狂热位点结合,导致乙酰胆碱酯酶的竞争性阻断(图 23.4)(Agency for Toxic Substances and Disease Registry,2010)。由此产生的 OP-AChE 复合物可能通过脱烷基化经历“老化”过程,形成双键,使其抵抗氧的再活化(Abou-Donia et al. ,2016;Zhuang et al. ,2016)。虽然,CEs 和 BuChE 酶的抑制与 OP 中毒的严重程度没有直接关系;然而,它们可以作为一个敏感的标记物来指示暴露于大多数 OP 化合物或其他胆碱酯酶抑制化合物,并估算它们从体内的消除率。

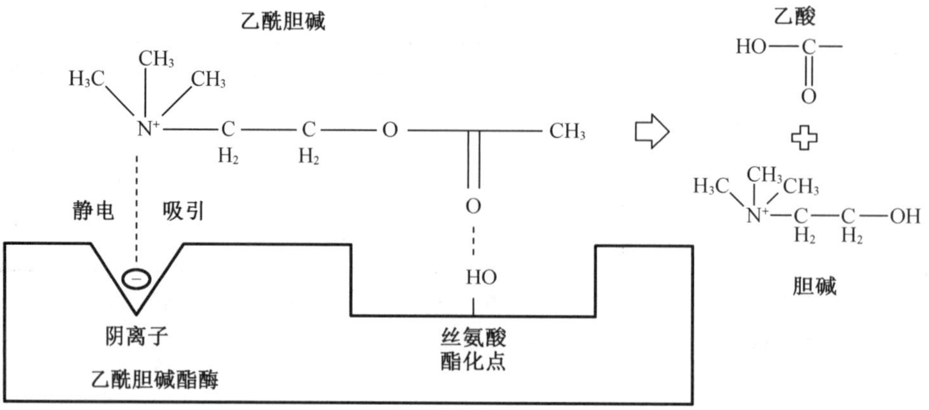

图 23.2 乙酰胆碱酯酶(乙酰胆碱酯酶)对乙酰胆碱(ACh)的水解(代谢)

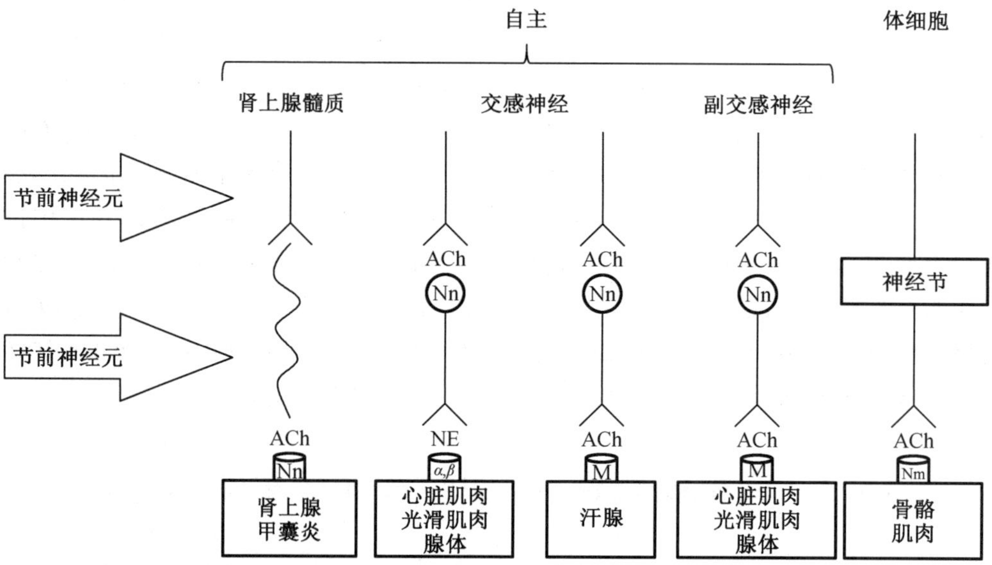

图 23.3 乙酰胆碱(ACh)作为自主神经和躯体神经综合征中的神经递质

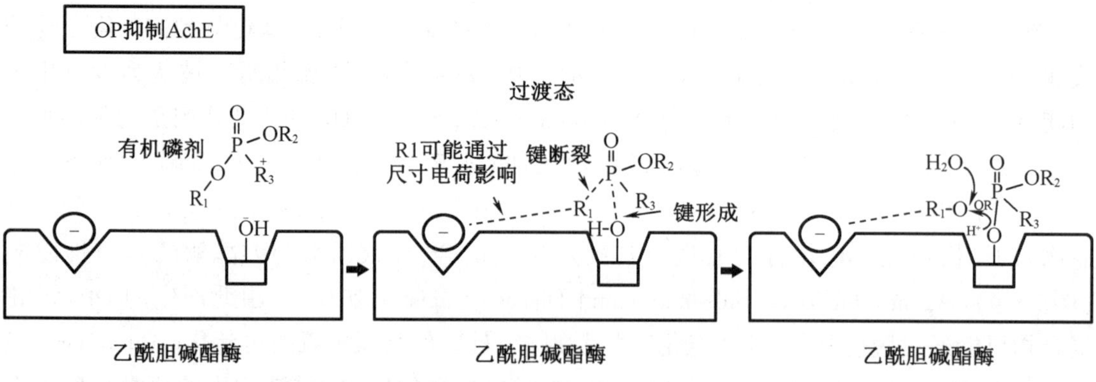

图 23.4 OP 毒性的作用机制(OP 基团(OQP)受到乙酰胆碱酯酶(AChE)的亲核性(OH)元件的自由电子对的攻击,导致两个分子之间形成共价键。当释放水分子时,这种键会加强;在这个被称为“老化”的过程中)

OP 化合物对乙酰胆碱酯酶的竞争性抑制导致 ACh(神经递质)在神经突触和神经肌肉连接处的积累,最终导致神经肌肉连接处的 M-和 N-受体的过度刺激。肾上腺中受体的过度刺激引起束状收缩(肌肉抽搐,肌肉自发收缩和放松)和肌阵挛性抽搐,可进一步导致持续去极化导致的弛缓性瘫痪。肾上腺 N 受体的过度刺激还与高血压、心动过速(心率增加)、虚弱、分散、出汗和白细胞增多有关(Dardiotis et al. ,2019;Sikary,2019)。除了对 N-受体的过度刺激外,OP 中毒还会产生 M 受体过度刺激,可能导致外分泌腺过度分泌,如汗腺过度激活导致出汗,唾液腺过度激活,导致唾液腺过度激活导致流泪(Jokanović,2018;Naughton & Terry, 2018)。M 受体的过度激活也会导致 OP 中毒的其他典型症状,包括出汗、排尿、呕吐、呕吐和支气管痉挛(可能导致呼吸衰竭)(Jacob et al. ,2016;Peter et al. ,2014)。此外,一些非典型症状包括幻觉、焦虑、癫痫、惊厥、精神混乱、精神混乱、情绪倾向、记忆丧失、头痛、嗜睡和失眠也有报道。在这些症状中,呼吸衰竭是 OP 中毒高死亡率的最常见原因。虽然 OP 中毒中呼吸衰竭的确切机制尚不完全清楚;然而,这已被归因于髓质腹外侧呼吸中心的抑制(中央呼吸抑制)、呼吸肌肉瘫痪(呼吸肌无力)和支气管收缩(Lotti & Krieger,2012)。此外,即使在 OP 中毒急性症状存活后,仍有一些与 OP 中毒相关的长期并发症。暴露于 OP 后,中间神经症状(INS)包括神经病变、颈部屈曲、深部肌腱反射下降、颅神经异常、疲劳、虚弱:10%~40%中毒患者在 24~96 h 发生近端肌无力和呼吸功能不全。通过提供合理的支持性治疗,INS 症状可恢复,患者的神经功能可在 23 周内恢复(Bird,2020)。不幸的是,一些 OP 中毒患者在 OP 诱发的迟发性神经病变阶段可能出现疼痛的感觉异常(周围神经损伤引起的刺痛或刺痛异常),甚至永久性残疾,通常发生在摄入或接触 OP 后 1~3 周(Bird,2020)。

23.4 急性有机磷中毒的诊断与处理

在过去的二十年里,由于农业工业的持续增长、工业化和故意的中毒病例的发生,OP 中毒的诊断和治疗已经成为一个主要值得关注的话题。值得注意的是,急性 OP 中毒的诊断应在临床环境中严格进行,以防止或尽量减少 OP 通过胃肠道、皮肤、眼睛和肺的吸收。一些 OP 表现出明显的大蒜或石油气味,这已被证明对 OP 中毒的诊断有部分帮助。此外,观察 OP 中毒的典型体征和症状(即查明瞳孔、出汗过多、唾液分泌过多、呼吸困难和意识减退)提供了一个公平的指示。对中毒患者血浆和全血中 BuChE 和乙酰胆碱酯酶酶的生化分析可以进一步证实 OP 中毒,因为对胆碱酯酶活性的监测验证了抗胆碱酯酶药物(OP 化合物)的大量暴露。此外,有人建议启动阿托品的试验管理(即使 OP 中毒尚未得到证实),因为患者对阿托品的反应(症状的缓解)可以进一步证实 OP 化合物对乙酰胆碱酯酶的抑制作用。此外,血糖水平、血浆肌钙蛋白水平、肝肾功能检查、动脉血气、心电图等指标也可为 OP 中毒提供有价值的信息。

OP 中毒的治疗具有挑战性,病死率超过 15%。包括两个部分,如

(1)通过通气的气道支持;

(2)及时给予解毒剂,通常适用于急性 OP 中毒的初始管理。

通气是至关重要的在急性中毒时迅速恢复周围呼吸衰竭(也称为Ⅱ型呼吸衰竭或中间

综合征)，因为这是一个危及生命的后果，如果不恢复会导致病人的死亡(Wadia et al.，1974)。因此，对于重症监护病房(ICU)收治的OP中毒患者，复苏(如心肺复苏、CPR)是恢复重要生理功能(如气道恢复、心脏功能等)的最重要的步骤。以及中毒病人的复活。在一些严重的病例(有严重支气管痉挛、气管和癫痫发作的患者)，通过插管(通过导管的呼吸机辅助呼吸)和高流量氧进行气道恢复。紧急复苏后，患者应补充全身液体(以恢复血压)，随后给予适当的毒蕈碱拮抗剂(即阿托品)、乙酰胆碱酯酶活化剂(即打破磷酸基对反应性乙酰胆碱酯酶产生肟)和抗惊厥药物(即安定)，以缓解症状和稳定相关并发症(Eddleston et al.，2005a，2005b)。值得注意的是，在插管期间必须避免使用琥珀胆碱(由乙酰胆碱酯酶代谢)，因为它可能会延长或加重瘫痪/癫痫发作。在可能出现某些并发症的少数特定情况下，后续治疗计划可能进一步提供帮助，并可采用预防方案来预防复发 (Balali-Mood & Saber, 2012; World Health Organization, 2008)。

23.4.1 潜在的研究药物

23.4.1.1 替代解毒剂

然而，标准治疗(即阿托品)可提供充分的症状缓解并将死亡率降至最低，因此仍被认为是OP毒性管理的主要手段。然而，为了达到最大的治疗效果，特别是对于癫痫发作和惊厥，阿托品需要在非常高的剂量在OP中毒的非常早期阶段使用(Myhrer et al.，2015)。这些高剂量的阿托品与中枢神经系统(CNS)毒性有关，这将进一步加重诱导的中枢神经系统神经毒性。因此，为了避免或减少此类并发症，许多研究人员探索了各种实验性辅助剂和替代解毒剂对管理OP中毒的有益影响(表23.2)。甘罗溴酸酯是一种合成的季胺，是一种常用的抗蕈碱剂，可抑制中央和外周M受体，并显示出类似阿托品的抗胆碱能疗效。许多研究人员探索了甘罗溴酸单独或联合其他药物对OP中毒患者的抗毒疗效。Arendse和Irusen(2009)对南非泰格伯格学术医院急诊科收治的53名OP中毒患者进行了为期4年的临床试验(2003，2006)。研究旨在评价等量剂量阿托品和甘罗溴酸联合用药方案降低OP中毒死亡率的临床疗效。该联合用药被证明有利于降低与高剂量相关的中心毒性阿托品的剂量为50%，同时在控制与过度激活的胆碱能传递相关的外周症状方面显示出良好的疗效。然而，仍有一些阿托品引起的中枢毒性病例；然而，联合治疗方案(阿托品1)OP中毒患者的死亡率显著降低(Arendse & Irusen，2009)。另一项涉及33例有机磷OP中毒患者的临床试验，评价甘罗溴酸与阿托品的临床疗效和安全性。结果数据显示，甘罗溴酸与阿托品在下调有机磷OP诱导的中枢和外周毒性方面具有相似的疗效。尽管，与使用阿托品治疗的患者相比，单独使用甘罗溴酸治疗可显著降低中枢神经系统毒性(Anju et al.，2010)值得注意的是，在2012—2013年进行的回顾性分析中发现了对比证据，与阿托品和甘罗溴酸联合使用相比，阿托品治疗与OP诱导的中枢毒性更小相关(Bhandarkar，2014)。

表 23.2 应用阿托品治疗 OP 中毒的最新进展

调查中的治疗	文献	研究类型	结果和评论
辅助剂和替代解毒剂			
单独使用苯海拉明	Yavuz et al.(2008)	体内研究(芬硫翁中毒大鼠)	与接受生理盐水对照组相比,可有效控制心脏毒性作用
单独使用氯苯那敏	Mousa(2009)	体内研究(二氯氯中毒雏鸡)	与阿托品相比,对 OP 毒性作用的控制和生存率相似。
葡萄糖吡咯酸 1 阿托品	Arendse & Irusen (2009)	回顾性分析($n=53$)	与单独使用阿托品相比,死亡率显著降低,但抗胆碱能毒性作用保持不变
单独使用甘溴酸酯	Anju et al.(2010)	回顾性分析($n=33$)	与阿托品相比,对 OP 毒性作用提供类似的控制,使抗胆碱能毒性作用最小化,因为它仅作用于外周,但与更高的成本相关
单独使用苯海拉明	Mohammad et al. (2012)	体内研究(二氯氯中毒雏鸡)	与阿托品相比,对 OP 毒性作用的控制类似,因为它作用于外围和中心
葡萄糖吡咯酸 1 阿托品	Bhandarkar(2014)	回顾性分析($n=199$)	与阿托品相比,对 OP 毒性作用的控制更低
阿索丹明(阿托品术后随访)	Wang et al.(2014)	回顾性分析($n=64$)	在使用阿托品 12 h 后,与使用阿托品的患者相比,这些患者的萎缩时间和住院时间更短
单独使用异丙嗪	Nurulain et al. (2015)	体内研究(对轴松甲酯或二溴二酚中毒大鼠)	与阿托品相比,对 OP 毒性作用有更高的保护作用和更低的心脏毒性,尽管 AChE 再活化水平没有显著变化,这表明了多药理作用的可能性
替代应急配方			
鼻喷入法	Kumar et al. (2018)	动物实验(双中毒大鼠)	一次吸入阿托品鼻气雾剂(2 mg/喷)吸收更快,在控制心脏毒性效应方面与腹腔注射阿托品相当(10 mg/kg)
鼻喷入法	Rajpal et al. (2009)	试点研究($n=6$)	1%硫酸阿托品 0.5%壳聚糖鼻内滴剂(6 mg)在 5 min 内达到治疗浓度,表明与 IM 注射相比,吸收明显更快,更高的生物利用度导致更早的阿托品化

表 23.2(续)

调查中的治疗	文献	研究类型	结果和评论
替代应急配方			
阿托品纳米晶体干粉剂	Ali et al.（2009）	试点研究（$n=6$）	一个干粉吸入器胶囊(6 毫克/胶囊)在 15 min 时产生初始血浆凝结峰值,另一个在 60 min 时,这是由于 GIT 吸收
微剂量干粉吸入器	Corcoran et al.(2013)	随机交叉研究($n=17$)	需要使用微剂量吸入器吸入(0.4 mg/吸入),以提供类似于单个 2 mg IM 自动注射器的药代动力学特征,在 15 min 左右出现峰值
舌下片	Aodah et al.(2019)	体外研究(猪舌下膜)	研究了六种不同的配方(2、4 和 8 mg),其崩解时间小于 30 s。体外舌下渗透性谱与 1 mg/1 mL 阿托品溶液相似。
替代应急配方			
使用微型泵连续静脉注射阿托品	Jiang et al.(2019)	回顾性分析($n=136$)	实现更稳定的生命体征,减少阿托品总剂量,从而降低阿托品中毒率。与正常静脉输液相比,它还与较低的萎缩率、较低的复发率和显著降低死亡率相关

除甘罗溴酸外,苯海拉明(一种具有强抗胆碱作用的抗组胺剂)也以类似阿托品的方式用于处理急性 OP(敌敌畏)引起的动物毒性(Bird et al.,2002;Mohammad et al.,2002;Yürümez et al.,2007)。一些研究也证实了苯海拉明对人类(Moody & Terp,1988)、狗(Clemmons et al.,1984)、小鼠(Mohumerd et al.,1989)、和大鼠(Bird et al.,2002;Mohammad et al.,2002),除哺乳动物外,雏鸡等鸟类的苯海拉明治疗 OP 中毒也显示出良好的安全性和有效性(Al-Badrany & Mohammad,2007;Al-Baggou et al.,2011;Malik et al.,2001;Mohammad & Al-Baggou,2005;Mohammad et al.,2008)。Mohammad 等对雏鸡(7~14 日龄)进行了一项动物研究,以比较苯海拉明和阿托品治疗 OP 中毒的疗效。在这项研究中,雏鸟口服剂量的二氯酮(4 mg/kg),并立即肌肉注射(IM)苯海拉明(10 mg/kg)或阿托品(Mohhmerdet al.,2012)。与阿托品治疗和对照组(未治疗)相比,苯海拉明治疗的动物对急性胆碱能中毒的体征和症状有更好的控制。此外,与阿托品和对照组相比,敌敌畏中毒并随后用苯海拉明治疗的雏鸡表现出更低的 OP 诱导的中心毒性评分(Mohummerd et al.,2012)一些研究也证实了苯海拉明对有效处理继发性并发症的疗效,如心脏毒性(Yavuz et al.,2008)和胰腺炎(Yürümez et al.,2007)。有趣的是,在预期暴露于 OP 之前预防性使用

苯海拉明在降低 OP 中毒的严重程度方面也显示出良好的疗效(Mohemerd et al. ,1989)。然而,苯海拉明同时具有抗胆碱和抗烟碱活性;然而,苯海拉明在管理 OP 毒性方面的抗胆碱能潜力主要归因于其对 m 受体的强大抗胆碱作用(Mohemerdet al. ,2002)与阿托品不同(仅表现出抗胆碱作用而没有抗烟碱作用)不同,苯海拉明的抗烟碱作用增加了其抗 OP 中毒的潜在价值。苯海拉明治疗动物 OP 中毒的最有效剂量为 10 或 20 mg/kg IM 和 20 或 30 mg/kg 皮下注射(SC)。在这两种给药途径中,IM 是首选的途径,因为通过 SC 途径苯海拉明在雏鸡中明显排出(Mohemerd et al. ,2012)。

其他抗组胺药(H1 受体阻滞剂),如氯苯那敏和异丙嗪,由于其中心抗毒碱活性,在 OP 中毒中也显示出了良好的解毒效果(Mousa,2009)。抗组胺药作为阿托品的替代解毒剂治疗 OP 中毒不仅提供保护和改善效果,而且还提供其他优势,如改善水肿、易于在医疗保健环境中获得和成本效益(Mousa,2009 年;Nurulain et al. ,2015;Ojha et al. ,2014)。

23.4.1.2 预防剂

采用标准治疗(即阿托品和肟)处理 OP 中毒是大多数医疗环境中常见的方法;然而,在预期暴露于 OP 之前预防性使用药物(即可逆抗乙酰胆碱酯酶)是更健康、更有效和积极主动的方法。因此,在预期暴露于 OP 化合物之前(保护不可逆抑制乙酰胆碱酯酶)使用可逆抗乙酰胆碱酯酶),暴露后使用阿托品(拮抗过度胆碱能传递)和肟(重新激活不可逆抑制的乙酰胆碱酯酶)将产生最佳的治疗结果。

作为一种很有前途的可逆性抗乙酰胆碱酯酶药物,许多研究人员比较了各种可逆性乙酰胆碱酯酶抑制剂与吡啶斯的明对有机磷 OP 中毒的预防效果(表 23.3)。其中,植扁豆碱表现出相对较弱的作用与吡啶斯的明相比,预防活性具有较差的药代动力学特征。另一方面,瑞瓦替明的临床治疗能力有限归因于其在 OP 中毒患者预防患者间的高变异性,预计这可能是由于其复杂的药效学(Lavon et al. ,2015;Park et al. ,2018)。同样,与吡斯的明相比,硫必利没有预防作用,甚至对实验动物(大鼠)的副作用很少(Lorke & Petroianu,2019;Petroianu et al. ,2007)。有趣的是,加兰他明(另一种可逆抗 ACHE 药物)显示出对 OP 中毒的预防效果,同时产生额外的相对较低的抗惊厥作用(Indu et al. ,2016)。

表 23.3 用于 OP 中毒治疗的潜在研究药物

调查中的治疗	文献	研究类型	结果和评论
		预防药物	
泰必利	Petroianu et al. (2007)	体内研究(对氧松中毒大鼠	当任何一种药物随后使用 2-PAM 剂量时,它提供了与吡啶斯的明类似的保护,但当单独使用任何一种药物时,它提供的保护也较低

表 23.3(续 1)

调查中的治疗	文献	研究类型	结果和评论
预防药物			
单独加兰他明/加兰他明+阿托品	Pereira et al.(2010)	体内研究(豚猪梭曼中毒)	当单独给药时,对 OP 的毒性作用和致死率提供了足够的保护,当同时使用阿托品时,存活率高达 100%。
芳香烷基磷酸酯酶	Mata et al.(2014)	体内研究(小鼠对氧二醇中毒)	在四种工程近轴突酶变体中,一种候选基因提供了完全无症状保护,低于 8 : 1的对氧突-酶比
利凡斯的明	Lavon et al.(2015)	在健康志愿者中进行的随机对照试验($n=19$)	与安慰剂对照组相比,1.5 和 3 mg 瑞瓦斯替明胶囊提供了非线性药代动力学、高患者间变异性和轻度不良反应
毒扁豆碱	Park et al.(2018)	体内研究(大鼠)	为了增强植豆碱的药代动力学,与同等剂量的植豆碱缺乏剂相比,植豆碱的 peg-脂质体对乙酰胆碱酯酶具有较低但持续的抑制作用
人丁酰胆碱酯酶(HuBChE)	Myers(2019)	体内研究(猴梭曼中毒)	大剂量的 IM HuBChE(13.1 mg/kg)能够有效地保护神经行为功能障碍,因为没有观察到行为中断,即使在第二天注射另一种致命剂量的猴子中也是如此
神经保护剂			
氯胺酮+咪多唑仑	Lewine et al.(2018)	体内研究(大鼠沙林中毒)	与单独使用咪多唑仑相比,在神经保护方面有显著改善。单独使用米多唑仑后,90%的动物的脑电图出现异常,而联合使用的动物中只有 10%出现异常
美金刚胺/美金刚胺+标准处理	Stojiljkovic et al.(2019)	体内研究(大鼠梭曼中毒)	与对照组相比,脑和膈肌乙酰胆碱酯酶活性有改善,并具有更高的保护率到吡啶斯的明和植斯的明。由于治疗指标较窄,治疗潜力有限

表 23.3(续 2)

调查中的治疗	文献	研究类型	结果和评论
		辅助剂	
碳酸氢钠血液碱化(碳酸氢钠)($NaHCO_3$)	Roberts & Buckley (2005)	科克伦数据库系统回顾 ($n=5$)	所有5项研究要么不符合纳入标准,要么在治疗组和对照组之间存在显著的异质性。因此,数据不足以推荐常规使用碳酸氢钠
催压降	Perera et al. (2009)	剂量发现,开放标签,多中心,Ⅱ期试点临床试验 ($n=48$)	0.15 mg或0.3 mg可乐定丸和0.5 mg/24 h输注均耐受性良好。较高的剂量与需要干预的低血压相关
催压降	El-Ebiaryet al. (2016)	开放标签,Ⅱ期试点临床试验 ($n=60$)	与单独的标准治疗相比,临床结果没有显著的改善。它也与低血压的高发生率相关,尽管使用中等剂量(0.1 mg/片)
硫酸镁($MgSO_4$)	Afify et al. (2016)	随机对照试验 ($n=100$)	与添加安慰剂的标准治疗相比,4g硫酸镁IV输注1 g/6 h的剂量显著降低了死亡率
硫酸镁($MgSO_4$)	J. et al. (2017)	随机对照试验 ($n=50$)	与添加安慰剂的标准治疗相比,4g硫酸镁Ⅳ输注1 g/6 h的剂量显著降低了死亡率
硫酸镁($MgSO_4$)	Vijayakumar et al. (2017)	随机对照试验 ($n=100$)	与添加安慰剂的标准治疗相比,4g 20%硫酸镁静脉输注超过30 min,显著降低了所需的总阿托品
N-乙酰半胱氨酸+与碳酸氢钠的血液碱化($NaHCO_3$)	Motawei & Elbiomy (2017)	随机对照试验1($n=140$)	与单独的标准治疗相比,改善了临床结果,并显著缩短了住院时间
硫酸镁($MgSO_4$)	Jamshidi et al. (2018)	随机对照试验 ($n=80$)	与添加安慰剂的标准治疗相比,2 g 50%硫酸镁静脉输注超过30 min可以更好地控制心脏毒性效应,减少了住院时间、死亡率和治疗成本
罗库溴铵	Dhanarisi et al. (2020)	随机三组剂量反应Ⅱ期试点临床试验 ($n=45$)	没有证据表明增加了获益,因为临床结果和死亡率与单独接受标准治疗的对照组相似。事实上,当添加罗库溴铵时,需要更高的通风量

表 23.3(续 3)

调查中的治疗	文献	研究类型	结果和评论
辅助剂			
N-乙酰半胱氨酸	Rambabu et al. (2020)	系统回顾($n=$ 17 项研究,包括 2 项随机对照试验)	改善了动物研究的临床结果,而人类研究的样本量太小,不能推荐使用非乙酰半胱氨酸
类似于 ACh(AMECh 和 ADECh)	Whitmore et al. (2020)	体外实验(梭曼中毒豚鼠隔膜制剂)	给予前体 MECh 和 DECh 作为拮抗剂可改善神经肌肉功能

最近,Lorke 和 Petroianu(2019)还研究了 10 种不同的可逆抗 AChE 剂对 OP 毒性的预防作用。大多数抗乙酰胆碱酯酶药物(如扁豆碱、吡斯的明、雷尼替丁、硫必利、他克林、阿米洛利、胃复安、亚甲基蓝)目前正在临床用于不同的适应症,一些(如 7-甲氧基他林和 K-27)仍在研究用于未来可能的治疗用途。这一批判性的分析证实了一个有趣的事实,即 K-27(仍处于发育阶段)对暴露于广泛的 OP 化合物提供了最有效的预防活性。进一步的研究发现,K-27 是一种肟,除了重新激活不可逆抑制的乙酰胆碱酯酶(OPAChE)外,还有额外的抗 AChE 作用(Lorke & Petroianu,2019)。由于其多药效学,K-27 具有最强大的预防作用,可作为广谱预防中毒。相反,其他抗乙酰胆碱酯酶药物(如硫必利、阿米洛利、胃复安、亚甲基蓝和 7-甲氧基他克林)对预期的 OP 暴露没有显示出显著的预防效果(Lorke & Petroianu,2019)。

然而,在预期暴露于 OP 之前使用各种预防药物进行预处理,在降低与 OP 中毒相关的死亡率方面显示出了良好的疗效;然而,这些药物并不能预防暴露后的症状(即惊厥、癫痫发作、暂时性或永久性的神经元损伤等)。这导致进一步研究可在暴露后丧失能力的替代药物,同时减少 OP 中毒的死亡率。许多研究人员提出了一种新的预防性解毒剂,可以隔离 OP 并抑制其与乙酰胆碱酯酶的不可逆结合。这类新型药物是胆碱酯酶,可以作为单一疗法,对磷中毒的预防。这一想法将缺点(OP 与 AChE 的不可逆结合)转化为优势(不是关注 OP 作为抗 AChE,而是关注 AChE 作为抗 OP)(Iyer et al.,2015)。利用该方法,给予胎牛血清乙酰胆碱酯酶、马血清丁酰胆碱酯酶(EqBChE)和人血清 BChE(HuBChE)等外源性酯酶可显著预防 OP 中毒,具有良好的安全性。在这些生物清除剂中,HuBChE(一种重组血浆蛋白)被发现对广泛的 OP 毒性最有效,在人类中具有良好的安全性。根据其作用机制,生物清除剂可分为三类:

(1)使 OP 催化水解无毒的药剂(即 OP 水解酶和 OP 酐酶);

(2)化学计量学上结合 OP 的剂量(即 1 摩尔酯酶中和 1 或 2 摩尔 OP;

(3)引起伪催化的剂(乙酰胆碱酯酶 1 肟组合迅速重新激活抑制乙酰胆碱酯酶)(Iyer et al.,2015)。

另一项研究也证实了 HuBChE(IM)的临床疗效(Myers,2019)。生物清除剂的临床应用性的挑战之一是在高剂量的初始给药时 OP 的化学计量估算(一个酯酶与一个 OP 分子结合)。然而,研究还需要不断寻找更好的生物清除剂,对 OP 具有更强的生物清除作用,耐受性更好(Iyer et al. ,2015;Mata et al. ,2014)。

23.4.1.3 神经保护剂

强烈建议在标准治疗方案(即阿托品)中加入神经保护剂,以获得更好的治疗 OP 中毒的治疗效果(表 23.3)。然而,苯二氮卓类药物(即咪达唑仑)通常是治疗 OP 毒性的抗惊厥药物;然而,它们的治疗能力有限,因为它们只能在癫痫发作前提供对癫痫发作和其他神经并发症的充分控制(BalaliMood & Saber,2012)。另外,另一种神经保护剂盐酸美金刚(一种抗谷氨酸剂)已被评估为对梭曼(OP)毒性的神经保护作用,并与常用的氨基甲酸盐(即植毒扁豆碱和吡斯的明)进行了比较。与两种氨基甲酸盐相比,盐酸美金刚预处理的动物(大鼠模型)对梭曼中毒的神经保护作用,特别是与阿托品、肟和苯二氮卓类药物(即地西泮)暴露后治疗联合使用时,显示出更好和延长的神经保护作用。尽管这种抗谷氨酸药物对 OP 毒性表现出有效的预防性神经保护作用,但由于其治疗指标不高,其治疗价值有限(Stojiljkovic et al. ,2019)。

尽管如此,许多研究已经证实了预防性使用苯二氮卓类药物(即咪达唑仑)与暴露后标准治疗(阿托品 1 肟,如 2-PAM)OP 中毒的神经保护作用。然而,如果抗惊厥药物(即咪达唑仑)在给药后延迟 30 min,则采取警告措施暴露后,由于永久性神经功能崩溃(即认知障碍和其他精神异常)而导致的死亡率上升。为了缓解这一问题,Lewine 等(2018)评估了氯胺酮对大鼠抗惊厥药(咪达唑仑)标准治疗对 OP(沙林:105 μg/kg SC)中毒的影响。简单地说,在沙林暴露后 1 min,实验动物分别用阿托品和 2-PAM(IM)共同处理。随后,在沙林暴露后 50 min 时,实验大鼠分别给予咪达唑仑、氯胺酮、咪达唑仑低剂量氯胺酮或咪达唑仑高剂量氯胺酮。结果证明,氯胺酮与标准治疗和咪达唑仑的辅助使用也可对沙林引起的神经崩溃产生更好的神经保护作用。然而,与单独使用任何一种药物治疗相比,该联合方案产生的脑电图(EEG)异常更少(Lewine et al. ,2018)。

23.4.1.4 辅助剂

如前面章节所述,阿托品的标准治疗仅仅阻断了 M 受体的胆碱能传递,而对 N 受体没有影响。因此,一些辅助药物已经被研究作为 OP 中毒的潜在解毒剂(表 23.3)。最近 Whitmore 等(2020)设计了两种天然类似物(乙酰单乙基胆碱;AMECh 和乙酰二乙基胆碱,作为 M 和 N 受体的部分激动剂,及其前体(单乙基胆碱,MECh 和二乙基胆碱;DECh),主要作用于肌肉 N 受体,但不作用于 M 受体。本研究旨在错误地阻断 M 和 N 受体(作为假乙酰胆碱递质),以抑制其在胆碱能突触中积累的乙酰胆碱的过度刺激。在豚鼠暴露于 OP(梭曼)后,给予乙酰胆碱前体可改善神经肌肉功能。这些结果表明,在 OP 中毒的标准治疗中,添加假递质(即 MECh 和 DECh)可以更好地控制与有机磷 OP 诱导的胆碱能突触过度刺激相关的神经肌肉并发症(Whitmore et al. ,2020)。

除了这些乙酰胆碱的类似物和前体外,一些研究建议使用硫酸镁作为钙通道阻滞剂来下调胆碱能突触上乙酰胆碱的释放(Brvar et al. ,2018)。硫酸镁意见中毒患者的安全性评估在二期临床试验(Basher et al. ,2013)以及其他各种临床试验也建议注入 1 g 硫酸镁每 6 h 内病人的进入急诊科(Afify et al. ,2016;Harsha et al. ,2017;Jamshidi et al. ,2018;Vijayakumar et al. ,2017)。此外,使用硫酸镁不仅减少了插管所需的阿托品剂量,而且缩短了有机磷 OP 中毒患者在 ICU 的住院时间,显著降低了死亡率。

此外,一项动物研究也表明可乐定(肾上腺素能 α2-激动剂)与阿托品的协同使用,该动物研究人员观察到通过一种未知的机制抑制乙酰胆碱释放(Perera et al. ,2009)。然而,另外两项初步研究的结果存在争议,分别研究了可乐定对 OP 中毒的降压疗效(El-Ebiary et al. ,2016;Perera et al. ,2009)。这些研究表明,与标准治疗方法相比,甚至与使用可乐定治疗的动物相比,没有观察到治疗结果的显著改善与标准治疗相比,显示出更高的毒性(低血压危象)(El-Ebiary et al. ,2016;Perera et al. ,2009)。

因为呼吸衰竭是 OP 中毒的常见表现之一,它与神经肌肉连接处过量的乙酰胆碱过度刺激 N-受体有关。因此,Ring 等(2015)进行了一项体外研究,利用罗库溴铵(CN21)和神经元(SH-SY5Y)细胞评价罗库溴铵(SH-SY5Y)的抗受体疗效。在肌肉细胞和神经元细胞中均观察到 N 受体的剂量依赖性抑制,这使得在标准治疗中加入罗库溴铵可以缓解与 N 受体过度激活相关的神经肌肉异常(Ring et al. ,2015)然而,后来一项临床试验禁止将罗库溴铵作为 OP 中毒的标准治疗(Dhanarisi et al. ,2020)。临床数据表明,在标准治疗中添加罗库溴铵并不能防止 OP 中毒中的神经元异常,而是导致了神经肌肉连接功能的恶化(Dhanarisi et al. ,2020)。

氧化应激(由自由基的产生引起)也是 OP 毒性的原始标志之一,它会诱导或加重大脑和周围器官的神经元损伤。大量的研究(即体外、体内和临床研究)已经证明了在 OP 暴露/中毒后,细胞、动物和人类体内的氧化挑战。Glutekin 等(2000)对来自人类志愿者的红细胞进行了体外研究,并使用不同浓度的 OP 一起培养。本研究旨在探讨 OP 暴露对红细胞在氧化应激和抗氧化防御方面的影响。活性氧的过度产生、各种抗氧化酶如超氧化物歧化酶(SOD)、谷胱甘肽和过氧化氢酶的下调以及线粒体功能的改变表明红细胞中 OP 的脂质过氧化电位(Glutekin et al. ,2000)。类似的脂质过氧化和 DNA 损伤也在动物(2009;Trevisan et al. ,2008)和人类工人(Ranjbar et al. ,2002)最近进行的一项系统分析(包括 17 个随机临床试验)建议使用乙酰半胱氨酸来消除氧化应激和上调自然抗氧化防御(即谷胱甘肽、过氧化氢酶、SOD 等)。然而,这些临床试验的样本量较小,无法得出任何关于乙酰半胱氨酸治疗效果的明确结论(Rambabu et al. ,2020)。类似地,Eisenkraft 和 Falk(2016)建议辅助使用阿索丹明,因为与阿托品相比,它除了拮抗 M 和 N 受体外,还具有良好的抗氧化潜力,以及较低的毒性(Eisenkraft & Falk,2016)。

另一种治疗 OP 中毒的辅助治疗方法是用碳酸氢钠(碳酸氢钠)进行血液碱化。碳酸氢钠的临床意义已通过不同的机制(即神经肌肉传递、PH 介导的 OP 水解和排泄以及氧效力的协同作用)被确定。Motawei 和 Elbiomy(2017)进行了一项随机对照试验,对 140 例患者进行了随机对照试验,以研究标准治疗的辅助治疗(碳酸氢钠 1 乙酰半胱氨酸血液碱化)的效果(Motawei & Elbiomy,2017)。虽然在前 24 h 没有获得显著数据;然而,在接受辅助治疗联合标准治疗的患者住院时间缩短方面观察到显著的治疗结果。

在 OP 中毒治疗后,正在预防性地使用广谱抗生素,以避免医院感染。然而,一些研究对 OP 中毒患者预防性使用广谱抗生素提出了挑战,因为它没有增加任何治疗益处,相反,已经发现广谱抗生素的使用与更高的抗菌素耐药性风险相关。利尿剂(即速尿和甘露醇)也在临床环境中得到有效应用,以促进 OP 的排泄和控制与 OP 中毒相关的水肿(Jiang et al.,2019)。辅助使用利尿剂,特别是在严重病例中,结合标准治疗,可合理减少病程和住院时间,从而降低总体成本,提高 OP 中毒患者的依从性(Kann et al.,1979)。

23.4.2 当前治疗方案和潜在解决方案的局限性

23.4.2.1 间歇性静脉输注

间歇性静脉输液的使用与某些问题如难以维持血浆浓度由于输入和排泄率的变化导致血浆阿托品水平波动,可能导致发展症状阿托品低水平和阿托品化的症状。因此,Jiang 等(2019)建议使用持续输注阿托品,而不是通过微泵间歇性静脉输注。微泵在维持阿托品的血浆浓度(血浆浓度的最小波动)、输入和消除率之间的稳定平衡,同时提供更好的疗效,并确保更稳定的生命体征(表 23.2)。此外,微泵的应用还具有其他优势,如由于避免多次注射而减少污染和感染风险,给药方便,需要时更容易调整剂量,以及降低死亡率和复发率(Jiang et al.,2019)。本研究报道了微泵持续输注阿托品在缩短乙酰胆碱酯酶活化时间、降低不良事件发生率、提高生存率方面的临床疗效(Jiang et al.,2019)。当阿托品和肟(氯化普吡啶肟)通过连续微泵输注共同给药时,也观察到了类似的结果(Liu et al.,2015)。本研究对 60 例患者进行,本研究的结果表明,使用微泵的阿托品和溴溴肟导致减少乙酰胆碱酯酶恢复时间,减少阿托品化,阿托品剂量需要实现阿托品化进一步导致更好的控制阿托品的血浆浓度最小波动和降低死亡率(表 23.4)(liu et al.,2015)。

表 23.4 利用肟治疗 OP 中毒的最新进展

调查中的治疗	文献	研究方法	结果和评论
提高血脑屏障渗透率的策略			
糖肟混合物	Garcia et al.(2010)	体外研究(人 OP-乙酰胆碱酯酶复合物)	在合成的 14 种糖-肟结合物中,乙酰乙酯酶的最高活化水平为 2-PAM 的 80%
2-PAM 的化学修饰	Karasova et al.(2010)	体外研究(血脑屏障渗透率的筛选)	在 2-PAM、3-PAM 和 4-PAM 之间,由于肟在吡啶环的相对位置降低,4-PAM 的渗透率最高
两性离子咪定肟	Okolotowicz et al.(2014)	体内研究(大鼠)	与 2-PAM 相比,它被证明是无毒的,并且对大脑具有更高的穿透水平
鼻内咪唑肟	Krishnan et al.(2016)	体内研究(大鼠对氧松中毒)	与生理盐水相比,可有效减少脑内乙酰胆碱酯酶的抑制,减少癫痫发作的严重程度和持续时间,并完全预防死亡率和神经退行性变

表 23.4(续 1)

调查中的治疗	文献	研究方法	结果和评论
提高血脑屏障渗透率的策略			
苯氧烷基取代吡啶	Chambers et al.(2016)	体内研究(大鼠接受致死剂量的沙林和VX替代物)	与2-PAM相比,许多苯氧烷基取代吡啶在大脑的前30 min内成功实现了25%的再激活,而2-PAM在大脑中没有活性
对糖蛋白的抑制(通过添加塔硝唑或环孢素A)	Joosen et al.(2016)	体内研究(大鼠)	与单独HI-6相比,大脑中AChE再激活活性水平的两倍
纳米颗粒中的封装	Pashirova et al.(2017)	体内研究(大鼠对氧松中毒)	2-PAM负载的纳米颗粒在大脑中实现了15%的乙酰胆碱酯酶的再活化,而游离的2-PAM没有实现再活化
苯氧烷基取代吡啶	Dail et al.(2019)	体内研究(接受致死剂量的对氧磷或沙林替代物)	在癫痫发作时使用3种候选药物,以比较2-PAM对神经病理理的影响。我们选择了一个主要的候选者,因为它对海马体的损伤最低,这主要是归因于它增加的脂生性和对大脑的渗透
两性离子乙酰胺双氧合物	Gorecki et al.(2020)	体外研究(人OP-乙酰胆碱酯酶复合物)	与中心作用药物相比,提供了增强的log P值和更快的AChE活化速率,但与2-PAM相比,活化速率更慢
瓜类[7]铀的封装	Zdarova Karasova et al.(2020)	体内研究(沙林中毒小鼠)	与游离的K027相比,封装的K027并没有增强大脑中乙酰胆碱酯酶的再激活水平
组合,以扩大活动的范围			
HI-6+咪唑肟和HI-6+K203	Kassa et al.(2009)	内研究(大鼠塔崩中毒)	在血液和隔膜中,大脑中乙酰胆碱酯酶的活化水平显著升高,但与单独使用的任何药物的治疗水平相似
HI-6+三咪唑和HI-6+K203	Caisberger et al.(2018)	体内研究(沙林毒中毒大鼠)	与单独使用HI-6相比,显著降低了死亡率,并轻微减少了脑损伤

表 23.4(续 2)

调查中的治疗	文献	研究方法	结果和评论
组合,以扩大活动的范围			
2-PAM+ 双复磷	Bohnert et al.(2020)	体内研究(沙林毒死豚鼠)	增强乙酰胆碱酯酶的活化和改善癫痫发作控制,因为它提供了与使用自动注射器给予两种同等剂量的个体氧分相似的活性
可替代医院静脉输液			
使用微泵连续静脉滴注阿托品和 2-PAM	Liu et al. (2015)	回顾性分析(n=60)	与间歇注射相比,显著降低了乙酰胆碱酯酶恢复时间、阿托品化后阿托品的剂量和总死亡率

23.4.2.2　自动注射器的限制条件

尽管自动注射器是在紧急情况下自我治疗的;然而,由于各种限制,如害怕针头(Chad et al. ,2013),缺乏正确的治疗培训(Prince et al. ,2018),设备故障的潜在风险和需要多次注射(Guerlain et al. ,2010)。为了克服这些问题使用 IM 自动注射器,许多研究人员开发了新的配方(即鼻阿托品喷雾剂、阿托品-壳聚糖配方的鼻滴剂和微剂量干粉吸入器)来控制 OP 毒性(表 23.2)。Kumar 和 Vijayaraghavan (2001)开发了一种新型鼻阿托品喷雾剂,并在大鼠模型中研究了其对 OP 毒性的拮抗作用。据观察,一个剂量(2 mg/喷)阿托品鼻喷雾剂的效果与腹腔注射阿托品(10 mg/kg)相似。此外,与自动注射器相比,鼻阿托品喷剂具有快速的全身吸收,具有更大的安全边际和给药便利性(Kumar & Vijayaraghavan,2001)。

为了寻找一种更通用的替代 IM 阿托品,Rajpal 等在 2009 年开发了新型阿托品-壳聚糖滴鼻液(1 : 0.5%),并调查了 6 名健康志愿者(年龄范围 18~53 岁)的药代动力学和安全性。有趣的是,阿托品在血液中的治疗浓度(生物利用度)在使用阿托品滴鼻液后 5 min 内达到,这是由于黏附力大和渗透增强了壳聚糖的潜力。此外,阿托品数据显示,所有志愿者在 15~30 min 间隔时观察到心率增加,在滴鼻剂 30 min 后观察到瞳孔直径增加。这些结果证明了阿托品-壳聚糖滴鼻剂可作为一种安全有效的 OP 中毒治疗方案(Rajpal et al. ,2009)。Ali 等(2009)通过设计含有阿托品负载纳米晶体(相当于 6 mg 阿托品),试图减轻干粉吸入器(IM)相关的挑战和提高阿托品的生物利用度,并对 6 名健康个体进行了疗效评估。不幸的是,含有干粉吸入器的纳米晶体不能获得足够高和快速的血浆浓度,初始的小血浆峰值在 15 min(从肺吸收),然后在 60 min 的第二个大峰值(由于从 GI 吸收)(Ali et al. ,2009)。同样,Corcoran 等(2013)开发了另一种干粉吸入器(微剂量吸入器,0. 4 mg/吸入),并评估了阿托品与阿托品自动注射器(IM)的药代动力学、药效学和安全性。首次使用阿托品 7 名健康志愿者阿托品和氧肟后,使用微剂量干粉吸入器给予阿托品作为二线管理。结果表明,总共需要吸入 6 次干粉吸入器才能获得与自动注射相同的阿托品血浆浓度

(Corcoran et al. ,2013)。

另外,最近一些研究人员提出了快速崩解舌下片,用于提供更好的患者舒适性。与阿托品溶液相比,这种新配方的解体速度更快,从而提高了渗透性。然而,尚未开展进一步的体内研究,以探索阿托品潜在的生物等效舌下剂量(Aodah et al. ,2017,2019;Bafail et al. ,2019)。

23.4.2.3 肟对血脑屏障的渗透

由于其高亲脂性,OP 化合物可以很容易地通过血脑屏障,穿透体循环的潜在屏障,并产生中枢毒性。相反,由于它们在血脑屏障上的渗透性较差,通过 IM 和Ⅳ途径给予氧胺不能拮抗 OP 的中心毒性。为了克服这些问题,研究人员提出了几种替代策略,以提高氧质在血脑屏障中的渗透及其化学修饰(表 23.4)。Krishnan 等(2016)开发了一种鼻内碘肟制剂,以增强肟向大脑的传递,以收缩 OP 的中枢毒性。

在该研究中,所有实验动物(大鼠)均用有机磷 OP 中毒,并采用标准治疗(IM 氯磷定+阿托品),并分为两组。一组给予鼻内双复磷(肟)辅助治疗,第二组给予鼻内生理盐水。结果显示,双复磷(肟)治疗的动物的中枢毒性症状(即癫痫发作)没有显著控制,而鼻内生理盐水治疗的动物的病死率为 41%。这些结果表明,双复磷(肟)与当前标准治疗(IM 氯磷定+阿托品)辅助治疗 OP 毒性,以防止中枢神经元损伤(Krishnan et al. ,2016)。

研究人员正在探索其他几种方法(如糖配体的结合),以增强血脑屏障的渗透;然而,结果并不是令人满意的(Garcia et al. ,2010;Kobrlova et al. ,2019)。有趣的是,将氧封装到各种纳米传递系统中(Kobrlova et al. ,2019;Pashirova et al. ,2017)或将氧与外排转运体(负责内化药物外排和降低疗效)抑制剂一起使用(Joosen et al. ,2016)在改善血脑屏障的药物输送和消除 OP 引起的中枢毒性方面取得了良好的结果。一些研究人员已经采用了化学修饰方法来提高氧质的亲脂性,从而提高其在血脑屏障中的渗透能力(Chambers et al. ,2016;Dail et al. ,2019)。这些研究表明,与 2-PAM 相比,结构修饰的肟类类似物具有更好的亲脂性,因此在血脑屏障中表现出更好的穿透能力。由于其对血脑屏障的渗透能力,这些药物通过诱导乙酰胆碱酯酶的快速活化更好地控制 OP 的中心毒性(Chambers et al. ,2016;Dail et al. ,2019)。与化学修饰类似,肟结构上的电荷分布的变化也被研究为影响血脑屏障渗透性的一个潜在因素。Okolotowicz 等(2014)进行了一项临床前研究,评估一种新的肟,胺肟(经胺修饰以改善亲核性)的血脑核通透性,该肟在生理 pH 下是两性离子。结果表明,脒-肟(不带电/中性)在血脑屏障中表现出更好的渗透性,从而改善了脑内乙酰胆碱酯酶的重新激活,以防止 OP 中毒动物的神经元损伤,以及良好的安全性(Okolotowicz et al. ,2014)。Gorecki 等(2020)最近也验证了类似的发现。另一个研究小组尝试将肟从 2-PAM 到 4-PAM 进行化学修饰(肟取代基的对位而不是吡啶环的邻位)(Karasova et al. ,2010)。有趣的是,与 2-PAM 相比,4-PAM 实现了更高的血脑屏障的通透性,与 2-PAM 相比,这将对中枢 OP 毒性提供更好的神经保护。

最近,Zdarova Karasova 等(2020)提出了另一种有趣的方法,即将肟(K027)包裹在葫芦[7]脲(一种生物相容性的刚性疏水大环)中,以改善肟通过血脑屏障的传递。包裹肟在血脑屏障的渗透有明显改善。此外,我们观察到胶囊肟的外周积累改善,这表明肟的封装保护了肟的快速清除，改善了血浆循环时间和作用持续时间。不幸的是，在体外环境中观察到的封装葫芦[7]脲再活化潜力在体内研究中并不明显，作者预计这可能是由于分子与葫芦[7]脲的非特异性结合或过强的结合，从而阻止了肟在体内的释放。因此，封装肟的AChE再激活潜力需要在体内试验中进一步验证（Zdarova Karasova et al.，2020）。

23.4.2.4 肟的窄谱活性

不同的肟类类似物显示出不同程度的拮抗效果（表23.5）（Moshiri et al.，2012）。然而，在OP-AChE复合物老化之前，几乎不可能确定因果OP的类型，这可能使氧降低。因此，为了实现对有机磷OP的广泛活性，肟已被用作联合治疗（表23.4）。最近，Bohnert等（2020）对沙林中毒的豚鼠进行了动物研究，并采用肟（2-PAM+双复磷）联合治疗。结果显示，联合方案在重新激活乙酰胆碱酯酶和控制神经元症状（即癫痫发作）方面疗效更好，同时表现出与2-PAM或奥比多肟单药治疗相同的安全性水平（Bohnert et al.，2020）。在暴露于塔崩（OP）和另一种肟组合（HI-6双复磷HI-6K203）（Kassa et al.，2009）处理的大鼠中也观察到类似的结果（Kassa et al.，2009）。Caisberger等（2018）也证实了肟（HI-6双解磷HI-6K203）联合治疗具有更大的拮抗效果。与单药肟（HI-6双解磷或HI-6K203）相比，暴露于沙林并随后接受联合治疗的神经元损伤和病死率水平较低（Caisberger et al.，2018）。

表23.5 肟类及其对抗特定OP神经毒剂的效果比较

肟	沙林	塔崩	梭曼	VX
肟	++/+++	0	++	++/+++
双复磷	++	++	+/+++	+++
双解磷	NA	++	NA	NA

加号表示相对有效性；0表示无明显影响；NA表示没有相应化合物的活性信息。

23.5 结　论

有机磷中毒是最流行的毒性类型之一，每年有大量病例和高死亡率，它已被世卫组织确认为一个全球健康问题。目前OP中毒的标准治疗方案包括两个阶段：第一阶段包括支持性治疗，如复苏（心脏和呼吸）、洗消（即胃、皮肤、眼睛、鼻子等），血液灌注、血液透析（如需要）和第2阶段涉及药物的应用/给药。FDA批准的唯一用于治疗有机磷OP中毒患者的药物是阿托品（作为一线解毒剂）、肟（作为潜在的乙酰胆碱酯酶活化剂或与阿托品联合使用）、苯二氮卓类药物（作为抗惊厥药物）和吡啶斯的明（作为主要预防药物）。除了FDA批准的药物外，甘罗溴酸盐是一种新兴的研究性解毒剂，具有与阿托品相当的疗效；然而，当与阿托品联合使用时，其拮抗效果得到了改善。有趣的是，甘罗溴酸和阿托品联合治疗也减轻了与高剂量阿托品相关的神经毒性，同时降低了死亡率。同样，苯海拉明也显示出与阿托平相当的降压潜力性OP中毒，由于其多靶点拮抗作用的M和N受体。预防性使用可逆抗乙酰胆碱酯酶（即吡啶斯的明、毒斯的碱等）在预期暴露于OP之前，也被认为是下调OP毒性和相关死亡率的一种有前途的方法。最近，出现了一类新的预防性解毒剂，即生物清除剂（HuBChE），并被评价用于竞争性隔离OP和抑制其与乙酰胆碱酯酶的不可逆结合。

其他一些辅助药物,如神经保护剂(如咪达唑仑)、利尿剂、乙酰胆碱类似物和抗氧化剂(如乙酰半胱氨酸)也已被证实用于 OP 中毒的辅助药物。

为了在最小的脱靶事件中达到最大的有效性,一些研究人员也专注于为目前批准的药物开发和探索新的给药模式。例如,微泵被建议静脉注射阿托品和肟,以更好地控制其血药浓度(最小波动)。然而,由于自动注射器使用的某些限制,各种新型阿托品配方(即鼻喷雾剂、滴鼻剂、微剂量干粉吸入剂和快速崩解舌下片)也被开发并被评估为自动注射器的潜在替代品。为了实现药物在脑组织中的最大生物利用度,其他方法,包括鼻传递、纳米化、使用疏水载体作为传递载体,以及与外排转运体抑制剂共同给药,也已被验证为更好的治疗结果。

总之,不断地研究和开发新的治疗部分和创新的给药方法,对于进一步提高有机磷 OP 中毒的治疗结果,同时减少继发性并发症和死亡率是非常必要的。然而,一些非常强大的障碍,阻碍了大多数这些创新的推进,以接触到受影响的个人。与紧急和救生药物进行临床试验相关的伦理问题是这一研究领域创新的主要障碍之一。此外,制药行业开发新药或传输方法应对对 OP 中毒,可能不会有很大的经济回报,因为大多数情况下中毒发生在经济较差的地区,如农村或受经济影响的战区或国家。

参考文献

Abou-Donia, M. B., Siracuse, B., Gupta, N., & Sobel Sokol, A. (2016). Sarin (GB, Oisopropyl methylphosphonofluoridate) neurotoxicity: Critical review. Critical Reviews in *Toxicology*, 46(10), 845–875.

Acetylcholine. In S. Brady, G. Siegel, R. W. Albers, & D. Price (Eds.), Basic neurochemistry. Waltham (MA): Academic Press.

Afify, T., El-Barrany, U. M., Elshikhiby, H., Adly, M., & Fathy, S. (2016). Effect of intravenous magnesium sulphate on mortality rate in acute organophosphate toxicity. *Egyptian Journal of Forensic Sciences and Applied Toxicology*, 16(1), 11–15.

Agency for Toxic Substances and Disease Registry. (2010). Cholinesterase inhibitors environmental medicine & environmental health education. Atlanta, GA: ATSDR. https://www.atsdr.cdc.gov/csem/cholinesterase/docs/cholinesterase.pdf.

Al-Badrany, Y. M. A., & Mohammad, F. K. (2007). Effects of acute and repeated oral exposure to the organophosphate insecticide chlorpyrifos on open-field activity in chicks. *Toxicology Letters*, 174, 110–116.

Al-Baggou, B. K., Naser, A. S., & Mohammad, F. K. (2011). Hydrogen peroxide potentiates organophosphate toxicosis in chicks. *Human & Veterinary Medicine*, 3, 142–149.

Ali, R., Jain, G. K., Iqbal, Z., Talegaonkar, S., Pandit, P., Sule, S., Malhotra, G., Khar, R. K., Bhatnagar, A., & Ahmad, F. J. (2009). Development and clinical trial of nano-atropine sulfate dry powder inhaler as a novel organophosphorous poisoning antidote. *Nanomedicine*, 5(1), 55–63.

Anju, N. , Rh, S. R. , & Nalini, P. (2010). Comparison of efficacy and safety of atropine sulphate and glycopyrrolate in the treatment of organophosphorus poisoning. *Indian Journal of Pharmacy Practice*, 3(1), 43-46.

Aodah, A. , Bafail, R. S. , & Rawas-Qalaji, M. (2017). Formulation and evaluation of fast-disintegrating sublingual tablets of atropine sulfate: The effect of tablet dimensions and drug load on tablet characteristics. *AAPS PharmSciTech*, 18(5), 1624-1633.

Aodah, A. , Rawas-Qalaji, M. , Bafail, R. , & Rawas-Qalaji, M. (2019). Effect of fastdisintegrating tablets' characteristics on the sublingual permeability of atropine sulfate for the potential treatment of organophosphates toxicity. *AAPS PharmSciTech*, 20(6), 229.

Arendse, R. , & Irusen, E. (2009). An atropine and glycopyrrolate combination reduces mortality in organophosphate poisoning. *Human & Experimental Toxicology*, 28(11), 715-720.

Bafail, R. , Rawas-Qalaji, M. , Rawas-Qalaji, M. , & Aodah, A. (2019). Effect of the filler grade on the characteristics and the sublingual permeability of atropine sulfate fast disintegrating sublingual tablets. *Drug Development and Industrial Pharmacy*, 45(10), 1617-1623.

Bhandarkar, A. A. (2014). Efficacy of atropine alone and with glycopyrrolate combination in organophosphate poisoning. *Value in Health*, 17(7), A750-A751.

Balali-Mood, M. , & Saber, H. (2012). Recent advances in the treatment of organophosphorous poisonings. *Iranian journal of medical sciences*, 37(2), 74-91.

Bohnert, S. , van den Berg, R. M. , Mikler, J. , Klaassen, S. D. , & Joosen, M. J. A. (2020). Pharmacokinetics of three oximes in a guinea pig model and efficacy of combined oxime therapy. *Toxicology Letters*, 324, 86-94.

Brvar, M. , Chan, M. Y. , Dawson, A. H. , Ribchester, R. R. , & Eddleston, M. (2018). Magnesium sulfate and calcium channel blocking drugs as antidotes for acute organophosphorus insecticide poisoning a systematic review and meta-analysis. *Clinical Toxicology*, 56(8), 725-736.

Barth, S. K. , Dursa, E. K. , Bossarte, R. M. , & Schneiderman, A. I. (2017). Trends in brain cancer mortality among U. S. Gulf War veterans: 21 year follow-up. *Cancer Epidemiology*, 50(A), 22-29.

Basher, A. , Rahman, S. H. , Ghose, A. , Arif, S. M. , Faiz, M. A. , & Dawson, A. H. (2013). Phase II study of magnesium sulfate in acute organophosphate pesticide poisoning. *Clinical Toxicology*, 51(1), 35 40.

Bird, S. (2020). Organophosphate and carbamate poisoning. In: Traub, S. J. , Grayzel, J. , editors. UpToDate. Waltham (MA). https://www. uptodate. com/contents/organophosphateand-carbamate-poisoning? search5 organophosphateand-carbamatepoisoning%22 & source 5 search_result & selectedTitle5 1150 & usage_type 5 default & display_rank 5 1 (Accessed October 22, 2020).

Bird, S. B. , Gaspari, R. J. , Lee, W. J. , & Dickson, E. W. (2002). Diphenhydramine as a protective agent in a rat model of acute, lethal organophosphate poisoning. Academic

Emergency Medicine, 9, 1369–1372.

Brimijoin, S., Chen, V. P., Pang, Y.-P., Geng, L., & Gao, Y. (2016). Physiological roles for butyrylcholinesterase: A BChE-ghrelin axis. *Chemico-Biological Interactions*, 259 (B), 271–275.

Brooks, J., Erickson, T. B., Kayden, S., Ruiz, R., Wilkinson, S., & Burkle, F. M. (2018). Responding to chemical weapons violations in Syria: Legal, health, and humanitarian recommendations. *Conflict and Health*, 12(1), 12–17.

Caisberger, F., Pejchal, J., Misik, J., Kassa, J., Valis, M., & Kuca, K. (2018). The benefit of combinations of oximes for the ability of antidotal treatment to counteract sarin-induced brain damage in rats. *BMC Pharmacology and Toxicology*, 19(1), 35.

Carullo, P., Cetrangolo, G., Mandrich, L., Manco, G., & Febbraio, F. (2015). Fluorescence spectroscopy approaches for the development of a realtime organophosphate detection system using an enzymatic sensor. *Sensors*, 15(2), 3932–3951.

Casey Laizure, S., Herring, V., Hu, Z., Witbrodt, K., & Parker, R. B. (2013). The role of human carboxylesterases in drug metabolism: Have we overlooked their importance? Pharmacother. *Pharmacotherapy*, 33(2), 210–222.

Chad, L., Ben-Shoshan, M., Asai, Y., Cherkaoui, S., Alizadehfar, R., St-Pierre, Y., Harada, L., Allen, M., & Clarke, A. (2013). A majority of parents of children with peanut allergy fear using the epinephrine auto-injector. *Allergy*, 68(12), 1605–1609.

Chai, P. R., Hayes, B. D., Erickson, T. B., & Boyer, E. W. (2018). Novichok agents: A historical, current, and toxicological perspective. *Toxicology Communications*, 2(1), 45–48.

Chambers, J. E., Chambers, H. W., Funck, K. E., Meek, E. C., Pringle, R. B., & Ross, M. K. (2016). Efficacy of novel phenoxyalkyl pyridinium oximes as brain-penetrating reactivators of cholinesterase inhibited by surrogates of sarin and VX. *Chemico-Biological Interactions*, 259(B), 154–159.

Clemmons, R. M., Meyer, D. J., Sundlof, S. F., Rappaport, J. J., Fossler, M. E., Hubbell, J., & Dorsey Lee, M. R. (1984). Correction of organophosphate induced neuromuscular blockade by diphenhydramine. *American Journal of Veterinary Research*, 45, 2167–2171.

Corcoran, T. E., Venkataramanan, R., Hoffman, R. M., George, M. P., Petrov, A., Richards, T., Zhang, S., Choi, J., Gao, Y. Y., Oakum, C. D., et al. (2013). Systemic delivery of atropine sulfate by the microdose dry-powder inhaler. *Journal of Aerosol Medicine and Pulmonary Drug Delivery*, 26(1), 46–55.

Costanzi, S., Machado, J.-H., & Mitchell, M. (2018). Nerve agents: What they are, how they work, how to counter them. *ACS Chemical Neuroscience*, 9(5), 873–885.

Dail, M. B., Leach, C. A., Meek, E. C., Olivier, A. K., Pringle, R. B., Green, C. E., & Chambers, J. E. (2019). Novel brain-penetrating oxime acetylcholinesterase reactivators attenuate organophosphate-induced neuropathology in the rat hippocampus. Toxicological

Sciences, 169(2), 465–474.

Dardiotis, E., Aloizou, A. M., Siokas, V., Tsouris, Z., Rikos, D., Marogianni, C., Aschner, M., Kovatsi, L., Bogdanos, D. P., & Tsatsakis, A. (2019). Paraoxonase-1 genetic polymorphisms in organophosphate metabolism. *Toxicology*, 411, 24–31.

Dhanarisi, J., Shihana, F., Harju, K., Mohamed, F., Verma, V., Shahmy, S., Vanninen, P., Kostiainen, O., Gawarammana, I., & Eddleston, M. (2020). A pilot clinical study of the neuromuscular blocker rocuronium to reduce the duration of ventilation after organophosphorus insecticide poisoning. *Clinical Toxicology*, 58(4), 254–261.

Eddleston, M., & Chowdhury, F. R. (2016). Pharmacological treatment of organophosphorus insecticide poisoning: The old and the (possible) new. *British Journal of Clinical Pharmacology*, 81(3), 462–470.

Eddleston, M., Gunnell, D., Karunaratne, A., De Silva, D., Sheriff, M. H. R., & Buckley, N. A. (2005a). Epidemiology of intentional self-poisoning in rural Sri Lanka. *The British Journal of Psychiatry*, 187, 583–584.

Eddleston, M., Singh, S., & Buckley, N. (2005b). Organophosphorus poisoning (acute). *BMJ Clinical Evidence*, 13, 1744–1755.

Eddleston, M. (2019). Novel clinical toxicology and pharmacology of organophosphorus insecticide selfpoisoning. *Annual Review of Pharmacology and Toxicology*, 59(1), 341–360.

El-Ebiary, A., Gad, S., Wahdan, A., & El-Mehallawi, I. (2016). Clonidine as an adjuvant in the management of acute poisoning by anticholinesterase pesticides. *Human & Experimental Toxicology*, 35(4), 371

Eisenkraft, A., & Falk, A. (2016). Possible role for anisodamine in organophosphate poisoning. 376. *British Journal of Pharmacology*, 173(11), 1719–1727.

Garcia, G. E., Campbell, A. J., Olson, J., Moorad-Doctor, D., & Morthole, V. I. (2010). Novel oximes as blood brain barrier penetrating cholinesterase reactivators. *Chemico-Biological Interactions*, 187(1–3), 199–206.

Glutekin, F., Ozturk, M., & Akdogan, M. (2000). The effect of organophosphate insecticide chlorpyrifosethyl on lipid peroxidation and antioxidant enzymes (in vitro). *Archives in Toxicology*, 74(9), 533–538.

Gorecki, L., Gerlits, O., Kong, X., Cheng, X., Blumenthal, D. K., Taylor, P., Ballatore, C., Kovalevsky, A., & Radic, Z. (2020). Rational design, synthesis, and evaluation of uncharged, "smart" bis-oxime antidotes of organophosphateinhibited human acetylcholinesterase. *The Journal of Biological Chemistry*, 295(13), 4079–4092.

Gupta, R. (2005). Classification and uses of organophosphates and carbamates. In R. Gupta (Ed.), Toxicology of organophosphate and carbamate compounds (pp. 5–24). Burlington, MA: Elsevier Academic Press.

Guerlain, S., Hugine, A., & Wang, L. (2010). A comparison of 4 epinephrine autoinjector delivery systems: usability and patient preference. Annals of Allergy, *Asthma &*

Immunology, 104(2), 172–177.

Harsha, S. J., Prabhu, S. N. C., Raheja, R. M., & Ranjan, O. R. (2017). Role of intravenous magnesium sulphate in predicting outcomes of ICU in acute organophosphate poisoning. *Indian Journal of Emergency Medicine*, 3(2),231–235.

Indu, T. H., Raja, D., Manjunatha, B., & Ponnusankar, S. (2016). Can galantamine act as an antidote for organophosphate poisoning? A review. *Indian Journal of Pharmaceutical Sciences*, 78(4), 428–435.

Iyer, R., Iken, B., & Leon, A. (2015). Developments in alternative treatments for organophosphate poisoning. *Toxicology Letters*, 233(2), 200–206.

Jacob, R. B., Michaels, K. C., Anderson, C. J., Fay, J. M., & Dokholyan, N. V. (2016). Harnessing nature's diversity: Discovering organophosphate bioscavenger characteristics among low molecular weight proteins. *Scientific Reports*, 6(1), 371–375.

Jaga, K., & Dharmani, C. (2003). Sources of exposure to and public health implications of organophosphate pesticides. *Revista Panamericana de Salud Publica*, 14, 171–185.

Jiang, S., Ma, B., Liu, C., & Wang, R. (2019). Clinical efficacy of intravenous infusion of atropine with micropump in combination with hemoperfusion on organophosphorus poisoning. *Saudi Journal of Biological Sciences*, 26(8), 2018–2021.

Jamshidi, F., Yazdanbakhsh, A., Jamalian, M., Khademhosseini, P., Ahmadi, K., Sistani, A., & Jokar, A. (2018). Therapeutic effect of adding magnesium sulfate in treatment of organophosphorus poisoning. *Open Access Macedonian Journal of Medical Sciences*, 6(11), 2051–2056.

Jokanović, M. (2018). Neurotoxic effects of organophosphorus pesticides and possible association with neurodegenerative diseases in man: A review. *Toxicology*, 410, 125–131.

Joosen, M. J. A., Vester, S. M., Hamelink, J., Klaassen, S. D., & van den Berg, R. M. (2016). Increasing nerve agent treatment efficacy by P-glycoprotein inhibition. *Chemico-Biological Interactions*, 259(B), 115–121.

Kann, V., Bürgermeister, W., & Wawschinek, O. (1979). Standardisierte forcierte Diurese und Peritonealdialyse in der Behandlung einer Alkylphosphatvergiftung [Standardized forced diuresis and peritoneal dialysis in the therapy of organophosphorous poisoning (author's transl)]. *W iener Medizinische Wochenschrift*, 129 (23), 667 – 669, German. PMID: 543150.

Karasova, J. Z., Stodulka, P., Pohanka, M., & Kuca, K. (2010). In vitro screening of blood-brain barrier penetration of monoquaternary acetylcholinesterase reactivators. *Analytical Letters*, 43(9), 1516–1524.

Kassa, J., Karasova, J. Z., Pavlikova, R., Misik, J., Caisberger, F., & Bajgar, J. (2009). The influence of combinations of oximes on the reactivating and therapeutic efficacy of antidotal treatment of tabun poisoning in rats and mice. *Journal of Applied Toxicology*, 30 (2), 120–124.

Kobrlova, T., Korabecny, J., & Soukup, O. (2019). Current approaches to enhancing oxime reactivator delivery into the brain. *Toxicology*, 423, 75-83.

Kumar, P., & Vijayaraghavan, R. M. S. (2001). Efficacy of atropine nasal aerosol spray against organophosphorus poisoning. *Indian Journal of Pharmacology*, 33(6), 431-436.

Krishnan, J. K. S., Arun, P., Appu, A. P., Vijayakumar, N., Figueiredo, T. H., Braga, M. F. M., Baskota, S., Olsen, C. H., Farkas, N., Dagata, J., et al. (2016). Intranasal delivery of obidoxime to the brain prevents mortality and CNS damage from organophosphate poisoning. *Neurotoxicology*, 53, 64-73.

Kumar, A., Margekar, S. L., Margekar, P., & Margekar, V. (2018). Recent advances in management of organophosphate & carbamate poisoning. *Indian Journal of Medical Specialities*, 9(3), 154-159.

Kwong, T. C. (2002). Organophosphate pesticides: Biochemistry and clinical toxicology. *Therapeutic Drug Monitoring*, 24, 144-149.

Lavon, O., Eisenkraft, A., Blanca, M., Raveh, L., Ramaty, E., Krivoy, A., Atsmon, J., Grauer, E., & Brandeis, R. (2015). Is rivastigmine safe as pretreatment against nerveagents poisoning? A pharmacological, physiological and cognitive assessment in healthy young adult volunteers. *Neurotoxicology*, 49, 36-44.

Lewine, J. D., Weber, W., Gigliotti, A., McDonald, J. D., Doyle-Eisele, M., Bangera, N., Paulson, K., Magcalas, C., Hamilton, D. A., Garcia, E., et al. (2018). Addition of ketamine to standard-of-care countermeasures for acute organophosphate poisoning improves neurobiological outcomes. *Neurotoxicology*, 69, 37-46.

Liu, H.-X., Liu, C.-F., & Yang, W.-H. (2015). Clinical study of continuous micropump infusion of atropine and pralidoxime chloride for treatment of severe acute organophosphorus insecticide poisoning. *Journal of the Chinese Medical Association*, 78(12), 709-713.

Lorke, D. E., & Petroianu, G. A. (2019). Reversible cholinesterase inhibitors as pretreatment for exposure to organophosphates: A review. *Journal of Applied Toxicology*, 39 (1), 101-116.

Lotti, M., & Krieger, R. I. (2012). Clinical toxicology of anticholinesterase agents in humans, Handbook of pesticide toxicology. Agents (2, pp. 1043-1085). San Diego: Academic Press.

Malik, G., Agarwal, V. K., Gera, S., & Dahiya, J. P. (2001). Studies on growth pattern and feed efficiency in broiler chickens following chlorpyrifos intoxication. *The Haryana Veterinarian*, 40,38-40.

Marrs, T. C. (2007). In T. C. Marrs, R. L. Maynard, & F. R. Sidell (Eds.), Chemical warfare agents-toxicology and treatment (2nd ed., pp. 191-221). West Sussex: John Wiley & Sons Ltd.

Mata, D. G., Rezk, P. E., Sabnekar, P., Cerasoli, D. M., & Chilukuri, N. (2014). Investigation of evolved paraoxonase-1 variants for prevention of organophosphorous pesticide compound intoxication. *Journal of Pharmacology and Experimental Therapeutics*, 349(3), 549-558.

Mohammad, F. K., Mousa, Y. J., Al-Zubaidy, M. H. I., & Alias, A. S. (2012). Assessment of diphenhydramine effects against acute poisoning induced by the organophosphate insecticide dichlorvos in chicks. *Human and Veterinary Medicine*, 4(1), 6-13.

Mohammad, F. K., Al-Badrany, Y. M., & Al-Jobory, M. M. (2008). Acute toxicity and cholinesterase inhibition in chicks dosed orally with organophosphate insecticides. Archives of Industrial and Hygiene. *Toxicology*, 59,145-151.

Mohammad, F. K., & Al-Baggou, B. (2005). Electrometric cholinesterase determination in poultry treated with dichlorvos and carbaryl. *Online Journal of Veterinary Research*, 9, 1-5.

Mohammad, F. K., Al-Kassim, N. A. H., & Abdul-Latif, A. R. (1989). Effect of diphenhydramine on organophosphorus insecticide toxicity in mice. *Toxicology*, 58, 91-95.

Mohammad, F. K., Faris, G. A.-M., & Shindala, M. K. (2002). Comparative antidotal effects of diphenhydramine and atropine against dichlorvos-induced acute toxicosis in rats. *Veterinarski Arhiv*, 72, 19-28.

Mohapatra, S., & Rath, N. (2014). Mania following organophosphate poisoning. Journal of *Neurosciences in Rural Practice*, 5(1), 86-87.

Moody, S. B., & Terp, D. K. (1988). Dystonic reaction possibly induced by cholinesterase inhibitor insecticides. *Drug Intelligence & Clinical Pharmacy*, 22, 311-312.

Motawei, S. M., & Elbiomy, A. A. (2017). Sodium bicarbonate and N-acetyl cysteine in treatment of organophosphorus poisoning cases: a randomized controlled clinical trial. *Toxicology*, 3, 123.

Moshiri, M., Darchini-Maragheh, E., & Balali-Mood, M. (2012). Advancesin toxicology and medical treatment of chemical warfare nerve agents. *DARU Journal of Pharmaceutical Sciences*, 20(1), 81.

Mousa, Y. J. (2009). Effect of chlorpheniramine on acute dichlorvos poisoning in chicks. *Iraqi Journal of Veterinary Science*, 23, 35-43.

Munoz-Quezada, M. T., Lucero, B. A., Iglesias, V. P., Mu B noz, M. P., Cornejo, C. A., B Achu, E., Baumert, B., Hanchey, A., Concha, C., Brito, A. M., et al. (2016). Chronic exposure to organophosphate (OP) pesticides and neuropsychological functioningin farm workers: a review. *International Journal of Occupational and Environmental Health*, 22(1), 68-79.

Myers, T. M. (2019). Human plasma-derived butyrylcholinesterase is behaviorally safe and effective in cynomolgus macaques (Macaca fascicularis) challenged with soman. *Chemico-Biological Interactions*, 308, 170-178.

Myhrer, T., Mariussen, E., Enger, S., & Aas, P. (2015). Supralethal poisoning by any of the classical nerve agents is effectively counteracted by procyclidine regimens in rats.

Neurotoxicology, 50, 142–148.

Naughton, S. X., & Terry, A. V. (2018). Neurotoxicity in acute and repeated organophosphate exposure. *Toxicology*, 408, 101–112.

Nurulain, S. M., Ojha, S., Shafiullah, M., Khan, N., Oz, M., & Sadek, B. (2015). Protective effects of the antihistamine promethazine aginst acute paraxon-methyl and dicrotophos toxicity in adult rats. *International Journal of Clinical and Experimental Medicine*, 8(10), 17891–17901.

Ojha, S., Sharma, C., & Nurulain, S. M. (2014). Antihistamines: Promising antidotes of organophosphorus poisoning. *MMSL*, 83(3), 97–103.

Okolotowicz, K. J., Dwyer, M., Smith, E., & Cashman, J. R. (2014). Preclinical studies of noncharged oxime reactivators for organophosphate exposure. *Journal of Biochemical and Molecular Toxicology*, 28(1),23–31.

Park, J.-H., Lee, J.-Y., Kim, K.-T., Joe, H.-E., Cho, H.-J., Shin, Y.-K., & Kim, D.-D. (2018). Physostigmine-loaded liposomes for extended prophylaxis against nerve agent poisoning. *International Journal of Pharmaceutics*, 553(1–2), 467–473.

Pashirova, T. N., Zueva, I. V., Petrov, K. A., Babaev, V. M., Lukashenko, S. S., Rizvanov, I. K., Souto, E. B.,Nikolsky, E. E., Zakharova, L. Y., Masson, P., et al. (2017). Nanoparticle-delivered 2-PAM for rat brain protection against paraoxon central toxicity. *ACS Applied Materials & Interfaces*, 9(20), 16922–16932.

Pereira, E. F., Aracava, Y., Alkondon, M., Akkerman, M., Merchenthaler, I., & Albuquerque, E. X. (2010). Molecular and cellular actions of galantamine: clinical implications for treatment of organophosphorus poisoning. *Journal of Molecular Neuroscience*, 40(1–2), 196–203.

Perera, P. M. S., Jayamanna, S. F., Hettiarachchi, R., Abeysinghe, C., Karunatilake, H., Dawson, A. H., & Buckley,N. A. (2009). A phase II clinical trial to assess the safety of clonidine in acute organophosphorus pesticide poisoning. *Trials*, 10(1), 73.

Peter, J. V., Sudarsan, T., & Moran, J. (2014). Clinical features of organophosphate poisoning: A review of different classification systems and approaches. *Indian Journal of Critical Care Medicine*, 18(11), 735–745.

Petroianu, G. A., Hasan, M. Y., Nurulain, S. M., Arafat, K., Sheen, R., & Nagelkerke, N. (2007). Comparison of two pre-exposure treatment regimens in acute organophosphate (paraoxon) poisoning in rats: Tiapride vs. pyridostigmine. *Toxicology and Applied Pharmacology*, 219(2 3), 235–240.

Prince, B. T., Mikhail, I., & Stukus, D. R. (2018). Underuse of epinephrine for the treatment of anaphylaxis: missed opportunities. *Journal of Asthma and Allergy*, 11, 143–151.

Rajpal, S., Mittal, G., Sachdeva, R., Chhillar, M., Ali, R., Agrawal, S. S., Kashyap, R., & Bhatnagar, A. (2009). Development of atropine sulphate nasal drops and its pharmacokinetic and safety evaluation in healthy human volunteers. *Environmental*

Toxicology and Pharmacology, 27(2), 206–211.

Rambabu, L., Megson, I. L., & Eddleston, M. (2020). Does oxidative stress contribute to toxicity in acute organophosphorus poisoning? A systematic review of the evidence. *Clinical Toxicology*, 58(6), 437–452.

Ranjbar, A., Pasalar, P., & Abdollahi, M. (2002). Induction of oxidative stress and acetylcholinesterase inhibition in organophosphorous pesticide manufacturing workers. *Human & Experimental Toxicology*, 21(4), 179–182.

Rice, H., Dalton, C. H., Price, M. E., Graham, S. J., Green, A. C., Jenner, J., Groombridge, H. J., & Timperley, C. M. (2015). Toxicity and medical countermeasure studies on the organophosphorus nerve agents VM and VX. *Proceedings of the Royal Society A: Mathematical, Physical and Engineering Sciences*, 471(2176), 20140891.

Ring, A., Strom, B. O., Turner, S. R., Timperley, C. M., Bird, M., Green, A. C., Chad, J. E., Worek, F., & Tattersall, J. E. H. (2015). Bispyridinium compounds inhibit both muscle and neuronal nicotinic acetylcholine receptors in human cell lines (H Ulrich, Ed). *PLoS One*, 10(8), e0135811.

Robb, E. L., & Barker, M. B. (2020). Organophosphate toxicity. StatPearls. Treasure Island, FL: StatPearls Publishing LLC.

Roberts, J., & Routt, R. (2013). Organophosphate insecticides. In K. Chamberlain, & S. O'Neal (Eds.), Recognition and management of pesticide poisoning (pp. p43-p55). Washington, DC: Environmental Protection Agency.

Ross, S. M., McManus, I. C., Harrison, V., & Mason, O. (2013). Neurobehavioral problems following low-level exposure to organophosphate pesticides: A systematic and meta-analytic review. *Critical Reviews in Toxicology*, 43(1), 21–44.

Sikary, A. K. (2019). Homicidal poisoning in India: A short review. *Journal of Forensic and Legal Medicine*, 61, 13–16.

Sogorb, M. A., Vilanova, E., & Carrera, V. (2004). *Toxicology Lettets*, 151, 219.

Soltaninejad, K. M. A. (2009). Current opinion on the science of organophosphate pesticides and toxic stress: A systematic review. *Medical Science Monitor*, 15(3), RA75–RA90.

Stojiljkovic, M. P., Skrbic, R., Jokanovic, M., Bokonjic, D., Kilibarda, V., & Vulovic, M. (2019). Prophylactic potential of memantine against soman poisoning in rats. *Toxicology*, 416, 62–74.

Trevisan, R., Uliano-Silva, M., Pandolfo, P., et al. (2008). Antioxidant and acetylcholinesterase response to repeated malathion exposure in rat cerebral cortex and hippocampus. *Basic & Clinical Pharmacology & Toxicology*, 102(4), 365–369.

Vijayakumar, H., Kannan, S., Tejasvi, C., Duggappa, D., Veeranna Gowda, K., & Nethra, S. (2017). Study of effect of magnesium sulphate in management of acute organophosphorous pesticide poisoning. *Anesthesia, Essays and Researches*, 11(1), 192.

Wadia, R. S., Sadagopan, C., Amin, R. B., & Sardesai, H. V. (1974). Neurological manifestations of organophosphate insecticide poisoning. *Journal of Neurology, Neurosurgery, and Psychiatry*, 37, 841–847.

Wang, W., Chen, Q.-F., Li, Q.-B., Wu, Y.-B., Chen, K., Chen, B., & Wen, J.-M. (2014). Efficiency of anisodamine for organophosphorus-poisoned patients when atropinization cannot be achieved with high doses of atropine. *Environmental Toxicology and Pharmacology*, 37(2), 477–481.

Whitmore, C., Lindsay, C. D., Bird, M., Gore, S. J., Rice, H., Williams, R. L., Timperley, C. M., & Green, A. C. (2020). Assessment of false transmitters as treatments for nerve agent poisoning. *Toxicol Lett*, 321, 21–31.

Wilson, B. W. (2005). Cholinesterase inhibition. In P. Wexler (Ed.), (2nd ed.), *Encyclopedia of toxicology*(1, pp. 588–599). New York: Elsevier.

World Health Organization. (2008). Clinical management of acute pesticide intoxication: prevention of suicidal behaviours. Geneva, Switzerland: WHO, No. 9789241597456.

Yavuz, Y., Yürümez, Y., Ciftçi, I. H., Sahin, O., Saglam, H., & Büyükokuroglu, M. (2008). Effect of diphenhydramine on myocardial injury causedby organophosphate poisoning. *Clinical Toxicoloy*, 46, 67–70.

Yürümez, Y., Yavuz, Y., Sahin, O., Ciftçi, I. H., Ozkan, S., & Büyükokuroglu, M. E. (2007). Can diphenhydramine prevent organophosphate-induced acute pancreatitis? An experimental study in rats. *Pesticide Biochemistry and Physiology*, 87, 271–275.

Zdarova Karasova, J., Hepnarova, V., Andrys, R., Lisa, M., Jost, P., Muckova, L., Pejchal, J., Herman, D., Jun, D., Kassa, J., et al. (2020). Encapsulation of oxime K027 into cucurbit[7]uril: in vivo evaluation of safety, absorption, brain distribution and reactivation effectiveness. *Toxicology Letters*, 320, 64–72.

Zhuang, Q., Young, A., Callam, C. S., McElroy, C. A., Ekici, O. D., Yoder, R. J., & Hadad, C. M. (2016). Efforts toward treatments against aging of organophosphorus-inhibited acetylcholinesterase. *Annals of the New York Academy of Sciences*, 1374(1), 94–104.

第 24 章　神经性毒剂毒性的治疗方法

Klaus P. Saalbach[①]

24.1 前　　言

24.1.1 化学类别和作用方式

神经性毒剂是一般结构式为 $O=P(OR)_3$ 的有机磷,即中心磷酸盐分子和烷基或芳香取代基。中心磷酸盐与末端氧有一个双键作为磷酸基,两个亲脂基和一个离去基,都与磷结合(ATDSR,2007)。

有机磷的主要毒性是由于对乙酰胆碱酯酶的永久抑制;一些有机磷是有毒的神经性毒剂,而其他如对硫磷和马拉硫磷作为杀虫剂(杀虫剂)。神经性毒剂的中毒主要是由于吸入或皮肤接触,而在农业中,中毒通常是由长期接触农药引起的。乙酰胆碱酯酶负责使神经递质乙酰胆碱失活。乙酰胆碱酯酶受体有两个主要的变体,尼古碱受体,它是一个快速作用的离子通道,和一个通过第二信使系统具有代谢作用的毒蕈碱受体。

该活性位点位于乙酰胆碱酯酶内,具有三个催化活性的必需氨基酸残基:200 位丝氨酸,组氨酸 440 位谷氨酸,327 位谷氨酸(Sancho & Hemme,2019)。有机磷的毒性取决于进入丝氨酸 200 结合位点的能力,也被称为酯化位点。有机磷剂的部分电正性磷被部分电负性的丝氨酸吸引,最终导致与神经性毒剂的结合(ATDSR,2007)。

其毒性取决于神经性毒剂的大小、形状和疏水性。例如,烷基取代基尺寸的增加会导致毒性的降低。手性取向分子也很重要;神经性毒剂的 S-对映体比 R-对映体的毒性要大得多(Sancho & Hemme,2019)。所有与乙酰胆碱相关的效应和神经性毒剂引起的损伤可分为尼古碱、毒蕈碱和中枢(大脑)效应。如果乙酰胆碱酯酶被抑制,乙酰胆碱会在神经信号传递空间、突触中积累,过度刺激导致神经和肌肉功能障碍,直至瘫痪、抽搐和死亡。需要快速诊断和治疗,以防止损伤和死亡,但也要避免所谓的"老化"过程,即酶有机磷复合物的不可逆脱烷基化(OPCW,2019)。

另一种临时乙酰胆碱酯酶抑制剂是氨基甲酸酯,即氨基甲酸酯和二氧化碳的单酰胺(ATDSR,2007)。氨基甲酸酯通过暂时的氨基甲酰化作用阻断乙酰胆碱酯酶,但中毒通常不如有机磷严重。氨基甲酸盐在冷战期间被评估用作化学毒剂,但从未发展成为化学武器(Costanzi & Koblentz, 2020)。

---

① 德国,奥斯纳布鲁埃克大学,文化与社会科学系政治学科。

24.1.2 法律框架

该法律框架涵盖了所有四种类型的有毒神经性毒剂,G类(梭曼、沙林、塔崩,代码为GD、GB和GA)、V类(VX)、A类(诺维乔克)和氨基甲酸酯盐。在第一次世界大战中使用了化学武器之后,1925年的《日内瓦议定书》禁止使用化学武器和生物武器,包括有毒气体和细菌学上的战争方法。

1992年,通过了《化学武器公约》(CWC),更确切地说,是《关于禁止发展、生产、储存和使用化学武器以及销毁化学武器的公约》,并于1997年生效,禁止开发、储存或使用任何类型的化学武器。根据CWC,禁止化学武器组织(OPCW)建立了一个核查和监测制度和一个援助和保护网络。CWC验证附件列出了三个具有特定风险级别的化学品清单。这些时间表是OPCW的强制性声明和常规行业检查的基础。附表1包括已开发、生产、储存或用作化学武器的化学品和毒素(OPCW,2019)。

最初,只有G类和附表1列出了G系列和V类的毒剂。2019年,政府决定将两个有毒的氨基甲酸酯类和诺维乔克类纳入附表1(Costanzi & Koblentz, 2020)。然而,由于使用化学品作为武器通常被禁止,使用诺维乔克毒剂和氨基甲酸酯化合物作为武器已经被CWC的一般规则所禁止(Nikitin,2020)。附表2包含其他有毒化学品和关键前体,这些化学品具有致命或丧失能力的毒性和其他特性,可能使其能够用作化学武器(OPCW & Weapon, 2021)。这里列出了神经性毒剂Amiton,它是作为一种杀虫剂开发出来的,但在实践中它的毒性太大了。

从理论上讲,G类和V类包括数百种不同的化学物质,还有数十种诺维乔克化学物质和几种氨基甲酸酯盐是可能的(OPCW,2019)。例如,对于V类的一个化学物质,Amiton(VG)研究人员在2018年合成了12种新的类似amiton的化学物质(Althoff,2018)。为了避免监管缺口,CWC不仅提到了特定的分子,而且还提到了衍生物、修饰和前体(OPCW & Weapons,2021)。

24.1.3 神经性毒剂

神经性毒剂有四个系列:G类、V类、A类(Novichoks)和氨基甲酸酯盐。G类是甲基氟磷酸烷基酯或氰基磷酸二烷基酯。在室温环境下,神经性毒剂大多是无味、无色到黄棕色的液体。一些神经性毒剂可能也有轻微的气味,但当人们能闻到它时,这就意味着他们已经在气体中暴露了(Shea,2013)。G系列和V类可溶于水,可被水解,G系列可被高温和爆炸蒸发。梭曼可以通过在粘性和持久性的配方中添加塑料物质而增稠(EMEA,2003)。V类毒剂具有油性和持久性,可在污染区域持续数周(EMEA,2003;OPCW,2019)。蒸汽压和挥发性是神经性毒剂暴露接触的必要条件。高挥发性和水溶性使沙林(25 ℃蒸汽压2.9毫米汞柱)主要通过吸入进入人体,而极低挥发性和亲脂性VX(25 ℃蒸汽压0.000 7毫米汞柱)导致其经皮中毒(Worek et al.,2020)。

G类神经性毒剂主要设计用于吸入,因为它们具有更大的吸入毒性。毒性更强的V类主要是穿透皮肤,但也可以通过呼吸道、胃肠道和结膜被吸收。雾化的V类毒剂可能会穿透个人半渗透性的防护服(OPCW,2019)。诺维乔克类毒剂是在20世纪70年代早期开发的,从A-230开始,这是一种沙林衍生物,其中O-异丙基被乙酰胺蛋白自由基取代(Franca et al.,2019)。在A-230的基础上,进一步合成了4种诺维乔克类毒剂:A-232和A-234(A-230的甲氧基和乙氧基类似物)和A-242和A-262(A-230和A-232的胍基类似物)。A-230、A-232和A-234是液体,而A-242和A-262是已知的第一个在室温下处于固态的神经性毒剂。诺维乔克-5是A-232的二元类似物,比VX毒剂大的8倍,而诺维乔克-7是A-234的二元类似物,比梭曼大10倍(Chai et al.,2018)。诺维乔克的毒性通常比VX更强(Franca et al.,2019)。

氨基甲酸酯通过氨基甲酰化作用可以暂时阻断乙酰胆碱酯酶。毒性持续时间为2~6 h(ATDSR,2007)。氨基甲酸盐是二甲基氨基甲酰氧基吡啶的季胺盐或双季胺盐,其毒性很强,并被列入CWC附表1(OPCW & Weapons,2021)。其他氨基甲酸盐可用作杀虫剂或具有治疗用途。氨基甲酸酯药物溴化吡斯的明(Mestinon)可作为梭曼中毒的预处理,因为可逆和暂时的乙酰胆碱酯酶阻断可以防止梭曼-乙酰胆碱酯酶相互作用引起的不可逆阻断和老化过程。在某些情况下,胆碱能刺激甚至可能是有益的,例如,阿尔茨海默氏病,所以一些氨基甲酸盐是为了治疗这种病症。

神经性毒剂的产生需要在合成过程中使用有毒的化学物质和专门的设备来控制所产生的神经性毒剂,但这些化学物质的毒性通常不如神经性毒剂本身(Shea,2013)。20世纪80年代,开发了二元武器;在这里,在炮弹、火箭或空中炸弹释放前不久,毒性较小的化学物质混合形成神经性毒剂(OPCW,2019)。二元化学武器可以更容易地制造、运输和处理,但其化学制剂的纯度或有效性可能较低(Shea,2013)。由美国开发的沙林、梭曼和VX的二元毒剂分别是GB-2、GD-2和VX-2,被称为第三代化学武器(Franca et al.,2019)。对于攻击人员,可以喷洒神经性毒剂。

还有由细菌和海洋海绵产生的天然有机磷作为乙酰胆碱酯酶抑制剂,蓝藻的一个例子是鸟苷毒素(Richardson et al.,2020)。

24.1.4 有毒神经性毒剂的简史

在第一次世界大战中,糜烂性毒剂被用作化学武器。1932年,德国化学家威利·兰格描述了有机磷对胆碱能神经系统的影响,而Farben公司的德国化学家格哈德·施拉德在1937年无意中发现了第一个具有军事潜力的神经性毒剂,二甲基氰基磷酸乙酯,也被称为塔崩或GA。沙林、梭曼是都有生产,但在二战期间没有使用。战后,美国公司利用Schrader实验室提供的信息制造了有机磷农药,如对硫磷。在20世纪50年代,英国的研究人员生产了一组后来被称为V类的神经性毒剂,其中包括化学武器VX,或O-乙基S-[2-(二异丙基氨基)乙基]甲基硫代膦酸酯,它的毒性比G类更大(Shea,2013)。

ICI公司的化学家Ranajit Ghosh打算开发强效农药,即取代氨基乙醇硫醇的有机磷酯。其中一款以Amiton(或Tetram)的名称上市,但由于毒性太大,很快就退出了市场,然后被命名为VG(Althoff,2018)。其他国家也生产了同系物,例如,俄罗斯的VX或VR,即俄罗斯的V类(OPCW,2019;WHO,2004)。1968年,在犹他州的美国陆军杜格威试验场附近放牧的

6 000 多只羊在 VX 的野外演习中死亡(OPCW,2019)。

在冷战期间,包括美国和苏联在内的几个国家生产了化学武器。数量最多的是沙林和 VX,俄罗斯 VX 为 O-异丁基 S-2-(二异丙基氨基)异构体,物质 33 也被称为 VX 3(Nepovimova & Kuca, 2018; WHO, 2004)。在 1980 年到 88 年的伊拉克伊朗战争中,沙林和塔崩被使用。1988 年 3 月,伊拉克使用神经性毒剂沙林对付伊拉克北部的库尔德村庄哈拉布贾(OPCW,2019)。

1995 年,日本奥姆真理教拥有沙林和 VX 气体。1994 年,他们袭击了松本 Matsumoto 市,造成 8 人死亡,并在东京地铁系统中使用沙林毒气,导致 13 人死亡,6 000 多人住院治疗(OPCW,2019)。2013 年 8 月,在叙利亚,含有沙林的火箭被用于几个反对派控制或有争议的地区,造成数百人伤亡(Nikitin,2020)。2017 年 2 月 13 日,在马来西亚吉隆坡国际机场,朝鲜领导人金正恩同父异母的兄弟金正南 VX,随后死亡(Nikitin,2020)。

诺维乔克(俄语中表示新来者)是由俄罗斯化学家维尔·米尔扎亚诺夫首次报道的,他于 1991 年和 1992 年在莫斯科国家有机化学与技术科学研究所和卢·费约多罗夫工作。这些毒剂是在 20 世纪 70 年代早期开发的,从 A-230 开始(Franca et al. ,2019)。据推测,这是一个名为 Foliant 的化学武器开发项目的一部分(GDCH,2020)。2018 年 3 月 4 日,前俄罗斯特工谢尔盖·斯克里帕尔和他的女儿在英国索尔兹伯里被诺维乔克神经性毒剂 A-234 毒死,但他们幸存了下来(Nikitin,2020)。一名调查此案的警官也接触到了这种神经性毒剂。2018 年 6 月,又有两名英国公民无意中接触倒一个装有诺维乔克丢弃的香水瓶,其中一人死亡。俄罗斯政治家阿列克谢杰·纳瓦尔尼也在 2020 年 8 月被诺维乔克神经性毒剂毒死(Nikitin,2020)。氨基甲酸酯盐在美国冷战期间被评估用作化学毒剂,但从未发展成为化学武器。

24.2 神经性毒剂中毒:症状和病程

中毒的过程取决于药物的类型、暴露的程度和治疗干预的速度。由神经性毒剂引起的有机磷中毒主要是由于吸入或皮肤接触,而在农业中,中毒往往是由长期接触农药引起的。有机磷可以通过各种途径被吸收,包括吸入、摄入和皮肤吸收。它们结合并阻断乙酰胆碱酯酶,该酶负责使神经递质乙酰胆碱失活,导致乙酰胆碱积累,随后神经功能障碍,抽搐和肌肉阻滞。第一个症状通常会在接触后的几秒钟内出现。

乙酰胆碱受体有两个主要变体,烟碱受体,快速作用离子通道,特别是出现在神经节的自主神经系统和骨骼肌,和毒蕈碱受体,代谢影响第二信使系统特别是存在于副交感神经系统和平滑肌(ATDSR, 2007; Waymire, 2021)。

当神经性毒剂与尼古丁乙酰胆碱受体结合时,它们通过离子内流激活刺激神经细胞的快速去极化,但由于它们永久结合,它们不能够恢复(复极化),并导致去极化阻滞(ATDSR, 2007)。尼古丁受体是五聚体配体门控离子通道,有 5 种肌肉亚型和 12 种神经元亚型(Jones et al. ,2012;Yang et al. ,2017)。

毒蕈碱受体通过 G 蛋白调节具有内在电活性的器官(心肌和平滑肌)的活性,而 G 蛋白可以调节酶和基因(ATDSR,2007)。毒蕈碱受体存在于 5 个亚型中,属于 G 蛋白偶联的两个主要功能类。M1、M3 和 M5 亚型选择性地与 Gq/G11 型 G 蛋白结合，导致细胞内钙离子增加而 M2 和 M4 亚型优先激活 Gi/go 型 g 蛋白以延长钾通道的开放（Jones et al.，2012）。

这两种受体变异都存在于中枢神经系统中，因此所有乙酰胆碱作用和神经性毒剂引起的损伤可分为烟碱、毒蕈碱和中枢（大脑）效应，如表 24.1 所示。

平滑肌、外分泌腺和心脏肌肉由交感神经去甲肾上腺素和副交感神经乙酰胆碱的平衡系统控制，以控制生理应激和休息情况。对于神经性毒剂，这意味着早期去甲肾上腺素（肾上腺素样）紊乱可能发生在瞳孔扩张（平滑肌）、高血压（血管）和心动过速（心肌），但随后毒蕈碱-副交感神经症状很快占优势，也称为胆碱能毒物（ATDSR，2007）。

毒蕈碱症状主要是由腺体和平滑肌过度活跃引起的，而烟碱症状影响骨骼肌（运动端板神经肌肉交界处阻滞）和循环，这由自主神经节控制。最早的毒蕈碱症状是所谓的“湿征”：流涎、流泪、排尿和排便，其次是副交感神经症状：湿的症状也被称为污泥，即流唾液、流泪、排尿、出汗（出汗）、肠胃不适（腹泻、排便）和呕吐。另一个类似的症状包括：排便/出汗、排尿、瞳孔缩小（瞳孔收缩）、支气管痉挛和支气管漏、呕吐、流泪、流涎。在 2020 年的诺维乔克发作中，出现了一种新的症状，即严重的体温过低降至 33.5 ℃（Steindl et al.，2020）。心动过缓、高血压、肌肉抽搐、束状收缩、虚弱和瘫痪（OPCW，2019）。

中枢神经系统的体征和症状不是特定的，可能类似于一种精神疾病。这些症状是由复杂的作用和烟碱和毒蕈碱受体引起的，并可表现出各种症状。死亡通常由呼吸衰竭引起，由支气管收缩、支气管漏、中枢呼吸抑制和呼吸肌肉无力和瘫痪共同引起。对于每个症状，其他诊断都是可能的，但症状组合是相当典型的。如果有疑问并考虑到治疗的紧迫性，首次注射阿托品解毒剂，所谓的阿托品挑战可能澄清情况。

表 24.1　烟碱和毒蕈碱乙酰胆碱受体

神经系统	乙酰胆碱受体	器官受影响
中枢神经系统	尼古碱和毒蕈碱受体	大脑
躯体神经系统	烟碱受体	骨骼肌（运动端板处的神经肌肉交界处）
交感神经系	神经细胞节点（自主神经节）中的烟碱受体	去甲肾上腺素（去甲肾上腺素）控制的器官：平滑肌、肾上腺髓质、外分泌腺、心肌
副交感神经系统	神经细胞节点（自主神经节）中的烟碱受体	神经细胞节点（自主神经节）中的烟碱受体

资料来源：ATDSR（2007），waymire（2021）。

吸入可在几秒到几分钟内导致症状，通常在 30~90 min 内摄入，而皮肤接触可在 18 h 内首次出现症状（ATDSR，2007）。详见表 24.2。

除急性症状外，农药中毒后还已知有中度综合征和长期症状，但在接触神经性毒剂后尚未观察到。

中度肌无力和麻痹综合征可发生在急性有机磷中毒综合征消退后 24~96 h，通常在 12 周内自行消退。到目前为止，神经性毒剂中毒后未观察到中间综合征（ATDSR，2007）。某些神经性毒剂也可以抑制其他酶，如丁酰胆碱酯酶和神经病变靶酯酶，也被称为神经毒性酯酶或含有铂样磷脂酶结构域的蛋白6。这种抑制可能导致退行性感觉运动有机磷诱导的迟发性神经病变，简称OPIDN，因为神经病变靶酯酶参与轴突维持(Richardson et al.，2020)。症状，包括：抽筋、下肢肌肉疼痛、远端麻木和感觉异常、进行性无力、下肢深部肌腱反射抑制，严重情况时为上肢。患者可能会恢复或进展为痉挛性共济失调。在急性暴露后持续数周至数年的慢性神经毒性也被称为有机磷酯诱导的慢性神经毒性(OPICN)。OPIDN曾在杀虫剂中毒后报告，但不是在接触神经性毒剂后，例如在对伊朗沙林袭击幸存者的治疗后(WHO，2004)。

表24.2 神经性毒剂中毒的急性症状

症状类型	症状	治疗
毒蕈碱	结膜和鼻充血、鼻漏(流鼻涕)、充血、支气管漏、支气管收缩、呼吸困难、心动过缓、节律异常、出汗、流泪、流涎、眼平滑肌紊乱(瞳孔缩小)、视力模糊、适应障碍、视力模糊和额叶头痛、恶心、呕吐、腹部绞痛、腹泻、频繁和不自觉排尿(排尿)	阿托品(解药)
烟碱(神经节和肌肉)	面色苍白，心动过速，高血压，肌肉抽搐，肌痉挛，虚弱，瘫痪。最初，可以观察到自主神经效应，如心动过速、高血压和瞳孔扩张(瞳孔宽)，但通常毒蕈碱症状很快就占优势。心率可能较慢(心动过缓)或较快(心动过速)，因为毒蕈碱性心动过缓可能被压力、缺氧和肾上腺素能刺激所覆盖	肟(乙酰胆碱酯酶再活化剂)，在有机磷酶复合物老化前给予
中枢神经系统	头晕、焦虑、不安、头痛、震颤、意识混乱、注意力不集中、过度做梦、抽搐、意识丧失、呼吸抑制	抗惊厥性的苯二氮卓类药物，如安定

资料来源：EMEA(2003)；ATDSR(2007)；Banks，Lein(2012)；OPCW(2019)；Sancho，Hemme(2019)。

其他长期症状是神经炎症和神经心理症状。神经性毒剂中毒后的病例报告表明，出现创伤后应激障碍、焦虑、抑郁症状、疲劳、头痛和脑电图异常等神经心理症状的风险也会增加(OPCW，2019)。本文讨论了神经性毒剂损伤是否也是由额外的神经炎症引起的。急性梭曼和沙林暴露后，大鼠和小鼠大脑中促炎细胞因子肿瘤坏死因子、白细胞介素1和白细胞介素6的转录本和蛋白水平升高。沙林和梭曼也能激活前列腺素系统。从理论上讲，抗肿瘤坏死因子或白细胞介素-6的细胞因子拮抗剂可以减轻神经性毒剂中毒的症状(Banks & Lein，2012)。

24.3 神经性毒剂中毒的治疗

24.3.1 策略

神经性毒剂的医疗治疗被嵌入到物理防护、洗消、分诊等其他措施中,可分为即将到来的院前治疗、医院治疗和长期治疗阶段。治疗基于四个支柱:抗胆碱能药物(阿托品)、乙酰胆碱酯酶通过氧重新活化、抗惊厥治疗和支持性治疗。在得知病情发作后,应尽快开始院前治疗。应进行疏散和洗消,然后进行适当的医院治疗。

24.3.2 防护措施

物理防护可以使用全面防毒面具,过滤器中含有活性炭和细多孔材料的过滤器,以及含活性炭或军用型半渗透含活性橡胶制成的防护服(OPCW,2019;Shea,2013)。

暴露前使用氨基甲酸酯和溴化吡斯的明对神经性毒剂梭曼提供了一定的防护。乙酰胆碱酯酶的氨基甲酰化阻止了神经性毒剂的结合,然后氨基甲酸酯乙酰胆碱酯酶复合物解离,释放出活性酶。这可以防止梭曼酶复合物的不可逆老化(降解)。但由于其副作用,即胃肠道症状、尿急和排尿、头痛、流鼻和四肢刺痛,只有在有直接威胁的情况下才应使用(Shea,2013)。

为了保护皮肤,美国陆军开发了抗化学毒剂皮肤暴露减少膏(Serpacwa),这是一种粘性白色膏,含有全氟烷基聚醚和聚四氟乙烯 50:50 的混合物。这将与以任务为导向的防护等级 2(MOPP 2)条件一起使用;这包括战斗服制服外套和长筒靴(FDA,2000)。在对动物进行的对照实验室研究中,Serpacwa 已被证明可以减少或延迟皮肤接触各种化学毒剂的时间,包括梭曼、增厚梭曼(TGD)、VX 和其他化学武器。在使用化学武器模拟剂进行的人体研究中,也取得了类似的结果。

理想情况下,从人工操作的湿法化学检测工具包到用于特定化学毒剂的先进自动设备的军事检测系统已经到位,以便在发生攻击时立即发出警报。无论使用何种化学武器,主要措施包括药剂检测和识别、放护和洗消。检测还可用于特殊用途,例如,痕量中毒水平的警告和食物和水监测(WHO,2004)。然而,像东京这样的恐怖袭击是无法预料的,但随后袭击受害者的症状有助于澄清袭击的类型。

24.3.3 分类

在大量暴露的情况下,应使用分诊来优先确定某些患者,见表 24.3。如果预期患者的症状时间延长,或有足够的治疗能力,则可以将其重新分类。

表 24.3 化学武器暴露后的分类情况

种类	优先权	症状
最小的	症状轻微,不需要专业医务人员帮助的患者	OPCW:说话和行走;症状轻微(如乳房缩小、鼻漏)EMEA:症状轻微,即能够行走
延时的	患者稍后接受特殊治疗,对症治疗可立即开始治疗	通过严重的暴露,恢复意识,并恢复自主呼吸
紧迫的	需要紧急救生治疗的患者在治疗时有很高的生存机会	OPCW:说话,不走路(呼吸困难、抽搐和/或恶心和呕吐);在两个或两个以上系统(如呼吸、胃肠道、肌肉)中度到严重的影响;但循环完整。EMEA:中度,即不能行走,但可自主呼吸
预期的	这类患者的生存机会很低,而且治疗会过度利用可用的资源	OPCW:不说话,不走路,没有足够的血液循环。EMEA:严重,即不呼吸

资料来源:EMEA(2013),OPCW(2019)。

24.3.4 院前治疗

救援人员和医疗护理人员必须保护自己免受污染,伤亡人员应迅速从污染源中清除并进行消毒。在受化学污染的环境中,需要个人防护设备、呼吸器和防护服,包括适合救援人员和医务人员使用的手套和靴子(OPCW,2019)。为了避免早期死亡,应尽快开始注射抗胆碱能(抗胆碱)药物、抗惊厥药和肟以重新激活乙酰胆碱酯酶。给药方案包括注射阿托品和肟,如有必要,进一步注射阿托品,进一步的紧急措施应限制在最低限度,因为它们对医务人员面临进一步污染和暴露的风险。

24.3.5 洗消

无论使用什么化学武器,首要措施包括检测和识别、防护和洗消,以及控制进入受影响区域,划分为事故区域的排除区或热区、减少污染区或热区,以及具有控制线的走廊和冷区(OPCW,2019)。G类毒剂更容易蒸发,而VX则更具黏性和更持久。对于小规模泄漏,隔离热区从VX的30 m到沙林60 m,较大规模泄漏为VX的60 m和沙林400 m。大规模泄漏的防护区域范围从VX 0.1 km到沙林4.9 km。

对于立即的局部洗消,可以使用反应性皮肤去污洗剂(RSDL)或其他洗消剂(Nepovimova & Kuca,2018;OPCW,2019)。进一步的洗消措施是脱衣服(脱光),因为纤维可以吸附神经性毒剂和蒸汽,然后用生理盐水冲洗眼睛。如果没有特殊的解决方案,可以用肥皂水清洗皮肤,但更有效地净化皮肤、设备和材料可以用中和、活性化学物质如氯胺溶液,或中性吸附粉如富勒土或临床纸巾(Hulse et al.,2019;OPCW,2019)。此后,应采用特定的解毒剂治疗和对症治疗。如果患者的呼吸受到严重影响,应立即开始人工呼吸,因为呼吸衰竭是典型的死亡原因。

24.3.6 医院治疗

神经性毒剂暴露的治疗窗口依赖于药物,对于梭曼中毒的治疗必须在几分钟内开始有效,而其他中毒治疗在暴露后数小时仍有效(Shea,2013)。除症状,还通过测定血液中乙酰胆碱酯酶和丁酰胆碱酯酶活性的降低来临床诊断。减少超过 20%的乙酰胆碱酯酶活性结合轻微症状表明被神经性毒剂或杀虫剂中毒(OPCW,2019)。

24.3.6.1 阿托品

欧洲药物管理局(EMEA 的以下剂量建议;同时重新命名为 EMA)是基于东京沙林袭击的实际经验(EMEA,2003)。最初,应肌肉注射或静脉注射 2 mg 硫酸阿托品或枸橼酸阿托品,然后根据症状每 5~60 min 持续一次,特别是在持续支气管分泌和心动过缓的情况下。在东京沙林袭击中,大多数暴露的个体只需要 2 mg,但有些个体需要高达 15~20 mg 的硫酸阿托品。24 h 地内阿托品的最大总剂量约为 50 mg。对于较长时间的处理,应避免使用防腐剂的药剂,以避免防腐剂毒性的积累。对于儿童,推荐使用 0.002~0.08 mg/kg。对于眼部症状,可局部应用阿托品滴眼液(0.25%~1%)。

OPCW 对轻度和中度有机磷中毒的剂量建议与 EMEA 略有不同,但 OPCW 和 EMEA 完全同意治疗目标是充分控制临床显著症状,所谓的“3B”心动过缓、支气管痉挛和逐步递增的支气管黏液溢出,至少间隔 5 min(EMEA,2003;Hulse et al.,2019;OPCW,2019)。

阿托品可与含有 2 mg 阿托品的自动注射器一起使用。美国陆军将它们与一种 600 mg 的普吡肟自动注射器一起使用,称为 Mark I 试剂盒。与此同时,有一种单独注射 2.1 mg 阿托品和 600 mg 的 2-吡啶醛氧胺的自动注射器,即所谓的解毒剂治疗神经性毒剂自动注射器(ATNAA)(Sidell,2002)。其他形式是单剂量或多剂量小瓶、注射器和眼科应用(ATDSR,2007)。

阿托品的重要副作用是心血管不良反应,包括窦性心动过速、心悸、心室早搏、心房扑动、心房颤动、心室颤动、心室颤动、心源性晕厥、心搏停止和心肌梗死。对于已知有心血管疾病或心脏传导问题的个体,应谨慎使用阿托品自动注射液(ATNAA,2020)。如果阿托品过量,通常会引起各种轻微的抗胆碱能症状,氨基甲酸碱可重复作为静脉注射使用(ATDSR,2007;ATNAA,2020)。甘罗溴酸盐已被建议作为阿托品的替代品,但研究显示没有更多优点(Peter et al.,2008)。

24.3.6.2 肟类

阿托平对尼古丁(如肌肉)症状几乎没有影响,而肟类可以改善这些症状,增强阿托品的作用,也可作为保留阿托品的药物。肟的部分正电氮被乙酰胆碱酯酶的电负性阴离子位点吸引,随后使肟与神经性毒剂分子发生结合反应,从而产生未结合和重新激活的乙酰胆碱酯酶(ATDSR,2007)。

肟可以重新激活结合的乙酰胆碱酯酶,从而治疗神经性毒剂中毒,但只有在神经性毒剂酶复合物的不可逆老化(降解)过程之前,特别是在梭曼中毒的情况下(OPCW,2019)。在人体体外试验中发现的老化时间窗口,塔崩为 46 h,沙林为 5 h,梭曼只有 2 min,VX 超过 48 h。肟的选择也取决于监管机构的批准状态。2002 年,美国唯一批准的是氯羟吡肟,而其甲磺酸盐在英国使用,在其他欧洲国家使用毒莠定(Sidell,2002)。

肟类药物治疗神经性毒剂中毒的临床经验非常有限。因此,对于所需的治疗靶点浓度,有几种给药方案和不同的意见(OPCW,2019)。在农药中毒中,氯化普拉唑肟、甲磺酸普拉唑肟或甲磺酸普拉唑肟,以及氯化双胍的临床实用较多。肟类药物的常见副作用是肝酶值的增加(ATNAA,2020)。

该研究旨在开发能够穿过脑血屏障的肟,以对抗神经性毒剂中毒的中枢症状(Masson & Nachon,2017)。进一步的肟包括所谓的 HI-6、H-4 和 MMB-4 的 HI-6 和 MMB-4、HLo7 和 HGG12 (Balali-Mood & Saber,2012;WHO,2004;Worek et al. ,2020)。

文献中推荐测量肟血浆浓度,但这种实验室检测并不是常规的(EMEA,2003)。据此监测乙酰胆碱酯酶和乙酰胆碱酯酶丁酰胆碱酯酶活性的测定,红细胞乙酰胆碱酯酶的重新激活,血浆对乙酰胆碱酯酶的抑制活性(OPCW,2019)。表 24. 4 概述了肟的类型、剂量和效果。

表 24. 4 肟类型、给药剂量和效果概述

肟	给药剂量(应尽快开始)	效果/评论
氯化丙吡肟(2-PAM Cl,氯化丙胺),一种单吡啶肟	EMEA:成人,慢注射静脉或静脉注射 12 g,高达 30 mg/kg,最多 24 g,24 h OPCW 负荷剂量 1 g,高达 12 g。EMEA:儿童,慢速静脉注射,2 540 mg/kg,最大 1 g	血浆靶浓度 14 mg/L;对沙林和 VX 的作用中等
甲磺酸吡啶肟(P2S)或甲硫酸酯(对比),一种单吡啶肟	EMEA:成人;慢注射静脉注射或静脉注射 1~2 g,高达 30 mg/kg。EMEA:儿童,慢静脉注射,25~40 mg/kg,最大 1 g。治疗可持续使用 10~20 mg/kg/h,持续 18 h 或更长时间	血浆目标浓度为 14 mg/L
氯化碘肟(毒原素),一种双吡啶肟	EMEA:成人,慢速注射静脉注射或 IM250 mg,2 h 后重复,OPCW 负荷剂量 250 mg,高达 750 mg。EMEA:儿童,慢静脉或静脉注射,4~8 mg/kg,最大 250 mg。治疗可在 24 h 内持续进行,最多剂量为 750~1 250 mg	EMEA:成人,慢速注射静脉注射或 IM250 mg,2 h 后重复,OPCW 负荷剂量 250 mg,高达 750 mg。EMEA:儿童,慢静脉或静脉注射,48 mg/kg,最大 250 mg。治疗可在 24 h 内持续进行,最多剂量为 750~1 250 mg
HI-6 二氯化物一水合物或二甲烷磺酸盐,一种双吡啶肟	EMEA:成人,缓慢注射静脉或静脉注射 500 mg,2 h 后重复。治疗可继续进行,最多为 1 500~2 000 mg,24 hOPCW 负荷剂量为 500 mg,高达 2 000 mg	HI-6 的血浆目标浓度为 10 mg/L;对梭曼和环沙林最有效

EMEA,欧洲药品管理局;IM,肌肉注射;IV 静脉注射;OPCW,禁止化学武器组织。资料来源:EMEA (2003),Balali-Mood 和 Saber(2012),OPCW(2019)。

24.3.6.3 抗惊厥药

肟不能通过血脑屏障,而苯二氮卓类地西泮(或其前药阿维扎丰自动注射)是一种有效的抗惊厥药。劳拉西泮能与γ-氨基丁酸A型受体的γ亚基结合,从而产生一种异构修饰作用,即增加氯离子流入,降低神经细胞活性(OPCW,2018)。地西泮可静脉注射10 mg/次,每隔15 min重复一次,直到惊厥消失。对于儿童,每次应为0.05~0.3 mg/kg。在海湾战争期间,美国军方发布了一种含有10 mg安定的自动注射器,被称为一种惊厥解毒剂神经性毒剂,短CANA(Sidell,2002)。替代品有戊巴比妥、苯妥英或丙戊酸钠。几分钟后癫痫发作控制下降;在梭曼暴露40 min后,癫痫发作很少发生(OPCW & Weapons, 2021; WHO, 2004)。

24.3.6.4 呼吸支持

支持性护理在神经性毒剂中毒的医疗管理中起着至关重要的作用。呼吸支持包括插管和机械通气尤其重要,因为呼吸衰竭是常见的死亡原因(ATDSR,2007)。通气支持方法必须能够克服由支气管分泌物和支气管痉挛引起的气道的高阻力(Sidell,2002)。在摄入的情况下,吸入性肺炎伴急性呼吸窘迫综合征可加重呼吸道症状(ATDSR,2007)。阿托品是控制呼吸系统中毒综合征的关键药物。如果插管时间延长,气管切开术可用于机械通气(Hulse et al.,2019)。就神经性毒剂而言,通气时间通常比杀虫剂短,因为杀虫剂更具亲脂性,可以储存在脂肪酸中并从脂肪酸中释放出来(Sidell,2002)。

24.3.6.5 诺维乔克治疗

2020年底,发表了第一份关于诺维乔克治疗的报告(Steindl et al.,2020)。2020年8月,一名44岁的男子感到困惑,开始大量出汗、呕吐、昏倒,失去知觉。两小时后,他被送往Omsk的一家医院,并接受了机械通气和异丙酚的镇静治疗。进一步的细节没有公布,但假设使用了阿托品。两天后,患者被转移到柏林的一所大学医院,在那里观察到33.5C的深度昏迷和严重的低温。患者给予阿托品和奥比肟(250 mg,持续给药750 mg/天),但1天后停用奥比肟。呼吸支持和镇静需要近4周,直到恢复。给予6个单位的新鲜冷冻血浆增加了丁酰胆碱酯酶血浆水平(Steindl et al.,2020)。第一个病例报告表明阿托品对诺维乔克药物有效,而奥比多肟无效。呼吸支持、镇静和使用新鲜冷冻血浆是最终导致恢复的额外措施。

24.3.7 新的治疗方法

24.3.7.1 生物清除剂

像人类丁酰胆碱酯酶这样的生物清除剂与神经性毒剂迅速不可逆地反应。如果另外给予像肟这样的再激活剂,肟可以从清除剂手中“接管”神经性毒剂,然后清除剂就可以再次自由地进行进一步的活动。这种双组分系统被称为伪催化清除剂。人丁酰胆碱酯酶是一种稳定的四聚体酶,不会引起任何免疫原性、毒性或行为效应(Masson & Nachon,2017)。然而,人类乙酰胆碱酯酶似乎比丁酰胆碱酯酶对手性有机磷更快、更具立体选择性,特别是在暴露于VX的小鼠中所示(Masson & Nachon,2017)。复杂的药代动力学问题和中和和失活所需的大量丁酰胆碱酯酶是实际的障碍(Peter et al.,2008)。

催化清除剂将神经性毒剂分子水解为无毒产物。对氧磷酶在肝脏中自然产生,并以较高的保护率水解有机磷(Masson & Nachon,2017)。然而,关于重组对氧磷酶的生产、稳定和药代动力学的问题仍无法解决。因此,有人提出了功能性对氧磷酶的基因传递途径。进一步的双吡啶肟 K203 和两性离子肟 RS194B 等分子的测试效果有限(Worek et al. ,2020)

综上所述,生物清洁剂的概念和研究取得了重大进展,但实际应用仍受到技术问题的影响。另一种替代方法可能是新鲜冷冻血浆来增加神经性毒剂的排泄率(Peter et al. ,2008)。在诺维乔克的案例研究中,它对血浆中的丁酰胆碱酯酶水平有有益的影响。

24.3.7.2 抗烟碱药物

烟碱乙酰胆碱受体受到大脑和自主神经节中的神经性毒剂的影响(Sheridan et al. ,2015)。特别是,alpha-7 亚型对认知、感觉加工、注意力、工作记忆和奖励至关重要(Yang et al. ,2017)。然而,药物的开发是困难的。从精神病学研究中得知,烟碱乙酰胆碱受体拮抗剂在正常人志愿者中诱发精神病,而激动剂缺乏真正的受体亚型选择性,导致剂量化副作用和临床开发失败(Jones et al. ,2012)。

但各种选择性 α-4/β-2 和 α-7-烟碱阳性变构调节剂和激动剂的临床前和一些临床研究,特别是部分激动剂的研究显示了对记忆、学习和其他神经认知功能的一些影响(Jones et al. ,2012);Yang 等(2017)。α-7-烟碱激动剂也可以通过抑制胶质巨噬细胞的细胞因子释放来减轻有机磷中毒的初始阶段的一些炎症损伤,而拮抗剂似乎可以增强炎症尽管存在药代动力学和选择性问题,但这些激动剂是缓解神经性毒剂损伤症状的一个有前途的研究目标(Banks & Lein,2012;Yang et al. ,2017)。

24.3.7.3 进一步研究

腺苷激动剂、氯尼丁和 N-乙酰半胱氨酸可提高动物的存活率,但目前还没有人类的数据。研究表明,用碳酸氢钠碱化没有更多的好处,用镁值也没有影响(Peter et al. ,2008)。加环利丁是一种抗谷氨酸能物质,在梭曼暴露后在灵长类动物中具有积极作用,但没有关于人类的数据(Balali-Mood & Saber, 2012)。

24.4 结论和展望

在本世纪的第二个十年里,使用神经性毒剂沙林、VX 和诺维乔克的发作被报道,证明了神经性毒剂及其治疗的相关性。目前武器化的神经性毒剂属于有机磷的化学组,可抑制乙酰胆碱酯酶,导致毒蕈碱、烟碱和中枢症状。

G 类包括沙林、梭曼和塔崩,V 类的 VX 和诺维乔克的 A 类。诺维乔克药物具有新的分子结构和高毒性,曾在 2018 年和 2020 年被用于两次攻击个体。另一种化学基团,氨基甲酸酯盐,也包括在 CWC 中,但目前还没有武器化。

死亡的主要原因是呼吸衰竭,需要进行快速干预。该治疗基于四大支柱:抗胆碱能药物(阿托品)、乙酰胆碱酯酶的氧重活化、安定或其前药阿维扎丰的抗惊厥治疗,以及呼吸支持。同时,使用阿托品/普利多肟和安定的军用自动注射器简化了紧急使用。各机构的给药建议略有不同,但主要的治疗目标是通过逐步增加剂量(滴定)来充分控制临床显著症状。首次发表的诺维乔克中毒病例报告表明,阿托品对诺维乔克药物也有效。关于肟的临床经验非常有限。此外,各种肟类药物对某些神经性毒剂有不同的,往往是有限的疗效。

像人类丁酰胆碱酯酶这样的生物清除剂可以结合血液中的神经性毒剂,但在应用于常规治疗之前还需要进一步的研究。催化清除剂,如对氧磷酶,可以快速将神经性毒剂分子水解为无毒产物,但难以应用。一种更简单和可用的替代方法可以是新鲜冷冻血浆,以增加神经性毒剂的排泄率。由于 α-7-烟碱乙酰胆碱受体激动剂可能通过抑制胶质巨噬细胞释放细胞因子来减轻有机磷中毒初始阶段的一些炎症损伤。此外,它们还能改善神经认知功能,使其成为缓解神经性毒剂损伤症状的一个很有前途的研究目标。

参考文献

Althoff, M. A. (2018). *Preparation and analytical investigation of amiton and amiton-like compounds closely related to the chemical weapons convention* (PhD thesis). German: Ludwig-Maximilians Universität).

ATDSR. (2007). Case Studies in Environmental Medicine Cholinesterase Inhibitors: Including Pesticides and Chemical Warfare Nerve Agents Course: WB1102 CE. Agency for Toxic Substances and Disease Registry.

ATNAA. (2020). Summary of Product Characteristics ATNAA (atropine and pralidoxime chloride injection), for intramuscular Use, reviewed May 2020. https://www.accessdata.fda.gov/drugsatfda_docs/label/2020/021175s041lbl.pdf

Balali-Mood, M., & Saber, H. (2012). Recent advances in the treatment of organophosphorous poisonings. *Iranian Journal of Medical Sciences*, 37(2), 74-91.

EMEA. (2003). EMEA/CPMP Guidance document on use of medicinal products for treatment of patients exposed to terrorist attacks with chemical weapons. EMEA/CPMP Guidance. https://www.ema.europa.eu/en/documents/other/european-medicines-agency/committee-proprietary-medicinal-products-guidance-documentuse-medicinal-products-treatment-patients_en.pdf FDA. (2000). Serpacwa Summary of Product Characteristics. https://www.accessdata.fda.gov/drugsatfda_docs/label/2000/21084lbl.pdf

Franca, T. C. C., Kitagawa, A. S., de A Cavalcante, S. F., da Silva, J. A. V., Nepovimova, E., & Kuca, K. (2019). Novichoks: The dangerous fourth generation of chemical weapons. *International journal of molecular sciences*, 20, 1222.

GDCH. (2020). Chemikalienregulierung-Ein unbekanntes Nervengift (in German). *Nachrichten Aus Der Chemie*, 68, 45-48.

Hulse, E. J., Haslam, J. D., Emmett, S. R., & Woolley, T. (2019). Organophosphorus nerve agent poisoning: Managing the poisoned patient. *British Journal of Anaesthesia*, 123(4), 457-463.

Jones, C. K., Byun, N., & Bubser, M. (2012). Muscarinic and nicotinic acetylcholine receptor agonists and allosteric modulators for the treatment of schizophrenia.

Neuropsychopharmacology Reviews, 37, 16–42.

Masson, P., & Nachon, F. (2017). Cholinesterase reactivators and bioscavengers for pre-and post-exposure treatments of organophosphorus poisoning. special issue XVth international symposium on cholinergic mechanisms of the international society for neurochemistry. *Journal Of Neurochemistry*, 142(Suppl. 2), 26–40.

Nepovimova, E., & Kuca, K. (2018). Review: Chemical warfare agent NOVICHOK-mini-review of available data. *Food and Chemical Toxicology*, 121, 343–350.

Nikitin, M. B. D. (2020). Resurgence of Chemical Weapons Use: Issues for Congress Updated September 18, 2020. Congressional Research Service CRS Insight Report IN10936 (C. CRS, Ed.). Congressional Research Service. http://www.crs.gov

OPCW. (2018). Organophosphorus (OP) Nerve Agents and Countermeasures. OPCW Poster. https://www.opcw.org/sites/default/files/documents/2018/08/Organophosphorus%20%28OP%29%20Nerve%20Agents%20and%20Countermeasures.pdf

Organization for the Prohibition of Chemical Weapons. (2019). International Cooperation and Assistance Division Assistance and Protection Branch. Practical Guide for Medical Management of Chemical Warfare Casualties of the OPCW.

OPCW. (2021). In O. Weapons (Ed.), *Annex on Chemicals Schedule* 1 *of the Chemical Weapons Convention.* Organization for the Prohibition of Chemical Weapons. Available from https://www.opcw.org/chemicalweapons-convention/annexes/annex-chemicals/schedule-1.

Peter, J. V., Moran, J. L., Pichamuthu, K., & Chako, B. (2008). Adjuncts and alternatives to oxime therapy in organophosphate poisoning—is there evidence of benefit in human poisoning? a review. *Anaesth Intensive Care*, 36, 339–350.

Richardson, R. J., Fink, J. K., Glynn, P., Hufnagel, R. B., Makhaeva, G. F., & Wijeyesakerei, S. J. (2020). Neuropathy target esterase (NTE/PNPLA6) and organophosphorus compound-induced delayed neurotoxicity (OPIDN). *Advances in Neurotoxicology*, 4, 1 78. Available from https://doi.org/10.1016/bs.ant.2020.01.00.

Sancho, S. S., & Hemme, M. (2019). Acetylcholinesterase Inhibition. OPCW Poster 01/2019. https://www.opcw.org/sites/default/files/documents/2019/01/OP%20Acetylcholinesterase%20Inhibition%20Poster.pdf

Shea, D. A. (2013). Chemical weapons: A summary report of characteristics and effects. Congressional research service crs report R42862. http://www.crs.gov

Sheridan, R. D., Smith, A. P., Turner, S. R., & Tattersall, J. E. H. (2015). Nicotinic antagonists in the treatment of nerve agent intoxication. *Journal of the Royal Society of Medicine*, 98, 114–115.

Sidell, F. R. (2002). *Chapter* 5 *Nerve agents in medical aspects of chemical and biological warfare*, *military textbook* (pp. 155 – 220). Uniformed Services University of the Health Sciences.

Steindl, D., Boehmerle, W., Körner, R., Praeger, D., Haug, M., Nee, J., Schreiber, A.,

Scheibe, F., Demin, K., Jacoby, P., Tauber, R., Hartwig, S., Endres, M., & Eckardt, K. U. (2020). Novichok nerve agent poisoning. *Lancet Online*. Available from https://doi.org/10.1016/S0140-6736(20)32644-1.

Waymire, J. C. (2021). Chapter 11 Acetylcholine Transmission (Uth. McGovern Medical School, Ed.). https://nba.uth.tmc.edu/neuroscience/m/s1/chapter11.html

WHO. (2004). *Public health response to biological and chemical weapons—WHO Guidance Annex* 1: *Chemical Agents* (pp. 144-213). World Health Organization.

Worek, F., Thiermann, H., & Wille, T. (2020). Organophosphorus compounds and oximes: A critical review. *Archives of Toxicology*, 94, 2275 2292. Available from https://doi.org/10.1007/s00204-020-02797-0.

Yang, T., Ting, X., Qi, S., & Wang, K. (2017). The current agonists and positive allostericmodulators of α7 nAChR for CNS indications in clinical trials. *Acta Pharmacologica Sinica B*, 7(6), 611-622.

第 6 部分　有机磷毒剂模拟剂的传感技术

第 25 章　用于有机磷模拟剂传感的碳纳米材料改性分子印迹聚合物

Lan Ching Sim[①], Siew Hoong Shuit[①], Kah Hon Leong[②], Pichiah Saravanan[③]

25.1 前　言

全球各部门发展的出现导致了环境中各种复杂污染物的巨大出现。在许多危害环境的污染物中,有机磷是最常见的环境污染物,主要在水体、食物和土壤中检测到。有机磷复合物主要是用作杀虫剂、杀虫剂和化学毒剂的神经毒性物质(Lee et al. ,2010)。杀虫剂的大量使用,特别是在农业工业中,造成了环境中这种巨大的污染物。此外,不断增长的化学品生产部门进一步恶化了这些有毒污染物是主要来源的情况。由于它们对哺乳动物的高毒性,它们在环境中的存在具有巨大的危害(Chauhan & Pundir,2011)。毒性水平在很大程度上取决于它们的磷价和化合物中硫的存在。取代基的差异会导致不同的生化和生理活动(Chen et al. ,2021)。这种污染物的残留物会损害环境,并可能对人类造成重大的健康问题,如眼痛,惊厥、腹痛、呼吸衰竭和更严重的病例均可导致死亡(Jamal,1997;Liu et al. ,2008)。这是由于有机磷化合物与乙酰胆碱酯酶(AChE)的结合,并延缓了其活性,从而导致神经递质乙酰胆碱的积累。乙酰胆碱酯酶是神经系统中的一种危险酶,在生物代谢过程中可以水解神经递质(Chen et al. ,2021)。因此,神经突触中乙酰胆碱的急剧增加将导致呼吸和神经系统的高水平毒性(Thakkar et al. ,2019)。图 25.1 为有机磷农药对 AChE 的抑制机制。当神经性毒剂与乙酰胆碱酯酶的催化位点发生反应,攻击呼吸系统并导致其瘫痪时,就会发生不可改变的抑制。

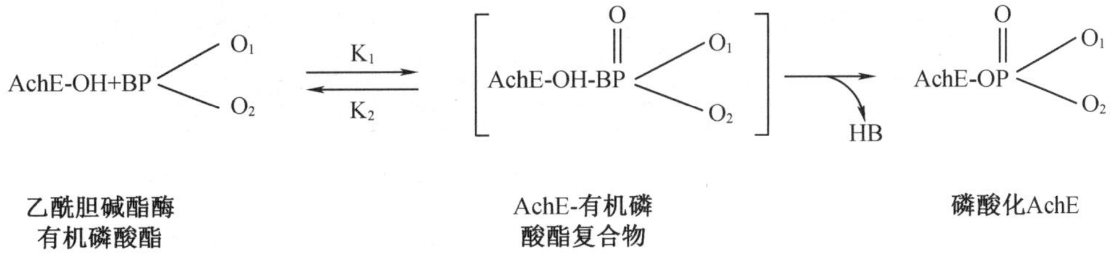

图 25.1　有机磷杀虫剂对乙酰胆碱酯酶的抑制机理

① 马来西亚,加江,东姑阿卜杜勒拉赫曼大学。

② 马来西亚,霹雳州的坎帕,东姑阿卜杜勒拉赫曼大学。

③ 印度,贾坎德邦丹巴德,理工学院(ISM)环境科学与工程系。

因此,由于对环境的严重危害和对人类健康的威胁,通过开发一种高效、简单的检测方法,是早期检测有机磷污染物的主要问题。目前有许多基于实验室的分析方法来检测有机磷。这些方法包括毛细管电泳、着色法、气-液相色谱、高效液相色谱(HPLC)、薄层色谱、核磁共振波谱、质谱(MS)和酶联免疫吸附分析(Pundir et al. ,2019)。然而,它存在着重大的缺点,如时间消耗,昂贵的分析工具,并需要训练有素的专业人员。因此,迫切需要一种更经济、更简单、更便携的快速检测方法来检测有机磷污染物。

此外,尽管现代生物传感器的概念可以提供一个灵活和可行的选择来解决传统技术的局限性,但它仍然不可避免地具有较差的化学和物理稳定性,特别是酶或基于抗体的生物传感器。这限制了它们在酸碱碱、高温和有机溶剂等恶劣环境下的使用。因此,分子印迹聚合物(MIPs)是最有前途的有机磷检测传感方法。这是由于 mip 的独特特点,如低成本、制备简单、稳定性好,并适合任何恶劣的环境(Mahmoudpour et al. ,2020)。例如,需要储存和温度在特定范围内的自然受体与人体体温相一致。同时,MIPs 以聚合物为宿主,它不需要特殊的环境存储条件,也可以应用于更广泛的温度范围。与免疫吸附剂相比,MIPs 经常被称为合成抗体。自塞勒格伦(1994)首次应用 MIPs 提取尿液中低浓度喷他脒以来,它随后进一步发展成为许多 MIPs,用于从复杂样品中提取各种选择性的目标分析物(Sarafraz-Yazdi & Razavi, 2015; Sellergren, 1994)。

MIPs 是通过分析化学、生物学和聚合物材料中的"锁和钥匙"方法选择性地与模板分子结合的分子(Han et al. ,2016)。MIPs 可以识别出在形状、大小和官能团上与模板分子完全对应的识别位点(Huang et al. ,2018)。MIPs 的合成包括三个阶段,第一阶段是将模板合成与功能单体结合,通过共价或非共价相互作用形成配合物。第二阶段,通过添加交联和成孔剂固定复合材料,最后阶段是洗脱模板分子,导致聚合物模板的形状和结构发生变化(Figueiredo et al. ,2016;Kupai et al. ,2017)。印记的整体过程如图 25.2 所示。因此,MIPs 高度选择性的目标分子通过疏水或静电相互作用,氢键,吸引通过范德华力允许 MIPs 特性强烈的构效预期,精确识别,和广泛的适用性(Ertuérk Bergdahl et al. ,2019;Ren et al. ,2015;Yuan et al. ,2018)。

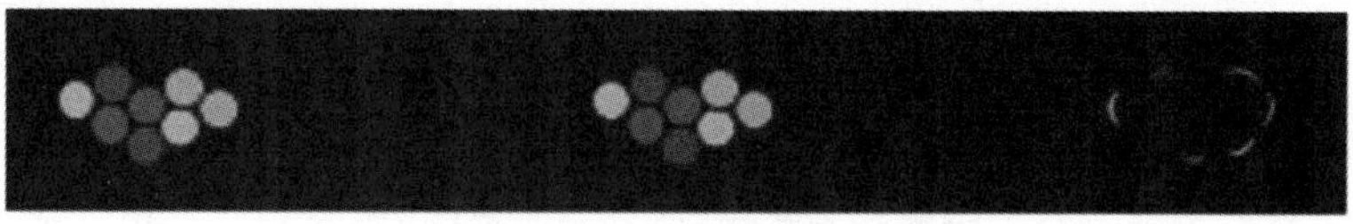

图 25.2　一般印记过程示意图

用 MIPs 改性的碳纳米材料可能是进一步提高有机磷污染物传感的直接解决方案。这是由于这种传感器的独特性,使其能够现场使用,简单,与传统的分析方法相比具有高灵敏度的检测。此外,碳纳米材料的独特特点包括小尺寸、介电约束、宏观量子、简单的制备方法、稳定性、高热和电导率(Pan et al. ,2019;Scida et al. ,2011)。碳纳米材料可以分为四个不同的维度,即一维(富勒烯)、一维(CNTs)、二维(石墨烯)和多维(石墨烯线圈)。在所有的碳质材料中,CNTs、碳点(CDs)和石墨烯是最受欢迎的 MIPs 改性纳米材料。

CNTs 是碳纳米材料中最常见的一种,具有许多优点。这是由于其简单的表面修饰和功能化。此外,它具有很强的形成 π-π 相互作用的倾向,成本低,电导率好。它的直径从纳米到十分之一的纳米,长度为微米,较大的表面积从 150~1 500 m^2 g^{-1}。此外,CNTs 与各种有机实体功能化,通过共价和非共价方法形成分析物的选择性空洞。这种功能化为有机官能团的插入提供了一条途径,可以增强黏附性能,增加表面积。

例如,Anirudhan 和他的共同研究人员报告了用 CNTs 修饰 MIPs,以传感 2,4-二氯苯氧乙酸,这是一种在河流和地下水中常见的杀虫剂。它表现出良好的线性响应,检测限为 1.2×10^{-9} mol L^{-1}(Anirudhan & Alexander, 2014)。与此同时,Amatatongchai 等(2019)报道了涂有 CNTs(3D-CNTs@ MIP)的新型三维 MIPs 的成功合成,以检测食物中的蛋白质含量(PFF)。复合材料在 0.01~200 μM 呈线性响应,检测限为 0.002 μM。

同时,碳点 CDs 是一种具有发光特性的纳米材料。它因其独特的化学惰性、低毒性和可调荧光能力。碳点 CDs 是修饰 MIPs 的积极选择,因为 CDs 通过表面修饰具有荧光活性。例如,在传感有机磷污染物时,通过溶胶-凝胶聚合法,用硅碳点涂层制备了 MIP。制备的 MIP@ Si-CDs 是一种激发波长为 340 nm 的荧光活性物质,显示了从 n-π 过渡倒-C=O 和 π-π 和-C=C-跃迁带。这种改进证明了其比传统方法更强的能力,提供了一种高灵敏度检测有机磷污染物的方法(Fan et al.,2013)。与此同时,Wu 和他的共同研究人员揭示了含有乙烯基磷酸和碳点(CDs@ VPA)的磁性 MIP,用于荧光检测食品样品分析中的有机磷农药残留的新方法(Wu et al.,2019)。

石墨烯是一种与 sp^2 杂化相互连接的二维化学结构,因其独特的物理和化学性质而受到广泛的关注。这包括具有较大的表面积、高导电性、良好的稳定性、机械强度和增强的灵活性。其表面积为 2 630 m^2/g,两侧均为平面表面,提高了吸附能力。Luo 和同事报道,与传统的 MIP 相比,通过自由基聚合方法将 MIP 与乙烯基功能化石墨烯作为支撑材料,由于其高导电性而增强了响应(Luo et al.,2015)。除此之外,吉安和共同研究人员通过固相微萃取制备了一种包含氧化石墨烯(GO)的 MIP,该 MIP 显示了在 0.03~0.24 ng · g^{-1} 检测有机磷酯的能力(Jian et al.,2019)。

25.2 碳纳米材料改性分子印迹聚合物的合成路线

据报道,碳纳米材料改性的 MIPs 可以通过整体聚合和电聚合的方法合成。参与碳纳米材料改性 MIPs 合成的碳纳米材料包括 CNTs(单壁或多壁)(Akhoundian et al.,2018;Badhulika & Mulchandani,2015;Kec Comili & Hussain,2018;Zhang et al.,2012)和 GO(Guo et al.,2015;Wang et al.,2016)。由于惰性性质,碳纳米材料在表面印迹过程之前需要进行预功能化或预处理。

25.2.1 CNTs 和氧化石墨烯的预功能化或预处理

预处理的目的是用高密度含氧基(乙烯基/羧基)(Zhang et al.,2012;Zhang et al.,2014)或硅-氧-乙烯基(Cao et al.,2018)纯化和修饰 CNTs。为了制备乙烯基功能化的 CNTs,初始的 CNTs 需要经过几个处理过程:浓酸处理,氯化亚砜酰化,然后是酰胺化(D.

Zhang et al. ,2012)。据报道,硝酸或酸混合物(硝酸:硫酸 3∶1或硝酸:盐酸 1∶1)可以将原始 CNTs 转化为羧酸功能化的 CNTs。据报道,酸预处理的温度和持续时间分别为 50 ℃~80 ℃和 3~24 h(Shuit et al. ,2013)。完成后,经酸处理的 CNTs 记为 CNTs-COOH(Shuit et al. ,2013;Zhang et al. ,2012)。然后,将 CNTs-COOH 在氯亚砜(氯化亚砜)和氯仿的 60 ℃中回流 24 h,然后过滤处理后的 CNTs,用无水四氢呋喃洗涤几次,真空干燥得到 CNTs-COCl。将 CNTs-COCl 与吡啶和三甲胺在 50 ℃下混合 24 h 后,发生酰胺化。通过洗涤(用无水四氢呋喃)和干燥过程,获得了乙烯基功能化的 CNTs(Zhang et al. ,2012)。

Zhang 等(2014)首先将 CNTs 和马来酸酐分散在二氯甲烷(二氯甲烷)中,然后进行 1.5 h 的超声处理,合成了乙烯基/羧基功能化的 CNTs。然后,在混合物中加入氯化铝,在氮气毯下继续反应 60 h。完成后,在反应混合物中加入超纯水。为了去除多余的氯化铝和马来酸酐,收集到的沉淀物用盐酸和蒸馏水洗涤,然后进行真空干燥。最终产物记为 CNTs-COCH=CHCOOH。

硅-氧-乙烯基功能化的 CNTs($CNTs\text{-}SiO_2\text{-}HC=CH_2$)可以通过两个过程来合成:硅-氧基接枝,然后用乙烯基功能化。首先,将 CNTs 和十六烷基三甲基溴化铵分散在去离子水中。将混合物在 20 ℃下进行超声处理 5 h,然后将混合物转移到无水乙醇中,继续超声处理 30 min。在形成稳定的分散体后,加入氨溶液。随后,将正硅酸四乙酯滴加入溶液中,连续搅拌 12 h。经过过滤和真空干燥得到 $CNTs\text{-}SiO_2$。然后,将 $CNTs\text{-}SiO_2$ 悬浮在甲苯中(Cao et al. ,2018;Zhang et al. ,2010)。加入乙烯基三乙氧基硅烷,在 70 ℃氮下进行 30 min 超声处理,在包氮下在 80℃下回流 16 h。完成后,通过过滤回收纳米颗粒,用甲苯、乙腈和甲醇反复洗涤,然后过夜真空干燥,获得 $CNTs\text{-}SiO_2\text{-}HC=CH_2$(Cao et al. ,2018)。由于氧化石墨烯表面含有一个氧官能团,因此可以直接进行乙烯基官能化。首先,在 30 min 的超声处理下,将氧化石墨烯分散在水/乙醇溶液中。然后,将 3-滴加入甲基丙烯基丙氧基三甲氧基硅烷。用醋酸在室温下持续搅拌 30 min,使混合物的 pH 保持在 pH 5。随后,将溶液加热到 65 ℃,搅拌 4 h。完成后,固体被过滤,乙醇洗涤,50 ℃干燥 12 h,以获得乙烯基功能化氧化石墨烯(X. F. Zhao et al. ,2018)。

25.2.2 CNTs/氧化石墨烯-分子印迹聚合物复合材料的合成

一般来说,分子印迹 MIP 可以分为三个步骤:

(1)单体预聚合;

(2)模板分子通过非共价键与单体络合,然后在模板周围聚合;

(3)去除模板生成识别腔(Boulanouar et al. ,2018;Gui et al. ,2019)。

25.2.2.1 整体聚合合成 CNTs/氧化石墨烯-分子印迹聚合物复合材料

CNTs-MIP 复合材料可以通过体聚合法或电聚合法制备。在整体聚合过程中,乙烯基功能化的 CNTs 首先在溶剂中搅拌 3 h,然后进行 30 min 的超声处理。然后,将功能单体和模板加入到混合物中,搅拌 3 h。这种溶液被称为预聚合混合物。然后,将引发剂加入到预聚合混合物中,并进行超声处理,以确保形成均相溶液。加入交联剂后,将混合物在 60 ℃(在水浴中)搅拌下孵育 12 h。完成后,固体颗粒被回收和超声清洗使用特定的溶剂或溶液去除模板。随后,用超纯水(Mili-Q 水)清洗颗粒,直到上清液的 pH 达到超纯水的 pH,然后干燥得到 CNTs-MIP 的最终产物(Cao et al. ,2018)。在 GO-MIP 的合成中也报道了类似的方法(Guo et al. ,2015;Wang et al. ,2016)。

25.2.2.2 电聚合合成 CNTs-分子印迹聚合物复合材料

通过电聚合合成 CNTs-MIP 复合材料的第一步是在电极上沉积 CNTs。Li 等(2012)将 CNTs 沉积在玻碳(GC)上,以产生 CNTs/GC 电极。首先,用 0.3~0.5 μm 氧化铝水浆抛光裸玻碳 GC 电极,获得镜状表面,并立即在超声波清洗剂中用乙醇/双蒸馏水溶液清洗。然后,在 0.01 M 铁氰化钾和 0.1 M 氯化钾溶液的混合物中,在 0.2~0.6 V 的电位范围内扫描裸玻碳 GC 电极。继续扫描过程,直到检测到一个明确的氧化还原峰。随后,将浓度为 0.5 mg/mL 的二甲基甲酰胺中的 CNTs 悬浮液滴在 GC 电极表面。然后,用红外灯干燥 CNTs/GC 电极约 15 min。将 CNTs/GC 电极浸泡在含有单体和模板的溶剂中,可以制备 MIP-CNTs/玻碳 GC 电极。对混合物进行 N_2 鼓泡以去除 O_2。电聚合在 20.6 和 11.2 V 的电位范围内进行,扫描速率为 50 mV/s,连续 15 次循环扫描。接下来,在特定的溶剂下,从 MIP-CNTs/GC 电极中取出模板,用乙醇/双蒸馏水溶液冲洗。最后,将 MIP-CNTs/GC 电极在 N_2 环境中干燥(Li et al. ,2012)。

25.2.3 碳纳米材料改性分子印迹聚合物的特性

碳纳米材料改性 MIPs 的重要特征包括表面形态、热稳定性和比表面积(Boulanouar et al. ,2018;Cao et al. ,2018;Guo et al. ,2015;Zhang et al. ,2012;Zhang et al. ,2014)。利用扫描电子显微镜(SEM)或透射电子显微镜(TEM)对碳纳米材料改性 MIPs 的表面形貌进行了检测和表征。通过透射电镜图像,观察到原始和未功能化的 CNTs 具有光滑的表面,并紧密捆绑在一起。在硅-氧-乙烯基功能化后,可以观察到改性层,并且 CNTs 的表面比原始的 CNTs 更粗糙。此外,聚合后 CNTs 表面变得更加粗糙,表明 MIP 成功地涂在 CNTs-SiO_2-HC=CH_2 上(Cao et al. ,2018)。此外,Zhang 等(2012;2014)也报道了 MIP 涂层后 CNTs 的厚度增加。在 GO-MIP 中也得到了类似的观察结果,与非印迹氧化石墨烯相比,MIP 接枝后复合材料的尺寸增加(Guo et al. ,2015)。

除了检测热稳定性外,热重分析(TGA)也可以用来确认碳纳米材料上的 MIP 的存在。不同的碳纳米材料改性 MIPs 具有不同的降解趋势和温度。通常,所有碳纳米材料改性 MIPs 均具有优异的热稳定性(Cao et al. ,2018;Guo et al. ,2015;Zhang et al. ,2012)。Zhang 等(2012)报道,CNTs 印迹材料比传统印迹材料具有更好的热稳定性。

据报道,与未涂覆的 CNTs 相比,MIP-CNTs 的比表面积略有下降。这可能是由于一种印迹聚合物覆盖了 CNTs 的孔隙。此外,据报道,MIP-CNTs 的孔径分布在介孔范围内(2~50 nm)(Cao et al. ,2018)。

25.3 碳纳米材料改性分子印迹聚合物在有机磷模拟剂传感中的应用

通过光学传感器检测有八种有机磷化合物,包括磷酸盐、膦酸盐、二硫代磷酸酯(S=)、一硫代磷酸酯(硫逐)、二硫酸盐、磷酰胺盐、磷酰胺硫代盐和氟磷酸盐。有机磷是根据侧链和附着在磷原子上的其他元素进行分类的(Fauzi et al. ,2021)。

检测有机磷农药的常规分析方法为气相色谱(GC)、HPLC、MS、酶联免疫吸附试验(ELISA)和其他酶促免疫分析法(Garcá-Reyes et al. ,2007;Grimalt & Dehouck,2016)。然而,这些方法需要昂贵的设备、复杂的分析技能、耗时的人力和熟练的人力。近年来,MIP因其良好的选择性、廉价、热稳定性和易于制备而备受关注(Sarafraz-Yazdi & Razavi, 2015; Turiel & Martín-Esteban, 2019)。

MIP 被开发成用于有机磷模拟剂的不同类型的传感器,如压电传感器(Marx et al. , 2004;Wei et al. ,2011)、光学传感器(荧光)(Ren et al. ,2015)和电化学传感器(Xue et al. , 2014)。MIP 的使用受到以下局限性的限制,包括响应时间长、结合位点分布不均匀、目标分子在印迹膜上的缓慢扩散以及灵敏度低(MIP et al. ,2019)。MIP 已被碳材料修饰,如石墨烯量子点(GQDs)(Mehrzad-Samarin et al. , 2017、CDs(Demir et al. , 2018)和 CNTs(Amatatongchai et al. ,2019),以提高传感器的灵敏度和选择性。

此外,添加导电碳材料,如石墨烯和多壁 CNTs(MWCNTs),使 MIP 成为一种电化学传感器的功能。

25.3.1 CNTs

Amatatongchai 等(2019)将 MIP 涂在 CNTs 上,用于选择性测量 PFF,亚洲农业中常用的有机磷杀虫剂。MIP 接枝到 CNT 增加了选择性表面积,从而提供了大量的印迹位点。这可以提高灵敏度、选择性和从 PFF 和电极表面的电子转移。在线安培检测结果显示,在电位为 10.70 V,流速为 0.8 mL min^{-1} 时,对 PFF 的灵敏度和选择性最高。CNTs 改进的 MIP 传感器在 0.01~200 μM 呈线性响应,低检测限为 0.002 μM (Amatatongchai,2019)。

在 Khadem 等(2017)开发的工作中,使用 MIP 和 MWCNTs 作为碳糊电极(CPE)传感器组成的修饰剂,用于检测有机磷杀虫剂二嗪农。MWCNTs 用于提高比表面积、传感器电导率、化学稳定性和化学信号转导到电信号的速率。结果表明,传感器的检测限为 1.3×10^{-10} mol L^{-1}(RSD 2.87%),线性响应范围为 $5\times10^{-10}\sim1\times10^{-6}$ mol · L^{-1}。在真实样本(人类尿液、自来水和河水样本)中评估了该传感器的可行性,并在 92.0%~97.5%(RSD<5%)范围内获得了良好的回收率(Khadem et al. ,2017)。

Zhang 等(2012)报道了使用乙烯基功能化的 MWCNTs 和 MIP 复合材料作为检测甲基对硫磷的电化学传感器。由于具有较大的比表面积和独特的力学性能,是提高电化学检测灵敏度的理想候功能单体、模板和基质之间形成的 π-π、p-π 相互作用和氢键对甲基对硫磷具有良好的选择性。线性检测范围为 $2.0\times10^{-7}\sim1.0\times10^{-5}$mol · L^{-1},检测限为 6.7×10^{-8}

$mol \cdot L^{-1}$。对硫甲基电化学检测的实用性已经在实际样品中得到了验证,平均回收率为94.9%~106.2%(RSD<5%)(Zhang et al.,2012)。MWCNTs改进的MIP传感器具有良好的吸附能力和较高的传质率。

金纳米粒子(AuNPs)由于易于转移电子,提高电极的电导率,在电化学应用中得到了广泛的关注。由于金属纳米颗粒与CNTs的复合材料的低电阻欧姆接触,最近引起了广泛的关注(Guo et al.,2010)。Li等(2012)提出在金纳米颗粒(AuNPs)和CNTs修饰的GC电极上进行电聚合分子印迹,用于三氮磷酸酯(TAP),一种有机硫代磷酸酯杀虫剂的电化学检测。TAP在TAP-印迹聚羟基苯酚修饰的AuNPs-CNT/GC电极上的循环电压响应分别约AuNPs/CNT/GC电极和印迹PHP/CNT/GC电极的10倍和2.8倍,检出限值为9×10^{-8} $mol \cdot L^{-1}$。印迹法聚羟基苯酚修饰的AuNPs-CNT/GC电极对TAP的选择性高于其他农药。所设计的电化学传感器可用于检测蔬菜样品中的TAP(Li et al.,2012)。

同样,Wu等(2014)用AuNPs和MWCNTs复合材料对MIP进行了修饰,以提高甲基对硫磷检测的印迹有效位点和导电性能。用2-巯基乙烷硫酸和对氨基硫酚(p-ATP)功能化,以防止AuNPs的聚集。此外,p-ATP上的双官能团可以用于形成S-Au键和低聚苯胺。所制备的电化学传感器显示出一个网络状的三维结构,提供了一个微环境来增加电极的识别位点、电导率和比表面积。甲基对硫磷的线性检测范围分别为0.1~1.1ng·mL^{-1}和1.1~11ng·mL^{-1}(分别),检测限为0.08 ng·mL^{-1}(3σ),RSD为3.8%($n=5$)。实时对苹果和蔬菜中甲基对硫磷的测定显示,平均回收率为95.2%~105.7%(RSD<5%)(Wu et al.,2014)。

Prasad等(2014)报道了一种新的方法,开发双模板MIP作为电化学传感器,用于同时检测土壤和人血清样本中的草甘膦和谷甘膦。他们结合MIP、AuNPs和MWCNTs开发了一种快速、选择性和敏感的传感器,可以在有其他目标分子存在的情况下确定一个目标分子,在真实样本中不存在交叉反应、干扰和假阳性。首先用AuNPs对铅笔石墨电极(PGE)的表面进行改性,然后通过S-Au键连接含半胱氨酸的单体分子。这些分子暴露在含有模板、交联剂、引发剂和MWCNTs的预聚物混合物存在下的自由基聚合中。草甘膦和谷甘膦的线性范围分别为3.98~176.23 ng·mL^{-1}和0.54~3.96 ng·mL^{-1},检测限较低(0.35 ng·mL^{-1}和0.19 ng·mL^{-1})(S/N=3)(Prasad et al.,2014)。

25.3.2 石墨烯/氧化石墨烯/石墨烯量子点

Xue等(2014)制备了基于掺氮的石墨烯薄片(N-GS)的MIP电化学传感器,用于检测甲基对硫离子。分子印迹腔有利于目标分子的进入。而N-GS的存在增加了电导率和比表面积,促进了电解质和电极之间的电子转移。上述因素对甲基对硫磷具有高选择性、灵敏度和稳定性,检测范围为0.1~10g·mL^{-1},检测限为0.01 g g·mL^{-1}。MIP传感器被证明可用于测定河流样品中的甲基对硫磷,回收率为100.5%~103.4%(Xue et al.,2014)。

Zhao等(2013)将MIP、离子液体(IL)和石墨烯(EGN)结合起来,形成复合膜涂层GC电极(MIP-IL-EGN/GCE)。在IL的存在下,可以帮助石墨烯片的分散,这为石墨烯片之间的π-π堆叠相互作用提供了屏蔽效应(Lu et al.,2012)。这可能会提高电化学传感器的性能。该传感器对甲基对硫磷的响应在 0.010~7.0 μM 呈线性响应,灵敏度为 12.5 μA/μM,检测限制值为 6 nM。使用 1 μM 甲基对硫磷对传感器的重复性进行了 5 次测试,相对标准偏差(RSD)仅为 6.4%。在苹果皮和卷心菜上的应用回收率为 97%−110%(Zhao et al.,2013)。

Tan 等(2015)报道了使用石墨烯和 MIP 膜修饰的 GCE 和乙二醇马来酸丙烯酸酯(EGMRA)作为交联剂对有机磷农药磷的测定。所制备的电化学传感器对 8.0×10^{-7} ~ 1.4×10^{-4} mol · L^{-1} 的光敏浓度呈线性响应,检测限为 2.0×10^{-8} mol · L^{-1}(S/N = 3)。实际应用回收率良好,为 98.06% ~ 101.13%。对同一电极和 5 个不同电极,分别采用 3.0×10^{-6} mol · L^{-1}辛硫磷进行 11 次重复性试验,RSD 分别为 1.8% 和 2.3%。7 天后,贮藏稳定性保持了 96.5%。以上结果表明,该传感器具有良好的存储稳定性和良好的可重复性(Tan et al.,2015)。

Yola 和 Atar(2017)制备了一种用氮化 CNTs(C_3N_4 NTs)和 GQDs 修饰的分子印迹电压参数传感器,用于毒死蜱(CHL)的选择性检测。通过水热处理制备了 C_3N_4 NTs 和 GQDs 复合材料,并以吡咯为单体进行电聚合接枝到 CHL 印迹 GCE 上。在最佳实验条件下,线性检测范围为 1.0×10^{-11} ~ 1.0×10^{-9} M,检测限为 2.0×10^{-12} M。通过对废水样品接近 100% 回收率,证明了改进后的 MIP 传感器具有良好的回收率。45 天后,保留了 98.82% 的存储稳定性,显示出传感器良好的存储稳定性(Yola & Atar,2017)。

最近,Jian 等(2020)将 MIP 固定在氧化石墨烯薄膜上,制备了固相微萃取(SPME)单片纤维(TPhP-MIPs/GO-SPME)。采用基于 TPhP-MIPs/GO-SPME 结合气相色谱火焰光度检测器(GC-FPD)的分析方法测定了磷酸三苯酯(TPhP)。所得到的 TPhP-MIPs/氧化石墨烯纤维具有良好的吸附能力(在 30℃ 时为 7.0mg · g^{-1})、较高的热稳定性(高达 320 ℃)和对 TPhP 的高选择性。这是由于氧化石墨烯薄膜的支持提供了较大的表面积和具有氧官能团的二维层结构。得到了 0.4 ng · L^{-1} 的超低定量极限,线性值为 ≥0.99。在环境水中的实际应用显示,回收率为 70% ~ 110%(Jian et al.,2020)。

25.3.3 其他

碳点 CDs 是一种有吸引力的荧光材料,因为其低细胞毒性,良好的生物相容性,高光稳定性和可调激发和发射波长(Esteves da Silva & Gonçalves, 2011)。CDs 不是作为 MIP 修饰剂,而是与目标分子结合,在 CDs 标记分子和未标记分子之间产生竞争反应,用于荧光传感。例如,Li 等(2015)使用 CD 在 CD(受体)和甲基红(Mr)(供体)之间创建高效的荧光共振能量转移(FRET),从而增强了荧光信号。在单体(Mr 掺杂邻苯二胺)和模板(二甲酸酯)的存在下,通过电聚合制备了 Mr 掺杂的 MIP。MIP 在一个带有 CDs 标记的细胞中孵育甲醇溶液允许 CDs 标记的甲醇分子和未标记的甲醇分子之间的竞争反应。结果表明,荧光强度降低,并与二甲酸盐的浓度成线性正比。得到的线性范围为 6×10^{-10} ~ 3.43×10^{-8} mol · L^{-1},检测限较低,为 1.83×10^{-11} mol · L^{-1}。所得到的传感器在真实样品(大白菜、西兰花和黄瓜)中观察到良好的回收率,从 95.0% 到 106.0%(S. Li et al.,2015)。

Kıran 等(2019)报道了基于石墨氮化碳(g-C_3N_4)结合六方氮化硼(HBN)纳米片和 MIP

的甲基对硫磷的电化学传感。$g\text{-}C_3N_4$ 和 HBN 的复合材料具有较大的比表面积,可以提高有效的电子迁移率,从而提高电化学传感器的选择性和灵敏度。观测线性范围为 $1.00\times10^{-12}\sim2.00\times10^{-9}$ M,低检测限为 2.00×10^{-13} M。1.0 nM 甲基对硫磷的信号在60天后保持稳定(B12.0μA,0.43%RSD),表明传感器具有较高的稳定性。用 RSD,1.00 的回收率为 95.83%~106.67%(Kıran et al.,2019)。

25.4 结论和展望

讨论了利用碳纳米材料改性的 MIPs 传感有机磷等复杂污染物的最新趋势。MIPs 具有良好的性能和能力,如成本效益、鲁棒性、简单的准备和可现场部署的环境应用,已被证明是替代传统传感方法的最佳候选方法。此外,与其他纳米材料相比,碳纳米材料由于其独特的损失成本制造、稳健性、简单性和高灵敏度检测等特性,是提高有机磷污染物传感能力的优秀纳米材料。目前的研究重点是开发芯片实验室技术,提供精确和紧凑的传感,特别是在检测环境中日益增长的复杂污染物,如有机磷污染物。这种改性可以提高比表面积,从而促进对聚合物基体的高去除效率,增强动力学和结合能力,从而大大提高传感应用技术。然而,这种不断增长的技术仍处于起步阶段,只在实验室分析阶段进行。因此,应该鼓励更多的努力和重点研究,以解决突破现实应用的某些限制。

利用碳纳米材料改性 MIPs 检测有机磷污染物的技术仍面临着巨大的挑战。因此,我们建议在加强这项技术时必须考虑的以下未来展望。

(1)纳米级印迹聚合物的发展包括一种用于双识别元件的 DNA 适配体,它具有高灵敏度和选择性的传感平台,可以在不同的环境条件下提供长期的稳定性。

(2)利用碳纳米材料改性 MIPs 开发贵金属(Ag、Au、Pd 和 Pt)形成了多杂化纳米复合材料。它可以增强传感检测的物理特性。

(3)碳纳米材料修饰的 MIPs 随着微流控技术等其他先进技术的改进。它被用于开发多重残留物来测定有机磷污染物。

(4)应该研究和考虑可重用性和批对批的可复制性的潜力,以增加实际应用程序的可伸缩性的可能性。

(5)它应该探索将生物质材料与 MIPs 相结合。它包括其基本机理、水相容性 MIPs 和残渣泄漏研究。

(6)应考虑采用碳纳米材料改性 MIPs 的经济可行性研究。

蓬勃发展的研究工作为用碳纳米材料修饰 MIPs 带来了巨大的希望和机会,使有机磷农药能够在食品、饮料、饮用水和环境等各种应用中能够稳定和安全地传感。因此,这将为传感技术开辟一个新的视野。

参考文献

Akhoundian, M., Alizadeh, T., Ganjali, M. R., & Rafiei, F. (2018). A new carbon paste electrode modified with MWCNTs and nano-structured molecularly imprinted polymer for ultratrace determination of trimipramine: The crucial effect of electrode components mixing on its performance. *Biosensors and Bioelectronics*, 111, 27-33.

Amatatongchai, M., Sroysee, W., Sodkrathok, P., Kesangam, N., Chairam, S., & Jarujamrus, P. (2019). Novel threeDimensional molecularly imprinted polymer-coated carbon nanotubes (3D-CNTs@MIP) for selective detection of profenofos in food. *Analytica Chimica Acta*, 1076, 64-72.

Anirudhan, T. S., & Alexander, S. (2014). Multiwalled carbon nanotube based molecular imprinted polymer for trace determination of 2,4-dichlorophenoxyaceticacid in natural water samples using a potentiometric method. *Applied Surface Science*, 303, 180-186.

Badhulika, S., & Mulchandani, A. (2015). Molecular imprinted polymer functionalized carbon nanotube sensors for detection of saccharides. *Applied Physics Letters*, 107(9), 093107.

Boulanouar, S., Mezzache, S., Combe`s, A., & Pichon, V. (2018). Molecularly imprinted polymers for the determination of organophosphorus pesticides in complex samples. *Talanta*, 176, 465-478.

Cao, F., Wang, L., Yao, Y., Wu, F., Sun, H., & Lu, S. (2018). Synthesis and application of a highly selective molecularly imprinted adsorbent based on multi-walled carbon nanotubes for selective removal of perfluorooctanoic acid. *Environmental Science: Water Research and Technology*, 4(5), 689-700.

Chauhan, N., & Pundir, C. S. (2011). An amperometric biosensor based on acetylcholinesterase immobilized onto iron oxide nanoparticles/multi-walled carbon nanotubes modified gold electrode for measurement of organophosphorus insecticides. *Analytica Chimica Acta*, 701(1), 66-74.

Chen, Q., Sun, Y., Liu, S., Zhang, J., Zhang, C., Jiang, H., Han, X., He, L., Wang, S., & Zhang, K. (2021). Colorimetric and fluorescent sensors for detection of nerve agents and organophosphorus pesticides. *Sensors and Actuators B: Chemical*, 344, 130278.

Demir, B., Lemberger, M. M., Panagiotopoulou, M., Medina Rangel, P. X., Timur, S., Hirsch, T., Tse Sum Bui, B., Wegener, J., & Haupt, K. (2018). Tracking Hyaluronan: Molecularly Imprinted Polymer Coated Carbon Dots for Cancer Cell Targeting and Imaging. *ACS Applied Materials and Interfaces*, 10(4), 3305-3313.

Ertürk Bergdahl, G., Andersson, T., Allhorn, M., Yngman, S., Timm, R., & Lood, R. (2019). In Vivo Detection and absolute quantification of a secreted bacterial factor from skin using molecularly imprinted polymers in a surface plasmon resonance biosensor for improved diagnostic abilities. *ACS Sensors*, 4(3), 717-725.

Esteves da Silva, J. C. G., & Gonçalves, H. M. R. (2011). Analytical and bioanalytical applications of carbon dots. *TrAC-Trends in Analytical Chemistry*, 30(8), 1327-1336.

Fan, L., Zhao, G., Shi, H., Liu, M., & Li, Z. (2013). A highly selective electrochemical impedance spectroscopybased aptasensor for sensitive detection of acetamiprid. *Biosensors and Bioelectronics*, 43(1), 12-18.

Fauzi, N. I. M., Fen, Y. W., Omar, N. A. S., & Hashim, H. S. (2021). Recent advances on detection of insecticides using optical sensors. *Sensors*, 21(11). Available from https://doi.org/10.3390/s21113856.

Figueiredo, L., Erny, G. L., Santos, L., & Alves, A. (2016). Applications of molecularly imprinted polymers to the analysis and removal of personal care products: a review. *Talanta*, 146, 754-765.

García-Reyes, J. F., Hernando, M. D., Ferrer, C., Molina-Díaz, A., & Fernández-Alba, A. R. (2007). Large scale pesticide multiresidue methods in food combining liquid chromatography-Time-of-flight mass spectrometry and tandem mass spectrometry. *Analytical Chemistry*, 79(19), 7308-7323.

Grimalt, S., & Dehouck, P. (2016). Review of analytical methods for the determination of pesticide residues in grapes. *Journal of Chromatography*. A, 1433, 1-23.

Gui, R., Guo, H., & Jin, H. (2019). Preparation and applications of electrochemical chemosensors based on carbonnanomaterial-modified molecularly imprinted polymers. *Nanoscale Advances*, 1(9), 3325-3363.

Guo, J., Wang, Y., Liu, Y., Zhang, C., & Zhou, Y. (2015). Magnetic-graphene based molecularly imprinted polymer nanocomposite for the recognition of bovine hemoglobin. *Talanta*, 144, 411-419.

Guo, Y., Guo, S., Fang, Y., & Dong, S. (2010). Gold nanoparticle/carbon nanotube hybrids as an enhanced material for sensitive amperometric determination of tryptophan. *Electrochimica acta*, 55(12), 3927-3931.

Han, Q., Shen, X., Zhu, W., Zhu, C., Zhou, X., & Jiang, H. (2016). Magnetic sensing film based on Fe3O4@Au-GSH molecularly imprinted polymers for the electrochemical detection of estradiol. *Biosensors and Bioelectronics*, 79, 180-186.

Huang, S., Xu, J., Zheng, J., Zhu, F., Xie, L., & Ouyang, G. (2018). Synthesis and application of magnetic molecularly imprinted polymers in sample preparation. *Analytical and bioanalytical chemistry*, 410(17), 3991-4014.

Jamal, G. A. (1997). Neurological syndromes of organophosphorus compounds. *Adverse Drug Reactions and Toxicological Reviews*, 16(3), 133-170.

Jian, Y., Chen, L., Cheng, J., Huang, X., Yan, L., & Li, H. (2020). Molecularly imprinted polymers immobilized on graphene oxide film for monolithic fiber solid phase microextraction and ultrasensitive determination of triphenyl phosphate. *Analytica Chimica Acta*, 1133, 1-10.

Jian, Y., Deng, J., Zhou, H., & Cheng, J. (2019). Fabrication of graphene oxide incorporated polymer monolithic fiber as solid phase microextraction device for determination of organophosphate esters in soil samples. *Journal of Chromatography*. A, 1588, 17–24.

Keçili, R., & Hussain, C. M. (2018). Recent progress of imprinted nanomaterials in analytical chemistry. *International Journal of Analytical Chemistry*, 2018. Available from https://doi.org/10.1155/2018/8503853.

Khadem, M., Faridbod, F., Norouzi, P., Rahimi Foroushani, A., Ganjali, M. R., Shahtaheri, S. J., & Yarahmadi, R. (2017). Modification of carbon paste electrode based on molecularly imprinted polymer for electrochemical determination of diazinon in biological and environmental samples. *Electroanalysis*, 29(3), 708–715.

Kıran, T. R., Atar, N., & Yola, M. L. (2019). A methyl parathion recognition method based on carbon nitride incorporated hexagonal boron nitride nanosheets composite including molecularly imprinted polymer. *Journal of the Electrochemical Society*, 166(12), H495–H501.

Kupai, J., Razali, M., Buyuktiryaki, S., Kecili, R., & Szekely, G. (2017). Long-term stability and reusability of molecularly imprinted polymers. *Polymer Chemistry*, 8(4), 666–673.

Lee, J. H., Park, J. Y., Min, K., Cha, H. J., Choi, S. S., & Yoo, Y. J. (2010). A novel organophosphorus hydrolase-based biosensor using mesoporous carbons and carbon black for the detection of organophosphate nerve agents. *Biosensors and Bioelectronics*, 25(7), 1566–1570.

Li, H., Xie, C., Li, S., & Xu, K. (2012). Electropolymerized molecular imprinting on gold nanoparticle-carbon nanotube modified electrode for electrochemical detection of triazophos. *Colloids and Surfaces B: Biointerfaces*, 89(1), 175–181.

Li, S., Luo, J., Yin, G., Xu, Z., Le, Y., Wu, X., Wu, N., & Zhang, Q. (2015). Selective determination of dimethoatevia fluorescence resonance energy transfer between carbon dots and a dye-doped molecularly imprinted polymer. *Sensors and Actuators, B: Chemical*, 206, 14–21.

Liu, S., Yuan, L., Yue, X., Zheng, Z., & Tang, Z. (2008). Recent advances in nanosensors for organophosphate pesticide detection. *Advanced Powder Technology*, 19(5), 419–441.

Lu, X., He, W., Dou, H., Yang, S., Hao, L., Zhang, F., Shen, L., & Zhang, X. (2012). Functionalized ionic liquidassisted mechanochemical synthesis of graphene nanosheet/polypyrrole nanocomposites. *Materials Letters*, 71, 57–59.

Luo, J., Cong, J., Liu, J., Gao, Y., & Liu, X. (2015). A facile approach for synthesizing molecularly imprinted graphene for ultrasensitive and selective electrochemical detecting 4-nitrophenol. *Analytica Chimica Acta*, 864, 74–84.

Mahmoudpour, M., Torbati, M., Mousavi, M. M., de la Guardia, M., & Ezzati Nazhad Dolatabadi, J. (2020). Nanomaterial-based molecularly imprinted polymers for pesticides detection: recent trends and future prospects. *TrAC-Trends in Analytical Chemistry*, 129. Available from https://doi. org/10. 1016/j. trac. 2020. 115943.

Marx, S., Zaltsman, A., Turyan, I., & Mandler, D. (2004). Parathion sensor based on molecularly imprinted sol-gel films. *Analytical Chemistry*, 76(1), 120–126.

Mehrzad-Samarin, M., Faridbod, F., Dezfuli, A. S., & Ganjali, M. R. (2017). A novel metronidazole fluorescent nanosensor based on graphene quantum dots embedded silica molecularly imprinted polymer. *Biosensors and Bioelectronics*, 92, 618–623.

Pan, M., Yin, Z., Liu, K., Du, X., Liu, H., & Wang, S. (2019). Carbon-based nanomaterials in sensors for food safety. *Nanomaterials*, 9(9), 1330.

Prasad, B. B., Jauhari, D., & Tiwari, M. P. (2014). Doubly imprinted polymernanofilm-modified electrochemical sensor for ultra-trace simultaneous analysis of glyphosate and glufosinate. *Biosensors and Bioelectronics*, 59, 81–88.

Pundir, C. S., Malik, A., & Preety. (2019). Bio-sensing of organophosphorus pesticides: a review. *Biosensors and Bioelectronics*, 140. Available from https://doi. org/10. 1016/j. bios. 2019. 111348.

Ren, X., Liu, H., & Chen, L. (2015). Fluorescent detection of chlorpyrifos using Mn(II)-doped ZnS quantum dots coated with a molecularly imprinted polymer. *Microchimica Acta*, 182(1–2), 193–200.

Sarafraz-Yazdi, A., & Razavi, N. (2015). Application of molecularly-imprinted polymers in solid-phase microextraction techniques. *TrAC-Trends in Analytical Chemistry*, 73, 81–90.

Scida, K., Stege, P. W., Haby, G., Messina, G. A., & García, C. D. (2011). Recent applications of carbon-based nanomaterials in analytical chemistry: critical review. *Analytica Chimica Acta*, 691(1–2), 6–17.

Sellergren, B. (1994). Direct drug determination by selective sample enrichment on an imprinted polymer. *Analytical Chemistry*, 66(9), 1578–1582.

Shuit, S. H., Yee, K. F., Lee, K. T., Subhash, B., & Tan, S. H. (2013). Evolution towards the utilisation of functionalised carbon nanotubes as a new generation catalyst support in biodiesel production: Anoverview. *RSC Advances*, 3(24), 9070–9094.

Tan, X., Wu, J., Hu, Q., Li, X., Li, P., Yu, H., Li, X., & Lei, F. (2015). An electrochemical sensor for the determination of phoxim based on a graphene modified electrode and molecularly imprinted polymer. *Analytical Methods*, 7(11), 4786–4792.

Thakkar, J. B., Gupta, S., & Prabha, C. R. (2019). Acetylcholine esterase enzyme doped multiwalled carbon nanotubes for the detection of organophosphorus pesticide using cyclic voltammetry. *International Journal of Biological Macromolecules*, 137, 895–903.

Turiel, E., & Martín-Esteban, A. (2019). Molecularly imprinted polymers-based microextraction techniques. *TrAC-Trends in Analytical Chemistry*, 118, 574–586.

Wang, R. Z., Huang, D. L., Liu, Y. G., Peng, Z. W., Zeng, G. M., Lai, C., Xu, P., Huang, C., Zhang, C., & Gong, X. M. (2016). Selective removal of BPA from aqueous solution using molecularly imprinted polymers based on magnetic graphene oxide. *RSC Advances*, 6(108), 106201-106210.

Wei, C., Zhou, H., & Zhou, J. (2011). Ultrasensitively sensing acephate using molecular imprinting techniques on a surface plasmon resonance sensor. *Talanta*, 83(5), 1422-1427.

Wu, B., Hou, L., Du, M., Zhang, T., Wang, Z., Xue, Z., & Lu, X. (2014). A molecularly imprinted electrochemical enzymeless sensor based on functionalized gold nanoparticle decorated carbon nanotubes for methylparathion detection. *RSC Advances*, 4(96), 53701-53710.

Wu, M., Fan, Y., Li, J., Lu, D., Guo, Y., Xie, L., & Wu, Y. (2019). Vinyl phosphate-functionalized, magnetic, molecularly-imprinted polymeric microspheres' enrichment and carbon dots' fluorescence-detection of organophosphorus pesticide residues. *Polymers*, 11(11), 1770.

Xue, X., Wei, Q., Wu, D., Li, H., Zhang, Y., Feng, R., & Du, B. (2014). Determination of methyl parathion by a molecularly imprinted sensor based on nitrogen doped graphene sheets. *Electrochimica Acta*, 116, 366-371.

Yola, M. L., & Atar, N. (2017). A highly efficient nanomaterial with molecular imprinting polymer: carbon nitride nanotubes decorated with graphene quantum dots for sensitive electrochemical determination of chlorpyrifos. *Journal of the Electrochemical Society*, 164(6), B223.

Yuan, Y., Yang, Y., Ma, X., Meng, Q., Wang, L., Zhao, S., & Zhu, G. (2018). Molecularly imprinted porous aromatic frameworks and their composite components for selective extraction of uranium Ions. *Advanced Materials*, 30(12), 1706507.

Zhang, D., Yu, D., Zhao, W., Yang, Q., Kajiura, H., Li, Y., Zhou, T., & Shi, G. (2012). A molecularly imprinted polymer based on functionalized multiwalled carbon nanotubes for the electrochemical detection of parathionmethyl. *Analyst*, 137(11), 2629-2636.

Zhang, M., Wu, Y., Feng, X., He, X., Chen, L., & Zhang, Y. (2010). Fabrication of mesoporous silica-coated CNTs and application in size-selective protein separation. *Journal of Materials Chemistry*, 20(28), 5835-5842.

Zhang, Z., Chen, X., Rao, W., Chen, H., & Cai, R. (2014). Synthesis and properties of magnetic molecularly imprinted polymers based on multiwalled carbon nanotubes for magnetic extraction of bisphenol A from water. *Journal of Chromatography B*, 965, 190-196.

Zhao, L., Zhao, F., & Zeng, B. (2013). Electrochemical determination of methyl parathion using a molecularly imprinted polymer-ionic liquid-graphene composite film coated electrode. *Sensors and Actuators, B: Chemical*, 176, 818-824.

Zhao, X. F., Duan, F. F., Cui, P. P., Yang, Y. Z., Liu, X. G., & Hou, X. L. (2018). 分子印迹聚合物修饰氧化石墨烯用于选择性识别槲皮素. Xinxing Tan Cailiao. *New Carbon Materials*, 33(6), 529-543.

第 26 章　碳纳米材料修饰的有机磷模拟剂传感识别平台

Gulsah Congur[①②]

26.1 前　　言

在史前时代,为了生存,人类必须抵御自然现象和动物的攻击。他们开发了许多类型的防御工具;然而,他们学会了使用它们不仅对抗外部因素,而且相互影响。由于世界的进化,人类分裂成不同的国家。这些国家的大多数边界是由战争决定的,不幸的是,人类发展了许多物理、生物、化学和核武器,造成了大规模毁灭性。其中一些武器在今天被评估为潜在的健康威胁因素和环境污染物。

化学武器,换句话说,化学毒剂(CWAs)从古代就被使用。然而,CWAs 在第一次世界大战期间被系统地和广泛地使用,它们的破坏性影响第一次在战场上被看到。随后,149 个国家签署了《日内瓦议定书》。虽然这项国际条约提高了人们对使用化学武器及其潜在负面影响的认识,但该条约是一项不首次使用的协议,因为一些国家签署了一项使用有毒化学物质作为化学武器的新议定书。在第二次世界大战和冷战期间,各国储存了武器。战争至今仍在继续,特别是在中东地区(Guidotti & Trifiró,2016)。总而言之,自发明以来就被用于战场上或用于对无辜人民的恐怖袭击。

术语化学武器被定义为"任何化学,通过其化学影响生活过程,可能导致死亡,暂时丧失性能,或永久伤害人和动物"。是禁止化学武器组织(OPCW)在化学武器公约(CWC,1993)中描述的,该公约签署国为 190 个国家,这个术语仍然是有效的。它们有气体和液体的形式,据报道,在 1930 年至 1960 年间,合成了近 10 万种毒剂(Guidotti & Trifiró, 2016),最有害的 60 种毒剂已被地用于破坏人类生命(Szinicz,2005)。其中一些是剧毒的,吸入或接触会导致猝死(Bismuth et al. ,2004;Guidotti & Trifiro,2016),但其中大多数会造成局部和严重的伤害或长期影响(Bijani & Moghadamnia,2002;Eisenkraft & Falk,2016)。另一方面,它们对被攻击人群的心理影响也不容忽视。

化学毒剂被列入禁止化学武器公约 CWC,禁止其使用、储存和开发(Guidotti & Trifiró,2016)。然而,它们的原材料很容易获取,它们的开发甚至可以在互联网上找到(Ganesan et al. ,2010;heymann,2004)。它们的简单准备使得它们在可能在世界任何地方发生的恐怖袭击中非常可能。因此,迫切需要开发灵敏、选择性、可靠、易于使用的识别系统,并开发从环境源中洗消毒剂的方法。

---

① 土耳其,图尔基耶,Seyh Edebali 大学卫生服务职业学院。

② 土耳其,图尔基耶,Bilecik Seyh Edebali 大学,生物技术应用与研究中心。

化学毒剂可根据其结构、化学性质、持久性、特异性、作用机制等进行分类(Ganesan et al. ,2010;heymann,2004;Schwenk,2018)。然而,它们的分类主要是基于它们的生理效应(Ganesan et al. ,2010)。影响神经系统的武器是最危险的毒剂,因为它们很容易通过吸入、穿透皮肤和胃肠道系统影响无意识的目标人。它们是毒剂中的神经性毒剂类(Gupta, 2015)。毒剂的急性中毒可以通过其副作用来注意到,包括头痛、语言迟缓、失衡和导致昏迷的呼吸系统紊乱。此外,它们的摄入使人体易受感染,并导致病理组织的发生(Kloske & witkiewicz,2019)。

神经性毒剂是攻击乙酰胆碱酯酶(AChE)途径的有机磷化合物(有机磷)(Schwenk, 2018)。用乙酰胆碱酯酶对乙酰胆碱(ACh)进行裂解,然后生成胆碱和乙酸酯分子。胆碱起着产生新的乙酰胆碱分子的作用。有机磷与乙酰胆碱具有相同的途径,它们通过将磷分子与酶结合,导致乙酰胆碱酯酶失活。乙酰胆碱分子在神经元间突触空间的积累导致与神经系统相关的功能障碍。有机磷毒剂即使浓度较低,也会发生致命效应,因此,它们具有极强的毒性(Diauudin et al. ,2019)。

有机磷化学毒剂一般分为 G 类和 V 类两类。格哈德·施拉德博士和他在德国工作的同事开发了 G 类,包括 Tabun(GA;N-二甲基磷酸乙酯)、沙林(GB;沙林;甲基氟磷酸异丙酯)、梭曼(GD;3,3-二甲基-2-氟丁基甲基膦酸酯)和环沙林(GF;甲基氟磷酸环己酯)。V 类表示"有毒",包含 5 种类型的制剂,如 VX(O-乙基-S-[2(二异丙基氨)乙基氨]甲基硫代磷酸酯),VE(O-乙基-S-(2-二乙基氨基乙基-)磷酸乙酯),VG(O,O-2 乙基-S-(2 乙氨基乙基磷酸乙酯)),VM(O-乙基 S-(2-(二乙氨基)甲基磷酸酯),和 VR(二乙基氨基)-乙基-O-甲基磷酸氢)。VX 毒性最大,其稳定性高,容易渗透,对解毒有很强的耐药性(Diauudin et al. , 2019)。此外,还有一个类别——由俄罗斯和前苏联引入的名为诺维乔克(Kloske & Witkiewicz,2019)的一个类别(Vale et al. ,2018)。克洛斯克和维特凯维奇(Kloske & Witkiewicz,2019)报道,尽管 A 类化学毒剂不包括磷(P)和碳(C)原子之间的直接联接,但这些毒剂包含 P 和 C 原子,它们也应该被归类为有机磷 CWAs。

在这一点上,应该说农药和有机磷毒剂之间的联系。开发有机磷化合物不仅是为了提高农业生产中的作物产量,也是为了对抗害虫和昆虫(Rani et al. ,2021)。然而,它们的滥用导致了化学武器的发明,通过影响神经系统造成了大规模杀伤性。杀虫剂是开发有机磷化合物的起始化合物(Colovic et al. ,2013;Schwenk,2018)。格哈德·施拉德博士在 1934 年被奥托·拜耳分配到一个关于合成杀虫剂的项目中。他的团队发明了有机磷化合物,并为这种杀虫剂的通用配方申请了专利。他们为德国战争部合成了 200 多种有机磷化合物,这些化合物具有高毒性,对神经系统产生不良影响,甚至导致死亡。然而,只有塔崩、沙林和梭曼被用作 CWAs(Szinicz,2005)。

有机磷化合物包括毒剂和杀虫剂已经使用自第二次世界大战期间,今天,我们肯定知道他们的强烈使用造成了自然来源的污染,出现一些重要的副作用不仅对人类而且动物和植物。它们的持续使用具有全球风险(Ellaby et al. ,2008)。

由于禁止使用化学毒剂,因此设计了有机磷模拟剂来进行有关神经性毒剂的科学研究。它们可以模拟相关的毒剂,但其毒性较小(Diauudin et al. ,2019)。甲基膦二氯化物(MPDC)、氯硫代磷酸二乙酯(DCTP)、甲基膦酸二甲酯(DMMP)和氟磷酸二异丙酯(DFP)

是有机磷模拟剂的一些例子。其中，DMMP 因其稳定的结构而被广泛应用于科学研究中（Lee et al.，2009）。

尺寸在 1 到 100 纳米之间的材料被定义为纳米材料（Baig et al.，2021）。虽然纳米技术及其在材料科学中的应用在今天相对成熟，但纳米材料的使用可以追溯到古代。然而，纳米材料的使用是不知道任何关于它们的技术背景，也没有对它们的应用地点进行任何表征。例如，大约 4 000 年前，古埃及人使用硫化铅纳米颗粒配制出了一种染发化学物质（Walter et al.，2006）。大约在 4 500 年前，石棉纳米纤维被用于加固陶瓷混合物（Heiligtag & Niederberger，2013）。每个从事纳米技术领域的科学家都知道，理查德·费恩曼在 1959 年的美国物理学会年会上做了一个关于纳米技术的演讲，现代材料科学的概念在这次会议上被宣传了。此后，不同类型的纳米材料的合成、表征和应用在世界各地得到了深入的研究。

纳米材料可以根据其大小、形状、原子的排列或它们拥有哪些原子等分为不同的亚群。碳基纳米材料构成了一个庞大的纳米材料家族，包括不同类型的纳米管、纳米纤维、纳米颗粒、二维材料、富勒烯、纳米金刚石、纳米带、纳米角、量子点等。它们因其非凡的机械和物理化学性能而具有优势（Baig et al.，2021；Crevillen et al.，2018）。纳米管和石墨烯基纳米材料（2D 材料）是最理想的碳纳米材料（Crevillen et al.，2018），在不同领域都有应用，包括（生物）监测系统的开发（Cagliani et al.，2014；Camilli & Passacantando，2018；Congur et al.，2018；Congur，Erdem，et al.，2015；Congur，Plucnara，et al.，2015；Erdem，2007；Han et al.，2019；Szymánski et al.，2020；Wu et al.，2018；Zhang et al.，2017），超级电容（Korkmaz & Kariper，2020；Liu et al.，2020；Tian et al.，2019），晶体管（Cao，2021；Park et al.，2016）等。

尽管说这是一个悲剧，但各国仍然相互争斗。因此，使用可靠、快速、手持或可穿戴的识别平台监测 CWA 和有机磷神经性毒剂，甚至可以在低浓度水平下专门检测目标毒剂，不仅是一个有吸引力的话题，而且是本世纪世界范围内的需求。（生物）传感器是微型传感工具或原型，能够识别目标分子，也就是说，分析物，具有很强的特异性和敏感性（Cambler et al.，2018 生物）传感器系统的开发原理通常与纳米技术应用相结合，以获得超灵敏和稳健的分析工具，碳纳米材料已广泛应用于（生物）传感器系统的制造。本章介绍了所开发的用于检测有机磷模拟物的识别平台。以碳纳米材料为基础的材料进行了利弊的讨论。对 CWAs、碳纳米材料修饰识别平台或两个重要主题的结合感兴趣的观众将在书的这一部分中找到从过去到今天的文献中介绍的研究。尽管文献中有一些例子是关于使用基于纳米复合材料的碳片制造识别平台的（Zhao et al.，2020），氮化碳二维表面（Yar et al.，2020），碳纳米颗粒（Tuccitto et al.，2020）和空心碳球（He et al.，2018）、CNTs 和石墨烯衍生物对于开发能够敏感和选择性地检测目标 OP 模拟物的识别平台有着极大的兴趣。因此，本章介绍了基于 CNTs 和石墨烯衍生物的识别平台，主要用于 OP 模拟剂的检测。

26.2 改性碳纳米管用于有机磷模拟剂检测的识别平台

CNTs 是具有 sp2 杂化碳原子的纳米材料(Anzar et al.,2020;Rathinavel et al.,2021)。随着收集了关于碳原子的科学信息,并构成了 80 年代碳基材料的著名背景,CNTs 在纳米技术科学的舞台上占据了一席之地。CNTs 是 1991 年由岛和他的团队在 1991 年发现的。他们有一个在内部有一个中空部位的管状结构。一个或多个石墨烯薄片可能是层状的,其层状结构决定了 CNTs 的类型。CNTs 可以是单壁、双壁或多壁的形式,这取决于层数(Anzar et al.,2020;Rathinavel et al.,2021)。

CNTs 具有较大的比表面积、高电导率、鲁棒性、增强的热稳定性和优越的电子性能。其众所周知的合成方法和特征结构使其优于碳纳米材料家族(Anzar et al.,2020;Rathinavel et al.,2021)。因此,在(生物)传感领域开发基于 CNT 的识别平台的应用越来越多(Gupta et al.,2018;Tran & Mulchandani,2016)。在本节中,基于 CNT 的识别平台代表了 OP 模拟器的检测平台。表 26.1 包括了不同类型的 OP 模拟器及其基于 CNTs 的识别平台。

沙林是一种气态的,高度致命的毒剂。因此,对沙林模拟物的识别平台的开发需要付出很大的努力。DMMP 是一种典型的沙林模拟剂,文献中报道了多种基于 CNTs 的气体传感器,它们可以敏感和选择性地检测模拟剂。在大多数研究中都进行了响应性测试,并根据 r0 和 R 值计算的响应%的变化,分别根据 DMMP 的敏感性和快速检测进行评估。这些传感器(化学电阻器)在现场已经实现了小型化和易于使用的形式。例如,Yoo 等(2015)报道了一种使用 SWCNT/PANI 改进的 Pd 电极开发的网络传感器。他们制备了 SWCNT/PANI 纳米复合材料,并利用光刻技术将该复合材料修饰到形成在热氧化硅衬底上的两个 Pd 电极的表面。他们对传感器表面进行了微观表征,发现构建了均匀的 SWCNT/PANI 链。他们开展了在室温下 1~5 ppm DMMP 的检测,甚至在 1 ppm 浓度水平下获得了一个大的表观响应曲线,这表明传感器在低于 1 ppm 的 DMMP 监测方面具有优越的功能。在另一份报告中,利用 SWCNT-MPc 修饰的 AuE 和 APS 功能化的氧化硅电极开发了 DMMP 传感器(Wang et al.,2011)。CoPc 衍生物和 CoPc 衍生物锚定 SWCNT 由课题组制备。然后,用微注射器沉积 CoPc 衍生物-SWCNT 混合物制备改良电极,电极允许电极在 60 ℃ 的烘箱中干燥,并应用 150℃进行热处理。利用傅里叶变换红外(FT-IR)光谱、拉曼光谱、紫外可见光谱、射线光电子光谱和热重分析(TGA)对 CoPc 衍生物 SWCNT 杂化形式进行了表征。利用混合形式可以制备出一个完美的网络结构,并根据电阻测量结果,在 0.5~40 ppm 浓度水平上监测 DMMP 蒸汽。据报道,使用混合结构制造的传感器表面灵敏度是 SWCNT 开发的 9 倍。

Liu 等(2013)在文献中介绍了一种基于核酸的 CNT 气体传感器的开发应用。

表 26.1 基于 CNTs 的 OP 模拟器检测识别平台

分析物	识别平台	准备时间	检测方法	MDL or DL	参考文献
DMMP	SWCNT-Si substrate and SWCNT modified glass wool	—	电阻测量	<1 ppb	Novak et al. ,2003
	SWCNT/PANI modified Pd electrode	—		—	Yoo et al. ,2015
	HFiP-1/SWCNT coated membrane	—		<69 ppb	Kumar et al. ,2016
	SWCNT-HFIPPH modified AuE	—		—	Kong et al. ,2010a
	ZnO-SWCNT/PtE	—		—	Yang et al. ,2012
	SWCNT/PI substrate	—		0.15 ppm	Wang et al. ,2010
	AuE constructed on SWCNT deposited and APS activated SiO_2/Si substrate	—		—	Wang et al. ,2009
	SWCNT-MPc/AuE	—		0.5 ppm	Wang et al. ,2011
	MWCNTs-PANI/AuE MWCNT electrode	—		—	Chang & Yuan, 2009
	SWCNT film	—		<43 ppm	Chuang et al. ,2013
	DNA-SWCNT sensor integrated with CMOS	—		—	Jing et al. ,2012
	CNTFETs	—		<1.57 ppm	Liu et al. ,2013
	AuE constructed on SWCNT-TFQ modified Si/SiO2 wafer	—	电流电压测量	Around About 1	Bondavalli et al. ,2014 Wei et al. ,2011
	HFIPP/SWCNT/AuE	—	电流、电阻、荧光测量	<50 ppb	Kong et al. ,2010b
	SWCNT/Au/Ti electrode	—	电容和电流测量	0.1 ppm	Jing et al. ,2013
	PdE deposited on SWCNT network	—	电容测量	0.5 ppb	Snow et al. ,2005
	AuE deposited on SWCNT–APTES–PVP	—	电流测量	—	Roberts et al. ,2009
	FIP-PT/SWCNT-AuE	—	电流测量	—	Wang et al. ,2008
	MnO_2@ NGO/PPy and N-MWCNT@ NiO modified Cr/Au electrodes	—	QCM and SAW	—	Lama et al. ,2021

表 26.1(续 1)

分析物	识别平台	准备时间	检测方法	MDL or DL	参考文献
DMMP，DIMP	SWCNT/PET/AuE	约 23 h 或 40 h	电阻测量	—	Cattanach et al. ,2006
DMMP，DPGM，DMA	SWCNT/Si wafer	—	电阻测量	0. 01，0. 1,50 ppm	Horrillo et al. ,2011
MTH	APT-PEDOT-c-MWCNTs/FTO	约 12 h	DPV	0. 5 fM	Kaur et al. ,2019
	PANI-ES-SWCNTs/graphite electrode	约 100 h		200 nM	Ebrahim et al. ,2014
	AChE-MWCNTs-Au/GCE	约 6 h	电位测量	0. 6 ppb	Du et al. ,2010b
	AChE-MWCNT-CA-NPG	约 18 h	CV	0. 5 ppb	Ding et al. ,2014
MTH and CFP	AChE/Fe_3O_4/c-MWCNT/AuE	约 35 h	电流分析	0. 1 nM	Chauhan & Pundir，2011
m-PTH	GCE/MWCNTs-BT	约 9 h	DPV	0. 35 nM	Oliveira et al. ,2020
	MWCNTs-PAAM/GCE	约 88 h		2 nM	Zeng et al. ,2012
	MWCNT/zirconia/CPE	约 11 h		9 nM	Caetano et al. ,2020
	AChE-Glu-s-SWCNTs/GCE	约 3 h	SWV	37. 5 pM	Kumar and Sundramoorthy，2019
	SH-β-CD/AuNPs/SWCNTs/GCE	约 152 h		0. 1 nM	Fu et al. ,2015
	GR/MWCNTs/CS/GCE	—		0. 5 ppb	Liu et al. ,2013
	SP@ GNP/MWCNT/GCE	约 60 h		0. 3 ppb	Chen et al. ,2011
	MPDE-CdTe/Cys/Aunano/MWCNTs/GCE	约 39 h	电流分析	1 ppm	Du et al. ,2010a
PRX，MLX	SWCNT-Co/SPE	约 8 h	CA	3 ppm，2 ppb	Ivanov et al. ,2011
PRX	MWCNT-H-IMZ-GCE	—	DPV	120 nM	Oliveira et al. ,2020
	AChE/MWCNT-NH_2/GCE	约 18 h		0. 08 nM	Yu et al. ,2015
	ChE/Ce/UiO-66/MWCNTs/GCE	约 140 h		4 pM	Mahmoudi et al. ,2019

表 26.1(续 2)

分析物	识别平台	准备时间	检测方法	MDL or DL	参考文献
PRX	MWCNT-(PEI/DNA)2/OPH/AChE/GCE	约 16 h	CV	1 μM	Zhang et al. ,2015
	AChE/MWCNTs/GCE	约 6 h		0. 1nM	Thakkar et al. ,2019
	SWCNT-FDMA-Paraoxon hapten-IgG-GCE	约 35 h	电流分析	2 ppb	Liu et al. ,2013
	CuNCs@ BSA-SWCNT	约 82 h	SWV	12. 8 nM	Bagheri et al. ,2017
PRX, m-PTH	MWCNT/OPH/GCE	约 3 h	电流分析	0. 15 μM, 0. 8 μM	Deo et al. ,2005
m-PRX	MWCNTs-TCNQ/SPE	约 17 h	CA	70 ppt	Xu et al. ,2018
CFP	MB/APT/AMP/CuO	约 8 h	DPV	6. 3 ppt	Chen et al. ,2017
	NFs-SWCNTs/Nafion/GCE	约 10 h	CV	6. 3 ppt	Sun et al. ,2015
	AChE/MWCNTs/DCHP/SPE	约 62 h		4 nM	Zamfir et al. ,2011
	label AChE/IL/MWCNTs/CPE	约 19 h	电流分析	0. 1 nM	Chauhan & Pundir, 2012
	AChE-Fe_3O_4NPs/c-MWCNTs/ITO	约 34 h	SWV	1 pM	Viswanathan et al. ,2009
	Au/ssDNA-SWCNT/PANI/AChE/AuE	约 28 h	ECL	0. 16, 0. 09, 0. 08 nM	Miao et al. ,2016

缩写:DMMP:二甲基甲基膦酸酯,DPGME:二丙二醇甲醚,DMA:二甲基乙酰胺,MTH:马拉硫磷,甲基对硫磷,MLX:马拉松,PRX:PRX:酚:CNTs 及其纳米复合材料: HFiP-1/SWCNT:六氟-2(羟异丙基)苯胺修饰 SWCNT,SWCNT-HFIPPH/苯乙烯共价功能化 SWCNT 修改场效应晶体管,锌 SWCNT:锌涂层 SWCNT,SWCNT/PI: SWCNT 修改聚酰亚胺,SWCNT/宠物: SWCNT 修改聚对苯二甲酸乙二醇酯,N-MWCNT:掺氮的 MWCNT,c-MWCNT:羧化 MWCNT,MWCNTs-BT:用碱处理,s-SWCNTs:半导体 SWCNTs,MWCNT-H-IMZ:咪唑功能化 MWCNT,MWCNT 氨基:氨基功能化 MWCNT,MWCNTsTCNQ:7,7,8,8-四氰基喹二甲烷功能化 MWCNT,识别平台: CNTFETs: SWCNT 场效应晶体管,AuE: Au 电极,铂:铂电极,PdE:钯电极:GCE:CPE:碳糊电极,SPE:SPE 印刷电极,ITO:氧化铟锡电极,FTO:氧化氟锡片,检测方法: QCM:石英晶体微天平,SAW:表面声波,DPV:差动波伏安法,CV:循环伏安法,SWV:方波伏安法,CA:计时安培法,ECL:电化学发光,其他化学制剂: HFIPP: N-4-Hexafluoroisopropanolphenyl-1-pyrenebutyramide,PEDOT:聚 3,4-乙基二氧噻吩,苯乙烯:聚苯胺,CMOS:互补金属氧化物半导体,苯胺:聚苯胺,PAAM:聚(丙烯酰胺),SH-β-6-硫-β-环糊精,乙酰胆碱酯酶:乙酰胆碱酯酶,CA:半胱胺,谷氨酸:戊二醛,NPG:纳米多孔金膜,MPDE:甲基对硫离子降解酶,CdTe: CdTe 量子点,Cys:半胱胺,Au 纳米,GNP:金纳米颗粒,GR:石墨烯、CS:壳聚糖、SP:二氧化硅颗粒,Co:酚菁、PEI:聚乙烯亚胺、OPH:有机磷水解酶,FDMA:二茂铁二甲胺,IgG:对氧松特异性抗体,铜:牛血清白蛋白(BSA)模板铜纳米簇,氧化铜 NFs:氧化铜纳米剂,DCHP:邻苯二甲酸二环己酯,IL:离子液体:多巴胺纳米球:HRP:辣根过氧化物酶,胆碱氧化酶:Ab2:毒啶蜱二抗:ssDNA:单链 DNA,AMP:氨基标记捕获探针,Apt,:DNA 适配体,Fe3O4NP:氧化铁纳米颗粒,MB:亚甲基蓝,其他缩写:DL:检测限,MDL:最低可检测水平。

在 SWCNTs 上修饰 DNA 获得了更灵敏的 DMMP 检测。这一现象与微机电（MEMS）传感器开发的基本原理相结合，并制造了一种无线便携式设备，不仅监测 DMMP，还监测二硝基甲苯（DNT，三硝基甲苯的副产物）。

DMMP 检测传感器设计的检测方法是基于电阻值的测量。这些设计原则也应用于针对不同毒剂模拟剂的其他基于 CNT 的传感器平台的开发（Cattanach et al.，2006；Horrillo et al.，2011）。cattanach 等（2006）制造了一种柔性 CNTs 传感器，用于检测 DMMP 和 DIMP（梭曼的模拟剂）。SWCNTs 用于制造一个柔性检测平台。SWCNT/PET 薄膜采用线图案制备，不需要任何光刻或印刷技术。四探针传感器在 SWCNT/PET 薄膜上绘制了图案。利用电阻值计算的响应%值用于检测目标分子，并测试传感器的化学选择性；己烷、甲苯、乙腈、丙酮、二氯甲烷、甲醇和氯仿。在 horrillo 等（2011）报道的另一项研究中，通过使用 SWCNTs 检测 DMMP、DPGME（氮芥子气模拟剂）和 DMA（用于芥子气模拟剂），制造了一个微型微传感器。DMMP、DPGME 和 DMA 的检测限分别为 0.01 ppm、0.1 ppm 和 50 ppm（低于相关毒剂的致死剂量），具有线性传感器响应。

电容（Snow et al.，2005）、电流（Bondavalli et al.，2014；Kong et al.，2010；Roberts et al.，2009；Wang et al.，2008；Wei et al.，2011）或电导（Wang et al.，2008）值也评估了基于 DMMP 的 DMMP 识别平台的开发。由 Snow 等（2005）开发的基于 ASWCNT 的电容器（化学电容器）与文献中的其他传感器相比，能够灵敏、快速地检测 DMMP。CNTFET 阵列采用喷枪技术制作（Bondavalli et al.，2014）。使用 Pd、Pt、Au 和 Ti 电极构建阵列系统，该系统能够在 10 ppb～10 ppm 的浓度水平上检测二氧化氮、氨和 DMMP。利用 Wang 等（2008）开发的化学电阻传感器获得的电导变化用于 DMMP 的检测。HFIP-PT/SWCNT 混合系统传感器具有灵敏和选择性，即使浓度为 0.05 ppm 也能检测到 DMMP，对己烷、甲苯、氯仿、二氯甲烷、甲醇和水具有选择性。

除了上述研究外，还报道了一种基于 MWCNT 的传感器，可使用 QCM 或 SAW 技术检测 DMMP（Lama et al.，2021）。MnO_2@NGO/PPy 和 N-MWCNT@NiO 改性的 Cr/Au 电极对 DMMP 具有良好的线性度和灵敏度。另一方面，声表面波传感器的灵敏度是 QCM 传感器的 100 倍。

S-1,2-bis（乙氧基碳基）乙基 O,O-二甲基二硫代磷（马拉硫磷，MTH）是另一种 OP 化合物，是 VX 的模拟物（Lee et al.，2021）。在农业、城市和工业区，它也被用作杀虫剂（杀虫剂）（Ebrahim et al.，2014；Kaur et al.，2019）。因此，在文献中报道了许多使用 CNTs 开发的识别平台。采用电化学检测技术制备了基于马拉硫磷特异性 CNTs 的识别平台，其中大部分见表 26.1。

适配体是一种抗体样核酸分子，在体外条件下特异性合成到目标分子，不需要使用动物（Huang et al.，2021）。有无数种使用 DNA 或 RNA 适配体制造的生物传感器设计——它们被称为适配体传感器（Erdem & Congur，2014a，2014b）。Kaur 等（2019）利用该适配体，利用 PEDOT-c-MWCNTs/FTO 电极开发了一种检测 MTH 的电化学适配体传感器。首先，他们通过将 c-MWCNTs、3,4-乙基二氧噻吩（EDOT）和 $LiClO_4$ 混合构建了 PEDOT-c-MWCNTs 纳米复合材料，然后通过电极化将该纳米复合材料固定在 FTO 电极表面。他们通过将马拉硫磷特异性 DNA 适配体分子固定在所开发的电极表面，从而提高了识别平台的特异性和敏感性。他们使用 DPV、CV 和电化学阻抗谱(EIS)技术对该适应传感器进行了电化学表征。他们将 MTH 样品与适配体培育 8 min。然后,他们使用 DPV 技术监测了 MTH 与其 DNA 适配体之间的特异性相互作用的电化学检测。他们发现 DL 值为 0.5 fM,而使用高效液相色谱(HPLC)技术确定该值为 8.4 pM。他们测试了该传感器对二甲酸盐、甲基毒嘧啶磷、Cu^{2+} 和 NO_{32-} 离子的选择性,并在莴苣样品中进行了 MTH 的检测。

Ebrahim 等首次在石墨电极表面形成并修饰了埃米拉丁盐(PANI-Es)和 SWCNT 纳米复合材料中的聚苯胺。(Ebrahim et al.,2014)。采用紫外-可见吸收光谱、射线衍射、扫描电子显微镜和 CV 技术对合成的纳米复合材料结构进行了表征。基于 DPV 技术测量的 MTH 还原信号,采用 PANI-Es/SWCNT 改性石墨电极监测 MTH。采用 PANI-Es/SWCNT 修饰石墨电极发现 MTH 的 DL 值为 200 nM。

O,O-二甲基-O-(4-硝基苯基)硫代磷酸酯(甲基对硫磷,m-PTH)是另一种广泛使用的 OP 模拟剂(Nasiripur et al.,2021),也是一种影响神经系统的剧毒农药(Oliveira et al.,2020)。利用 CNTs 开发了许多类型的伏安和安培(生物)传感器。Oliveira 和同事使用了 GCE,并对其进行了修饰(Oliveira et al.,2020)。然后,他们用酸或碱来处理电极表面。他们比较了未经处理和酸或碱处理的 MWCNT/GCEs 在 m-PTH 方面的检测。他们使用 DPV 技术测量了 m-PTH 的还原信号,并比较了使用不同类型的 MWCNT/GCE 获得的信号增强效果。他们发现,与未处理的 MWCNT/GCE 相比,酸和碱处理的电极的结果分别高出 3.2 倍和 2.7 倍。他们优化了实验条件,并评估了处理后的电极的传感性能。

Kumar(2019)报道了一种用于伏安检测 m-PTH 的酶生物传感器。首先,采用滴铸法制备了 s-SWCNTs 修饰的 GCE。然后,他们将 s-SWCNT/GCE 浸泡在戊二醛(Glu)溶液中,并固定化乙酰胆碱酯酶。他们通过 BSA 阻断了电极表面的非特异性结合位点。结果,构建了 BSA/AChE-Glu-sSWCNTs/GCE 电极,并将该电极用于进一步的研究。他们在乙酰硫化胆碱(ATCl)存在下进行了伏安分析,以获得硫化胆碱(TCh),这是生物传感器系统的指示剂分子。他们测量了在没有 m-PTH/存在时 TCh 的氧化信号,观察到由于 OP 化合物抑制 AChE,随着 OP 化合物的加入,TCh 的产量降低。他们发现 DL 为 37.5 pM,并研究了该生物传感器对其他有机化合物的选择性。他们还研究了生物传感器的稳定性和可重复性,以及在苹果和草莓基质存在下的真实样品分析。

对氧磷(PRX)是另一种有机磷毒剂模拟剂(Alves et al.,2018),也是一种可能长期在食品样本中残留的有毒农药(de Oliveira et al.,2020)。该化合物的检测也被不同的研究小组进行了研究,有许多类型的基于 CNTs 的(生物)传感器用于检测 PRX。例如,Oliveira 等(2020)致力于开发一种用于监测 PRX 的无酶电化学传感器平台。他们合成了咪唑活化的 MWCNTs(MWCNT-H-IMZ),并使用 MWCNT-H-IMZ 对 GCE 表面进行了修饰,他们利用拉曼光谱、TGA 和透射电子显微镜(TEM)分析对 MWCNT-H-IMZ 的结构进行了表征,发现 MWCNT 表面实现了高度的功能化。他们使用 MWCNT-H-IMZ/GCE 检测,评估了 PRX 在-0.71 V 时的还原峰。他们发现 DL 为 120 nM,并在橙汁样品中测试了 PRX 的检测。Zhang 等(2015)制备了 MWCNT(PEI/DNA)2/OPH/AChE 生物传感器,分别用于 PRX 和非 OP 化合物的伏安检测。为此,在 GCE 表面构建了一个逐层(LbL)组装结构。GCE 清洗和预处理后,MWCNT(双层结构,PEI/DNA)结构发生,MWCNT-OPH 和 MWCNT-AChE 结构分别固定在 MWCNT(PEI/DNA)2/GCE 表面。利用 CV 技术对 OP 和非 OP 化合物进行了鉴别,并对其 DL 值分别为 0.5 和 1μM 进行了敏感性检测。采用紫外可见光谱法进行了检测,得到了一致的结果。对该生物传感器在苹果样品中的应用进行了测试。

利用 MWCNTs-TCNQ/SPE 制备了一种酶促生物传感器来检测 m-PRX,这是另一种毒剂模拟剂(Rotariu et al.,2012)。首先,利用 TCNQ 对 MWCNTs 进行功能化,获得超分子排列,并测试不同的 MWCNT:TCNQ 比值。利用 MWCNTs-TCNQ 结构对 SPE 进行修饰,然后在 MWCNTs-TCNQ/SPE 表面进行 TCNQ 固定化。光谱表征表明,TCNQ 分子是 TCh 氧化的电子受体。采用 CV 和 EIS 技术对电极表面进行了电化学表征,m-PRX 的检测采用 CA 技术。m-PRX 抑制乙酰胆碱酯酶,导致传感器响应下降。DL 值为 30 pM(7 ppt)。

毒死蜱(CFP)是另一种用于杀虫剂配方的 OP 神经模拟剂(Ma et al.,2016)。关于基于 CNT 的 CFP 识别平台开发的相关文献有很多报道,其中一些见表 26.1。APT/AMP/CuO NFs-SWCNTs/Nafion/GCE 由 Xu 等人制作,用于 CFP 的电化学监测(Xu et al.,2018)。合成了该纳米复合材料在氧化铜 NFs 和 SWCNTs 的存在下,获得了敏感性和选择性的结果。Nafion 被用作粘合剂。用纳米复合结构对 Nafion 固定化 GCE 表面进行了改性。经 GCE 表面改性后,将 AMP 和 APT 分别固定在电极表面。以亚甲基蓝(MB)作为电活性指标,与生物传感器培育 30 min。在没有目标 OP 模拟剂的情况下,CFP、MB 插入到 AMP 和 APT 杂交形成的双链 DNA 结构中。在 CFP 存在的情况下,这种双链 DNA 形式没有发生,并且根据 DPV 技术测量的 MB 氧化信号来监测 MB 积累的减少。该检测途径通过 DL 达到 70 ppt 获得 CFP 的超灵敏检测。测试了该生物传感器的选择性、可重复性和再生能力。该生物传感器对其他农药具有较好的选择性,由于相对标准差(RSD%)值低于 5.0%,可重复性良好。采用苹果和芹菜白菜进行实际样品分析。回收率%结果表明,所开发的传感器平台适用于实际生活。

在另一项研究中,报道了一种用于检测 CFP 的安培生物传感器(Zamfir et al.,2011)。首先,在 IL 和 MWCNT 的存在下形成纳米复合材料,然后利用该纳米复合材料制备 CPE。最后,用溶胶-凝胶技术将 AChE 固定在 IL/MWCNTs/CPE 表面。研究了乙酰胆碱酯酶浓度和 CFP 孵育时间等实验条件,并研究了储存时间、再生时间和 CFP 浓度的影响。用 AChE/IL/MWCNTs/CPE 发现 DL 为 4 nM。

26.3 利用石墨烯及其衍生物开发监测有机磷模拟剂的识别平台

Geim 和 novoselov 发现了一种碳基纳米材料,它具有由 sp2 碳原子结合形成的蜂窝状。这种纳米材料被命名为“石墨烯”(Geim & Novoselov,2007)。它是第一种二维(2D)纳米材料,具有许多优越的性能,如灵活、稳定、导热和导电、耐用等。此外,它是纳米技术科学迄今为止引入的最薄的材料(Bollella et al.,2017)。除了其独特的特性外,它还缺乏带隙,这是石墨烯在电子领域应用的限制特性。因此,我们开发了含有官能团的石墨烯衍生物(Justino et al.,2017),并利用石墨烯及其衍生物制造了小型化但强大和敏感的诊断工具.(Baez et al.,2021;Chen,Wang et al.,2021;Congur et al.,2018;Kanagavalli et al.,2021;

Raghavan et al.,2021;Sengupta & Hussain,2021)。在这一领域有无数的研究,表26.2包括了大多数通过使用石墨烯及其衍生物开发的用于检测OP模拟物的识别平台。

石墨烯及其衍生物由于其独特的特性,被广泛应用于OP模拟剂的监测。此外,由于石墨烯衍生物具有许多活性结合位点和结合生物材料的官能团,因此利用石墨烯衍生物制备了许多类型的纳米复合材料。(Justino et al.,2017)。作为DMMP的石墨烯识别平台开发的一个例子,Kim等在2019年使用光刻技术构建的石墨化金电极垫制作了一个化学电阻器。电极表面在N-取代的三苯的存在下被激活,在DMMP和N-取代的三苯分子之间形成强氢键。与水、丙酮、1、2-二氯苯、甲苯、甲醇和1,4-二氯丁烷存在时相比,DMMP存在时的传感器响应高了两倍。在Yu等2019年报道的另一项研究中,使用PANI纳米纤维和石墨烯薄片对纤维素纸表面进行了修饰,以获得用于检测DMMP的导电表面。然后,在改性纸表面引入聚(乙烯缩丁醛共乙烯醇醋酸乙烯酯)(P(VB-co-VA-VA-VAc),共聚物,以增强PANI纳米纤维、石墨烯片和纸衬底之间的分子间力。进行了电导测量,DMMP的MDL报告为3 ppb。该传感器对甲醇和氯仿有良好的鉴别能力。除了表26.2中关于DMMP检测的报告外,还研究了气体OP模拟物的同时检测。

Sayago和同事(2016)报道了一种用于识别DCE、DMA、DMPGE和DMMP的检测设备。用喷刷技术将氧化石墨烯对压电衬底进行了改性。在该基板上构建了二氧化硅引导层和数字间传输器,形成了表面声波(SAW)传感器结构。利用扫描电镜和原子力显微镜技术对传感器表面进行了表征,并通过电测量方法研究了氧化石墨烯改性对石英衬底的影响。使用基于氧化石墨烯的装置在低浓度水平上监测了4种类型的气体OP模拟剂。

用于监测另一种OP神经模拟物的基于GO的识别平台主要是使用电化学技术开发的(Parab et al.,2020)。Parab等(2021)报道了一种ZnO-G修饰的GCE,用于PRX的电化学监测。简单地说,采用Hummer法合成了氧化石墨烯,并对氧化石墨烯进行了还原。然后,在80 ℃和450 ℃等高温下形成纳米复合材料。在nafion溶液的存在下,用纳米复合材料对GCE表面进行了抛光和改性。采用显微镜和电化学技术对电极表面进行了表征,并采用ZnO-G/GCE和DPV技术对PRX进行了无酶检测。并使用该传感器对硝酸锌、硫酸铜、硝基苯、葡萄糖、氯化铁、抗坏血酸和柠檬酸进行选择性测试。对自来水、废水、卷心菜和番茄样品进行了伏安PRX监测研究。在另一项伏安研究中,使用GOS@ $CuFeS_2$/ SPCE和Gr@NiFeSP/GCE研究了m-PRX(Aghaie et al.,2019)的检测,GCE分别达到低DLs为4.5 nM和3.7 nM。

表 26.2 利用石墨烯及其衍生物开发了 OP 模拟物的识别平台

分析物	识别平台	准备时间	检测方法	MDL or DL	参考文献
DMMP	RGO-PtE	约 40 h	电阻测量	—	Alizadeh & Soltani, 2016
	CRG-Au and Cr electrodes	—		—	Hu et al., 2012
	double layer rGO/WO_3-HFIP modified alumina substrate	—		0.1 ppm	Alali et al., 2020
	Graphene/AuE	—		1.3 ppm	Kim et al., 2019
	r(GO/rGO)n/Au electrode	7 天 and 24 h		1 ppm	Wang et al., 2019
	Graphene/SiO_2 substrate	—		5 ppb	Choi et al., 2020
	PANI/graphene-modified cellulosic paper coated by P (VBco-VA-co-VAc)	—		3 ppb	Yu et al., 2019
	Graphene-AgNW/PET	—	电流测量	—	Na et al., 2016
	Co_3O_4@NGO electrode	约 45 h	频率测量	—	Ramesh et al., 2021
	HFIPP-GR film modified gold coated QCM electrodes	约 29 h		150 ppb	Shaik et al., 2018
	GO film modified SiO_2 substrate	—	电导测量	—	Robinson et al., 2008
DMA, DCE, DPGME, DMMP MTH	GO modified quartz substrate	—	频率测量	33.3, 4.34, and 0.039 0.009 7, ppm	Sayago et al., 2016
	CuO-NPs/3DGR/GCE	约 40 h	DPV	0.01 nM	Xie et al., 2018
	FTO/PA6/PPy/CRGO	约 8 h		0.8 ppb	Migliorini et al., 2020
	Ag-GO/AChE/ATCh	约 19 h	SPR	0.01 pM	Alex et al., 2021
MTH and m-PTH	AChE/PEDOT/ILRGO/glass electrode	约 42 h	DPV	0.117 和 0.108 ppb	Rana et al., 2019
	AChE/nafion/AuNPs/rGO/GCE	约 32 h		27.8 和 21.7 pM	Dong et al., 2019

表 26.2(续)

分析物	识别平台	准备时间	检测方法	MDL or DL	参考文献
PRX	ZnO-G/GCE	约 83 h	DPV	1.6 ppb	Parab et al.,2021
	AChE/AuNPs-MoS_2-rGO/PI	约 26 h		1.4 ppb	Jia et al.,2020
	cGO-NTA-Ni-AChE/GCE	约 28 h	电流测量	3 μM	Zhang et al.,2014
	F-G-AChE CBNCs/AuE and F-G-PtNPs CBNCs/AuE	—		0.2 ppb 和 500 nM	Zhang et al.,2019
	GO-Ag	约 36 h	SERS	1 μM	Jiang et al.,2018
	AChE–CdSe@ ZnS/graphene/ITO glass coated electrode	约 7 h	PEC	10 fM	Li et al.,2015
	AChE/Hg2+-GQDs	-	荧光	—	He et al.,2015
	AChE/HGO/GCE	约 7 h	DPV	1.58 ppb	Li et al.,2018
	Co_3O_4/rGO	约 20 h	比色	0.8 μM	Wang et al.,2017
	TGO@ UiO-66/GCE	约 117 h	CV	0.2 nM	Karimian et al.,2019
m-PRX	GOS@ $CuFeS_2$/SPCE	约 25 h	DPV	4.5 nM	Rajaji et al.,2019
e-PRX	Gr@ NiFeSP/GCE	约 25 h	SWV	3.7 nM	Aghaie et al.,2019
PTH	Ab-fG-SPE	约 7 h	EIS	52 ppm	Mehta et al.,2016
	Ab/GQD-SPE	约 5 h		6 pM	Mehta et al.,2017
m-PTH	nanosilica/GS/GCE	约 5 h	SWV	0.07 nM	Fu et al.,2016
	Au-ZrO_2-GNs/GCE	—		0.1 ppb	Gao et al.,2019
	ERGO-CS/Hb/FTO	约 8 h		79.77 nM	Kaur et al.,2020
	GN-AuNRs/GCE	约 9 h		0.82 ppb	Zhu et al.,2014
	LDHs-GNs/GCE	—		0.6 ppb	Liang et al.,2012
	ZrO_2NPs-GN/GCE	约 8 h		0.6 ppb	Gong et al.,2012
	GR-CS/GCE	—		0.8 ppb	Yang et al.,2012
	PrM/rGO/GCE	约 24 h	电流测量	1.8 nM	Karthik et al.,2018

表 26.2(续)

分析物	识别平台	准备时间	检测方法	MDL or DL	参考文献
m-PTH	ZrO_2/rGO functionalized graphene gate electrode	约 11 h	CA	10 ppb	Tao et al. ,2021
	Au-ZrO_2 functionalized graphene gate electrode	约 9 h	电流测量	0. 1 ppb	Tao et al. ,2020
	β-CD-graphene/GCE	约 4 h	DPV	0. 05 ppb	Wu et al. ,2011
	N-HG/GCE	约 31 h		3. 5 ppt	Chen et al. ,2011
	MIP-IL-EGN/GCE	约 27 h		6 nM	Zhao et al. ,2013
	GNBG/Naf/GCE	约 38 h		6 nM	Singh et al. ,2019
	IL-GNs/GCE	约 32 h		1. 1 ppb	Ma et al. ,2016
	MIP-N-GS/AuE	至少 21 h	CV	10 ppb	Xue et al. ,2014
	TiO_2/Graphene/GCE	约 10 h	LSV	1 nM	(Song et al. ,2016)
	GQDs@ GSH	约 24 h	荧光	—	Qu et al. ,2019
CFP	Co-His-GQD-G	约 7 h	比色	0. 57 ppb	Nana et al. ,2021
	BSA/ AChE/GA/CIS/rGO/SPCE	至少 2 星期和 3 天	LSV	23 ppt	Itsoponpan et al. ,2021
	Ag/Cu-GRPE	—	DPSV	4 pM	Sreedhar et al. ,2015
	AChE/ZrO_2/RGO/ITO	约 100 h	CV	0. 1pM	Mogha et al. ,2016
	GO@ Fe_3O_4/CB-CS/GCE	约 28 h		33 ppt	Jiao et al. ,2017
	RuNBs/AgNPs/GO/GCE	约 24 h	ECL	65 fM	Kamyabi & Moharramnezhad, 2021
	NFGQDs/3DBiOI HHMs/ITO	约 17 h	PEC	0. 03 ppb	Liu et al. ,2018
	GQDs-$CuFe_2O_4$ MNCs/mGCE	约 46 h		0. 3 ppb	Mao et al. ,2017

缩写: GR:石墨烯,RGO,还原氧化石墨烯:还原氧化石墨烯,Co3O4 @ NGO:纳米氧化钴装饰的氮掺杂氧化石墨烯,CRG,CRGO:化学还原氧化石墨烯,3 二石墨烯:三维石墨烯,ILRGO:离子液体功能化还原氧化石墨烯:银纳米颗粒-氧化石墨纳米复合,氧化锌:氧化锌纳米颗粒支持石墨烯纳米片,GOS@ CuFeS2: 3D 多孔相氧化石墨烯片封装黄铜矿,氧化石墨烯:剥离,

氧化石墨烯/PI:rGO/聚酰亚胺柔性膜,氧化石墨烯-Ag:GO-Ag纳米颗粒纳米复合材料:石墨烯量子点Hg21-GQDs,F-GCBNCs:多功能纤维蛋白-还原氧化石墨烯导电CBNCs,HGO:孔洞氧化石墨烯,Co_3O_4/还原氧化石墨烯:Co3O4纳米颗粒支持还原氧化石墨烯,Gr@NiFeSP:石墨烯基双金属硫化物纳米复合材料,TGO@UiO-66:二氧化钛功能化氧化石墨烯@UiO-66,MIPILEGN:分子印迹聚合物离子液体石墨烯复合材料,N-GS:氮掺杂石墨烯片,LDHs-GNs:镍/铝层双氢氧化物装饰石墨烯纳米片,二氧化锆NPs-GN:氧化锆纳米颗粒装饰石墨烯纳米片,GRCS:石墨烯-壳聚糖;GNBG:金纳米颗粒/中性红牛血清白蛋白石墨烯纳米复合材料,GQD:石墨烯量子点,GS:石墨烯纳米片,β-CD-石墨烯:β-环糊精分散石墨烯,GQDs@GSH:谷胱甘肽功能化石墨烯量子点:氮掺杂石墨烯,石墨烯:电化学还原氧化锆石墨烯,Co-His-GQD-G:钴组氨酸功能化石墨烯量子点改性石墨烯,CIS/还原氧化石墨烯2链还原氧化石墨烯,ILGNs:离子液体石墨烯纳米片,NFGQD:氮功能化的石墨烯量子点,$GQDsCuFe_2O_4$跨国公司:石墨烯量子点敏化$CuFe_2O_4$磁性纳米晶体簇,GN-aunr:石墨烯金纳米颗粒纳米复合材料,电极:SPCE,SPE:屏幕印刷碳电极,mGCE:磁GCE,ITO:铟掺杂锡氧化物:fG-SPE:氨基功能化石墨烯丝网印刷电极,Ag/铜GRPE:Ag/Cu合金纳米颗粒-石墨烯复合粘贴电极:FTO:氟锡氧化锡玻璃衬板,检测方法:SERS:表面增强拉曼散射,SPR:表面等离子体共振,PEC:PEC:光电化学,CA:计时安培,EIS:电化学阻抗谱,DPSV:线性扫描伏安法,DPSV:差分脉冲剥离伏安法,其他化学试剂:e-PRX:乙基对氧松,DCE:1,2-二氯乙烷,WO3:三氧化钨,HFIP:六氟异丙醇,AgNW:银纳米线,宠物:聚对苯二甲酸乙二醇,P(聚(乙烯基缩丁醛-乙烯醇-醋酸乙烯),HIFPP:苯氟异丙醇苯基,铜:氧化铜纳米粒子:PEDOT:聚(3,4-乙基二氧噻吩),PA6:聚乙烯6,PPy:聚吡咯:乙酰硫碱:金纳米粒子:Nα,Nα-bis(羧甲基)-L-赖氨酸水合物,CdSe@ZnS:量子点:铂纳米粒子,抗体:抗对硫离子抗体,二氧化锆:氧化锆,乙肝:血红蛋白,纳夫:萘离子,二氧化钛:二氧化钛纳米粒子,二氧化锆:氧化锆纳米颗粒,RuNBs/AgNPs:钌纳米粒子/银纳米颗粒,3DBiOI:3D铋氧碘定,HHMs:混合空心微球.

SWV 和 DPV 技术被广泛应用于检测 m-PTH 的识别平台的制造。Kaur 等(Kaur et al.,2020)报道了利用 FTO 上修饰的 ERGO、CS 和 Hb 纳米复合材料制备的生物电极。首先,他们用 ERGO-CS 通过计时安培法对 FTO 表面进行了修饰。然后,他们使用滴铸法将 Hb 分子固定在 ERGO-CS/FTO 表面。在所需的洗涤步骤后,生物电极准备好进行伏安分析。他们对生物电极进行了微观和电化学表征表面并优化了实验条件,如 pH、电位和时间。在没有所选 OP 化合物的情况下,进行 m-PTH,HbFe(Ⅱ)还原,并使用 SWV 技术在-0.83 V 下测量阴极信号。在 m-甲状旁腺激素存在时,该信号下降。他们研究了生物电极的重复性、重复性和稳定性,并在此基础上研究了氨基苯酚、苦味酸、苯酚、三硝基甲苯和间苯二酚的干扰效应。他们计算出 DL 值为 79.77 nM。

改进的 GCE 开发了一种超灵敏的伏安传感器,用于检测 m-PTH DL 值达到 3.5 ppt (Chen et al.,2021)。孔洞石墨烯(HG)是一种在基底平面上包含纳米孔的石墨烯衍生物。因此,其结构适合于质量运输和边缘活动。N-HG 是 N 原子掺杂形式的 HG,具有增强的电催化结构。研究了在多孔氧化石墨烯(HGO)和尿素与尿素比例的存在下,进行了 N-HG 的合成。采用透射电镜技术对 N-HG 改性 GCE 表面进行了表征。CV 和 EIS 实验表明,在 0.1 M 氯化钾溶液中,5 mM $[Fe(CN)_6]^{3-/4-}$ 与 N-HG/GCE 表面的电化学反应最优为 1∶50 HGO∶尿素比。在 130 ppb 的浓度水平下,得到了 m-PTH 的 DPV 曲线。研究了伏安传感器的重现性、重复性和稳定性参数,并测试了传感器对生物物质、硝基芳香族和农药化合物的选择性。

CFP 监测已经被开发基于石墨烯的环境污染物检测识别平台的研究人员进行了广泛的研究。比色法(Nana et al.,2021),伏安法(Itsoponpan et al.,2021;Jiao et al.,2017;Mogha et al.,2016;Sreedhar et al.,2015),ECL(Kamyabi and Moharramnezhad,2021)和 PEC(Liu et al.,2018;Mao et al.,2017)介绍了基于识别的平台。(Nana et al.,2021)报道了一种使用 Co-His-GQD-G 检测 CFP 的比色法。其检测原理是基于乙酰胆碱酯酶将乙酰硫胆碱转化为硫胆碱。OP 模拟剂抑制了乙酰胆碱酯酶,从而影响了硫代胆碱的产生。合成的纳米复合材料具有准顺顺磁性和明确的三维结构。因此,采用 Co-His-GQD-G 基比色法进行灵敏的 CFP 检测。Kamyabi 和 Moharramnezhad 于 2021 年开发了一种 ECL 传感器。氮化硼量子点(BNQDs)作为发光团分子,具有比传统的三丙胺发光团更低的毒性和优越的化学性质。在没有/没有 CFP 的情况下,用 RuNBs/AgNPs/GO/GCE 测定 BNQDs 的 ECL 强度。低检出限值为 65 fM。研究了所开发的传感器系统的重复性、再现性、稳定性和对实际生活的适用性。

26.4 结　　论

介绍了基于碳纳米材料的 OP 模拟物检测识别平台。对文献进行全面检索,所报告的识别平台的详细信息见表 26.1 和表 26.2。可以说,DMMP 是研究最多的沙林模拟剂只有基于 CNTs 的识别平台,还有基于石墨烯及其衍生物的识别平台。由于 DMMP 是气体态的,薄膜晶体管具有合适的小型化结构,用于现场分析,特别是在战场上。然而,这些识别平台中的大多数都需要应用热和强化化学毒剂,而这就需要开发生态友好、节约劳动操作、实用和廉价的检测平台。消除昂贵和复杂的实验要求,可以通过降低操作成本来实现可持续系统的发展。除了 DMMP 外,还有一些研究报道了使用 CNT 或石墨烯识别平台检测 DMA、DPGME、DIMP 和 DEC。

电化学技术被广泛应用于利用 CNTs 或石墨烯衍生物制造识别平台。它们是建造价格低廉、环保、无害、实用和适用的检测技术。此外,电化学识别平台可以灵敏、选择性地检测目标 OP 模拟剂。CNTs 或石墨烯及其衍生物纳米材料或其纳米复合材料提高了(生物)传感器平台的灵敏度和选择性。然而,本章报道的识别平台的制备大多需要很长时间,因为大多数包括纳米材料或纳米复合材料的合成。另一方面,GCE 是这些识别平台中最首选的碳电极类型,应通过化学剂进行抛光、超声和预处理。它没有一次性的结构,这一特性限制了实用和快速的分析平台的开发。类似地,AuE 或其他金属电极也有同样的缺点和昂贵的价格。CPE 是另一种碳电极,需要将碳糊填充到玻璃或特氟龙管中,其他预处理步骤与开发 GCE 系统所需的类似。这些要求导致了相关识别系统的准备时间的增加,限制了其在现实生活中的适用性。本文报道了一些基于 CNTs 或石墨烯修饰的基于 SPE 的识别平台(Chen et al. ,2017;Ivanov et al. ,2011;Mehta et al. ,2016;Rotariu et al. ,2012;Saljooqi et al. ,2020)SPE 是指在一个坚固的表面上包含三电极单元的电极系统。因此,利用这些电极可以开发出小型化和手持(生物)传感器平台。人们认为,使用 SPE 的主要限制是成本,它们比 GCE 或 CPE 更昂贵,因为它们是通过在一个坚固的表面上打印三电极系统来制备的,通常是陶瓷基板。然而,制备基于 SPE 的识别平台需要使用少量的化学试剂。

另一种碳电极,铅笔石墨电极(PGE)消除了大多数上述缺点,如成本昂贵,劳动密集型,需要在有害化学物质存在的情况下应用额外的预处理或再生步骤。尽管它被广泛应用于电化学纳米生物传感器的开发(Nathani et al. ,2020 年;Navratil et al. ,2016),但文献中没有关于开发碳纳米材料改进的基于 PGE 的识别工具用于检测列出的 OP 模拟剂的报道。

另一个重要的一点是,伏安技术大多是开发基于碳纳米材料的 OP 电化学识别平台的首选模拟剂。EIS 是一种强大的技术,不仅可以用于纳米材料修饰识别表面的电化学表征,还可以用于目标分子超灵敏工具的制造(Braun et al. ,2017;Muñoz et al. ,2017)。然而,只能找到一种基于碳纳米材料的阻抗识别平台(Mehta et al. ,2017),这种技术通常优于改性电极表面的电化学表征。

由于 OP 模拟剂阻断了乙酰胆碱酯酶的活性,文献中介绍了基于 OP 模拟剂的酶识别平台。然而,一种酶的使用需要使用它的底物,并且酶的反应或其产物需要监测。实施至少一个额外的实验步骤和使用额外的化学试剂对酶的系统是必要的。在这方面,应用不同的生物识别元素,如适配体,有助于消除上述缺点。

总之,仍然需要开发能够以选择性和灵敏的方式检测 OP 模拟器的识别平台。更具体地说,小型化但可持续发展的系统在当今世界是可行的。所报道的基于碳纳米材料的识别平台已经消除了大部分的缺点。然而,在现实检测问题上还有不断解决的问题。

参考文献

Aghaie, A., Khanmohammadi, A., Hajian, A., Schmid, U., & Bagheri, H. (2019). Nonenzymatic electrochemical determination of paraoxon ethyl in water and fruits by graphene-based nife bimetallic phosphosulfide nanocomposite as a superior sensing layer. *Food Analytical Methods*, 12, 1545–1555.

Alali, K. T., Liu, J., Yu, J., Moharram, D., Chen, R., Zhang, H., Liu, Q., Zhang, M., & Wang, J. (2020). HFIP functionalized electrospun WO3 hollow nanofibers/rGO as an efficient double layer sensing material for dimethyl methylphosphonate gas under UV-Light irradiation. *Journal of Alloys and Compounds*, 832, 154999.

Alex, A. V., Deosarkar, T., Chandrasekaran, N., & Mukherjee, A. (2021). An ultra-sensitive and selective AChE based colorimetric detection of malathion using silver nanoparticle-graphene oxide (Ag-- GO) nanocomposite. *Analytica Chimica Acta*, 1142, 73–83.

Alizadeh, T., & Soltani, L. H. (2016). Reduced graphene oxide-based gas sensor array for pattern recognition of DMMP vapor. *Sensors and Actuators* B, 234, 361–370.

Alves, N. J., Moore, M., Johnson, B. J., Dean, S. N., Turner, K. B., Medintz, I. L., & Walper, S. A. (2018). Environmental decontamination of a chemical warfare simulant utilizing a membrane vesicle–encapsulated phosphotriesterase. *ACS Applied Materials and Interfaces*, 10(18), 15712–15719.

Anzar, N., Hasan, R., Tyagi, M., Yadav, N., & Narang, J. (2020). Carbon nanotube-A review on synthesis, properties and plethora of applications in the field of biomedical science. *Sensors International*, 1, 100003.

Báez, D. F., Brito, T. P., Espinoza, L. C., Mendez-Torres, A. M., Sierpe, R., Sierra-Rosales, P., Venegas, C. J., Yáñ ez, C., & Bollo, S. (2021). Graphene-based sensors for small molecule determination in real samples. *Microchemical Journal*, 167, 106303.

Bagheri, H., Afkhami, A., Khoshsafar, H., Hajian, A., & Shahriyari, A. (2017). Protein capped Cu nanoclusters-SWCNT nanocomposite as a novel candidate of high performance platform for organophosphates enzymeless biosensor. *Biosensors and Bioelectronics*, 89, 829–836.

Baig, N., Kammakakam, I., Falath, W., & Kammakakam, I. (2021). Nanomaterials: A review of synthesis methods, properties, recent progress, and challenges. *Materials Advances*, 2(6), 1821–1871.

Bijani, K., & Moghadamnia, A. A. (2002). Long-term effects of chemical weapons on respiratory tract in Iraq-Iran war victims living in Babol (North of Iran). *Ecotoxicology and Environmental Safety*, 53(3), 422–424.

Bismuth, C., Borron, S. W., Baud, F. J., & Barriot, P. (2004). Chemical weapons:

Documented use and compounds on the horizon. *Toxicology Letters*, 149, 11–18.

Bollella, P., Fusco, G., Tortolini, C., Sanzo`, G., Favero, G., Gorton, L., & Antiochia, R. (2017). Beyond graphene: Electrochemical sensors and biosensors for biomarkers detection. *Biosensors and Bioelectronics*, 89, 152–166.

Bondavalli, P., Gorintin, L., Feugnet, G., Lehoucq, G., & Pribat, D. (2014). Selective gas detection using CNTFET arrays fabricated using air-brush technique, with different metal as electrodes. *Sensors and Actuators, B:Chemical*, 202, 1290–1297.

Braun, R. P., Mangana, J., Goldinger, S., French, L., Dummer, R., & Marghoob, A. A. (2017). Electrical impedance spectroscopy in skin cancer diagnosis. *Dermatologic Clinics*, 35(4), 489–493.

Caetano, K. S., Rosa, D. S., Pizzolato, T. M., Santos, P. AM., Hinrichs, R., Benvenutti, E. V., Dias, S. L. P., Arenas, L. T., & Costa, T. M. H. (2020). MWCNT/zirconia porous composite applied as electrochemical sensor for determination of methyl parathion. *Microporous and Mesoporous Materials*, 309, 110583.

Cagliani, A., Mackenzie, D. M. A., Tschammer, L. K., Pizzocchero, F., Almdal, K., & Bøggild, P. (2014). Large-area nanopatterned graphene for ultrasensitive gas sensing. *Nano Research*, 7(5), 743–754.

Camilli, L., & Passacantando, M. (2018). Advances on sensors based on carbon nanotubes. *Chemosensors*, 6(4), 62.

Campbell, A. S., Kim, J., & Wang, J. (2018). Wearable electrochemical alcohol biosensors. *Current Opinion in Electrochemistry*, 10, 126–135.

Cao, Q. (2021). Carbon nanotube transistor technology for More-Moore scaling. *Nano Research*, 14(9), 3051–3069.

Cattanach, K., Kulkarni, R. D., Kozlov, M., & Manohar, S. K. (2006). Flexible carbon nanotube sensors for nerve agent simulants. *Nanotechnology*, 17(16), 4123–4128.

Chang, C. P., & Yuan, C. L. (2009). The fabrication of a MWNTs polymer composite chemoresistive sensor array to discriminate between chemical toxic agents. *Journal of Materials Science*, 44, 5485–5493.

Chauhan, N., & Pundir, C. S. (2011). An amperometric biosensor based on acetylcholinesterase immobilized onto iron oxide nanoparticles/multi-walled carbon nanotubes modified gold electrode for measurement of organo phosphorus insecticides. *Analytica Chimica Acta*, 701, 66–74.

Chauhan, N., & Pundir, C. S. (2012). An amperometric acetylcholinesterase sensor based on Fe3O4 nanoparticle/multi-walled carbon nanotube-modified ITO-coated glass plate for the detection of pesticides. *Electrochimica Acta*, 67, 79–86.

Chen, S., Huang, J., Du, D., Li, J., Tu, H., Liu, D., & Zhang, A. (2011). Methyl parathion hydrolase based nanocomposite biosensors for highly sensitive and selective determination of methyl parathion. *Biosensors and Bioelectronics*, 26, 4320–4325.

Chen, D., Liu, Z., Fu, J., Guo, Y., Sun, X., Yang, Q., & Wang, X. (2017). Electrochemical acetylcholinesterase biosensor based on multi-walled carbon nanotubes/ dicyclohexyl phthalate modified screen-printed electrode for detection of chlorpyrifos. *Journal of Electroanalytical Chemistry*, 801, 185-191.

Chen, Z., Wang, J., & Wang, Y. (2021). Strategies for the performance enhancement of graphene-based gas sensors: A review. *Talanta*, 235, 122745.

Chen, Z., Zhang, Y., Yang, Y., Shi, X., Zhang, L., & Jia, G. (2021). Hierarchical nitrogen-doped holey graphene as sensitive electrochemical sensor for methyl parathion detection. *Sensors and Actuators B: Chemical*, 336, 129721.

Choi, J. H., Lee, J., Byeon, M., Hong, T. E., Park, H., & Lee, C. Y. (2020). Graphene-based gas sensors with high sensitivity and minimal sensor-to-sensor variation. *ACS Applied Nano Materials*, 3, 2257-2265.

Chuang, P. K., Wang, L., & Kuo, C. Z. (2013). Development of a high performance integrated sensor chip with a multi-walled carbon nanotube assisted sensing array. *Thin Solid Films*, 529, 205-208.

Colovic, M. B., Krstic, D. Z., Lazarevic-Pasti, T. D., Bondzic, A. M., & Vasic, V. M. (2013). Acetylcholinesterase Inhibitors: Pharmacology and Toxicology. *Current Neuropharmacology*, 11(3), 315-335.

Congur, G., Eksin, E., & Erdem, A. (2018). Impedimetric detection of miRNA-34a using graphene oxide modified chemically activated graphite electrodes. *Sensors and Actuators, A: Physical*, 279, 493-500.

Congur, G., Erdem, A., & Mese, F. (2015). Electrochemical investigation of the interaction between topotecan and DNA at disposable graphite electrodes. *Bioelectrochemistry*, 102, 21-28.

Congur, G., Plucnara, M., Erdem, A., & Fojta, M. (2015). Detection of p53 gene by using genomagnetic assay combined with carbon nanotube modified disposable sensor technology. *Electroanalysis*, 27(7),1579-1586.

Crevillen, A. G., Escarpa, A., & Garcı Royal Society of Chemistry (RSC). Available froḿa, C. D. (2018). Carbon-based Nanomaterials in Analytical Chemistry (pp. 1-36).

De Oliveira, G. A., Gevaerd, A., Blaskievicz, S. F., Zarbin, A. J. G., Orth, E. S., Bergamini, M. F., & Marcolino Junior, L. H. (2020). A simple enzymeless approach for Paraoxon determination using imidazole functionalized carbon nanotubes. Materials Science and Engineering C, 116. Available from https://doi.org/10.1016/j.msec.2020.111140.

Deo, R. P., Wang, J., Block, I., Mulchandani, A., Joshic, K. A., Trojanowicz, M., Scholz, F., Chen, W., & Lin, Y. (2005). Determination of organophosphate pesticides at a carbon nanotube/organophosphorus hydrolase electrochemical biosensor. *Analytica Chimica Acta*, 530, 185-189.

Diauudin, F. N., Rashid, J. I. A., Knight, V. F., Wan Yunus, W. M. Z., Ong, K. K.,

Kasim, N. A. M. , Abdul Halim, N. , & Noor, S. A. M. (2019). A review of current advances in the detection of organophosphorus chemical war fare agents based biosensor approaches. *Sensing and Bio-Sensing Research*, 26.

Ding, J. , Zhang, H. , Ji, F. , Qin, W. , & Du, D. (2014). Assembly of carbon nanotubes on a nanoporous gold electrode foracetylcholinesterase biosensor design. *Sensors and Actuators B*, 199, 284-290.

Dong, P. , Jiang, B. , & Zheng, J. (2019). A novel acetylcholinesterase biosensor based on gold nanoparticles obtained by electroless plating on three-dimensional graphene for detecting organophosphorus pestides in water and vegetable samples. *Analytical Methods*, 11, 2428-2434.

Du, D. , Chen, W. , Zhang, W. , Liu, D. , Li, H. , & Lin, Y. (2010a). Covalent coupling of organophosphorus hydrolaseloaded quantum dots to carbon nanotube/Au nanocomposite for enhanced detection of methyl parathion. *Biosensors and Bioelectronics*, 25, 1370-1375.

Du, D. , Wang, M. , Cai, J. , Qin, Y. , & Zhang, A. (2010b). One-step synthesis of multiwalled carbon nanotubes-gold nanocomposites for fabricating amperometric acetylcholinesterase biosensor. *Sensors and Actuators B*, 143, 524-529.

Ebrahim, S. , El-Raey, R. , Hefnawy, A. , Ibrahim, H. , Soliman, M. , & Abdel-Fattah, T. M. (2014). Electrochemical sensor based on polyaniline nanofibers/single wall carbon nanotubes composite for detection of malathion. *Synthetic Metals*, 190, 13-19.

Eisenkraft, A. , & Falk, A. (2016). The possible role of intravenous lipid emulsion in the treatment of chemical warfare agent poisoning. *Toxicology Reports*, 3, 202-210.

Ellaby, R. J. , Clark, E. R. , Allen, N. , Taylor, F. R. , Ng, K. K. L. , Dimitrovski, M. , Chu, D. F. , Mulvihill, D. P. , & Hiscock, J. R. (2008). Identification of organophosphorus simulants for the development of next-generation detection technologies. Org. Biomol. *Chem*, 19. Available from https://doi. org/10. 1039/D0OB02523B.

Erdem, A. (2007). Nanomaterial-based electrochemical DNA sensing strategies. *Talanta*, 74 (3), 318-325.

Erdem, A. , & Congur, G. (2014a). Dendrimer enriched single-use aptasensor for impedimetric detection of activated protein C. *Colloids and Surfaces B: Biointerfaces*, 117, 338-345.

Erdem, A. , & Congur, G. (2014b). Dendrimer modified 8-channel screen-printed electrochemical array system for impedimetric detection of activated protein C. *Sensors and Actuators, B: Chemical*, 196, 168-174.

Fu, J. , Tan, X. H. , Li, Y. H. , & Song, X. J. (2016). A nanosilica/exfoliated graphene composite film-modified electrode for sensitive detection of methyl parathion. *Chinese Chemical Letters*, 27, 1541-1546.

Fu, X. C. , Zhang, J. , Tao, Y. Y. , Wu, J. , Xie, C. G. , & Kong, L. T. (2015). Three-dimensional mono-6-thio-b-cyclodextrin covalently functionalized gold nanoparticle/single-wall carbon nanotube hybrids for highly sensitive and selective electrochemical determination of methyl parathion. *Electrochimica Acta*, 153, 12–18.

Ganesan, K., Raza, S., & Vijayaraghavan, R. (2010). Chemical warfare agents. *Journal of Pharmacy and Bioallied Sciences*, 166.

Gao, N., He, C., Ma, M., Cai, Z., Zhou, Y., Chang, G., Wang, G., & He, Y. (2019). Electrochemical co-deposition synthesis of Au-ZrO2-graphene nanocomposite for a nonenzymatic methyl parathion sensor. *Analytica Chimica Acta*, 1072, 25–34.

Geim, A. K., & Novoselov, K. S. (2007). The rise of graphene. *Nature Materials*, 6(3), 183–191.

Gong, J., Miao, X., Wan, H., & Song, D. (2012). Facile synthesis of zirconia nanoparticles-decorated graphene hybrid nanosheets for an enzymeless methyl parathion sensor. *Sensors and Actuators B*, 162, 341–347.

Guidotti, M., & Trifiro`, F. (2016). Chemical risk and chemical warfare agents: science and technology against humankind. *Toxicological and Environmental Chemistry*, 98 (9), 1018–1025.

Gupta, R. C. (2015). *Handbook of Toxicology of Chemical Warfare Agents. Handbook of Toxicology of Chemical Warfare Agents* (Second Edition, pp. 1–1184).

Gupta, S., Murthy, C. N., & Prabha, C. R. (2018). Recent advances in carbon nanotube based electrochemical biosensors. *International Journal of Biological Macromolecules*, 108, 687–703.

Han, T., Nag, A., Chandra Mukhopadhyay, S., & Xu, Y. (2019). Carbon nanotubes and its gas-sensing applica tions: a review. *Sensors and Actuators*, *A: Physical*, 291, 107–143.

He, L., Cui, B., Liu, J., Song, Y., Wang, M., Peng, D., & Zhang, Z. (2018). Novel electrochemical biosensor based on core-shell nanostructured composite of hollowcarbon spheres and polyaniline for sensitively detecting malathion. *Sensors and Actuators*, *B: Chemical*, 258, 813–821.

He, T., Qi, L., Zhang, J., Huang, Y. L., & Zhang, Z. Q. (2015). Enhanced graphene quantum dot fluorescence nanosensor for highlysensitiveacetylcholinesterase assay and inhibitor screening. *Sensors and Actuators B*, 215, 24–29.

Heiligtag, F. J., & Niederberger, M. (2013). The fascinating world of nanoparticle research. *Materials Today*, 16 (7–8), 262–271.

Heymann, W. R. (2004). Threats of biological and chemical warfare on civilian populations. *Journal of the American Academy of Dermatology*, 51(3), 452–453.

J., Matatagui, D., Santos, J. P., Sayago, I., Gutierrez, J., Martin-Fernandez, I., Ivanov, P., Grcia, I., & Cane, C. (2011). Single-walled carbon nanotube microsensors for nerve agent simulant detection. *Sensors and Actuators*, *B: Chemical*, 157(1), 253–259.

Hu, N., Wang, Y., Chai, J., Gao, R., Yang, Z., Kong, E. S. W., & Zhang, Y. (2012). Gas sensor based on pphenylenediamine reduced graphene oxide. *Sensors and Actuators B*, 163, 107–114.

Huang, Z. , Qiu, L. , Zhang, T. , & Tan, W. (2021). Integrating DNA nanotechnology with aptamers for biological and biomedical applications. *Matter*, 4(2), 461–489.

Itsoponpan, T. , Thanachayanont, C. , & Hasin, P. (2021). Sponge-like CuInS2 microspheres on reduced graphene oxide as an electrocatalyst to construct an immobilized acetylcholinesterase electrochemical biosensor for chlorpyrifos detection in vegetables. *Sensors and Actuators B: Chemical*, 337129775.

Ivanov, A. N. , Younusov, R. R. , Evtugyn, G. A. , Arduini, F. , Moscone, D. , & Palleschi, G. (2011). Acetylcholinesterase biosensor based on single-walled carbon nanotubes-Co phtalocyanine for organophosphorus pesticides detection. *Talanta*, 85(1), 216–221.

Jia, L. , Zhou, Y. , Wu, K. , Feng, Q. , Wang, C. , & He, P. (2020). Acetylcholinesterase modified AuNPs-MoS2-rGO/ PI flexible film biosensor: Towards efficient fabrication and application in paraoxon detection. *Bioelectrochemistry*, 131, 107392.

Jiang, Y. , Wang, J. , Malfatti, L. , Carboni, D. , Senes, N. , & Innocenzi, P. (2018). Highly durable graphene-mediated surface enhanced Raman scattering (G-SERS) nanocomposites for molecular detection. *Applied Surface Science*, 450, 451–460.

Jiao, Y. , Hou, W. , Fu, J. , Guo, Y. , Sun, X. , Wang, X. , & Zhao, J. (2017). A nanostructured electrochemical aptasensor for highly sensitive detection of chlorpyrifos. *Sensors and Actuators, B: Chemical*, 243, 1164–1170.

Jing, H. , Jiang, Y. , & Du, X. (2012). Screen-printed single-walled carbon nanotube networks and their use for dimethyl methylphosphonate detection. *Journal of Materials Science: Materials in Electronics*, 23, 1823–1829.

Jing, H. , Jiang, Y. , & Du, X. (2013). Dimethyl methylphosphonate detection with a single-walled carbon nanotube capacitive sensor fabricated by airbrush technique. *Journal of Materials Science: Materials in Electronics*, 24,667–673.

Justino, C. I. L. , Gomes, A. R. , Freitas, A. C. , Duarte, A. C. , & Rocha-Santos, T. A. P. (2017). Graphene based sensors and biosensors. *TrAC-Trends in Analytical Chemistry*, 91, 53–66.

Kamyabi, M. A. , & Moharramnezhad, M. (2021). An enzyme-free electrochemiluminescence sensing probe based on ternary nanocomposite for ultrasensitive determination of chlorpyrifos. *Food Chemistry*, 351129252.

Kanagavalli, P. , Andrew, C. , Veerapandian, M. , & Jayakumar, M. (2021). In-situ redox-active hybrid graphene platform for label-free electrochemical biosensor: Insights from electrodeposition and electroless deposition. *TrAC Trends in Analytical Chemistry*, 143116413.

Kaur, N. , Thakur, H. , & Prabhakar, N. (2019). Multi walled carbon nanotubes embedded conducting polymer based electrochemical aptasensor for estimation of malathion. *Microchemical Journal*, 147, 393–402.

Karimian, N., Fakhri, H., Amidi, S., Hajiand, A., Arduinie, F., & Bagheri, H. (2019). A novel sensing layer based on metal-organic framework UiO-66 modified with TiO2-graphene oxide: application to rapid, sensitive and simultaneous determination of paraoxon and chlorpyrifos. *New Journal of Chemistry*, 43, 2600–2609.

Karthik, R., Kumar, J. V., Chen, S. M., Kokulnathan, T., Chen, T., Sakthinathan, S., Chiu, T. W., & Muthuraj, V. (2018). Development of novel 3D flower-like praseodymium molybdate decorated reduced graphene oxide: An efficient and selective electrocatalyst for the detection of acetylcholinesterase inhibitor methyl parathion. *Sensors and Actuators B*, 270, 353–361.

Kaur, R., Rana, S., Lalit, K., Singh, P., & Kaur, K. (2020). Electrochemical detection of methyl parathion via a novel biosensor tailored on highly biocompatible electrochemically reduced graphene oxide-chitosan-hemoglobin coatings. *Biosensors and Bioelectronics*, 167, 112486.

Kim, Y. T., Lee, S., Park, S., & Lee, C. Y. (2019). Graphene chemiresistors modified with functionalized triphenylene for highly sensitive and selective detection of dimethyl methylphosphonate. *RSC Advances*, 9(58), 33976–33980.

Kloske, M., & Witkiewicz, Z. (2019). Novichoks The A group of organophosphorus chemicalwarfare agents. *Chemosphere*, 221, 672–682.

Kong, L., Wang, J., Luo, T., Meng, F., Chen, X., Li, M., & Liu, J. (2010). Novel pyrenehexafluoroisopropanol derivative-decorated single-walled carbon nanotubes for detection of nerve agents by strong hydrogen bonding interaction. *Analyst*, 135(2), 368–374.

Korkmaz, S., & Kariper, I. A. (2020). Graphene and graphene oxide based aerogels: Synthesis, characteristics and supercapacitor applications. *Journal of Energy Storage*, 27, 101038.

Kumar, D., Jha, P., Chouksey, A., Rawat, J. S. B. S., Tandon, R. P., & Chaudhury, P. K. (2016). 4-(Hexafluoro-2-hydroxy isopropyl) aniline functionalized highly sensitive flexible SWCNT sensor for detection of nerve agent simulant dimethyl methylphosphonate. *Materials Chemistry and Physics*, 181, 487–494.

Kumar, T. H. V., & Sundramoorthy, A. K. (2019). Electrochemical biosensor for methyl parathion based on singlewalled carbon nanotube/glutaraldehyde crosslinked acetylcholinesterase-wrapped bovine serum albumin nanocomposites. *Analytica Chimica Acta*, 1074, 131–141.

Lama, S., Kim, J., Ramesh, S., Lee, Y. J., Kim, J., & Kim, J. H. (2021). Highly sensitive hybrid nanostructures for dimethylmethyl phosphonate detection. *Micromachines*, 12(6).

Lee, S. C., Choi, H. Y., Lee, S. J., Lee, W. S., Huh, J. S., Lee, D. D., & Kim, J.

C. (2009). The development of SnO_2-based recoverable gas sensors for the detection of DMMP. *Sensors and Actuators, B: Chemical*, 137(1), 239 245. Available from https://doi.org/10.1016/j.snb.2008.12.051.

Lee, S. Y., Jang, D. I., Kim, D. Y., Yee, K. J., Nguyen, H. Q., Kim, J., Sohn, Y., & Jung, H. (2021). UV laser decontamination of chemical warfare agent simulants CEPS and malathion. *Journal of Photochemistry and Photobiology A: Chemistry*, 406. Available from https://doi.org/10.1016/j.jphotochem.2020.112989.

Li, Y. P., Zhao, R. X., Han, G. Y., & Xiao, Y. M. (2018). Novel Acetylcholinesterase biosensor for detection of paraoxon based on holey graphene oxide modified glass carbon electrode. *Electroanalysis*, 30, 1-8.

Li, X., Zheng, Z., Liu, X., Zhao, S., & Liu, S. (2015). Nanostructured photoelectrochemical biosensor for highly sensitive detection of organophosphorous pesticides. *Biosensors and Bioelectronics*, 64, 1-5.

Liang, H., Miao, X., & Gong, J. (2012). One-step fabrication of layered double hydroxides/graphene hybrid as solid-phase extraction for stripping voltammetric detection of methyl parathion. *Electrochemistry Communications*, 20, 149-152.

Liu, G., Song, D., & Chen, F. (2013). Towards the fabrication of a label-free amperometric immunosensor using SWNTs for direct detection of paraoxon. *Talanta*, 104, 103-108.

Liu, Q., Yin, Y., Hao, N., Qian, J., Li, L., You, T., Mao, H., & Wang, K. (2018). Nitrogen functionlized graphene quantum dots/3D bismuth oxyiodine hybrid hollow microspheres as remarkable photoelectrode for photo electrochemical sensing of chlopyrifos. *Sensors and Actuators, B: Chemical*, 260, 1034-1042.

Liu, R., Sun, S., Zhong, R., Zhang, H., & Wu, X. (2020). Nitrogen-doped microporous carbon coated on carbon nanotubes for high performance supercapacitors. *Microporous and Mesoporous Materials*, 305110300.

Ma, H., Wang, L., Liu, Z., & Guo, Y. (2016). Ionic liquid graphene hybrid nanosheets-based electrochemical sensor for sensitive detection of methyl parathion. *International Journal of Environmental Analytical Chemistry*, 161-172.

Mahmoudi, E., Fakhri, H., Hajian, A., Afkhami, A., & Bagheri, H. (2019). High-performance electrochemical enzyme sensor for organophosphate pesticide detection using modified metal-organic framework sensing plat forms. *Bioelectrochemistry*, 130, 107348.

Mao, H., Yan, Y., Hao, N., Liu, Q., Qian, J., Chen, S., & Wang, K. (2017). Dual signal amplification coupling dual inhibition effect for fabricating photoelectrochemical chlorpyrifos biosensor. *Sensors and Actuators, B: Chemical*, 238, 239-248.

Mehta, J., Bhardwaj, N., Bhardwaj, S. K., Tuteja, S. K., Vinayak, P., Paul, A. K., Kim, K. H., & Deep, A. (2017). Graphene quantum dot modified screen printed immunosensor for the determination of parathion. *Analytical Biochemistry*, 523, 1-9.

Mehta, J., Vinayak, P., Tuteja, S. K., Chhabra, V. A., Bhardwaj, N., Paul, A. K.,

Kim, K. H., & Deep, A. (2016). Graphene modified screen printed immunosensor for highly sensitive detection of parathion. *Biosensors and Bioelectronics*, 83, 339–346.

Miao, S. S., Wu, M. S, Ma, L. Y., He, X. Y., & Yang, H. (2016). Electrochemiluminescence biosensor for determination of organophosphorous pesticides based on bimetallic Pt-Au/multi-walled carbon nanotubes modified electrode. *Talanta*, 158, 142–151.

Migliorini, F. L., CSanfelice, R., AMercante, L., HMFacure, M., & Correa, D. (2020). Electrochemical sensor based on polyamide 6/polypyrrole electrospun nanofibers coated with reduced graphene oxidefor malathion pesti cide detection. *Materials Research Express*, 7, 015601–015611.

Mogha, N. K., Sahu, V., Sharma, M., Sharma, R. K., & Masram, D. T. (2016). Biocompatible ZrO2-reduced graphene oxide immobilized AChE biosensor for chlorpyrifos detection. *Materials and Design*, 111, 312–320.

Muñoz, J., Montes, R., & Baeza, M. (2017). Trends in electrochemical impedance spectroscopy involving nanocomposite transducers: characterization, architecture surface and bio-sensing. *TrAC-Trends in Analytical Chemistry*, 97, 201–215.

Na, K., Ma, H., Park, J., Yeo, J., Park, J. U., & Bien, F. (2016). Graphene-based wireless environmental gas sensor on PET substrate. *IEEE Sensors Journal*, 16(15), 5003–5009.

Nana, L., Ruiyi, L., Qinsheng, W., Yongqiang, Y., Xiulan, S., Guangli, W., & Zaijun, L. (2021). Colorimetric detection of chlorpyrifos in peach based on cobalt-graphene nanohybrid with excellent oxidase-like activity and reusability. *Journal of Hazardous Materials*, 415, 125752.

Nasiripur, P., Zangiabadi, M., & Baghersad, M. H. (2021). Visible light photocatalytic degradation of methyl parathion as chemical warfare agents simulant via GO-Fe3O4/Bi2MoO6 nanocomposite. *Journal of Molecular Structure*, 1243, 130875.

Nathani, A., Vishnu, N., & Sharma, C. S. (2020). Review—Pencil graphite electrodes as platform for enzyme and enzyme-like protein immobilization for electrochemical detection. *Journal of Electrochemical Society*, 167.

Navratil, R., Kotzianova, A., Halouzka, V., Opletal, T., Triskova, I., Trnkova, L., & Hrbac, J. (2016). Polymer lead pencil graphite as electrode material: Voltammetric, XPS and Raman study. *Journal of Electroanalytical Chemistry*, 783, 152–160.

Novak, J. P., Snow, E. S., Houser, E. J., Park, D., Stepnowski, J. L., & McGill, R. A. (2003). Nerve agent detection using networks of single-walled carbon nanotubes. *Applied Physics Letters*, 83, 4026–4028.

Oliveira, M. C., Caetano, F. R., Papi, M. A. P., Watanabe, E. Y., Marcolino-Junior, L. H., & Bergamini, M. F. (2020). Chemical wet oxidation ofcarbon nanotubes for electrochemical determination of methyl parathion. *Journal of Analytical Chemistry*, 75(1),

119-126.

Parab, A. E., Mohanapriya, K., & Jha, N. (2020). Non enzymatic electrochemical detection of paraoxon methyl using zinc oxide graphenenanocomposite in water and food samples. *Materials Today*: *Proceedings* (42, pp. 710-717).

Parab, A. E., Mohanapriya, K., & Jha, N. (2021). Non enzymatic electrochemical detection of paraoxon methyl using zinc oxide graphene nanocomposite in water and food samples. *Materials Today*, 42, 710-717.

Park, H., Park, I. J., Jung, D. Y., Lee, K. J., Yang, S. Y., & Choi, S. Y. (2016). Polymer-free graphene transfer for enhanced reliability of graphene field-effect transistors. *2D Materials*, 3(2).

Qu, Z., Li, N., Na, W., & Su, X. (2019). A novel fluorescence "turn off 2 on" nanosensor for sensitivity detection acid phosphatase and inhibitor based on glutathione-functionalized graphene quantum dots. *Talanta*, 192,61-68.

Raghavan, V. S., O'Driscoll, B., Bloor, J. M., Li, B., Katare, P., Sethi, J., Gorthi, S. S., & Jenkins, D. (2021). Emerging graphene-based sensors for the detection of food adulterants and toxicants A review. *Food Chemistry*, 355.

Rajaji, U., Murugan, K., Chen, S. M., Govindasamy, M., Chen, T. W., Lin, P. H., & Lakshmi, P. P. (2019).

Graphene oxide encapsulated 3D porous chalcopyrite (CuFeS2) nanocomposite as an emerging electrocatalyst for agro-hazardous (methyl paraoxon) detection in vegetables. *Composites Part B*: *Engineering*, 160, 268-276.

Ramesh, S., Karuppasamy, K., Vikraman, D., Kim, E., Sanjee, L., Lee, Y. L., Kim, H. S., Kim, J. H., & Kim, H. S. (2021). Hierarchical Co_3O_4 decorated nitrogen-doped graphene oxide nanosheets for energy storage and gas sensing applications. *Journal of Industrial and Engineering Chemistry*, 101, 253-261.

Rana, S., Kaur, R., Jain, R., & Prabhakar, N. (2019). Ionic liquid assisted growth of poly (3, 4-ethylenedioxythio phene)/reduced graphene oxide based electrode: An improved electro-catalytic performance for the detection of organophosphorus pesticides in beverages. *Arabian Journal of Chemistry*, 12, 1121-1133.

Rani, L., Thapa, K., Kanojia, N., Sharma, N., Singh, S., Grewal, A. S., Srivastav, A. L., & Kaushal, J. (2021). An extensive review on the consequences of chemical pesticides on human health and environment. *Journal of Cleaner Production*, 283.

Rathinavel, S., Priyadharshini, K., & Panda, D. (2021). A review on carbon nanotube: An overview of synthesis, properties, functionalization, characterization, and the application. *Materials Science and Engineering*: *B*, 268, 115095.

Roberts, M. E., Lemieux, M. C., & Bao, Z. (2009). Sorted and aligned single-walled carbon nanotube networks for transistor-based aqueous chemical sensors. *ACS Nano*, 3 (10), 3287-3293.

Robinson, J. T., Perkins, F. K., Snow, E. S., Wei, Z., & Sheehan, P. E. (2008). Reduced graphene oxide molecular sensors. *Nano Letters*, 8, 3137-3140.

Rotariu, L., Zamfir, L. G., & Bala, C. (2012). A rational design of the multiwalled carbon nanotube-7, 7, 8, 8-tetracyanoquinodimethan sensor for sensitive detection of acetylcholinesterase inhibitors. *Analytica Chimica Acta*, 748, 81-88.

Saljooqi, A., Shamspur, T., & Mostafavi, A. (2020). Synthesis of titanium nanoplate decorated by Pd and Fe_3O_4 nanoparticles immobilized on graphene oxide as a novel photocatalyst for degradation of parathion pesticide. *Polyhedron*, 179, 114371.

Sayago, I., Matatagui, D., Fernández, M. J., Fontecha, J. L., Jurewicz, I., Garriga, R., & Muñoz, E. (2016). Graphene oxide as sensitive layer in Love-wave surface acoustic wave sensors for the detection of chemical warfare agent simulants. *Talanta*, 148, 393-400.

Schwenk, M. (2018). Chemical warfare agents. classes and targets. *Toxicology Letters*, 293, 253-263.

Sengupta, J., & Hussain, C. M. (2021). Graphene-based field-effect transistor biosensors for the rapid detection and analysis of viruses: A perspective in view of COVID-19. *Carbon Trends*, 2100011.

Shaik, M., Rao, V. K., Raman, A. G., Halder, M., Gutch, P. K., Pandeya, P., & Jain, R. (2018). p-Hexafluoro isopropanol phenyl functionalized graphene for QCM based detection of dimethyl methylphosphonate, a simulant of the nerve agent sarin. *RSC Advances*, 8, 8240-8245.

Singh, M., Kashyapa, H., Singh, P. K., Mahata, S., Raia, V. K., & Rai, A. (2019). AuNPs/Neutral red biofunctionalized graphene nanocomposite for nonenzymatic electrochemical detection of organophosphatevia NO_2 reduction. *Sensors & Actuators: B. Chemical*, 290, 195-202.

Snow, E. S., Perkins, F. K., Houser, E. J., Badescu, S. C., & Reinecke, T. L. (2005). Chemical detection with a singlewalled carbon nanotube capacitor. *Science*, 307(5717), 1942-1945.

Song, B., Cao, W., & Wang, Y. (2016). A methyl parathion electrochemical sensor based on Nano-TiO_2, graphene composite film modified electrode. Fullerenes. *Nanotubes and Carbon Nanostructures*, 24, 435-440.

Sreedhar, N. Y., Sunil Kumar, M., & Krishnaveni, K. (2015). Sensitive determination of chlorpyrifos using Ag/Cualloy nanoparticles and graphene composite pasteelectrode. *Sensors and Actuators, B: Chemical*, 210, 475-482.

Sun, Z., Wang, W., Wen, H., Gan, C., Lei, H., & Liu, Y. (2015). Sensitive electrochemical immunoassay for chlorpyrifos by using flake-like Fe3O4 modified carbon nanotubes as the enhanced multienzyme label. *Analytica Chimica Acta*, 899, 91-99.

Szinicz, L. (2005). History of chemical and biological warfare agents. *Toxicology*, 214(3), 167-181.

Szymánski, T., Kempa, M., Giersig, M., & Rybka, J. D. (2020). Carbon nanotubes nterference with luminescencebased assays. *Materials*, 13, 4270–4284.

Tao, T., Zhou, Y., He, C., He, H., Ma, M., Cai, Z., Gao, N., Wang, K., Zhu, R., Chang, G., Liu, Z., & He, Y. (2020). Highly sensitive methyl parathion sensor based on Au-ZrO2 nanocomposites modified graphene electrochemical transistor. *Electrochimica Acta*, 357, 136836.

Tao, T., Zhou, Y., Ma, M., He, H., Gao, N., Cai, Z., Chang, G., & He, Y. (2021). Novel graphene electrochemical transistor with ZrO2/rGO nanocomposites functionalized gate electrode for ultrasensitive recognition of methyl parathion. *Sensors and Actuators B*, 328, 128936.

Thakkar, J. B., Gupta, S., & Prabha, C. R. (2019). Acetylcholine esterase enzyme doped multiwalled carbon nano tubes for the detection of organophosphorus pesticide using cyclic voltammetry. *International Journal of Biological Macromolecules*, 137, 895–903.

Tian, J., Wu, S., Yin, X., & Wu, W. (2019). Novel preparation of hydrophilic graphene/graphene oxide nanosheets for supercapacitor electrode. Applied Surface Science, 496,143696.

Tran, T. T., & Mulchandani, A. (2016). Carbon nanotubes and graphene nano field-effect transistor-based biosensors. *TrAC-Trends in Analytical Chemistry*, 79, 222–232.

Tuccitto, N., Riela, L., Zammataro, A., Spitaleri, L., Li-Destri, G., Sfuncia, G., Nicotra, G., Pappalardo, A., Capizzi, G., & Trusso Sfrazzetto, G. (2020). Functionalized carbon nanoparticle-based sensors for chemical warfare agents. *ACS Applied Nano Materials*, 3(8), 8182–8191.

Vale, J. A., Marrs, T. C., & Maynard, R. L. (2018). Novichok: a murderous nerve agent attack in the UK. *Clinical Toxicology*, 56(11), 1093–1097.

Viswanathan, S., Radecka, H., & Radecki, J. (2009). Electrochemical biosensor for pesticides based on acetylcholinesterase immobilized on polyaniline deposited on vertically assembled carbon nanotubes wrapped with ssDNA. *Biosensors and Bioelectronics*, 24, 2772–2777.

Walter, P., Welcomme, E., Hallégot, P., Zaluzec, N. J., Deeb, C., Castaing, J., Veyssière, P., Bréniaux, R., Lévêque, J. L., & Tsoucaris, G. (2006). Early use of PbS nanotechnology for an ancient hair dyeing formula. *Nano Letters*, 6(10), 2215–2219.

Wang, F., Gu, H., & Swager, T. M. (2008). Carbon nanotube/polythiophene chemiresistive sensors for chemical warfare agents. *Journal of the American Chemical Society*, 130(16), 5392–5393.

Wang, Y., Hu, N., Zhou, Z., Xu, D., Wang, Z., Yang, Z., Wei, H., Kong, E. S. W., & Zhang, Y. (2011). Single-walled carbon nanotube/cobalt phthalocyanine derivative hybrid material: Preparation, characterization and its gas sensing properties. *Journal of Materials Chemistry*, 21(11), 3779–3787.

Wang, T., Wang, J., Yang, Y., Su, P., & Yang, Y. (2017). Co3O4/reduced graphene oxide nanocomposites as effective phosphotriesterase mimetics for degradation and detection of paraoxon. *Industrial & Engineering Chemistry Research*, 56, 9762–9769.

Wang, Y., Yang, Z., Hou, Z., Xu, D., Wei, L., Kong, E. S. W., & Zhang, Y. (2010). Flexible gas sensors with assembled carbon nanotube thin films for DMMP vapor detection. *Sensors and Actuators B*, 150, 708–714.

Wang, Y., Yang, M., Liu, W., Dong, L., Chen, D., & Peng, C. (2019). Gas sensors based on assembled porous graphene multilayer frameworks for DMMP detection. *Journal of Materials Chemistry C*, 7, 9248–9256.

Wang, Y., Zhou, Z., Yang, Z., Chen, X., Xu, D., & Zhang, Y. (2009). Gas sensors based on deposited single-walled carbon nanotube networks for DMMP detection. *Nanotechnology*, 20, 345502–345510.

Wei, L., Shi, D., Ye, P., Dai, Z., Chen, H., Chen, C., Wang, J., Zhang, L., Xu, D., Wang, Z., & Zhang, Y. (2011). Hole doping and surface functionalization of single-walled carbon nanotube chemiresistive sensors for ultra sensitive and highly selective organophosphor vapor detection. *Nanotechnology*, 22(42), 425501.

Wu, S., Lan, X., Cui, L., Zhang, L., Tao, S., Wang, H., Han, M., Liu, Z., & Meng, C. (2011). Application of graphene for preconcentration and highly sensitive stripping voltammetric analysis of organophosphate pesticide. *Analytica Chimica Acta*, 699, 170–176.

Wu, X., Mu, F., Wang, Y., & Zhao, H. (2018). Graphene and graphene-based nanomaterials for DNA detection: a review. *Molecules*, 23(8), 2050.

Xie, Y., Yu, Y., Lu, L., Ma, X., Gong, L., Huang, X., Liu, G., & Yu, Y. (2018). CuO nanoparticles decorated 3D graphene nanocomposite as non-enzymatic electrochemical sensing platform for malathion detection. *Journal of Electroanalytical Chemistry*, 812, 82–89.

Xu, G., Huo, D., Hou, C., Zhao, Y., Bao, J., Yang, M., & Fa, H. (2018). A regenerative and selective electrochemical aptasensor basedon copper oxide nanoflowers-single walled carbon nanotubes nanocomposite for chlorpyrifos detection. *Talanta*, 178, 1046–1052.

Xue, X., Wei, Q., Wu, D., Li, H., Zhang, Y., Feng, R., & Du, B. (2014). Determination of methyl parathion by a molecularly imprinted sensorbased on nitrogen doped graphene sheets. *Electrochimica Acta*, 116, 366–371.

Yang, S., Luo, S., Liu, C., & Wei, W. (2012). Direct synthesis of graphene chitosan composite and its application as an enzymeless methyl parathion sensor. *Colloids and Surfaces B*, 96, 75–79.

Yang, M., Chan, H., Kim, Hong, S. H. (2012). DMMP gas sensing behavior of ZnO-coated single-wall carbon nanotube network sensors. *Materials Letters*, 89, 312–315.

Yar, M., Hashmi, M. A., Khan, A., & Ayub, K. (2020). Carbon nitride2-D surface as a highly selective electro chemical sensor for V-series nerve agents. *Journal of Molecular Liquids*, 311.

Yoo, R., Kim, J., Song, M. J., Lee, W., & Noh, J. S. (2015). Nano-composite sensors composed of single-walled carbon nanotubes and polyaniline for the detection of a nerve agent simulant gas. *Sensors and Actuators, B: Chemical*, 209, 444-448.

Yu, H., Han, H., Jang, J., & Cho, S. (2019). Fabrication and optimization of conductive paper based on screen printed polyaniline/graphene patternsfor nerve agent detection. *ACS Omega*, 4(3), 5586-5594.

Yu, G., Wu, W., Zhao, Q., Wei, X., & Lu, Q. (2015). Efficient immobilization of acetylcholinesterase onto amino functionalized carbon nanotubes for the fabrication of high sensitive organophosphoruspesticides biosensors. *Biosensors and Bioelectronics*, 68, 288-294.

Zamfir, L. G., Rotariu, L., & Bala, C. (2011). A novel, sensitive, reusable and low potential acetylcholinesterase biosensor for chlorpyrifos based on 1-butyl-3-methylimidazolium tetrafluoroborate/multiwalled carbon nanotubes gel. *Biosensors and Bioelectronics*, 26(8), 3692-3695.

Zhang, H., Li, Z. F., Snyder, A., Xie, J., & Stanciu, L. A. (2014). Functionalized graphene oxide for the fabrication of paraoxon biosensors. *Analytica ChimicaActa*, 827, 86-94.

Zhang, L., Liu, Z., Xie, Q., Li, Y., Ying, Y., & Fu, Y. (2019). Bio-inspired assembly of reduced graphene oxide by fibrin fiber to prepare multi-functional conductive bio-nanocomposites as versatile electrochemical platforms. *Carbon*, 153, 504-512.

Zhang, H., Zhang, H., Aldalbahi, A., Zuo, X., Fan, C., & Mi, X. (2017). Fluorescent biosensors enabled by graphene and graphene oxide. *Biosensors and Bioelectronics*, 89, 96-106.

Zeng, Y., Yua, D., Yu, Y., Zhou, T., & Shi, G. (2012). Differential pulse voltammetric determination of methyl parathion based on multiwalled carbon nanotubes poly(acrylamide) nanocomposite film modified electrode. *Journal of Hazardous Materials*, 217 218, 315-322.

Zhang, Y., Arugula, M. A., Wales, M., Wild, J., & Simonian, A. L. (2015). A novel layer-by-layer assembled multienzyme/CNT biosensor for discriminative detection between organophosphorus and non-organophosphrus pesticides. *Biosensors and Bioelectronics*, 67, 287-295.

Zhao, H., Liu, B., Li, Y., Li, B., Ma, H., & Komarneni, S. (2020). One-pot green hydrothermal synthesis of bioderived nitrogen-doped carbon sheets embedded with zirconia nanoparticles for electrochemical sensing of methyl parathion. *Ceramics International*, 46(12), 19713-19722.

Zhao, L., Zhao, F., & Zeng, B. (2013). Electrochemical determination of methyl parathion using a molecularly imprinted polymerionic liquid graphene composite film coated electrode. *Sensors & Actuators: B. Chemical*, 176, 818-824.

Zhu, W., Liu, W., Li, T., Yue, X., Liu, T., Zhang, W., Yu, S., Zhang, D., & Wang, J. (2014). Facile green synthesis of graphene-Au nanorod nanoassembly for online extraction and sensitive stripping analysis of methyl para thion. *Electrochimica Acta*, 146, 419-428.

第 27 章　氧化石墨烯纳米复合基电化学传感器

Goutam Ghosh①

27.1　前　　言

农药在农用食品工业中用于预防害虫,分为杀虫剂、杀螨剂、杀菌剂、杀菌剂、除草剂等。农药主要由氨基甲酸酯、二硝基化合物、有机氯、有机磷(OPs)、拟除虫菊酯类、新烟碱类或世界卫生组织(世卫组织)公认的三嗪类物质组成。这种化合物具有剧毒,可导致癌症或神经系统疾病。

OPs(也称为磷酸酯)是一种有机磷化合物。OP 分子有一个中心磷酸盐分子(P=O,或 P =S),其中含有酯、酰胺或硫醇衍生物(Greaves et al. ,2016)。图 27.1A 为 OP 的一般分子结构,其中 R1 和 R2 代表两个烃基团,X 代表一个有机基团。R 和 X 的变化取决于 OP 分子的变化。OPs 被用作农业中的化学农药(如毒死蜱和废水)的杀虫剂、田间喷雾剂(如沙林和塔崩)以及家用化学品。最广泛使用的含胆碱酯酶(ChE)抑制剂的杀虫剂是有机磷化合物和氨基甲酸盐。杀虫剂的使用和后续效果。CHEA 特殊研究,No. 1 : 20。1991). 乙酰胆碱酯酶(AChE)催化神经递质乙酰胆碱(ACh)水解为非活性胆碱和醋酸盐,如图 27.1(b)所示。因此,抑制乙酰胆碱酯酶会导致乙酰胆碱在中枢神经系统、自主神经节和神经肌肉连接处的积累,从而导致神经传递受阻和功能障碍(Xia et al. ,2015)。

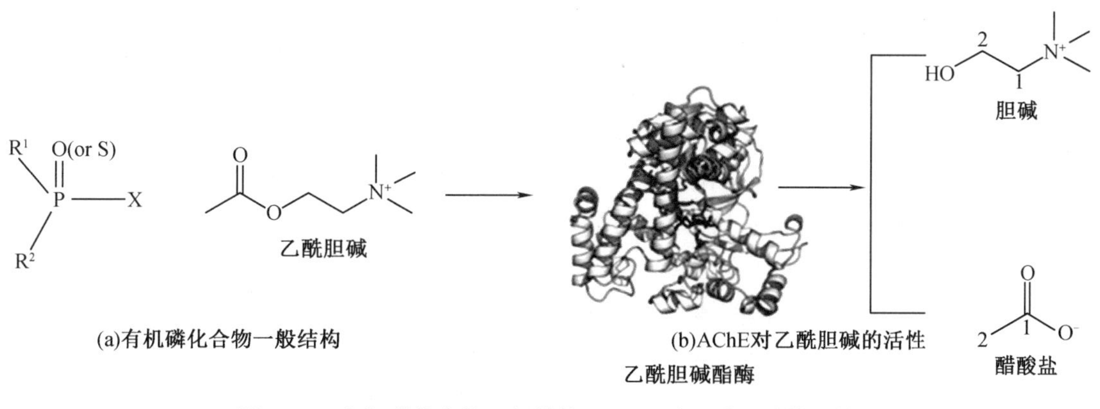

图 27.1　有机磷化合物一般结构,AChE 对乙酰胆碱的活性

① 印度马哈拉施特拉邦,孟买,孟买中心,DAE 科学研究联盟。

有机磷农药对人类和动物的毒性使它们成为社会健康和环境问题。它是高度不可降解的,可以与水果和蔬菜组织结合,它可以通过抑制乙酰胆碱酯酶在人类代谢系统中的催化活性而增加亚慢性和慢性疾病。这些有毒物质长期暴露于体内会导致不同类型的症状,如精神混乱、焦虑、记忆丧失、食欲不振、定向障碍、抑郁、人格改变或虚弱、头痛、腹泻、恶心和呕吐(Eskenazi et al. ,1999;Leibson & Lifshitz,2008;Peter & Cherian,2000;Wadia et al. ,1974)。研究人员表示,发展中国家多达 2 500 万的农业工人每年至少有一次 OP 中毒事件(Alavanja,2009)。尽管有这些有害的影响,但并没有任何规则和法规来限制 OPs 的购买和使用。

大多数 OPs 是高脂溶性化合物,通过皮肤、口腔黏膜、结膜、胃肠道和呼吸道被吸收。发展中国家农村地区广泛获得农药,使它们很容易选择自残行为。职业暴露通常是由于使用效率低下或防护设备不当(Blain,2011)。虽然 OPs 具有快速降解和低持久性,但不成比例的使用会在土壤、作物和废水径流中积累 OP 残留物。这些残留物提供了环境污染、死亡率和全球作物交叉污染的可怕图像(Ebrahimi et al. ,2010;Pandey et al. ,2014)。因此,OP 污染是一个世界性关注的问题,人们迫切需要开发灵敏和可靠的传感器来现场测量这类污染物。

27.2 有机磷化合物的检测

通常,OP 衍生物的检测和估计采用各种标准分析色谱技术,如气相色谱、高效液相色谱(HPLC)和液相色谱-串联质谱结合各种探测器(Castro et al. ,2001,Ferrer et al. ,2005;Hayama et al. ,2008;Liang et al. ,2005;Pinheiro et al. ,2011;Xu et al. ,2012)。但也存在响应时间慢、成本高、检测限差、要求仪器复杂、技术人员合格、样品复杂等因素。治疗技术不那么用户友好(Chauhan & Pundir,2012;kanaimalla & Ju,2006)。另外,已经提出了电化学方法来检测 OPs(Li et al. ,2017)。最近,一些电化学传感器已被报道用于快速和选择性地检测有毒药物,如 OPs。传感器在简单性、灵敏度、成本效益和现场监测的快速检测方面似乎更对用户友好。在电极制造中使用纳米材料将传感器的灵敏度、响应时间和检测限(LOD)提高了几倍(Ghosh,2019;Kaur & Prabhakar,2017)。Kaur 等回顾了电化学传感器开发的当前方案(Kaur & Prabhakar,2017)。农药电化学检测的主要传感途径是:

(1)酶传感器(抑制和酶催化);

(2)基于直接检测的传感器(电活性农药);

(3)免疫传感器(使用特定抗体作为受体);

(4)适配体(使用特定适配体作为受体);

(5)生物传感器(使用微生物作为受体)(Pérez-Fernández et al. ,2020)。

传感器(通常称为生物传感器)是一种检测化学物质的设备,如与某种疾病有关的生物分子,或有害有机分子与电极活性层结合的有害有机分子。配体与活性层受体分子的结合反应产生一个输入信号,该信号被适当地转换为可读的输出信号,然后进行数字化以供进一步分析(Ghosh,2019)。不同类型的碳、金属和金属氧化物纳米颗粒(NPs)、量子点(QDs)、聚合物纳米粒子(PNPs)、富勒烯、树枝状大分子和丝网印刷碳电极(SPCEs)纳米材料已用于传感应用(Periasamy et al.,2009;Rasseei et al.,2011;Wang,2005)。通过多价固定化技术,纳米材料的大表面体积比显著提高了配体的结合亲和力(Ghosh,2019)。

根据传导过程的不同,传感器被分为电化学、光学、压电或适配体(Ghosh,2019)。然而,电化学传感器最普遍用于估计一分钟水平的 OPs(Beitollahi & Tajik, 2015; Grieshaber et al.,2008; Jeyapragasam & Saraswathi, 2014; Wilson, 2005)。Huo 等(2014)报道基于电化学传感器混合纳米复合材料(数控)组成的氧化铜纳米线和单壁 CNTs 检测的操作如马拉硫磷的值低至 0.1 ppb(0.3 nm),和良好的选择性对其他常见农药,无机离子和糖,以及良好的稳定性和重现性。

27.3 氧化石墨烯和还原氧化石墨烯

图 27.2(a)所示的氧化石墨烯和还原氧化石墨烯石墨烯片由碳原子共价结合,形成原子厚的蜂窝状(六角形)平面网格结构。发现了二维结构。2004 年,曼彻斯特大学的两位教授使用 3D 石墨晶体的机械剥离,用粘剂"苏格兰"胶带剥去一层(Geim,2012)。石墨烯比金刚石硬,但有弹性,比钢硬,但比铝轻;它是已知的最强的材料。它具有一些独特的特性,如高光学透明度,良好的导电性(优于铜),在室温下最好的导热性,以及在强纳米材料中所有灵活的能力。然而,石墨烯的主要问题是其生产成本高。

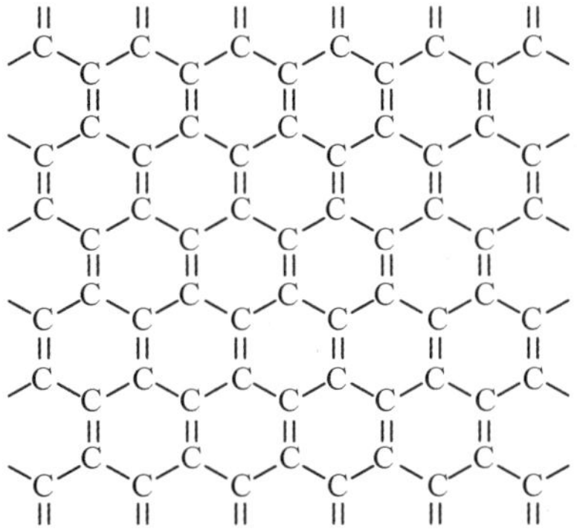

(a)石墨烯

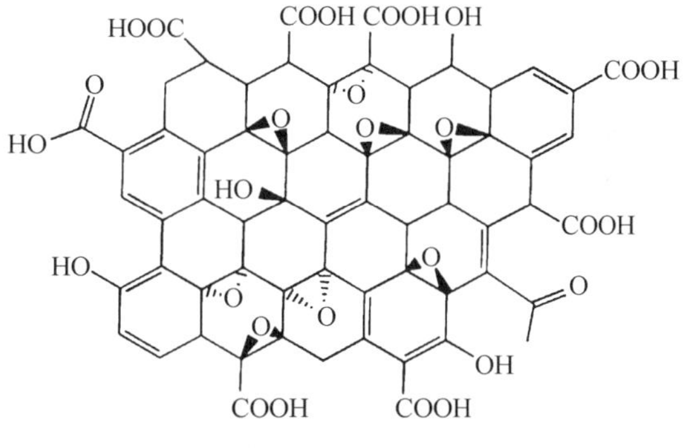

(b)氧化石墨烯(GO)的二维平面结构

图 27.2 石墨烯、氧化石墨烯(GO)的二维平面结构

近年来,如图 27.2(b)所示的氧化石墨烯(GO)因其是大规模生产石墨烯的重要基石和有前途的途径而引起了人们的广泛关注。它可以生产产量高,成本低的氧化石墨晶体等强氧化剂如硫酸制备①化学法,②电化学,③微生物剥离石墨,或其他途径,如④化学气相沉积(CVD),⑤碳水化合物的水热分解,⑥富碳有机有机物的热分解,等等(Briseboisa & Siaj, 2020)。氧化官能团的引入增加了石墨层之间的间隙,使氧化石墨烯可以在水和其他溶剂中分散,易于加工。此外,晶格中氧原子的存在使得氧化石墨烯在许多物理性质上不同于石墨烯。例如,石墨烯是一种零带隙半导体材料;因此,不显示出光致发光(PL)特性。另一方面,在氧化石墨烯中,碳原子的 π-电子网络(sp^2-杂化)被破坏,导致价带和导带之间的间隙形成,材料成为光致发光,打开了许多其他应用的可能性(调节氧化石墨烯的光致发光)。

但是氧原子的插入使氧化石墨烯成为一种非导电材料,无法用于石墨烯的某些应用。

为了在不影响PL性质的情况下获得接近原始石墨烯的导电性质,已经进行了从氧化石墨烯中去除氧官能团的详尽研究(Morimoto et al.,2016)。氧化石墨烯的还原通过热(Bagri et al.,2010;Kumar et al.,2016)、化学(chua,2014;silva et al.,2017)、电化学(Shao et al.,2010)或微波(Voiry et al.,2016)方法完成。

还原的二维薄片称为还原氧化石墨烯(rGO)。尽管有一些残余氧和其他杂原子,以及结构缺陷(Voiry et al.,2016),还原石墨烯获得了石墨烯的所有性能(Smith et al.,2019);因此,通常称为石墨烯,可以取代石墨烯,如复合材料、导电油墨、传感器等。还原过程非常重要,因为在结构和性能方面,它对还原氧化石墨烯与原始石墨烯(G)的质量和接近程度有很大的影响(还原氧化石墨烯:介绍)。

27.3.1 氧化石墨烯/还原氧化石墨烯

氧化石墨烯的合成通常采用改良的hummers法合成(Chen et al.,2013; Hummers & Offeman, 1958)。这是一种“自上而下”的方法,即石墨(片状或粉末)在硫酸、磷酸或磷酸的混合物中质子化,然后使用强氧化剂(如高锰酸钾)氧化,随后进行超声处理(Smith et al.,2019)。最终产物是氧化石墨,由于层间距离的延长而可在液体介质中分散(Song et al.,2014)。随着层间范德华力的减弱,其结构很容易被剥离成单层氧化石墨烯,称为氧化石墨烯。在结构上,氧化石墨和氧化石墨烯有所不同,但其化学成分相同。氧化石墨烯是一种单层碳材料,含有羧基、OH、CO等官能团,如图27.2(b)所示。它既便宜又丰富(Ray,2015)。在氧化石墨烯中,sp2杂化被破坏(Kim et al.,2012;Kumar et al.,2014),这使其成为一种电绝缘体,但石墨烯是一种导体。还原氧化石墨烯结构恢复sp2杂交(Eda et al.,2009;Mattevi et al.,2009),成为良好的导体。图27.3为石墨合成还原氧化石墨烯。

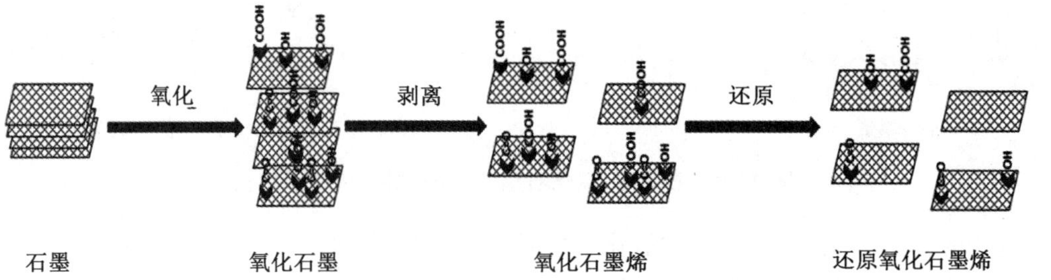

图 27.3 用石墨制备还原氧化石墨烯

最近,有人提出了其他氧化石墨烯合成方法。例如,Zhang等使用固定氧化机制合成了更大的氧化石墨烯薄片(-200μm)(Zhang et al.,2018)。为了创建更大的氧化石墨烯薄片,他们添加了硫酸、高锰酸钾,随后没有超声的过氧化氢,产生了有序的3D结构,并通过温和搅拌剥离成超大的氧化石墨烯薄片。在另一份报告中,Thakur等展示了使用合适的反应参数,包括温度和时间,合成低成本、非剧烈工艺(Ranjan et al.,2018)。Paulchamy等(2015)报道了一种简单的氧化石墨烯纳米材料的逐步合成方法。

27.3.2 氧化石墨烯及其应用

氧化石墨烯因其在电子、电气和能源相关领域等各个领域的潜在应用而引起广泛关注。然而,为了获得潜在的用途,氧化石墨烯必须均匀地嵌入到复合材料的基质中。在这方面,需要注意的是,氧化石墨烯是亲水性的,因此,可以在水溶液或极性有机溶剂中产生稳定和均匀的胶体悬浮液。这一特性可以通过简单的分散过程来产生一个均匀的溶液。此外,还具有丰富的含氧官能团(环氧树脂、碳基、羧基、羟基等),氧化石墨烯具有完美的表面来锚定有机 NPs,有更广泛的应用(Kumar,2020)。氧化石墨烯/NP 复合体,其中氧化石墨烯/还原氧化石墨烯片用修饰 NPs,可以通过原位或非原位法将不同类型的 NPs 附着在氧化石墨烯片表面产生。根据在生物医学和环境方面的应用要求,制备不同的氧化石墨烯基纳米复合材料(Ghorai,2019;Thangamuthu et al. ,2019)。例如,氧化石墨烯/还原氧化石墨烯与光催化 NPs 如二氧化钛和氧化锌的组成物提高了原始材料的吸收率,可用作水净化目的的吸收剂(Ai et al. ,2011)。通常用于合成氧化石墨烯/还原氧化石墨烯基金属纳米复合材料的方法包括溶解法、电沉积、热蒸发、光化学、无溶剂体合成等。在这些方法中,影响复合材料狭窄尺寸分布的因素包括溶剂类型、金属前驱体的性质和浓度、分散和/或还原剂的存在、时间和温度(Huang et al. ,2011;Shi et al. ,2012)。

Mohan 等(2019)报道了一种三步合成石墨烯-氧化锡纳米复合材料,以增强抗菌活性。首先,他们将木材和椰子壳碳化制备原料,然后清洗。在第二步中,使用改良的 hummers 法对干燥的木炭粉进行氧化处理,详见 Mohan 等(2019)。洗涤后,将木炭氧化物(WC-HS)和椰子壳木炭氧化物(CSC-HS)粉末在真空下干燥。第三步,采用水热处理得到石墨烯/氧化锡基纳米复合材料。另一份报告描述了使用声化学方法合成氧化石墨烯-银(GO-Ag)纳米复合材料(Kumari et al. ,2020)。这种纳米复合材料具有许多独特的物理化学性质,如固有的氧化还原活性和化学可逆性,可以作为一种很有前途的生物传感或其他电化学应用材料。Khan 等(2015)明确回顾了石墨烯基金属和金属氧化物纳米复合材料的当前发展,详细描述了它们的合成、性能以及它们在各个领域的广泛应用,包括电子、电化学和电场。Patane 等报道的合成过渡金属氧化物(三氧化二铁 $CoFe_2O_4$,氧化亚钴)沉积氧化石墨烯(TMO@ rGO)纳米复合材料使用一个简单的一步溶剂热过程,包括同时热还原的石墨烯和 TMO 的沉积在其表面(Modaferi et al. ,2019)。该 TMO@ rGO 可作为钠离子电池的阳极材料。Hazra 和 Basu 综述了各种氧化石墨烯和二元金属氧化物纳米复合材料的合成方法,如氧化锌、二氧化钛、氧化锡、WO 和氧化铜,用于检测微量危险气体和化学品(Hazra & Basu,2016)。简要描述了石墨烯的不同合成方法及其可能的应用(Khan,2019)。Immanuel 等(2019)描述了石墨烯-金属氧化物的合成,用于生物分子(如胆固醇、多巴胺、葡萄糖和烟酰胺腺嘌呤二核苷酸氢),利用其强催化性能、灵敏度和选择性等特性。

Ishaq 等(2019)报道了一种简单的三元石墨烯纳米复合材料,该材料以掺杂金属氧化物(氧化铁)和导电聚合物(聚吡咯)作为电极材料,用于高性能和低成本的超级电容器作为储能器件。在第一步中,他们用氢氧化钠和掺杂氧化铁($MeFe_2O_4$,Me =Mn,Ni)作为共沉淀器和氧化石墨烯还原剂的二元复合物。该 rGO/$MeFe_2O_4$ 复合电极在扫描速率为 5 mVs^{-1}

时，重力电容为 147 F g^{-1}，面积电容为 232 mF cm^{-2}。在最后一步中，加入导电聚吡咯制备三元复合石墨烯/金属掺杂氧化铁/聚吡咯（rGO/$MnFe_2O_4$/ Ppy）电极。三元复合电极的重量电容和面积电容分别显著提高了 232 F g^{-1} 和 395 $mFcm^{-2}$，表明了 Ppy 添加剂的协同影响（Ishaq et al.，2019）。Palanisamy 等（2015）报道了一种用还原氧化石墨烯复合材料（还原氧化石墨烯 PtNPs）装饰的铂纳米颗粒（PtNPs）的单步电化学制备方法，用于增强过氧化氢（过氧化氢）的电化学传感。将还原氧化石墨烯改性电极放入 0.5 mM K_2PtCl_6 和 1 mM 氯化钾的电解溶液中，在 21.4 V 的固定应用电位下，持续 300 s，制备还原氧化石墨烯 PtNPs 复合材料。这种一步合成金属纳米颗粒还原氧化石墨烯（rGO/MeNPs）复合材料的总体方案如图 27.4 所示。在浓度范围时为 0.05～750.6 uM，电极对过氧化氢的降低的电流响应呈线性关系，LOD 为 16 nM。

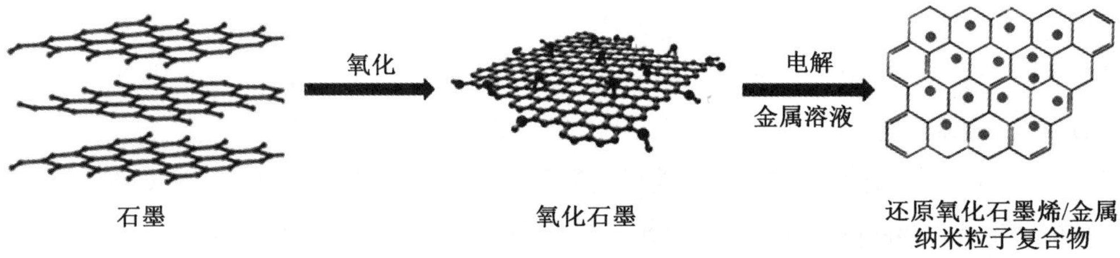

图 27.4 石墨一步合成 MeNPs-rGO 还原氧化石墨烯的示意图

其他类型的 GO-NC 也有报道。例如，Huskic 等（2018）报道了氧化石墨烯含量、颗粒尺寸 130 μm（GO130）和 1 200 μm（GO1200），0.25～1.0%。复合材料显示增强各种性能对原始环氧树脂，例如，玻璃化转变温度从 81℃到 90℃，杨氏模量的 35%和 30%与 130 和 1 200，而抗拉强度增加了 10%只有当 1 200 增加了 100。据报道，纳米复合材料中氧化石墨烯的最佳浓度为 0.25～0.50 wt.%。Kang 等（2009）报道了一种基于 rGO 壳聚糖的 GO-NC，用于固定葡萄糖氧化酶用于葡萄糖检测。石墨烯 PVP，以及石墨烯量子点。

GO-NC 葡萄糖探测器，也有报道（Razmi & Mohammad-Rezaei，2013；Shan et al.，2009）。Zhou 等（2017）回顾了几种用于生物医学应用的金属氧化物氧化石墨烯、金属氧化石墨烯、荧光氧化石墨烯、硅氧化石墨烯、聚合物氧化石墨烯和其他特定的基于氧化石墨烯的复合传感器。除了传感器应用，氧化石墨烯-NC 已被合成用于光降解染料，如合成和有机污染物。最近，Khan 等（2020）发表了一篇关于这类 GO-NC 的详细综述文章。Dhad 等（2003）对石墨烯和石墨烯纳米复合材料研究的现状和应用进行了全面的综述。本文还介绍了石墨烯纳米复合材料领域的全球研究和专利研究情况。最后讨论了石墨烯对复合材料的影响以及未来满足工业需求的挑战（Riul et al.，2010）。在一篇综述文章中，Banks 等提供了 2016—2017 年基于氧化石墨烯/还原氧化石墨烯复合材料的电分析传感器及其分析目标、制造方法和分析输出，及其参考文献（Rowley-Neale et al.，2018）。

27.3.3 氧化石墨烯纳米复合材料基有机磷电化学传感器

传感器的基本结构已经在其他地方描述过（Ghosh，2019）。简单地说，它有一个生物识别成分(活性层),作为电极,通过化学键结合目标配体(如OPs),产生输入信号;然后有一个传感器,将输入信号转换为可读输出,如电流、电压、电容、电阻或光,然后进行分析,以识别样品中的配体。一个良好的传感器的基本特性是稳定性和高灵敏度(Riul et al.,2010)。传感器还需要便宜且具有较低的LOD容量(Ciosek & Wró,2007)。与普通电极相比,基于纳米材料的电极具有更多的表面积,从而提高了灵敏度并满足了传感器的基本特性(Aragay et al.,2012;Ghosh,2019;Manzoli et al.,2014;Mercante et al.,2015;Pei et al.,2012)。

氧化石墨烯(GO)和还原氧化石墨烯(rGO)由于其易于制造、生产成本低、可扩展性和在水和其他溶剂中的溶解度高,更常用于电化学传感器(Pumera et al.,2010)。此外,高电导率、氧化还原性质、稳定性、氧基团的存在,以及拓扑缺陷即。氧化石墨烯/还原氧化石墨烯薄膜中的孔穴、石墨区和高对比度无序(Ericcson et al.,2010),增强了它们的电化学性能和结合配体的能力(Bardhan et al.,2017)。然而,与氧化石墨烯相比,还原氧化石墨烯薄膜具有更高的电子和空穴迁移率(Voiry et al.,2016),允许在还原氧化石墨烯电极上具有优越的电荷转移特性,从而导致传感应用中更大的电流和更好的信号张压比(Alwarappan et al.,2009)。氧和缺陷位点的存在允许具有还原氧化石墨烯层的电极更好地结合配体,支持金属蛋白的氧化还原中心与电极的高效联接,并在存在多种分析物时提高特异性(Thangamuthu et al.,2019)。金属电极上的氧化石墨烯/还原氧化石墨烯薄膜作为一种有效的电子介质,使结合配体(如生物分子)的金属活性位点和电极表面之间很容易发生电子转移(Wang,2005)。

将石墨烯氧化物(即氧化石墨烯/还原氧化石墨烯)与不同功能纳米材料(贵金属、金属化合物、碳材料、高物材料等)结合,制备了具有高表面积、层状结构和良好的导电性的石墨基复合薄膜(GCFs),表现出独特的光学、机械、电学、化学和催化性能。此外,在石墨烯层加入纳米材料进一步增强了氧化石墨烯/还原氧化石墨烯涂层电极的表面积,有助于加载更多的生物分子到电极表面,并进一步增强结合配体向金属电极的电子转移(Shah et al.,2013)。因此,近年来设计了许多基于GO/rGO-NC的具有高灵敏度、选择性和稳定性的传感器(Jiang,2011;Pumera,2010;Scida et al.,2011;Stankovich et al.,2006;Wu et al.,2013;Yu et al.,2017)。其中一些问题已经在前一节中讨论过了。

为了检测危险的有机磷OPs及其衍生物,文献中已经报道了几种基于GO-NC的传感器。例如,Facure等(2017)报道了一种基于还原氧化石墨烯纳米复合材料的阻抗电子舌,用于区分和分析真实样品中的OP农药混合物。该传感器阵列的LOD以一种加速的方式报告了一些纳摩尔(nM)浓度。氧化石墨烯纳米复合材料(GO-NCs)的合成对传感器的开发至关重要,部分合成方法已经在前面的部分中进行了综述。

最近,Shaoloff等(2020)报道了一种用于选择性传感OP蒸汽的多孔氧化石墨烯金属离子复合电容式气体传感器。该传感器对OP神经毒气模拟剂磷酸三乙酯(TEP)、磷酸二甲基甲酯和农药二氯氯表现出显著的特异性和敏感性。采用冷冻干燥的方法制备了由插入钴或镍离子的复合多孔氧化石墨烯基质组成的电容式传感器。他们的研究表明,显著的传感性能Co21或Ni21/多孔氧化石墨烯系统,可能来自不同的模式的金属离子并入氧化石墨烯主矩阵和取代金属复杂的水分子OP分子(Shaullff et al.,2020),如图27.5所示。

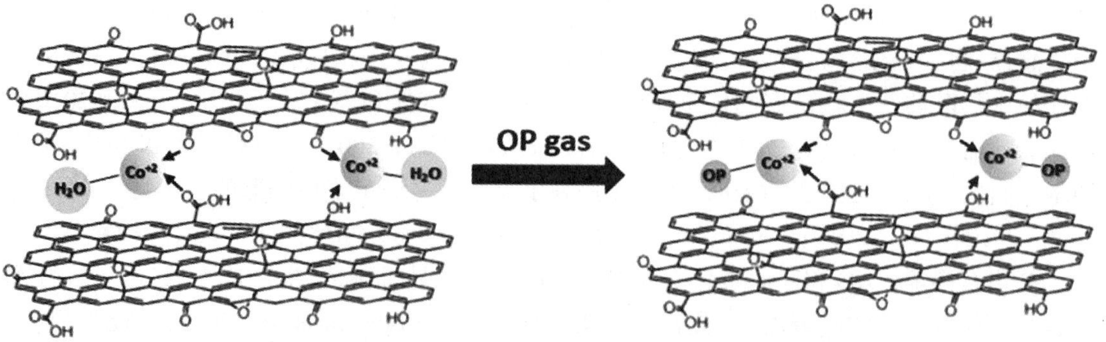

图 27.5　显示了 GO-NC/Co^{2+}的层状结构，水分子已被 OPs 取代

Rajaji 等（2019）报道了一种氧化石墨烯封装的 3D 多孔黄铜矿（$CuFeS_2$）纳米复合非酶电化学传感器，用于检测蔬菜中的农药农药甲基对氧磷。该 SPCE 在 0.073～801.5μm 的大浓度范围内表现出线性响应，LOD 为 4.5 nm，灵敏度为 17.97 μA μm21/cm^2。也有报道称，使用银@石墨烯纳米带复合改性 SPCE 检测蔬菜中的甲基对硫磷（MP）（Govindasamy et al.，2017）。OP 的检测机制涉及到利用银的电催化活性来还原分子。Wu 等（2013）开发了一种一次性乙酰胆碱酯酶改良传感器，用于检测杀虫剂中使用的 OP 化合物，具有检测潜力低（150 mV），选择性好，高灵敏度。传感器电极由电化学还原的氧化石墨烯（rGO）和 Nafion（$C_7HF_{13}O_5S \cdot C_2F_4$）杂化纳米复合材料组成。该传感器的线性范围分别为 5.0～100 ngmL^{-1} 和 1.0～20 μg mL^{-1}，LOD 为 2.0 ng/mL^{-1}，具有良好的稳定性和重现性。Yang 等（2014）开发了一种混合复合金纳米颗粒（AuNPs），聚吡咯（Ppy），和减少氧化石墨烯片（AuNPs 熵氧化石墨烯）通过电化学沉积还原氧化石墨烯和引入 AuNPs 在电极表面的安培检测 OP 农药。乙酰胆碱酯酶封装在二氧化硅基质中，通过与（NH_4）$_2SiF_6$ 共沉积固定在 AuNPsPpy 还原氧化石墨烯纳米复合材料上。在最佳条件下，该传感器显示了对 1.0 nm～5.0 μm 的快速灵敏检测，LOD 为 0.5 nm。Yao 等（2019）开发了一种新型金纳米笼（NCs）/氧化石墨烯壳聚糖（CS）纳米复合修饰的 SPCE 基传感器，通过抑制电极表面乙酰乙酯的电解活性来检测毒死蜱。金 NC（AuNCs）扩展了壳聚糖改性氧化石墨烯的表面积，增强了向电极的电子转移，以放大传感器的电流信号。所制备的传感器对酶促产生的硫代胆碱的氧化具有良好的电催化能力，并能够检测毒死蜱的浓度低至 3.0 ng L^{-1}。毒死蜱对乙酰胆碱酯酶的抑制作用与 0.01～500μg L^{-1} 内的浓度成正比。Wang 等（2011）报道了一种基于固定化在新型 TiO_2 修饰石墨烯（TiO_2/G）纳米混合电极上，这是通过在石墨烯片上原位生长构建的。基于抑制酶活性的固定乙酰胆碱酯酶作为模型 OP 化合物，线性行为的电极在 0.001 和 0.015 mg mL^{-1}，和 0.015 和 2.0 mg mL^{-1}LOD 低至 0.3 ng mL^{-1}。图 27.6 显示了 OP 传感器通过抑制电极上乙酰乙酯酶的电解活性的检测机制。

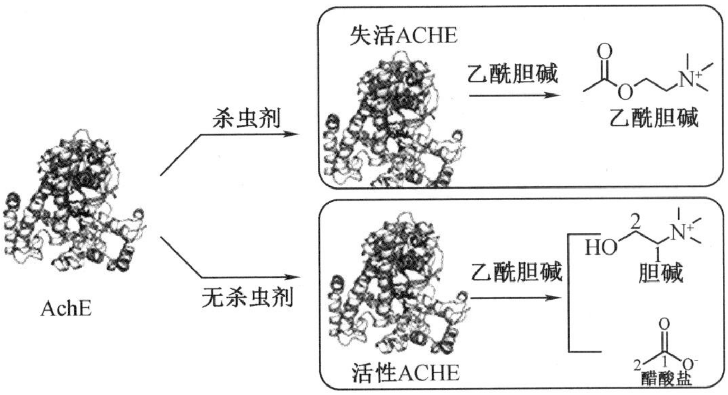

图 27.6 农药(OP)对乙酰胆碱酯酶分解乙酰胆碱催化活性的影响

CNTs 复合材料的酶基传感器已被证明是很有前途的替代农药传感(Du,Chen et al.,2010;Du,Ye et al.,2010;Liu et al.,2005)。通过仔细设计电极和改进酶促产品的电化学检测,提高了这种传感器的灵敏度。例如,Sun 等(2013)开发了一种基于乙酰胆碱酯酶改性的聚(二烯丙基二甲基氯化铵)-多壁 CNTs-石墨烯杂化膜的安培传感器,用于碳甲基的定量检测。Zhang 等(2012)报道了一种还原氧化石墨烯-纳米复合材料的酶基传感器。他们直接有效地制备了普鲁士蓝纳米管(PBNCs)/还原氧化石墨烯(rGO)复合材料在聚乙烯亚胺水溶液中混合 Fe^{3+} 和$(Fe(CN)^{6})^{3-}$。AcHE 层直接涂在 SPCE 表面的 PBNCs/rGO 薄膜上。该杂化纳米复合材料在广泛的 pH 中具有可用性,对硫胆碱的氧化具有较高的电催化活性,因此对 OP 农药的灵敏检测效果。采用方波伏安(SWV)技术测量 1.0~600 ng mL^{-1} 和 LOD 为 0.1 ng mL^{-1},具有快速响应和高灵敏度(Zhang et al.,2012)。Sahub 等(2018)报道了一种基于 AChE 修饰的石墨烯-量子点(GQDs)复合电极的传感器,用于通过 PL 活性检测 OP 农药。在这个概念中,乙酰胆碱酯酶和胆碱氧化酶(CHOx)的活性酶促反应生成的过氧化氢使其能够与 GQDs 反应,导致 GQDs 的“关闭”PL。在 OP 化合物的存在下,在 467 nm 处观察到 GQDs 的“开启”PL。GQDs/AChE/CHOx 传感器对二氯藻的 LOD 值为 0.172 ppm(0.778 μM)。

近年来,有一些关于基于还原氧化石墨烯-纳米复合材料的 OP 传感器的报道。例如,已经报道了一种基于乙酰乙酯酶改性的石墨烯和过渡金属碳化物(TMCs)的电化学传感器用于检测有机磷农药(Wang et al.,2020)。乙酰胆碱酯酶/CS-TMCs/石墨烯(G)/玻璃碳电极(CGE)的组成对二氯藻的检测具有良好的灵敏度,线性响应为 11.31 μM~22.6 nM,LOD 为 14.45 nM。将传感器浸泡在不同浓度的二氯藻溶液中 3 min,研究了真实样品中乙酰乙酯酶抑制率(%抑制率)与农药浓度之间的(线性)关系。Migliorini 等报道了一个电化学传感器基于聚合物电纺纳米纤维的聚酰胺 6(PA6)/聚吡咯(Ppy)掺氟氧化锡(FTO)基础上修改了两种形式的还原氧化石墨烯,一个化学还原(CRGO)和其他电化学还原(ERGO),检测马拉硫离子(Migliorini et al.,2020)。他们的目的是通过选择还原氧化石墨烯显著导电率的静电纺丝纳米纤维,提高传感器灵敏度,提高对农药的 LOD。结果表明,与基于 ER-GO 的传感器相比,基于 CRGO 的传感器具有更高的导电率,其 LOD 值较低,为 0.8 ng · ml^{-1}。检测机制依赖于马拉硫离子的氧化(用氧原子取代硫原子),从而产生电子,从而增强 FTO/PA6/

PPy/CRGO 的还原过程。Jahromi 等(2020)报道了一种金和钯 NPs 包覆还原氧化石墨烯(Au-Pd/rGO)基碳膏电极(CPE)传感器,用于水溶液中对硫磷(PAR),也称为叶酸。在优化条件下,电极的响应为 0.01~11.2uM 的线性响应,LOD 为 0.008 uM。

27.3.4 用氧化石墨烯-纳米复合材料基电极的制备的 OP 传感器

电化学传感器对真实样品中微量 OP 衍生物的检测能力最好。这种传感器的关键问题是电极的制备和表征,这已经进行了讨论。

大多数电化学传感器使用 AcHE 连接的 SPCE。例如,Yao 等(2019)描述了一种简单的三步制备固定化单烷复合材料(AuNC)/GOcs 的 SPCE,用于构建实际样品中毒死蜱 OP 农药的电化学传感器。简要的步骤如图 27.7 所示。

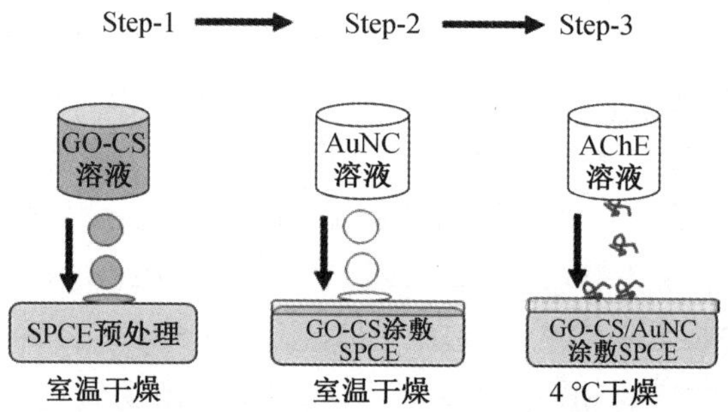

图 27.7 电化学 OP 传感器用 AuNC/GO-CS/AChE/SPCE 电极的制备情况图

第一步,SPCE 用 0.5 M 硫酸洗涤和预处理。在第一步中,将预处理后的 SPCE 经滴注倒入溶液后涂上 GO-CS 溶液,然后在室温下干燥。在第二步中,将 AuNC 溶液滴倒在 GO-CS 涂层的 SPCE 上,并在 RT 下再次干燥。在第三个和最后一步,乙酰胆碱酯酶溶液滴在(AuNC)/GO-CS 涂层 SPCE 和 4 ℃干燥。每一步后,新修改的电极浸在 pH 7.5 的 PBS 缓冲液包含 5.0 m 铁氰化钾铁和 0.1 m 氯化钾,以及在测试溶液 1.0 米乙酰硫氯胆碱(ATCl) pH 7.5。在两种溶液中,使用循环伏安法(CV)监测电位范围为 0.6~0.2 V,1.0~0 V,50 mVS^{-1} 扫描速度。最终的 AChE/AuNC-GO-CS/SPCE 存储在 4 ℃。

Yang 等(2014)报道了乙酰胆碱修饰的金 NP(AuNPs)聚吡啶-还原氧化石墨烯纳米复合基光泽碳电极(GCE)的制备,用于 OP 农药的安培检测。为了制备该传感器,他们首先制备了还原氧化石墨烯/十二烷基苯磺酸钠(SDBS)复合材料。改性前,GCE 分别用 1.0、0.3 和 0.05 μm 氧化铝浆料抛光,然后在硝酸中超声。在 N_2 中干燥后,将抛光后的 GCE 浸入 0.01 M 十二烷基苯磺酸(DBSA)、0.05 M 吡咯、$1mgmL^{-1}$rGOSDBS 溶液中,用氮气保护,以避免吡咯的氧化和聚集。通过 CV 从 0 到 1.0 V 进行 10 个循环的沉积。产生的 PpyrGO/GCE 电极用水洗,然后转移到 0.1% $HAuCl_4$0.$4H_2O$ 溶液电解使用 0.2 V 电位 100 年代原位合成金 NPs(AuNPs)并沉积获得 Au NPsrGO 修改 GCE。最后,将电极浸入 NH_4Ac、0.15 M $(NH_4)_2SiF_6$ 和 50 U mL^{-1} AChE 的缓冲溶液中,以恒定的阴极电流同时在其上沉积二氧化硅基质和乙酰胆碱酯酶。将得到的乙酰胆碱酯酶 AChE/AuNPs,Ppy-rGO/GCE 用水彻底冲洗,并在 4 ℃下保存。

因此，我们可以看到乙酰胆碱酯酶固定化 OP 传感器的制备过程几乎相似。然而，NPs、聚合物或碱性原始电极的选择可能会发生改变。例如，Wang 等（2020）使用碳化钛 NPs（TCNPs）、CS 和石墨烯（G）对 GCE 进行修饰，然后固定化 AChE 制备 AChE/TCNP-CS-G/GCE。Facure 等（2017）报道了两种无酶复合交错电极（IDE）电子舌（电子舌）、聚吡咯（PPy）、还原氧化石墨烯、聚（3、4-苯二磺酸）（PEDOT:PSS）、还原 GO/IDE 和还原氧化石墨烯 PEDOT:PSS-AuNPs/OP 传感器复合电极。这里需要注意的是，这些传感器没有选择性不同的对象衍生品混合物（Gong et al.，2011），但电子舌头可以区分他们使用电阻数据处理主成分分析（PCA），当两个对象衍生物（马拉硫磷和硫线磷）的浓度变化在纳摩尔范围的混合物。非酶电化学传感器也被报道了非酶电化学传感器（Rajaji et al.，2019）。

27.3.5 实验技术

在一个解决方案（通常是 PBS 的缓冲溶液），电流流动在带电界面（如电极表面/溶剂）由于电化学反应，$O+ne^-$，n 是电子转移，O 是氧化剂，R 是其还原产品（还原剂）（Chang & Park，2010）。电荷（电子）转移速率或通过界面的电流由反应速率决定，反应速率取决于 O 的消耗和电极表面附近 R 的产生。用于检测有机磷农药的典型电化学技术包括伏安技术、计时安培技术和电化学阻抗谱（EIS）。以下是对这些技术的简要描述（Pérez-Fernández et al.，2020）。

27.3.5.1 伏安法

伏安法（Bard & Faulkner，1982；Delahay，1954；Galus，1976）提供了电化学电池中的电流电位关系，特别是控制电位下电极的电流响应（Osteryoung & Osteryoung，1985）。如果电位被保持或阶梯到一个涉及电极和溶液的法拉第过程的值，那么电流就会流动。通过对实验的适当控制，直接测量过程速率的电流（如氧化还原反应）可以用来确定溶质种类（如杀虫剂）的浓度。综合电流或电荷是对转化成另一种形式的材料总量的测量。许多伏安技术可用，如 CV、差分脉冲伏安法（DPV）和 SWV。下面将简要地讨论一下这些技术。在农药的电化学/伏安测定中，测定了电解催化剂（如乙酰胆碱酯酶）的活性。固定在电极表面的催化剂催化电解溶液中的氧化还原反应，测量电极/溶液界面上的电子电流作为电化学电流以及穿过电极的应用电位。电流图和电位图显示了一个峰值（例如，IP）。在一种农药（一种 OP 衍生物）的存在下，催化活性被抑制，抑制率随农药浓度的增加而增加。假设对照（不含农药）的 IP 为 IPC，含农药溶液的 IPP，则抑制（$\Delta I\%$）为（Wu et al.，2013）。

$$\Delta I\% = \frac{I_{pc}-I_{pp}}{I_{pp}} \times 100$$

27.3.5.1.1 循环伏安法

CV 技术（Elgrishi et al.，2018）用于测量电化学电池中的电流与高于能斯特方程预测值的施加电压。由溶液中氧化还原反应引起的电化学电流的测量是通过将外加电极电位（电压）随时间线性提高到设定电位，然后将其反转。电流峰提供了关于电活性物质的氧化和还原过程的信息。当样品中存在 OP 农药分子时，它们会抑制乙酰胆碱酯酶对 ATCl 的催化活性（图 27.6）。因此，电解率降低，电流上升电位环中的电化学电流强度下降。电流还原量与乙酰胆碱酯酶抑制剂的浓度成正比,即样品中农药的浓度。在图 27.8 中,典型的 CV 环图(称为伏安图)显示了由于样品中 OP 农药浓度的增加,乙酸胆碱酯酶催化活性的逐步抑制,$\Delta I\%$(固体箭头所示),主要是线性的。破碎的箭头表示在 CV 测量中电势上升的方向。电解过程中的氧化过程向电位增加发展,还原过程向电位降低发展。

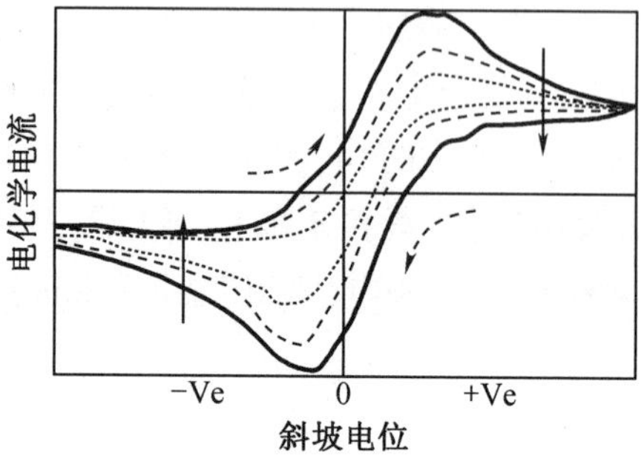

图 27.8　典型的 CV 循环,随着 OP 农药浓度的增加,ATCl 逐渐抑制 AChE 催化的作用

27.5.3.1.2　微分脉冲伏安法

在 DPV 技术中(Molina 和冈萨雷斯,2015)中,测量是通过将电化学单元的电极叠加在随时间变化的阶梯斜坡电位上,如图 27.9(a)。电化学电流是在 t_1 时施加脉冲时,比如 i_1 之前,在 t_2 时结束时,比如 i_2 之前测量的。两个电流值($\Delta I=I_2-I_1$)之间的差值,相对于脉冲开始时的电位,产生了一个峰的响应,如图 27.9(b)所示。该分析技术用于根据分析物的浓度来确定氧化或还原过程。在农药存在的情况下,催化剂的电解容量,例如乙酰胆碱酯酶,会降低,从而降低电流的峰值强度(ΔI)。一般来说,DPV 的敏感性优于 CV。DPV 因其敏感性而广受欢迎;它可以确定农药浓度降至 $10^{-7}\sim10^{-8}$ mol L^{-1}。

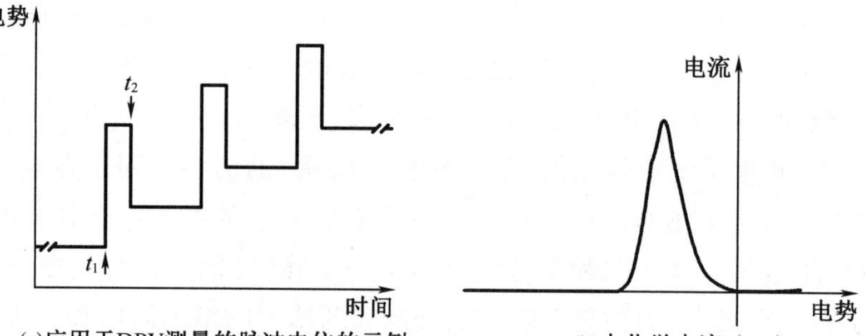

(a)应用于DPV测量的脉冲电位的示例　　(b)电化学电流(ΔI)

图 27.9　应用于 DPV 测量的脉冲电位的示例,在时间 t1 和 t2 之间产生的电化学电流(ΔI)

27.3.5.1.3　方波伏安法

SWV 是最先进和最有效的脉冲伏安法技术(Osteryoung & O'Dea,1986)。测量步骤如下(Kenfack & Ngameni,2011)。一种由叠加在楼梯上的对称方波脉冲组成的电势波形,应用于工作电极上。在每个方波周期中,电流被采样两次:第一次,在产生氧化电流分量的正向脉冲的末端,然后是在产生还原电流分量的反向脉冲的末端。两种电流之间的差值根据基阶梯势绘制,得到的峰形伏安图与分析物浓度成正比(Gulaboski & Pereira, 2008; Kounaves,1997;Wang,2006)。由于抑制了传感器上乙酰胆碱酯酶的电解活性,峰值电流随着分析物(如 OP 衍生物)的浓度的增加而急剧降低(Bao et al. ,2019)。

27.3.5.2　计时安培法

检测应用中也称为安培法(CA),是一种通过电位跨越工作电极的电化学技术。它在电极上的溶液中产生法拉第过程(即氧化或还原),在施加单个或双个电位步骤后,测量所产生的电化学电流作为时间的函数。有机磷农药的安培法基于对乙酰乙酯酶催化活性的抑制(Du et al. ,2007;Tang & Wu,2014)。当前的时间与时间的关系图就像是一条直线。直线斜率随乙酰胆碱酯酶抑制剂浓度的增加而降低,尤其是 OP 农药浓度的增加。

27.3.5.3　电化学阻抗谱

电化学阻抗测量的比率电位应用在电极和电化学电流由于电极表面的转移(即电子)界面电极表面和周围的解决方案(Chang & Park,2010)。EIS 用于测量 ATCl 电解溶液中有无 OP 农药的情况下 Ache 修饰电极的电化学阻抗(Wang et al. ,2020)。由于 OP 分子的存在抑制了乙酰胆碱酯酶的催化活性,从而降低了电解电流,因此电解阻抗随着农药浓度的增加而增加。

在表 27.1 中,提供了几组报告的基于 RGO 的 OP 传感器,其电极组成、OP 衍生物、LOD、所使用的检测技术和相应的参考文献。电极成分指不同的材料用于制造电化学传感器的电极,OP 衍生物指农药项目中的 OP 农药,LOD 指农药的最低浓度,以及可使用传感器检测到的样品。检测技术测量电解溶液中由于氧化还原反应引起的电解过程。除电解工艺外,其他方法如 PL 工艺等也进行了综述,但不包括在表 27.1 中。

表 27.1　基于还原氧化石墨烯的电化学传感器检测有机农药表

电极组成	OP 衍生物	LOD	检测方法	参考文献
AChE/rGO-Nafion/GCE	敌敌畏	2 ng mL^{-1}	EIS, CV	Wu et al. (2013)
AChE/rGO-Ppy-AuNPs/GCE	乙基对氧磷	0.5 nM	CV	Yang et al. (2014)
AChE/GO-CS-AuNPs/SPCE	毒死蜱	3 ng L^{-1}	EIS, CV, DPV	Yao et al. (2019)
AChE/G-TiO_2NPs/GCE	西维因	0.3 ng mL^{-1}	CV	Wang et al. (2011)
AChE/rGO-PBNCs/SPCE	久效磷	0.1 ng mL^{-1}	SWV	Zhang et al. (2012)
AChE/G-QDs-CHOx	敌敌畏,马拉硫磷,帕拉硫磷	0.778 μM	Fluorescence spectroscopy	Sahub et al. (2018)
AChE/G-CS-TMC/GCE	Dichlorvos	14.45 nM	EIS, CV, DPV	Wang et al. (2020)
rGO-PEDOT:PSS-AuNPs/IDE	马拉硫磷 + 硫线磷	0.1 nM	Impedance spectroscopy	Facure et al. (2017)

表 27.1(续)

电极组成	OP 衍生物	LOD	检测方法	参考文献
rGO-$CuFeS_2$/SPCE	甲基对氧磷	4.5 nM	EIS, CV	Rajaji et al. (2019)
GNRs-AgNPs/SPCE	甲基对氧磷	0.5 nM	CV	Govindasamy et al. (2017)
rGO-PA6-Ppy	马拉硫磷	0.8 ng mL^{-1}	EIS, CV	Migliorini et al. (2020)
rGO-Au-Pd/CPE	对硫磷	0.008 μM	CV, SWV	Jahromi et al. (2020)

27.4 结　论

本章对还原氧化石墨烯(rGO)纳米成分电化学传感器的制备和应用进行了简要回顾和讨论。除了还原氧化石墨烯的许多奇异特性外,它在电极上的一层增加了结合更多分析物的表面积,从而增加了电极-溶液界面的电荷转移速率;因此,与传统的色谱检测方法相比,提高了传感器的灵敏度。与还原氧化石墨烯一起,在电极上使用合适的纳米复合基体可以提高传感器的选择性、线性响应范围和灵敏度。基于还原氧化石墨烯的电化学 OP 传感器因其廉价的生产和应用而最受欢迎。对食品或蔬菜中 OP 含量的检测和测定有不同的实验技术报道,其中 CV 是最受欢迎的。表中列出了不同的电极及其性质,如对具有 LOD 的特定 OP 衍生物的选择性和相应的参考文献。

参考文献

Ai, L., Zhang, C., & Chen, Z. (2011). Removal of methylene blue from aqueous solution by a solvothermalsynthesized graphene/magnetite composite. *Journal of Hazardous Materials*, 192, 1515-1524.

Alavanja, M. C. R. (2009). Introduction: pesticides use and exposure extensive worldwide. *Reviews on Environmental Health*, 24, 303-309.

Alwarappan, S., Erdem, A., Liu, C., & Li, C. Z. (2009). Probing the electrochemical properties of graphene nanosheets for biosensing applications. *The Journal of Physical Chemistry C*, 113, 8853-8857.

Aragay, G., Pino, F., & Merkoçi, A. (2012). Nanomaterials for sensing and destroying pesticides. *Chemical Reviews*, 112, 5317-5338.

Bagri, A., Mattevi, C., Acik, M., Chabal, Y. J., Chhowalla, M., & Shenoy, V. B. (2010). Structural evolution during the reduction of chemically derived graphene oxide. *Nature Chemistry*, 2, 581-587.

Bakas, I., Hayat, A., Piletsky, S., Piletska, E., Chehimi, M. M., Noguer, T., &

Rouillon, R. (2014). Electrochemical impedimetric sensor based on molecularly imprinted polymers/sol-gel chemistry for methidathion organophosphorus insecticide recognition. *Talanta*, 130, 294–298.

Bao, J., Huang, T., Wang, Z., Yang, H., Geng, X., Xu, G., Samalo, M., Sakinati, M., Huo, D., & Hou, C. (2019). 3D graphene/copper oxide nano-flowers based acetylcholinesterase sensor for sensitive detection of organophosphate pesticides. *Sensors Actuators B*, 279, 95–101.

Bard, A. J., & Faulkner, L. R. (1982). *Electrochemical techniques*. New York: Wiley.

Bardhan, N. M., Kumar, P. V., Li, Z., Ploegh, H. L., Grossman, J. C., Belcher, A. M., & Chen, G. (2017). Enhanced cell capture on functionalized graphene oxide nanosheets through oxygen. clustering. *ACS Nano*, 11, 1548–1558.

Beitollahi, H., & Tajik, S. (2015). Construction of a nanostructure-based electrochemical sensor for voltammetric determination of bisphenol A. *Environmental Monitoring and Assessment*, 187, 257–268.

Blain, P. G. (2011). Organophosphorus poisoning (acute). BMJ Clinical Evidence, 05, 2102. (1–17).

Briseboisa, P. P., & Siaj, M. (2020). Harvesting graphene oxide years 1859 to 2019: a review of its structure, synthesis, properties and exfoliation. *Journal of Materials Chemistry C*, 8, 1517–1547.

Castro, J., Brunete, C. S., & Tadeo, J. L. (2001). Multiresidue analysis of insecticides in soil by gas chromatographywith electron capture detection and confirmation by gas chromatography mass spectrometry. *Journal of Chromatography A*, 918, 371–380.

Chang, B.-Y., & Park, S.-M. (2010). Electrochemical impedance spectroscopy. *Annual Review of Analytical Chemistry*, 3, 207–729.

Chauhan, N., & Pundir, C. S. (2012). An amperometric acetylcholinesterase sensor based on Fe_3O_4 nanoparticle/multi-walled carbon nanotube-modified ITO-coated glass plate for the detection of pesticides. *Electrochimica Acta*, 67, 79–86.

Chen, J., Yao, B., Li, C., & Shi, G. (2013). An improved Hummers method for eco-friendly synthesis of graphene oxide. *Carbon*, 64, 225–229.

Chua, C. K., & Pumera, M. (2014). Chemical reduction of graphene oxide: a synthetic chemistry viewpoint. *Chemical Society Reviews*, 43, 291–312.

Ciosek, P., & Wró, W. (2007). Sensor arrays for liquid sensing electronic tongue systems. *Analyst*, 132, 963–978.

Delahay, P. (1954). New instrumental methods in electrochemistry. New York: Interscience.

Dhand, V., Rhee, K. Y., Kim, H. J., & Jung, D. H. (2003). A comprehensive review of graphene nanocomposites: Research status and trends. *Journal of Nanomaterials*, 2003, 763953.

Du, D., Chen, W. J., Zhang, W. Y., Liu, D. L., Li, H. B., & Lin, Y. H. (2010).

Covalent coupling of organophosphorus hydrolase loaded quantum dots to carbon nanotube/Au nanocomposite for enhanced detection of methyl parathion. *Biosensors & Bioelectronics*, 25, 1370-1375.

Du, D., Huang, X., Cai, J., & Zhang, A. (2007). Amperometric detection of triazophos pesticide using acetylcholinesterase sensor based on multiwall carbon nanotube chitosan matrix. *Sensors and Actuators B*, 127, 531-535.

Du, D., Ye, X., Cai, J., Liu, J., & Zhang, A. (2010). Acetylcholinesterase sensor design based on carbon nanotubeencapsulated polypyrrole and polyaniline copolymer for amperometric detection of organophosphates. *Biosensors & Bioelectronics*, 25, 2503-2508.

Ebrahim, S., El-Raey, R., Hefnawy, A., Ibrahim, H., Soliman, M., & Abdel-Fattah, T. M. (2014). Electrochemical sensor based on polyaniline nanofibers/single wall carbon nanotubes composite for detection of malathion. *Synthetic Metals*, 190, 13-19.

Ebrahimi, B., Shojaosadati, S. A., & Mousavi, S. M. (2010). A new changeable bioreactor for detection of organophosphate in a flow-through system. *Iranian Journal of Biotechnology*, 8, 164-171.

Eda, G., Mattevi, C., Yamaguchi, H., Kim, H., & Chhowalla, M. (2009). Insulator to semimetal transition in graphene oxide. *The Journal of Physical Chemistry C*, 113, 15768-15771.

Elgrishi, N., Rountree, K. J., McCarthy, B. D., Rountree, E. S., Eisenhart, T. T., & Dempsey, J. L. A practical beginner's guide to cyclic voltammetry. *Journal of Chemical Education*, 95, 197-206.

Erickson, K., Erni, R., Lee, Z., Alem, N., Gannett, W., & Zettl, A. (2010). Determination of the local chemical structure of graphene oxide and reduced graphene oxide. *Advaned Materials*, 22, 4467-4472.

Eskenazi, B., Bradman, A., & Castorina, R. (1999). Exposures of children to organophosphate pesticides and their potential adverse health effects. *Environmental Health Perspectives*, 107, 409-419.

Facure, M. H. M., Mercante, L. A., Mattoso, L. H. C., & Correa, D. S. (2017). Detection of trace levels of organophosphate pesticides using an electronic tongue based on graphene hybrid nanocomposites. *Talanta*, 167, 59-66.

Ferrer, C., Gómez, M. J., García-Reyes, J. F., Ferrer, I., Thurman, E. M., & Fernández-Alba, A. 18. (2005). Determination of pesticide residues in olives and olive oil by matrix solid-phase dispersion followed by gas chromatography/mass spectrometry and liquid chromatography/tandem mass spectrometry. *Journal of Chromatography A*, 1069, 183-194.

Galus, Z. (1976). Fundamentals of electrochemical analysis. Chichester, England: Ellis Horwood.

Geim, A. K. (2012). Graphene prehistory. Physica ScriptaT146, 014003(1-4).

Ghorai, T. K. (2019). Graphene oxide-based nanocompositesand biomedical applications. In S. Maiti, & S. Jana (Eds.), *Functional polysaccharides for biomedical applications* (pp.

305–328).

Ghosh, G. (2019). Application of functional metal nanoparticles for biomarker detection. In Inamuddin, T. A. Rangreez, M. I. Ahamed, & A. M. Asiri (Eds.), Sensors: Materials and applications (vol. 47). Millersville, PA: Materials Research Forum LLC, MRF book series.

Gong, J., Miao, X., Zhou, T., & Zhang, L. (2011). An enzymeless organophosphate pesticidesensor using Au nanoparticle-decorated graphene hybrid nanosheet as solid-phase extraction Talanta, 85, 1344–1349.

Govindasamy, M., Mani, V., Chen, S.-M., Chen, T.-W., & Sundramoorthy, A. K. (2017). Methyl parathion detection in vegetables and fruits using silver @ graphenenanoribbons nanocomposite modified screen printed electrode. *Scientific Reports*, 7, 46471. (1–11).

Greaves, A. K., Letcher, R. J., Chen, D., McGoldrick, D. J., Gauthier, L. T., & Backus, S. M. (2016). Retrospective analysis of organophosphate flame retardants in herring gull eggs and relation to the aquatic food web in the Laurentian Great Lakes of North America. *Environmenta Research*, 150, 255–263.

Grieshaber, D., MacKenzie, R., Voros, J., & Reimhult, E. (2008). Electrochemical sensors-sensor principles and architectures. *Sensors*, 8, 1400–1458.

Gulaboski, R., & Pereira, C. M. (2008). Electroanalytical techniques and instrumentation in food analysis. In S. Ottles (Ed.), *Handbook of food analysis instruments* (pp. 379–402).

Hayama, T., Yoshida, H., Todoroki, K., Nohta, H., & Yamaguchi, M. (2008). Determination of polar organophosphorus pesticides in water samples by hydrophilic interaction liquid chromatography with tandem mass spectrometry. *Rapid Communications in Mass Spectrometry*: *RCM*, 22, 2203–2210.

Hazra, S. K., & Basu, S. (2016). Graphene-oxide nano composites for chemical sensor applications. C, 2, 12. (1–12).

Huang, X., Ying, Z., Wu, S., Qi, X., He, Q., Zhang, Q., Yan, Q., Boey, F., & Zhang, H. (2011). Graphene-based materials: synthesis, characterization, properties, and applications. Small (Weinheim an der Bergstrasse, Germany), 14, 1876–1902.

Hummers, W. S., & Offeman, R. E. (1958). Preparation of graphitic oxide. *Journal of the American Chemical Society*, 80, 1339.

Huo, D., Li, Q., Zhang, Y., Hou, C., & Lei, Y. (2014). A highly efficient organophosphorus pesticides sensor based on CuO nanowires-SWCNTs hybrid nanocomposite. *Sensors and Actuators B*, *Chemical*, 199, 410–417.

Huskic, M., Bolka, S., Vesel, A., Mozetic, M., Anžlovar, A., Vizintin, A., & Žagar, E. (2018). One-step surface modification of graphene oxide and influence of its particle size on the properties of graphene oxide/epoxy resin nanocomposite. *European Polymer Journal*, 101, 211–217.

Immanuel, S., Aparna, T. K., & Sivasubramanian, R. (2019). Graphene metal oxide nanocomposite modified electrochemical sensors. In A. Pandikumar, & P. Rameshkumar (Eds.), Graphene-based electrochemical sensors for biomolecules: Micro and nano technologies (pp. 11–138). Elsevier.

Ishaq, S., Moussa, M., Kanwal, F., Ehsan, M., Saleem, M., Van, T. N., & Losic, D. (2019). Facile synthesis of ternary graphene nanocomposites with doped metal oxide and conductive polymers as electrode materials for high performance supercapacitors. *Scientific Reports*, 9, 5974. 1–11.

Jahromi, M. N., Tayadon, F., & Bagheri, H. (2020). A new electrochemical sensor based on an Au-Pd reduced graphene oxide nanocomposite for determination of Parathion. *International Journal of Environmental Analytical Chemistry*, 100, 1101–1117.

Jeyapragasam, T., & Saraswathi, R. (2014). Electrochemical biosensing of carbofuran based on acetylcholinesterase immobilized onto iron oxide chitosan nanocomposite. *Sensors and Actuators B, Chemical*, 191, 681–687.

Jiang, H. (2011). Chemical preparation of graphene-based nanomaterials and their applications in chemical and biological sensors. Small (Weinheim an der Bergstrasse, Germany), 7, 2413–2427.

Kandimalla, V. B., & Ju, H. (2006). Binding of acetylcholinesterase to multiwall carbon nanotube-cross-linked chitosan composite for flow-injection amperometric detection of an organophosphorous insecticide. *Chemistry—A European Journal*, 12, 1074–1080.

Kang, X., Wang, J., Wu, H., Aksay, I. A., Liu, J., & Lin, Y. (2009). Glucose oxidase graphene chitosan modified electrode for direct electrochemistry and glucose sensing. *Biosensors & Bioelectronics*, 25, 901–905.

Kaur, N., & Prabhakar, N. (2017). Current scenario in organophosphates detection using electrochemical sensors. *Trends in Analytical Chemistry*: *TRAC*, 92, 62–85.

Kenfack, I. T., & Ngameni, E. (2011). Voltammetric Analysis of Pesticides Open access book Pesticides in the modern world Trends in pesticides analysis (pp. 465–488).

Khan, F., Khan, M. S., Kamal, S., Arshad, M., Ahmad, S. I., & Nami, S. A. A. (2020). Recent advances in graphene oxide and reduced graphene oxide-based nanocomposites for the photodegradation of dyes. *Journal of Materials Chemistry C*, 8, 15940–15955.

Khan, M., Tahir, M. N., Adil, S. F., Khan, H. U., Siddiqui, M. R. H., Al-warthan, A. A., & Tremel, W. (2015). Graphene based metal and metal oxide nanocomposites: synthesis, properties and their applications. *Journal of Metal oxide Materials Chemistry A*, 3, 18753–18808.

Kim, S., Zhou, S., Hu, Y., Acik, M., Chabal, Y. J., Berger, C., de Heer, W., Bongiorno, A., & Riedo, E. (2012). Room-temperature metastability of multilayer graphene oxide films. *Nature Materials*, 11, 544–549.

Kounaves, S. P. (1997). Voltammetric techniques. In F. A. Settle (Ed.), Handbook of instrumental techniques for analytical chemistry. New Jersey: Prentice Hall PTR.

Kumar, B. (2020). Graphene-and graphene oxide-bounded metal nanocomposite for remediation of organic pollutants (pp. 1-20). Chapter in IntechOpen.

Kumar, P. V., Bardhan, N. M., Chen, G. Y., Li, Z., Belcher, A. M., & Grossman, J. C. (2016). New insights into the thermal reduction of graphene oxide: impact of oxygen clustering. *Carbon*, 100, 90-98.

Kumar, P. V., Bardhan, N. M., Tongay, S., Wu, J., Belcher, A. M., & Grossman, J. C. (2014). Scalable enhancement of graphene oxide properties by thermally driven phase transformation. *Nature Chemisttry*, 6, 151-158.

Kumari, S., Sharma, P., Yadav, S., Kumar, J., Vij, A., Rawat, P., Kumar, S., Sinha, C., Bhattacharya, J., Srivastava, C. M., & Majumdar, S. (2020). A novel synthesis of the graphene oxide-silver (GO-Ag) nanocomposite for unique physiochemical applications. *ACS Omega*, 5, 5041-5047.

Leibson, T., & Lifshitz, M. (2008). Organophosphate and carbamate poisoning: review of the current literature and summary of clinical and laboratory experience in southern Israel. *The Israel Medical Association Journal*: *IMAJ*, 10, 767-770.

Li, M., Li, D.-W., Xiu, G., & Long, Y.-T. (2017). Applications of screen-printed electrodes in current environmental analysis. *Current Opinion in Electrochemistry*, 3, 137-143.

Liang, P., Guo, L., Liu, Y., Liu, S., & Zhang, T.-Z. (2005). Application of liquid-phase microextraction for the determination of phoxim in water samples by high performance liquid chromatography with diode array detector. *Microchemical Journal, Devoted to the Application of Microtechniques in all Branches of Science*, 80, 19-23.

Liu, G., Riechers, S. L., Mellen, M. C., & Lin, Y. (2005). Sensitive electrochemical detection of enzymatically generated thiocholine at carbon nanotube modified glassy carbon electrode. *Electrochemistry Communications*, 7, 1163-1169.

Manzoli, A., Shimizu, F. M., Mercante, L. A., Paris, E. C., Oliveira, O. N., Correa, D. S., & Mattoso, L. H. C. (2014). Layer-by-layer fabrication of AgCl PANI hybrid nanocomposite films for electronic tongues. *Physical Chemistry Chemical Physics*: *PCCP*, 16, 24275-24281.

Mattevi, C., Eda, G., Agnoli, S., Miller, S., Mkhoyan, K. A., Celik, O., Mastrogiovanni, D., Granozzi, G., Garfunkel, E., & Chhowalla, M. (2009). Evolution of electrical, chemical, and structural properties of transparent and conducting chemically derived graphene thin films. *Advanced Functional Materials*, 19, 2577-2583.

Mercante, L. A., Scagion, V. P., Pavinatto, A., Sanfelice, R. C., Mattoso, L. H. C., & Correa, D. S. (2015). Electronictongue based on nanostructured hybrid films of gold nanoparticles and phthalocyanines for milk analysis. *Journal of Nanomaterials*, 2015,

890637. (1-7).

Migliorini, F. L., Sanfelice, R. C., Mercante, L. A., Facure, M. H. M., & Correa, D. S. (2020). Electrochemical sensor based on polyamide 6/polypyrrole electrospun nanofibers coated with reduced graphene oxide for malathion pesticide detection. *Materials Research Express*, 7, 015601. 2-10.

Modafferi, V., Santangelo, S., Fiore, M., Fazio, E., Triolo, C., Patane`, S., Ruffo, R., & Musolino, 13. G. (2019). Transition metal oxides on reduced graphene oxide nanocomposites: evaluation of physicochemical properties. *Journal of Nanomaterials*, 2019, 703218. 1-9.

Mohan, A. N., Manoj, B., & Panicker, S. (2019). Facile synthesis of graphene-tin oxide nanocomposite derived from agricultural waste for enhanced antibacterial activity against Pseudomonas aeruginosa. *Scientific Reports*, 9, 4170. 1-12.

Molina, A., & Gonzalez, J. (2015). Pulse voltammetry in physical electrochemistry and electroanalysis. In F. Scholz (Ed.), Monographs in electrochemistry. Berlin: Springer.

Morimoto, N., Kubo, T., & Nishina, Y. (2016). Tailoringthe oxygen content of graphite and reduced graphene oxide for specific applications. *Scientific Reports*, 6, 21715. 1-8.

Osteryoung, J. G., & O' Dea, J. J. (1986). Square wave voltammetry. In A. J. Bard (Ed.), *Electroanalytical chemistry* (vol. 14). New York: Marcel Dekker.

Osteryoung, J. G., & Osteryoung, R. A. (1985). Square wave voltammetry. *Analytical Chemistry*, 57, 101A-110A.

Palanisamy, S., Lee, H. F., Chen, S.-M., & Thirumalraj, B. (2015). An electrochemical facile fabrication of platinum nanoparticle decorated reduced graphene oxide; application for enhanced electrochemical sensing of H_2O_2. *RSC Advances*, 5, 105567-105573.

Pandey, G. P., Singh, A. K., Deshmukh, L., Prasad, S., Paliwal, L. J., Asthana, A., & Mathew, S. 2. (2014). A novel and sensitive kinetic method for the determination of malathion using chromogenic reagent. *Microchemical Journal, Devoted to the Application of Microtechniques in all Branches of Science*, 113, 83-89.

Paulchamy, B., Arthi, G., & Lignesh, B. D. (2015). A simple approach to stepwise synthesis of graphene oxide nanomaterial. *Nanomedicine Nanotechnology*, 6, 1000253. 1-4.

Pei, H., Li, J., Lv, M., Wang, J. Y., Gao, J. M., Lu, J. X., Li, Y. P., Huang, Q., Hu, J., & Fan, C. H. (2012). *A graphene-basedsensor array for high-precision and adaptive target identification Journal of the American Chemical Society*, 134, 13843-13849.

Perez-Fernández, B., Costa-García, A., & de la Escosura-Muñiz, A. (2020). Electrochemical (bio) sensors for pesticides detection using screen-printed electrodes. *Sensors*, 10, 32. 1-26.

Periasamy, A. P., Umasankar, Y., & Chen, S. M. (2009). Nanomaterials acetylcholinesterase enzyme matrices for organophosphorus pesticides electrochemical sensors: a review. *Sensors*, 9, 4034-4055.

Peter, J. V. , & Cherian, A. M. (2000). Organic insecticides. *Anaesthesia and Intensive Care*, 28,11-21.

Pinheiro, A. d S. , da Rocha, G. O. , & de Andrade, J. B. (2011). A SDME/GC-MS methodology for determination of organophosphate and pyrethroidpesticides in water. *Microchemical Journal, Devoted to the Application of Microtechniques in all Branches of Science*, 99, 303-308.

Pumera, M. (2010). Graphene-based nanomaterials and their electrochemistry. *Chemical Society Reviews*, 39, 4146-4157.

Pumera, M. , Ambrosi, A. , Bonanni, A. , Chng, E. L. K. , & Poh, H. L. (2010). Graphene for electrochemical sensingand biosensing. *Trends in Analytical Chemistry*, 29, 954-965.

Rajaji, U. , Murugan, K. , Chen, S. -M. , Govindasamy, M. , Chen, T. -W. , Lin, P. H. , & Prabha, P. L. (2019). Graphene oxide encapsulated 3D porous chalcopyrite (CuFeS2) nanocomposite as an emerging electrocatalyst for agro hazardous (methyl paraoxon) detection in vegetables. *Composites Part B: Engineering*, 160, 268-276.

Ranjan, P. , Agrawal, S. , Sinha, A. , Rao, T. R. , Balakrishnan, J. , & Thakur, A. D. (2018). A low-cost non-explosivesynthesis of graphene oxide for scalable applications. *Scientific Reports*, 8, 12007. 1-13.

Rassaei, L. , Amiri, M. , Cirtiu, C. M. , Sillanpaa, M. , Marken, F. , & Sillanpaa, M. (2011). Nanoparticles in electrochemical sensors for environmental monitoring. *Trends in Analytical Chemistry*, 30, 1704-1715.

Ray, S. C. (2015). Application and uses of graphene oxide and reduced graphene oxide. Applications of graphene and graphene-oxide based nanomaterials (pp. 39-55).

Razmi, H. , & Mohammad-Rezaei, R. (2013). Graphene quantum dots as a new substrate for immobilization and direct electrochemistry of glucose oxidase: application to sensitive glucose determination. *Biosensors & Bioelectronics*, 41, 498-504

Reduced graphene oxide: an introduction. Web resource: https://www. graphene-info. com/ reduced-graphene oxide-introduction.

Riul, A. , Dantas, C. A. R. , Miyazaki, C. M. , & Oliveira, O. N. (2010). Recent advances in electronic tongues. *Analyst*, 135, 2481-2495.

Rowley-Neale, S. J. , Randviir, E. P. , Abo Dena, A. S. , & Banks, C. E. (2018). An overview of recent applications of reduced graphene oxide as a basis of electroanalytical sensing platforms. *Applied Materials Today*, 10, 218-226.

Sahub, C. , Tuntulani, T. , Nhujak, T. , & Tomapatanaget, B. (2018). Effective sensor based on graphene quantum dots via enzymatic reaction for directly photoluminescence detection of organophosphate pesticide. *Sensors and Actuators B: Chemical*, 258, 88-97

Scida, K. , Stege, P. W. , Haby, G. , Messina, G. A. , & García, C. D. (2011). Recent applications of carbon-based nanomaterials in analytical chemistry: critical review. *Analytica*

Chimica Acta, 691, 6–17.

Shah, B., Yin, P. T., Ghoshal, S., & Lee, K. B. (2013). Multimodal magnetic core-shell nanoparticles for effective stem-cell differentiation and imaging. *Angewandte Chemie International* (*Ed.*), 52, 6190–6195.

Shan, C., Yang, H., Song, J., Han, D., Ivaska, A., & Niu, L. (2009). Direct electrochemistry of glucose oxidase and biosensing for glucose based on graphene. *Analytical Chemistry*, 81, 2378–2382.

Shao, Y., Wang, J., Engelhard, M., Wang, C., & Lin, Y. (2010). Facile and controllable electrochemical reduction of graphene oxide and its applications. *Journal of Materials Chemistry*, 20, 743–748.

Shauloff, N., Teradal, N. L., & Jelinek, R. (2020). Porous graphene oxide metal ion composite for selective sensing of organophosphate gases. *ACS Sensors*, 5, 1573–1581.

Shi, P., Su, R., Wan, F., Zhu, M., Li, D., & Xu, S. (2012). Co3O4 nanocrystals on graphene oxide as a synergistic catalyst for degradation of Orange II in water by advanced oxidation technology based on sulfate radicals. *Applied Catalysis B: Environmental*, 123–124, 265–272.

Silva, K. D., Huang, H. H., Joshi, R., & Yoshimura, M. (2017). Chemical reduction of graphene oxide using green reductants. *Carbon*, 119, 190–199.

Smith, A. T., LaChance, A. M., Zeng, S., Liu, B., & Sun, L. (2019). Synthesis, properties, and applications of graphene oxide/reduced graphene oxide and their nanocomposites. *Nano Materials Science*, 1, 31–47.

Song, J., Wang, X., & Chang, C.-T. (2014). Preparation and Characterization of Graphene Oxide. *Journal of Nanomaterials*, 2014, 276143. (1–6).

Stankovich, S., Dikin, D. A., Dommett, G. H. B., Kohlhaas, K. M., Zimney, E. J., Stach, E. A., Piner, R. D., Nguyen, S. T., & Ruoff, R. S. (2006). Graphene-based composite materials. *Nature*, 442, 282–286.

Sun, X., Gong, Z., Cao, Y., & Wang, X. (2013). Acetylcholinesterase sensor based on poly (diallyldimethylammonium chloride)-multi-walled carbon nanotubes-graphene hybrid film. *Nano-Micro Letters*, 5, 47–56.

Tang, W., & Wu, J. (2014). Amperometric determination of organophosphorus pesticide by silver electrode usingan acetylcholinesterase inhibition method. *Analytical Methods*, 6, 924–929.

Thangamuthu, M., Hsieh, K. Y., Kumar, P. V., & Chen, G. Y. (2019). Graphene-and graphene oxide-based nanocompositeplatforms for electrochemical biosensing applications. *International Journal of Molecular Sciences*, 20, 2975. (1–25).

Tuning the Photoluminescence of Graphene Oxide. Web resource: https://www.edinst.com/graphene-oxide photoluminescence.

Voiry, D., Yang, J., Kupferberg, J., Fullon, R., Lee, C., Jeong, H. Y., Shin, H. S., &

Chhowalla, 14. (2016). Highquality graphene via microwave reduction of solution-exfoliated graphene oxide. *Science* (New York, N. Y.), 353, 1413-1416.

Wadia, R. S., Sadagopan, C., Amin, R. B., & Sardesai, H. V. (1974). Neurological manifestations of organophosphorous insecticide poisoning. *Journal of Neurology, Neurosurgery, and Psychiatry*, 37, 841-847.

Wang, B., Li, Y., Hu, H., Shu, W., Yang, L., & Zhang, J. (2020). Acetylcholinesterase electrochemical sensors with graphene-transition metal carbides nanocomposites modified for detection of organophosphate pesticides. *PLoS One*, 15, e0231981. (1-16).

Wang, J. (2005). Nanomaterial based electrochemical sensors. *Analyst*, 130, 421-426.

Wang, J. (2006). Controlled-potential techniques ISBN 10 0-471-67879-1 Analytical electrochemistry (3rd ed., pp. 67-114). New Jersey: John Wiley & Sons, Wiley-VCH.

Wang, K., Li, H.-N., Wu, J., Ju, C., Yan, J.-J., Liu, Q., & Qiu, B. (2011). TiO2-decorated graphene nanohybrids for fabricating an amperometric acetylcholinesterase sensor. *Analyst*, 136, 3349-3354.

Wilson, M. S. (2005). Electrochemical immunosensors for the simultaneous detection of two tumor markers. *Analytical Chemistry*, 77, 1496-1502.

Wu, S., Huang, F., Lan, X., Wang, X., Wang, J., & Meng, C. (2013). Electrochemically reduced graphene oxide and Nafion nanocomposite for ultralow potential detection of organophosphate pesticide. *Sensorsand Actuators B*, 177, 724-729.

Xia, N., Wang, Q., & Liu, L. (2015). Nanomaterials-based optical techniques for the detection of acetylcholinesterase and pesticides. *Sensors*, 15, 499-514.

Xu, Z. L., Deng, H., Deng, X. F., Yang, J. Y., Jiang, Y. M., Zeng, D. P., Huang, F., Shen, Y. D., Lei, H. T., Wang, H., & Sun, Y. M. (2012). Monitoring of organophosphorus pesticides in vegetables using monoclonal antibodybased direct competitive ELISA followed by HPLC-MS/MS. *Food Chemistry*, 131, 1569-1576.

Yang, Y., Asiri, A. M., Du, D., & Lin, Y. (2014). Acetylcholinesterase sensor based on a gold nanoparticle polypyrrole reduced graphene oxide nanocomposite modified electrode for the amperometric detection of organophosphorus pesticides. *Analyst*, 139, 3055-3060.

Yao, Y., Wang, G., Chu, G., An, X., Guo, Y., & Sun, X. (2019). The development of a novel sensor based on gold nanocages/graphene oxide *New Journal of Chemistry*, 43, 13816-13826.

Yu, X., Zhang, W., Zhang, P., & Su, Z. (2017). Fabrication technologies and sensing applications of graphenebased composite films: advances and challenges. *Biosensors & Bioelectronics*, 89, 72-84.

Zhang, J., Liu, Q., Ruan, Y., Lin, S., Wang, K., & Lu, H. (2018). Monolithic crystalline swelling of graphite oxide: a bridge toultralarge graphene oxide with high scalability. *Chemistry of Materials: a Publication of the American Chemical Society*, 30, 1888-1897.

Zhang, L., Zhang, A., Du, D., & Lin, Y. (2012). Sensor based on Prussian blue nanocubes/reduced graphene oxide nanocomposite for detection of organophosphorus pesticides. *Nanoscale*, 4, 4674-4679.

Zhou, Y., Jing, X., & Chen, Y. (2017). Material chemistry of graphene oxide-based nanocomposites for theranostic nanomedicine. *Journal of Materials Chemistry B*, 5, 6451-6470.

第 28 章　用于分析和毒理学目的的神经性毒剂模拟剂:合成方法和用途

Samir F. de A. Cavalcante①②,Alessandro B. C. Simas③,
Marcos C. Barcelos④, Kamil Kuča②和 Tanos Celmar Costa Francua②④

28.1　神经性毒剂

神经毒素是天然或合成化合物,通过阻止相关生物机制导致能力丧失并最终导致死亡(Dong et al. ,2019;Eckert,1981;Nepovimova & Kuca,2018a;rossetto et al. ,2014)。这类化合物的战争是禁止使用化学武器公约(CWC),1997 年生效,为正式建立铺平了道路的禁止化学武器组织(OPCW),国际监督机构监督执行 CWC 规定(CWC-化学武器公约,1997)。

CWC 有“化学品附件”部分,这是一份清单,包括合成和天然神经毒素因可能被滥用而得到严格控制的化合物(CWC-化学武器公约,1997;化学武器 UNODA,2021)。除了蛤类毒素(1)(图 28.1),一种在不同的动物物种中发现的致命神经毒素,如河豚,一些蓝藻和鞭毛藻(Cusick & Sayler,2013;Metcalf et al. ,2021;Wiese et al. ,2010;Zhang et al. ,2013)以及所谓的“神经性毒剂”,主要是有机磷和氨基甲酸盐,也包括在内。这种合成神经毒素的例子有沙林(2)、塔崩 (3)、梭曼 (4)、VX (5)、甲基-(1-(二乙基氨基)亚乙基)膦酰氨基氟化物(A-242(6)和 1-[N,N-二甲基 N-(2-羟基)乙基胺]-10-[N-(3-二甲基氨基甲酸-α-吡啶基)-N,N-二甲基氨]十烷二溴化物(7)(图 28.1)(Cavalcante et al. ,2020;Chai et al. ,2018;Chan et al. , 2020; Costanzi et al. , 2018; Franca et al. , 2019; Greenfield et al. , 2002; Kloske & Witkiewicz,2019;Nepovimova & Kuca,2018b;Sydnes,2020;Wiener & Hoffman,2004;CWC-化物公约,1997;Soltaninejad,2021)。氟酸膦酰胺(6)以前被认为是诺维乔克毒剂(也称为 A 类毒剂)的一个例子,过去被认为是一类难以捉摸的神经性毒剂,最近有中毒的例子(Carlsen, 2018; Mukherjee & Gupta, 2020; Vale et al. , 2018; CWC-Chemical Weapons Convention, 1997; Castelvecchi, 2021)。CWC“化学武器附件”中的化合物根据一些特点,包括其毒性和和平使用的工业生产(CWC-化学武器公约,1997)。

表 28.1 中编码所包括的标准是 CWC 禁止和几乎没有和平使用的高潜力毒剂(图 28.1)。表 28.1 中编码 2 化学品具有致命或丧失能力的可能性,含有附表 1 所列的有毒化学品前体,尽管是为和平目的而生产的。表 28.1 中编码 2 化学品的例子是甲基膦酰二

---

① 巴西,里约热内卢,巴西陆军技术中心,国防研究所。
② 捷克共和国,化学系,Hradec Králové(UHK)。
③ 巴西,里约热内卢里约热内卢联邦大学,自然研究所。
④ 巴西,里约热内卢,军事工程学院(IME)。

氯化酯(8、MPDC)和 O,O‘-甲基膦酸二乙酯 DEMP(9),后者是有机磷神经性毒剂沙林和索曼(表 28.1 中编码 1 中的有毒 1 化学品)的前体,以及用于校准、测试、检测和保护设备的阻燃剂和模拟剂。相反,MPDC 是一种合成神经性毒剂、杀虫剂和药物的多用途前体。表 28.1 中编码 3 的化学品标准与表 28.1 中编码 2 的标准相似,为 CWC 不禁止的目的进行大量工业生产。硫酰氯(10)、磷(V)氯化氧(11)、三氯化磷(12)和亚磷酸三乙酯(13)是表 28.1 中编码的例子(图 28.2)(Cavalcante et al.,2019, 2020; CWC-Chemical Weapons Convention, 1997).

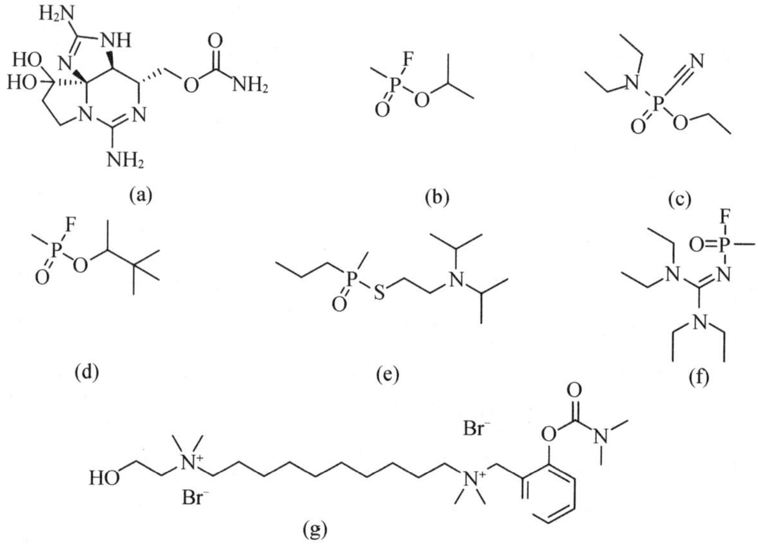

图 28.1 在 CWC 中列出的一些神经性毒剂

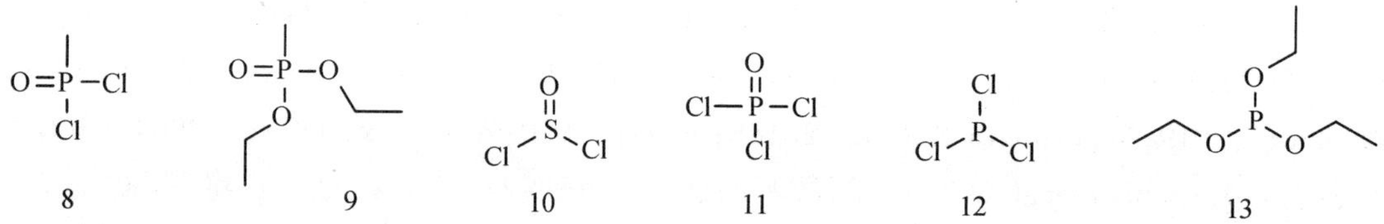

图 28.2 一些 CWC 的表 28.1 中编码 2 和表 28.1 中编码 3 的化学品

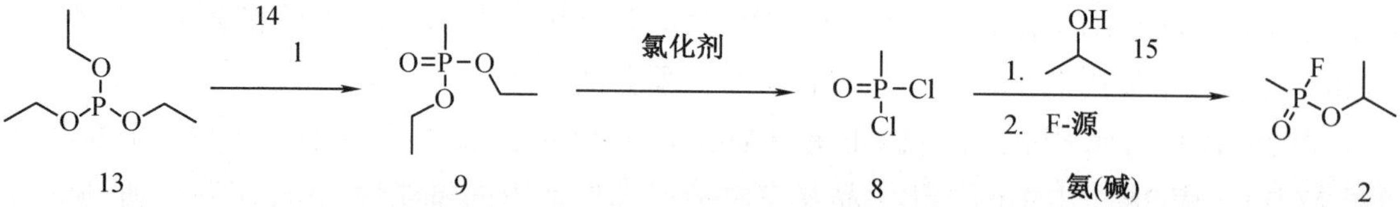

公式 28.1 沙林从 O、O′-二乙基甲基膦酸盐开始的合成路线("氯化剂"可为硫酰氯或三氯化磷)

公式 28.1 代表了从 DEMP (9)到沙林 (2)的合成路线,举例说明了时间表之间的关系。亚甲酸三乙酯(13)与碘甲烷(14)的反应反应得到 DEMP (9)。用硫代氯(10)或三氯化磷(12)氯化产生 MPDC (8),在一锅合成中,在碱胺存在下与异丙醇(15)反应,然后用氟化物源(例如碱性氟化物盐)处理,生成沙林(2)。(Black & Harrison, 1994; Cavalcante et al.,2019; Gupta et al.,2008; Ledgard, 2006; Mukherjee & Gupta, 2020; Sierakowski & Kiddle, 2005; Studenov et al.,2005; Timperley, 2015; CWC-Chemical Weapons Convention, 1997)。

表28.1显示了有机磷化合物与CWC的关系,其中"A"代表有毒化学物质,"B"代表前体(CWC-化学武器公约,1997)。

有机磷和氨基甲酸酯被归类为神经性毒剂,可作为胆碱酯酶抑制剂。胆碱酯酶是副交感神经传递中的关键酶。这些羧酸酯酶可以在两种亚型中发现,乙酰胆碱酯酶(AChE, EC3.1.1.1.7),发现于中枢神经系统(CNS)、神经肌肉连接和红细胞膜中,以及丁酰胆碱酯酶(BChE,EC 3.1.1.8),一种参与各种羧酸酯水解的血浆亚型。胆碱酯酶是高度保守的整个物种,有一个催化三联活性网站包含残留的丝氨酸,组氨酸和谷氨酸,负责水解神经递质乙酰胆碱(ACh,16)的前体,醋酸(17)和胆碱(18),重新吸收重新合成在突触前神经元(公式28.1)。乙酰胆碱的水解有效地阻断了突触后神经元的动作电位(公式28.2)(Broomfeld et al., 1991; Chatonnet & Lockridge, 1989; Dvir et al.,2010; Kaiser, 2013; Lockridge, 2015; Patrick et al.,2013; Quinn, 1987; Rozengart et al.,2013; Saxena et al., 1999; Silman & Sussman, 2005; Soreq & Seidman, 2001; Stone, 2021; Straight, 2013; Sussman & Silman, 1992; Taylor & Radic, 1994; Taylor, 1991)。

表28.1 一些有机磷化合物及其与CWC的关系

结构	名称(系统IUPAC名称)	CWC编码	编码解读
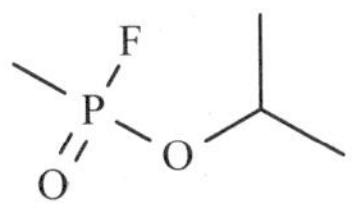	沙林(甲基氟磷酸O-异丙基酯)	1.A.01	CWC有毒化学品:O-烷基(≤C10,包括。环烷基)烷基(Me、Et、n-Pr或i-Pr)-氟化膦酸盐,几乎没有和平用途
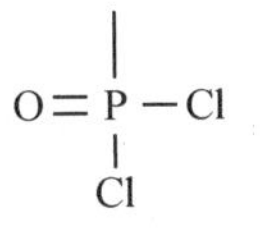	MPDC(甲基膦酰二氯)	2.B.04	除编码1所列的化学品外,含有甲基、甲基、乙基或丙基(正常或等基)结合的磷原子,但不含附加碳原子的化学物质;相关工业生产
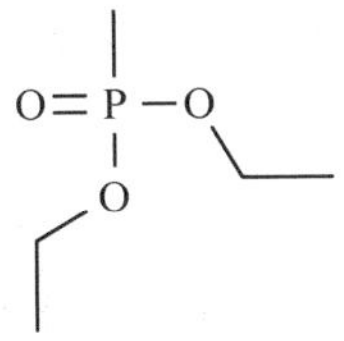	DEMP(甲基膦酸O,O'-二乙酯)		
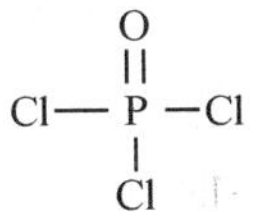	三氯氧磷(V)	3.B.05	化学毒剂的前体;大型工业生产

表 28.1(续)

结构	名称(系统 IUPAC 名称)	CWC 编码	编码解读
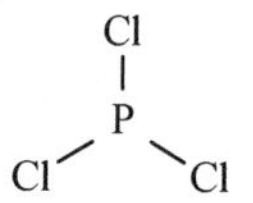	三氯化磷	3. B. 06	
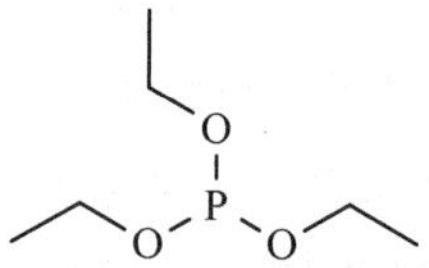	亚磷酸三乙酯	3. B. 09	

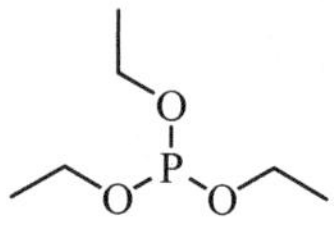

13

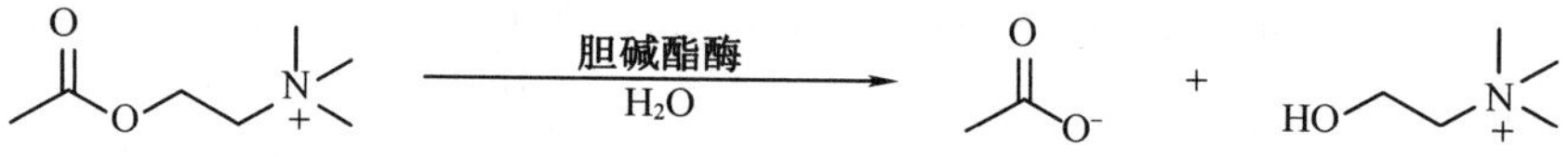

16　　17　　18

公式 28.2　用胆碱酯酶水解乙酰胆碱的示意图

胆碱酯酶有 5 个相关位点,如图 28.3 所示。活性位点(ES 5 酯水解位点)是发生水解反应的地方。其他位点是外周阴离子位点(PAS),富含芳香氨基酸残基,将缺电子底物拖入酶峡谷;催化阴离子位点(CAS),负责与底物的缺电子部分相互作用;氧阴离子位点(OAS),对乙酰胆碱羧基碳攻击导致的四面体过渡态的稳定很重要。最后,酰基口袋位点(APS),负责确定被水解底物的大小,从而区分胆碱酯酶的亚型。(Ali et al. ,2012;Broomfeld et al. ,1991;Cavalcante et al. ,2020;Chatonnet & Lockridge,1989;De Boer et al. ,2021;Dvir et al. ,2010;Lockridge,2015;Pohanka,2020;Pope & Brimijoin,2018;Pourshojaei et al. ,2019;Quinn, 1987; Saxena et al. ,1999; Silman & Sussman, 2005; Silman, 2020; Soreq & Seidman, 2001; ussman & Silman, 1992; Taylor & Radic, 1994; Taylor, 1991)。

抑制磷酸化或氨基甲酰化的羟基丝氨酰残留胆碱酯酶可能触发综合症称为污泥(唾液分泌、流泪、排尿、排便、胃肠道效应、呕吐、螨症和肌肉痉挛),这可能是致命的取决于暴露的水平和如何解决(公式 28.3)。这些有毒化学物质对胆碱酯酶的抑制导致乙酰胆碱在突触间隙的积累和胆碱能神经支配的过度刺激,广泛影响生理过程(Giyanwani et al. ,2017;Gupta et al. ,2017;Hulse et al. ,2019;Kassa,2002;Munro,1994;Naughton & Terry,2018;Pannu et al. ,2020;Pearson & Patel,2016;Rice et al. ,2015;Schwartz et al. ,2019;Slavica et al. ,2018;Stallones & Beseler,2016;Thiermann et al. ,2016;White et al. ,2016;Wright et al. ,2016;Yanagisawa,2014;Yu et al. ,2021)。虽然没有在 CWC 中列出,但还有其他有机磷和氨基甲酸酯使用的农药可以作为胆碱酯酶抑制剂,例如,对氧磷(22)、马拉硫磷(23)和涕灭威(24)(图 28.4)。这些化合物在不发达国家和发展中国家构成重大风险,因为它们可用于农业,造成环境污染和意外或职业中毒(Cardozo et al. ,2019;Jokanovicć,2018;Kumar et al. ,2016;Kwong,2002;Mearns et al. ,1994;Minton & Murray,1988;Mitra et al. ,2017;Munoz-Quezada et al. ,2016;Nandhini et al. ,2021;Pope,1999;Pundir et al. ,2019;Ross et al. ,2012;Sapbamrer & Hongsibsong,2019;Selmi et al. ,2018;Sidhu et al. ,2019;Singh & Walker,2006;Soltaninejad & Abdollahi,2009;Therkorn et al. ,2020;Yang et al. ,2020)。

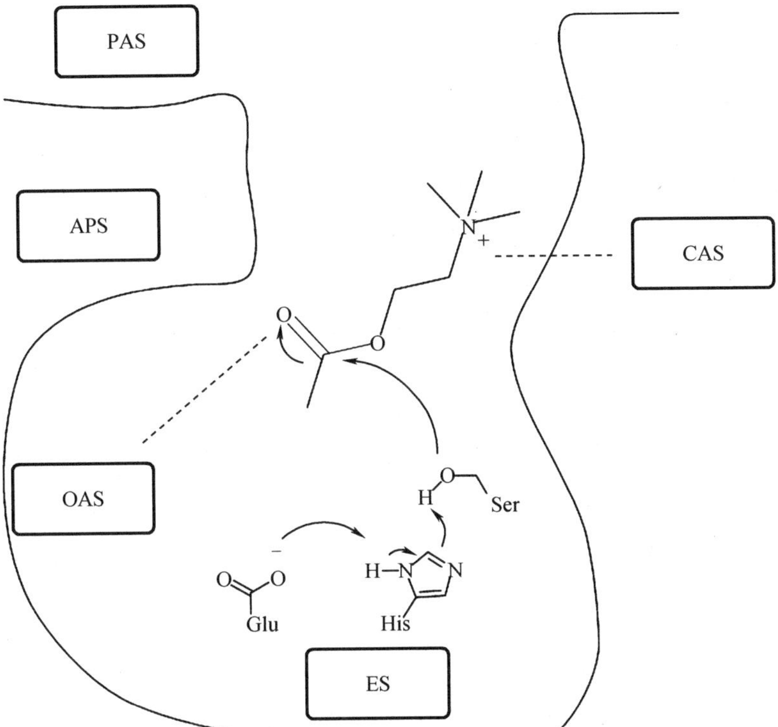

图 28.3　胆碱酯酶水解乙酰胆碱的示意图

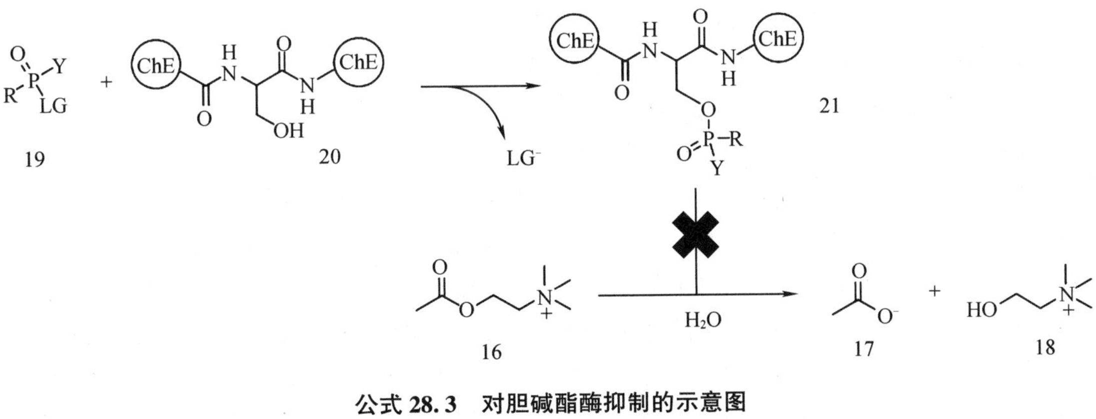

公式 28.3　对胆碱酯酶抑制的示意图

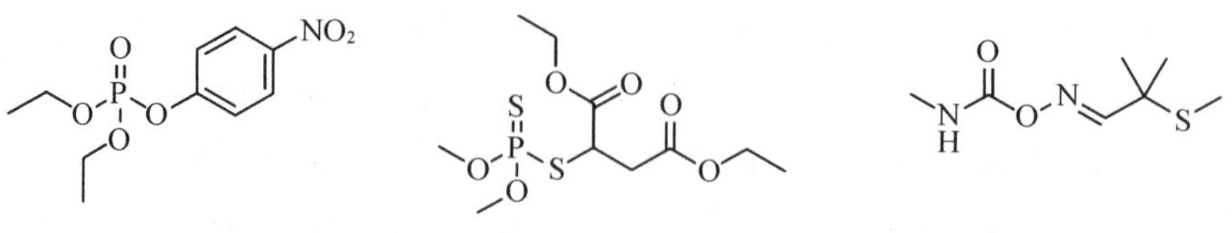

22　　23　　24

图 28.4　胆碱酯酶抑制农药

在公式 28.2 的建议机制中，有机磷化合物(19)中合适的离去基(LG)、G 系列氟(即沙林(2)、禁忌(3)、环素和 O-环己基)和 VX 中的 2-(N,N-二异丙基胺)乙烷-2-硫醇(5)被胆碱酯酶活性位点的丝氨酸残基的羟基亲核攻击取代，使酶的非活性形式(21)不再能够水解神经递质(16)。这导致乙酰胆碱的积累，触发胆碱能综合征。值得注意的是，胆碱酯酶抑制也使中枢神经系统中其他神经递质的水平失衡，如-氨基丁酸(GABA)和谷氨酸，通过对毒蕈碱胆碱能受体的毒性过度刺激，导致接触这些化学物质的个体癫痫发作。(Antonijevic & Stojiljkovic,2007;Aroniadou-Anderjaska et al.,2009,2016;Amcolovic et al.,2013;Gupta et al.,2017;Moshiri et al.,2012;Pearson & Patel,2016;Pohanka,2020;Quinn,1987;Rice et al.,2015;Soreq & Seidman,2001;Stone,2021)。

基于神经性毒剂中毒引起的众多生理事件，必须迅速采用挽救胆碱酯酶活性的临床方法，以避免人员伤亡。目前，基本治疗包括联合注射多达三种药物：一种抗胆碱能药物(阿托品,25)，一种取代有机磷部分的亲核试剂和一种抗惊厥药物(例如，地西泮,26)。至于亲核试剂，吡啶肟是唯一成功的治疗类药物，尽管有局限性。临床可用的化合物包括吡肟(27)、碘肟(28)、三肟(29)和 HI-6(30)；反阴离子(A2)通常为氯、溴化物、碘化物或甲磺酸盐(图 28.5)。由于他们的 pKa，在生理上的 pH 调控，他们提供一种氧酸，亲核剂负责取代抑制剂部分，随后的酶重新激活(公式 28.4)。由于上述其他神经递质水平的不平衡，给予 GABA 激动剂和谷氨酸拮抗剂的治疗可能会有帮助(Bajgar et al.,2015;Boskovic et al.,1984;Cabal et al.,2004;Candiotti,2017;Cannard,2006;de Jong et al.,1989;Eyer et al.,1992;Gorecki et al.,2016,2017;Jokanovicć,2012;Kuca et al.,2006;Lorke et al.,2020;Oximes as Nerve Agent Antidotes,2021;Stojiljkovićc & Jokanovićc,2006;Worek et al.,2013;Worek et al.,2016,2020;Yokoyama,2007;Zunec et al.,2015)。

根据公式 28.4 提出的机制，使用普利肟(27)后，产生氧肟(31)，攻击磷酸化的磷酸抑制酶的磷部分，形成磷酸肟(32)和重新激活的胆碱酯酶(20)。事实上，由于吡啶肟的局限性，如毒性和通过血脑屏障(BBB)的低渗透性，对神经性毒剂中毒的新型解毒剂的研究显然是有必要的(Candiotti,2017;de Jong et al.,1989;Gorecki et al.,2016,2017;Hoërnberg et al.,2007;Kitagawa et al.,2021;Kuca et al.,2006;Worek et al.,2016)。这些问题由于胆碱酯酶老化的可能性而加剧，即在生物条件下酶抑制剂加合物的 O-烷基被取代，产生的磷酸通过与酶 ES 的质子化组氨酸残基相互作用而稳定。老化取决于一些因素，对抑制剂的结构起着重要的作用。公式 28.5 显示了胆碱酯酶和氟磷酸梭曼之间形成的加合物的老化过程(33)。由于临床上没有可用的解毒剂能够重新激活老化的酶，这就提出了另一个需要解决的问题。(Carletti et al.,2009,2010;Masson et al.,2010;Meek et al.,2012;Millard, Koellner et al.,1999;Radic et al.,2010;Sanson et al.,2009;Shafferman et al.,1996;Worek et al.,2004)。

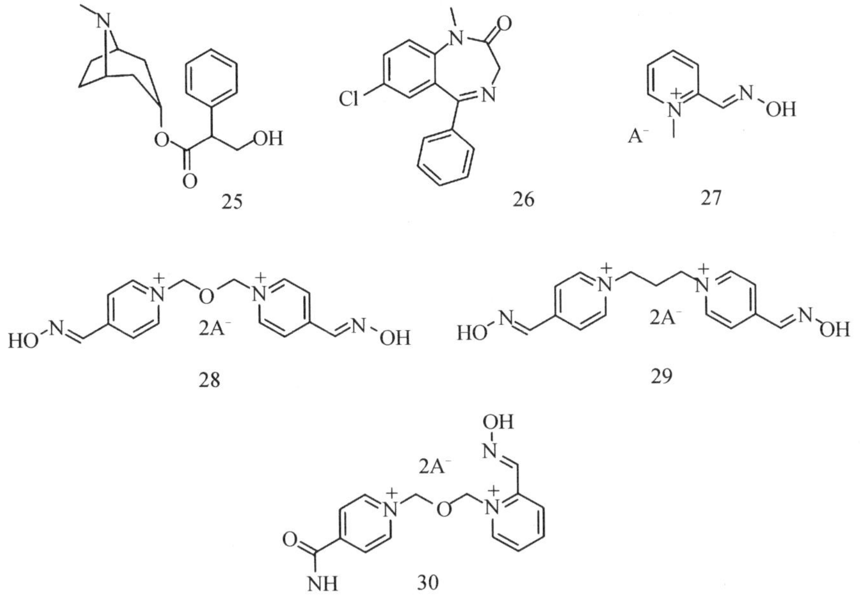

图 28.5 临床上可用于逆转胆碱酯酶抑制剂作用的药物

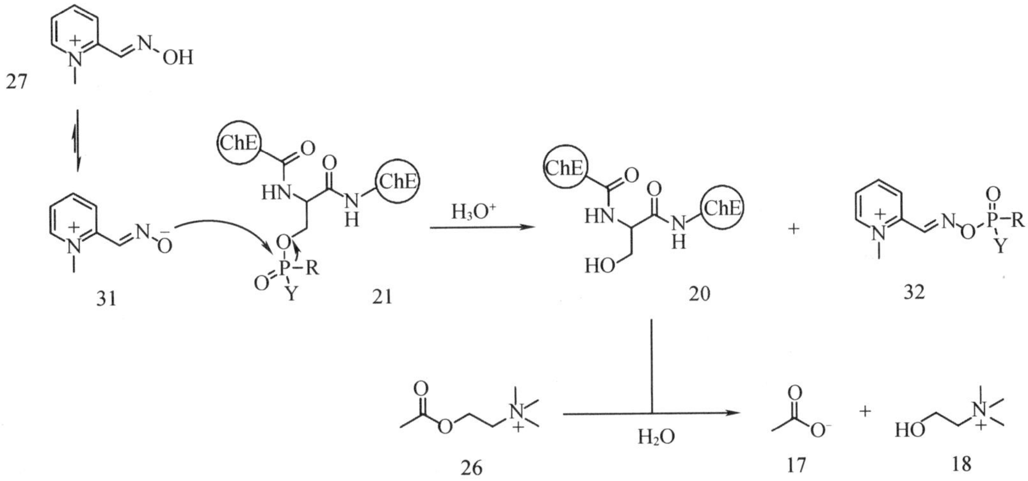

公式 28.4 胆碱酯酶再活化示意图

在公式 28.5 的机制中,在梭曼(4)抑制胆碱酯酶(21)之后,加合物(33)O-脱烷基酯释放稳定的碳正离子(35),并产生磷酸化酶(34),从而建立静电相互作用与活性位点的质子化组氨酸。这改变了 AS 的构象,阻碍了目前临床吡啶肟的再激活可能性。

考虑到目前解毒剂的上述局限性,以及目前临床上还没有可用的解毒剂能够重新激活老化的酶,以及一种能够对不同抑制剂重新激活胆碱酯酶的“通用解毒剂”,需要进一步研究。尽管如此,使用这些有毒化学品需要适当的基础设施和训练有素的人员(Bartelt-Hunt et al.,2008;Cavalcante et al.,2018,2019;Chambers et al.,2016;Coban et al.,2016;Norlin & Lindberg,2003;CWC-Chemical Weapons Convention,1997)。因此,神经性毒剂的模拟剂,即与胆碱酯酶反应生成酶加合物的化合物,是有用的生化和毒理学工具,用于开发医疗对策、培训人力资源、验证保护和检测设备、开发分析方法等。在没有充分准备和符合与 CWC 中列出的实际神经性毒剂一起工作的安全要求的实验室中,这类模拟剂尤为重要。一般来说,与实际的 CWC 神经性毒剂相比,模拟剂通常有一个不同的离去基因,但通常更容易用于研究,因为挥发性和毒性较低,尽管仍然有一定毒性(Cavalcante et al. ,2018;Cavalcante, Simas et al. ,2019;Chambers et al. ,2016;Coban et al. ,2016;Meek et al. ,2012)。

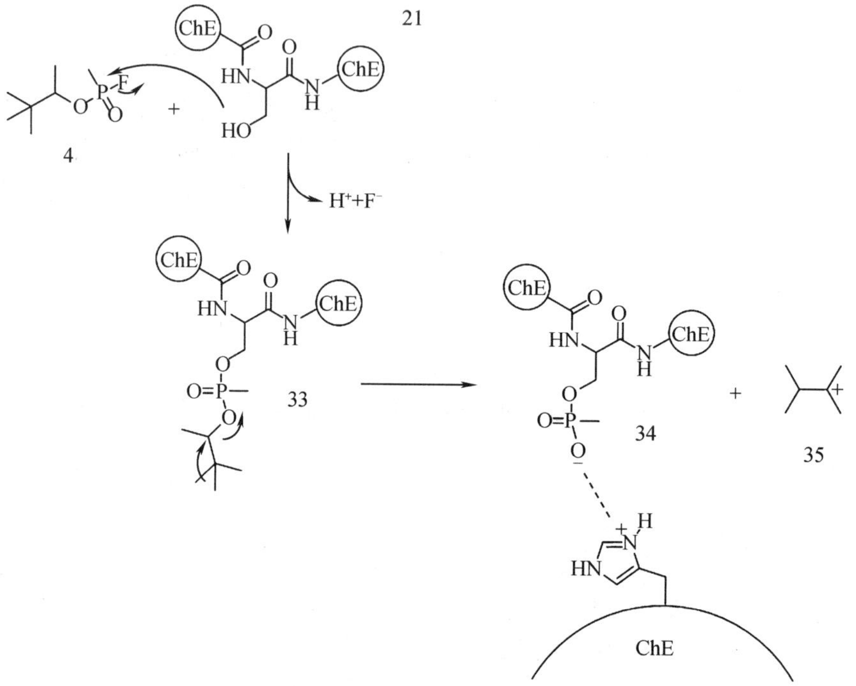

公式 28.5 胆碱酯酶老化

28.2 神经性毒剂替代物的合成

已知的 NIMP(O-(4-硝基苯基)O-异丙酯甲基膦酸盐,36)沙林模拟剂的结构可以被认为是神经性毒剂替代物结构特征的一个例证。一般来说,O,O'-二烷基烷基膦酸酯是 CWC 附表 2 的化学品,作为 G 类神经性毒剂(如沙林(2)、梭曼(3)、塔崩(5))和 V 类(如 VX(5))的模拟剂。我们可以将 NIMP 结构合理化为神经性毒剂沙林复合版本(2)和农药对氧磷(22),其中氟原子(离去基)被 4-硝基酚基团(39)取代(公式 28.6)。沙林或 NIMP,与乙酰胆碱酯酶(37)反应并产生相同的加合物(36),从而加强 NIMP 作为有用的沙林模拟剂的作用(公式 28.7)(Cavalcante, Simas et al. ,2019;Chambers et al. ,2016;Hoérnberg et al. ,2007;Ledgard,2006;Meek et al. ,2012;Timperley,2015)。

尽管 NIMP(36)被视为 CWC 表 28.1 编码 2 的化学品,但沙林(2)是 CWC 表 28.1 编码 1 的化学品。如上所述,NIMP 和胆碱酯酶之间的反应模式类似于沙林(2),它不被归类为附表 1 的化学物质。事实上,通过分析表 28.1 中 DEMP 的结构和分类,NIMP(36)是表 28.1 编码 2(2. B. 04)化合物,保证 NIMP 作为生化、毒理学和分析评估的宝贵工具,不需要使用有毒化学物质作为真正的神经性毒剂,不存在所有相关问题和风险。(Chambers et al.,2016; CWC-Chemical Weapons Convention, 1997).

除NIMP(36)外,还有其他O,O‘-二烷基烷基膦酸酯已成功探索作为神经性毒剂模拟剂,如N,N-二甲基氨基-O-(4-硝基苯)O’-乙基磷酰胺酯(40,NEDPA)和O-(4-硝基苯)O’-乙基甲基膦酸酯(41,NEMP)。NEDPA和NEMP分别是塔崩(3)和VX(5)的模拟剂(图28.6)。这些化学品可以通过不同的途径和前体合成,其中许多都列在CWC的“化学品附表”中。可以看出,NIMP(34)、NEDPA(38)和NEMP(39)带一个4-硝基苯酚基团,作为离去基,而不是氟,根据公式28.6给出的设计。作为NIMP(36),NEDPA(40)和NEMP(41)提供了与实际神经性毒剂相同的加合物。(Cavalcante et al.,2018;Cavalcante,Simas et al.,2019;Chambers et al.,2016;Coban et al.,2016;Meek et al.,2012)。

如下文公式28.8所示,从表28.1编码3的亚磷酸三乙酯(13)开始,与烷基卤化物(碘甲烷(14))通过Michael is Arbuzov反应,得到DEMP(9)。再用氯化剂(例如,硫代基氯(10))处理之后,在碱(例如,三乙胺(43))存在下,所得MPDC(8)用4-硝基苯酚(42)依次处理,以使氯酸膦(44)与适当的醇(乙醇(45)或异丙醇(46))反应并提供所需的模拟剂(Bhattacharya & Thyagarajan, 1981; Cavalcante et al., 2018; Cavalcante, Simas et al., 2019; Kiddle & Gurley, 1999; Kins et al., 2013; Ledgard, 2006; Maier, 1990; Meek et al., 2012; Moedritzer & Miller,1974;Norlin & Lindberg,2003;Svara et al.,2006;Timperley,2015;Villemin et al.,1998)。

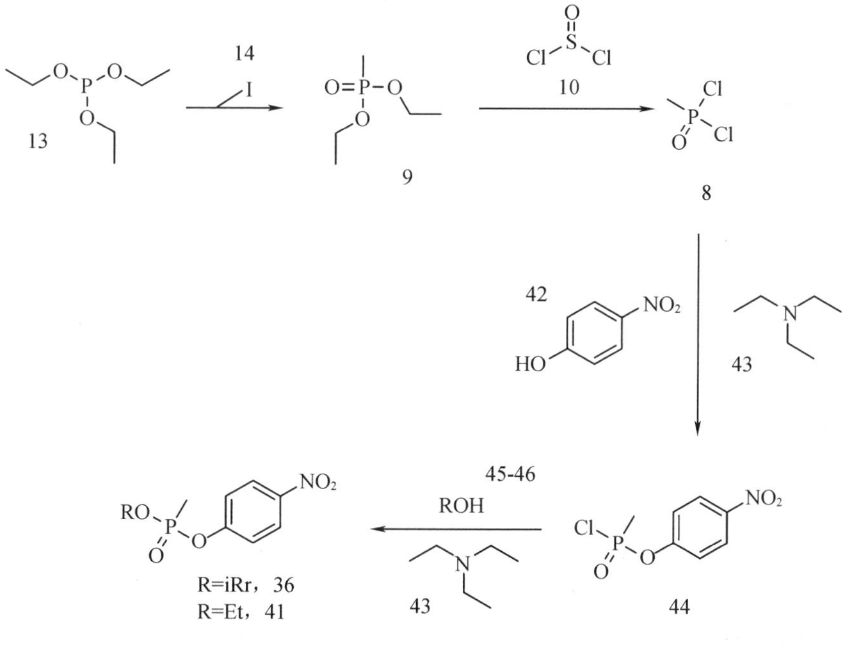

公式28.8 沙林(2)和VX(5)、NIMP(36)和NEMP(41)的4-硝基苯基模拟剂的合成路线

公式28.9显示了一种用于合成O,O’-二烷基烷基膦酸盐模拟剂的替代路线,从三烷基膦酸酯(11,磷酸三乙酯;47,三异丙基膦酸酯),经过芳脲烷基化得到O,O’-二烷基烷基膦酸酯(13和48)。然后,这些化合物随后用氧烷氯(49)和4-(N,N-二甲基胺)吡啶(50)作为催化剂进行一氯化,生成 O-烷基烷基膦氯酸盐(51 和 52,两种 CWC 表 28.1 编码 2 化学品)。这些是多功能化合物,用于合成 CWC 验证的相关化合物,包括除 4-硝基酚衍生物以外的模拟剂,如梭曼(53)和环沙林(54)模拟剂(图 28.7)(Cavalcante et al.,2018;Cavalcante,Simas et al.,2019)。

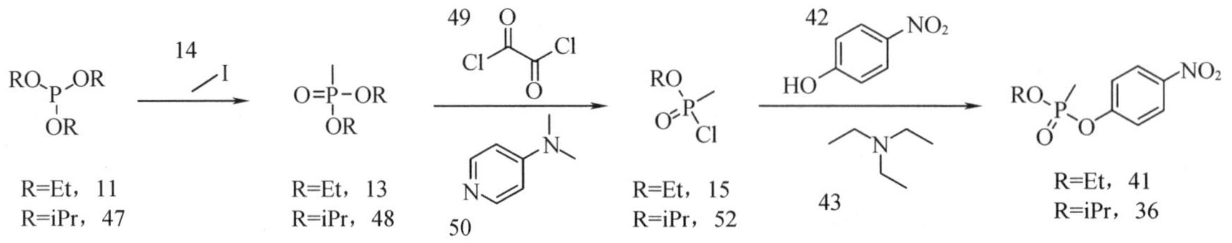

公式 28.9 沙林(2)和 VX (5)、NIMP(36)和 NEMP(41)的 4-硝基苯模拟剂合成路线

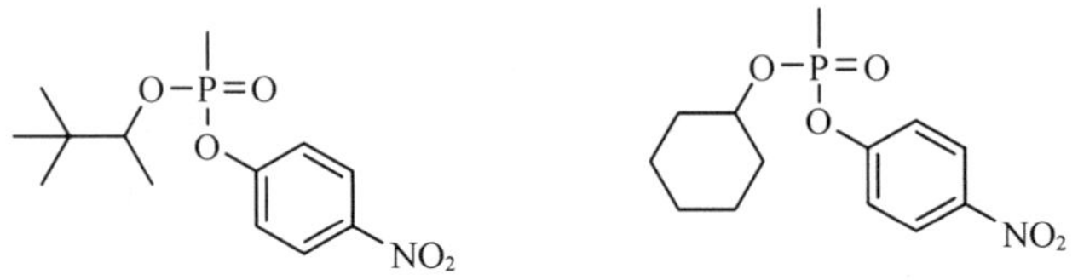

53　　54

图 28.7 梭曼(53)和环沙林(54)4-硝基苯基模拟剂

毒死蜱 (55)、杀扑磷 (56)和磷胺 (57)是用于这种方法的示范化合物(图 28.8)。从而得到带有不同于 4-硝基酚(58 64)的离去基团的神经性毒剂模拟剂,如图 28.8 和图 28.9 所示。如图 28.8 和图 28.9 所示。农药,主要是杀虫剂,主要是磷酸酯,也是生化、毒理和分析研究的重要替代物。也是有价值的生物化学、毒理学和分析研究的替代物。其中包括对硫磷(22)、马拉硫磷(23)和上述农药。(Boone et al.,2006;Briseño-Roa et al.,2006;Paŕdoet al.,2007;Stewart et al.,1999;Topal et al.,2015;Venkateswara Rao et al.,2003;Yen et al.,2011)。

公式 28.10 显示了公式 28.9 所示的替代路线,对 NEPDA(40)有用,可应用于塔崩 (3)模拟剂的合成,如上所述。从氯氧化磷(V)开始,CWC 表 28.1 编码 3 化学物质,与盐酸二甲胺(65)反应生成 N,N-二甲基二氯磷酰胺(66,CWC 表 28.1 编码 2 化学物质)。然后,这个中间体也会发生类似的反应。依次加入 4-硝基苯酚/胺碱和乙醇/胺碱,得到 NEDPA(40)(Chambers et al.,2016)。

二异丙基氟磷酸酯(68,DIFP 或 DPF)是一种卤磷酸盐,是一种商业上可获得的化合物,文献中不仅作为沙林模拟剂,还作为其他酶的抑制剂,如丝氨酸蛋白酶。氯磷酸二乙酯(69,DEPC)是另一种模拟沙林的有用化合物,也是 DIPF 的前体,有许多合成应用如图 28.9 所示。(Black et al.,1994;Chaubey et al.,2019;Curtin et al.,2006;Eterović et al.,2013;Ferchmin et al.,2014,2015;Kadriu et al.,2011;Koo et al.,2018;Millard,Kryger,et al.,1999;Pessah et al.,2016;Phillips & Deshpande,2016;Sen et al.,2021;Wu et al.,2018)。

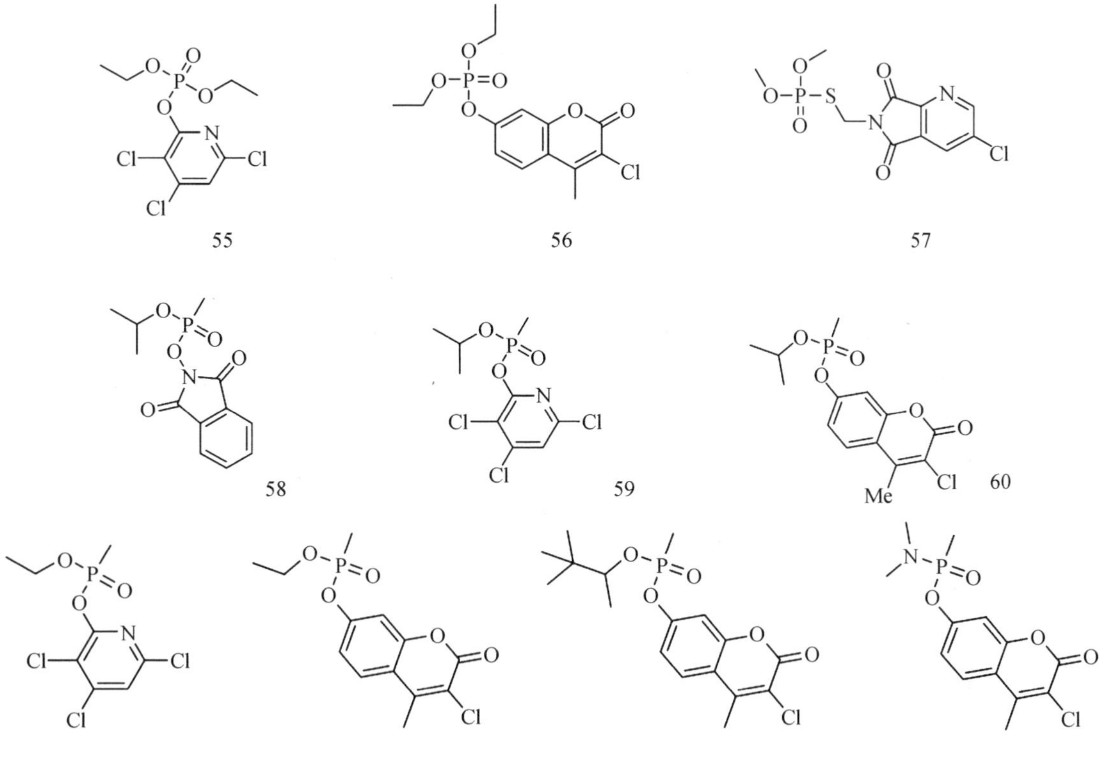

图 28.8 在文献中引用的一些 O,O’-二烷基烷基膦酸酯模拟剂

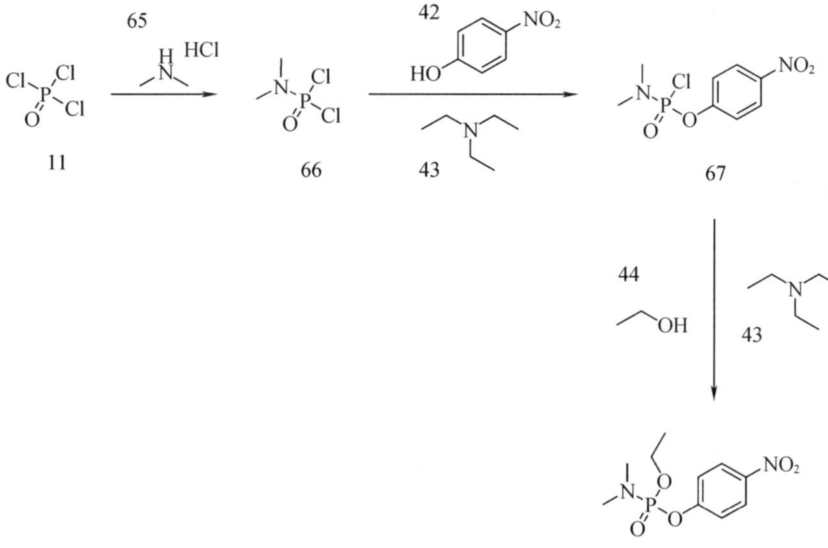

公式 28.10 塔崩 (3)、NEDPA (40)的 4-硝基苯代物的合成路线

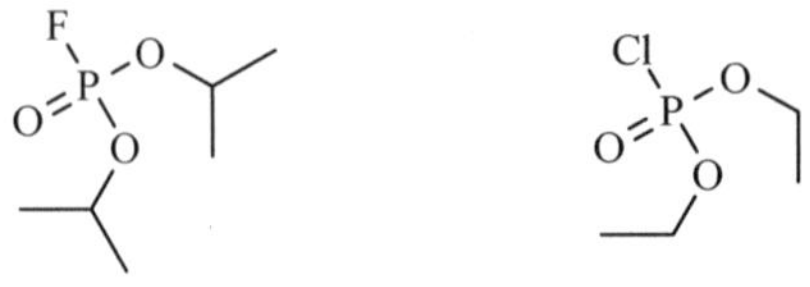

68　　69

图 28.9　卤磷酸盐模拟沙林

邻烷基烷基膦酸是作为神经性毒剂的模拟剂。这些化合物也是尿液和接触神经性毒剂的血浆标志物。它们可以很容易地通过水解实际的神经性毒剂、也可以通过烷基膦酸膦氯酸盐来合成。O-乙基甲基膦酸(70,EMPA,VX 模拟剂)可以由 O-二乙基一氯化制备的 O-乙基甲基膦酸酯(71)合成甲基膦酸盐(11)、VX (5)和 NIMP(36),如公式 28.11 所示。可据此合成其他 O-烷基烷基膦酸模拟剂。(Baygildiev et al. ,2017;Huang et al. ,2018;Lin et al. ,2014;Majewski et al. ,2021;Miki et al. ,1999)。

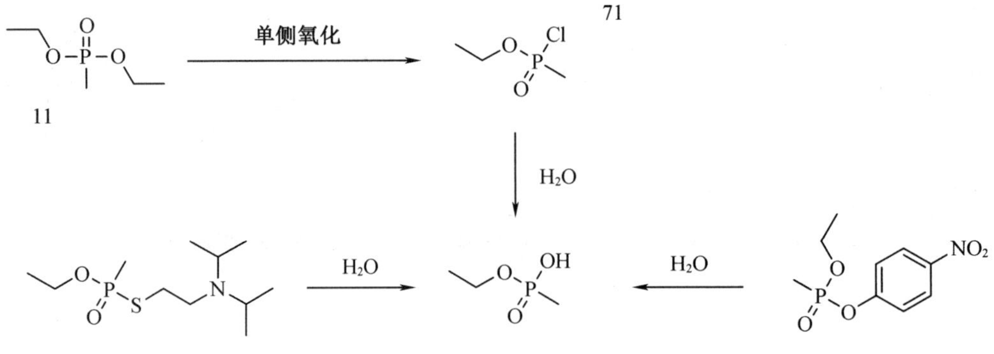

公式 28.11　通过水解途径合成 EMPA

最近,对 N-甲基-O-磷代基苯并羟肟酸的几何异构性(72)的研究导致了新型神经性毒剂替代剂的开发,扩大了这些化合物的范围(图 28.10)(Amitai et al. ,2007)。

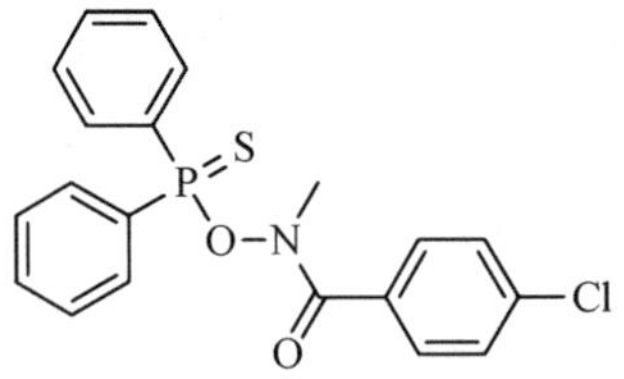

72

图 28.10　N-甲基-O-磷酸硫酰苯并羟肟酸

最后,模拟剂也有助于研究有机磷神经性毒剂的其他不同性质,即对映选择性合成对磷原子构型的影响(Barakat et al. ,2009;Berman & Leonard,1989;Hall & Inch,1977,1979;Hosea et al. ,1995,1996;Li et al. ,2001;Yeung et al. ,2008),P=S 和 P=Se 的化合物,可以结合使用 Lawesson (或 P4S10)和 Woollins 试剂(Cavalcante,Simas et al. ,2019;Timperley,

2015),用于分析检测。关于应用,他们在加合物的研究和丁酰胆碱酯酶的老化形式中找到了效用,这对于开发生物样本、血液和血浆的分析方法以及去污和检测系统的研究很重要。公式 28.12 描述了一种有机磷化合物(一种实际的神经性毒剂或其模拟剂 73)与丁酰胆碱酯酶(74)产生加合物(75)的反应。消化后,它导致含有含有有机磷部分的催化三丝氨酸的非肽(76),经氟化物处理后,从头合成 G 类试剂(氟磷酸酯 77)。

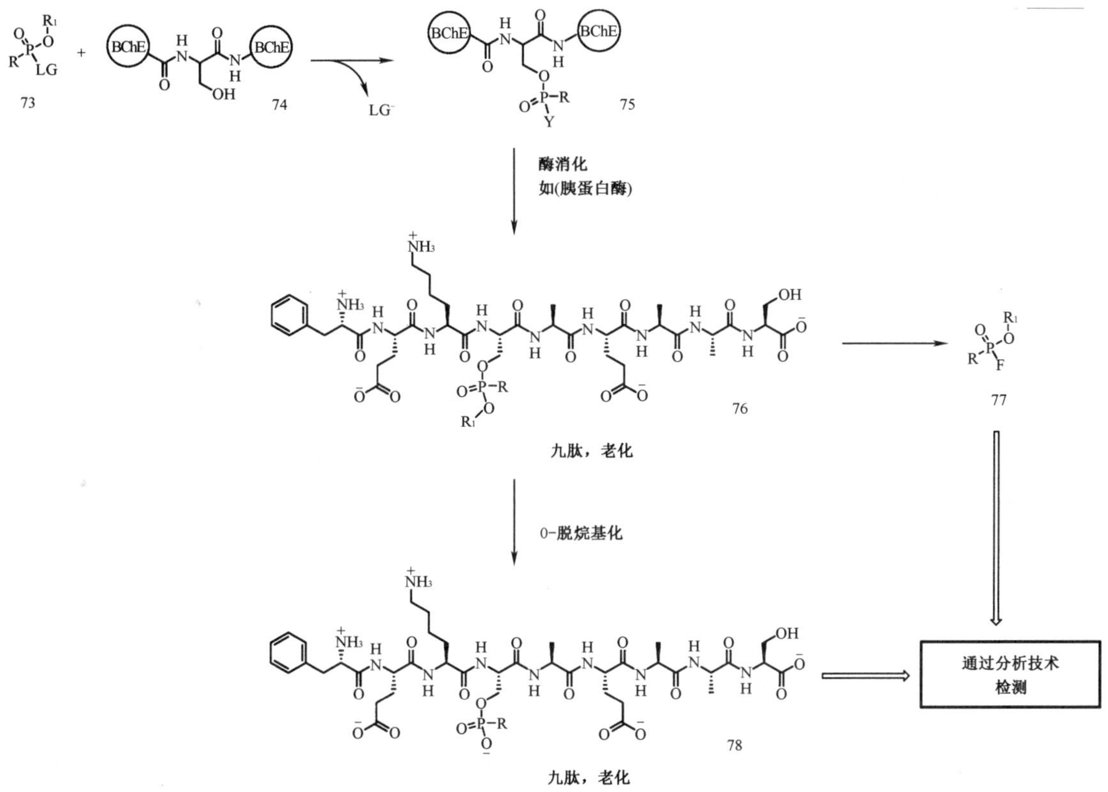

公式 28.12 从生物基质中提取的消化和氟化物再活化产物

相反,如果发生 O-脱烷基化,形成的非肽的老化形式(78)可以检测和进一步研究(Baygildiev et al.,2017;Black & Muir,2003;Driskell et al.,2002;Fischer et al.,2017;Greenfield et al.,2002;Jeong et al.,2021;Kientz,1998;Koller et al.,2010;Lee & Lee,2014;Mathews et al.,2017;Mesilaakso,2015;Noort et al.,1998,2002;Noort et al.,2021;Read & Black,1999;Sega et al.,1997;Valdez & Leif,2021;Vanninen,2017)。

28.3 一些最近使用模拟剂作为开发胆碱酯酶再激活剂的生化工具

基于上述原因,神经性毒剂模拟剂已被用于对胆碱酯酶再活化的新候选药物的研究。为了寻找更多的化合物来解决现有解毒剂的局限性,一些作者设计了新的胆碱酯酶活化候选药物,并使用神经性毒剂替代物作为生化工具。例如,Chambers 等研究了苯氧烷基吡啶肟(79),而 kitagawa 等已经开发了吡啶-4-碳醇和碘醇杂化物(80),此外,Lee 等利用不同来源的乙酰胆碱酯酶(人重组酶、电鳗酶等)设计了吡啶-2-碳醛和喹啉羧基酰胺杂交种(81)。和 BChE(人重组酶,马)和不同的模拟剂作为抑制剂,如 NIMP(36)、NEDPA 和 NEMP(41)(Cavalcante et al., 2018; Cavalcante, Kitagawa et al., 2019; Chambers & Meek, 2020a, b; Chambers et al., 2016; Coban, 2016; Kitagawa et al., 2021; Lee et al., 2021; Meek et al., 2012)(图 28.11)。最近,Santos 等已经证明,临床可用肟作为抑制剂挽救被 A 系列磷酸酯抑制的乙酰胆碱酯酶(Santos et al., 2022a, b)。

28.4 结　　论

神经性毒剂的模拟剂已在各种应用中使用。与实际的神经性毒剂相比,模拟剂具有合成操作简单和通常较低的毒性。尤其适合实验室没有充分准备处理 CWC 表 28.1 编码 1 化学品,及相关分析或检测和洗消系统,防护条件的情况下进行测试。

参考文献

Ali, R., Sheikha, I., Jabirb, N., & Kamal, M. (2012). Comparative review of decade's research on cholinesterase inhibition. *American Journal of Neuroprotection and Neuroregeneration*, 4(2), 136–144.

Amitai, G., Adani, R., Yacov, G., Yishay, S., Teitlboim, S., Tveria, L., Limanovich, O., Kushnir, M., & Meshulam, H. (2007). Asymmetric fluorogenic organophosphates for the development of active organophosphate hydrolases with reversed stereoselectivity. *Toxicology*, 233(1–3), 187–198.

Antonijevic, B., & Stojiljkovic, M. P. (2007). Unequal efficacy of pyridinium oximes in acute organophosphate poisoning. *Clinical Medicine & Research*, 5(1), 71–82.

Aroniadou-Anderjaska, V., Figueiredo, T. H., Apland, J. P., Prager, E. M., Pidoplichko, V. I., Miller, S. L., & Braga, M. F. (2016). Long-term neuropathological and behavioral impairments after exposure to nerve agents. *Annals of the New York Academy of Sciences*, 1374(1), 17–28.

Aroniadou-Anderjaska, V., Figueiredo, T. H., Apland, J. P., Qashu, F., & Braga, M. F. (2009). Primary brain targets of nerve agents: The role of the amygdala in comparison to the hippocampus. *Neurotoxicology*, 30(5), 772–776.

Barakat, N., Zheng, X., Gilley, C., MacDonald, M., Okolotowicz, K., Cashman, J., et al. (2009). Chemical synthesis of two series of nerve agent model compounds and their stereoselective interaction with human acetylcholinesterase and human butyrylcholinesterase. *Chemical Research in Toxicology*, 22(10), 1669–1679.

Bartelt-Hunt, S., Knappe, D., & Barlaz, M. (2008). A review of chemical warfare agent simulants for the study ofenvironmental behavior. *Critical Reviews in Environmental Science and Technology*, 38(2), 112–136.

Baygildiev, T., Zatirakha, A., Rodin, I., Braun, A., Stavrianidi, A., Koryagina, N., Rybalchenko, I., & Shpigun, O. (2017). Rapid IC-MS/MS determination of methylphosphonic acid in urine of rats exposed to organophosphorus nerve agents. *Journal of chromatography. B. Analytical Technologies in the Biomedical and Life Sciences*, 1058,32–39.

Berman, H. A., & Leonard, K. (1989). Chiral reactions of acetylcholinesterase probed with enantiomeric methylphosphonothioates. Noncovalent determinants of enzyme chirality. *The Journal of Biological Chemistry*, 264(7), 3942–3950.

Bhattacharya, A., & Thyagarajan, G. (1981). Michaelis-Arbuzov rearrangement. *Chemical Reviews*, 81(4), 415–430.

Black, R. M., Clarke, R. J., Read, R. W., & Reid, M. T. (1994). Application of gas chromatography-mass spectrometry and gas chromatography-tandem mass spectrometry to the analysis of chemical warfare samples, found to contain residues of the nerve agent sarin, sulphur mustard and their degradation products. *Journal of Chromatography A*, 662(2), 301–321.

Black, R. M., & Harrison, J. M. (1994). Ter-and quinquephosphorus acids and their derivatives. In F. Hartley (Ed.), The chemistry of organophosphorus compounds (pp. 781–840). Chichester: Wiley Black, R. M., & Muir, B. (2003). Derivatisation reactions in the chromatographic analysis of chemical warfare agents and their degradation products. *Journal of Chromatography A*, 1000(1 2), 253–281.

Boone, J. S., Tyler, J. W., Davis, M. K., & Chambers, J. E. (2006). Effects of topical phosmet on fur residue and cholinesterase activity of dogs. *Toxicology Mechanisms and Methods*, 16(5), 275–280.

Bosković, B., Kovacević, V., & Jovanović, D. (1984). PAM-2 Cl, HI-6, and HGG-12 in soman and tabun poisoning. *Fundamental and Applied Toxicology*, 4(2 Pt 2), S106–S115.

Briseño-Roa, L., Hill, J., Notman, S., Sellers, D., Smith, A. P., Timperley, C. M., Wetherell, J., Williams, N. H., Williams, G. R., Fersht, A. R., & Griffiths, A. D. (2006). Analogues with fluorescent leaving groups for screening and selection of enzymes that efficiently hydrolyze organophosphorus nerve agents. *Journal of Medicinal Chemistry*, 49 (1), 246–255.

Broomfeld, C. A., Maxwell, D. M., Solana, R. P., Castro, C. A., Finger, A. V., & Lenz, D. E. (1991). Protection by butyrylcholinesterase against organophosphorus poisoning in nonhuman primates. *Journal of Pharmacology and Experimental Therapeutics*, 259(2), 633–638.

Cabal, J., Kuca, K., & Kassa, J. (2004). Specification of the structure of oximes able to reactivate tabun-inhibited acetylcholinesterase. Basic & Clinical Pharmacology & Toxicology, 95(2).

Candiotti, K. (2017). A primer on Candiotti, K. (2017). A primer on nerve agents: What the emergency responder, anesthesiologist, and intensivist needs to know. *Canadian Journal of Anaesthesia*, 64(10), 1059–1070.

Cannard, K. (2006). The acute treatment of nerve agent exposure. *Journal of the Neurological Sciences*, 249(1), 86 94.

Cardozo, M., de Almeida, J. S. F. D., Cavalcante, S. F. A., Salgado, J. R. S., Gonçalves, A. S., França, T. C. C., Ku ˇ ca, K., & Bizzo, H. R. (2019). Biodegradation of organophosphorus compounds predicted by enzymatic process using molecular modelling and observed in soil samples through analytical techniques and microbiological analysis: A comparison. *Molecules (Basel, Switzerland)*, 25(1), 58.

Carletti, E., Aurbek, N., Gillon, E., Loiodice, M., Nicolet, Y., Fontecilla-Camps, J. C., Masson, P., Thiermann, H., Nachon, F., & Worek, F. (2009). Structure-activity analysis of aging and reactivation of human butyrylcholinesterase inhibited by analogues of tabun. *The Biochemical Journal*, 421(1), 97–106.

Carletti, E., Colletier, J., Dupeux, F., Trovaslet, M., Masson, P., & Nachon, F. (2010). Structural evidence that human acetylcholinesterase inhibited by tabun ages through O-dealkylation. *Journal of Medicinal Chemistry*, 53(10), 4002–4008.

Carlsen, L. (2018). After salisbury nerve agents revisited. *Molecular Informatics*, 38(8–9), 1800106.

Castelvecchi, D. (2021). Novichok nerve agents banned by chemical-weapons treaty. Retrieved 22 October 2021, from https://www.nature.com/articles/d41586-019-03686-y.

Cavalcante, S., Simas, A., Barcellos, M., de Oliveira, V., Sousa, R., Cabral, P., et al. (2020). Acetylcholinesterase: The "hub" for neurodegenerative diseases and chemical weapons convention. *Biomolecules*, 10(3), 414.

Cavalcante, S. F. A., Kitagawa, D. A. S., Rodrigues, R. B., Bernardo, L. B., da Silva, T. N., Dos Santos, W. V., Correa, A. B. A., de Almeida, J. S. F. D., França, T. C. C., Kuča, K., & Simas, A. B. C. (2019). Synthesis and in vitro evaluation of neutral aryloximes as reactivators of Electrophorus eel acetylcholinesterase inhibited by NEMP, a VX surrogate. *Chemico-Biological Interactions*, 309, 108682.

Cavalcante, S. F. A., Simas, A. B. C., & Kuča, K. (2019). Nerve agents' surrogates: Invaluable tools for development of acetylcholinesterase reactivators. *Current Organic Chemistry*, 23(14), 1539–1559.

Chai, P., Hayes, B., Erickson, T., & Boyer, E. (2018). Novichok agents: A historical, current, and toxicological perspective. *Toxicology Communications*, 2(1), 45–48.

Chambers, J. E., Chambers, H. W., Funck, K. E., Meek, E. C., Pringle, R. B., & Ross, M. K. (2016). Efficacy of novel phenoxyalkyl pyridinium oximes as brain-penetrating reactivators of cholinesterase inhibited by surrogates of sarin and VX. *Chemico-Biological Interactions*, 259(Pt B), 154–159.

Chambers, J. E., & Meek, E. C. (2020a). Central neuroprotection demonstrated by novel oxime countermeasures to nerve agent surrogates. *Annals of the New York Academy of Sciences*, 1479(1), 5-12.

Chambers, J., & Meek, E. (2020b). Novel centrally active oxime reactivators of acetylcholinesterase inhibited by surrogates of sarin and VX. *Neurobiology of Disease*, 133, 104487.

Chan, W., Wong, G., Hung, C., Wong, Y., Fung, K., Lee, W., et al. (2020). Interpol review of toxicology 2016 2019. *Forensic Science International: Synergy*, 2, 563-607.

Chatonnet, A., & Lockridge, O. (1989). Comparison of butyrylcholinesterase and acetylcholinesterase. *Biochemical Journal*, 260(3), 625-634.

Chaubey, K., Alam, S. I., Waghmare, C. K., Singh, L., Srivastava, N., & Bhattacharya, B. K. (2019). Differential proteome analysis of rat plasma after diisopropyl fluorophosphate (DFP) intoxication, a surrogate of nerve agentsarin. *Chemico-Biological Interactions*, 298, 66-71.

Chemical weapons convention chemicals analysis: Sample collection. In M. Mesilaakso (Ed.), Preparation and Analytical Methods. Chichester, UK: Wiley.

Chemical Weapons UNODA. (2021). Retrieved 22 October 2021, from https://www.un.org/disarmament/wmd/chemical.

Coban, A., Carr, R. L., Chambers, H. W., Willeford, K. O., & Chambers, J. E. (2016). Comparison of inhibition kinetics of several organophosphates, including some nerve agent surrogates, using human erythrocyte and rat and mouse brain acetylcholinesterase. Toxicology Letters, 248, 39-45.

Colović, M. B., Krstić, D. Z., Lazarević-Pašti, T. D., Bondžić, A. M., & Vasić, V. M. (2013). Acetylcholinesterase inhibitors: Pharmacology and toxicology. *Current Neuropharmacology*, 11(3), 315-335.

Costanzi, S., Machado, J., & Mitchell, M. (2018). Nerve agents: What they are, how they work, how to counter them. *ACS Chemical Neuroscience*, 9(5), 873-885.

Curtin, B. F., Pal, N., Gordon, R. K., & Nambiar, M. P. (2006). Forskolin, an inducer of cAMP, up-regulates acetylcholinesterase expression and protects against organophosphate exposure in neuro 2A cells. *Molecular and Cellular Biochemistry*, 290(1-2), 23-32.

Cusick, K., & Sayler, G. (2013). An overview on the marine neurotoxin, saxitoxin: Genetics, molecular targets, methods of detection and ecological functions. *Marine Drugs*, 11(12), 991-1018.

CWC-Chemical Weapons Convention. (1997). Retrieved 22 October 2021, from https://www.opcw.org/chemical-weapons-convention.

De Boer, D., Nguyen, N., Mao, J., Moore, J., & Sorin, E. (2021). A comprehensive review of cholinesterase modeling and simulation. *Biomolecules*, 11(4), 580.

de Jong, L. P., Verhagen, M. A., Langenberg, J. P., Hagedorn, I., & Löffler, M. (1989). The bispyridinium-dioxime HLö-7. A potent reactivator for acetylcholinesterase inhibited by the stereoisomers of tabun and soman. *Biochemical Pharmacology*, 38(4), 633–640.

Dong, M., Masuyer, G., & Stenmark, P. (2019). Botulinum and tetanus neurotoxins. *Annual Review of Biochemistry*, 88(1), 811–837.

Driskell, W. J., Shih, M., Needham, L. L., & Barr, D. B. (2002). Quantitation of organophosphorus nerve agent metabolites in human urine using isotope dilution gas chromatography-tandem mass spectrometry. *Journal of Analytical Toxicology*, 26(1), 6–10.

Dvir, H., Silman, I., Harel, M., Rosenberry, T., & Sussman, J. (2010). Acetylcholinesterase: From 3D structure to function. *Chemico-Biological Interactions*, 187(1–3), 10–22.

Eckert, W. (1981). Historical aspects of poisoning and toxicology. *The American Journal of Forensic Medicine and Pathology*, 2(3), 261–264.

Eterović, V. A., Del Valle-Rodriguez, A., Pérez, D., Carrasco, M., Khanfar, M. A., El Sayed, K. A., & Ferchmin, P. A. (2013). Protective activity of (1S,2E,4R,6R,7E,11E)-2, 7, 11-cembratriene-4, 6-diol analogues against diisopropylfluorophosphate neurotoxicity: Preliminary structure – activity relationship and pharmacophore modeling. *Bioorganic & Medicinal Chemistry*, 21(15), 4678–4686.

Eyer, P., Hagedorn, I., Klimmek, R., Lippstreu, P., Löffler, M., Oldiges, H., Spöhrer, U., Steidl, I., Szinicz, L., & Worek, F. (1992). HLö 7 dimethanesulfonate, a potent bispyridinium – dioxime against anticholinesterases. *Archives of Toxicology*, 66(9), 603–621.

Ferchmin, P. A., Andino, M., Reyes Salaman, R., Alves, J., Velez-Roman, J., Cuadrado, B., Carrasco, M., TorresRivera, W., Segarra, A., Martins, A. H., Lee, J. E., & Eterovic, V. A. (2014). 4R-cembranoid protects against diisopropylfluorophosphate-mediated neurodegeneration. *Neurotoxicology*, 44, 80–90.

Ferchmin, P. A., Pérez, D., Cuadrado, B. L., Carrasco, M., Martins, A. H., & Eterović, V. A. (2015).

Neuroprotection against diisopropylfluorophosphate in acute hippocampal slices. *Neurochemical Research*, 40(11), 2143–2151.

Fischer, E., Blum, M., Alwan, W., & Forman, J. (2017). Sampling and analysis of organophosphorus nerve agents: Analytical chemistry in international chemical disarmament. *Pure and Applied Chemistry*, 89(2), 249–258.

Franca, T. C. C., Kitagawa, D. A. S., Cavalcante, S. F. A., da Silva, J. A. V., Nepovimova, E., & Kuca, K. (2019). Novichoks: The dangerous fourth generation of chemical weapons. *International Journal of Molecular Sciences*, 20(5), 1222.

Giyanwani, P. R., Zubair, U., Salam, O., & Zubair, Z. (2017). Respiratory failure following organophosphate poisoning: A literature review. *Cureus*, 9(9), e1651.

Gorecki, L., Korabecny, J., Musilek, K., Malinak, D., Nepovimova, E., Dolezal, R.,

Jun, D. , Soukup, O. , & Kuca, K. (2016). SAR study to find optimal cholinesterase reactivator against organophosphorous nerve agents and pesticides. *Archives of Toxicology*, 90(12), 2831-2859.

Gorecki, L. , Korabecny, J. , Musilek, K. , Nepovimova, E. , Malinak, D. , Kucera, T. , Dolezal, R. , Jun, D. , Soukup, O. , & Kuca, K. (2017). Progress in acetylcholinesterase reactivators and in the treatment of organophosphorus intoxication: A patent review (2006-2016). *Expert Opinion on Therapeutic Patents*, 27(9), 971-985.

Greenfield, R. , Slater, L. , Bronze, M. , Brown, B. , Jackson, R. , Iandolo, J. , & Hutchins, J. (2002). Microbiological, biological, and chemical weapons of warfare and terrorism. *The American Journal of the Medical Sciences*, 323(6),326-340.

Gupta, A. , Acharya, J. , Pardasani, D. , & Dubey, D. (2008). Single step fluorination of dialkylphosphites:Trichloroacetonitrile KF as an efficient reagent for the synthesis of dialkyl fluorophosphates. *Tetrahedron Letters*, 49(14), 2232-2235.

Hall, C. , & Inch, T. (1977). The preparation and absolute configuration of some chiral O,S-dialkyl phosphoramidothioates. *Tetrahedron Letters*, 18(42), 3761-3764.

Hall, C. , & Inch, T. (1979). Chiral O,S-dialkyl phosphoramidothioates: Their preparation, absolute configuration,and stereochemistry of their reactions in acid and base. Journal of the Chemical Society, *Perkin Transactions*, 1,1646.

Hörnberg, A. , Tunemalm, A. K. , & Ekström, F. (2007). Crystal structures of acetylcholinesterase in complex with organophosphorus compounds suggest that the acyl pocket modulates the aging reaction by precluding the formation of the trigonal bipyramidal transition state. *Biochemistry*, 46(16), 4815-4825.

Hosea, N. A. , Berman, H. A. , & Taylor, P. (1995). Specificity and orientation of trigonal carboxyl esters and tetrahedral alkylphosphonyl esters in cholinesterases. *Biochemistry*, 34(36), 11528-11536.

Hosea, N. A. , Radić, Z. , Tsigelny, I. , Berman, H. A. , Quinn, D. M. , & Taylor, P. (1996). Aspartate 74 as a primary determinant in acetylcholinesterase governing specificity to cationic organophosphonates. *Biochemistry*, 35(33),10995-11004.

Huang, H. , Denne, J. , Yang, C. H. , Wang, H. , & Kang, J. Y. (2018). Direct Aryloxylation/alkyloxylation of dialkyl phosphonates for the synthesis of mixed phosphonates. *Angewandte Chemie International Edition in English*, 57(22), 6624-6628.

Hulse, E. , Haslam, J. , Emmett, S. , & Woolley, T. (2019). Organophosphorus nerve agent poisoning: Managing the poisoned patient. *British Journal of Anaesthesia*, 123(4), 457-463.

Jeong, W. H. , Lee, J. Y. , Lim, K. C. , & Kim, H. S. (2021). Identification and study of biomarkers from novichokinhibited butyrylcholinesterase in human plasma. *Molecules (Basel, Switzerland)*, 26(13), 3810.

Jokanovìc, M. (2012). Structure-activity relationship and efficacy of pyridinium oximes in the treatment of poisoning with organophosphorus compounds: A review of recent data. *Current*

Topics in Medicinal Chemistry, 12(16),1775–1789.

Jokanović, M. (2018). Neurotoxic effects of organophosphorus pesticides and possible association with neurodegenerative diseases in man: A review. *Toxicology*, 410, 125–131.

Kadriu, B., Guidotti, A., Costa, E., Davis, J. M., & Auta, J. (2011). Acute imidazenil treatment after the onset of DFPinduced seizure is more effective and longer lasting than midazolam at preventing seizure activity and brain neuropathology. *Toxicological Sciences*, 120(1), 136–145.

Kaiser, J. (2013). As syria crisis mounts, scientist looks back at last major chemical attack. *Science*, 341(6150), 1051.

Kassa, J. (2002). Review of oximes in the antidotal treatment of poisoning by organophosphorus nerve agents. *Journal of Toxicology: Clinical Toxicology*, 40(6), 803–816.

Kiddle, J., & Gurley, A. F. (1999). Microwave irradiation in organophosphorus chemistry. part 1. The michaelisarbuzov reaction. *Phosphorus, Sulfur, and Silicon and the Related Elements*, 160(1), 195–205.

Kientz, C. E. (1998). Chromatography and mass spectrometry of chemical warfare agents, toxins and related compounds: State of the art and future prospects. *Journal of Chromatography A*, 814(1–2), 1–23.

Kins, C., Brunklaus, G., & Spiess, H. (2013). New phosphonate-based additives for fortification in model epoxies. *Macromolecules*, 46(6), 2067–2077.

Kitagawa, D. A. S., Rodrigues, R. B., Silva, T. N., dos Santos, W. V., da Rocha, V. C. V., de Almeida, J. S. F. D.,Bernardo, L. B., Carvalho-Silva, T., Ferreira, C. N., da Silva, A. A. T., Simas, A. B. C., Nepovimova, E., Kuča,K., França, T. C. C., & Cavalcante, S. F. A. (2021). Design, synthesis, in silico studies and in vitro evaluation of isatin-pyridine oximes hybrids as novel acetylcholinesterase reactivators. *Journal of Enzyme Inhibition and Medicinal Chemistry*, 36(1), 1370–1377.

Kloske, M., & Witkiewicz, Z. (2019). Novichoks The A group of organophosphorus chemical warfare agents. *Chemosphere*, 221, 672–682.

Koller, M., Becker, C., Thiermann, H., & Worek, F. (2010). GC-MS and LC-MS analysis of nerve agents in body fluids: Intra-laboratory verification test using spiked plasma and urine samples. *Journal of Chromatography B,Analytical Technologies in the Biomedical and Life Sciences*, 878(17–18), 1226–1233.

Koo, B. B., Michalovicz,L. T., Calderazzo, S., Kelly, K. A., Sullivan, K., Killiany, R. J., & O'Callaghan, J. P. (2018). Corticosterone potentiates DFP-induced neuroinflammation and affects high-order diffusion imaging in a ratmodel of Gulf War Illness. *Brain, Behavior, and Immunity*, 67, 42–46.

Kuca, K., Juna, D., & Musilek, K. (2006). Structural requirements of acetylcholinesterase reactivators. *Mini Reviews in Medicinal Chemistry*, 6(3), 269–277.

Kumar, S., Kaushik, G., & Villarreal-Chiu, J. (2016). Scenario of organophosphate pollution and toxicity in India: A review. *Environmental Science and Pollution Research*, 23(10), 9480–9491.

Kwong, T. C. (2002). Organophosphate pesticides: Biochemistry and clinical toxicology. *Therapeutic Drug Monitoring*, 24(1), 144–149.

Ledgard, J. (2006). The preparatory manual of chemical warfare agents (3rd ed.). UVKCHEM.

Lee, H. M., Andrys, R., Jonczyk, J., Kim, K., Vishakantegowda, A. G., Malinak, D., Skarka, A., Schmidt, M., Vaskova, M., Latka, K., Bajda, M., Jung, Y.-S., Malawska, B., & Musilek, K. (2021). Pyridinium-2-carbaldoximes with quinolinium carboxamide moiety are simultaneous reactivators of acetylcholinesterase and butyrylcholi nesterase inhibited by nerve agent surrogates. *Journal of Enzyme Inhibition and Medicinal Chemistry*, 36(1), 437–449.

Lee, J. Y., & Lee, Y. H. (2014). Development of a new method for the identification of degradation products of Vtype nerve agents by liquid chromatography-tandem mass spectrometry. *Journal of Chromatographic Science*, 52(10), 1239–1246.

Li, W. S., Lum, K. T., Chen-Goodspeed, M., Sogorb, M. A., & Raushel, F. M. (2001). Stereoselective detoxification of chiral sarin and soman analogues by phosphotriesterase. *Bioorganic & Medicinal Chemistry*, 9(8), 2083–2091.

Lin, Y., Chen, J., Yan, L., Guo, L., Wu, B., Li, C., Feng, J., Liu, Q., & Xie, J. (2014). Determination of nerve agent metabolites in human urine by isotope-dilution gas chromatography-tandem mass spectrometry after solid phase supported derivatization. *Analytical and Bioanalytical Chemistry*, 406(21), 5213–5220.

Lockridge, O. (2015). Review of human butyrylcholinesterase structure, function, genetic variants, history of use in the clinic, and potential therapeutic uses. *Pharmacology & Therapeutics*, 148, 34–46.

Lorke, D. E., Nurulain, S. M., Hasan, M. Y., Kuˇca, K., & Petroianu, G. A. (2020). Combined pre-and posttreatment of paraoxon exposure. *Molecules (Basel, Switzerland)*, 25(7), 1521.

Maier, L. (1990). Organic phosphorus compounds 90. i. a convenient, one-step synthesis of alkyl-and arylphosphonyl dichlorides. *Phosphorus, Sulfur, and Silicon and the Related Elements*, 47(3–4), 465–470.

Majewski, A., Chojnacki, J., & Przychodzén, W. (2021). Unexpected Z/E isomerism of N-methyl-O-phosphothioyl benzohydroxamic acids, their oxyphilic reactivity and inertness to amines. *Structural Chemistry*, 32(3), 1077–1091.

Masson, P., Nachon, F., & Lockridge, O. (2010). Structural approach to the aging of phosphylated cholinesterases. *Chemico-Biological Interactions*, 187(1–3), 157–162.

Mathews, T. P., Carter, M. D., Johnson, D., Isenberg, S. L., Graham, L. A., Thomas, J. D., & Johnson, R. C. (2017). High-confidence qualitative identification of organophosphorus nerve agent adducts to human butyrylcholinesterase. *Analytical Chemistry*, 89(3), 1955-1964.

Mearns, J., Dunn, J., & Lees-Haley, P. (1994). Psychological effects of organophosphate pesticides: A review and call for research by psychologists. *Journal of Clinical Psychology*, 50(2), 286-294.

Meek, E. C., Chambers, H. W., Coban, A., Funck, K. E., Pringle, R. B., Ross, M. K., & Chambers, J. E. (2012). Synthesis and in vitro and in vivo inhibition potencies of highly relevant nerve agent surrogates. *Toxicological Sciences*, 126(2), 525-533.

Metcalf, J., Tischbein, M., Cox, P., & Stommel, E. (2021). Cyanotoxins and the nervoussystem. *Toxins*, 13(9), 660.

Miki, A., Katagi, M., Tsuchihashi, H., & Yamashita, M. (1999). Determination of alkylmethylphosphonic acids, thecmain metabolites of organophosphorus nerve agents, in biofluids by gas chromatography-mass spectrometry and liquid-liquid-solid-phase-transfer-catalyzed pentafluorobenzylation. *Journal of Analytical Toxicology*, 23(2),86-93.

Millard, C. B., Kryger, G., Ordentlich, A., Greenblatt, H. M., Harel, M., Raves, M. L., Segall, Y., Barak, D.,Shafferman, A., Silman, I., & Sussman, J. L. (1999). Crystal structures of aged phosphonylated acetylcholinesterase: Nerve agent reaction products at the atomic level. *Biochemistry*, 38(22), 7032-7039.

Millard, C., Koellner, G., Ordentlich, A., Shafferman, A., Silman, I., & Sussman, J. (1999). Reaction products of acetylcholinesterase and VX reveal a mobile histidine in the catalytic triad. *Journal of the American Chemical Society*, 121(42), 9883-9884.

Minton, N., & Murray, V. (1988). A review of organophosphate poisoning. Medical Toxicology,3(5), 350-375.

Mitra, A., Sarkar, M., & Chatterjee, C. (2017). Modulation of immune response by organophosphate pesticides: Mammals as potential model. *Proceedings of the Zoological Society*, 72(1), 13-24.

Moedritzer, K., & Miller, R. (1974). A convenient one-step, high-yield preparation of methylphosphonyl dichloride from dimethyl methylphosphonate. *Synthesis And Reactivity in Inorganic and Metal-Organic Chemistry*, 4(5),417-427.

Moshiri, M., Darchini-Maragheh, E., & Balali-Mood, M. (2012). Advances in toxicology and medical treatment of chemical warfare nerve agents. Daru: *Journal of Faculty of Pharmacy, Tehran University of Medical Sciences*, 20(1),81.

Mukherjee, S., & Gupta, R. (2020). Organophosphorus nerve agents: Types, toxicity, and treatments. *Journalof Toxicology*, 2020, 1-16.

Muñoz-Quezada, M., Lucero, B., Iglesias, V., Muñoz, M., Cornejo, C., Achu, E., et al. (2016). Chronic exposure to organophosphate (OP) pesticides and neuropsychological functioning in farm workers: A review. *International Journal of Occupational and Environmental Health*, 22(1), 68-79.

Munro, N. (1994). Toxicity of the organophosphate chemical warfare agents ga, gb, and vx: Implications for public protection. *Environmental Health Perspectives*, 102(1), 18-37.

Nandhini, A., Harshiny, M., & Gummadi, S. (2021). Chlorpyrifos in environment and food: A critical review of detection methods and degradation pathways. *Environmental Science: Processes & Impacts*, 23(9), 1255-1277.

Naughton, S., & Terry, A. (2018). Neurotoxicity in acute and repeated organophosphate exposure. *Toxicology*, 408, 101-112.

Nepovimova, E., & Kuca, K. (2018a). The history of poisoning: From ancient times until modern ERA. *Archives of Toxicology*, 93(1), 11-24.

Nepovimova, E., & Kuca, K. (2018b). Chemical warfare agent NOVICHOK-mini-review of available data. *Food and Chemical Toxicology*, 121, 343-350.

Noort, D., Benschop, H., & Black, R. (2002). Biomonitoring of exposure to chemical warfare agents: A review. *Toxicology and Applied Pharmacology*, 184(2), 116-126.

Noort, D., Fidder, A., van der Riet-van Oeveren, D., Busker, R., & van der Schans, M. (2021). Verification of exposure to novichok nerve agents utilizing a semitargeted human butyrylcholinesterase nonapeptide assay. *Chemical Research in Toxicology*, 34(8), 1926-1932.

Noort, D., Hulst, A. G., Platenburg, D. H., Polhuijs, M., & Benschop, H. P. (1998). Quantitative analysis of Oisopropyl methylphosphonic acid in serum samples of Japanese citizens allegedly exposed to sarin: Estimation of internal dosage. *Archives of Toxicology*, 72(10), 671-675.

Norlin, R., & Lindberg, G. (2003). Synthesis of [14C] Sarin. *Journal of Labelled Compounds and Radiopharmaceuticals*, 46(7), 599-604.

Oximes as Nerve Agent Antidotes. (2021). Retrieved 23 October 2021, from https://military-medicine.com/article/3696-oximes-as-nerve-agent-antidotes.html.

Pannu, A., Bhalla, A., Vishnu, R., Dhibar, D., Sharma, N., & Vijayvergiya, R. (2020). Organophosphateinduced delayed neuropathy after an acute cholinergic crisis in self-poisoning. *Clinical Toxicology*, 59(6), 488-492.

Pardío, V. T., Ibarra, N., Waliszewski, K. N., & López, K. M. (2007). Effect of coumaphos on cholinesterase activity, hematology, and biochemical blood parameters of bovines in tropical regions of Mexico. *Journal of Environmental Science and Health Part B, Pesticides, Food Contaminants, and Agricultural Wastes*, 42(4), 359-366.

Patrick, K., Stanbrook, M., & Flegel, K. (2013). Lest we forget: Why the use of chemical weapons must not go unchallenged. *Canadian Medical Association Journal*, 185(15), 1299.

Pearson, J., & Patel, M. (2016). The role of oxidative stress in organophosphate and nerve agent toxicity. *Annals of the New York Academy of Sciences*, 1378(1), 17-24.

Pessah, I. N., Rogawski, M. A., Tancredi, D. J., Wulff, H., Zolkowska, D., Bruun, D. A., Hammock, B. D., & Lein, P. J. (2016). Models to identify treatments for the acute and persistent effects of seizure-inducing chemical threat agents. *Annals of the New York*

Academy of Sciences, 1378(1), 124–136.

Phillips, K. F., & Deshpande, L. S. (2016). Repeated low-dose organophosphate DFP exposure leads to the development of depression and cognitive impairment in a rat model of Gulf War Illness. *Neurotoxicology*, 52,127–133.

Pohanka, M. (2020). Inhibitors of cholinesterases in pharmacology: The current trends. *Mini Reviews in Medicinal Chemistry*, 20(15), 1532–1542.

Pope, C. (1999). Organophosphorus pesticides: Do they all have the same mechanism of toxicity? *Journal of Toxicology and Environmental Health, Part B*, 2(2), 161–181.

Pope, C., & Brimijoin, S. (2018). Cholinesterases and the fine line between poison and remedy. *Biochemical Pharmacology*, 153, 205–216.

Pourshojaei, Y., Abiri, A., Eskandari, K., Haghighijoo, Z., Edraki, N., & Asadipour, A. (2019). Phenoxyethyl piperidine/morpholine derivatives as pas and cas inhibitors of cholinesterases: Insights for future drug design. *Scientific Reports*, 9(1).

Pundir, C., Malik, A., & Preety. (2019). Bio-sensing of organophosphorus pesticides: A review. *Biosensors and Bioelectronics*, 140, 111348.

Quinn, D. (1987). Acetylcholinesterase: Enzyme structure, reaction dynamics, and virtual transition states. *Chemical Reviews*, 87(5), 955–979.

Radić, Z., Kalisiak, J., Fokin, V. V., Sharpless, K. B., & Taylor, P. (2010). Interaction kinetics of oximes with native, phosphylated and aged human acetylcholinesterase. *Chemico-Biological Interactions*, 187(1–3), 163–166.

Read, R. W., & Black, R. M. (1999). Rapid screening procedures for the hydrolysis products of chemical warfare agents using positive and negative ion liquid chromatography-mass spectrometry with atmospheric pressure chemical ionisation. *Journal of Chromatography A*, 862(2), 169–177.

Rice, H., Dalton, C., Price, M., Graham, S., Green, A., Jenner, J., et al. (2015). Toxicity and medical countermeasure studies on the organophosphorus nerve agents VM and VX. *Proceedings of the Royal Society A: Mathematical, Physical and Engineering Sciences*, 471(2176), 20140891.

Ross, S., McManus, I., Harrison, V., & Mason, O. (2012). Neurobehavioral problems following low-level exposure to organophosphate pesticides: A systematic and meta-analytic review. *Critical Reviews in Toxicology*, 43(1),21–44.

Rossetto, O., Pirazzini, M., & Montecucco, C. (2014). Botulinum neurotoxins: Genetic, structural and mechanistic insights. *Nature Reviews Microbiology*, 12(8), 535–549.

Rozengart, E., Basova, N., Moralev, S., Lushchekina, S., Masson, P., & Varfolomeev, S. (2013). Research on cholinesterases in the Soviet Union and Russia: A historical perspective. *Chemico-Biological Interactions*, 203(1), 3–9.

Sanson, B., Nachon, F., Colletier, J. P., Froment, M. T., Toker, L., Greenblatt, H. M., Sussman, J. L., Ashani, Y., Masson, P., Silman, I., & Weik, M. (2009).

Crystallographic snapshots of nonaged and aged conjugates of soman with acetylcholinesterase, and of a ternary complex of the aged conjugate with pralidoxime. *Journal of Medicinal Chemistry*, 52(23), 7593–7603.

Santos, M. C., Botelho, F. D., Gonçalves, A. S., Kitagawa, D. A. S., Borges, C. V. N., Carvalho-Silva, T., Bernardo, L. B., Ferreira, C. N., Rodrigues, R. B., Ferreira Neto, D. C., Nepovimova, E., Kučca, K., LaPlante, S. R., Lima, A. L. S., França, T. C. C., & Cavalcante, S. F. A. (2022). Are the current commercially available oximes capable of reactivating acetylcholinesterase inhibited by the nerve agents of the A-series? Archives of Toxicology.

Santos, M. C., Botelho, F. D., Gonçalves, A. S., Kuca, K., Nepovimova, E., Cavalcante, S. F. A., Lima, A. L. S., & França, T. C. C. (2022). Theoretical assessment of the performances of commercial oximes on the reactivation of acetylcholinesterase inhibited by the nerve agent A-242 (novichok). *Food and Chemical Toxicology*, 165, 113084.

Sapbamrer, R., & Hongsibsong, S. (2019). Effects of prenatal and postnatal exposure to organophosphate pesticides on child neurodevelopment in different age groups: A systematic review. *Environmental Science and Pollution Research*, 26(18), 18267–18290.

Saxena, A., Redman, A., Jiang, X., Lockridge, O., & Doctor, B. (1999). Differences in active-site gorge dimensions of cholinesterases revealed by binding of inhibitors to human butyrylcholinesterase. *Chemico–Biological Interactions*, 119–120, 61–69.

Schwartz, M. D., Sutter, M. E., Eisnor, D., & Kirk, M. A. (2019). Contingency medical countermeasures for mass nerve-agent exposure: Use of pharmaceutical alternatives to community stockpiled antidotes. *Disaster Medicine and Public Health Preparedness*, 13(3), 605–612.

Sega, G. A., Tomkins, B. A., & Griest, W. H. (1997). Analysis of methylphosphonic acid, ethyl methylphosphonic acid and isopropyl methylphosphonic acid at low microgram per liter levels in groundwater. *Journal of Chromatography A*, 790(1–2), 143–152.

Selmi, S., Rtibi, K., Grami, D., Sebai, H., & Marzouki, L. (2018). Malathion, an organophosphate insecticide, provokes metabolic, histopathologic and molecular disorders in liver and kidney in prepubertal male mice. *Toxicology Reports*, 5, 189–195.

Sen, B., Rabha, M., Sheet, S., Koner, D., Saha, N., & Khatua, S. (2021). Bis-heteroleptic Ru(II) polypyridine complex-based luminescent probes for nerve agent simulant and organophosphate pesticide. *Inorganic Chemistry Frontiers*, 8(3), 669–683.

Shafferman, A., Ordentlich, A., Barak, D., Stein, D., Ariel, N., & Velan, B. (1996). Aging of phosphylated human acetylcholinesterase: Catalytic processes mediated by aromatic and polar residues of the active centre. *The Biochemical Journal*, 318(Pt. 3), 833–840.

Sidhu, G., Singh, S., Kumar, V., Dhanjal, D., Datta, S., & Singh, J. (2019). Toxicity, monitoring and biodegradation of organophosphate pesticides: A review. *Critical Reviews in Environmental Science and Technology*, 49(13), 1135–1187.

Sierakowski, T., & Kiddle, J. (2005). Rapid and efficient solid-supported reagent synthesis of fluorine derivatives of phosphorus(V) compounds. *Tetrahedron Letters*, 46(13), 2215-2217.

Silman, I. (2020). The multiple biological roles of the cholinesterases. Progress in Biophysics and Molecular Biology.

Silman, I., & Sussman, J. (2005). Acetylcholinesterase: 'classical' and 'non-classical' functions and pharmacology. *Current Opinion in Pharmacology*, 5(3), 293-302.

Singh, B., & Walker, A. (2006). Microbial degradation of organophosphorus compounds. *FEMS Microbiology Reviews*, 30(3), 428-471.

Slavica, V., Dubravko, B., & Milan, J. (2018). Acute organophosphate poisoning: 17 years of experience of the National Poison Control Center in Serbia. *Toxicology*, 409, 73-79.

Soltaninejad, K., & Abdollahi, M. (2009). Current opinion on the science of organophosphate pesticides and toxic stress: A systematic review. *Medical Science Monitor*, 15(3). RA75-90.

Soltaninejad, K. (2021). A Review of Novichok Toxicology. Retrieved 23 October 2021, from http://sjfm.ir/article-1-1176-en.html.

Soreq, H., & Seidman, S. (2001). Acetylcholinesterase—new roles for an old actor. *Nature Reviews Neuroscience*, 2(4), 294-302.

Stallones, L., & Beseler, C. (2016). Assessing the connection between organophosphate pesticide poisoning and mental health: A comparison of neuropsychological symptoms from clinical observations, animal models and epidemiological studies. Cortex; *a Journal Devoted to the Study of the Nervous System and Behavior*, 74, 405-416.

Stewart, P. A., Fears, T., Kross, B., Ogilvie, L., & Blair, A. (1999). Exposure of farmers to phosmet, a swine insecticide. *Scandinavian Journal of Work, Environment & Health*, 25 (1), 33-38.

Stojiljković, M. P., & Jokanović, M. (2006). Pyridinium oximes: Rationale for their selection as causal antidotes against organophosphate poisonings and current solutions for auto-injectors. *Archives of Industrial Hygiene and Toxicology*, 57(4), 435-443.

Stone, R. (2021). How German military scientists likely identified the nerve agent used to attack Alexei Navalny. Retrieved 22 October 2021, from https://www.science.org/content/article/how-german-military-scientistslikely-identified-nerve-agent-used-attack-alexei-navalny.

Straight talk with... Daniel Levy. (2013). *Nature Medicine*, 19(10), 1197. Available from: https://doi.org/10.1038/nm1013-1197.

Studenov, A. R., Adam, M. J., Wilson, J. S., & Ruth, T. J. (2005). New radiolabelling chemistry: Synthesis of phosphorus fluorine compounds. https://doi.org/10.1002/jlcr.946 *Labelled Compounds and Radiopharmaceuticals*, 48(7), 497-500.

Sussman, J., & Silman, I. (1992). Acetylcholinesterase: Structure and use as a model for specific cation—protein interactions. *Current Opinion in Structural Biology*, 2(5), 721-729.

Svara, J., Weferling, N., & Hofmann, T. (2006). Phosphorus Compounds, Organic. *In*

Ullmann's Encyclopedia of Industrial Chemistry, (Ed.).

Sydnes, L. (2020). Nerve agents: From discovery to deterrence. *Nature*, 583(7814), 28–29.

Taylor, P., & Radic, Z. (1994). The cholinesterases: From genes to proteins. *Annual Review of Pharmacology and Toxicology*, 34(1), 281–320.

Taylor, P. (1991). The cholinesterases. *Journal of Biological Chemistry*, 266(7), 4025–4028. Retrieved 22 October 2021, from https://www.jbc.org/article/S0021-9258(20)64277-6/pdf.

Therkorn, J., Drewry, D., Tiburzi, O., Astatke, M., Young, C., & Rainwater-Lovett, K. (2020). Review of biomarkers and analytical methods for organophosphate pesticides and applicability to nerve agents. *Military Medicine*, 185(3–4), e414–e421.

Thiermann, H., Aurbek, N., & Worek, F. (2016). CHAPTER 1. treatment of nerve agent poisoning. chemical warfare toxicology. Chemical warfare toxicology: volume 2: Management of poisoning (pp. 1–42).

Timperley, C. (2015). Best synthetic methods: Organophosphorus (V) Chemistry. Amsterdam: Elsevier B. V.

Topal, A., Siseciŏglu, M., Atamanalp, M., I,s k, A., & Y lmaz, B. (2015). The in vitro and in vivo effects of chlorpyrifos on acetylcholinesterase activity of rainbow trout brain. *Journal of Applied Animal Research*, 44(1), 243–247.

Valdez, C. A., & Leif, R. N. (2021). Analysis of organophosphorus-based nerve agent degradation products by gas chromatography-mass Spectrometry (GC-MS): Current derivatization reactions in the analytical chemist's toolbox. *Molecules (Basel, Switzerland)*, 26(15), 4631.

Vale, J., Marrs, T., & Maynard, R. (2018). Novichok: A murderous nerve agent attack in the UK. *Clinical Toxicology*, 56(11), 1093–1097.

Vanninen, P. (Ed.), (2017). Recommended operating procedures for analysis in the verification of chemical disarmament; the ministry of foreign affairs of finland. Helsinki, Finland: University of Helsinki.

Venkateswara Rao, J., Surya Pavan, Y., & Madhavendra, S. S. (2003). Toxic effects of chlorpyrifos on morphology and acetylcholinesterase activity in the earthworm, Eisenia foetida. *Ecotoxicology and Environmental Safety*, 54(3), 296–301.

Villemin, D., Simeon, F., Decreus, H., & Jaffres, P. (1998). Rapid and efficient arbuzov reaction under microwave irradiation. *Phosphorus, Sulfur, and Silicon and the Related Elements*, 133(1), 209–213.

White, R., Steele, L., O'Callaghan, J., Sullivan, K., Binns, J., Golomb, B., et al. (2016). Recent research on Gulf War illness and other health problems in veterans of the 1991 Gulf War: Effects of toxicant exposures during deployment. Cortex; *A Journal Devoted to the Study of the Nervous System and Behavior*, 74, 449–475.

Wiener, S. W., & Hoffman, R. S. (2004). Nerve agents: A comprehensive review. *Journal of Intensive Care Medicine*, 19(1), 22–37.

Wiese, M., D'Agostino, P., Mihali, T., Moffitt, M., & Neilan, B. (2010). Neurotoxic alkaloids: Saxitoxin and its analogs. *Marine Drugs*, 8(7), 2185–2211.

Worek, F., Thiermann, H., Szinicz, L., & Eyer, P. (2004). Kinetic analysis of interactions between human acetylcholinesterase, structurally different organophosphorus compounds and oximes. *Biochemical Pharmacology*, 68(11), 2237–2248.

Worek, F., Thiermann, H., & Wille, T. (2016). Oximes in organophosphate poisoning: 60 years of hope and despair. *Chemico-Biological Interactions*, 259(Pt B), 93–98.

Worek, F., Thiermann, H., & Wille, T. (2020). Organophosphorus compounds and oximes: A critical review. *Archives of Toxicology*, 94(7), 2275–2292.

Worek, F., Wille, T., Koller, M., & Thiermann, H. (2013). Structural requirements for effectiveoximes-evaluation of kinetic in vitro data with phosphylated human AChE and structurally different oximes. *Chemico-Biological Interactions*, 203(1), 125–128.

Wright, L., Lee, R., Vincelli, N., Whalley, C., & Lumley, L. (2016). Comparison of the lethal effects of chemical warfare nerve agents across multiple ages. *Toxicology Letters*, 241, 167–174.

Wu, X., Kuruba, R., & Reddy, D. S. (2018). Midazolam-resistant seizures and brain injury after acute intoxication of diisopropylfluorophosphate, an organophosphatepesticide and surrogate for nerve agents. *The Journal of Pharmacology and Experimental Therapeutics*, 367 (2), 302–321.

Yanagisawa, N. (2014). The nerve agent sarin: History, clinical manifestations, and treatment. *Brain and Nerve 5 Shinkei Kenkyu no Shinpo*, 66(5), 561–569.

Yang, K., Lee, J., & Park, H. (2020). Organophosphate pesticide exposure and breast cancer risk: A rapid review of human, animal, and cell-based studies. *International Journal of Environmental Research and Public Health*, 17(14), 5030.

Yen, J., Donerly, S., Levin, E. D., & Linney, E. A. (2011). Differential acetylcholinesterase inhibition of chlorpyrifos, diazinon and parathion in larval zebrafish. *Neurotoxicology and Teratology*, 33(6), 735–741.

Yeung, D. T., Smith, J. R., Sweeney, R. E., Lenz, D. E., & Cerasoli, D. M. (2008). A gas chromatographic-mass spectrometric approach to examining stereoselective interaction of human plasma proteins with soman. *Journal of Analytical Toxicology*, 32(1), 86–91.

Yokoyama, K. (2007). Our recent experiences with sarin poisoning cases in Japan and pesticide users with references to some selected chemicals. *Neurotoxicology*, 28(2), 364–373.

Yu, J., Hou, Y., Fu, J., Wang, I., Chan, M., Chen, C., et al. (2021). Outcomes of elderly patients with organophosphate intoxication. *Scientific Reports*, 11(1), 11615.

Zhang, F., Xu, X., Li, T., & Liu, Z. (2013). Shellfish toxins targeting voltage-gated sodium channels. *Marine Drugs*, 11(12), 4698–4723.

Zunec, S., Radić, B., Kuča, K., Musilek, K., & Lucić Vrdoljak, A. (2015). Comparative determination of the efficacy of bispyridinium oximes in paraoxon poisoning. *Archives of Industrial Hygiene and Toxicology*, 66(2), 129-134.

第 29 章　化学毒剂与生物系统的分子相互作用

RamaRao Golime and Naveen Singh①

29.1　前　　言

在人类日常活动中使用化学品可能会经常遇到来自各种来源的有毒化学品。人类的不人道导致了现代战争工具的发展，包括对有毒化学品的开发。早在石器时代、第一次世界大战（第一次世界大战）期间以及日本的恐怖袭击（Salem et al.，2008），有毒化学物质就被用于攻击、士气、杀人和致死。最近在叙利亚、马来西亚和英国据称使用毒剂显示了化学毒剂（CWAs）对现代世界人口的持续威胁（Chai et al.，2017；Golime et al.，2019；Vale et al.，2018）。用于武器系统，如炮弹、火箭、炸弹，将它们作为气溶胶运送出去，造成大量的发病率和死亡率。CWAs 的发明是为了使敌军丧失或杀死能力，破坏军事行动。根据禁止化学武器组织（OPCW）的定义，化学武器是指可通过对生命过程的化学作用对人类或动物造成暂时丧失行动能力、永久伤害或死亡的化学物质。OPCW 是一个联合国机构，因其不断努力实施《化学武器公约》（CWC）而于 2013 年获得诺贝尔和平奖。CWC 于 1997 年生效，旨在禁止开发、生产、储存和使用毒剂。氯气、光气和芥子气是第一次世界大战中使用的其他化学武器中最有效的毒剂（Black，2016）。使用有毒化学物质，从毒箭到粗糙的刺激物作为武器，使敌人丧失行动能力或杀死敌人，从古代的记录从那时起，化学武器在战场上和恐怖袭击中不断发展。一战前化学工业的迅速扩张，大大增加了大型工业商品和其他化学品的生产；这为一战期间后续生产用于战场的化学武器奠定了基础。

第一次世界大战（1914—1918 年）期间的大规模和战术使用，这场战争造成 2 000 多万人死亡和大量伤亡。在第一次世界大战期间，主要使用的化学武器，包括各种刺激剂、氯气、光气和芥子气在一战期间得到了很好的使用。1915 年，氯气是在比利时伊普尔城的战场上第一次使用战术武器。光气比一战期间使用的氯更有效和持久，造成了数千人死亡（Bismuth et al.，2004；Haber，1986；Prentiss，1937；Robinson，1971a，1971b）。第一次世界大战中大约 4%的战斗死亡是由化学毒剂造成的。除了直接的毒性作用外，恐惧造成的心理影响也被证明是使部队士气低落的一个重要因素。芥子气的伤员用绷带包扎着他们受伤的眼睛，这是第一次世界大战中最可怕的形象。然而，尽管一些国家拥有大量的化学武器，但化学武器的使用并没有很好的记录（Black，2016；Tucker，2006）。据报道，埃及在 20 世纪 60 年代中期的北也门内战中使用了芥子气和光气（Robinson，1971a，1971b）。伊拉克在伊

① 印度中央邦瓜廖尔，生物医学验证司，国防研究和发展机构.

拉克-伊朗战争(1980—1988年)期间使用了硫芥末、塔邦和沙林,造成约15万人伤亡(Ali,2001)。伊拉克还对未受保护的库尔德平民使用硫芥末和沙林,造成近5 000人死亡(Black et al.,1994)。CWAs以固体、液态、气态和气态存在。它们大多数是无色、无味、挥发性高的,使它们成为武器系统(火箭和炸弹)中的有效化学物质,也可作为气溶胶或精细喷雾剂使用。一些毒剂是持久性的,并在环境中长时间保持活性,这取决于它们的物理化学性质。化学武器也是大规模杀伤性武器,因为相对较少的现代武器比常规武器更快地造成大规模伤亡。在化学紧急情况下,化学毒剂还通过污染受害者的身体或衣服,对急救人员和医疗专业人员构成重大威胁。在现实生活中出现任何意外、军事或故意使用毒剂时,吸入、摄入和皮肤途径都是暴露的可能方法。尽管OPCW做出了真诚的努力,大量化学武器仍然存在,等待几个缔约国的安全销毁几种有毒化学物质属于毒剂,其中一些根据其主要生理作用分组如下;神经性毒剂如沙林、梭曼和VX主要通过阻断神经元突触的乙酰胆碱酯酶功能作用于神经系统。糜烂性毒剂包括芥子气、氮芥子气、氧芥气和路易氏剂。全身中毒性毒剂通过破坏红细胞(砷)或抑制细胞色素氧化酶功能(氰化物)来阻断血液的载氧能力。窒息剂(氯气、光气)是一种强氧化剂,会对呼吸系统造成伤害,特别是对未受保护的人的肺、鼻子和喉咙。失能剂通过改变中枢神经系统活动导致暂时的意识丧失或产生致残条件(3-喹咻苄胺)(Schindler,2004)。

29.2 芥子气的毒性作用

芥子气(双(2-氯乙基)硫化物)SM也被称为芥子气或HD(北约代码/军事名称),于19世纪早期合成,1917年比利时第一次世界大战期间首次使用(Black,2016)。芥子气可以很容易地由现成的工业化学物质合成,如一氯化硫或二氯化硫加乙烯;或硫代二乙二醇加氯化氢。氮芥子气(NMs)在化学上与芥子气相似,但毒性较小,不适合作为弹药。军事命名为HN-1、HN-2和HN-3的氮芥子气是二战期间开发的,通过2-氯乙基取代的叔胺制备。HN-2在治疗某些早期癌症方面特别有用(Calvet et al.,1999)。芥子气造成的伤亡比其他化学毒剂更多,约占一战死亡总死亡率的2%。芥子气会导致皮肤产生严重水泡,眼睛和肺部造成损害,因为许多受伤的受害者遭受了一些健康问题。芥子气很可能通过吸入和皮肤途径被吸收,以及食用受污染食物后的胃肠道吸收。芥子气也被用于1983年1988期间的两伊战争,最近也被用于伊拉克和叙利亚的恐怖袭击(Pita et al.,2020)。芥子气暴露的毒性体征和症状可能出现在10 min到48 h,这取决于途径、剂量、温度和湿度因素。皮肤、吸入和摄入是芥子气暴露的可能途径,不同途径和物种的芥子气急性毒性数据见表29.1。皮肤、呼吸道,特别是肺和眼睛是芥子气毒性最敏感的身体部位(Balali-Mood & Hefazi,2005)。急性芥子气暴露的特征是喉咙痛、咳嗽、肺水肿、鼻流涕和2~48 h死亡,通常是由于呼吸衰竭。眼部水肿、结膜炎伴畏光、流泪、疼痛、眼睑痉挛和角膜病变是芥子气暴露的主要眼部影响。对皮肤的影响包括红斑、皮疹、水疱的形成和随后的继发性微生物感染。芥子气的全身毒性可损害骨髓、胃肠道(恶心、呕吐和腹泻)、生殖系统和肾脏系统。在芥子气暴露期间,我们发现骨髓功能降低,包括骨髓抑制和白细胞减少,随后出现白细胞减少(Balali-Mood & Hefazi, 2005; WHO report, 1970)。在暴露的早期阶段,芥子气暴露后的组织学研究中观察到严重的炎症、上皮损伤、坏死和微生物感染增加(Kehe et al.,2009)。

芥子气引起的长期影响有充分的记录,特别是在第一次世界大战和两伊战争期间暴露在战场上的士兵。肺、皮肤、眼睛和中枢神经系统是最常见的受影响的器官(Khateri et al.,2003)。大多数暴露于芥子气的伊朗受害者遭受延迟毒性效应表明芥子气的长期影响(BalaliMood & Hefazi,2005)。虽然这种延迟效应背后的确切机制并不清楚,多种机制如表观遗传调控关键转录因子(TFs)如 NF-κB 和 AP-1 和促炎基因如肿瘤坏死因子(TNF)-α 和白细胞介素可能在芥子气诱导延迟毒性(Korkmaz et al.,2008)。在芥子气暴露或低剂量暴露或职业暴露造成的伤害的受害者中注意到慢性影响,特别是在芥子气工厂工作的工人或在破坏设施工作的人员中。慢性支气管炎、哮喘、气道狭窄、肺纤维化、支气管肺炎和气道反应性增加是芥子气暴露的慢性体征(Boskabady et al.,2008;Mishra et al.,2012;Tang & Loke,2012)。

29.3 糜烂性毒剂毒性的生物靶点

糜烂性毒剂,包括芥子气和氮芥子气,通过体内分子内环化反应形成硫离子或铵离子。这些离子是高反应性的亲电试剂,对蛋白质和 DNA 等生物大分子具有强大的烷基化能力,导致其生物功能的丧失。芥子气与 DNA 核苷酸碱基的直接相互作用,特别是与胍的直接相互作用,可诱导 DNA 修复途径,如聚(ADP-核糖)聚合酶(PARP-1)途径、非同源重组和核苷酸切除修复途径,这些 DNA 修复过程的缺陷和 PARP-1 过度活化进一步导致遗传毒性和细胞死亡(Jowsey et al.,2012;Lodhi et al.,2001)缺氧诱导因子-1α、激活蛋白 1(AP-1)、活化 B 细胞的核因子 kappa-轻链增强子(NF-κB)、p53、拓扑异构酶和组蛋白,这些都是 PARP 通路的一些下游蛋白(Debiak et al.,2009)。芥子气与蛋白质的交联反应可以通过硫醇、硫醚、羧酸盐、咪唑、羟基和氨基酸侧链中的氨基发生,从而改变蛋白质在细胞中的功能和结构作用(Byrne et al.,1996)。最近的技术进展,包括基因组学和蛋白质组学方法,有助于消除毒剂暴露期间的分子毒性途径,以开发新的治疗策略。

芥子气毒性主要是由于产生活性氧(ROS)和活性氮(RNS)、DNA 损伤、降低抗氧化水平、能量消耗以及激活 PARP-1 和诱导型一氧化氮合酶导致短期和长期影响(iNOS)(Korkmaz et al.,2008;Meier et al.,2000)(图 29.1)。抗氧化蛋白和多肽的快速失活,如谷胱甘肽,以及烟酰胺腺嘌呤二核苷酸(NAD)的消耗可能参与了芥子气诱导的急性毒性。GSH 和 NAD 对于维持毒性损伤时细胞的氧化和代谢稳态至关重要。抗氧化剂和能量水平的消耗会增加细胞内 Ca^{2+} 水平,导致多个信号通路、磷脂酶、蛋白酶、内切酶和凋亡的激活(Fariss & Reed,1985;Gsharbi et al.,2011)。. iNOS 激活产生一氧化氮(NO)和过氧亚硝酸盐(ONOO−)物种,诱导硫醇、膜脂、DNA 和蛋白质的共价修饰,导致芥子暴露的有害毒性影响。过氧亚硝酸盐物种可以进一步触发炎症分子的激活,如基质金属蛋白酶,NF-κB 和激活蛋白(AP)-1 诱导选择素和细胞粘附分子,促炎细胞因子(TNF-α 和 IL(IL-1β)和最终细胞凋亡和坏死基于暴露浓度。炎症通过激活或促炎和失活抗炎级联反应增加血管通透性、血流、炎症细胞浸润和炎症分子释放(Golstein et al.,1991;Mishra et al.,2012;Sacca et al.,1997)。TNF 受体的激活通过半胱 spase-8 的激活触发外部凋亡途径,诱导线粒体释放细胞色素 c(Cyt-c),激活 caspase-3,导致许多细胞蛋白的降解。此外,从线粒体释放凋亡因子也可以触发内在的凋亡途径(Ray et al. ,2008)。Cyt-C 与凋亡蛋白酶激活因子-1(APaf-1)和 ATP 一起结合前半胱天冬酶-9 形成凋亡复合物,进一步激活半胱天冬酶-9、半胱天冬酶-3 和其他凋亡调节蛋白,导致凋亡(Golstein et al. ,1991;Gould et al. ,2009)(图 29.1)。

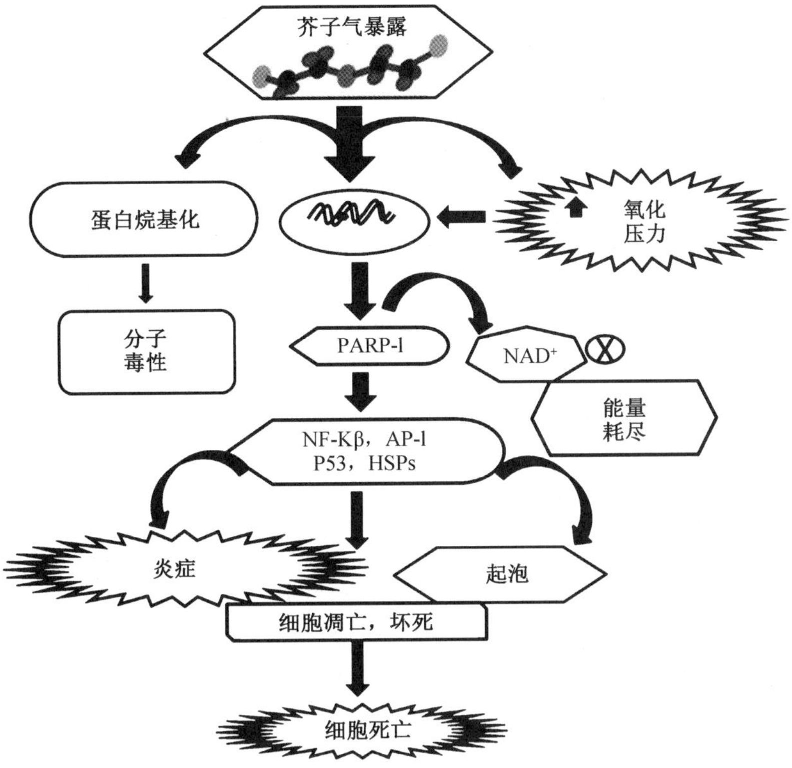

图 29.1 芥子气暴露的分子相互作用

立即对病人进行洗消处理和必要的生命支持,包括由急救人员或佩戴个人防护装备的医疗专业人员进行通气治疗,是拯救接触毒剂的受害者的有效方法。加湿氧、机械通气、支气管扩张剂、黏液溶解剂如 N-乙酰半胱氨酸加适当的抗生素和呼吸物理治疗是芥子气引起的肺损伤的相当多的治疗选择。局部抗生素如磺胺酰胺滴眼液、人工泪液和润滑剂可用于治疗急性芥子气眼部病变。芥子气诱导的皮肤损伤可在临床上使用磺胺嘧啶银乳膏、镇痛、镇痛药、物理和激光清创,然后进行皮肤自体分层治疗。消炎药、烟酰胺、西利宾、钙调素拮抗剂、氯倍他索、植皮;强力霉素;贝伐珠单抗和秋水仙碱是治疗芥子气损伤的新方法(Balali-Mood & Hefazi,2005;Etemad et al. ,2019)。

29.4 神经性毒剂的病史

有机磷(OP)化学品最初是在 20 世纪 30 年代在德国作为杀虫剂开发用于农业用途的。德国化学家格哈德·施拉德博士在试验开发一种更好的 OP 杀虫剂时,最终导致了 1936 年第一个神经性毒剂塔崩的合成,和后来 1938 年的沙林,(Schrader,1945)。梭曼是由理查德·库恩博士在1944年合成的,英国的兰吉特·高什博士在第二次世界大战结束后合成了一种更有效的神经性毒剂VX(Robinson & Leitenberg,1971)。神经性毒剂被用于战争如两伊战争(1980—1988年)和极端分子和邪教领导人在日本恐怖袭击((Matsumoto,1994和东京地铁,1995),叙利亚平民(2013年和2018年),甚至为政治暗杀在英国和马来西亚(Golime et al.,2019)。神经性毒剂主要分为两类,G类(G代表德国起源),包括GA(塔崩)、(NATO名称)、GB(沙林)、GD(梭曼)、GF(环沙林)。G类毒剂是高挥发性和非持久性的类型,但含硫的V类毒剂(V代表“毒物”),是高度持久性和挥发性较低的毒剂。V类毒剂包括VE、VG、VM和VX。神经制剂作为蒸汽或气溶胶被吸入,并迅速进入体循环,从而对人类和动物产生明显的毒性作用。神经性毒剂比空气密度大,往往保持在靠近地面的地方,对低海拔地区和地下避难所的人构成高风险。神经性毒剂的相对致死率是在动物实验中按照VX >梭曼>沙林> 塔崩(Bajgar,2004;Somani et al.,1992)。(Bajgar,2004;Somani et al.,1992)。神经性毒剂的类型、暴露途径和程度决定了给定的中毒体征和症状的时间过程和相对严重程度。不同神经性毒剂根据种类和不同作用途径的急性毒性数据见表29.1。意外或杀人暴露于神经性毒剂很可能通过吸入或经皮途径发生。在急性神经性毒剂中毒时,症状和死亡可在几分钟至几小时内发生(Bajgar,2005)。对不同动物物种的毒理学动力学研究表明G类毒剂(如梭曼和沙林)的消除半衰期比V类毒剂(如VX)短(约1 h),在静脉和经皮暴露后持续时间较长(Van der Schans et al.,2003)。

有机磷OP化学品,包括杀虫剂、杀虫剂和神经性毒剂,是导致许多健康问题的主要神经毒素。人类很可能通过环境和职业危害,如受污染的空气、食物和水,暴露于这些神经毒性化学物质中。OP神经性毒剂暴露与引起急性和慢性健康影响有关,甚至在急性暴露的几分钟内死亡。暴露于神经性毒剂可能是由于意外或恐怖事件和军事行动。在非军事化或破坏设施中工作的人员也可能有较高的风险(Golime et al.,2019;Marrs et al.,1996)。神经制剂阻断神经元突触的乙酰胆碱酯酶功能,导致胆碱能危机和毒性作用,包括瞳孔分裂、大量分泌物、腹泻、肌肉收缩、瘫痪、癫痫、抽搐和呼吸衰竭导致的死亡(RamaRao & Bhattacharya, 2012)。吸入、经皮和口服途径是神经性毒剂进入人体最可能的滥用方式。暴露的途径和神经性毒剂的剂量决定了体征和症状的发作和严重程度。吸入神经性毒剂可在急性暴露时迅速出现体征和症状,并在几分钟至几小时内死亡(Benschop & De Jong, 2001;Somani et al.,1992)。神经性毒剂一旦进入体循环,就会迅速分布到全身的组织中,并产生一系列的毒性症状。神经性毒剂的症状和体征可分为毒蕈碱效应(由毒蕈碱受体介导);尼古丁效应(由尼古丁受体介导),而中枢神经系统效应是由这两种类型的受体介导的。毒蕈碱受体过度活跃会导致线粒细胞缩小、视力模糊、大量分泌物(唾液和鼻黏液)、过度流泪、出汗、心动过缓和支气管收缩。胃肠道疾病的体征和症状。包括恶心和呕吐、腹部绞痛、上腹部窘迫、腹泻和尿失禁。胆碱能烟碱效应包括横纹肌的过度活动,导致肌肉疲劳、虚弱、抽搐和抽筋。全身性肌无力,影响呼吸功能,可导致呼吸困难和死亡。急性对中枢神经系统的影响包括癫痫发作/惊厥、意识丧失、呼吸抑制和昏迷。慢性暴露导致的延迟性中枢神经系统影响可能表现为行为改变(头晕、焦虑、不安、情绪倾向)或失眠、噩梦、抑郁、嗜睡、注意力不集中、回忆迟缓、困惑、说话含糊不清或共济失调(Bajgar, 2004; RamaRao & Bhattacharya, 2012)。

表 29.1 主要神经性毒剂和芥子气的急性毒性数据

种类	作用途径	术语	单位	塔崩 a	沙林 a	梭曼 a	VXa	芥子气 b
人	pc	LD_{50}	mg · kg^{-1}	—	28	—	—	—
	吸入	LCt_{50}	mg min · m^{-3}	400	100	70	50	1 500 mg · kg^{-1}
	皮肤	LD_{50}	mg/individual	1 000	1 700	50	10	100 mg · kg^{-1}
兔子	pc	LD_{50}	mg · kg^{-1}	18	—	—	—	10 mg · kg^{-1}
	吸入	LCt_{50}	mgm^{-3}(10 min)	304	150	—	5. 44	800 mg · kg^{-1}
	iv	LD_{50}	μg · kg^{-1}	66	39	44. 5	—	1~3. 3 mg · kg^{-1}
	sc	LD_{50}	μg · kg^{-1}	193	103	100	—	—
	im	LD_{50}	μg · kg^{-1}	130	108	62	—	—
	皮肤	LD_{50}						194 mg · kg^{-1}
老鼠	pc	LD_{50}	mg · kg^{-1}	1	1. 08	—	—	8. 1 mg · kg^{-1}
	吸入	LCt_{50}	mgm^{-3}(30 min)	15	5	1	—	860 mg · kg^{-1}
	iv	LD_{50}	μg · kg^{-1}	150	113	35	—	3~8. 6 mg · kg^{-1}
	sc	LD_{50}	μg · kg^{-1}	250	60	40	22	23 mg · kg^{-1}
	im	LD_{50}	μg · kg^{-1}	440	222	—	—	—
	ip	LD_{50}	μg · kg^{-1}	—	420	393	50	—
	皮肤	LD_{50}						92 mg · kg^{-1}
兔子	pc	LD_{50}	mg · kg^{-1}	2 500	925	—	—	—
	吸入	LCt_{50}	mgm^{-3}(10 min)	840	120	—	—	1 025 mg · kg^{-1}
	iv	LD_{50}	μg · kg^{-1}	63	15	—	—	4 mg · kg^{-1}
	sc	LD_{50}	μg · kg^{-1}	375	30	20	14	—
	ip	LD_{50}	μg · kg^{-1}	—	—	—	66	—
	皮肤							100 mg · kg^{-1}
豚鼠	pc	LD_{50}	mg · kg^{-1}	35	—	—	—	—
	吸入	LCt_{50}	mgm^{-3}(2 min)	393	—	—	—	1 700 mg · kg^{-1}
	sc	LD_{50}	μg · kg^{-1}	120	30	24	8. 4	—
猴子	pc	LD_{50}	mg · kg^{-1}	9 300	—	—	—	—
	吸入	LCt_{50}	mgm^{-3}	250	100	—	—	800 mg · kg^{-1}
	sc	LD_{50}	(10 min)μg · kg^{-1}	—	—	13	—	—
	im	LD_{50}	μg · kg^{-1}	—	22. 3	9. 5	—	—
狗	pc	LD_{50}	mg · kg^{-1}	30	—	—	—	—
	吸入	LCt_{50}	mg m^{-3}(10 min)μg · kg^{-1}	400	100	—	—	600 mg · kg^{-1}
	iv	LD_{50}	μg · kg^{-1}	84	19	—	—	0. 2 mg · kg^{-1}
	sc	LD_{50}		284	12	12	10	—

[a]神经制剂的急性毒性数据采用了 Marrs 等(1996)和 Somani 和 Husein(2001),以及其中引用的参考文献。

[b]芥子气毒性数据采用美国陆军、国防技术信息中心。(1974). U. S. D. A. 化学试剂数据表,第 1 卷。技术

报告 EOSR-74001,埃奇伍德阿森纳特别报告,美国陆军部,国防技术信息中心。pc 经皮注射,inhal 吸入,im 肌肉注射,ip 腹腔注射,iv 静脉注射,sc 皮下注射,LD_{50},致死剂量 50%。LCt_{50},致死浓度为 50 %,(-),未确定或不可获得。

研究表明,低剂量的神经性毒剂暴露对动物产生了长期的行为和神经毒性效应(Brown & Brix,1998)。日本恐怖袭击的沙林患者有一些症状,如疲劳、虚弱、肩膀僵硬、失眠、发烧、视力模糊,甚至在暴露多年后视力减少,这表明神经性毒剂对人类的长期影响(Nikjima et al.,1997)。许多参加过海湾战争的老兵仍然抱怨有一系列的症状,包括认知障碍、平衡问题、眩晕、肌肉疼痛和虚弱(Haley,2001)。低剂量沙林暴露导致大鼠活动减少、活动能力降低、步态改变,以及刻板行为和兴奋性增加(Kassa et al.,2001a)。神经性毒剂暴露可导致延迟神经毒性效应,因为在日本沙林恐怖受害者中观察到显示出微妙的长期神经效应(Ohbu et al.,1997;Okudera,2002)。正如在日本一些沙林受害者身上观察到的那样,毒性效应和死亡会产生恐怖、心理影响和恐惧,从而进一步导致创伤后应激障碍。日本患者接触沙林几年后,精神运动和记忆功能仍持续下降(Figueiredo et al.,2018;Miyaki et al.,2005)。

29.5 神经性毒剂的毒理学作用机制

29.5.1 神经性毒剂的胆碱能毒性

大多数有机磷 OP 化合物的主要作用方式,包括神经性毒剂,实际上是相同的,即通过乙酰胆碱酯酶活性位点的丝氨酸残基的磷酸化或磷酸化。然而,OPs 在次要靶点和毒性潜力方面差异很大;特别是神经性毒剂比化学性质相似的 OP 杀虫剂致命 3 到 4 级(Pope,1999)。乙酰胆碱酯酶通过破坏神经元突触上的神经递质乙酰胆碱(ACh),在终止胆碱能神经传递中起着至关重要的作用。乙酰胆碱是一种主要的神经递质,参与了身体的许多重要的生理过程,包括消化、呼吸和肌肉收缩(Taylor,2001)。乙酰胆碱酯酶对乙酰胆碱水解具有很高的催化活性,转化率为每秒 108 个分子。乙酰胆碱酯酶的分子量约为 250 kDa,其中存在 4 个活性位点,表明存在 4 个亚基。在各种先进分子技术的帮助下进行的一些研究,如晶体学(Sussman et al.,1991)、诱变(Kovarik et al.,2003)、建模(Gilson et al.,1994)证明了 OP 化合物与 AChE 催化三联体(Ser-203、His-447 和 Glu-334,根据小鼠的序列)的相互作用。乙酰胆碱酯酶活性中心由短暂结合酰基部分的催化三联物、酰基口袋(Phe 295 和 Phe 297)、胆碱亚基(Trp-86、Glu-202 和 Tyr-337)和外围阴离子位点(Trp-286、Tyr-272、124 和 Asp-74)参与修饰催化活性和调节乙酰胆碱酯酶抑制剂相互作用(Kovarik et al.,2003;Massoulie et al.,1992)。人类在两个独立的位点上有两个胆碱酯酶基因:3q26 的丁酰胆碱酯酶(BChE)基因编码 BChE(Allderice et al.,1991)和 7q22 的 AChE 基因编码不同的乙酰胆碱酯酶亚型(Ehrlich et al.,1992)。AChE-S 是一种显性且广泛表达的转录本,锚定在中枢神经系统中富含脯氨酸的膜上,调节突触传递和细胞粘附(Massouli,2002)。假胆碱酯酶或 BChE 是 OP 中毒的次要靶点,监测血浆中 BChE 的抑制作用有助于确定 OP 的暴露情况。BChE 的作用是通过清除抑制突触 AChE 的有毒化合物来保护 AChE(Ashani,2000)。

乙酰胆碱酯酶是神经性毒剂的主要目标。当乙酰胆碱酯酶被抑制时,乙酰胆碱在乙酰胆碱受体上的作用被放大和延长。过量的乙酰胆碱导致胆碱能受体的过度激活,通过不同的信号通路与不同的细胞反应有关。由于胆碱能突触网络的普遍分布,抗胆碱能 OP 化合物可能发挥广泛的毒性作用(Bajgar, 2004, RamaRao & Bhattacharya, 2012)。乙酰胆碱与两种类型的胆碱能受体(烟碱和毒蕈碱,分别基于它们对尼古碱和毒蕈碱的药理学刺激的敏感性)在突触上结合。毒蕈碱受体主要是 G 蛋白偶联受体(GPCR),广泛分布于全身,包括副交感神经效应器官和神经肌肉连接处。已鉴定出五种类型的毒蕈碱受体(M1-M5);M1、M3 和 M5 通过 Gq 与磷脂酶 C(PLC)结合,从而增加二酰基甘油(DAG)和肌醇三磷酸(IP3)的形成。M2 和 M4 通过 Gi 与腺苷环化酶偶联,减少环磷酸腺苷(cAMP)的形成(Wess,1996)。烟碱受体主要存在于自主神经节和神经肌肉接点,它们是增加 Na1 内流的配体门控离子通道。毒蕈碱受体的激活,无论是通过激动剂还是在乙酰胆碱酯酶抑制期间,都可导致关键胆碱能蛋白的基因表达和蛋白水平的长期变化(Kaufer et al. ,1999)。

大鼠单次接触剂量为 (0.01~1)LD_{50} 剂量的沙林后,血浆和大脑中的丁酰胆碱酯酶、乙酰胆碱酯酶、胆碱乙酰转移酶的活性以及乙酰胆碱受体的密度都发生了改变(Khan et al. ,2000)。激活 mAChRs 和 nAChRs 的活化以及神经元发射的增加导致了沙林的急性毒性(Hassel,2006)。梭曼的急性毒性(Hassel,2006)。大鼠海马中 mAChR 表达水平降低 mAChR 表达水平降低(Churchill et al. ,1984)。Dabisch 等(2008) 研究表明,低浓度暴露于梭曼蒸气后,毒蕈碱受体会出现功能障碍。除胆碱能危机外,神经性毒剂还可能通过以下途径产生其他毒性效应 与多种神经递质受体(如烟碱受体、毒蕈碱受体、M2 受体、GABA-A 受体等)直接相互作用而产生其他毒性效应。M2、GABA-A 等)、第二信使和神经元结构蛋白直接相互作用而产生其他毒性效应。(Bakry et al. ,1988;Chebabo et al. ,1999;Silveira et al. ,1990;Ward et al. ,1993;Eldafrawi et al. ,1992)OP 抗胆碱酯酶可以直接与各种酶结合,如乙酰胆碱酯酶以外的酯酶,如羧酸酯酶、丝氨酸肽酶、酰胺酶和蛋白酶等(Lockridge & Schopfer,2005)。

29.6 神经性毒剂诱导的多个神经递质系统的改变

新的证据表明,除了胆碱能作用外,OP 神经性毒剂通过胆碱能以外的多种神经传递途径有许多非胆碱能作用,包括谷氨酸能、γ-氨基丁酸(GABAergic)受体、多巴胺能生长抑素能系统和去甲肾上腺素能系统(Chebabo et al. ,1999;Fletcher et al. ,1989;Fosbraey et al. ,1990;Lallement et al. ,1992;Rocha et al. ,1999;Tonduli et al. ,1999)神经性毒剂诱导的胆碱能危象引发癫痫发作并触发谷氨酸能过度活跃,从而维持、强化和维持癫痫发作,并最终导致大脑的兴奋性毒性损伤(Lallement et al. ,1992;Solberg & Belkin,1997)。过量的谷氨酸刺激谷氨酸能受体的过度活跃,导致 N-甲基-D-天冬氨酸(NMDA)钙通道的打开,从而导致细胞内钙离子的峰值。钙内流反过来激活神经性毒剂暴露后神经病理的几个下游级联信号(Bajgar, 2005; Flynn & Wecker, 1986; McDonough & Shih, 1997;RamaRao & Bhattacharya, 2012)。

神经性毒剂暴露后的几项基因组研究表明，神经元中几个主要的神经递质途径发生了改变，包括胆碱能、谷氨酸能、伽氨基丁酸能、儿茶酚胺能、多巴胺能、嘌呤能和血清生成途径(Dillman et al.,2009;Spradling et al.,2011;Damodaran et al.,2006)研究了沙林暴露后神经递质转运体(如突触蛋白 I、突触蛋白 6 和 SVO)、信号受体(如 GABA-A 受体 rho-2 亚基和 AMPA2)和配体门控离子通道的 mRNA 表达的变化。沙林诱导 β-抑制素和几个 min 和 CI 类(Camk Ⅰ和Ⅱ,M2-AChR,GALR1,CRLR)的过表达，表明高磷酸化甚至在更晚的时间点仍然存在，这可能会延迟组织修复过程(Damodaran et al.,2006;Pachiappan et al.,2009)。假设肌蛋白诱导的神经毒性和神经损伤的三种不同和相应的机制。乙酰胆碱酯酶抑制引起的早期胆碱能危机，激活兴奋性氨基酸受体介导的反应，随后激活第二信号系统，包括 AchR 和 ETS2，调节信号通路，导致沙林暴露后的神经退行性变。一项在豚鼠脑干中进行沙林($2\times LD_{50}$)暴露后的定量蛋白质组学研究表明，与兴奋性毒性、热休克反应、钙超载、染色质重塑、代谢变化、能量消耗和细胞死亡相关的蛋白质变化(Meade et al.,2015)。我们最近的定量蛋白质组学研究揭示了广泛的蛋白质组学变化的谷氨酸、乙酰胆碱、GABA、5-羟胺、多巴胺能和肾上腺素能受体、G 蛋白信号、趋化因子和细胞因子介导的炎症、细胞骨架、神经退行性途径、Wnt 信号、突触囊泡运输、MAP 激酶、代谢和细胞死亡表明神经性毒剂诱导的神经毒性有多种作用机制(Singh et al.,2020)。

神经性毒剂暴露可以启动级联事件由于激活多个受体耦合各种神经递质(例如，胆碱能、谷氨酸和 GABA 能)，导致生成几个第二信使(DAGIP3 和钙)激活许多蛋白激酶、磷酸酶和蛋白酶，最终可能导致神经元损伤 (McDonough & Shih, 1997; RamaRao & Bhattacharya, 2012)。由完全不同的受体激活的信号通路可以相互作用或串扰，导致级联效应，从而导致基因表达或细胞反应的变化。钙的过量流入可以破坏 Ca^{2+} 激活的许多细胞事件，如激酶、蛋白酶、脂肪酶、内切酶、自由基生成，并最终导致细胞损伤(Raheja & Gill,2002)。钙调素、CaMKII、钙调神经磷酸酶和钙痛参与了广泛的神经元功能，而神经性毒剂诱导的这些蛋白的改变表明了它们在神经性毒剂毒性中的作用(RamaRao,Waghmare,Srivastava et al.,2011 年和 RamaRao,Acharya et al.,2011)。与 Ca^{2+} 通道(Cacna1c(1 型 VDCC 阿尔法单位)、Cacna1g、Calcr)、钙信号(CamK1b、CamK2d、Calm、S100b、钙结合蛋白)在沙林暴露后发生改变(Damodaran et al.,2006)。胆碱能和谷氨酸能系统的过度激活导致细胞内 Ca^{2+} 稳态和其他信号通路的破坏，最终通过复杂多样的机制导致神经制剂暴露后的脑损伤和长期的神经效应(图 29.2)。

蛋白激酶 C(PKC)酶参与许多关键的细胞功能，包括细胞增殖、细胞死亡和存活机制。PKC 家族由 10 到 12 个同工酶组成，分为三大类：经典 PKC(cPKC)(α、βI、βII 和 γ)由钙、DAG 和磷脂同工酶激活，新型 PKC(n PKC)同工酶(δ、ε 和 θ)与钙无关，而非典型 PKC(aPKC)(ζ、λ、ι)对 Ca^{2+} 和 DAG 均不敏感(Newton,2001)。PKC 信号通路与胆碱能、NMDA 和 GABAergic 受体的激活相关，并参与了关键的大脑功能，如运动、学习和记忆(Nishizuka,2003;Nogues,2003)。大鼠脑沙林样和索曼样 OP 剂暴露时，大鼠脑 PLC-γ 被激活(Niijima et al.,1999)。梭曼诱发癫痫中磷酸肌醇代谢的胆碱能激活(Bodjarian et al.,1993;Filbert et al.,1998)表明 GPCR 介导的生成包括 PKC 激活剂，如 DAG 和 IP3 诱导的钙释放。我们之前的研究表明，在躯体暴露后，大鼠脑区 PKC-βII 和 ζ 同工酶表达水平显著诱导。神经性毒剂暴露后,PKC 活性也增加,这进一步通过细胞室的磷酸化进一步改变了几种 PKC 底物的功能(RamaRao, Waghmare, Gupta et al. ,2011)。选择性 PKC βII 抑制剂肽减少了 PKC 同工酶的亚细胞改变和随后的沙林诱导的神经病理,表明 PKC 在神经性毒剂毒性中的作用(Bloch-Shilderman et al. ,2005)。

丝裂原活化蛋白(MAP)激酶信号通路是许多细胞外刺激的焦点,调节一些基本的细胞功能。MAP 激酶家族分为四个亚组:

(1)c-junN 端或应激激活蛋白激酶(JNKs);

(2)细胞外信号调节激酶(ERKs);

(3)p38MAP 激酶;

(4)ERK5/big MAP 激酶 1,(Tibbles & Woodgett,1999)。

丝裂原活化蛋白(MAP)激酶信号传导通路是许多细胞外刺激的焦点,可调节多种基本细胞功能。MAP 激酶家族分为四个亚群:

(1)c-jun N 端或应激活化蛋白激酶;

(2)细胞外蛋白激酶;

(3)MAP 激酶;

(4)MAP 激酶。

(JNK),(2)细胞外信号调节激酶(ERK),(3)p38 MAP 激酶,以及 (4)ERK5/big MAP 激酶 1,(Tibbles & Woodgett,1999)。在之前的研究中,神经性毒剂对 MAP 激酶及其一些底物(CREB、AP-1、NF-κB)的表达和磷酸化水平,表明神经性毒剂激活了 MAP 激酶途径(RamaRao,Bhattacharya et al. ,2011)。激活 MAP 激酶和下游信号通路。毒死蜱和梭曼等 OP 化合物(Caughlan et al. ,2004;Pejchal et al. ,2002;Niijima et al. ,2000; Niijima et al. ,2000)对暴露于神经性毒剂 VX 的大鼠进行的噬菌体蛋白组学研究表明磷酸化状态、离子通道/转运体、转录调控和结构蛋白的磷酸化状态发生了改变(Nirujogi et al. ,2015)。神经介质诱导的神经递质受体刺激可产生多种第二信使,激活激酶,如 MAPKs 和蛋白激酶 A、然后这些激酶通过磷酸化会转运到细胞核并激活各种底物,包括 CREB、AP-1、NF-κB 和血清反应因子蛋白等 TFs 转录因子。(Damodaran et al. ,2002a;Herdegen & Leah,1998)。

29.7 神经性毒剂诱导的基因组和蛋白质组学变化

转录因子通过调节靶基因的表达,作为细胞功能的主调控因子。单个转录因子或与其他转录因子结合,在特定位点(如 AP-1 位点、亮氨酸拉链位点、锌指位点、CRE 位点)与 DNA 结合。神经元通过激活构成性表达的转录因子,如 CREB 来对细胞外刺激作出反应,然后快速激活可诱导的转录因子(ITFs)的从头转录和翻译(Dragunow & Preston, 1995)ITFs(Fos、c-Jun、Jun-B、Jun-D 和 Krox 族)随后快速诱导即时早期基因(IEGs)和其他靶基因作为对环境刺激的细胞反应的表达(Herdegen & Leah,1998;hughes & Dragunow,1995)。神经性毒剂诱导的 CREB、c-Jun 和 NF-κB 磷酸化水平的变化表明它们在神经性毒剂暴露后被激活(Kaufer et al. ,1999;RamaRao,Bhattacharya et al. ,2011;Zimmer et al. ,1998)。一些研究表明,暴露于 OP 化合物可诱导 c-Fos 和其他 IEGs 的表达快速升高的 ieg 可以进一步激活其靶基因(细胞因子、细胞质蛋白和 TFs 等)。即神经性毒剂引起的神经性毒性作用。神经发生后的转录反应药物暴露可归因于乙酰胆碱酯酶的抑制,多种神经递质受体的激活导致多个信号转导过程,Ca^{2+}内流,以及由胆碱能和非胆碱能途径启动的 ROS,最终导致多种神经毒性效应。(Damodaran et al. ,2002a;Kaufer et al. ,1999;Kovacs,1998;Milatovic et al. ,2009;Pope et al. ,1995;RamaRao,Acharya et al. ,2011)。

最近的一项蛋白质组学研究 最近的一项蛋白质组学研究利用 PANTHER 通道分类来分离上调蛋白,包括几种主要信号通道,如代谢型谷氨酸受体(Ⅱ和Ⅲ)通道、毒蕈碱乙酰胆碱受体信号通道、JAK/STAT 信号通道、内皮素信号通道等几种主要信号通道。内皮素信号通道、5HT1 和 5HT4 型受体介导的信号通道、GABA-B 受体信号通道、β-肾上腺素能(1、2 和 3)受体信号通道、异三聚 G 蛋白信号通道(Gi 和 Gs α 介导的通道)、FGF 信号通道、IL 信号通道、趋化因子和细胞因子信号通道介导的炎症、细胞因子信号通道、多巴胺受体介导的信号通道、细胞凋亡信号通道、EGF 和 VEGF 信号通道、notch 信号通道、P38 MAPK 通道和 p53 通道。

在梭曼暴露后检测到的下调蛋白属于以下分子功能类别:催化活性、蛋白质结合、分子转导活性,其次是结构分子活性和分子功能调节剂。下调蛋白的 PANTHER 通道分类,蛋白的 PANTHER 通道分类,属于以下主要蛋白信号通道,如代谢性 谷氨酸受体通道、乙酰胆碱受体信号转导、突触小泡转运、帕金森病、阿尔茨海默病、亨廷顿病、趋化因子和细胞因子介导的炎症信号通道、整合素信号通道、细胞骨架调节、异三聚体 G 蛋白信号通道、Wnt 信号通道、粘连蛋白信号通道和 p38 MAPK 通道(Singh et al. ,2020)。蛋白质组学结果与早期关于神经性毒剂诱导的离子通道、钙通道、GABA 能、GA 胆碱能、细胞粘附、细胞骨架、蛋白激酶信号、结合蛋白、炎症和参与神经退行性变、学习、记忆、痴呆、共济失调、线粒体功能障碍和程序性细胞死(Damodaran et al. ,2009;Golime et al. ,2018;RamaRao,Bhattacharya et al. ,2011;Dillman et al. ,2009;Pachiappan et al. ,2009;Pejchal et al. ,2007)。

29.8 神经性毒剂诱导的炎症和血脑屏障损伤

正常水平的促炎细胞因子对加强细胞交流和神经元存活非常重要,但细胞因子的升高与多种脑部疾病有关,如神经退行性疾病和癫痫(Oprica et al. ,2003;Viviani et al. ,2004)。对暴露于沙林的大鼠大脑的转录分析表明,炎症反应和相关信号通道反应和相关信号通道发生了显著变化(Spradling et al. ,2011)。研究报告表明,暴露于神经性毒剂会增加包括 IL-1β、IL-6 和肿瘤坏死因子(TNF)在内的多种促炎细胞因子的 mRNA 和蛋白质表达、和肿瘤坏死因子 (TNF)-α 在大脑中的表达(Johnson & Kan, 2010; Svensson et al. ,2001;Zimmer et al. ,1997)。基因组研究发现,促炎细胞因子 尤其是 IL-6 和 TNF-α 是主要的中枢炎症通道。和 TNF-α 是主要的中枢炎症通道。尤其是 IL-6 和 TNF-α 是暴露于惊厥剂量沙林的动物中受到显著影响的主要中枢炎症通道(Damodaran et al. ,2006;Dillman et al. ,2009;Spradling et al. ,2011)。改变最明显的细胞因子通道包括共济失调 IL-10 信号传导、IL-6 信号传导、共济失调突变蛋白(ATM)信号传导、CD40 信号传导、巨噬细胞迁移抑制因子调节先天性细胞因子通道。先天性免疫的抑制因子调节、细胞间粘附分子-1 和 细胞因子信号和收费样受体信号的抑制因子，以及髓系细胞上表达的触发受体信号转导。(Chapman et al.，2006；Dhote et al.，2007；Dillman et al.，2009；Svensson et al.，2001；Williams et al.，2003)。梭曼诱导的COX-2表达和前列腺素(PGEs)的产生与大鼠脑癫痫发作强度相关，提示炎症在胆碱能和谷氨酸能过度活跃后神经性毒剂诱导的神经元损伤中的作用(Angoa-Perez et al.，2010)。最近的一项蛋白质组学研究发现，梭曼暴露后STAT水平升高，表明神经性毒剂诱导的神经炎症，因为STAT是趋化因子和细胞因子介导的炎症信号的下游信号转录效应(Singh et al.，2020)。神经性毒剂模拟剂DFP和CPO暴露导致小鼠STAT3通道的激活，进一步提示了神经炎症通道的激活(O'Callaghan et al.，2015)。基于以上发现，炎症信号通道似乎在神经性毒剂诱导的脑损伤中起着关键作用。星形胶质细胞增生或胶质细胞增生是在化学损伤、创伤、疾病或遗传疾病期间由中枢神经系统中的反应性星形胶质细胞引起的。神经胶质纤维酸性蛋白(GFAP)和S100-β是星形胶质细胞激活过程中很稳定的星形胶质细胞标记物(Callaghan & Sriram，2005)。研究表明，OP化合物暴露后GFAP和S100-β水平升高，提示反应性胶质细胞增生在神经元损伤中的作用(Golime et al.，2018；Liu et al.，2012；Zimmer et al.，1997，1998)。沙林暴露对血脑屏障(BBB)造成损伤，而血脑屏障的破坏在神经性毒剂诱导的炎症和细胞死亡中起着关键作用(Abdel-Rahman，2002)。一氧化氮产量的增加是损伤诱导的血脑屏障破坏的一个重要介质。神经制剂暴露增加了一氧化氮合酶和其他参与血脑屏障破坏的关键基因的表达(Damodaran，2006)。然而，神经性毒剂诱导的急性神经炎症的确切分子机制及其对多种神经毒性和神经病理作用的贡献尚不清楚。

29.9 线粒体功能障碍、氧化应激和细胞死亡

大脑比其他器官需要更多的氧气，在缺氧条件下极易受到氧化应激的影响(Stadtman，1992)。ROS和RNS的产生可诱导对包括生物分子在内的细胞成分的损伤，从而导致细胞死亡或细胞存活机制。超氧化物自由基($O2^{\cdot -}$)、过氧化氢(H_2O_2)和羟基自由基($HO^{\cdot}$)、一氧化氮[NO]和过氧亚硝酸盐[$ONOO^-$]是主要的ROS和RNS物种，可能涉及OP毒性。急性和亚急性暴露于OP化合物会导致抗氧化酶的活性降低，如谷胱甘肽过氧化物酶、谷胱甘肽还原酶、GSH、SOD和过氧化氢酶(Kaur，2007；Pearson & Patel，2016)。谷胱甘肽s-转移酶A2(GSTA2)mRNA表达水平中的离子进一步支持了神经性毒剂诱导的氧化应激(Damodaran et al.，2006)。新证据表明，过量的Ca^{2+}流入可增加一氧化氮和ROS的产生，这些物质在神经性毒剂毒性中起作用(Milatovic et al.，2006，2009；Pazdernik et al.，2001；RamaRao，Acharya et al.，2011)。在神经性毒剂暴露后，观察到抗氧化剂水平的降低，氧化应激标志物如脂质过氧化(丙二醛、4-羟基-2-非烯醇和8-羟基-2-脱氧鸟苷)、蛋白质氧化和3-硝基酪氨酸水平的增加(Jacobsson et al.，1999；Abou-Donia et al.，2002；Abu-Qare et al.，2001；Klaidman et al.，2003；RamaRao，Acharya et al.，2011)。谷氨酸能通路的过度激活可通过过量的钙内流、自由基生成、线粒体功能障碍和兴奋性毒性细胞死亡，导致有机磷OP化合物的有害影响(Deshpande et al.，2010，2014)。线粒体是细胞的动力站，通过氧化磷酸化和细胞呼吸产生大部分的细胞能量。越来越多的证据表明，线粒体功能障碍与包括癫痫在

内的许多中枢神经系统疾病有关(Zsurka & Kunz,2010)。OP 暴露期间通过激活胆碱能和谷氨酸途径导致的细胞内过度钙内流可能部分是由于线粒体功能障碍,因为已知线粒体在钙稳态中发挥了关键作用。DFP 暴露显著降低了大脑中的 ATP 水平。急性暴露于 OPs 或其替代剂导致线粒体复合体Ⅰ、Ⅱ、Ⅲ和Ⅳ的电子传递链的抑制,表明线粒体功能受损,从而进一步导致 ROS 的产生和细胞死亡。ROS 的产生可以触发线粒体通透性过渡孔的激活,并将细胞色素 c 释放到细胞质中,从而引发凋亡级联反应(Fukushima et al.,1997;Gupta et al.,2001a,2001b)。神经性毒剂暴露的复杂神经毒性的分子机制尚未完全阐明。Pachiappan 等人(2009)证实了 TF ETS2 在暴露于沙林的人神经元细胞(SH-SY5Y 细胞)的线粒体化细胞死亡途径中的作用。基因表达研究表明,促凋亡基因(BAX、Bad 和半胱天冬酶 6)和抗凋亡基因(Bcl-2、Bcl-X)的改变(Damodaran et al.,2006;Dillman et al.,2009;RamaRao,Bhattacharya et al.,2011)。除了坏死细胞死亡,Baille 等(2005)表明,使用 TUNEL 方法的 DNA 片段化,p53 和 Bax 蛋白的表达增加,表明坏死和凋亡机制在神经性毒剂毒性中的作用。虽然纯凋亡细胞的存在非常少,但 DNA 片段化和关键凋亡蛋白表达的证据表明,神经性毒剂暴露可产生多种类型的细胞死亡,包括凋亡和坏死。神经性毒剂暴露诱导了大鼠脑内自噬标记蛋白的变化,提示自噬可能在神经性毒剂毒性中发挥作用(RamaRao,2019)。

29.10 神经性毒剂诱导的多种生化变化

完整的细胞骨架对维持神经元正常的细胞形态和结构的完整性非常重要。有毒化学物质可以影响细胞骨架,因为它调节几个关键的细胞功能,如细胞分化、生长和细胞运动。一些体外和体内的研究已经证明了 OP 化合物的作用包括细胞骨架蛋白上的神经性毒剂,表明受损的细胞骨架作用参与了神经性毒剂诱导的多种神经毒性作用(Damodaran et al.,2002b,2002c;Grigoryan et al.,2008,2009;Gupta & Abou-Donia,1995;Choudhary et al.,2001;RamaRao,Acharya et al.,2011;Singh et al.,2020)。除了靶向神经系统外,OP 神经性毒剂还通过激活中枢神经系统中的多种非胆碱能通路,具有免疫毒性、肝毒性、诱变、应激、膜和血液毒性等作用(Bajgar,2004;Kassa et al.,2001b)。神经元和胶质细胞中的基因转录在暴露于各种神经毒素、中风、创伤或缺血引起的损伤时被激活。在神经毒性损伤、创伤或缺血损伤条件下,神经元的死亡或存活是由与细胞死亡相关的新表达基因和修复机制决定的(Dragunow et al.,1994)。在中枢神经系统损伤过程中诱导的神经营养因子表达诱导了神经保护机制,包括刺激突触发芽和重组以对抗神经元损伤(Lindvall et al.,1994)。当神经性毒剂暴露后,观察到与碱性成纤维细胞生长因子、胰岛素样生长因子和激素等生长因子相关的基因的差异改变(Damodaran et al.,2006;Pope et al.,1995)。在不同脑区反复低剂量暴露于 VX 后,脑源性神经营养因子 mRNA 水平升高,表明了神经保护机制的激活(Pizarro et al.,2012)。梭曼暴露诱导了存活大鼠中神经保护基因(nAChRα-7、Bcl-2 和 Bdnf)的表达,提示激活了恢复通路(Golime et al.,2018)。神经系统对毒性损伤的反应具有平衡和恢复机制,如果暴露的持续时间和剂量不致命,情况尤其如此。神经制剂诱导的表观遗传改变,包括大鼠大脑中 DNA 甲基化和组蛋白乙酰化的变化,表明表观遗传机制在神经制剂诱导的神经毒性效应中的作用(RamaRao et al. ,2019)。

在神经性毒剂中毒的情况下,立即进行消毒和提供基本的生命支持对挽救受害者的生命至关重要。抗毒蕈碱药物阿托品用于停止毒蕈碱作用,2-PAM 和 HI-6 有助于重新激活 OP 抑制的胆碱酯酶。抗惊厥药(地西泮和咪达唑仑)可用于停止神经性毒剂引起的癫痫发作和惊厥。溴化吡斯的明是 FDA 批准的预防神经性毒剂暴露的治疗药物。丁酰胆碱酯酶、磷酸三酯酶等生物清除酶和新型可逆 ChE 抑制剂(加兰他明)目前正在作为新型预防药物开发中(Golime et al. ,2014,2018)。目前正在不断努力开发新的神经保护药物和抗惊厥药物,以减少神经性毒剂的长期神经作用。

29.11 结 论

神经性毒剂诱导的毒物反应是由胆碱能危机、兴奋性毒性、钙内流、神经炎症、氧化应激和细胞死亡引起的许多细胞外和细胞内事件的复杂和多相反应的结果。OP 化合物对受害者的广泛毒性作用可能是由于胆碱能突触网络的普遍存在所致。对配体门控离子通道的过度刺激和乙酰胆碱受体通过胆碱能和非胆碱能机制,通过不同的信号通道进一步激活多种细胞反应。芥子气诱导的毒性作用主要与 DNA 损伤、PARP 激活、氧化应激、炎症和细胞死亡途径有关。尽管几十年来的研究一直在解码毒剂作用的分子机制,但毒剂暴露如何导致这种多重和长期毒性作用的确切毒性机制仍不清楚。毒剂暴露后广泛的不良反应表明涉及许多靶点和多种机制。需要识别毒剂暴露过程中的生物靶点和分子毒性途径,以概述其作用机制,并开发新的有效的治疗方法。先进的生化和分子方法,包括“组学”技术,如基因组学、蛋白质组学和代谢组学,结合靶向功能受体和信号转导分析,在未来将有助于解码毒剂暴露期间的毒性途径。

参考文献

Abdel-Rahman, A. , Shetty, A. K. , & Abou-Donia, M. B. (2002). Acute exposure to sarin increases blood brain barrier permeability and induces neuropathological changes in the rat brain: dose-response relationships. *Neuroscience*, 113(3), 721-741.

Abu-Qare, A. W. , Suliman, H. B. , & Abou-Donia, M. B. (2001). Induction of urinary excretion of 3-nitrotyrosine, a marker of oxidative stress, following administration of pyridostigmine bromide, DEET (N, N-diethyl-m-toluamide) and permethrin, alone and in combination in rats. *Toxicology Letters*, 121(2), 127-134.

Ali, J. (2001). Chemical weapons and the Iran-Iraq war: a case study in non-compliance. *The Non-Proliferation Review*, 8, 43-58.

Allderice, S. , Gardner, H. A. , Lockridge, O. , Ladu, B. N. , & McAlpine, P. J. (1991). The cloned butyrylcholinestrasegene maps to a single chromosome site 3q26. *Genomics*, 11, 452-454.

Angoa-Perez, M. , Kreipke, C. W. , Thomas, D. M. , Van Shura, K. E. , Lyman, M. ,

McDonough, J. H., & Kuhn, D. M. (2010). Soman increases neuronal COX-2 levels: Possible link between seizures and protracted neuronal damage. *Neurotoxicology*, 31, 738-746.

Ashani, Y. (2000). Prospective of human butyrylcholinesterase as a detoxifying antidote and potential regulator of controlled-release drugs. Drug *Development Research*, 50, 298.

Baille, V., Clarke, P. G. H., Brochier, G., Dorandeu, F., Verna, J. M., Lallement, G., & Carpentier, P. (2005). Somaninduced convulsions: the neuropathology revisited. *Toxicology*, 215, 1-24.

Bajgar, J. (2005). Complex view on poisoning with nerve agents and organophosphates. *Acta Medica*, 48, 3-21.

Bajgar, J. (2004). Organophosphate/nerve agent poisoning: mechanism of action, diagnosis, prophylaxis, and treatment. *Advances in Clinical Chemistry*, 38, 151-216.

Bakry, N. M., el-Rashidy, A. H., Eldefrawi, A. T., & Eldefrawi, M. E. (1988). Direct actions of organophosphorus anticholinesterase on nicotinic and muscarinic acetylcholine receptors. *Journal of Biochemical Toxicology*, 3, 235.

Balali-Mood, M., & Hefazi, M. (2005). The pharmacology, toxicology, and medical treatment of sulphur mustard poisoning. *Fundamental & Clinical Pharmacology*, 19, 297-315.

Benschop, H. P., & De Jong, L. P. A. (2001). Toxicokinetics of nerve agents. In S. M. Somani, & J. A. Romano(Eds.), Chemical warfare agents: toxicity at low levels (pp. 25 81). Boca Raton: CRC Press.

Bismuth, C., Borron, S. W., Baud, F. J., & Barriot, P. (2004). Chemical weapons: documented use and compounds on the horizon. *Toxicology Letters*, 149, 11-18.

Black, R. (2016). Chapter 1: Development, historical use and properties of chemical warfare agents. *Chemical Warfare Toxicology*, 1, 1-28.

Black, R. M., Clarke, R. J., Read, R. W., & Reid, M. T. J. (1994). Application of gas chromatography-mass spectrometrytandem mass spectrometry to the analysis of chemical warfare samples, found to contain residues of the nerve agents sarin, sulphur mustard and their degradation products. *Journal of Chromatography. A*, 662, 301-321.

Bloch-Shilderman, E., Kadar, T., & Levy, A. (2005). Sub cellular alterations of protein kinase C isozymes in the rat brain after organophosphate poisoning. *Journal of Pharmacology and Experimental Therapeutics*, 313, 1082-1089.

Bodjarian, N., Carpentier, P., Blanchet, G., Baubichon, D., & Lallement, G. (1993). Cholinergic activation of phosphoinositide metabolism during soman-induced seizures. *Neuroreport*, 4, 1191-1193.

Boskabady, M. H., Attaran, D., & Shaffei, M. N. (2008). Airway responses to salbutamol after exposure to chemical warfare. *Respirology*, 13, 288-293.

Brown, M. A., & Brix, K. A. (1998). Review of health consequences from high-intermediate and low-level exposureto organophosphorus nerve agents. *Journal of Applied Toxicology*, 18, 393 408.

Byrne, M. P., Broomfield, C. A., & Stites, W. E. (1996). Mustard gas cross linking of proteins through preferential alkylation of cysteines. *Journal of Protein Chemistry*, 15, 131–136.

Callaghan, J. P. O., & Sriram, K. (2005). Glial fibrillary acidic protein and related glial proteins as biomarkers of neurotoxicity. *Expert Opinion on Drug Safety*, 4(3), 433–442.

Calvet, J. H., Feurmann, M., Llorente, L., Loison, F., Harf, A., & Marano, F. (1999). Comparative toxicity of sulfur mustard and nitrogen mustard on tracheal epithelial cells in primary culture. *Toxicology in Vitro*, 13, 859–866.

Caughlan, A., Newhouse, K., Namgung, U. K., & Xia, Z. (2004). Chloropyrifos induces apotosis in rat cortical neurons that is regulated by a balance between p38 and ERK/JNK MAP Kinases. *Toxicological Sciences*, 78, 125–134.

Chai, P. R., Boyer, E. W., Al-Nahhas, H., & Erickson, T. B. (2017). Toxic chemical weapons of assassination and warfare: nerve agents VX and sarin. *Toxicology Communications*, 1, 21–23.

Chapman, S., Kadar, T., & Gilat, E. (2006). Seizure duration following sarin exposure affects neuro-inflammatory markers in the rat brain. *Neurotoxicology*, 27, 277–283.

Chebabo, S., Santos, M., & Albequerque, E. (1999). Organophosphate sarin, at low-concentrations, inhibits the evoked release of GABA in rat hippocampal slices. *Neurotoxicology*, 20, 871–872.

Choudhary, S., Joshi, K., & Gill, K. D. (2001). Possible role of enhanced microtubule phosphorylation in dichlorvos induced delayed neurotoxicity in rat. *Brain Research*, 897, 60–70.

Churchill, L., Pazdernik, T. L., Jackson, J. L., Nelson, S. R., Samson, F. E., & McDonough, J. H. (1984). Topographical distribution of decrements and recovery in muscarinic receptors from rat brains repeatedly exposed to sublethal doses of soman. *The Journal of Neuroscience*, 4, 2069–2079.

Dabisch, P. A., Michael, S., Horsmon, J. T., Taylor, W. T., Muse, D. B., Miller, D. R., Sommerville, R. J., Mioduszewski., & Thomson, S. (2008). Gender difference in the miotic potency of soman vapor in rats. *Cutaneous and Ocular Toxicology*, 27, 123–133.

Damodaran, T. V. (2009). Molecular and transcriptional responses to sarin exposure. In R. C. Gupta (Ed.), Handbook of toxicology of chemical warfare agents (pp. 665 682). SanFrancisco: Academic Press.

Damodaran, T. V., Abdel-Rahman, A. A., Suliman, H. B., & Abou-Donia, M. B. (2002a). Early differential elevation and persistence of phosphorylated cAMP response element binding protein (p-CREB) in the central nervous system of hens treated with diisopropylphosphoro fluoridate an OPIDN-causing compound. *Neurochemical Research*, 27, 183–193.

Damodaran, T. V., Bilska, M. A., Rahman, M. A., & Abou-Donia, M. B. (2002b). Sarin causes early differential alteration and persistent over expression in mRNAs coding for glial fibrillary acidic protein (GFAP) and vimentin genes in the central nervous system of rats. *Neurochemical Research*, 27(5), 407-415.

Damodaran, T. V., Mecklai, A. A., & Abou-Donia, M. B. (2002c). Sarin causes altered time course of mRNA expression of alpha tubulin in the central nervous system of rats. *Neurochemical Research*, 27(3), 177-181.

Damodaran, T. V., Patel, A. G., Greenfield, S. T., Dressman, H. K., Lin, S. M., & Abou-Donia, M. B. (2006). Gene expression profiles of the rat brain both immediately and 3 months following acute sarin exposure. *Biochemical Pharmacology*, 71, 497-520.

Debiak, M., Kehe, K., & Burkle, A. (2009). Role of poly(ADP-ribose) polymerase in sulfur mustard toxicity. *Toxicology*, 263, 20-25.

Deshpande, L. S., Carter, D. S., Blair, R. E., & DeLorenzo, R. J. (2010). Development of a prolonged calcium plateau in hippocampal neurons in rats surviving status epilepticus induced by the organophosphate diisopropylfluorophosphate. *Toxicological Sciences*, 116 (2), 623-631.

Deshpande, L. S., Carter, D. S., Phillips, K. F., Blair, R. E., & DeLorenzo, R. J. (2014). Development of status epilepticus, sustained calcium elevations and neuronal injury in a rat survival model of lethal paraoxon intoxication. *Neurotoxicology*, 44, 17-26.

Dhote, F., Peinnequin, A., Carpentier, P., Baille, V., Delacour, C., Foquin, A., Lallement, G., & Dorandeu, F. (2007). Prolonged inflammatory gene response following soman-induced seizures in mice. *Toxicology*, 238, 166-176.

Dillman, J. F., III, Phillips, C. S., Kniffin, D. M., Tompkins, C. P., Hamilton, T. A., & Kan, R. K. (2009). Gene expression profiling of rat hippocampus following exposure to the acetylcholinesterase inhibitor soman. *Chemical Research in Toxicology*, 22, 633-638.

Dragunow, M., Beilharz, E., Sirimanne, E., Lawlor, P., Williams, C., Bravo, R., & Gluckman, P. (1994). Immediateearly gene protein expression in neurons undergoing delayed death, but not necrosis, following hypoxicischaemic injury to the young rat brain. Brain Research. *Molecular Brain Research*, 25(1-2), 19-33.

Dragunow, M., & Preston, K. (1995). The role of inducible transcription factors in apoptotic nerve cell death. *Brain Research Reviews*, 21, 1-28.

Ehrlich, G., Viegas-Pequignot, E., Sindal, L., Soreq, H., & Zakut, H. (1992). Mapping the human acetlcholinesterasegene to chromosome 7q22 by fluorescent in situ hybridization coupled to selective PCR amplification from somatic hybrid cell panel and chromosome-sorted DNA libraries. *Genomics*, 13, 1192-1197.

Etemad, L., Moshiri, M., & Balali-Mood, M. (2019). Advances in treatment of acute sulfur mustard poisoning-acritical review. *Critical Reviews in Toxicology*, 49(3), 191-214.

Fariss, M. W., & Reed, D. J. (1985). Mechanism of chemical-induced toxicity. II. Role of extracellular calcium. *Toxicology and Applied Pharmacology*, 79, 296-306.

Figueiredo, T. H., Apland, J. P., Braga, M. F. M., & Marini, A. M. (2018). Acute and long-term consequences of exposure to organophosphate nerve agents in humans. *Epilepsia*, 59, 92-99.

Filbert, M. G., Foster, J. S., Phann, S., & Ballough, G. P. H. (1998). Effects of soman-induced convulsions on phosphoinositide metabolism. *Molecular and Chemical Neuropathology*, 33, 1-14.

Fletcher, H. P., Noble, S., & Spratto, G. R. (1989). Effect of theacetylcholinesterase inhibitor, soman on plasma levels of endorphin and adrenocorticotrophic hormone (ACTH). *Biochemical Pharmacology*, 38, 2045-2046.

Flynn, C. J., & Wecker, L. (1986). Elevated choline levels in brain: A non-cholinergic component of organophosphate toxicity. *Biochemical Pharmacology*, 35, 3115-3121.

Fosbraey, P., Wetherell, J., & French, M. C., R. (1990). Neurotransmitter changes in guinea-pig brain regions following soman intoxication. *Journal of Neurochemistry*, 54, 72-79.

Fukushima, T., Hojo, N., Isobe, A., Shiwaku, K., & Yamane, Y. (1997). Effects of organophosphorous compounds on fatty acid compositions and oxidative phosphorylation system in the brain of rats. *Experimental and Toxicologic Pathology*, 49(5), 381-386.

Ghabili, K., Agutter, P. S., Ghanei, M., Ansarin, K., Panahi, Y., & Shoja, M. M. (2011). Sulfur mustard toxicity: history, chemistry, pharmacokinetics, and pharmacodynamics. *Critical Reviews in Toxicology*, 41, 384-403.

Gilson, M. K., Straatsma, T. P., McCammon, J. A., Ripoll, D. R., Faerman, C. H., Axelsen, P. H., Silman, I., & Sussman, J. L. (1994). Open "back door" in a molecular dynamics simulation of acetylcholinesterase. *Science*, 263, 1276-1278.

Golime, R., Afley, P., Acharya, J., & Bhattacharya, B. K. (2014). Efficacy of midazolam, atropine and HI-6 on nerve agent induced molecular and neuropathological changes. *BMC Neuroscience*, 15, 47.

Golime, R., Chandra, B., Palit, M., & Dubey, D. (2019). Adductomics: a promising tool for the verification of chemical warfare agents' exposures in biological samples. *Archives of Toxicology*, 93(6), 1473-1484.

Golime, R., Palit, M., Acharya, J., & Dubey, D. K. (2018). Neuroprotective effects of galantamine on nerve agentinduced neuroglial and biochemical changes. *Neurotoxicity Research*, 33(4), 738-748.

Golstein, P., Ojcius, D. M., & Young, J. D. (1991). Cell death mechanisms and the immune system. *Immunological Reviews*, 121, 29-65.

Gould, N. S., White, C. W., & Day, B. J. (2009). A role for mitochondrial oxidative stress in sulfur mustard analog 2-chloroethyl ethyl sulfide-induced lung cell injury and antioxidant protection. *The Journal of Pharmacology and Experimental Therapeutics*, 328, 732-739.

Grigoryan, H., Li, B., Anderson, E. K., Xue, W., Nachon, F., Lockridge, O., &

Schopfer, L. M. (2009). Covalent binding of the organophosphorus agent FP-biotinto tyrosine in eight proteins that have no active site serine. *Chemico-Biological Interactions*, 180, 492–498.

Grigoryan, H., Schopfer, L. M., Thompson, C. M., Terry, A. V., Masson, P., & Lockridge, O. (2008). Mass spectrometry identifies covalent binding of soman, sarin, chlorpyrifos oxon, diisopropylfluorophosphate, and FPbiotin to tyrosines on tubulin: a potential mechanism of long term toxicity by organophosphorus agents. *Chemico-Biological Interactions*, 175, 180–186.

Gupta, R. C., Milatovic, D., & Dettbarn, W.-D. (2001a). Depletion of energy metabolites following acetylcholinesterase inhibitor-induced status epilepticus: protection by antioxidants. *Neurotoxicology*, 22(2), 271–282.

Gupta, R. C., Milatovic, D., & Dettbarn, W.-D. (2001b). Nitric oxide modulates high-energy phosphates in brain regions of rats intoxicated with diisopropylphosphorofluoridate or carbofuran: Prevention by n-tert-butylalpha-phenylnitrone or vitamine. *Archives of Toxicology*, 75, 346–356.

Haber, L. F. (1986). The poisonous cloud: chemical warfare in the First World War. Oxford: Clarendon Press.

Haley, R. W. (2001). Gulf syndrome research has passed peer review. *Nature*, 410, 739.

Hassel, B. (2006). Nicotinic mechanisms contribute to soman–induced symptoms and lethality. *Neurotoxicology*, 27,501–507.

Herdegen, T., & Leah, J. D. (1998). Inducible and constitutive transcription factors in the mammalian nervous system: control of gene expression by Jun, Fos and Krox, and CREB/ATF proteins. *Brain Research Reviews*, 28,370–490.

Hughes, P., & Dragunow, M. (1995). Induction of immediate early genes and the control of neurotransmitterregulated gene expression within the nervous system. *Pharmacological Reviews*, 47, 133–178.

Jacobsson, S. O., Cassel, G. E., & Persson, S. A. (1999). Increased levels of nitrogen oxides and lipid peroxidation in the rat brain after soman-induced seizures. *Archives of Toxicology*, 73, 269–273.

Johnson, E. A., & Kan, R. K. (2010). The acute phase response and soman-induced status epilepticus: Temporal and regional changes in rat brain cytokine concentrations. *Journal of Neuroinflammation*, 7, 40.

Jowsey, P. A., Williams, F. M., & Blain, P. G. (2012). DNA damage responses in cells exposed to sulphur mustard. *Toxicology Letters*, 209, 1–10.

Kassa, J., Koupilova, M., Herink, J., & Vachek, J. (2001a). The long-term influence of low-level sarin exposure on behavioural and neurophysiological functions in rats. *Acta Medica*, 44, 21–27.

Kassa, J., Pecka, M., Tichy, M., Bajgar, J., Koupilova, M., Herink, J., & Krocova, Z.

(2001b). Toxic effects of sarin inrats at three months following single and repeated low-level inhalation exposure. *Pharmacology & Toxicology*, 88, 209–219.

Kaufer, D., Friedman, A., Seidman, S., & Soreq, H. (1999). Anticholinesterases induce multigenic transcriptional feedback response suppressing cholinergic neurotransmission. *Chemico-Biological Interactions*, 119–120, 349–360.

Kaur, P., Radotra, B., Minz, R. W., & Gill, K. D. (2007). Impaired mitochondrial energy metabolism and neuronal apoptotic cell death after chronic dichlorvos (OP) exposure in rat brain. *Neurotoxicology*, 28(6), 1208–1219.

Kehe, K., Thiermann, H., Balszuweit, F., Eyer, F., Steinritz, D., & Zilker, T. (2009). Acute effects of sulphur mustard injury: Munich experiences. *Toxicology*, 263(1), 3–8.

Khan, W. A., Dechkovskaia, A. M., Herrick, A. M., Jones, K. H., & Abou-donia, M. B. (2000). Acute sarin exposure causes differential regulation of choline acetyltransferase, acetylcholinesterase and acetylcholine receptors in the central nervous system of the rat. *Toxicological Sciences*, 57, 112–120.

Khateri, S., Ghanei, M., Keshavarz, S., & Soroush, M. (2003). Incidence of lung, eye, and skin lesions as late complications in 34,000 Iranians with wartime exposure to mustard agent. *Journal of Occupational and Environmental Medicine*, 45, 1136–1143.

Klaidman, L. K., Adams, J. D., Cross, R., Jr., Pazdernik, T. L., & Fsamson, R. (2003). Alterations in brain glutathione homeostasis induced by the nervegas soman. *Neurotoxicity Research*, 5, 177–182.

Korkmaz, A., Dun-Xian, T., & Reiter, R. J. (2008). Acute and delayed sulfur mustard toxicity; novel mechanisms and future studies. *Interdisciplinary Toxicology*, 1(1), 22–26.

Korkmaz, A., Yaren, H., Topal, T., & Oter, S. (2006). Molecular targets against mustard toxicity: implication of cell surface receptors, peroxynitrite production, and PARP activation. *Archives of Toxicology*, 80, 662–670.

Kovacs, K. J. (1998). c-Fos as a transcription factor A stressful (re)view from a functional map. *Neurochemistry International*, 33, 287–297.

Kovarik, Z., Radic, Z., Berman, H. A., Simeon-Rudolf, V., Reiner, E., & Taylor, P. (2003). Acetylcholinesterase active centre and gorge conformations analysed by combinatorial mutations and enantiomeric phosphonates. *The Biochemical Journal*, 373, 33–40.

Lallement, G., Carpentier, P., Collet, A., Baubichon, D., Pernot-Marino, I., & Blanchet, G. (1992). Extracellular acetylcholine changes in rat limbic structures during soman-induced seizures. *Neurotoxicology*, 3, 557–567.

Lindvall, O., Kokaia, Z., Bengzon, J., Elmér, E., & Kokaia, M. (1994). Neurotrophins and brain insults. *Trends in Neurosciences*, 17(11), 490–496.

Lockridge, O., & Schopfer, L. M. (2005). Biomarkers of organophosphate exposure. In R. Gupta (Ed.), *Toxicology of organophosphate and carbamate compounds* (pp. 703–711).

Lodhi, I. J., Sweeney, J. F., Clift, R. E., & Hinshaw, D. B. (2001). Nuclear dependence of sulfur mustard-mediated cell death. *Toxicology and Applied Pharmacology*, 170, 69–77.

Marrs, T. C., Maynard, R. L., & Sidell, F. R. (1996). Organophosphorus nerve agents. Chemical Warfare AgentsToxicology and Treatment (pp. 83–100). New York: Wiley and Sons.

Massouli, J. (2002). The origin of the molecular diversity and functionalanchoring of cholinesterases. *Neurosignals*, 11, 130–143.

Massoulie, J., Sussman, J. L., Doctor, B. P., Soreq, H., Velan, B., Cygler, M., Rotundo, R., Shafferman, A., Silman, I., & Taylor, P. (1992). Recommendations for nomenclature in cholinesterase. In A. Shafferman, & B. Velan (Eds.), *Multidisciplinary Approaches to Cholinesterase Functions* (pp. 285–288). New York: Plenum Press.

McDonough, J. H., Jr, & Shih, T. M. (1997). Neuropharmacological mechanisms of nerve agent-induced seizure and neuropathology. *Neuroscience and Biobehavioral Reviews*, 21, 559–579.

Meade, M. L., Hoffmann, A., Makley, M. K., Snider, T. H., Schlager, J. J., & Gearhart, J. M. (2015). Quantitative proteomic analysis of the brainstem following lethal sarin exposure. *Brain Research*, 1611, 101–113.

Meier, H. L., Millard, C., & Moser, J. (2000). Poly (ADP-ribose) polymerase inhibitors regulate the mechanism of sulfur mustard–initiated cell death in human lymphocytes. *Journal of Applied Toxicology*, 20, S93–S100.

Milatovic, D., Gupta, R. C., & Aschner, M. (2006). Anticholinesterase toxicity and oxidative stress. *Scientific World Journal*, 28(6), 295–310.

Milatovic, S. Z., Gupta, R. C., Aschner, M., & Milatovic, D. (2009). Protection of DFP-induced oxidative damage and neurodegeneration by antioxidants and NMDA receptor antagonist. *Toxicology and Applied Pharmacology*, 240, 124–131.

Mishra, N. C., Rir-sima-ah, J., Grotendorst, G. R., Langley, R. J., Singh, S. P., Gundavarapu, S., Weber, W. M., Pena-Philippides, J. C., Duncan, M. R., & Sopori, M. L. (2012). Inhalation of sulphur mustard causes long-term T cell-dependent inflammation: possible role of Th17 cells in chronic lung pathology. *International Journal of Immunopharmacology*, 13(1), 101–108.

Miyaki, K., Nishiwaki, Y., Maekawa, K., Ogawa, Y., Asukai, N., Yoshimura, K., Etoh, N., Matsumoto, Y., Kikuchi, Y., Kumagai, N., & Omae, K. (2005). Effects of sarin on the nervous system of subway workers seven years after the Tokyo subway sarin attack. *Journal of Occupational Health*, 47, 299–304.

Newton, A. C. (2001). Protein kinase C: structural and spatial regulation by phosphorylation, cofactors and macromolecular interactions. *Chemical Reviews*, 101, 2353.

Niijima, H., Nagao, M., Nakajima, M., Takatori, T., Matsuda, Y., Iwase, H., & Kobayashi, M. (1999). Sarin like andSoman like organophosphorus agents activate PLCγ in rat brains. *Toxicology and Applied Pharmacology*, 156, 64-69.

Niijima, H., Nagao, M., Nakajima, M., Takatori, T., Iwasa, M., & Maeno, Y. (2000). The effects of sarin-like and soman-like organophosphorus agents on MAPKs in rat brains. *Forensic Science International*, 112, 171-178.

Nirujogi, R. S., Wright, J. D., Jr, Manda, S. S., Zhong, J., Na, C. H., Meyerhoff, J., Benton, B., Jabbour, R., Willis, K., Kim, M. S., Pandey, A., & Sekowski, J. W. (2015). Phosphoproteomic analysis reveals compensatory effects in the piriform cortex of VX nerve agent exposed rats. *Proteomics*, 15, 487-499.

Nishizuka, Y. (2003). Discovery and prospect of protein kinase C research: epilogue. *The Journal of Biochemistry*, 133, 155-158.

Nogues, X. (2003). Protein kinase C. In G. Riedel, & B. Platt (Eds.), Memories are made of these: from messengers to molecules (pp. 383 - 410). Georgetown, TX: Landes Bioscience.

Nourani, M. R., Mahmoodzadeh Hosseini, H., Azimzadeh Jamalkandi, S., & Imani Fooladi, A. A. (2017). Cellular and molecular mechanisms of acute exposure to sulfur mustard: a systematic review. *Journal of Receptor and Signal Transduction Research*, 37(2), 200-216.

O'Callaghan, J. P., Kelly, K. A., Locker, A. R., Miller, D. B., & Lasley, S. M. (2015). Corticosterone primes the neuroinflammatory response to DFP in mice: potential animal model of Gulf War Illness. *Journal of Neurochemistry*, 133(5), 708-721.

Ohbu, S., Yamashina, A., Takasu, N., Yamaguchi, T., Murai, T., Nakano, K., Mikami, R., Sakurai, K., & Hinohara, S. (1997). Sarin poisoning on Tokyo subway. *Southern Medical Journal*, 90, 587-593.

Okudera, H. (2002). Clinical features of nerve gas terrorism in Matsumoto. *Journal of Clinical Neuroscience*, 9, 17-21.

Oprica, M., Riksson, C., & Schultzberg, M. (2003). Inflammatory mechanisms associated with brain damage induced by kainic acid with special reference to the interleukin-1 system. *Journal of Cellular and Molecular Medicine*, 7, 127-140.

Pachiappan, A., Thwin, M. M., Manikandan, J., Keong, L. W., Lee, F. K., Manikandan, J., Sivakumar, V., & Gopalakrishnakone, P. (2009). ETS2 regulating neurodegenerative signaling pathway of human neuronal cell exposed to single and repeated low-dose sarin. *Chemical Research in Toxicology*, 22, 990-996.

Pazdernik, T. L., Emerson, M. R., Cross, R., Nelson, S. R., & Samson, F. E. (2001). Soman induced seizures: limbic activity, oxidative stress and neuroprotective proteins. *Journal of Applied Toxicology*, 21, S87 S94.

Pearson, J. N., & Patel, M. (2016). The role of oxidative stress in organophosphate and nerve agent toxicity. *Annals of the New York Academy of Sciences*, 1378(1), 17-24.

Pejchal, J., Osterreicher, J., Kassa, J., Tichy, A., & Mokry, J. (2007). Activation of mitogen activated protein kinase (MAPK) pathways after soman poisoning in rat cerebellar granule neurons. *Journal of Applied Toxicology*, 28,43–46.

Pita, R., Anadón, A., Romero, A., & Kuca, K. (2020). Chapter 7: Chemical weapons of mass destruction and terrorism: a threat analysis. In R. C. Gupta (Ed.), *Handbook of toxicology of chemical warfare agents* (3rd (ed.), pp. 79–94). Boston, MA: Academic Press.

Pizarro, J. M., Wenling, E. C., Bah, M. J., Wright, L. K. M., Saviolakis, G. A., Alagappan, A., Robison, C. L., Shah, J. D., Meyerhoff, J. L., Cerasoli, D. M., Midboe, E. G., & Lumley, L. A. (2012). Repeated exposure to sub lethal doses of the organophosphorus compound VX activates BDNF expression in mouse brain. *Toxicological Sciences*, 126(2), 497–505.

Pope, C., DiLorenzo, K., & Ehrich, M. (1995). Possible involvement of a neurotrophic factor during the early stages of organophosphate-induced delayed neurotoxicity. *Toxicology Letters*, 75, 111–117.

Pope, C. N. (1999). Organophosphorus pesticides: do they all have the same mechanism of toxicity. *Journal of Toxicology and Environmental Health*, 2, 161–181.

Prentiss, A. M. (1937). *The effectiveness of chemical warfare, a treatise on chemical warfare* (pp. 647 684). New York: McGraw Hill.

Raheja, G., & Gill, K. D. (2002). Calcium homeostasisand dichlorovos induced neurotoxicity in rat brain. *Molecular and Cellular Biochemistry*, 232, 13–18.

RamaRao, G., Singh, N., & Palit, M. (2019). Epigenetic and autophagic changes after nerve agent exposure in the rat piriform cortex and hippocampus. *Toxicology*, 423, 54–61.

RamaRao, G., Acharya, J., & Bhattacharya, B. K. (2011). Changes of protein oxidation, calpain and cytoskeletal proteins (alpha tubulin and pNF-H) levels in rat brain after nerve agent poisoning. *Toxicology Letters*, 203,227–236.

RamaRao, G., & Bhattacharya, B. K. (2012). Multiple signal transduction pathways alterations during nerve agent toxicity. *Toxicology Letters*, 208, 16–22.

RamaRao, G., Bhattacharya, B. K., Kumar, S., & Waghmare, C. K. (2011). Gene expression and phosphoprotein profile of certain key neuronal signaling proteins following soman intoxication. *Toxicology*, 290, 195–202.

RamaRao, G., Waghmare, C. K., Gupta, A. K., & Bhattacharya, B. K. (2011). Soman-induced alterations of Protein Kinase C isozymes expression in five discrete areas of the rat brain. *Drug and Chemical Toxicology*, 34(3),221–232.

RamaRao, G., Waghmare, C., Srivastava, N., & Bhattacharya, B. K. (2011). Regional alterations of JNK3 and CaMKII alpha subunit expression in the rat brain after soman poisoning. *Human & Experimental Toxicology*,30(6), 448–459.

Ray, R., Keyser, B., Benton, B., Daher, A., Simbulan-Rosenthal, C. M., & Rosenthal, D. S. (2008). Sulfur mustard induces apoptosis in cultured normal human airway epithelial cells: evidence of a dominant caspase-8-mediated pathway and differential cellular responses. *Drug and Chemical Toxicology*, 31, 137–148.

Robinson, J. P. (1971b). Instances and allegations of CBW, 1914 1970, the problem of chemical and biological warfare. *The rise of CB weapons* (pp. 125–214). Stockholm: SIPRI, Almqvist and Wiksell.

Robinson, J. P. (1971a). The developing technology of CBW, the problem of chemical and biological warfare. *The rise of CB weapons* (pp. 58 87). Stockholm: SIPRI, Almqvist and Wiksell.

Robinson, J. P., & Leitenberg, M. (1971). The rise in CB weapons. *The problem of chemical and biological warfare* (1971,pp. 26–58). Stockholm: Almquist & Wiksells.

Rocha, E. S., Santos, M. D., & Chechabo, S. R. (1999). Low concentrations of the organophosphate VX affect spontaneous and evoked transmitter release from hippocampal neurons: toxicological relevance of cholinesteraseindependent actions. *Toxicology and Applied Pharmacology*, 159, 31–40.

Sacca, R., Cuff, C. A., & Ruddle, N. H. (1997). Mediators of inflammation. *Current Opinion in Immunology*, 9,851–857.

Salem, H., Ternay, A. L., Jr., & Smart, J. K. (2008). Brief history and use of chemical warfare agents in warfare and terrorism, chemical warfare agents, chemistry, pharmacology. In J. A. Romano Jr., B. J. Lukey, & H. Salem(Eds.), *Toxicology, and Therapeutics* (pp. 1–20). Boca Raton: CRC Press.

Schrader, G. (1945). The development of new insecticides and chemical warfare agents. British Intelligence Objectives Subcommittee (B. I. O. S.).

Schindler, D, & Toman, J (2004). Convention on the prohibition of the development, production, stockpiling and use of chemical weapons and on their destruction. In The laws of armed conflicts, (pp. 239–283). Netherlands:Brill Nijhoff.

Silveira, C. L. P., Eldefrawi, A. ,T., & Eldefrawi, M. E. (1990). Putative M2 muscarinic receptors of rat heart have high affinity for organophosphorus anticholinesterases. *Toxicology and Applied Pharmacology*, 103,474–481.

Singh, N., RamaRao, G., Acharya, J., & Palit, M. (2020). Quantitative proteomic changes after organophosphorous nerve agent exposure in the rat hippocampus. *ACS Chemical Neuroscience*, 11(17), 2638–2648.

Solberg, Y., & Belkin, M. (1997). The role of excitotoxicity in organophosphorous nerve agent's central poisoning. *Trends in Pharmacological Sciences*, 18,183–185.

Somani, S. M., & Husein, K. (2001). Low-level nerve agent toxicity under normal and stressful conditions. In:Chemical Warfare Agents: Toxicity at Low Levels (SM Somani and JA Romano (pp. 83 120). FL, USA:CRC Press.

Somani, S. M., Solana, R. P., & Dube, S. N. (1992). Toxicodynamics of nerve agents. In S. M. Somani (Ed.),*Chemical warfare agents* (p. 67). San Diego, CA: Academic Press.

Spradling, K. D., Lumley, L. A., Robison, C. L., Meyerhoff, J. L., & Dillman, J. F., III

(2011). Transcriptional responses of the nerve agent-sensitive brain regions amygdala, hippocampus, piriform cortex, septum, and thalamus following exposure to the organophosphonate anticholinesterase sarin. Journal of Neuroinflammation, 8, 84.

Stadtman, E. R. (1992). Protein oxidation and aging. *Science*, 257, 1220–1224.

Sunil, V. R., Patel-Vayas, K., Shen, J., Gow, A. J., Laskin, J. D., & Laskin, D. L. (2011). Role of TNFR1 in lung injury and altered lung function induced by the model sulfur mustard vesicant, 2-chloroethyl ethyl sulfide. *Toxicology and Applied Pharmacology*, 250(3), 245–255.

Sussman, J. L., Harel, M., Frolow, F., Oefner, C., Goldman, A., Toker, L., & Silman, I. (1991). Atomic structure of acetylcholinesterase from Torpedo californica: a prototypic acetylcholine-binding protein. *Science*, 253(5022), 872–879.

Svensson, I., Waara, L., Johansson, L., Bucht, A., & Cassel, G. (2001). Soman-induced interleukin-1b mRNA and protein in rat brain. *Neurotoxicology*, 22, 355 362.

Tang, F. R., & Loke, W. K. (2012). Sulfur mustard and respiratory diseases: revisit with special reference to the "Comments on 'Sulfur Mustard and Respiratory Diseases', Tang and Loke (2012) and a prepared integrated mechanism for chronic pulmonary disease from exposure to sulfur mustard" by Saburi and Ghanei (2013). *Critical Reviews in Toxicology*, 43, 277–281.

Taylor, P. (2001). Anticholinesterase agents. In J. G. Hardman, L. E. Limbird, & A. G. Gilman (Eds.), *Goodman and Gilman's the pharmacological basis of therapeutics* (10th (ed.), pp. 110 129). New York: McGraw-Hill Companies.

Tibbles, L. A., & Woodgett, J. R. (1999). The stress-activated protein kinase pathways. *Cellular and Molecular Life Sciences*, 55, 1230–1254.

Tonduli, L. S., Testylier, G., & Pernot, M. I. (1999). Triggering of soman-induced seizures in rats: multiparametric analysis with special correlation between enzymatic, neurochemical and electrophysiological data. *Journal of Neuroscience Research*, 58, 464–473.

Tucker, J. B. (2006). *War of nerves, chemical warfare from World War I to Al-Qaeda*. New York: Pantheon Books.

Vale, J. A., Marrs, T. C., & Maynard, R. L. (2018). Novichok: a murderous nerve agent attack in the UK. *Clinical Toxicology*, 56, 1093–1097.

Van der Schans, M. J., Lander, B. J., van derWiel, H., Langenberg, J. P., & Benschop, H. P. (2003). Toxicokinetics of the nerve agent VX in anesthetized andatropinized hairless guinea pigs and marmosets after intravenous and percutaneous administration. *Toxicology and Applied Pharmacology*, 191, 48–62.

Viviani, B., Bartesaghi, S., Corsini, E., Galli, C. L., & Marinovich, M. (2004). Cytokines role in neurodegenerative events. *Toxicology Letters*, 149, 85–89.

Ward, T. R., Ferris, D. J., Tilson, H. A., & Mundy, W. R. (1993). Correlation of anticholinesterase activity of a series of organophosphates with their ability to compete with